现代中医
诊疗基本功与临床

（上）

王锦鹏等◎主编

吉林科学技术出版社

图书在版编目（CIP）数据

现代中医诊疗基本功与临床 /王锦鹏等主编. -- 长
春：吉林科学技术出版社，2016.5
ISBN 978-7-5578-0618-7

Ⅰ. ①现… Ⅱ. ①王… Ⅲ. ①中医诊断学Ⅳ.
①R241

中国版本图书馆CIP数据核字(2016)第104592号

现代中医诊疗基本功与临床

XIANDAI ZHONGYI ZHENLIAO JIBENGON YU LINCHUANG

主　　编	王锦鹏　于德强　李海刚　于　荣　刘大伟　李金博
副主编	张　越　黄　波　纪萌健　常建华
	郭丰存　丛立新　曹丽华　杨　宁
出版人	李　梁
责任编辑	张　凌　张　卓
封面设计	长春创意广告图文制作有限责任公司
制　　版	长春创意广告图文制作有限责任公司
开　　本	787mm×1092mm　1/16
字　　数	1109千字
印　　张	45.5
版　　次	2016年5月第1版
印　　次	2017年6月第1版第2次印刷

出　　版	吉林科学技术出版社
发　　行	吉林科学技术出版社
地　　址	长春市人民大街4646号
邮　　编	130021
发行部电话/传真	0431-85635177　85651759　85651628
	85652585　85635176
储运部电话	0431-86059116
编辑部电话	0431-86037565
网　　址	www.jlstp.net
印　　刷	虎彩印艺股份有限公司

书　　号	ISBN 978-7-5578-0618-7
定　　价	180.00元

主编简介

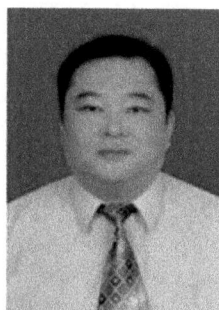

王锦鹏

　　1971年出生，河南南阳人，现在南阳市肿瘤医院内科，毕业于河南省中医学院，学士学位。主要从事消化道疾病的临床治疗及基础研究，专长食道、胃肠肿瘤诊治，在中西医结合治疗消化道肿瘤方面特别擅长，担任南阳市医学会肿瘤协会会员。曾获南阳市医疗科技成果二等奖1项，完成省级课题2项，发表论文8篇，以副主编身份参编著作2部。

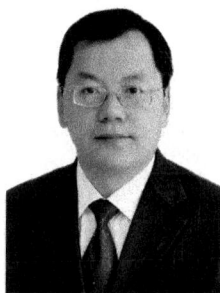

于德强

　　1971年出生，威海市文登区妇幼保健院，主治中医师，威海市卫生学校，毕业24年。从事中医临床工作，擅长中医内科疾病诊治，获得嘉奖以上奖励7项，完成课题1项，发表论文6篇。

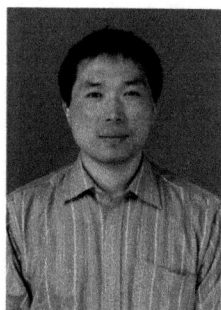

李海刚

　　1972年出生，主治医师，1998年毕业于河南中医学院本科，2007—2010年在贵阳中医学院进行研究生学习，2013年在北京朝阳医院呼吸重症及呼吸疾病研究所进修深造。发表国家级论文数篇。17年来一直工作在临床一线，以解决患者病痛为己任。自1998年从事临床工作以来，已为无数患者解决了病痛。对肺纤维化、肺癌、哮喘、慢阻肺等呼吸科常见病、多发病以及疑难病积累了丰富的临床治疗经验。

编 委 会

邹　迪　长春中医药大学附属医院

宋颖民　漯河市中医院

张　越　郑州市中医院

郭丰存　郑州大学医院

郭卉艳　长春中医药大学附属医院

黄　波　十堰市太和医院

　　　　（湖北医药学院附属医院）

曹丽华　长春中医药大学附属医院

常建华　河南省唐河县中医院

窦莉莉　长春中医药大学附属医院

前言

　　随着健康观念和医学模式的转变，中医药越来越显示出其独特的优势。党的"十七大"报告中强调要坚持中西医的并重，扶持中医药和民族医药事业发展，这为中医药事业的发展指明了方向。中医学作为中医药学的重要组成部分，也被赋予了更深刻的内涵和更广阔的外延。本书整理和发掘了中医学的宝贵财富，博采众长，广收博蓄，提炼精华，实践临床，顺应了中医药事业前进的步伐，提升中医队伍的服务水平，继承和发扬中医护理理论。目的是为中医临床工作者提供一本能够自修研读、借鉴参考的书，使读者真正能够做到开卷有益。

　　全书主要涉及中医常见病、中医护理、中药学、针灸康复等常见诊疗方法。在选择病种时，摒弃了面面俱到，精选了临床最常见的疾病种类，以达到浓缩精华、科学实用的目的。重点介绍常见辨证分型、病情观察要点、症状护理、中医饮食、中药使用等，着重体现中医特色。

　　在编写过程中，参阅了大量相关教材、书籍及文献，反复进行论证，力求做到有理有据、准确使用，与临床紧密结合。"工欲善其事，必先利其器"我们期盼此书能够为制定中医决策提供参考和依据，成为广大中医临床医师可以依赖的工具书。在即将付梓之际，对先后为此书付出努力的同志表示诚挚的感谢！尽管我们已尽心竭力，但唯恐百密一疏，愿专家、读者能加以指正，不胜期盼之至。

编　者
2016 年 5 月

目　录

第一章

中医科疾病概述

第一节　概论

中医内科学是用中医理论阐述内科所属病证的病因病机及其证治规律的一门临床学科，是中医临床各科的基础。它总结和继承了历代医家的学术理论与临床经验，在中医专业中占有极其重要的位置。

内科疾病范围很广，可分为外感疾病和内伤杂病两大类。一般说来，外感病主要指《伤寒论》及《温病学》所说的伤寒、风温、暑温、湿温等热性病，主要是按六经、卫气营血和三焦的病理变化进行证候归类。内伤杂病是指《金匮要略》等书所说的脏腑经络诸病，它们主要是以脏腑、气血津液、经络的病理变化指导辨证论治，是临床中的重点。

（杨　宁）

第二节　内伤杂病的源流

中医内伤杂病的记载，最早可以追溯到殷代甲骨文中，当时已有心病、头痛、肠胃病、蛊病等记载。成书于春秋战国时期的医学经典《内经》在病能、诊断和治疗原则等方面都有较详细的记载，对后世医学的发展产生了深远的影响。汉代张仲景勤求古训，博采众方，结合自身丰富的临床经验，著成《伤寒杂病论》，一部分以六经来概括、认识外感热病，为热病的专篇。另一部分则以脏腑病机来概括、认识内伤杂病，创造性地建立了包括理、法、方、药在内的辨证论治体系，为中医内科学奠定了坚实的基础。

后世医家均在《伤寒杂病论》的基础上有所发展和贡献。如晋代王叔和著的《脉经》，对内伤杂病的诊断起了很大作用。隋代巢元方著的《诸病源候论》是中医病理专著。唐代的《千金要方》和《外台秘要》两书，记载内伤杂病的理法方药丰富多彩。金元时代的刘完素倡火热而主寒凉；张从正治病力主攻邪，善用汗、吐、下三法；李东垣论内伤而重脾胃；朱丹溪创阳常有余，阴常不足之说而主养阴。在各个不同的方面都有所创新，有所贡献。明代张介宾的《景岳全书》，对内伤杂病的辨证论治，作出了重要贡献。可见内伤杂病体系是随着历史的前进和医学实践的发展而逐步形成和完善的。

（杨　宁）

第三节　内伤杂病的分类

内伤杂病分类的理论基础，主要是脏腑经络及气血津液学说。脏腑经络学说是中医学研究人体生理功能、病理变化及其相互关系的独特理论。中医学认为人体是一个以脏腑为中心，通过经络与四肢百骸、五官九窍密切联系成一个不可分割的能动整体。气血津液由脏腑生成，通过经络而运行输布到全身，维持人体正常的生命活动。内伤杂病病种虽多，病理变化亦异常复杂多样，但其病变机制，始终脱离不了脏腑功能的紊乱，经络通路的障碍和气血津液的生成运行、输布的失常。故而对内伤杂病，根据不同的脏腑以及气血津液、经络的生理、病理变化来进行归类、抓住其主要病机进行辨治。

（杨　宁）

第四节　内伤杂病的特点

一、病因特点

中医认为外感时病多由六淫之邪引起，而内伤杂病即由七情、痰饮、瘀血、劳逸失当、饥饱过度而影响内脏所致，或是由外感病迁延日久而来。喜、怒、忧、思、悲、恐、惊是人体七种情志的变化，通常情况下，它是人体生理活动的一部分。然而由于长期的精神刺激或剧烈的精神创伤，超过了生理活动所能调节的范围，就会引起脏腑的功能失调而发病。如郁怒伤肝，惊喜伤心，思虑伤脾，悲忧伤肺，恐惧伤肾等等。故内科杂病临证时要注意从情志变化上去找病因，当然，外感病日久不愈，饮食、劳倦、痰饮、瘀血亦是常见的病因。

二、病机特点

内科杂病的病机是以脏腑气血阴阳失调为主，疾病的发生有外感和内伤之分，而内科杂病主要是脏腑气血阴阳失调，经络运行失常所致。人体是一个以五脏为核心的整体，脏气失和必然影响到气血的正常生化、运行和输布以及阴阳的正常消长和平衡。因此，内伤杂病的气血阴阳失调，是脏腑功能失调而形诸于外的病理现象。内科杂病不外虚实两端，凡气虚、血虚、阴虚、阳虚等皆属虚证。而气滞、血瘀、水气、湿热、痰饮、虫积、寒热、食积等皆属实证。在此基础上，再结合五脏的生理病理特点，辨其一脏罹患或者多脏累及，从而提高辨证论治的准确性，为治疗提供确切的病理依据。

（王锦鹏）

第五节　内伤杂病的诊断及治疗

内伤杂病的诊断，主要内容包括四诊八纲。四诊，即望、闻、问、切；八纲，即阴、阳、表、里、寒、热、虚、实八类证候。它是在通过四诊取得辨证材料之后，根据病变的部位、性质、病变过程正邪双方力量对比的情况以及错综复杂的证候表现，加以综合分析、归类，并执简驭繁地对疾病作出诊断，从而对症治疗。

内伤杂病的治则是补虚泻实，调和阴阳，调气和血等。具体治法有汗、吐、下、和、温、清、消、补八法。分述如下：

一、汗法

汗法即解表法，是通过开泄腠理，透达营卫，发汗祛邪，以解除表邪的治法。代表方如麻黄汤、竹叶柳蒡汤、银翘散等。

二、吐法

吐法，是通过涌吐，使停留在咽喉、胸膈、胃脘间的痰涎、宿食、毒物等从吐而出的治法。代表方如瓜蒂散。

三、下法

下法，是通过通利大便以排除胃肠及体内的实热、寒积、水饮等邪的治法。代表方如大承气汤、大黄附子汤等。

四、和法

和法，用于肝脾不和、肠胃不和、气血不和、营卫不和等证。代表方如小柴胡汤、四逆汤、半夏泻心汤。

五、温法

温法，是通过温中祛寒、回阳救逆、温经散寒等作用祛除里寒之邪的治法。代表方如理中丸、当归四逆汤、四逆汤。

六、清法

清法，是通过清热、泻火、凉血、解毒等作用，以祛除里热之邪的治法。代表方如白虎汤、清营汤、犀角地黄汤、清暑益气汤、龙胆泻肝汤、青蒿鳖甲汤。

七、消法

消法，一是消导之义，用于食积停滞之证，代表方如保和丸；一是散结之义，用于气、血、痰、火、湿、食等结成的病证，使之逐渐消散，这种消法包括理气、理血、祛痰、祛湿、消导、驱虫等。

八、补法

补法，是通过补益人体气血、阴阳不足，以治疗各种虚证的方法。代表方如四君子汤，四物汤、六味地黄丸、肾气丸、十全大补汤等。

内科杂病临证，实证一般从寒、热、痰、瘀、水、积入手，结合病情施以治疗；虚证或极为多见的虚实夹杂病证，就应特别重视从脾胃入手。因为脾为后天之本，气血生化之源，故气血不足调补脾胃往往获效；肾为先天之本，阴阳之根，水火之宅，阴阳不足，或偏盛偏衰，多从补肾而获效。故调理脾肾功能是内科杂病的常用治法。

（王锦鹏）

第二章

中医科疾病的病因病机

第一节　病因

病因是引起疾病的原因。举凡可以破坏人体的生理状态、导致疾病发生的因素与条件，都属于病因的范畴。中医学的病因学说是根据长期医疗实践观察和经验积累而逐步形成的，其内容与中医的病机、辨证、诊断、治疗等紧密相连，成为中医理论体系中不可分割的重要组成部分。

病因的种类很多，有外感"六淫"，有内伤"七情"，还有饮食、劳逸、虫兽、外伤等。

一、时令与六淫

中医学非常重视人与自然的关系。《黄帝内经》说"夫阴阳四时者，万物之终始也，死生之本也。逆之则灾害生，从之则苛疾不起。"（《素问·六微旨大论》）指出时令气象的变化与自然界物候现象和人的生命现象存在着非常密切的关系。这一观点贯穿在整个中医理论体系中，也充分体现在病因学内。《黄帝内经》还对四时季节的多发病、流行病作了比较符合实际的记述。古人把一年之中季节性气候特点归纳和排列为风、寒、暑、湿、燥、火六气。随时令而变化的六气，为自然界万物的生长变化提供了必要条件。而人类疾病的发生也往往与气候的变动因素有关，尤其是六气的太过或不及，常是疾病发生的重要原因。于是把异常的六气称为"六淫"。

六淫作为外感疾病的主要致病因素，常概称为外邪。由于六淫与气象、时令直接关联，所以六淫致病往往具有明显的季节性和地域性。六淫可单独致病，也可以数邪兼夹致病。

（一）风邪

《素问·风论》云："风者善行而数变。"指出风邪的主要特点是善动多变。凡机体受病时与风有关，或临床表现的症状符合上述风的特点者，均称之为风邪致病，或径以风为病名。兹将风邪致病特点分述如下。

1. 风邪四时皆可致病　故有"风为百病之长"之说。其具体内容包括自然界的风及来自大气中的多种外感疾病的致病因素。前者如"受风寒"、"汗出当风"、"卧出而风吹之"等；后者可由皮毛腠理或口鼻呼吸而侵入人体。外感风邪常兼夹寒热燥湿等外邪。

2. 风性动摇振掉　凡症状具有震颤、抽搐等特点者均属风的范围。例如，破伤风的主症是阵发性项背强直、角弓反张、口噤不开等，是风邪从皮肤伤处侵入人体所致，故以破伤风命名。炎暑时节出现高热、嗜睡、痉厥、抽搐等症状者，称为"暑风"。

3. 风性变动不居　如肌肉关节酸楚疼痛，呈游走性，发无定处，为风邪偏胜，称为"风痹"、"历节风"。又如皮肤瘙痒及皮疹突然发生，时有时无，隐现无定者，称为"风瘾疹"。诸如此类病证，其症状表现出流动多变的特点，认为是风邪所致。

4. 风性轻扬上浮　根据风的这一特性，凡症状多见于头面等人体上部者，则认为是风邪所致。例如，浮肿初起见于头面目下，有表证者称为"肾风"；兼有表证而肿势较甚者，称为"风水"。

（二）寒邪

寒邪致病多在冬季，也包括其他季节因气温骤降而致病者。且寒为阴邪，易伤阳气。凡临床表现具有寒冷、凝滞、收引、清澈等特点者，即是寒邪致病。兹将寒邪致病的特点分述如下。

1. 寒性凝滞　如冻伤、饮食生冷，以及受寒着冷等，能使人气血凝滞，经脉流行不利而致病，皆属"伤于寒邪"引起。

2. 寒性收引　寒邪所伤可出现一系列收引现象。如毛孔收引，可见肤起粟粒，无汗；肌肉收引，可见颤抖或痉挛；表层络脉收引，可见皮肤苍白，体表及四肢寒冷。而血脉与肌肉收引痉挛又可引起疼痛，所以寒邪常是疼痛的主要原因。

3. 寒性清澈　《素问·至真要大论》说："诸病水液，澄澈清冷，皆属于寒。"表现为排泄物清稀者，皆属寒邪致病。如感冒初起，鼻流清涕，属"风寒"；兼见咳痰稀薄者，多为"寒邪肃肺"。

（三）暑邪

暑为夏令主气，暑邪致病有明显的季节性，暑天气候炎热、湿气熏蒸，故暑邪致病的特点是炎热与夹湿。

1. 暑性炎热　暑病多见于夏季。且暑为阳邪，故暑病多见热象，常出现高热、面赤、口渴、咽干、汗多烦躁、脉洪数等症。

2. 暑多夹湿　暑令天气炎热，溽湿熏蒸，故暑邪致病，常兼夹湿邪。暑湿的主要症状是身热起伏，汗出不畅，口渴不欲饮，困倦胸闷，纳呆，恶心呕吐，便秘或腹泻，舌苔厚腻，脉濡数等。

（四）湿邪

自然界潮湿之气以长夏梅雨季节最为突出。物质受潮则重滞黏腻，容易腐烂。人久居潮湿环境，每感胸闷不畅，困倦乏力。因此湿邪有潮湿、黏滞、重浊、固着等特性。凡受病与潮湿环境有关，及临床表现上述湿的特性者，均属感受湿邪。

1. 湿性潮湿　如长夏梅雨季节，气候潮湿，坐卧湿地，水中作业，汗出沾衣等，均易感受湿邪。凡临床症状表现为水分较多，或湿润者，均为湿邪为患。如皮肤瘙痒，水液渗出者，称为"湿疹"；大便稀薄是"湿胜则濡泻"；咳嗽痰稀，痰声辘辘，胸闷气急者，为"痰湿阻肺"。

2. 湿性黏滞　湿邪致病，其性黏滞而固着，一般病程较长，缠绵胶结，很难速愈。湿邪致病固着不移，且湿性趋下，所谓"伤于湿者，下先受之"（《素问·太阴阳明论》）。故久坐湿地，涉水行走，水中作业等，易感湿邪而为下肢痹症、下肢湿疹及湿性脚气等。

3. 湿性重浊　湿邪容易阻碍气机，大多有舌苔厚腻垢浊的见症。其表现为肢体肿胀、重滞难举，困倦乏力者，为"湿阻经络"；小便黄浊，频数不利，以及妇女带下黏稠、气味腥臭、色秽黄浊者，为"湿热下注"。

（五）燥邪

燥与湿是相对的，为秋令主气。燥邪的主要特点为干燥。自然界空气中相对湿度低时即显得干燥，或见于久晴不雨，骄阳久曝，火热烘烤，称为"温燥"、"燥热"；或见于秋凉肃杀，称为"凉燥"；或见于风吹日久，干枯皱裂，称为"风燥"。以此类比，凡在干燥环境下受病及临床表现具有干燥枯萎等特点者，即为燥邪所伤。

外感燥邪多发于秋令干旱季节。在此期间，如症见发热头痛、无汗、皮肤干燥、口渴、咽燥、鼻干、口唇开裂、舌上少津、干咳无痰、大便秘结者，称为"秋燥"；具有舌红、鼻衄、音嘶等热性症状明显者，为"温燥"；其发于秋末，天气转凉，症见恶寒、舌苔薄白而干者，为"凉燥"。

（六）火邪

火乃热之极，两者程度不同，性质则一，都具有炎上与急迫的特性，故火邪致病，发病急，变化快。临床上呈现一派炽热、躁烦证候。火邪分为实火、虚火两类。实火起于外感，风、寒、暑、湿、燥邪入里均有可能化火；虚火发于内伤，多由七情内郁，脏腑失调引起。实火以心、胃、肝多见，虚火则多由伤阴耗津而生，五脏均可出现。

二、疫毒

疫的特点是具有一定的季节性或传染性。早在《黄帝内经》就有了"五疫之至，皆相染易，无问大小，症状相似"（《素问·刺法论》）的记载。宋代朱肱的《类证活人书》，进一步提出疫疠之气，是瘟疫的致病病原，该书认为"人感疫疠之气，故一岁之中，病无长少，率相似者，此则时行之气"。至明代吴又可的《温疫论》才明确指出："瘟疫之为病，非风、非寒、非暑、非湿，乃天地间别有一种异气所感"，"疫者，感天地之疠气"。所谓"异气"、"疠气"，又称"杂气"，都属于疫毒的概念。在当时的历史条件下，吴又可不可能看到疫毒的形态结构，但他确信疫毒是导致瘟疫的病原。尽管其"无形可求，无象可见，况无声复无臭"，"其来无时，其着无方"，"茫然不可测"。但这些疫毒之气确实客观地存在于自然界，人们一旦与之接触，通过口鼻进入体内，便感受而发生疫病。根据吴又可列举"异气"、"疠气"所致多种疾病来看，其临床表现是起病急，传变快，表证短暂，较快出现以高热、烦渴为特点的实热证；在热甚伤阴的情况下，极易逆变，出现痉、厥、闭、脱等入营入血的危证。

作为病因的毒，既与六淫、疫疠之气有密切的联系，又与其有不同之处。寓于六淫之毒，多无传染性；寓于疫疠之毒，则常具有传染性。论毒最早者为《黄帝内经》，该书认为偏胜之气为毒，并将其分为"寒毒"、"热毒"、"湿毒"、"燥毒"等类，其产生与气候有关，乃属六淫之毒，无传染性。此后晋之《肘后备急方》，隋之《诸病源候论》，唐之《备急千金要方》等，先后记载有"沙风毒"、"水毒"、"狂犬毒"等的致病特点，除有一定季节性外，并有特定传入途径的描述。此后进一步认识到如疫疹、疫痧、疫痢、疫疟、疫咳、疫喉，以及大头瘟、虾蟆瘟等，它们的病因都属于疫毒的范围。现代有人提出了"毒寓于邪，毒随邪入，热由毒生，变由毒起"的观点来解释温热病的演变，以解毒清热、解毒固脱等治则治疗温热病，丰富了中医病因的学术内容。

三、情志伤

喜、怒、忧、思、悲、恐、惊7种情志活动，在正常情况下，是人体精神活动的外在表现，若外界各种精神刺激程度过重或持续时间过长，则可导致人体的阴阳失调，气血不和，经脉阻塞、脏腑功能紊乱而发病。情志致病，主要引起五脏气机失调的病证。正如《灵枢·寿夭刚柔》所说："忧恐忿怒伤气，气伤脏，乃病脏。"所以七情致病一般有以下两大特点。

1. 情志致病损伤五脏　情志变动可以损伤内脏，其中首先是心。因为"心为五脏六腑之大主"，为"精神之所舍"，故《灵枢·口问》云："悲哀愁忧则心动，心动则五脏六腑皆摇。"另外，不同的情志变化，对内脏又有不同的影响，即"怒伤肝"、"喜伤心"、"思伤脾"、"悲伤肺"、"恐伤肾"，但五脏五志之说，显然受事物五行归类的影响，切不可过于机械硬套，应视具体患者和具体病情而定。一般说来，情志伤脏，常以心、肝、脾三脏的症状多见。

2. 情志变动影响气机　《素问·举痛论》云："百病生于气也。怒则气上，喜则气缓，悲则气消，恐则气下，寒则气收……炅则气泄，惊则气乱，劳则气耗，思则气结。"说明不同的情志变化，对人体气机活动的病机影响是不相同的，所导致的证候亦不相同。

情志因素影响气机的许多病证中，以肝气失调最突出，临床上最常见的是"郁证"。这是多种病证的综合概念。凡具有情志怫郁，气机阻滞，进而致血瘀、痰结、火逆等，多属于郁证范围。正如《丹溪心法》所说："气血冲和，万病不生，一有怫郁，诸病生焉。故人身诸病，多生于郁。"气机郁滞，日久不愈，或气病及血，或郁而生热，或津聚为痰结，或气升而火热，变化多端，而形成多种疾病。临床所见郁证，大多属于气机失常的疾患，但日久则可导致脏腑、气血、津液的多种病变。

四、饮食伤

人之生长发育，赖饮食之营养以维护，但饮食失宜也可以引起疾病。早在《素问·痹论》就指出："饮食自倍，肠胃乃伤。"饮食不节致病，多见于过食辛辣生冷、肥甘厚味，或暴饮暴食之后，也有偏食或摄入不足而致病者。若过食辛辣、肥甘厚味，则易生热、生湿、生痰，成为某些脏腑病证的原因；过食生冷，则常损及脾胃阳气，出现一派脾虚证候；暴饮暴食，常成食滞，使脾胃失运，出现食伤脾胃之证；偏食或营养摄入不足，常可引起如雀盲、脚气病等气血不足病证；误食有毒食物，则可导致不同特点的食物中毒症。

五、劳逸伤

过度而持久地进行某种劳动（包括体力和脑力劳动），超过人体所能承受的限度，则常由劳而倦，由倦而耗伤气血，影响脏腑功能，导致疾病。因此，中医将劳倦列为常见的内伤病因之一。正如《素问·宣明五气》云："五劳所伤，久视伤血，久卧伤气，久坐伤肉，久立伤骨，久行伤筋，是谓五劳所伤。"指出了持久地从事某种特殊的活动或单调的动作，可以造成某一器官或组织的过度疲劳，而发生疾病。同时也应注意"久坐伤肉，久卧伤气"。

这说明过逸少劳亦有不利，也可为病。常见卧床过久，多坐少动的人，每多两足痿弱，肢体乏力，饮食减少。可见终日坐卧，则气血流动缓慢，肌肉筋骨活动能力减弱，脏腑功能活动降低，消化功能减退，抗病能力低下，从而发生各种疾病。因此，既要防止过度劳伤，也要避免久坐久卧，进行适量的活动，这样才会保持身体健康。

另一方面，劳伤还有一个意义，是指房劳过度。房劳过度，常会造成肾精亏损，从而产生腰痛、头目眩晕、耳聋耳鸣、干咳气短等一系列的肾虚症状。

（李海刚）

第二节 脏腑、气血、津液、经络的主要病机

一、脏腑的主要病机

五脏的病机变化，主要决定于它们所主的气、血、津、液、精等的生化关系，同时也为各脏自身生理特性所决定。

现将五脏和六腑的主要病机分述如下。

（一）心

1. 神明失主 "神"是人的精神和思维活动，是心的重要生理功能。心病则神明失其所主，于是出现失眠、多梦、健忘、神志不宁，甚至谵妄、昏迷等神志病状。它包括心神失养和邪气犯心两个方面。

（1）心神失养：心主宰神志活动，必赖气血以养。《灵枢·本神》说："心藏脉，脉舍神。"《素问·八正神明论》也说："气者，人之神。"如劳倦伤脾，气血化源不充，或思虑过度，血液暗耗，气血不足以养心，失眠、健忘等乃由之而生。《景岳全书·不寐》说："无邪而不寐者，必营气之不足也。营主血，血虚则无以养心，心虚则神不守舍。"当心暴失其养，神无所倚，即可发生神明涣散，意识模糊，乃至昏迷的重笃危象，可见于气脱血脱、亡阴亡阳的患者。

（2）邪气犯心：主要由温热、痰浊、瘀血等引起。邪气扰心，则神志不宁；心窍阻塞，则神机被遏。温病热入营血，内陷心包，邪热扰心，可见心烦不寐，时有谵语；若煎熬血液，热瘀互结，闭阻心窍，则神昏谵语与唇青色紫等热瘀征象并见。杂病多由痰热（火）所致。痰火扰心，表现为胆怯易惊、噩梦纷纭，甚至发生精神狂躁等神志不宁症状。心窍为痰浊所阻，神机不运，因而多寐嗜睡、呕吐痰涎，严重时可出现意识不清、神志痴呆诸症。

2. 血运不畅 心、血、脉三者的正常是保证血运畅通的前提条件，彼此互相影响。若心之推动无力，心失血养或脉络痹阻，都可使血运不利，从而出现有关的脉象改变和惊悸、怔忡、胸痹，甚至真心痛等病证。

（1）行血无力：心脏之所以能推动血液运行，全赖心气心阳的作用。《素问·平人气象论》所说的"心藏血脉之气"，即指此气而言。《素问·脉要精微论》说："脉者，血之府也。长则气治，短则气病……代则气衰，细则气少，涩则心痛。"指出了脉"长"是气足的表现，"短"、"代"、"细"都是心气不足，行血无力的反映。"涩则心痛"，系阳气虚弱，使血行凝滞，故出现脉来涩滞，甚至发生心痛。

（2）血不养心：血赖心以行，心赖血以养。血虚不能养心，心中惕惕然而动，是为怔

忡。《济生方》说："夫怔忡者，此心血不足也。"由血不足而怔忡者常伴见脉细弱或结代等象。

（3）脉络痹阻：脉络的病变，也易引起血流瘀滞。特别是心脉痹阻，血不能养心，对心脏的危害尤大，它是心痹、真心痛的基本病机变化，多因瘀血、痰浊阻络所致。如《素问·痹论》说："心痹者，脉不通，烦则心下鼓，暴上气而喘。"就属于这种病变。

由于"神"需血液的濡养，而心主血脉的功能又必须在"神"的主宰下才能正常进行，两者关系密切。因此，临床上心神失常与血运不畅常交错并存。如失眠、健忘与心悸互见，惊悸多因惊恐、恼怒而发等。

（二）肝

1. 疏泄失职　肝的疏泄作用，主要是疏畅气血、调节情志，促进胆汁分泌与排泄，协助脾胃消化。肝的疏泄功能失常，势必引起上述3个方面的病变。由于肝以血为体，以气为用，故疏泄失职多以气分病变为主，也可波及血分。一般分为疏泄不及和疏泄太过两种。它们反映在临床上，分别是肝气郁结和肝气横逆的证候。

（1）疏泄不及：多因心绪不畅或湿热邪气阻滞气机，使肝气郁结，木失条达，疏泄因之不及。影响肝气多表现为抑郁寡欢、意志消沉、胸胁苦满、饮食呆钝，或为黄疸。累及肝血则并见胁痛如刺、肌肉消瘦及妇女月事不调等。

（2）疏泄太过：乃因精神刺激，肝脏气机不和，横窜上逆为患。临床表现以胀痛为主，多从本脏部位开始，然后循经扩散，上及胸膺巅顶，下及前阴等处，以两胁及少腹最为明显，进而出现纳呆、暖气、呕吐、泄泻等脾胃症状。并因气失调畅，使情志怫郁，引起恼怒、急躁等症。若血随气逆而上奔下溢，则为出血。

2. 升发异常　肝的升发作用有助于肺之宣发和脾胃气机的升降，也是其维持自身生理活动的重要条件。《谦斋医学讲稿·论肝病》说："正常的肝气和肝阳是使肝脏升发和调畅的一种能力，故称做'用'。病则气逆阳亢，即一般所谓'肝气'、'肝阳'证，或表现为懈怠、忧郁、胆怯、头痛、麻木、四肢不温，便是肝气虚和肝用虚的证候。"前者为升发太过，后者为升发不及。

（1）升发太过：除肝气上逆外，还包括肝火冲激和肝阳浮动。引起肝火的原因，或为肝脏蕴热，或由肝气转化，所谓"气有余便是火"。由于火性炎上，故其症状以头痛昏胀、面红而热，以及口苦、目赤、耳鸣最为常见。冲逆无制，则波及其他内脏。如《类证治裁》说：肝火冲激，"为吞酸胁痛，为狂，为痿，为厥，为痞，为呃逆，为失血"。肝阳之所以浮动，一因肝热而阳升于上，一因阴（血）虚而阳不潜藏。其主要症状有：头晕微痛，目眩畏光，恶动喜静，并易惹动胃失和降，泛酸呕吐。

（2）升发不及：主要是生理性的肝气、肝阴不足，从而使肝脏功能减退。如《太平圣惠方》说："肝虚则生寒，寒则苦胁下坚胀，寒热，腹满不欲饮食。悒悒情不乐，如人将捕之。视物不明，眼生黑花，口苦、头痛，关节不利，筋脉挛缩，爪甲干枯。喜悲恐，不得大息。诊其脉沉细滑者，此是肝虚之候也。"指出肝气升发不及，不但是肝气、肝阳虚，而且肝血也不足。

3. 藏血失司　《素问·调经论》说："肝藏血。"《素问·五脏生成》也说："人卧血归于肝。"均说明肝有贮藏和调节血液的功能。营血不足，则肝脏藏血量减少；藏血功能障碍，则外溢而为出血。

（1）藏血不足：营血是肝所以养目、柔筋、营爪的物质基础。若营血亏乏，则贮藏于肝的血量不足，分布到全身去的血液不能满足生理活动的需要，不但易倦乏力，不耐劳累，且目无血养而干涩，视物昏花；血不营筋则筋肉挛急，屈伸不利；血虚则肝木失其柔和之性，遂致眩晕欲仆、肢麻、抽搐，临床上称为肝血不足。

（2）血失归藏：是因肝脏贮藏血液的功能障碍，血无所归而外溢，发生咯血、呕血、便血等血证，谓之"肝不藏血"，可因肝气、肝火、肝阴不足及肝血瘀阻等导致。

4. 内风妄动　肝为风木之脏，各种内外因素扰及肝脏，均有发生肝风的可能。故《素问·至真要大论》说："诸风掉眩，皆属于肝。"以邪热内扰和虚风内动为常见。

（1）邪热内扰：暴感温热之邪，热势弛张，内扰为患；或邪热深入厥阴，引动肝风，出现颈项强直、目睛上吊、角弓反张、抽搐等"风胜则动"之症。每与高热并见，此属热甚生风。

（2）虚风内动：素体阴虚，或年迈营阴内耗，肝木失养，虚风内动，上扰清空则眩晕头痛，横窜筋脉则肢麻震颤。若肝阳暴张，风火相煽，夹瘀上蒙心窍，则神明被遏，而见神昏、舌强不语；阻于经脉则肢体偏瘫、口眼歪斜。此外，热病后期，因肝肾阴精亏耗，以致虚风内动，可见惊惕瘛疭之候。

（三）脾

1. 运化失司　运化，包括运化水谷和水湿。运化水谷，是脾对饮食中精微物质的消化、吸收和输布，所谓脾"为胃行其津液"（《素问·太阴阳明论》），"五味入胃，由脾布散"（《类经·藏象类》）即指此而言。运化水湿，是脾参与水液代谢的功能。脾虚运化无力或湿邪等阻滞气机，都可使运化失健，产生便溏、乏力、痰饮、水肿等病证。

（1）气虚不化：脾对食物的消化、吸收，是由脾气来实现的。《医述》说："饮食入胃，有气有质……得脾气一吸，则胃气有助，食物之精气得以留尽，至其有质无气，乃纵之使去，幽门开而糟粕去弃矣。"故气虚则消化无力，纳呆运迟，食后腹胀；吸收障碍则腹泻便溏，甚则完谷不化。

（2）清气不升：《脾胃论·天地阴阳生杀之理在升降浮沉之间论》说："饮食入胃，而精气先输脾归肺，上行春夏之令，以滋养周身，乃清气为天者也。"脾不升清，则水谷精微不能上输心肺，濡养脏腑组织，多与脾虚并见，为脾虚不运的机转之一。严重时，气陷于下，除脾虚的一般症状外，更有脘腹重坠、久泻脱肛、便意频数等表现。

（3）气虚水停："脾气散精，上归于肺"，是津液代谢的首要环节。脾气虚弱，不能为胃行其津液，以致水停为饮，酿湿生痰，或泛滥全身而为水肿。所谓"诸湿肿满，皆属于脾"，"脾为生痰之源"等，即指此类病变而言。

（4）气机阻滞：脾之化谷升清，布散水津，还有赖自身气机的调达。若气机受阻，也可使脾之运化失常，每有腹中胀满等中焦壅遏不畅的征象伴见。其发生原因，除肝病及脾，食积于胃，痰湿中阻等外，以湿气困脾最为常见。湿邪可自外而入，亦可由内而生。湿遏脾阳，气不得升，或脾虚生湿，虚而兼滞，又可反过来妨碍脾的运化。故脾虚与湿盛常互相影响，气虚与气滞亦可互为因果。

2. 统血无权　是指脾虚不能统摄血液而发生的出血病变。《难经·四十二难》说：脾"主裹血"。"裹"，即裹结不散之意，指出了脾有统血的功能。脾不统血的机制，一是血失气裹，一是血随气陷而下。

（1）血失气裹：因脾气虚弱，无力为之裹束，以致血液外溢的病机。营血来源于水谷精微。中焦脾虚，不但使气血化源不充，而且不能摄血，以致发生出血。这种出血，在病因上多缘于劳倦思虑，损伤脾气所致。

（2）血随气陷：脾气主升，血因之而上行。脾虚则升清作用减弱，故脾不统血的出血以下血多见。因脾气不升，则血随气陷而下，临床上伴有中气下陷之证。治疗除补脾益气摄血外，还需佐以升举阳气之品，方可收到较好疗效。

（四）肺

1. 宣肃失司《素问·阴阳应象大论》说："天气通于肺"，肺赖肃降以吸入天之清气，靠宣发以呼出体内浊气。宣肃配合，呼吸交替。由于这种吐故纳新的作用，使体内外气体得到交换，是维持人体正常生命活动的重要条件。故宣肃失司，呼吸异常，是肺脏的基本病变，在临床上表现为咳、喘、哮等病证。

宣发和肃降是肺主呼吸的两个方面，是相反相成的两个环节。因此，肺气不宣和肺失肃降可以彼此影响，或同时发生。其机制可概括为二种：一是邪气干肺，肺气壅遏，宣肃受阻；二是脏气亏耗，宣肃无权。

（1）宣肃受阻：肺为清虚之脏，乃"脏腑之华盖，呼之则虚，吸之则满。只受得本然之正气，受不得外来之客气……亦只受得脏腑之清气，受不得脏腑之病气"（《医学三字经·咳嗽》）。故无论外感六淫邪气犯肺，内生的痰湿、水饮阻肺，以及肝火等波及于肺，都可使清虚之体受扰，宣肃失司在所必然。

（2）宣肃无权：《素问·脏气法时论》说："肺病者……虚则少气不能报息。"指出肺气虚损，气体交换受阻，因而呼吸气短，难于接续。若肾虚不能纳气归元，将更加重气促。

由于肺虚卫外功能减弱，外邪易入；或气不布津，积为痰饮；或气虚血滞，瘀阻肺络；或阴虚火旺，煎熬津液为痰，以致虚实夹杂，宣肃无权与宣肃受阻两种机制同时并存，应注意分清孰主孰次，治疗方能切中病机。

2. 通调受阻　是指肺的病变引起的津液散布障碍。在水液散布过程中，肺继"脾气散精"之后，其有"通调水道，下输膀胱"的作用，是保证"水津四布"的重要环节之一。故有"肺主行水"、"肺为水之上源"之说。如果气化受阻，肺之水道不通，即可导致小便不利而水肿，甚则癃闭等病证。其病机如下。

（1）气失宣畅：风邪犯肺，气失宣畅，不能通调水道，下趋膀胱，流溢于肌肤，发为水肿。若肺热气壅，上窍闭塞，则下窍不通，而为癃闭。

（2）敷布失调：咳喘经年，肺气亏损，津气敷布失调，留为痰饮。若损及脾肾，水失所主，关门不利，则为水肿。

（五）肾

1. 藏精不足　《灵枢·本神》说："肾藏精。"精气禀受于父母，靠水谷精微的滋养，而由肾脏化生。它是人体生命活动的源泉，并有促进生长发育和繁衍生殖等重要功能，故称肾为先天之本。精气包括肾阴、肾阳两部分，又称元阴元阳、真阴真阳，分之二，合之则一。若先天不足，后天失养，或久病耗伤，肾脏藏精不足，一方面"水亏其源，则阴虚之病迭出；火衰其本，则阳虚之证迭生"（《类经附翼·求正录·真阴论》）。另一方面不育不孕，阳事异常，作强不能等病变也由之而生。

（1）精少不育：肾的精气盛衰，直接关系到人体的生殖能力。《素问·上古天真论》指出："女子七岁，肾气盛"，"二七而天癸至……月事以时下，故有子"，"七七……天癸竭……而无子"；"丈夫八岁，肾气实"，"二八肾气盛，天癸至，精气溢泻……故能有子"，"七八"而后，"肾脏衰"、"精少"、"天癸竭"，生殖功能衰退，终至消失。总之，有"天癸"便有子，无"天癸"便无子。而"天癸"的从无到盛至竭，是由肾中精气的盛衰所决定的。因此，肾的精气不足，则生殖能力减退，甚至缺如。

（2）阳事异常：是肾主生殖功能的另一障碍。《灵枢·决气》说："两神相搏，合而成形，常先身生，是谓精。"若精气不足，则性欲低下，男子阳痿早泄，女子宫虚经闭，均与元阳虚衰有关。如《景岳全书·阳痿》说：阳痿因于肾"火衰者十居七八，火盛者仅有之耳"。有时，相火亢盛，欲火内炽，阴不制阳，可见男子强中、女子白淫的病候。

（3）作强不能：《素问·脉要精微论》说："夫五脏者，身之强也。"五脏是人身形体强壮的根本，其中以肾最为重要。盖肾受"五脏六腑之精而藏之"（《素问·上古天真论》），为"作强之官，伎巧出焉"（《素问·灵兰秘典论》）。肾中精气充盛，则身体强壮，聪敏而慧。若肾精匮乏，不但发育迟缓，形衰易老，痿软无力，而且智能低下，健忘恍惚，神志痴呆，反应迟钝，行动笨拙。

2. 封藏失职　《素问·六节藏象论》说："肾者，主蛰，封藏之本，精之处也。"精来源于肾，其贮藏和排泄也由肾主管。精气宜藏不宜泄。若肾失封藏之职，不因交媾而精自出，是为遗精，多因精室受扰与精关不固所致。

（1）精室受扰：系心肝之君火、相火，或湿热邪气等下注扰动精室，影响其封藏功能，以致精液不安其宅而外溢。故《类证治裁·遗泄》说：肾精"恒扰于火，火动则肾之封藏不固。心为君火，肝肾为相火，君火一动，相火随之，而梦泄矣"。

（2）精关不固：在无火热邪气扰动精室的情况下，精之所以能安其处者，全在肾气充足，发挥其封藏的作用，若肾气虚损，则失其固藏之用，而精不能安守。

3. 开阖失度　《素问·逆调论》说："肾者水脏，主津液。"水液由肺下输膀胱的过程中，先经肾的气化，使其清者上升，浊者下降膀胱，排出体外。尿量排出的多少，由肾气的开阖作用进行调节、控制，故有"肾为胃关"之称。《医门法律·水肿论》说："肾气从阳则开，阳太盛则关门大开，水直下而为消；肾气从阴则阖，水不通则为肿。"就是指开阖失度的病变。

（1）关门不利：《素问·水热穴论》说："肾者，胃之关也。关门不利，故聚水而从其类也，上下溢于皮肤，故为胕肿。胕肿者，聚水而生病也。"多因肾阳衰微，气化失司，水液不能下输膀胱所致。即《医门法律·消渴论》所谓"关门不开，则水无输泄而为肿满"，有时肾阴不足也可导致，盖阳无阴则无以化故也。

（2）关门失阖：与关门不利相反，若关门失阖，肾虚不能使水之清者上升，则水液由肾直趋膀胱。正如《医门法律·消渴论》说："关门不闭，则水无底止而为消渴。"大抵因肾精亏乏，精不化水所致，久则损及肾阳。

4. 纳气失司　是指肾虚不能摄纳肺气的病变。呼吸虽为肺所主，但吸入之气必须靠肾气的摄纳，方可保证呼吸的正常进行，故有"肺为气之主，肾为气之根"之说。肾气虚弱，不能纳气归元，气不下行而浮逆于上，可发为肾不纳气之喘促；若肺脏虚损，病穷及肾，亦可导致这一证候的发生。

（六）小肠

泌别失常是指小肠分清泌浊的功能障碍。《素问·灵兰秘典论》说："小肠者，受盛之官，化物出焉。"小肠受盛经胃腐熟、脾散精的水谷，进行分泌清浊，水液经肾输于膀胱，糟粕则下入大肠而为粪便。若泌别失职，清浊俱下，注入大肠则为腹泻。因其水液不走膀胱，故多伴见尿量减少。

需要强调的是，小肠分清泌浊是在脾胃对水谷腐熟、运化的基础上进行的，它必须以脾胃功能正常为前提。因之，由脾胃病变，如脾虚不运、水湿困脾或食滞于胃等所致的泄泻，虽也有小肠泌浊失常的因素在内，但病本则在脾胃，不得完全归咎于小肠。同样，泄泻也属大肠传导失职，但主要与脾胃有关。临床上应通盘考虑。

（七）胆

1. 胆汁外溢　胆为"中精之腑"，内藏胆汁。胆汁是肝之"余气"而成。由于肝的疏泄作用，使胆汁助脾胃以化物，是为木能疏土的机转之一。如胆汁分泌排泄受阻，外溢于肌肤而为黄疸，同时，还要影响脾胃的消化功能。诚如《景岳全书·黄疸》所说："胆伤则胆气败，而胆液泄，故为此证（黄疸）。"其常见的病机如下。

（1）湿毒阻遏：湿毒经口而入，内犯脾胃，阻滞气机，肝气因之壅遏，胆汁失于通降，溢入血中，泛于肌肤，发为黄疸。

（2）胆道瘀塞：沙石结聚，或瘀血停积，胆汁下行受阻，遂致外溢而成黄疸。

2. 决断无权　决断，即决定、判断。《素问·灵兰秘典论》说："胆者，中正之官，决断出焉。"决断无权，是胆病反映于精神思维方面的障碍，表现为遇事易惊、犹豫不决的惊悸、虚怯等症。多因痰热阻滞，胆气不宁所致。由于心主神志，胆气不宁，又多可累及心神，故其常与失眠、多梦并见。

（八）胃

1. 腐熟异常　腐熟是胃对食物的沤腐消磨。食物只有经过胃的腐熟，脾才能将其吸收运化。常人随胃气的强弱而食欲有所差别，便与对食物的腐熟作用大小有关。水谷不腐和消谷善饥都是腐熟异常的病变。

（1）胃失腐熟：或因暴饮暴食，损害胃气，所谓"饮食自倍，肠胃乃伤"，此为食积，属实。若胃气虚弱，水谷难消，或胃阴不足，失于濡润，均可使腐熟能力减弱，而致纳少难化。若损及脾阳，则可见完谷不化。

（2）胃热消谷：胃有积热，邪热消谷，虽多食善饥，而饮食不为所用，精微自小便而出，常伴有多饮多尿，其尿"味甜"等症。

2. 气失和降　气失和降，是胃气不能下行的病变。胃气以通为和，以降为顺。只有胃气的通降，使胃内容物下行至肠中，始能重新受纳水谷。《素问·五脏别论》说："水谷入口，则胃实而肠虚；食下，则肠实而胃虚。"气失通降，阻滞于胃则为痞满。胃气上逆，则嗳气、呃逆、恶心、呕吐，甚则反胃。主要病机如下。

（1）胃气失和：多因六淫邪气犯胃，或痰饮停蓄于胃，或肝气犯胃，其气不得下行，痞满冲逆诸症由之而生。

（2）幽门瘀阻：胃与小肠以幽门相接，若瘀血、癥块阻塞幽门，遂使胃气下行之道受阻，滞塞难通，或至上逆。

（3）胃虚气逆：胃气虚弱不能运化，胃阴不足失于濡润，以致胃气通降不能，反逆而上行。

（九）大肠

《素问·灵兰秘典论》说："大肠者，传导之官，变化出焉。"大肠为消化道的最末端，它将食物残渣"变化"为粪便，并排出体外。因此，稀水便、脓血便、干结便等粪质异常和便次的增多或减少都属大肠传导失常的病变，临床表现为泄泻、痢疾、便秘等病证。除湿热等邪气直接侵犯大肠外，多为其他脏腑病变，如肺失肃降、胃失通降、脾阳不振、肾阳衰惫等影响所致。

（十）膀胱

膀胱的主要病机是气化不利。膀胱通过"气化"作用，将贮藏的尿液排出体外。所以气化不利，主要反映在膀胱的排尿功能障碍，出现小便不利、淋、癃、闭等病证。

《素问·灵兰秘典论》说："膀胱者，州都之官，津液藏焉，气化则能出矣。"寒湿、湿热等邪气客于膀胱，或砂石、瘀血阻滞膀胱，使气化不能正常进行。另一方面，由于膀胱的气化作用，有赖于肾气的开阖，故肾的开阖失常，也可影响膀胱的气化功能。前者是气化受阻，后者是气化不及，病机有着明显的不同。

二、气血的主要病机

气血是人体生命活动的重要物质基础。气血不足，使气主煦之、血主濡之等营养作用减弱。另一方面，气血运行异常，也会影响自身功能的发挥，引起相应的病变。所以，气血衰少及其营运障碍，是气血病证的基本病机变化。气血与脏腑的关系十分密切。气血由脏腑化生、输布，脏腑又赖之以进行正常的生理活动。脏腑发生病变会影响气血的变化，而气血病变也会影响某些脏腑，气血病变不可离开脏腑而孤立存在。可以认为，气血病变是脏腑病变的一个组成部分。

（一）气

1. 气虚不用　气虚不用，是因气的不足而使人体的功能活动衰退。气之所以虚，主要因为化源不充。气虚多与肺脾肾虚损有关，如久病咳喘，发为肺胀，呼吸功能减弱；饮食不节，饥饱劳倦伤脾，脾虚无以运化水谷；早婚多育，房劳伤肾，肾中元气受损，皆可使气的来源匮乏。此外，体质素弱，久病体虚等也可发生。当然，气虚因消耗太过所致者，在临床亦不少见。

气虚的病机主要如下。

（1）卫外失固：气能护卫肌表，防御外邪入侵，卫气因之而得名。气虚则卫外功能减弱，六淫邪气易于入侵。邪气侵入人体，发病与否也取决于气的强弱。发病以后，气与邪争的胜负，则直接影响着疾病的转归和预后。

（2）生化不及：在维持人体生命活动的各种基本物质中，气属阳，血、津液与精属阴。阳生则阴长，故气能生血，气能化津，气能养精。气虚日久，则血无气以生，遂因之而虚。水不化津则停蓄为患，精乏气养则生长发育迟缓，脏腑功能减退。

（3）固摄不能：这主要指气虚不能固摄阴液的病变。如津液失固而外泄的自汗，气不摄血的出血，肾气不固的滑精、遗尿、溲频。此外，气虚下陷的脱肛、虚坐努责等亦属之。

（4）气运乏力：气有推动血液循行、津液输布等作用，气虚则推动乏力，可以发生血液停滞、水液潴留的病变。就气的本身而言，气运乏力还可导致气滞。

2. 气运失常　气贵流通，并依一定的方向运行，故气的运行失常包括气滞壅遏与气行逆乱两类。

（1）气滞壅遏：气滞多由六淫寒湿邪气、食积和郁怒伤肝等引起。也可在痰饮、瘀血的基础上发生。

胀痛与满闷是气滞的主要临床表现。其胀痛的特点是时轻时重，胀甚于痛，痛无定处。满闷包括胸闷胁满、腹胀，嗳气或矢气后可以减轻或消失，是气机不畅之故。气滞经络者，多见于肝经。气滞脏腑者，以肺、胃、肠为主。故气滞壅遏的病变，主要与肝、肺、胃、肠有关。

若气滞影响水津与血液的运行，可以引起水液积蓄和血行障碍。此外，气滞还能化火。反映在临床上，分别是气滞痰凝、气滞水停、气滞血瘀和气滞化火的证候。

（2）气行逆乱：气行逆乱，是指气的运动方向（气机）逆生理之常的病变。如肺气以肃降为宜，气上逆则为喘咳；胃气以下行为顺，气上逆则为呕吐等。从理论上说，气机当升不升，谓之气陷；当降不降，谓之气逆。两者都属气行逆乱的范围，如脾气当升不升而气陷于下；肾气当纳不纳而气浮于上等。

另外，习惯上还把肝气横逆和胃气上冲也包括在气逆之内。须知肝气横逆虽非肝气的逆向病变，而为升发太过，但因其常致胃气上冲，治疗上要采用平肝降逆和胃的方法，含有上者下之之意。而冲脉为血海，肝主藏血，故孕妇恶阻，呕恶不止，其冲气上逆者，亦多与肝胃有关，治疗应以平肝和胃降冲（逆）为法。

（二）血

1. 血液不足　血之所以虚少，或由化源不充，或由耗血过多。化源不足，多因脾胃亏损，水谷精微不足以生血；肾气衰惫，精气不足以化血。此外，由于津血同源，彼此可以互为补充，在一定条件下，津液可以注入脉中而为血，血中的津液也可渗于脉外而为津。故热邪、吐泻等伤津，也可导致血量的不足，久病营血暗耗，以及慢性失血及大量出血等，则属耗血过多。也有因瘀血不去，新血不生所致者。

血虚的病机主要如下。

（1）失于濡养：血虚的病证繁多，然总其一点，无非体失濡养使然，在临床上，血虚主要表现在心肝二脏。这是因为，心主血而肝藏血，心肝二脏与血的关系最为密切。因此，血虚呈现的症状也以此二脏最多。随着血虚得到纠正，其症状也随之消失。从五脏关系看，心为肝之子，肝为肾之子。根据虚则补母和阳生阴长的理论，补心多兼补肝，补肝又兼滋肾，在血虚较为严重的情况下，补血方内又常用补脾肺之气的药物。可见，在实际治疗时尚需考虑到五脏，只是侧重于心肝二脏而已。

（2）血不载气：血为气母，气赖血以附，载之以行。血虚气无以附，遂因之而虚。如慢性失血由血虚而致气虚者属之。特别是在大失血的情况下，气随血亡而脱，此时气脱反而成为主要矛盾。盖有形之血难以骤生，无形之气所当急固。故治疗应益气固脱以摄血。

2. 血行失常　血行脉中，环周不休。若留着不行，则为瘀血；溢于脉外，则为出血。

（1）瘀血阻滞：血本畅行于经脉之中，如无寒热之邪和气滞气虚之变，以及痰湿水饮停滞和外力之伤，则无瘀阻可言。有一于此，则生瘀血。而血液质地的异常，如津液脱失，血黏不畅，也可致瘀，谓之津亏血瘀。此外，离经之血也属瘀血范围。

瘀者，瘀也。瘀血引起的种种病象，都与阻滞不畅、瘀塞不通的病机变化有关。如疼痛，局部青紫或红肿，舌质紫黯、瘀斑，以及舌下络脉青紫等，皆缘于血脉流通受阻。这种疼痛的特点是：痛处固定不移，如针如锥，久痛难愈。其他见症更是多端，如死血凝结之癥积；失于血养的肌肤甲错；神机失灵之健忘、怔忡、癫狂、半身不遂；血不归经之出血；营卫流通受阻之发热；血不载气之口唇爪甲紫绀；以及因某些脉络瘀阻而出现鼓胀之腹部青筋暴张等。除此之外，还可引起气滞、水停等继发性病变。

瘀血的病变亦主要与心肝二脏有关，这是因为心主血脉和肝主疏泄直接影响血液运行的缘故。当然，肺脾肾功能减退也可诱发或加重瘀血，如肺气虚损可致心血瘀阻，脾肾阳虚则可加重其病情，其机制均属气虚不能行血。

（2）血失常道：《素问·脉要精微论》说："脉者，血之府也。"血液不循常道，溢出脉外，则为出血。究其缘由，盖有脉络损伤、迫血妄行、气血失调与瘀血阻滞4种。

1）脉络损伤：血失常道的部位，有内外之分，上下之异，然皆脉络损伤使然。《灵枢·百病始生》说："阳络伤则血外溢，血外溢则衄血；阴络伤则血内溢，血内溢则后血。"造成脉络损伤的原因，除跌仆损伤外，还可由气血病变引起。

2）迫血妄行：多因火热所致。如《济生方·失血论治》说："夫血之妄行也，未有不因热之所发，盖血得热则淖溢。"诸凡外感温热邪气或嗜辛燥醇酒之品，或五志过极化火，或阴虚火旺之类，均属此范围。

3）气血失调：是由气的乖逆，使血液不循常道。怒则气逆，血随气上而外溢；气虚不能摄护，则血脱陷而妄行。

4）瘀血阻滞：瘀血阻滞脉络，血液不得畅行，以致血不循经而溢出脉外，发生溢血。

三、津液的主要病机

津液是人体正常水液的总称，也是维持人体生理活动的重要物质。津液生成、输布、排泄的任何一个代谢环节失常，都会引起相应的病变，而出现种种证候。津液濡养脏腑，脏腑参与津液的代谢。津液代谢失常多继发于脏腑病变，是脏腑病变的结果，又反过来加重脏腑病变，促使病情进一步恶化。津液不足和水不化津，潴留体内，是津液代谢失常的两种基本病机变化。

（一）津液不足

化源不充和耗损过多，是造成津液不足的两个方面。前者如摄水不足，或脾胃不健，水不化津；后者如热邪伤津，大量汗出，剧烈吐泻，误治温燥或攻利太过等。津液不足的主要病机变化如下。

1. **体失滋养**　滋润、充养形体是津液的重要功能。津液不足，则脏腑器官失于滋养而现干燥不润之象，如皮肤干燥甚则皴瘪、口唇燥裂、舌面无津、咽干鼻燥等。这些见症常为辨别有无伤津的重要指征。在脏腑关系上，津液不足主要是指肺胃阴液受劫，每有干咳、呼吸不利、纳差、口渴、气逆及小便短少等肺胃津亏失润病象。若伤阴进一步发展，出现红绛无苔，口反不渴，甚或舌体枯萎、强硬，耳聋神昏，痉厥动风等，则为肝肾阴精受损；而虚烦不寐，心中憺憺大动，又为心阴严重耗伤的表现，多见于温病晚期，热邪入于营血者。

2. **气随液脱**　在吐泻频繁、汗出过多的情况下，津液大量丧失，往往气随液脱，出现目眶凹陷、皮肤干瘪、呼吸短促、心烦神疲、尿少或闭、舌质干红、脉细数无力等气阴两伤的证候。甚则伤及阳气，而现四肢厥冷、汗出身凉、呼吸微弱、语声低怯、脉细欲绝等亡阳危象，是为阴伤而损及阳气者。

3. 血流瘀滞　津液作为血液的组成部分，有助于血液的流畅。津亏不足以滑利血脉，则血行瘀滞。血犹如舟，津犹如水，水津充沛，血始能行，若津液为火灼竭，则津枯血行瘀滞，多见于温热入血，或严重吐泻伤津的后期。

此外，有的患者并无大汗、吐泻、利尿等原因，且饮水量特多，反而出现津液不足者，皆因"阴亏阳亢，津涸热淫"（《临证指南医案·三消》）。水不化津，直趋膀胱而出，即多饮与多尿并见，常伴多食善饥，此为消渴，乃为另一种病证，与前述并发于其他病证者不同。

（二）水液停蓄

水液停蓄，是指体内非生理性的水液（如饮邪）及其凝结物（痰）而言，它们同属津液代谢失常的病理产物。津液代谢主要与肺脾肾有关。如肺失宣肃，气不布津；脾失运化，水不化津；肾失气化，水气泛溢。三者都可使津液的生成、转输、排泄障碍，则津液反成为水邪，停蓄为患。

1. 阻滞气机　痰饮水气最易阻滞脏腑经络气机而出现种种病变。如痰滞于肺，则为咳喘；痰迷心窍，则为癫狂；痰阻于胃，则为痞满，恶心呕吐；痰瘀经络，则肢体麻木，半身不遂；痰结咽喉，则咽部梗塞不舒等。又如饮停胸胁，则胸胁胀满、咳喘引痛；饮在肠间，则腹满食少、肠鸣辘辘等。

2. 伤及阳气　水邪属阴，最易伤人阳气，尤以损害脾肾为常见。水气病初期多因肺失宣肃，久则伤及脾肾阳气，以致病情反复，缠绵难愈。

四、经络的主要病机

经络遍布全身，把人体联结成一个有机的整体。在疾病过程中，无论邪气的传变，脏腑病变的相互影响，以及内部病变形诸于外，都是由经络参与其间而实现的。一般地说，疾病由表入里、由浅入深的传变过程，就是邪气沿着经脉入舍脏腑的过程。如《素问·皮部论》说："邪客于皮则腠理开，开则邪入客于络脉，络脉满则注于经脉，经脉满则入舍于腑脏也。"这是邪从皮毛的入侵情况。某些邪气虽然病初是直接侵犯脏腑，如"温邪上受，首先犯肺"。但其顺传阳明，逆传心包，以及热邪蔓延三焦等，同样是通过经络进行传变的。有时，由于邪气侵犯的部位不同，内传的脏腑也不同。如《素问·痹论》说："五脏皆有合，病久而不去者，内舍于其合也。故骨痹不已，复感于邪，内舍于肾；筋痹不已，复感于邪，内舍于肝；脉痹不已，复感于邪，内舍于心；肌痹不已，复感于邪，内舍于脾；皮痹不已，复感于邪，内舍于肺。"这种五脏五体相合的邪气传变关系，仍然离不开经络的途径。另外，经络还是内脏之间、脏腑与体表组织器官之间病变相互影响的重要渠道，其中以相合脏腑之间的影响最为明显。如心火上炎的舌赤糜烂，胃火上冲的牙龈肿痛，肝胆湿热的耳痛、溢脓等，都缘于此。

"有诸内必形诸外"，体内病变的显露于外，多与经络的通联作用和分布循行部位紧密相关。由于经络有一定的络属脏腑和循行部位，因而内部病变可以通过经络反映到体表的一定部位。例如，肝病常见两胁或少腹痛，或睾丸肿痛，这是因为足厥阴肝经所循，"布胁肋"、"抵少腹"、"绕阴器"，两胁、少腹与阴器是肝经所过之处。又如头痛部位与经络的关系，在颈项者多与太阳经有关，在前额者多与阳明经有关，在两侧者多与少阳经有关，在巅顶者多与足厥阴经有关，这些部位同样都是相应经络所过之处。经络的络属作用不单是把相合的脏腑直接连结起来，同时又把脏腑与体表的五官、五体和二阴沟通，形成以五脏为中心的5个系统，使脏腑病变直接反映到相合的体表组织，形成具有一定特异性的证候，是临床据以辨识内脏病变的一个重要方面。

关于经络自身的病变，由于各种经络的属性与功能不同，其病机变化也大不一样。一般说，十二经脉以六淫邪气、瘀血痰饮壅塞其中，引起经络阻滞为主要病机；而奇经八脉则以经络阻滞与经气不足的病机较为常见。前者如寒滞肝经，络脉瘀阻；后者如带脉失约，冲任不固，跷维不用和冲任受阻等。

（杨　宁）

第三章

辩证

辨证论治，是运用中医理论诊疗疾病的原则和方法。这种原则和方法，经历了长期反复的验证和不断的充实完善，已发展成为中医学具有独特理论风格和诊疗经验的体系。

中医内科学是中医临床各科中范围最广泛的学科，其临床病证的分类也较多，不少非内科疾病的早期表现，也往往反映为内科的证候。因此，对内科的应诊患者，早期进行正确的辨证和诊断，是防治疾病的重要步骤，它为及时而正确地进行预防和治疗提供依据，对避免误诊和失治，具有十分重要的意义。

传统中医辨证方法很多，各有特色，但尚需进一步完善。有学者认为完善辨证方法体系的研究，目的是综合各种辨证方法的特点，丰富及规范证治内容。在此研究中，既要排除各种信息中非必要因素的干扰，同时又要抓住证候的主旨，并通过证候要素，应证组合变化观察证候动态演变规律，真正体现方从法出、法随证立的辨证论治精髓。同时，还需要进行系统对照与回顾验证，将经过完善的证候辨证系统回归到各种临床辨证方法中。在对照与验证中，以求新旧系统的互补互动，真正能够丰富证治内容，提高诊治中医内科疾病的水平。

第一节　辨证的基本要求

一、全面分析病情

完整收集真实的"四诊"材料，参考现代物理和实验室检查，这是全面分析病情，取得正确辨治结果的客观依据。片面的或不真实的"四诊"材料，往往是误诊、误治的原因。内科病证是复杂多变的，有时其临床显现的脉症，也不免有假象，有的假在脉象上，有的假在症状上，有的假在舌象上，故临诊时应仔细鉴别和辨识。如果四诊不全，便得不到全面、确切的资料，辨证分析就难准确，容易发生误诊。

中医学的整体观，是全面分析病情，指导内科临床辨证的重要思想方法。整体观在内科临床上的具体应用，可从人体本身与自然环境对人体疾病的影响两方面来说明。因为人体的形体、官窍和经络，都与脏腑息息相关，内外相通，彼此联系。人体一旦发生疾病，不论局部和全身，都会出现病理反应，即局部的病可以影响全身，全身的病可以反映于某一局部；内部的病可以表现于外，外部的病也可传变入里；情志变化更可以影响内脏功能，内脏的病变也可以引起情志活动的异常。所以临证时既要诊察局部，也要审察全身；既要诊察"神"，也要审察"形"，两者不可偏废。

证候的表现常受体质的影响，这也是运用整体观指导辨证时，应重视的内容。因为每个患者的禀赋有虚实强弱之别、体质有阴阳寒热之分，因此虽患同一疾病，其临床表现则不尽相同，治疗用药亦当有所差别。他如患者的年龄、性别、职业、工作条件等，与某些疾病之发生，也有一定关系，辨证时均应注意。

自然界对人体疾病的影响，包括四时气候与地理环境，也是属于中医整体观的内容，在全面分析病情，进行临床辨证时，对这些条件必须给予重视。例如，春夏两季，气候偏温，阳气升发，人体腠理因而疏松开泄，对风寒表证，则不宜过用辛温发散之品，以免开泄太过，耗气伤阴；秋冬之季，气候偏冷，阴旺阳衰，人体腠理致密，阳气潜藏于内，若病非大热，就应慎用苦寒之品，以免伤阳。再如，对同样风寒表证之治疗，在北方严寒地区，辛温药量则可加重，而在南方温热地区，辛温药量就宜减轻，或改用轻淡宣泄之品。以上说明气候和地理环境与疾病的表现和治疗都有其一定的关系。

此外，由于中医学和西医学的理论体系不同，在临床上经常可以遇到一些经西医学检查诊断，并无阳性结果的疾病，这些疾病有的较为难治，而中医对此辨治，则常可收到良好疗效。也可看到一些经中医辨证论治认为治愈的病例，而用西医学的化验检查，则认为并未真正治愈的病例。对待这类病例，则应尊重客观，既要参考化验检查的结果，更应重视中医辨证的依据，扬长补短，尽可能地全面分析病情，使辨证更趋准确，治疗效果更好。

综上所述，整体观在内科临床辨证上的应用，实际上就是因人、因地、因时制宜。因人制宜，是指在辨证时，不宜孤立地只看到病证，还必须重视到患者的整体和不同患者的特点。因时、因地制宜，是指诊治疾病时，不仅要重视人的特点，还要看到自然环境对人体疾病的影响。此外，对化验检查结果，也应参考。只有从整体观念出发，全面考察问题，分析问题，善于因人、因时、因地制宜，才能取得比较符合实际的辨证。

二、掌握病证的特点和变化

内科病证，都有各自的临床特点和变化规律，以便有别于他科病证。因此，在辨证时掌握不同类别病证的特点和变化，也是非常重要的环节。

中医内科病证，大体可分为外感疾病（包括伤寒和温病）和内伤杂病 2 大类，两者各有不同的病因病机，临床、证候及发展演变的特点。外感疾病，主要根据六经、卫气营血和三焦来进行辨治；内伤杂病主要以脏腑的病因病机来指导辨证论治。这样，就将伤寒温病、内伤杂病的病因、发病、病机变化和临床特点，有了详细而明确的区分。

（一）六经病证的特点和变化

六经病证，是指《伤寒论》中六经所属脏腑病机变化表现于临床的各种证候。它包括太阳、阳明、少阳、太阴、少阴、厥阴等，反映了伤寒 6 种不同的病位、病性、病机和病势归类及证候特点，并作为辨证的依据。凡寒邪在表，或者表邪入里化热，且属正盛邪实的太阳、阳明、少阳，均为阳证，治疗当以祛邪为主；凡病位入里，且属正虚抗病力减弱的太阴、少阴和厥阴均为阴证，治疗当以扶正为主。

伤寒的病因，以人体感受寒邪为主，以皮毛肌腠为入侵途径，循经脉由表而里，传至脏腑。其病机变化，为六经及其所系脏腑受寒邪侵袭，由表入里，由阳转阴，故其临床特点，病初必见伤寒表证，寒邪入里化热，则转为里实热证。在伤寒日久不愈，正虚阳衰的情况下，则多传肝脾肾三脏，出现腹满自利、但欲寐、厥逆等一系列损阳伤正的病机反映。

由于六经各系一定的脏腑，故各经病证常会累及其所系的脏腑，反映出脏腑的证候。如太阳经受病之初，多表现为太阳经证。当表邪不解，影响到太阳腑的时候，就会出现蓄水证或蓄血证。当寒邪入里，又可因人体正气的强弱而有不同的变化。正气衰弱则病由实转虚，可出现累及心肾的少阴病；正气盛则病转实，而出现病在胃肠的阳明病。因此，六经病证实际上就是六经所系脏腑在病理条件下，反映于临床的证候。

六经病证既然是脏腑经络病机变化的临床反应，故一经的病证，常会涉及到另一经，从而出现传变、合病和并病。一般认为，"传"是指病情随着一定的趋向发展；"变"，是指病情在某些特殊条件下起着性质的转变。疾病的传变与否，常取决于2个主要因素：一为邪正消长的力量比较，一为治疗处理的得当与否。如自表而里，由阳而阴，这是一般邪胜正衰的传变规律；若在正胜邪退的情况下，则病势能由里达表，由阴出阳。

合病和并病，都是不能单独用一经的病证来归纳的复杂证候。凡2经或3经的证候同时在一个患者身上出现者，称为"合病"。《伤寒论》中有太阳阳明合病、太阳少阳合病、阳明少阳合病和三阳合病4种。凡一经的病证未罢，又出现另一经的证候者，称为"并病"，《伤寒论》中有太阳阳明并病和太阳少阳并病两种。

此外，还有因误治之后、正气太虚、病情恶化危重者，称为"坏病"。《伤寒论》中特别提出了"观其脉证，知犯何逆，随证治之"的论述，作为诊治"坏病"的原则。

（二）卫气营血病证的特点及其变化

卫气营血，是人体感受四时不同温热病邪所引起的多种急性温热病过程中的四种阶段的总称。温病临床分类繁多，有以季节气候定名，有以四时主气定名，也有以发病或流行特点而定名。尽管临床分类众多，但就其病变性质而论，一般可归纳为温热和湿热两大类。温邪入侵人体的途径，系由口鼻而入，循卫气营血而分属于上、中、下三焦所属脏腑。其病机变化，主要由于温邪入侵卫、气、营、血后，最易化火灼伤津液，耗血动血，故其临床特点是化热最速，极易产生一系列火炽伤阴等病机反映，它包括卫分、气分、营分、血分等4个不同阶段的证候。卫分是温病的初期阶段，病位主要在肺卫；气分为温病的中期，乃温邪由表入里，病情渐重，病位在肺、胃、脾、胆、肠，高热为其主症；营分乃温邪更为深入，致津液耗伤，病位主要是心与心包，为温病的较重阶段，身热夜甚，时有谵昏为其主症；温邪进入血分，其主症为高热出血，神志受扰，病位在心、肝、肾，属温病晚期的严重阶段。

卫、气、营、血证候的传变过程，一般多从卫分开始，按由卫→气→营→血的演变发展，称为"顺传"。它反映出病邪由表入里、由浅而深；病情由轻而重、由实而虚的传变过程。临床观察表明，这与西医学关于急性传染病的由前驱期→症状明显期→极期→衰竭期的演变程序是基本一致的。

由于患者体质强弱及其反应状态的不同，致病温邪类别有异，常可出现"逆传"的证候。所谓"逆传"，是指邪入卫分后，不经过气分阶段，而直接深入营分和血分。实践证明，"逆传"是一种特殊临床类型，它和"顺传"过程中出现的营分、血分证候，在内脏病变的本质上无明显差异，临床脉证也基本相同，其主要区别在于传变过程的渐进性与暴发性的不同。

卫气营血证候的传变无固定形式，有初起不见卫分病证而径见气分或营分病证者；有的卫分证未罢，又兼见气分证而致"卫气同病"者；也有气分证尚存，同时出现营分证或血分证者，称"气营两燔"；更有严重者，邪热充斥表里，遍及内外，出现卫气营血同时累及的局面。不过卫气营血的证候传变，病在卫气，病情较浅较轻；病入营血，病情较深较重。不过其浅深轻重的程度是相对的，所以临证时则应详细观察，避免贻误诊治。

（三）脏腑病证的特点及其变化

脏腑、经络、气血是中医学独特的生理系统，是构成人体的一个有密切联系的整体。病理情况下表现的脏腑病证，是致病因素导致的脏腑病机变化，反映于临床的不同证候。以脏腑议病辨证，始见于《内经》"风论"、"痹论"、"痿论"和"咳论"诸篇，以后《金匮要略》、《备急于金要方》、《中藏经》渐有发展，至钱乙《小儿药证直诀》的"五脏辨证"、张元素的《脏腑标本药式》问世后，相继有以脾胃立论的、以主命门立说的、以专温肾和养阴等各学派的兴起，逐渐形成了用脏腑寒热虚实来分析疾病发生和演变的学术主张，充实和奠定了脏腑病证的理论基础，其辨证论治的规律性也逐步被认识和总结出来。中华人民共和国成立以来，通过广泛的临床、教学和科研实践，对脏腑病证的理论和证治研究，又有了一定的进展。从 20 世纪 60 年代始，全国中医药院校各版教材，已将脏腑病证列为内科学的总论，被公认为指导中医内科临床的基本理论之一。

脏腑病证的范围较广，所以临床表现的证候极为复杂。就其病因而言，虽然多属内伤杂病的范畴，有时亦兼外感，或由外感演变而成。以内伤而论，既有七情、劳伤、起居饮食等不同，又有彼此的夹杂参合，故病机变化也较复杂。不过以脏腑病证分类，就能执简驭繁，纲举目张，从而认识疾病的本质。

从病因与脏腑病证的病机关系分析，由七情、劳伤致病的，必耗气伤阴，多先伤心、肝、肾三脏，在临床上多表现为抑郁不快、心烦不安、失眠梦遗、倦怠乏力、饮食减少、心悸气短等为特征的证候；由饮食失节致病的，或为食滞，或属湿热，或属虚寒，多先损伤脾胃，出现胃纳呆滞、脘腹痞满，或大便溏泻等为特征的证候；若起居无常，寒暖失调，则外邪易乘之而入，肺卫首当其冲，或感于肺，或为皮毛所受，即出现鼻塞咳嗽、恶风发热等为特征的表证。

由于脏腑之间有互为表里和五行生克的生理关系，所以在疾病演变过程中，反映出来的病机变化和证候，多具有一定规律和范围。如心之生理功能主要主血脉和神志，小肠与心互为表里，因此在病理条件下反映在临床上的证候，就离不开血脉运行障碍、情志思维活动异常和心移热于小肠的证候，其病证范围则以心悸、心痛、健忘、失眠、癫狂、昏迷、吐血、衄血、舌疮、梦遗、尿血等为常见；肝之生理功能是主疏泄和藏血，司全身筋骨关节之屈伸，胆与肝互为表里，在病理条件下，主要表现为情志异常、惊恐、血失所藏的证候，其病证范围则以中风、眩晕、头痛、痉、痫、昏厥、积聚、吐血、衄血、惊恐、不寐、耳鸣、耳聋、疝气、麻木、颤证等为常见；脾胃的生理功能主要为主受纳和运化水谷，其病理表现则为水谷消化吸收的失调，其病证范围主要表现为泄泻、黄疸、胃脘痛、呕吐、呃逆、水肿、鼓胀、痰饮、吐血、便血等；肺的生理功能为主气司呼吸，肺与大肠互为表里，故病理表现主要为气机出入升降的失常，其病证范围以感冒、咳嗽、哮喘、肺痈、肺痨、肺痿、肺胀、咳血、失音、胸痛等为常见；肾的主要生理功能为主藏精，为生殖发育之源，主水液以维持体内津液之平衡，与膀胱互为表里，在病理情况下，则反映为精气津液失调，其病证范围以消渴、痿、水肿、喘、尿血、淋浊、癃闭、小便失禁、遗精、阳痿、腰痛、耳鸣、耳聋等为常见。

由于脏腑的生理功能是与经络密切联系的，因此不少经络病证的证候，常常通过脏腑的病机变化反映出来，如肝经的主要见证为巅顶头痛、两胁痛、目赤、面青等，以五脏病机分析，则可概括为肝气化火和肝阳上亢的实证；如以经络病机分析，因肝之经脉布胁肋，连目系，下颊环喉，会于巅，故上述诸症之出现，均与经络循行部位有密切关系。因此，各种内科杂病，既是脏腑的不同证候，也包括经络病机变化反映在临床上的不同证候。

由于气血既是脏腑功能的反映，又是脏腑活动的产物，因此，人体病机变化无不涉及气血。因气血来源于脾胃，出入升降治节于肺，升发疏泄于肝，帅血贯脉而周行于心，统摄于脾，故脏腑一旦受病，就直接或间接地反映出气血的病机变化，出现不同气血的病证。

痰湿既是脏腑病机变化的产物，也是脏腑病证的临床表现，又是直接或间接的致病因素。痰为湿之变，湿则分为外湿和内湿。外湿系六淫之邪，多由体表肌肤侵入，浅则伤及皮肉筋脉，流注关节，深则可入脏腑，脾阳素虚者易从寒化，胃热之体易从热化；过用寒凉易于寒化，妄加温燥易于热化。内湿多因饮食不节，恣食酒醴、肥甘，损伤脾胃，运化失调，水失敷布，内聚为患，或为泄泻，或为肿满，或为饮邪，或为痰阻。此即《素问·至真要大论篇》所说"诸湿肿满，皆属于脾"的病机。

由此可见，脏腑的病证多与气血痰湿的运行和代谢障碍密切相关，气血痰湿的病理表现，又是脏腑病证的直接体现。

三、明析辨证与辨病的关系

病和证，都是人体阴阳平衡失调，出现了病机变化的临床反应。它不仅是概括一组症状的综合证候群，而且是反映内外致病因素作用于机体后，表现的不同特征、性质和病理机转。因此，病和证都是对人体在病理情况下，概括其病因、病位、病机、病性、病势，以及邪正消长，阴阳变化的临床综合诊断。

中医学的辨证论治，既讲辨证，也讲辨病。汉代张仲景《伤寒论》是一部论述辨证论治的典籍。《金匮要略》则是论述辨病的专著，其中的中风、疟疾、肺痈、消渴、肠痈等篇，开辨病论治之先河。

辨证与辨病是密切相关的。一方面，疾病的本质和属性，往往是通过"证"的形式表现于临床的，所以"证"是认识疾病的基础，辨"证"即能识"病"；另一方面，"病"又是"证"的综合和全过程的临床反应，只有在辨"病"的基础上，才能对辨脉、辨证和论治等一系列问题，进行较全面的讨论和阐述。具体地说，"辨证"多属反映疾病全过程中某一阶段性的临床诊断；"辨病"则较多反映疾病全过程的综合诊断。不过"病"和"证"的区别，还不能简单地全部用疾病的"全程"和"阶段"来解释。因为古代不少的病，如黄疸、咳嗽、水肿等，现在看来乃属一种症状。同样，一些古代的证，如痉、脱等，今日已逐渐发展成为单独的疾病。

"病"和"证"的关系，还表现在同一疾病可以出现不同的"证"，不同的疾病也可以出现相同的"证"。前者称"同病异证"，后者称"异病同证"。这里的"证"，不是指病程阶段不同而出现不同的"证"，主要是与致病病因和人的体质差异的结果。如感冒一病，有因风寒袭表和风热上犯的差异，而有风寒表证和风热表证的不同，同属风寒袭表，由于体质差异，又有表实证与表虚证之别。又如在痢疾、泄泻、淋证等不同病的某一阶段，均可出现"下焦湿热"的相同证候。在治疗处理上，前者"病"虽同而"证"不同，则治疗不同；

后者"病"虽异，而"证"相同，故治疗相同。此即所谓"同病异治"和"异病同治"。

虽然"病"和"证"的关系如此密切，但在具体临床上还必须熟练掌握好辨证，才能更好地达到辨病的目的。古人为此创造了丰富多彩的辨证方法，如八纲辨证、六经辨证、卫气营血辨证，以及脏腑辨证、气血津液辨证、病因辨证等。它们都是从不同的角度和不同的高度，反映疾病共性的规律性认识，是从具体的疾病中概括和总结出来的，又反过来指导对疾病的辨证。

四、周密观察，验证诊断

收集四诊材料，全面分析病情，根据疾病的特点和变化，进行辨证和辨病，从而立法、选方、遣药，但辨证论治正确与否尚需用治疗效果来验证。若其辨证论治收到预期疗效，则表示辨证论治正确无误。临床上，由于受到认识水平和技术水平的限制，部分地或全部地修改原有的辨证结果和论治方法，也是常见的。因为一些疑难的或临床表现不典型的病例，往往需要经过深入和系统的动态观察，才能得到正确的辨证。如呕吐一证，既可起于外感，又可发于内伤，起于外感又有因寒因热的不同，发于内伤则有气滞和湿浊之别。不论外感内伤，呕吐乃胃气上逆所导致。而胃气上逆又不仅限于胃腑本身的病，有时也可由肝气横逆而引起，或肾气衰败而导致。这些鉴别和辨证，都必须进行全面地动态地观察，才能辨识出来。若初察患者之吐，非由外感引起，乃发于情绪不舒之后，症又见胁痛胀满、吞酸嗳气、脉弦，先辨为肝气犯胃的呕吐，遣以疏肝和胃之方药，药后仅胁痛胀满、吞酸嗳气之症稍缓，而呕吐未平，且出现小便不利、面足浮肿，脉转细弦而缓，追问病史，以往曾有反复浮肿、腰痛头昏之候。按此详察分析，其吐虽与肝气不疏有关，但致吐之由乃是肾气衰败、浊邪上干所致，可改用疏肝益肾、化浊和胃之法。系统地进行动态观察，随证施治，不断验证辨证，这样才有可能得到符合临床实际的正确辨证。

此外，必须强调指出，对急症和重危病例，如卒中昏迷或急性中毒的患者，在四诊材料一时无法全面收集之前，则当及时提出应急的"急则治其标"的辨证和诊断，迅速采取有效的治疗措施，及早进行必要的处理，切不可只顾于辨证和诊断细节问题的纠缠，置患者于侧而不进行必要的抢救，以致贻误时机。

（于德强）

第二节 辨证的一般原则

辨证的过程，就是诊察、辨析和处理疾病的过程。这一过程中，医生要熟练掌握中医学的系统理论和诊疗方法，包括掌握和运用辨证的一般原则，才能辨证确切，处理得当。这些原则，概括起来就是：分主次，辨真假，审标本，别虚实。

一、分清证的主次，注重主证转化

对于内科一个具体的病证，在诊疗时，应从其临床表现的复杂证候群中，首先辨明其主证，抓住其主证，这是辨证中的关键所在。判断主证，不能单从症状出现的多少和明显与否来决定，而是要侧重于病因病机的分析比较，何种证能反映病机本质，对病情发展起关键作用，其即是主证。例如，某些黄疸患者，病情比较复杂，既有胁痛、抑郁等肝郁的见症，又有倦怠、纳呆、腹满、泄泻等脾虚症状，甚至还有其他见症。若按病机分析，抓住脾虚为其主证，治以调理脾胃为主，随证加减，往往可使各种症状好转。而另一些患者则表现为胁痛剧烈、眩晕、口苦、易怒、失眠，虽见其他一二兼证，但按病机分析，应以肝郁化火为主证，治以疏肝清热为主，就有可能收到预期效果。因此，辨明主证，抓住主证，即能抓住主要矛盾，就有助于确定主要和次要的治法方药。

同时，必须注意，作为主证并不是始终不变的。在一定条件下，寒证可以转化为热证，热证可以转化为寒证；虚证可以转化为实证，实证可以转化为虚证。然而证的转化，是以一定因素作为条件的，包括体质、气候、饮食、情志、药物等各种因素。在密切观察证情变化中，医者尤应注意观察病证转化的条件，作为分析判断的参考。例如，一些肺痨患者，初期多表现为阴虚内热，或骨蒸潮热，烦躁失眠，干咳痰血等，经过一段较长时间养阴清热之后，一部分患者治愈或好转，有一部分患者可转化为虚寒证，出现畏寒肢冷、气短自汗、便溏、阳痿等。这是由于病程过久，正气受损，阳气衰微，或因用药失当，过用寒凉，削伐元阳之气。这些因素都是导致主证转化的条件，必须充分注意观察，若主证一旦转化，就应及时采取相应的治疗措施。

在观察分析证的转化过程中，必须分清主次。有的是主证发生了根本的转化，有的则是非主证发生了转化，变成了主要矛盾。如溃疡病，症见胃脘隐痛、胀满不舒、暖气吐清涎、喜按喜暖且得温而缓、便溏溲清、脉濡而缓，此乃脾胃虚寒之证．治宜温中散寒，但在治疗过程中，出现吐血便血、胃腹胀痛加剧、脉转滞涩，此乃主证遂成寒凝血瘀，治当改以温阳祛瘀之法。又如素有饮证，风热外加，出现高热烦渴、脉洪大、喜冷饮，此乃气分高热为其主证，当以清热生津为法，挫其热势。但病后不久，热邪方退，由于风热引动饮邪，出现喘息不得卧、痰涎稀白面多、脉转沉，此乃宿饮诱发所致，治当改用肃肺涤饮之法。以上举例，说明在注意证的转化时，也要分清主次。

二、辨明寒热真假，抓住病证本质

在临床诊断过程中，典型证候较易认识，但不典型的证候也为数不少，有时一些症状还互相矛盾，甚至出现假象，最常见的就是寒热的真假，即所谓"真寒假热"、"真热假寒"、"阴盛格阳"、"阳盛格阴"，由此而不容易明确病证的本质。在这种情况下，必须克服片面性和表面性，要从极其复杂的证候群中，透过现象看本质，分清真假，辨明主次。要做到这一点，首先应抓住关键性证候，不要被假象所迷惑。有时假象很多，而反映本质的症状或体征只有一两个，但唯此才是主要的依据。一般说来，舌脉之象最具辨别寒热真假的参考价值。虚寒的脉象迟而无力，舌质淡嫩而湿润；实热的脉象数而有力，舌质干红而苔燥。但问诊也不可忽视，从四诊合参之中，寻找主要依据。例如寒证，口不渴而喜热饮，畏寒蜷卧，虽身热不欲去衣，舌淡白湿润，脉象重按无力，虽有其他假热的症状，只要抓住上述脉症，就可以判为寒证。其次，要全面分析各种因素，包括从体质、年龄、病史、病程、饮食、情志、服药史等去找线索，进行详细的比较，才能辨明其寒热的真假。现将寒热真假鉴别诊断列（表3-1）如下。

表 3 -1　寒热真假鉴别诊断

鉴别点	真寒假热，阴证似阳	真热假寒，阳证似阴
寒热	身虽热，但欲近衣	身寒，反不欲近衣
渴饮	口虽渴，但不欲饮，或喜热饮	口不甚渴，但喜冷饮
面色	面虽赤，但色嫩，见于两颧	面色虽晦，但目光有神
神态	虽烦躁，但形瘦神靡	虽神昏，但有谵语、躁动
红肿	身虽肿，但无红热	身虽无肿，但见红热
四肢	四肢虽热，但身前不热	四肢厥冷，但身前灼热
小便	小便虽利，但清而不浊	小便虽长，但浊而不清
大便	大便虽结，但少而不热	大便虽利，但量多而臭
脉象	脉虽大，但按之不实	脉虽沉，但按之有力
舌质	舌虽红，但滑润	舌虽淡，但少津
舌苔	苔虽厚，但色不黄	舌虽薄，但色多黄

三、详审病证标本，掌握先后逆从

审察病证之标本，以定治法之先后逆从，这是辨证的重要内容。《素问·标本病传论篇》曾这样强调："知标本者，万举万当，不知标本，是谓妄行。"所谓标，就是疾病表现于临床的标志和现象；所谓本，就是发生疾病的根本。疾病的标本不是固定不变的，它往往随具体疾病和具体患者各有不同。以病因而论，引起疾病发生的病因为本，所表现于外的各种临床征象是标；以病变部位而论，原发病变部位为本，继发病变部位是标；以症状本身而论，原发症状是本，继发症状是标；以病之新旧而论，旧病是本，新病是标。病证虽多，但总不离标本，一切复杂的证候，都可以分析出它的标本，即透过其现象分析其本质，从而确立正确的辨证和实施合理的治疗。

病证的标本审明之后，治疗上的原则，先治其本或先治其标，不是千篇一律的，当视具体病情的轻重缓急而定。一般而论，在本病急、本病重的情况下，固然是先治其本；不过在标病急、标病重的情况下，则又须先治其标，或者标本同治。但是，由于标本是可逆的，是可互相影响的，所以治标也可以达到治本，治本也可以达到治标。如临床治疗上的扶正以祛邪，治本即所以治标；祛邪而扶正，治标即所以治本。由此可知，病证之标本．本可以及标，标也可以及本，因而在治疗上，也可以本病治标，标病治本，就是这个道理。

审明标本，定出先后处理的原则之后，采用"逆治"或"从治"就不难掌握了。所谓"逆"、"从"，即治疗上的正治与反治之法。"正治"，即"逆治"之法，是采取与证候相反的药性来矫正其偏胜的临床表现，也就是一般所说的"寒者热之，热者寒之，虚者补之，实者泻之"，以热治寒，以寒治热，以补对虚，以泻对实，证药完全相反的治法。而"反治"，即"从治"之法，则是采取与证候（指某些假象）相同的药性来矫正其偏胜的临床表现，也就是我们一般所说的"寒因寒用，热因热用，通因通用，塞因塞用"，以热治热，以寒治寒，以泻治通，以补治塞，证药完全相反的治法。如以呕吐一证为例，既可起于脾虚运化失权，也可因于食物中毒而发。前者脾虚是本，呕吐是标，当采用正治之法，以治其本，用补脾和胃之剂以止其呕吐；后者邪毒犯胃为本，呕吐是标，当采用反治之法，以治其本，用催吐、下泻之剂，使其再吐再泻，以求其邪毒完全排出，达到止吐止泻。这说明根据中医学的整体观，运用于临床，详审病证的标本，掌握治法的先后逆从，确能将理法方药统一起来，使辨证和治疗更能符合实际。

四、识别邪正虚实，合理施以补泻

辨邪正虚实，是对病邪和正气消长与病情发展演变关系的客观估价和分析，也是临床辨证的重要原则之一。它对于疾病的诊断是否正确，治疗处理是否得当，者隋十分重要的意义。

"虚"是精气亏损而不足，"实"是邪气盛而有余，故虚是正虚，实是邪实。"实"是指致病因素、病理产物所导致的较为强烈的病理反应；"虚"是指人体防御能力、代偿能力或修复能力不足的病机情况。两者之间互相影响，不能截然分开。邪气盛则正气受到郁遏或损耗，导致正气亦虚，因而邪气愈盛则正气愈虚的情况较为常见。识别虚实，一般不外辨表里之虚实，阴阳之虚实，气血的虚实，脏腑的虚实。凡外感之病多有余，内伤之病多不足。不过常见的虚证中多夹有实，实中多兼有虚，临证时，应详细识别。

从邪正虚实的关系上看，正气的充沛，有赖于全身脏腑经络功能的正常运转，如肺气的肃降、心血的循行、肝气的条达、脾胃的运化、肾气的气化、经络的流通等，如果外邪内袭，破坏了这种运转功能，便出现病态。不解除这种破坏，便不能恢复脏腑经络的正常功能。张从正曾说："邪未去，而不可言补，补之则适足以资寇。"因此对于正气受损的虚证，要特别注意有无实邪为患，如夹有实邪，单纯用补法，疗效往往不够理想。对这类患者的补泻，多主张"以通为补"或"通补兼施"，达到"邪去则正自安"的效果。如部分心痛、心悸患者，虽然临床上表现为一派虚象，仍然要以祛瘀除痰为主治，适当配合补法，疗效更好。当然也有以虚证为主，需用扶正之补、法者。如有些长期发热的心痛、心悸患者，多数先由痰瘀而致阴虚或阳虚，在适当时期，还须用养阴益气或扶阳之法，才能达到退热开痹止痛的效果；若仍以大剂祛瘀清热，攻伐寒凉之品，往往症虽减而复发，正气更虚而邪气更实。因此，只有辨清虚实，才能合理施以补泻，收到预期的治疗效果。

（于德强）

第三节　辨证论治的步骤

内科辨证论治的具体步骤，从临床实用出发，一般可归纳为诊察、议病、辨性、定位、求因、明本、立法、选方、遣药及医嘱等10个方面。

一、诊察

诊察，就是四诊合参，审察内外，通过望、闻、间、切四诊对患者作周密观察和全面了解，既要了解患者的病史和临床表现，又要了解外在环境对疾病发生、发展的可能影响。将诊察所得，进行分析归纳，运用从外测内、见症推病、以常衡变的方法，来判断患者的病情，以此作为辨证立法、处方用药的依据。这是辨证论治的第1步，也是最重要的一个环节。

四诊资料是否搜集恰当，是否切合病情，与辨证准确与否有着密切关系。因此，在进行四诊时，不但要做到全面系统，还要做到重点突出，详而有要，简而不漏。既要防止无目的的望，不必要的闻，又要避免当问不问和应切未切等缺失，使四诊资料更好地为辨证提供必要依据。

二、议病

议病即辨明病证，包括辨清疾病类别在内，临床上有显著特征的疾病，一般较易辨识，但对于某些复杂疾病，必须通过对病因病机的深入分析，周密鉴别，甚至通过试探性、诊断性治疗，方能最终识别与确定病证。

三、辨性

辨性，即是辨别病证的性质。疾病的发生，根本在于邪正斗争引起的阴阳失调，故病性无非阴阳的偏盛偏衰，阳盛则热，阴盛则寒，故病性具体表现在寒热属性上。而虚实是邪正消长盛衰的反映，也是构成病变性质的一个重要方面。寒热虚实是一切病变中最基本的性质，各种疾病均不离于此。由于基本病变是虚实寒热，所以治疗的总原则，就是补虚、泻实、清热、温寒。辨清病变性质的目的，在于对病证有一个基本的认识，治疗上有一个总的原则，故辨识病证性质是辨证中的一项重要内容。

四、定位

定位，指判定病变部位。定位是辨证论治中至关重要的问题。因为病位不同，病证性质随之不同，治疗措施也就不同。定位一般包括：表里定位，多用于外感疾病；脏腑、经络定位，多用于杂病；气血定位，通常杂病要分气分病、血分病，温病要辨清卫、气、营、血与三焦。这些定位方法或简或繁，各有其适用范围，有时需结合应用。其中的脏腑定位，不单广泛应用于杂病，外感疾病也常有应用，脏腑定位涉及的病变范围较广，定位也比较具体。现代中医学家方药中在其所著的《辨证论治研究七讲》一书中，将有关脏腑辨证的内容，结合其临床实践加以归纳，提出了从7个方面进行脏腑定位的方法：①根据脏腑归属部位及所属经络循行部位，从临床表现特点进行定位。②从各脏腑功能特点进行定位。③从各脏腑在体征上的特点进行定位。④从各脏腑与季节气候的特殊联系进行定位。⑤从各脏腑与病因方面的关系和影响来进行定位。⑥从各脏腑与体型、体质、年龄、性别的关系和影响进行定位。⑦从发病时间及临床治疗经过上的特点进行定位。这7个方面是相互联系的，临证时必须四诊合参，综合分析，才可能使定位符合实际。

五、求因

求因就是审证求因。它是辨证的进一步深化，是根据患者一系列具体证候，包括对患者症状、体征的四诊所得和某些化验检查结果，加以综合分析，求得疾病的症结所在，为临床治疗提供确切依据。这里所求的"因"，其涵义有广义和狭义两个方面。广义之"因"，包括对病因、病机和病情进行全面的分析和了解，也就是从临床一系列具体征象中，分析确定其病因是什么？病在何经何脏，其病机和发展演变如何，务使其分析所得的辨证、辨病，能切合病情的实际。狭义之"因"，乃是根据患者的临床表现，辨明其具体病因，掌握病因，针对病因，从根本上治疗疾病。临证时不仅要明确广义的"因"，而且要明确具体的"因"，这样才能达到真正审证求因的目的。

六、明本

"治病求本"是诊治疾病的根本原则。无论针对病因治疗或针对病机治疗都必须遵循这一原则。而这里所说的"明本"，是指在分析发病的病理机转中，根据疾病的发生、发展、变化的全过程，来探求哪一个脏腑或哪一种病机变化在其中起主导作用，为治病求本提供先决条件。例如，患者在剧烈吐泻或慢性腹泻后，出现拘急痉挛，谓之土虚木乘，则脾虚为本，肝风为标，当以实脾为主，佐以平肝解痉。又如在温病过程中发生肝风内动，或热极生风者，应凉肝息风，通过凉泻肝热而平息肝风；若系肾阴受损，不能涵养肝木，又宜滋阴息风，通过滋肾养肝而平息其风。两者均以风为标，但前者以热盛为本，而后者以阴虚为本。"明本"是针对病机而"求因"的具体化，它使病机的主次以及因果关系得到明确，是确定治法的可靠依据。

七、立法

立法，就是确立治疗方法。它是根据辨证的结果而确立的。每一种证候都有相应的治法，如肝火犯肺的咳嗽，采用清肝肃肺的治法；脾虚痰湿的咳嗽，采用健脾化痰的治法。治则是对疾病提出治疗处理的原则，而治法乃是针对具体病证实施的治疗方法。治则指导治法，治法体现治则，这便是两者的辩证关系。

八、选方

选方是依据所确立的治法而选用适当的方剂。方剂是针对证候、治法而设，具有固定的组成配伍，有其一定的适用范围。因此，要选择好恰当的方剂，必须熟悉方剂的组成、方义和药物配伍关系及其适用范围。

方剂是前人临床经验的总结，是历代医家在有关学术理论指导下，和对某些病证认识的基础上所创制的。我们应该重视、继承、运用它，并在前人的基础上不断发展和创新。刘完素《素问病机气宜保命集·本草论第九》："用方不对病，非方也；剂不瘳疾，非剂也。"因此，临床上要防止杂药凑合，有法无方的弊病。当然，也有不拘成方，随证遣药，而法度井然者。在临床实践中，两者都必须不断总结和提高。

九、遣药

遣药是在选定方剂的基础上，随证加减药物。由于病证的复杂多变，很难有一定的成方与具体病情完全吻合。所以，应根据病证的兼夹情况和照顾疾病的次要矛盾适当加减药物。这是对方剂的灵活应用，使之更能贴切病情。

十、医嘱

医嘱主要包括服药注意事项和将息调养事宜。如某些药物的先煎后下、药物的具体服法、饮食宜忌，以及情志劳逸、房事调摄等，以便消除不利于康复的因素，使治疗更好发挥作用，促使疾病早日痊愈。

以上诊察、议病、辨性、定位、求因、明本 6 个方面的内容，属于辨证的范围，是辨证论治中的"理";立法、选方、遣药与医嘱,则是论治的具体体现。这样,便构成了辨证论治的理法方药的统一。只是为了叙述方便和利于学习、掌握,才分为10个具体的步骤和方面,在临床应用时,并不是绝对按这样的顺序,有时相互并用或结合运用。例如,诊察是搜集临床资料的阶段,是辨证论治的前提,但在诊察过程中,实际已涉及到议病、辨性、定位、求因、明本,彼此之间又有着紧密不可分割的联系。所以,在临床上不必拘泥于这种格式和先后次序,可以根据具体病情和自己的熟练程度,灵活运用。

(于德强)

第四节　内科常用辨证纲要

中医在长期的医疗实践中,总结了一套系统的、反复验证行之有效的辨证方法和要领,它主要包括八纲辨证、六经辨证、卫气营血辨证和脏腑辨证等。这些辨证方法各具特点,互相联系,在临床上常参合运用,现简介如下。

一、八纲辨证

八纲辨证,是从表里、寒热、虚实、阴阳相对应的8个方面去认识、分析和归纳病证的辨证方法。运用这种方法,就能对疾病过程中所表现的千变万化的复杂临床现象加以概括,使之条理化、规律化。八纲之中,阴阳是总纲,用以概括其他六纲。表、热、实属阳;里、寒、虚属阴。

(一) 表里

表里是辨别病变部位深浅的纲目。一般而论,表是指人体表浅的部分,实是外感疾病初起阶段的病位概念,古人每用"皮毛"、"肌表"、"太阳"、"卫分"等术语加以表述;里是指人体较深的部位,实是一切疾病病位较深的概念,多指已直接影响到脏腑、气血、阴阳等功能的病证。表证为六淫、疠气等外邪从外侵袭肌表,病变部位较浅,病情也较轻;里证则为外邪入里或因七情内伤、饮食劳逸等,病从里发,病变部位较深,病情也多较重。

1. 表证　多见于外感疾病的早期阶段。

主症:恶寒发热同时并见,头身疼痛,鼻塞流涕,脉浮,苔薄白。

病机:邪袭卫表,卫表功能失常。

分型:由于邪气性质不同,人体正气差异,表证有表寒、表热、表虚、表实之分,其主要鉴别如(表3-2)。

表3-2　表证鉴别

证别	症状	舌脉
表寒	恶寒重,发热轻,无汗,头痛,项背强痛	苔薄白,脉浮紧
表热	恶寒轻,发热重,多有汗,头痛,口渴	舌尖红,脉浮数
表虚	汗出,恶风	舌淡,脉浮缓有力
表实	无汗,恶寒	苔薄白,脉浮有力

治法:解表发汗为表证主要治法。因寒热虚实不同,表寒用辛温解表法;表热用辛凉解表法;表虚则不可多汗;表实则可用辛温解表发汗作用较强的方药。另外对于年老体弱或素

有痰饮内伏、阴血亏虚而有表证者，则应分别在解表时兼用扶正、涤饮、滋阴等法。

2. 里证 里证分两类。一种多见于外感疾病发展过程中，表证已解，邪气传里，累及脏腑；另一种由内伤所起，病发于里者均属里证。里证的临床表现是多种多样的，不仅有寒热虚实之分，而且因所病脏腑的不同而有异，其具体表现将在脏腑和气血辨证章节中详述。

主症：壮热或潮热，烦躁口渴，便秘腹痛或呕吐泄泻，神昏谵语，脉沉，苔黄或黑等（此仅指外感疾病由表入里的常见主症）。

病机：外邪由表入里，内伤病发于里，脏腑气血阴阳失调。

分型：里证不仅有寒热虚实之分，而且交错出现，极为复杂。现仅就里寒、里热、里虚、里实诸证鉴别如（表3-3）。

表3-3 里证鉴别

证别	症状	舌脉
里寒	肢冷不渴，恶寒喜热，腹痛便溏，尿清长	苔白滑，脉沉迟
里热	壮热口渴，目赤唇红，烦热不宁，尿黄赤	舌红苔黄，脉沉数
里虚	气弱懒言，食减倦怠，头昏心悸	舌胖苔白，脉沉弱
里实	壮热气精，谵语神昏，大便秘结	苔老黄，脉沉实

治法：里证复杂，涉及面广，或清或温，或攻或补，须临证具体掌握。

3. 半表半里证 既不在表，也不在里，而介于表里之间的属半表半里证。主症为往来寒热，胸胁苦满，心烦喜呕，口苦咽干，目眩，脉弦等。治以和解表里，多选用小柴胡汤加减。

4. 表里同病 临床表现既有表证又有里证时，则为表里同病。表里同病分2种情况，一类是表证未罢而里证已现；一类是旧病未愈而又有新感。属前一类的如柴葛解肌汤证，属后一类的如小青龙汤证等。在治法上，前一类多用表里同治之法，后一类则多取先表后里之法。

（二）寒热

寒热是辨别病证属性的纲目。辨明寒热是指导临床用寒凉药或温热药的依据。辨寒热主要是根据患者口渴与否，二便情况，四肢冷热，舌质舌苔以及脉象等方面进行识别。

1. 寒证 导致寒证的原因有二：一是寒邪侵袭，阴胜则寒（实寒）；二是阳气衰退，阳虚则寒（虚寒）。

主症：怕冷，四肢不温，口不渴或喜热饮，尿清长，大便溏，舌质淡、苔白，脉沉细等。

病机：阴寒入侵，阳气受损；阳气不足，寒自内生。

分型：寒证有实寒与虚寒之分。实寒证多系寒邪盛而正气未衰，虚寒证则为正气不足。实寒证以寒为主，如见四肢厥冷，腹部冷痛，肢节痹痛，脉沉弦或沉迟有力，然虚象不甚明显；虚寒证以虚为主，如见乏力、食少、口淡、便稀，脉微细或沉弱无力，兼有一定寒象。

治法：虚寒证以"寒者热之"的温法为主，可针对不同病情，或用辛温，或用甘温，或用温补。实寒证则又当采用温通法。

2. 热证 导致热证的原因有二：或为邪热入侵，阳胜则热；或因素有阴虚，阴虚则热。

主症：发热面红，渴喜冷饮，烦躁不安，尿少便结，脉洪大而数，舌红苔黄。

病机：邪热内扰或虚热内生。

分型：热证也有虚实之别。实热可见高热烦渴，谵语或狂，声音粗壮，舌红苔黄，脉滑数或沉实。虚热多属低热或潮热，虚烦不寐，消瘦盗汗，舌淡红少苔或舌绛无苔，脉细数无力。

治法：热证以"热者寒之"的清法为主，可针对不同病情，实热多用苦寒清热法，虚热多用养阴清热法。

现将寒证和热证在临床四诊的鉴别要点比较如（表3－4）。

表3－4　寒证、热证四诊鉴别比较

四诊	寒证	热证
望	喜缩足蜷卧、沉静，面色苍白，目清，唇淡白或青紫，爪甲青紫，舌苔白滑而湿润，舌淡胖嫩，痰多稀白	喜伸足仰卧，身轻易转，烦躁不安，目赤，唇干或红，爪甲红紫，舌苔粗糙而黄、或生芒刺、或干黑，舌质坚敛苍老，痰多黄稠
闻	静而少言声低	烦而多言声高
问	不渴或喜热饮、唾液多、小便清长、大便溏泄	口渴或喜冷饮、唾液少、小便短赤、大便秘结
切	脉沉细、迟缓无力、手足厥冷	脉浮洪数有力，手足温暖

3. 寒热错杂　寒热错杂，是指临床上寒热交错并见的证候。其有表寒里热、表热里寒和上寒下热、上热下寒等的不同。表寒里热和表热里寒，属表里同病的寒热错杂；上寒下热或上热下寒，则属于里证寒热并见的寒热错杂。临证时应辨明寒热的在表在里、在上在下，以及寒热的孰多孰少，才能拟出切合病情的理法方药。

4. 寒热真假　详见本章第二节中"辨明寒热真假，抓住病证本质"内容，兹从略。

（三）虚实

虚实是辨别正气强弱和邪气盛衰的纲目，决定治疗用攻用补的依据，对指导临床治疗有很重要的意义。虚实辨证的关键，主要在于辨患者的体质、病程、脉象、舌象等方面。一般体强多实，体弱多虚；新病多实，旧病多虚；脉有力多实，无力多虚；舌质坚敛苍老者多实，淡润胖嫩者多虚。

1. 虚证　多见于先天不足，禀赋亏虚；后天失养，脾胃虚弱；过度劳累，身心疲惫；病后体弱，正虚待复；年迈之体，形神不支等。

主症：面色不华，精神萎靡，气弱懒言，心悸气短，食少便溏，自汗盗汗，舌淡嫩，脉无力。

病机：精气夺则虚。正气不足为主，邪气不明显。

分型：阴虚、阳虚、气虚、血虚、脏虚、腑虚等不同。

治法：分别用补阴、补阳、补气、补血和调补脏腑等法。

2. 实证　见于邪气入侵或病理产物积聚而正气未虚者，发病多较急骤，病势多呈亢盛。

主症：可见高热，口渴，烦躁，谵语，便秘腹痛而满，舌质苍老，苔黄干燥，脉有力。

病机：邪气盛则实。邪气亢盛为主，正虚不明显。

分型：实证因有六淫、疠气侵犯，七情所伤，水湿、痰饮、瘀血、积食、结石等病理产物积聚等不同，故同为实证，证型各异。

治法：主要以祛邪法治之，针对实证病因与证型，治法各有不同。

3. 虚实夹杂　正虚与邪实并存，关键在于辨虚实的孰多孰少。凡"甚实甚虚者治其虚，微虚微实者治其实"；病有"二虚一实，治虚为主，兼治其实"；病有"二实一虚，治实为主，兼治其虚"。以上论述，可作为决定攻补的主次及轻重的参考。

（四）阴阳

阴阳是八纲辨证的总纲。阴阳辨证在临床辨证诊断上的重要意义，正如《内经》所说："善诊者，察色按脉，先别阴阳。"张景岳所谓："医道虽繁，可以一言以蔽之曰：阴阳而已。"首先把病证的阴阳辨别清楚，就为进一步辨证与治疗，指明了方向。

1. 阴阳转化　疾病在发生、发展和治疗过程中，不是一成不变的。可因治疗的正确及时，以及正气的恢复，病情逐渐好转；也可因失治、误治或邪盛而正衰，病情逐渐加重。同一病证在不同的阶段，可表现为不同性质的证候，这就产生了阴阳的转化。例如，温热病的气分阶段，邪热炽盛，本为阳证。但若出现厥逆气脱等症，则是已转化为正气被夺之阴证。这就说明疾病在一定情况下，可发生本质的变化。一般说来：阳证转阴是病情加重，阴证转阳是病情减轻；表证入里是病情加重，里证出表是病情减轻；热证转寒表示正气衰，寒证转热表示邪气盛；虚转实是病退，实转虚为病进。临证必须随时抓住病情的阴阳转化，正确及时地进行治疗处理。

2. 亡阴亡阳　亡阴亡阳是疾病发展的严重阶段，它是指机体阳气或阴气受到严重损伤的证候。亡阴亡阳多继发于某些疾病后期阶段，也有因故而猝然发生的。导致亡阴亡阳的原因，主要有两方面：一是病情的发展或突变；二是治疗的错误，如过用或误用汗法，可导致亡阴亡阳。在治疗上则有回阳救逆与救阴生津等法。亡阴、亡阳临床鉴别要点见（表3-5）。

表3-5　亡阴亡阳临床鉴别要点

证候	寒热	汗	口渴	舌	脉	病机
亡阴	身热，手足温	汗多而黏热，味咸	渴喜冷饮	红干	数而无力	阴气将绝
亡阳	身寒，手足冷	汗多而凉冷，味淡	口不渴	白润	脉微欲绝	阳气欲绝

八纲中的表里、寒热、虚实都是可变的，依一定条件而转化。且临床常见证候很少是单纯的，多是表里、寒热、虚实交织在一起。在辨证过程中，不仅要掌握八纲的每一方面，还需要掌握其相互之间关系，否则难以辨证准确。

二、六经辨证

六经辨证是用来概括外感热病发展过程中6个阶段的变化，把复杂的临床表现归纳为六类不同性质的病证，成为外感热病辨证论治的纲领，分为太阳病、阳明病、少阳病、太阴病、少阴病，厥阴病六类。

（一）太阳病

太阳病是外感病的初期阶段。太阳为六经之"藩篱"，外邪入侵，太阳首当其冲。因病邪强弱和体质虚实不同，太阳病一般分为经证和腑证。

主症：头项强痛，恶寒发热，肢体疼痛，脉浮等。

病机：寒袭肌表，营卫失和。

证治：

1. 经证　为寒邪外袭，卫阳被束，分中风、伤寒两证。

中风证：发热恶风，汗出，头痛项强，脉浮缓，亦称表虚证。治宜解肌发表，以桂枝汤为主方。

伤寒证：恶寒发热，头项强痛，肢节疼痛，无汗而喘，脉浮紧，又称表实证。治宜辛温解表，以麻黄汤为主方。

2. 腑证　经证不解，内传膀胱，邪入气分则为蓄水证，邪入血分则为蓄血证。

蓄水证：发热恶风，小便不利，消渴或渴欲饮水，水入即吐，脉浮。治宜解表利水，以五苓散为主方。

蓄血证：少腹硬满，小便自利，时或如狂。治宜攻逐瘀血，以桃仁承气汤为主方。

（二）阳明病

阳明病是外感病过程中，邪热炽盛的极期阶段。按其证候的性质和部位来说属于邪热入里，表现为胃肠的里实热证。邪热虽盛，肠中无燥屎阻结的称为经证；邪热内传与肠中糟粕相结而成燥屎的，谓之腑证。

主症：身热、汗出、烦渴、便秘、不恶寒反恶热、脉实大。

病机：邪热阻结胃肠。

证治：

1. 阳明经证　高热汗出，烦渴引饮，不恶寒反恶热，舌苔黄燥，脉洪大而数。治宜清热生津，以白虎汤为主方。

2. 阳明腑证　潮热汗出，腹部胀满疼痛，大便秘结，神昏谵语，脉沉实。治宜苦寒泻下，以承气汤为主方。

（三）少阳病

少阳病的病邪既不在表，又不在里，而在表里之间，既可由本经起病，也可由他经传变而来，故亦称半表半里证。

主症：往来寒热，胸胁苦满，心烦喜呕，默默不欲饮食，口苦，咽干，目眩等。

病机：邪结少阳，正邪相争，相持不下，气机不畅，升降不利。

证治：如单纯少阳证，则以和解表里为主，不可用汗、吐、下、利法。如太阳少阳合病，即兼头痛身痛、汗出等，治当和解透表法，用柴胡桂枝汤为主方；如少阳阳明合病，即主症兼见腹脘胀满、心下痞硬、便秘，治当和解攻里法，用大柴胡汤为主方。

（四）太阴病

太阴病多由三阳传变而来，也可由于风寒之邪直接侵袭，损伤脾阳而起。太阴病为邪入于阴的早期阶段，其临床主要表现为脾胃虚寒的证候。

主症：腹满而吐，食不下，自利，时腹自痛，脉象缓弱等。

病机：脾弱不振，运化失权。

证治：单纯的太阴证，治当温中散寒，用理中汤为主方。临床上亦可见到太阴兼表或表未解之太阴病，一时如里不急，则先应解表，或表里兼治。

（五）少阴病

少阴包括心肾二经。病情发展到少阴，多属后期的危重阶段。少阴病可由他经传来，也可直中发病，为心肾虚弱的严重证候。

主症：但欲寐，脉微细。

病机：心肾两虚，阴寒内盛。

证治：

1. 少阴虚寒证　神倦欲睡，畏寒，手足逆冷，或下利清谷，小便清长，脉微细。治宜回阳救逆，以四逆汤为主方。

2. 少阴水肿证　全身浮肿，或四肢沉重疼痛，小便不利，畏寒肢冷，神疲欲睡，或见腹痛，脉微细。治宜温阳行水，用真武汤为主方。

3. 少阴虚热证　此为少阴病变。症见心烦，失眠咽干，口渴，舌红而干，脉细数无力。治宜滋阴清热，用黄连阿胶汤为主。

（六）厥阴病

厥阴病属于伤寒后期，病较复杂，常呈寒热互见、阴阳错杂的证候。

主症：消渴，气上冲心，心中疼热，饥不欲食，食则吐蛔。

病机：证属上热下寒，寒热错杂，气机逆乱，水谷失运。

证治：一般厥阴证的治疗为温清并用，以乌梅丸为主方。厥阴也有单纯性寒证或热证，分述如下。

1. 厥阴寒证　手足厥冷，头顶冷痛，干呕吐涎沫，脉细欲绝。治宜温经散寒、活血通脉，用当归四逆加吴萸生姜汤为主方。

2. 厥阴热证　热利，里急后重，口渴，脉数。治宜清热利湿，用白头翁汤为主方。

三、卫气营血辨证

卫气营血乃是概括温热病4个不同临床阶段的不同证候，以此反映温热病在病程发展过程中病位的深浅、病情的轻重、病势的进退的规律性，为温热病的辨证论治提供依据。

（一）卫分证

卫分是指身体的表浅部分，是人体的最外层，其主要功能为抗御外邪的入侵。一般温热邪毒首先侵袭卫分，故卫分证是温热病的初期阶段。

主症：发热恶寒，口微渴，咳嗽，舌苔薄白，舌尖边红，脉浮或浮数。

病机：温邪袭表，肺卫失宣。

证治：

1. 风温卫分证　脉症如上，治当辛凉解表，常用银翘散加减。

2. 暑温卫分证　主症为发热恶寒，头痛无汗，身重脘闷，舌质稍红，苔白腻，脉濡数。治当解表清暑，常用新加香薷饮加减。

3. 湿温卫分证　主症为恶寒发热，无汗或微汗，头胀重，身重而痛，面色黄淡，胸闷不饥，舌苔白腻，脉濡缓。治当解表化湿，常用三仁汤加减。

4. 秋燥卫分证　主症为发热恶寒，头痛无汗，咽干唇燥，鼻干，干咳，舌苔薄白而干，脉浮细。治分凉燥与温燥2种。凉燥宜散寒解表，宣肺润燥，常用杏苏散；温燥宜辛凉解表，宣肺润燥，常用桑菊饮。

上述证候，风温卫分证较多见。舌苔由白转黄，一般反映病邪由卫分入气分。由于卫分证病程较短，故应注意其转变，及时进行处理。

（二）气分证

卫分证入里化热，即属气分证。气分证是温热病的第 2 阶段，它的主症为壮热不恶寒、口渴、脉数。各型卫分证传入气分后，都化为热证，此时应按入脏、入腑之不同，或湿重、热重之区别辨证论治。

1. 气分大热

（1）主症：身大热，面赤，恶热，心烦，大汗出，大渴欲冷饮，舌苔黄燥，脉洪大。

（2）病机：里热炽盛，正邪剧争。

（3）治法：清热生津，常用白虎汤。渴甚加芦根、天花粉；如汗出过多，伤津耗气，脉似洪大，而重按无力者，可加人参，即人参白虎汤。

2. 痰热壅肺

（1）主症：身热，咳嗽气喘，痰黄稠黏，或见胸痛、苔黄腻、脉滑数。

（2）病机：肺热壅遏，气机郁闭。

（3）治法：清肺泄热，化痰平喘，常用麻杏石甘汤，或《千金》苇茎汤加味。

3. 热结胃肠

（1）主症：高热或午后潮热，恶热，面目俱赤，呼吸气粗，大便秘结，或泻下黄臭稀水，腹胀满，按之作痛，烦躁或时有谵语，手足多汗，舌苔黄燥，脉沉数有力。

（2）病机：胃肠热结，腑气不通。

（3）治法：泻下泄热，常用调胃承气汤。热重伤阴者加生地、麦门冬。

4. 里热夹湿

（1）主症：身热，午后较甚，脘闷纳呆，肢体困倦，渴不欲饮，大便结或溏，恶臭，苔腻，脉濡。或见黄疸，甚则可见神昏谵语。具体辨证有湿重和热重之分。

（2）病机：脾湿不化，湿邪蕴热。

（3）治法：清热化湿为主法。如湿重于热，则以化湿为主，佐以清热，用藿朴夏苓汤加减；如热重于湿，则以清热为主，佐以化湿，用连朴饮加减；若湿热蒙蔽清窍，有神昏谵语者，应清利湿热兼开窍，用菖蒲郁金汤加减。治疗湿温，切不可过用寒凉或误用滋腻药物。

（三）营分证

营分证多是气分证的进一步发展，亦可由卫分传来，也有初病即在营分的。此期主要影响心肝两脏，为温热病的严重阶段。

1. 热在营分

（1）主症：发热夜重，口不甚渴，心烦躁扰，或神昏谵语，斑疹隐隐，舌绛无苔，脉细数。

（2）病机：热灼营阴，心神被扰。

（3）治法：清营泄热，常用清营汤。

2. 热入心包

（1）主症：高热神昏谵语，或四肢厥冷，抽搐，舌绛，脉滑数。

（2）病机：热入心包，心神被扰。

（3）治法：清营泄热，清心开窍，常用清营汤煎服，并加服安宫牛黄丸、紫雪丹、至宝丹之类。清心作用以安宫牛黄丸较强，开窍作用以至宝丹为佳。

3. 热极生风

（1）主症：高热，躁扰不宁，抽搐，或四肢拘急，项强，角弓反张，舌颤，舌质红或绛，脉弦数，有时伴有昏迷。

（2）病机：热盛于营，肝风内动。

（3）治法：清热息风，常用羚角钩藤汤，或白虎汤加羚角、钩藤之类。

（四）血分证

血分证为营分证的进一步发展，是温热病的危重阶段。主要表现为发热并见斑疹显露、出血、舌质绛紫等症。

1. 热在血分

（1）主症：发热夜重，心烦少寐，出血（如吐血、咯血、衄血、便血、尿血），皮肤出现紫黑斑疹，谵妄神昏，或见抽搐，舌质绛紫，少苔或无苔，脉细数。

（2）病机：热盛迫血，上扰心神。

（3）治法：清热凉血解毒，常用犀角地黄汤（犀角可用水牛角 30 ~ 60 克代）加减。出血多的加旱莲草、仙鹤草、白茅根等；出现紫黑斑疹加玄参、丹参、大青叶等。

2. 气血两燔

（1）主症：高热汗出，烦躁口渴，斑疹隐隐，舌绛苔黄，脉细数。

（2）病机：热毒炽于气分和血分。

（3）治法：气血两清，用玉女煎加凉血活血开窍之品治之。若热毒充斥表里，卫气营血均受病，表现寒战高热、头痛剧烈，视物模糊，并见出血、神昏者，用清瘟败毒饮加减。

要掌握卫气营血的辨证规律，首先应区别卫气营血不同证候的临床特点。卫分证属表证，是温热病的初期，临床特征为发热恶寒、头身痛、苔白脉浮；气分证是温热病的第 2 阶段，特征为高热不恶寒，口渴，舌红苔黄，脉数或洪大；营分证是温热病的深重阶段，特征是发热夜甚，斑疹隐隐，舌绛苔少，脉细数；血分证是温热病的危重阶段，邪盛正衰，特征是高热出血，斑疹明显，谵妄神昏，抽搐，舌紫绛，脉沉细数。

温热病的变化，与舌诊有密切联系。苔白转黄提示由表入里，由卫转气；舌润或燥或干裂，反映津液存亡；舌质或红，或绛，或紫，可以区别病在气分、营分或血分，以及伤津程度。不同特点的发热、口渴、出汗、烦躁、昏迷、斑疹等，都对卫气营血的辨证论治有重要意义，临证必须仔细地观察区别。

四、三焦辨证

三焦之名，首见于《内经》。其将人体从咽喉至二阴，根据不同功能及不同部位，划分为上、中、下三焦。从咽喉至胸膈称上焦，包括心肺二脏；膈下至胃下口的上腹部称中焦，包括脾胃等脏腑；由胃下口至二阴的少腹部位，称下焦，包括肝、肾、膀胱、大小肠等脏腑。

清代吴鞠通根据《内经》划分三焦的精神，并在叶天士卫气营血辨证理论的基础上，进一步阐明了三焦部位所属脏腑在温热病过程中的病机变化，作为辨证论治的依据，这就是三焦辨证。

（一）上焦证候

上焦包括手太阴肺和手厥阴心包的病证。温病的发病，初起邪在卫分，即与肺有关，如发热恶寒、咳嗽、气喘、脉浮等。严重时逆传心包，则出现神昏谵语、舌强、肢冷、舌质红绛等症。这是温热病的早期，相当于卫分证候及其逆传营血的证候。

（二）中焦证候

中焦包括足太阴脾、足阳明胃、手阳明大肠的病证。热在胃肠，可见发热不恶寒、反恶热、面红目赤、便秘尿少、舌苔黄、脉数有力等症。若脾蕴湿热，可见身热不扬、胸脘痞满、便溏不爽、身重肢倦、苔腻脉缓等症。这是温热病的极期，相当于气分证。

（三）下焦证候

下焦主要是指足少阴肾、足厥阴肝的病变。温热病传入下焦，每至阴枯液涸而为邪少虚多之证。邪热久羁，耗伤肾阴可见手足心热甚于手足背，口燥咽干，舌绛不鲜，干枯而萎，脉虚等症。肾阴亏导致肝阴亏，则肝风内动，可见手足蠕动或瘛疭，心中儋儋大动，舌十绛而萎等症，这是温热病的末期，相当于营分和血分的证候。

综上所述，三焦证候与卫气营血分证，在很大程度上既有其共同的地方，也有区别之处。从辨证方面来看，手太阴肺的证候，有表证的，相同于卫分证；热壅于肺而无表证的，则属气分证范围，而气分证并不相等于热壅于肺，因中焦足阳明胃和足太阴脾的证候，亦属气分证范围。邪在营分和热入心包的证候，虽都有营阴耗损和神志方面见证，但热入心包，神志证候更为严重，且常伴有痰热内闭之象，所以热入心包虽可归属邪在营分，而其证治确实不同。至于热入血分和邪在肝肾之病证，虽都属病邪深入阴分之候，但见证显然有别。前者是热迫血溢，其证属实；后者是肝肾阴伤，邪少虚多。从传变方面看，由上焦手太阴肺开始传入中焦足阳明胃，相当于由卫入气的顺传过程；如病由肺而传心包的，则相当于由卫入营的逆传过程；如热壅肺胃的气分证，进而发斑的，即由气而入营入血的传变过程。由此可见三焦辨证与卫气营血辨证有相同之处，也有不同之处，临床常将两者参合运用。

五、脏腑辨证

脏腑辨证是各种辨证方法的基础，也是内科疾病诊断最主要和最常用的辨证方法。由于各脏腑的功能是多方面的，而脏与脏之间，脏与腑之间，五脏与经络、气血、五官、身躯、体表之间，在生理与病机上，都存在着密切的联系，因此在疾病演变过程中反映出来的证候是错综复杂的。脏腑辨证，就是根据脏腑生理功能失常的表现，分析病证的重点所在，指出病位的不同层次，并寻找出其发展变化的规律，从而使理、法、方、药一线贯通，为临床正确的诊断和治疗打下基础。脏腑辨证是按照互为表里的脏和腑来进行归类分析的。例如，肝主疏泄，又主藏血，濡养筋与爪甲，开窍于目，其经脉络胆，会巅，绕阴器。胆附于肝，互为表里。故肝阳亢者，胆火亦旺，出现目赤、面红、头痛、口苦等症；肝血不足，则胆气亦衰，出现头晕、视力减退、目涩、雀盲、少寐易惊等。又如，肾为水火之脏，命门附于两肾，内寄真阴真阳，主藏精，有温润五脏的功能，为人身精气之源泉，故称先天之本。骨坚、脑健、发荣、耳聪、齿固，均为肾气充盛之体现；生育、发育、月事亦为肾所司。肾与膀胱互为表里，膀胱主藏津液，其开阖亦赖肾气的气化，所以肾有病，就会出现骨不坚、脑不健、发不荣、耳不聪、齿不固，甚至生育、发育也发生障碍，月事紊乱；且气化失职，而为肿满、喘逆、尿闭、遗尿等症。其他脏腑均可依此类推。所以，脏腑辨证作为各种辨证方法的中心应用于临床，只有对脏腑的生理特点和病证归属有明确的了解，才能正确掌握脏腑辨证方法。

兹分别就心与小肠、肺与大肠、脾与胃、肝与胆、肾与膀胱等脏腑的生理、病机、证候分类，以及辨证论治要点，分述如下。心包为心之外卫，三焦是内脏的外腑，前者附入于心，后者基本上包括在所有脏腑的病证范围之内，故不另列专题论述。

（一）心病

心之生理功能主要为主血脉和主神志，因此在病理条件下，反映在临床上的证候就离不开血脉运行的障碍和情志思维活动的异常。又心包为心之外卫，故温邪逆传，多为心包所受。心本脏之病，多起于内伤，如禀赋薄弱，脏气虚弱，或病后失调，以及思考过度，耗伤心神等，是导致心病虚证的原因。而心病实证，则多由痰、火、瘀、饮等原因引起。其辨证要点如下。

1. 虚证

（1）心气虚，心阳虚

1）辨证：以心悸、气短、脉弱而数或结代、舌淡苔白为基本症状。心悸的特点为心中空虚，惕惕而动，动则愈甚。气短表现为气促，行动尤甚。心气虚则兼见自汗，倦怠乏力，面色㿠白，喜出长气。心阳虚则兼见形寒、肢冷。若见大汗淋漓、四肢厥冷、唇甲青紫、呼吸微弱、脉微疾数散乱欲绝，则是心阳虚脱。心气虚通常是心阳虚的先导。心阳根于肾阳，故心阳虚亦与肾阳虚衰有关。

2）治疗：益心气，温心阳。用养心汤、四逆汤之类。

（2）心血虚，心阴虚

1）辨证：以心悸、怔忡：健忘、失眠多梦、脉细为基本症状。心悸的特点为悸动而烦，惊惕不安。心血虚则心失所养，多兼见面色不华、唇舌淡白、脉细或结代。心阴虚则火旺阳亢，多兼见低热、心烦、盗汗、面颊潮红、口咽干燥、舌红少津、脉细数。心阴虚以具有虚热症状而不同于心血虚。

2）治疗：补心血，养心阴。用归脾汤、天王补心丹之类。

2. 实证

（1）痰火内扰

1）辨证：以心悸、癫狂、不寐、舌质红赤或干裂、少苔、脉滑数等为基本症状。其心悸为时时动悸，胸中躁动烦热。癫狂的特点为神志痴呆、语无伦次，甚则哭笑无常、如癫如狂。不寐多因乱梦纷纭，躁扰难寝。此外，或见面赤、口渴喜冷饮、吐血、衄血、小便热赤、溲血淋痛等症。

2）治疗：清心，豁痰，泻火。用清气化痰汤、礞石滚痰丸之类。

（3）饮阻心阳

1）辨证：以心悸、眩晕、呕吐、舌苔白腻、脉象弦滑或沉紧为基本症状。本病之心悸而胸闷、气机不畅、眩晕多伴泛恶欲吐，呕吐皆为痰涎。有时兼见畏寒、痞满、肠鸣。

2）治疗：化饮除痰。用苓桂术甘汤、导痰汤之类。

（3）心血瘀阻

1）辨证：以心悸不宁、胸前刺痛或闷痛且有时牵引肩背、舌质暗红或见瘀斑瘀点、脉涩或结代为基本症状，严重时可见面青、唇爪青紫。

2）治疗：活血通络行瘀。用血府逐瘀汤之类。

3. 兼证

（1）心脾两虚：面色萎黄，食少倦怠，气短神怯，健忘，多梦，少寐，妇女月经不调，脉细软弱无力，苔白质淡。治宜补益心脾，用归脾汤之类。

（2）心肾不交：虚烦不眠，梦寐遗精，潮热盗汗，咽干，目眩，耳鸣，腰酸腿软，夜间尿多，脉虚数，舌红无苔。治宜交通心肾，用黄连阿胶汤或交泰丸之类。

（3）热移小肠：详见"小肠实热"。在心病辨证论治中须注意：心阳虚与饮阻心阳亦与脾阳不运相关；心阴虚、痰火内扰与肝肾亦有相关，在治疗上应综合考虑。小肠病由心移热者，当为实证；而小肠本经之病，多与脾、胃、大肠相关。

【附】小肠病

小肠之病，其病理表现主要为清浊不分，转输障碍，症见小便不利、大便泄泻，临床上常见有虚寒，实热、气痛3证。其辨证要点如下。

1. 小肠虚寒　小腹隐痛喜按，肠鸣溏泄，小便频数不爽，舌淡苔薄白，脉细而缓。治以温补小肠，用吴茱萸汤之类。

2. 小肠实热　心烦口疮，咽痛耳聋，小便赤涩，或茎中痛，脐腹作胀，矢气后稍快，脉滑数，质红苔黄。治以清利实热，用导赤散或凉膈散之类。

3. 小肠气痛　小腹急痛，上及腰背，下及睾丸，苔白，脉沉弦或弦滑。治以行气散结，用天台乌药散之类。

（二）肝病

肝病可概为虚实两证，而以实证为多见。肝主藏血，体阴而用阳，由于情志所伤，致肝气不得疏泄，郁而化火，火动则阳失潜藏，阳亢则风自内生，风火相煽，上升巅顶，或横窜脉络，以致血随气火而并走于上，这就是肝风发生的病机。根据其病情轻重之不同，又可分为肝气郁结、肝火上炎、肝阳妄动等实热证候。外寒入侵，滞留于肝脉，亦属肝之实证。若肾阴亏虚，水不涵木，肝失濡养，则成肝阴不足，虚阳上扰的虚证。此外，还有肝气虚、肝阳虚的病变，不过较为少见而已。

1. 虚证

（1）肝阴虚

1）辨证：以眩晕头痛、耳鸣耳聋、目干咽干、两胁隐痛、急躁易怒、舌质红干少津、苔少、脉弦细数为基本症状。其眩晕、头痛为头目昏眩欲倒，不欲视人，昏而胀痛，绵绵不停。耳鸣、耳聋系逐渐而起，鸣声低微，经久不已。还有麻木、震颤，甚者四肢痉挛拘急、雀目。此外，尚可见面部烘热、午后颧红、少寐多梦等阴虚而阳亢的症状。

2）治疗：柔肝滋肾，育阴潜阳。用一贯煎或杞菊地黄丸之类。

（2）肝血虚

1）辨证：以眩晕头痛、两胁苦满、肢体麻木、震颤、唇色淡白、面色萎黄、月经量少或闭止不行、失眠多梦、舌质淡白、脉沉细为基本症状。肝血虚与肝阴虚的区别，在于前者无阳亢脉症，后者有阳亢脉症。

2）治疗：补肝血。用四物汤加味。

在肝病虚证中尚有肝气虚与肝阳虚证。因肝为罢极之本，又主谋虑，肝脏气虚、阳虚主要表现在这两方面的功能失常，而以极度疲乏、胆怯忧虑为基本症状。

2. 实证

（1）肝气郁结

1）辨证：以胁痛、呕逆、腹痛便泄、便后不爽、积聚、苔薄、脉弦等为其主要症状。其胁痛以胀痛为主，或流窜作痛，不得转侧。呕逆，嗳气频作，呕吐吞酸或呕出黄绿苦水。腹痛便泄，有便后不爽之特点，或时有少腹作痛不适，泻后不减，每因情志不遂而发。积聚之部位在胁下，癖积或左或右，或聚散无常，时觉胀痛或刺痛。此外尚可出现易怒、食欲不振等。

2）治疗：疏肝理气，破积散聚。用柴胡疏肝散之类。

（2）肝火上炎

1）辨证：以胁痛、呕吐、眩晕、头痛、狂怒、耳鸣、耳聋、目赤、吐血、舌边尖红、苔黄或干腻、脉象弦数等为其主要症状。其胁痛为灼痛而烦；呕吐为苦水或黄水；眩晕、头痛自觉筋脉跳动，额热而痛，痛若刀劈，或为胀痛；耳鸣、耳聋为暴作，鸣声如潮，阵作阵止，按之不减；目赤多兼暴痛或肿；吐血亦为骤然发作，血涌量多，冲口而出。此外，尚可见大便干燥、小便热涩黄赤、面赤而热、口苦而干等。

2）治疗：泻肝胆热。用龙胆泻肝汤之类。

（3）风阳妄动

1）辨证：以昏厥、痉挛、麻木、眩晕、头痛、舌体歪斜颤动、舌质红、苔薄黄、脉弦数等为其主要症状。其昏厥为卒然晕仆，不省人事，或抽搐，或吐涎。痉挛表现为项强，四肢挛急，不能屈伸，角弓反张。麻木为手足面唇等部有如蚁行。眩晕、头痛为头眩眼花，行走飘浮，头部抽掣作痛。此外，或在昏厥之后，出现口眼歪斜、语言謇涩、半身不遂等症。

2）治疗：平肝息风潜阳。用天麻钩藤饮之类。

（4）寒滞肝脉

1）辨证：以少腹胀痛、睾丸坠胀或阴囊收缩、舌润滑、苔白、脉象沉弦或迟为其主要症状。少腹胀痛常牵及睾丸偏坠剧痛，受寒则甚，得热而缓。阴囊收缩，为寒滞厥阴，致少腹之脉收引，故多与少腹痛胀同时并见。此外，或见形态虚怯、挛缩。

2）治疗：温经暖肝。用暖肝煎之类。

3. 兼证

（1）肝气犯胃：胸脘满闷时痛，两胁窜痛，食入不化，嗳气吐酸，舌苔薄黄，脉弦。治以泻肝和胃，用四逆散合左金丸之类。

（2）肝脾不和：不思饮食，腹胀肠鸣，便溏，苔薄，脉弦缓。治以调理肝脾，用逍遥散之类。

（3）肝胆不宁：虚烦不寐，或噩梦惊恐，触事易惊或善恐，短气乏力，目视不明，口苦，苔薄白，脉弦细。治以养肝清胆宁神，用酸枣仁汤之类。

（4）肝肾阴虚：面色憔悴，两颧嫩红，头眩目干，腰膝酸软，咽喉干痛，盗汗，五心烦热，或大便艰涩，男子遗精，女子经水不调或带下，舌红无苔，脉细。治以滋阴降火，用大补阴丸之类。

（5）肝火犯肺：胸胁刺痛，咳嗽阵作。咳吐鲜血，性急善怒，烦热，口苦，头眩目赤，苔薄质红，脉弦数。治以清肝泻肺，用黛蛤散和泻白散之类。

在肝脏病的辨证论治中还须注意，肝属春木而主风，性喜升发，故肝病多见阳亢的证候。肝之寒证，以寒凝少腹厥阴经脉为主。在肝病的实证中，肝气郁结、肝火上炎、风阳妄动三者同出一源，多由情志郁结，肝气有余，化火上冲。三者的关系极为密切，不可截然分割，临床应掌握主次，随证施治。风阳妄动，有上冲巅顶和横窜经络之不同。上冲者宜息风潜阳．横窜者宜和络息风，挟痰则兼以涤痰。实证久延，易于耗伤肝阴，形成本虚标实，临床颇为常见，辨证时须加注意。肝病虚证，多因肾阴不足，水不涵木，以致肝阴不足，阳亢上扰，应与实证对照，详细鉴别，其病机与肾阴亏乏有极密切的关系，故临床上多采取肝肾并治之法。

【附】胆病

胆因寄附于肝，禀春木之气以通降为顺，故在病理情况下多表现为火旺之证。因火热可煎灼津液而为痰，故胆病又多兼痰，痰火郁遏，常扰心神，所以在辨证施治时，既要注意泻胆化痰，又要清心安神。

（1）胆虚证：头晕欲吐，易惊少寐，视物模糊，脉弦细，苔薄滑。治以调补肝胆，用酸枣仁汤之类。

（2）胆实证：目眩耳聋，头晕，胸满胁痛，口苦，呕吐苦水，易怒，寐少梦多，或往来寒热，脉弦数实，舌红苔黄。治以泻胆清热，用龙胆泻肝汤之类。如胆气阻滞，呈现胁痛、呕吐，或黄疸，当清泻胆腑，用大柴胡汤之类。

（三）脾病

脾胃的功能主要为受纳和运化，所以其致病因素多系饥饱劳倦所伤，影响水谷的消化吸收，使脾胃之受纳、腐熟、转输、运化等功能失调。脾之为病，其证候不外虚实寒热等方面。如脾阳虚衰，中气不足属虚证；寒湿困脾，湿热内蕴属实证。因脾虚不运则水湿不化，故脾病多与湿有关，出现本虚标实的证候，并且脾虚也常影响他脏，而出现兼证。

1. 虚证

（1）脾阳虚衰

1）辨证：以面黄少华、脘冷或泛清水、纳少腹胀且食入腹胀更甚、喜热饮、便溏、舌淡、苔白、脉濡弱为其主要症状，或见肌肉消瘦、四肢不温、少气懒言等。

2）治疗：温运中阳。用理中丸之类。

（2）中气不足

1）辨证：以纳食减少、言语气短、四肢乏力、肠鸣腹胀、大便溏薄而便意频繁、舌淡、苔薄白、脉缓或濡细等为其主要症状。或见肌肉消瘦、动则气坠于腰腹、脱肛等。

2）治疗：升阳补气。用补中益气汤之类。

（3）脾不统血

1）辨证：以面色萎黄无华、气短懒言、食少倦怠，或便血，或皮肤紫癜，或月经过多，舌质淡、脉细弱为主要症状。脾气虚失却统摄约束血液的能力，而出现各种出血，多见于一些慢性疾病过程中。

2）治疗：益气健脾摄血。用归脾汤之类。

（4）脾阴不足

1）辩证：以经常性大便秘结、口干、食少乏力、舌干少津或有薄苔、脉弱而数为主要症状。或伴干呕、呃逆。

2）治疗：滋养脾阴。用参苓白术散、麻仁丸之类。

2. 实证

（1）寒湿困脾

1）辩证：以脘闷、胃满、食减、口黏、头身困重、大便不实或泄泻、舌苔白腻、脉濡细为主要脉症。

2）治疗：运脾化湿。用胃苓汤之类。

（2）湿热内蕴

1）辩证：脘腹痞胀、不思饮食、身重体困、面目身黄、皮肤发痒、小便色赤不利、脉濡数、苔黄而腻等为主要症状，或见口苦、口渴、便溏、发热等症。

2）治疗：清热利湿。用茵陈蒿汤、四苓散之类。

3. 兼证

（1）脾胃不和：胃脘痞满，隐痛绵绵，食入难化，嗳气作呃，便溏甚则呕吐，脉细，苔薄白。治以益气运中，调和脾胃，用香砂六君子汤之类。

（2）脾肾阳虚：少气懒言，腰膝酸冷，便溏或五更泄泻，舌淡苔薄白，脉沉细。治以健脾温肾，用附子理中汤合四神丸之类。

（3）脾湿犯肺：咳吐痰涎，胸闷气短，胃纳不佳，苔白微腻，脉滑。治以燥湿化痰，用二陈汤或平胃散之类。

（4）心脾两虚：详见“心病兼证”。在脾病的辨证论治中要注意：脾病的虚证和实证是相对的。脾虚失运，水湿潴留，多属本虚标实，一般轻证，先当健脾化湿。标实之证则应攻补兼施，脾病与湿的关系非常密切。无论虚实寒热诸证，均可出现湿之兼证，如寒证的寒湿困脾、热证的湿热内蕴、实证的水湿内停、虚证的脾不健运。因而治疗时应结合病情，参以燥湿、利湿、逐水、化湿之品，湿去则脾运自复。脾与胃的病机可相对地来看，古人认为“实则阳明，虚则太阴”，所以脾病多虚多寒，胃病多热多实。

【附】胃病

胃为水谷之海。凡饮食不节，饥饱失常，或冷热不适，都能影响胃的功能，发生病变。胃为燥土，本性喜润恶燥，所以一般以食结郁热、口渴便秘等燥热之证属之于胃。又胃主受纳，如胃失和降，常见恶心、呕吐之症。兹将辨证要点分别简述如下。

（1）胃寒：胃脘疼痛，绵绵不止，喜热恶寒，泛吐清水，呕吐呃逆，脉迟，苔白滑。治以温胃散寒，用高良姜汤之类。

（2）胃热：口渴思冷饮，消谷善饥，呕吐嘈杂，或食入即吐，口臭，牙龈肿痛、腐烂或出血，脉滑数，舌红苔黄少津。治以清热和胃，常用清胃散之类。

（3）胃虚：口干唇燥，干呕，纳少，大便干燥，舌红少苔。脉细数。治以养胃生津，用益胃汤之类。

（4）胃实：食滞胃脘，脘腹胀满，大便不爽，口臭嗳腐，或呕吐，脉滑，苔薄黄。治以消导化滞，用保和丸之类。

（四）肺病

肺主气，肺气的宣发和肃降，能维持肺司呼吸和通调水道的功能。肺之病机变化，主要是宣肃、通调失司、气机升降出入失常。又因肺为娇脏，不耐寒热，又为呼吸之孔道，所以感受外邪，以及疫毒侵袭，常先犯肺。又肺气贯百脉而通他脏，故他脏有病，也常累及于肺。肺的病证，可分为虚实两大类。虚证又分阴虚、气虚，阴虚多系津液消耗、肺失濡养所致；气虚多为久病亏耗，或被他脏之病所累。实证则多由痰浊水湿壅滞、寒邪外束和邪热乘肺而起。

1. 虚证

（1）肺阴虚

1）辨证：阴虚则肺燥，故咳呛气逆、干咳无痰或痰少质黏、咯吐不利。咳而痰中带血，或为血丝，或见血块；阴虚则阳亢，故可见潮热盗汗、午后颧红、失眠、口干咽燥，或舌红少苔，脉细数。

2）治疗：滋阴润肺。用百合固金汤之类。

（2）肺气虚

1）辨证：咳而短气，痰液清稀，倦怠懒言，声音低怯，畏风形寒，自汗，舌淡苔薄白，脉虚弱，或常易感冒。

2）治疗：补益肺气。用补肺汤之类。

2. 实证

（1）痰浊阻肺

1）辨证：咳嗽气喘，喉中痰鸣，痰黏稠，胸胁支满疼痛，倚息不得卧，苔腻色黄，脉滑。

2）治疗：泻肺降火，涤饮去壅。用葶苈大枣泻肺汤或控涎丹之类。

（2）风寒束肺

1）辨证：风寒在表，则恶寒发热，头痛身楚，无汗，鼻塞流涕，咳嗽痰稀薄，苔薄白，脉浮紧。寒饮内阻，则咳嗽频剧，气急身重，痰黏白量多，苔白滑，脉弦滑。

2）治疗：发散风寒，或温化寒饮。用麻黄汤或小青龙汤之类。

（3）邪热乘肺

1）辨证：咳声洪亮，气喘息粗，痰稠色黄，或吐出腥臭脓血，咳则胸痛引背，鼻干，或鼻煽，或流脓涕，气息觉热，身热，烦渴引饮，咽喉肿痛，大便干结，小便赤涩不利，舌质干红，舌苔黄燥，脉数。

2）治疗：清肺泻热。用《千金》苇茎汤或泻白散之类。

3. 兼证

（1）脾虚及肺：纳呆便溏，咳嗽痰多，倦怠肢软无力，甚则面足浮肿，苔白，脉濡弱。治以培土生金，用六君子汤之类。

（2）肺肾阴亏：咳嗽夜剧，腰腿酸软，动则气促，骨蒸潮热，盗汗遗精，舌红苔少，脉细数。治以滋阴养肺，用八仙长寿丸、生脉散之类。

在肺病的辨证论治中还须注意，肺为娇脏，清虚而处高位，选方多宜轻清，不宜重浊，这就是古人所说"治上焦如羽，非轻不举"的道理。又治疗肺气之病，大法当用肃降，且娇脏不耐寒热，辛平甘润最为适宜。肺之病证，可以依据脏腑关系而做间接治疗，如虚证可用补脾（补母）、滋肾（补子），实证可用泻肝等治法。肺与大肠互为表里，所以肺经实证、热证可泻大肠，使肺热从大肠下泄而气得肃降。因肺气虚致大肠津液不布而便秘者，可用补养肺气之法，以通润大肠。

【附】大肠病

因大肠为"传导之官"，所以大肠的病机，主要反映在大便不调方面，引起大便秘结之原因主要在于大肠津液不足。一切热证，都可灼伤津液而便秘；肺脏清肃之气不能下降，或肾水不足，肠中津液不足，也能导致大便秘结。此外，因大肠属于脾胃，故凡脾胃虚弱，运化失健，可直接影响大肠，而致传导功能失常。寒湿之邪入侵，或湿热客于大肠，以致传化失常，可以导致大便溏泄，其辨证要点如下。

（1）大肠寒实证：腹痛肠鸣，大便溏泄，溲清，脉缓，舌苔白滑。治以散寒止泻，用胃苓汤之类。

（2）大肠燥热证：口燥唇焦，大便秘结腐臭，肛门灼热肿痛，小便短赤，脉数，苔黄燥。治以清热泻火，用凉膈散之类。若症见下痢赤白或脓血、里急后重、发热身重、脉滑数、舌苔黄腻，为湿热痢疾。治以清利湿热，用白头翁汤之类。

（3）大肠虚寒证：久痢泄泻，肛门下脱，四肢不温，脉细数。治以厚肠固脱，用真人养脏汤之类。

（4）大肠实热证：腹痛拒按，或发热呕逆便秘，或热结旁流，或便而不爽，脉沉实，苔黄。治以清热导滞，用承气汤之类。

（五）肾病

肾为先天之本，藏真阴而寓元阳，只宜固藏，不宜泄露，所以肾多虚证。其病因多为禀赋薄弱，劳倦过度，房事不节，久病失养，以致耗伤肾中精气。临床表现为阴虚、阳虚两大类型，阳虚包括肾气不固、肾不纳气、肾阳不振、肾虚水泛；阴虚包括肾阴亏虚和阴虚火旺。又肾与膀胱互为表里，肾气不化，直接影响膀胱气化，故膀胱虚证，也就是肾虚的病机表现。

1. 虚证

（1）肾气不固

1）辨证：面色淡白，腰脊酸软，听力减退，小便频数而清，甚则不禁，滑精早泄，尿后余沥，舌淡苔薄白，脉细弱。

2）治疗：固摄肾气。用大补元煎、秘精丸之类。

（2）肾不纳气

1）辨证：短气喘逆，动则尤甚，咳逆汗出，小便常因咳甚而失禁，面浮色白，舌苔淡薄，脉虚弱。

（2）治疗：纳气归肾。用人参胡桃汤或参蛤散之类。

（3）肾阳不振

1）辨证：面色淡白，腰酸腿软，阳痿，头昏耳鸣，形寒尿频，舌淡白，脉沉弱。

2）治疗：温补肾阳。用右归丸或金匮肾气丸之类。

（4）肾虚水泛

1）辨证：水溢肌肤，则为周身浮肿，下肢尤甚，按之如泥，腰腹胀满，尿少；水泛为痰，则为咳逆上气，痰多稀薄，动则喘息；舌苔淡白，脉沉滑。

2）治疗：温阳化水。用真武汤或济生肾气丸之类。

（5）肾阴亏虚

1）辨证：形体虚弱，头昏耳鸣，少寐健忘，腰酸腿软，或有遗精，口干，舌红少苔，脉细。

2）治疗：滋养肾阴。用六味地黄汤之类。

（6）阴虚火旺

1）辨证：颧红唇赤，潮热盗汗，腰脊酸痛，虚烦不寐，阳兴梦遗，口咽干痛；或呛咳，小便黄，大便秘，舌质红苔少，脉细数。

2）治疗：滋阴降火。用知柏地黄汤之类。

2. 兼证

（1）肾虚脾弱　大便溏泄，完谷不化，滑泻难禁，腹胀少食，神疲形寒，肢软无力，舌淡苔薄，脉沉迟。治以补火生土，用附子理中丸、四神丸之类。

（2）肾水凌心　心悸不宁，水肿，胸腹胀满，咳嗽短气不能平卧，口唇青紫，四肢厥冷，舌苔淡薄，脉虚数。治以温化水气，用真武汤之类。

在肾病的辨证论治中还须注意：一般而论，肾无表证与实证。肾之热，属于阴虚之变，肾之寒，由于阳虚，临床上必须注意掌握。肾虚之证，一般分为阴虚、阳虚两类。总的治疗原则是“培其不足，不可伐其有余”。阴虚者忌辛燥，忌过于苦寒，宜甘润壮水之剂，以补阴配阳，使虚火降而阳归于阴，所谓“壮水之主，以制阳光”；阳虚者忌凉润，忌辛散，宜甘温益气之品，以补阳配阴，使沉阴散而阴从于阳，所谓“益火之源，以消阴翳”。至于阴阳俱虚，则精气两伤，就宜阴阳两补。肾阴虚者，往往导致相火偏旺，此为阴虚生内热之变，治法均以滋阴为主，参以清泄相火，如知柏地黄丸之类。肾阳虚者，在温肾补火的原则下，必须佐以填精益髓等血肉有情之晶，资其生化之源。肾与膀胱互为表里，膀胱病变属虚寒者，多由肾阳虚衰，气化失职所致，当以温肾化气为主。倘为实热癃闭不利，可由他脏移热而致，也可由于膀胱本腑之湿热蕴结而成，当以清利通窍为主。肾与其他脏腑的关系非常密切，如肾阴不足，可导致水不涵木，肝阳上亢；或子盗母气，耗伤肺阴；或水不上承，心肾不交。肾阳亏虚，又易形成火不生土，脾阳不振。这些病证，通过治肾及参治他脏，对提高疗效颇有意义。

【附】膀胱病

由于膀胱有化气行水的功能，故其病机变化主要表现为气化无权，表现为小便不利、癃闭、频数、失禁等。因肾主水液，与膀胱互为表里，肾气不化，也能影响膀胱气化，这是膀胱虚证的主要病机。至于膀胱实热病证，则由他脏移热所致，或本腑湿热蕴结而成。

（1）膀胱虚寒：小便频数，淋沥不禁，或遗尿，舌淡苔润，脉沉细。治以固摄肾气，用桑螵蛸散之类。

（2）膀胱实热：小便短赤不利，或混浊不清，尿时茎中热痛，甚则淋沥不畅，或见尿血，砂石，舌红苔黄，脉数。治以清利湿热，用八正散之类。

六、气血辨证

（一）气病

气病之因，可为外感，亦可为内伤。例如外感疾病中，风寒外束，则会引起肺气失宣，而为咳嗽；寒与气结，则为疝为瘕；风热上乘内炽，肺气失于肃降，而咳吐黄痰，鼻煽；邪热袭人心包，心气逆乱而神昏惊厥；痰浊阻遏气机，则肺气壅塞而喘逆，脾气不升而泄泻。至于劳损过度，则气耗血虚；饮食失节，则胃气失和；七情无制，怒则气上，喜则气缓，悲则气消，恐则气下，惊则气乱，思则气结。说明劳倦、饮食、情志等内伤因素，都与气病的发病有一定关系。综上所述，外感内伤，均可引起气病，由于病因、病机的不同，则其病机变化所反映出来的证候也就不同。

气病与脏腑的关系非常密切，因气来源于脾肾，出入升降治节于肺，升发疏泄于肝，帅血贯脉而周行于心，故脏腑一旦受病，就会直接或间接地反映出气的病机变化，出现不同的气病证候。如肺气不宣，则为胸闷喘咳；肺气不足，则神倦气短；心气不足则心悸怔忡；脾胃不和，胃气上逆则泛恶呕吐；脾失运化，胃气虚衰则纳呆泄泻；肝气郁结，则胸胁满闷；肝胆气虚，则心惊胆怯；肾气虚弱则遗泄、喘息。

气病证候在各脏腑不同的证候之中已有论述，现仅将气病概括为虚实两证如下。

1. 气虚　凡由禀赋素虚、劳伤过度、久病失养、年迈体弱等而耗损元气者，皆属于气虚，主要表现为：少气，懒言，语声低微，自汗，心悸，怔忡，头晕，耳鸣，倦怠乏力，食少，小便清或频，脉虚弱或虚大等。此外，脱肛及子宫脱垂等，亦属气虚范畴的疾病。

2. 气实　气实证多由痰火、湿热、食滞、郁结等所致，或因外感治疗失当而引起，主要表现有：胸痞，脘闷，痰多喘满，气粗，腹胀，大便秘结，脉弦滑或数实等。

气病治疗的基本原则是：气虚宜补气；气实宜理气、行气、降气。气虚者，其补气主要是补脾肺肾之气，因脾胃为元气生化之源，脾胃虚衰则元气不足，其他脏腑亦因元气不足而虚弱，如《脾胃论》说："脾胃之气既伤，元气亦不能充，而诸病之所由生也。"肺司吸入清气，参与人体之气的生成。肺气出入升降失常，加重病情的发展。肾为先天之本，主藏精气又司气化，如肾气不足，就会引起一系列气化无力或失常的病证。因此气虚的治疗，一般是根据气虚的不同病机，以补脾肺肾之气为主。

至于气之实证，主要由于气郁、气滞、气逆，以及外邪侵犯所致，与肝脾肺之关系较为密切，所以多用疏肝、理脾、宣肺、降逆、散寒、化结等法。一般气实之证多较复杂，就应分别其与脏腑的关系而进行治疗。如肺气壅阻的宜开，胃气积滞的宜导，肝气上逆的宜降，肝气郁结的宜疏，胆气阻滞的宜和，肝胆火盛的宜泄，气滞而痛的宜调。若食、痰、湿、火等夹杂为患，又当分析具体情况，分别缓急轻重，加以处理。

（二）血病

血病的表现，一般分为出血、瘀血、血虚，三者的病因病机，既有区别，又有联系。如出血是血虚的病因，又可能因其留于体内而成为瘀血的病机。

正常情况下血液循行于脉中，若脉络受伤，血溢于外，就是出血。阳络伤，则血从上而出，称为上溢，如咳血、吐血、衄血等；阴络伤，则血从下而出，称为下溢，如便血、尿血、崩漏等。出血之病机，大多由火而起，但也有因气虚不能摄血、血瘀不循经脉而导致出血的。如过食烟酒辛辣动火之品，或厚味肥甘蓄积为患；他如七情因素之激扰，五志之火之内燔，纵情色欲之虚火伤络，跌打损伤之外因等。因此，归纳出血的病机，不外风火燥热，损伤脉络，或气不摄血，阳离阴走。

此外，离经之血未出体外，停滞于内，或脉中之血为痰火或湿热所阻，也能成瘀。其病机是：邪毒入营，损伤脉道；瘀血内留或产后恶露不下，血不循脉等。

血虚之因，不外失血过多或生血不足。例如吐血、产后以及外伤性出血等，血去过多，新血未生；或因脾胃素弱，水谷之精微不能化生营血；以及久病不愈，肠中虫积，劳神过度等，以致于阴血消耗，均能使脏腑百脉失养，而出现一系列出血的病理反应。血病之辨证要点如下。

1. 出血　多以出血之部位或器官而分证，如随咳嗽痰沫而出者，为肺系之出血；如随食物呕吐而出者，为胃之出血；随大小便而出者，为便血、尿血；由鼻、龈、耳、目、肌肤等处出血者均为衄血，见于各论"血证"诸篇中。

2. 瘀血　主要表现为疼痛，痛的部位随瘀血所在之处而定，痛处不移，得寒温不解，常兼痞闷胀满，自觉烦热，面色晦滞，眼睑乌黑，皮肤紫斑，或有血缕，甚则甲错，舌可见紫斑，脉细涩。

3. 血虚　面色苍白、唇舌爪甲色淡无华、头目眩晕、心悸怔忡、疲倦乏力，或手足发麻、脉细等。

血病的治疗主要是根据上述证候，血虚者补血，出血者止血，血瘀者宜活血化瘀。凡由火热引起出血的，以泻热止血为主法，如肝胆火热内炽出血的，用龙胆泻肝汤之类；血热妄行出血的，用犀角地黄汤之类；胃火内炽出血的，用大黄黄连泻心汤之类；阴虚火炎咯血的，用小蓟饮子之类。如因脾不统血或气不摄血的，可用归脾汤或补中益气汤之类。瘀血的治疗，视病情而不同，如瘀血内结，可行血破结，用桃仁承气汤或抵当汤之类；如瘀血阻滞，可行气活血，或活血逐瘀，用血府逐瘀汤之类；寒滞经脉而血瘀，可温经活血，用温经汤之类。血虚主要是补气补血，用人参养营汤或十全大补汤气血双补。妇人血虚，多用四物汤或当归补血汤之类。

七、风火湿痰辨证

风、火、湿、痰，多由六淫之气为致病因素，且又多为脏腑功能异常产生的病理产物或病理状态。

（一）风病

风有内外之分。外风为六淫外邪之一，内风系身中阳气动复而成，多因火热炽甚或肝阳偏亢所致的一系列气血逆乱的证候。现将辨证要点分述如下。

1. 外风　其特点是：病起急骤，身热而渴，恶风，或兼咳嗽，肢体酸痛，或骨节红肿，游走不定，或皮肤发生风疹作痒等。

（1）风寒：如感冒伤风，症见头痛项强、恶寒或发热无汗、鼻塞、苔薄白、脉浮紧等。治以疏风散寒，用葱豉汤或荆防败毒散之类。

（2）风热：风热外感，多犯上焦，症见咽红肿痛、发热微恶寒，或少汗恶风；也可见头面红肿痛、乳蛾、鼻渊、脉数等。治以疏风清热，用桑菊饮或银翘散之类。

风湿：风湿为患，表现于肌表经络的证候，如头痛如裹、肢体困重、走窜不定、湿疹、风疹、水疱等。表现于肠胃的证候，如肠鸣腹痛、泄泻、泄出清水等。治以祛风化湿，在肌表经络用羌活胜湿汤之类，在肠胃用藿香正气散之类。

2. 内风　其特点是：多由肝阳、肝火所产生，或由于情志起居、饮食失节等因素而诱发。根据病情轻重不同，多有头目眩晕、抽搐震颤、癫狂，或卒中、口眼歪斜、语言謇涩、半身不遂等。由热极生风者，则有惊厥神昏等；血虚生风，必兼血虚内燥症状。

（1）热极生风：凡热极之证，必灼伤津液，消烁营血；营血既伤，心肝受病，邪热上扰，可出现惊厥神昏证候。

（2）肝风内动：主要症状为头目眩晕、心绪不宁、手足颤动，重者突然出现抽搐昏迷、口眼歪斜、角弓反张、半身不遂等。

（3）血虚生风：血虚则头目、肌肤、筋膜失养，出现瘈疭、眩晕、痉厥或皮肤瘙痒、脱屑过多等症。

综上可以看出，内风为病，多与心肝肾三脏有关。此外，内风又与痰有一定关系。如内有痰火郁结，则更易生风；反之，肝风内动，痰浊也随之上逆，易出现卒中。

内风的治疗，凡热极生风，宜清热平肝息风，用羚角钩藤汤之类，并可酌情加用安宫牛黄丸、至宝丹、紫雪丹；如虚阳妄动者，宜滋阴潜阳法，用大定风珠之类；血虚生风者，宜养血息风，用加减复脉汤之类。

（二）火病

火既是六淫之一，也可由疾病过程中产生。火有虚实之分，其为病不外外感和内伤两个方面。外感多由感受火热之邪而来，也可由感受他邪演化而生。感受他邪者，须经一段化热的病程，如由寒化热，热极而后生火；湿蕴化热，热甚而成痰火等。内伤也可以生火，如劳伤过度，情志抑郁，淫欲妄动，影响脏腑正常生理功能，使气血失调，或久病失养，精气亏耗，均可导致内火发生。一般说，外感引起的火，多属实火；内伤所致的火，多属虚火。

火为热之盛，其性炎上，故火的症状与热相似，但比热更重。其证候主要特点如下。

1. 实火　常由外感而起。病势急速，每有壮热、面红目赤、口渴心烦、喜冷饮，甚者狂躁、昏迷，小便短赤，大便秘结，唇焦口燥，舌红起刺，苔黄燥，脉洪数等。

2. 虚火　由内伤而起。病势缓慢，见潮热盗汗、午后颧红、虚烦少眠、口干咽燥、干咳无痰或痰中带血、耳鸣健忘、腰酸遗精、舌红少津、光剥无苔、脉细数等。

辨火之证，首别虚实，虚者宜补宜敛，实者宜清宜泻。由于受病的脏腑不同，其中虚实又有区别，必须详细辨证。

1. 实火

（1）心火炽盛：主症为面红目赤、五心烦热、少寐多梦、口燥唇裂、舌碎等。治以清泻心火，用泻心汤之类。

（2）肝胆火盛：主症为耳聋胁痛、面红目赤、烦躁而怒、口苦筋痿，或淋浊尿血等。治以清泻肝胆，用龙胆泻肝汤之类。

（3）肺火壅盛：主症为气粗鼻煽、咳吐稠痰、烦渴欲饮、大便燥结，或鼻干咳血等。治以清热泻肺，用《千金》苇茎汤或泻白散之类。

（4）胃火壅盛：主症为烦渴引饮、牙龈腐烂而痛或出血、呕吐嘈杂、消谷善饥等。治以清泻胃热，用清胃散之类。

（5）大肠火热：主症为大便秘结不通，或暴泄黄赤、肛门灼热等。治以泄下积热，用大承气汤之类。

（6）小肠火热：主症为少腹坠胀、血淋热浊、心烦少寐、舌尖红等。治以清心降火，用导赤散之类。

（7）膀胱火热：主症为癃闭淋沥、尿痛尿赤、尿血、腹痛等。治以清利湿热，用八正散之类。

（8）火热入心，蒙蔽清窍：主症为神昏谵语，抽搐等。治以清心宣窍，用安宫牛黄丸、至宝丹及其他清心凉血之品，

2. 虚火

（1）肺虚火旺：主症为干咳气急、潮热骨蒸、盗汗、消瘦等。治以养肺清火，用百合固金汤之类。

（2）肾虚火动：主症为升火烘热、腰酸耳鸣、男子梦遗、女子梦交。治以滋阴降火，用知柏地黄丸之类；骨蒸者用清骨散之类。

（3）脾胃虚火：主症渴喜热饮、懒言恶食等。治以甘温除热，用补中益气汤或黄芪建中汤之类。

（三）湿病

湿有内外之分。外湿为六淫之一，常先伤于下。如湿与热结，或为下痢，或为黄疸。内湿为病理产物，与脾的病机变化有密切的关系。湿为阴邪，得温则化，得阳则宣。但湿邪黏腻而滞，故不易速去，常经久不已。外湿起病，与气候环境有关，如阴雨连绵，或久居雾露潮湿之处，均易发生湿病。又脾胃素弱，也容易感外湿。其临床表现多有身重体酸、关节疼痛，甚者屈伸不利、难以转侧，其痛常限于一处不移，脉濡缓，苔白微腻等。内湿之证，都与脾虚有关，故以脾胃症状为主，如口淡乏味而腻，食欲不振，或食而不多，胸脘痞闷，泄泻，肢软无力，头痛身重，苔白腻而厚，脉濡缓等。现分别叙述如下。

1. 外湿

（1）寒湿：全身疼痛而重，以关节疼痛为甚，多得温则缓，行动不便，汗出不彻，大便稀，或见四肢浮肿，苔白腻，脉濡迟。治以蠲痹通络，用蠲痹汤之类。

（2）风湿：详见"风病"证治。

（3）湿热：发热心烦，口渴自汗，四肢关节肿痛，胸满黄疸，小便黄赤，舌苔黄腻，脉濡数。治以清热化湿，如白虎汤加苍术之类。以关节肿痛为主者用白虎加桂枝汤之类，以黄疸为主者用茵陈五苓散之类。

（4）暑湿：呕吐泄泻，发热汗出，胸闷腹满，不思饮食，苔白滑，脉虚濡。治以芳香化浊，用藿香正气散之类。

2. 内湿

（1）脾为湿困：肢体无力，困倦疲惫，脘闷饱胀，大便溏稀，或见呕逆，脉濡缓，苔白腻。治以理脾除湿，用香砂六君子汤之类。

（2）湿从热化：湿热蕴于心经，则口舌生疮糜烂。湿热注于下焦，或为痢疾，或为淋浊，血尿，癃闭，或为带下。湿热浸淫肌肤，则为疥疮。治疗可参照"火病"，酌加除湿之品。

（四）痰（饮）

痰和饮，都是脏腑病机变化的产物，是由于水液停积于体内而出现的证候。古人谓"积水成饮，饮凝成痰"。水、饮、痰三者的区别，即稠浊者为痰，清稀者为饮，更清者为水。痰与饮之产生，与肺、脾、肾三脏关系较为密切。

从发病的部位而言，饮多见于胸腹四肢，故与脾胃关系较为密切。痰之为病，则全身各处均可出现，无处不到，与五脏之病均有关系。正如张景岳说："饮惟停积肠胃，而痰则无

处不到。水谷不化，而停为饮者，其病全由脾胃；无处不到而化为痰者，凡五脏之伤，皆能致之。故治此者，当知所辨，而不可不察其本也。"痰饮的临床表现很复杂，尤其是痰证，涉及各脏腑系统，往往缺少固定的共同脉症。一般说，痰之主症：胸部痞闷，咳嗽痰多，恶心呕吐，腹泻，心悸，眩晕，癫狂，皮肤麻木，关节痛或肿胀，皮下肿块，或溃破流脓，久而不合，苔白滑或厚，脉滑。饮之主症：临床症状多随饮之部位而不同，如肠中辘辘有声，为痰饮，饮在四肢肌肉，为溢饮；咳喘气逆，不能平卧，为支饮；饮在胸膈；咳唾引痛，为悬饮。现将常见证候的辨证要点分述如下。

1. 痰证

（1）风痰咳嗽：即一般伤风有表证的咳嗽。治以宣肺化痰，用杏苏散之类。

（2）痰湿犯肺：咳嗽痰多，色白痰稀。治以温化痰湿，用二陈汤之类。

（3）痰热伏肺：肺有伏热，痰黏而黄。治以清化痰热，用清金化痰汤之类。

（4）痰蒙心窍：卒然昏仆，痰涎壅塞。治以开窍涤痰，用稀涎散之类。

（5）痰核瘰疬：治以消痰软坚，用消核散之类。

（6）痰气搏结：气为痰滞，痰因气结，痰涎壅盛，喘咳气急，胸膈噎塞。治以降气化痰，用苏子降气汤之类。

（7）痰饮流入四肢：肩臂或身体酸痛，苔腻，脉沉细或小滑，治以化痰行气，用指迷茯苓丸之类。

2. 饮证

（1）痰饮：咳嗽心悸，恶水不欲饮，胃肠中有辘辘水声，呕吐清水，胸腹胀满，苔白，脉弦滑。治以温化痰饮，用苓桂术甘汤之类。

（2）悬饮：饮在胸胁，咳唾引痛，心下痞硬，发热汗出，舌苔白，脉沉或弦。治以逐饮行水，用十枣汤之类。

（3）溢饮：干呕发热而渴，面目四肢浮肿，身体疼痛，舌苔白或微黄，脉浮而效。治以发汗逐饮，用大青龙汤或小青龙汤之类。

（4）支饮：咳逆倚息，短气不能平卧，身体微肿，脉弦滑，苔白。治以泻肺逐饮，用葶苈大枣汤之类。

（于德强）

第四章

中医治疗总论

第一节　中医治疗原则

一、平调阴阳，整体论治

人体有正常生理活动，是阴阳保持相对平衡的结果，而阴阳失去平衡，则是反映人体病理状态的共同特征。所以，整体论治的目的是使失去平衡的阴阳，重新归于调和，保持新的相对平衡。《素问·至真要大论篇》所说的"谨察阴阳所在而调之"，是治疗一切疾病，包括立法、选方、遣药的总原则。"以平为期"，则是治疗的目的。

平调阴阳作为治疗原则，不外去其有余、补其不足两个方面。去其有余，即去其阴阳之偏盛。阴或阳的过盛和有余，阴盛则寒，阳胜则热，阴盛还可转化为水湿痰饮，阳盛也可转化为瘀滞燥结。故去其有余，有温、清、利、下之不同。补其不足，即补其阴阳之偏衰。阴或阳的偏衰和不足，阳虚则寒，阴虚则热。故补其不足，也有温补、清补的区别。总在察明阴阳偏盛偏衰的性质与程度，或正治，或反治，或补，或泻，当依具体情况而定。

整体论治，要求在治疗过程中，把人体各部脏腑器官视为一个整体，局部病变是整体病机反应的一部分。因此，立法选方，既要注意局部，更须重视整体，通过整体调节以促进局部病变的恢复，从而使阴阳归于相对平衡，这是整体论治的主要精神。整体论治不仅把人视为一个整体，还进而把人与自然界视为一个整体，要求在治疗中，必须从天时、地利、体质等方面综合考虑。因天时有春温、夏热、秋凉、冬寒之变化，地域有东西南北、寒温燥湿之不同，这些因素都必然影响到人的生理病理。而人则有男女老少的不同，强弱盛衰的差别，在感受病邪后的发病与转归也必然因人而异。所有这些因素都应在立法、选方、遣药中加以考虑，即因时、因地和因人制宜的原则。

二、明辨标本，权衡缓急

"急则治其标，缓则治其本"是中医治疗学的重要原则之一。其具体掌握和运用有以下几点。

一是就表里的缓急而言，一般宜先表后里，但如里急的，则又急当救里，正如《金匮要略》所说："病有急当救里救表者，何谓也？师曰，病，医下之，续得下利清谷不止，身体疼痛者，急当救里；后身体疼痛，清便自调者，急当救表也。"

二是就病证先后缓急而言，一般宜先治新病，后治宿疾。例如，肾虚喘咳，复兼感冒重证，则当先治感冒，再治虚喘。正如《金匮要略》所说："夫病痼疾，加以卒病，当先治其卒病，后乃治其痼疾也。"

三是就病情缓急而言，无论感受外邪或内伤杂病，均须根据孰缓孰急而定治标治本。如因肝病出现重度腹水，致呼吸喘促、难以平卧、二便不利，若正气可支，就应当先攻水利尿，以治其标，待水消病缓，然后再疏肝养肝，以图其本。再如，胃病并发大量吐血，治当先止其血，再治其胃之虚实；夏日中暑，出现卒然昏倒，不省人事，身热肢厥，则宜以针刺及通关开窍之法，使其神志苏醒，然后再清暑养阴以治其本。由此可见，急则治其标，多为权宜急救之法，待危象缓解，则应转为治本，以除病根。

同时还需指出，在掌握急则治标、缓则治本的过程中，决不可绝对化。急时何尝不需治本，如亡阳虚脱而急用回阳救逆之法，就是治本；大出血之时，气随血脱，急用独参汤益气固脱，亦是治本。缓时又何尝不可治标，如脾虚气滞的患者，亦可先理气消导，而暂治其标，再缓图补脾以治本。

此外，在临床上不少病证，还须采用标本同治法。尤其在正虚邪实的情况下，常须顾及邪正双方。例如虚人感冒，只祛其邪，则正气难支；只扶其正，则实邪难祛。唯有祛邪与扶正并举，方能两全。再如肺气虚损，表虚不固而自汗，理当补益肺气以固表。但临床上常常伍以止汗之品，疗效更佳。这说明标本同治，并非标本双方对等，而是有所侧重，或重于本，或重于标，当视具体病情而定。

三、动态观察，分段论治

疾病的过程是由不断地变化发展与相对稳定阶段组成的。疾病的不断变化发展而形成不同的传变、转归趋势。因此，我们必须用发展的观点、动态的观点进行观察与处理。疾病的相对稳定性形成一定的阶段性。疾病的阶段性，不仅能反映出病情的轻重，病势的进退等特点，还能揭示出病机的变化，作为易方更药的依据。因此，动态观察病情，分阶段论治，是中医临证治疗的原则之一。由于内科病证有外感和内伤两类，因而在动态观察和分段论治时，亦各有其特殊之处。

（一）外感病证的分期论治

外感病证初期阶段，邪气未盛，正气未衰，病较轻浅，可急扬之使去，发散祛邪；进入中期，病邪深入，病情加重，更当着重祛邪，减其病势；转为后期，邪气渐衰，正气来复，或继续祛除余邪，或着重扶正以祛邪，使邪去正复，获得治愈。正如《素问·阴阳应象大论篇》所说："因其轻而扬之，因其重而减之，因其衰而彰之。"

就伤寒之六经辨证而言，即含有动态观察，分段论治之义，每一阶段各有其特殊的病机证候，故治法亦各不相同。太阳表证，宜汗之；少阳半表半里证，当和之；阳明里证，则须清之或下之；太阴、少阴亦为里证，大多宜温；而厥阴为寒热错杂，则当寒热并用以治之。

就温病卫气营血之4个病程阶段比较，每一阶段亦各具特殊的病机与证候，因而治疗亦各有异。在卫可辛凉宣透；到气则清气泄热；入营可一面透热转气，一面清营；入血则凉血散血。但温邪传变最速，卫气营血各阶段往往互相交错，故治疗亦须随证变通。若卫气同病，宜清气与解表合用；营卫同病，又宜解表与透营合用；气血两燔，则宜清气与凉血合用。

（二）内伤病证的分期论治

内伤病证，初病之时，一般不宜用峻猛药物；进入中期，大多正气渐虚，治当轻补；或有因气、血、痰、火郁结而成实证，需用峻剂而治者，亦只宜暂用；及至末期，久虚成损，则宜调气血，养五脏，促使病体康复。如肺痨之分段论治，病在初起，症见潮热，则宜清热润肺；进入中期，肺阴更伤，损及脾胃，消瘦烦热，治当益肺健脾；病入后期，肺脾肾均已亏损，出现一派虚损病机，则治宜调补肺脾肾三脏。再如癥瘕之分段论治，病之初起，其积未坚，治宜消散之；进入中期，所积渐坚，则治宜软化之；转入后期，正气已虚，则宜攻补兼施。正如《医学心悟》所说："积聚癥瘕之症，有初中末之三法焉。当其邪气初客，所积未坚，则先消之而后和之。及其所积日久，气郁渐深，湿热相生，块因渐大，法从中治，当祛湿热之邪，削之软之，以抵于平。但邪气久客，正气必虚，须以补泻迭相为用。"

由此可见，病证演变的不同阶段，由于邪正的消长，其病机、证候特点各有不同，临证时必须进行分段论治，始能获得良好效果。

四、形神一体，人文关怀

形神关系，是指人的生物形质与精神心理的关系，张景岳明确指出："无形则神无以主，无神则形不可活。"显而易见，形神一体说是中医理论的重要组成部分。

中医内科诊疗过程中，历来重视对人的精神情志活动的诊察和调治，早在《内经》即谆嘱，凡为医者，当"上知天文，下知地理，中知人事"。其中"人事"，则泛指社会人际之事。其涉及甚为广泛，大至整个社会政治、经济文化及地域习俗等，次则涉及患者的政治地位、经济状况、个人经历及处境境遇等，小则与人情事宜、文化修养、勇怯动静等个体因素有关。而所有这些因素对人体生理病理均有着程度不等的影响，疾病诊疗过程中切切不可稍有忽视，真正做到形神兼顾。

依据古医籍、古医案所记载的精神情志疗法，有文献将其概括为以情胜情法、语言开导法、顺情从欲法、移情易性法、宁神静志法等，至今仍有一定的临床指导意义。根据不同病证、不同情性可参考使用。

中医精神情志调治带有明显的整体观念，它注重从诸多有关因素，如个体与社会环境、自然环境的关系，个体自身的形神关系等方面进行综合治理。而其中最突出的是建立在"形神合一"理论基础上的形神一体。"形神合一"理论强调生理过程与心理过程的相互联系、相互影响。由于形神之间的密切联系，所以精神情志调治会产生生理效应，有时调整心理障碍也可借助于生理功能的调整。因此中医诊治疾病主张形神兼顾，在治疗方法上可以"治神"使用精神情志疏导方法，与"治形"使用针药等躯体疾病治疗方法并用；在治疗效果上追求形神并调。故形神兼顾不主张单纯的针药等的躯体治疗，也不主张单纯的心理调摄，而是立足于临床实践，从具体需要出发，将两者有机结合。这是历代医家诊治疾病过程中重视形神兼顾的最明显特点。

大凡论及医学者，无论古今中外，均肯定其为"仁术"，即强调对患者的人文关怀是医学技术的基本宗旨。早在唐代医家孙思邈《备急千金要方》中就有"大医精诚"的医德专论，论述医学的仁术性质及医家的伦理道德，成为后世医家推崇、遵奉的行为准则。指出："凡大医治病，必当安神定志，无欲无求，先发大慈恻隐之心，誓愿普救含灵之苦。若有疾厄来求救者，不得问其贵贱贫富，长幼妍蚩，怨亲善友，华夷愚智，普同一等，皆如至亲之想，亦不得瞻前顾后，自虑吉凶，护惜生命。见彼苦恼，若己有之，深心凄怆。勿避险恶、昼夜寒暑、饥渴疲劳，一心赴救，无作功夫形迹之心。如此可为苍生大医，反此则为含灵巨贼。"孙氏之论，不失为超越时空的医德规范。其宗旨是强调医生应无欲无求，最大限度地给患者予人文关怀，这理应成为诊治疾病，包括护理过程的重要内容。

医生是一种以人为研究对象的特殊职业。其崇高使命是保护民众健康，防治疾病，促使延年益寿。就其本质而言，医生履行救死扶伤的崇高职责，给患者予充分的人文关怀，直接体现了对人的生命价值的尊重。

古代医家早就认识到，医可以活人，也可以杀人：医生的言语举止可以治病，也可以致病（古称"医过"）；药物用治得当，可以救疾疗病，用治不当，可以加重病情（古称"药邪"）。可见，医生的知识水平、诊疗技术和道德情操等直接维系着患者的健康、生命及疗效。医生的一言一行、一方一术，均性命攸关。

研究表明，当今医源性疾病中，由于医生不负责任，或用药不当，或举措不慎，或出言不逊，或行为不端等原因所致者，占有极大比例。而所有这些均与医生的医德修养有关，均是对患者缺乏应有的人文关怀。

诊疗过程中，医生常触及患者的生活经历、婚恋、家庭、妊娠、隐曲等心身隐私，或涉及患者的工伤、刑事、纠纷等社会问题，或经受异性体检、手术时的各种特殊利诱，因此古人强调"非仁爱之士，不可托也"。医生必须作风正派，医德严明，不受邪念所扰，不为名利所动，在诊疗过程的任何环节中，充分体现医生对患者的人文关怀，方可成为"苍生大医"。对患者应有的人文关怀，关键在于医务工作者具有充分的自觉性。作为一种特殊的职业道德，不可能完全用行政命令或法律形式强制实行，主要靠医生自身内在的信念支持和道德约束，以实施应有的人文关怀。

五、医护结合，重视预防

中医的治疗，非常重视护理，把治疗与护理结合在一起，列为辨证治疗的基本原则之一。早在春秋战国时期，古医家即已认识到调养护理在治疗疾病中的重要作用。《内经》中就有关于精神、饮食、起居、服药护理的记载。以后长期积累的护理知识和经验，均散见于各家医著之中，并广泛流传于民间。中医的护理同样是以辨证论治作指导的，因此也当随证而异，且与治则紧紧衔接。如对风寒表证，在接受解表发汗时，护理上不仅应避免患者再受风寒外袭，而且还应酌加衣被，给予热汤、热粥，促其发汗。若里实热证，在护理上则要注意多给清凉冷饮，保持室内通风，衣着宜薄，且使大便通畅，或以温浴降温。此外，特别强调精神护理，在饮食护理方面要求很细，在配合药物治疗时，常加用一些如针灸、推拿、拔火罐、熨法等其他治疗护理方法，以增强治疗效果。

《内经》提出"治未病"的原则，就是强调防患于未然。如《素问·四气调神大论篇》所说："不治已病治未病，不治已乱治未乱……夫病已成而后药之，乱已成而后治之，譬犹渴而穿井，斗而铸锥，不亦晚乎！"对预防为主的原则，进行了精辟的阐述。后世对这一预防思想，又有进一步发展。如唐代孙思邈在《备急千金要方·养性·居处法》中就明确指出："每日必须调气补泻，按摩导引为佳，勿以康健便为常然，常需安不忘危，预防诸病也。"《理虚元鉴》还针对虚劳的预防，提出情志方面的"六节"，顺四时避邪气的"七防"，如此等等。由于历代医家对预防疾病的重视，在这方面已积累和总结出一套行之有效的预防措施，散载于各家医著之中，并广泛流传于民间。

（于德强）

第二节　中医常用治疗方法

中医的常用治法较多，除了辨证立法，选用内服的方药之外，还有针灸、刮痧、贴敷、火罐、熨法、水疗、浴疗、熏蒸、泥疗、推拿、气功、捏脊、割治等许多行之有效的方法，至今仍广泛地用于临床。然而本篇着重讨论内科范围内按辨证论治经常运用的几种治法，即简称的汗、吐、下、和、温、清、补、消等八法。此八法源于《内经》，经过历代医家的不断补充和发展，逐渐形成体系，内容丰富多彩，有效地指导着临床实践。

一、八法的基本内容

（一）汗法

汗法，亦称解表法，即通过开泄腠理，促进发汗，使表证随汗出而解的治法。

1. 应用要点　汗法，不仅能发汗，凡欲祛邪外出，透邪于表，畅通气血，调和营卫，皆可酌情用之。临床常用于解表、透疹、祛湿和消肿。

（1）解表：通过发散，以祛除表邪，解除恶寒发热、鼻塞流涕、头项强痛、肢体酸痛、脉浮等表证。由于表证有表寒、表热之分，因而汗法又有辛温、辛凉之别。辛温用于表寒，以麻黄汤、桂枝汤、荆防败毒散为代表；辛凉用于表热证，以桑菊饮、银翘散等为代表。

（2）透疹：通过发散，以透发疹毒。如麻疹初起，疹未透发，或难出而透发不畅，均可用汗法透之，使疹毒随汗透而散于外，以缓解病势。透疹之汗法，一般用辛凉，少用辛温，且宜选用具有透疹功能的解表药组成。如升麻葛根汤、竹叶柳蒡汤。尚需注意者，麻疹虽为热毒，宜于辛凉清解，但在初起阶段，应避免使用苦寒沉降之品，以免疹毒冰伏，不能透达。

（3）祛湿：通过发散，以祛风除湿。故外感风寒而兼有湿邪，以及风湿痹证，均可酌用汗法。素有脾虚蕴湿，又感风寒湿邪，内外相会，风湿相搏，发为身体烦疼，并见恶寒发热无汗、脉浮紧等表证，法当发汗以祛风湿，兼以燥湿健脾，宜用麻黄加术汤。如有湿郁化热之象，症见一身尽疼、发热、日晡加剧者，则法当宣肺祛风、渗湿除痹，如麻黄杏仁薏苡甘草汤之类。

（4）消肿：通过发散，既可逐水外出而消肿，更能宣肺利水以消肿。故汗法可用于水肿实证而兼有表证者。对于风水恶风、脉浮、一身悉肿、口渴、不断出汗而表有热者，为风水夹热，法当发汗退肿，兼以清热，宜越婢汤或越婢加术汤，如与五皮饮合方，疗效更佳。对于身面浮肿、恶寒无汗、脉沉小者，则属少阴虚寒而兼表证，法当发汗退肿，兼以温阳，宜用麻黄附子甘草汤加减。

2. 注意事项

（1）注意不要过汗：运用汗法治疗外感热病，要求达到汗出热退，脉静身凉，以周身微汗为度，不可过汗和久用。发汗过多，甚则大汗淋漓，则耗伤阴液，可致伤阴或亡阳。张仲景在《伤寒论》中说："温服令一时许，遍身漐漐微似有汗者益佳，不可令如水流漓，病必不除。"他强调汗法应中病即止，不必尽剂，同时对助汗之护理也甚重视。凡方中单用桂枝发汗者，要求啜热粥或温服以助药力，若与麻黄、葛根同用者，则一般不需啜热粥或温服。乃因药轻则需助，药重则不助，其意仍在使发汗适度。

（2）注意用药峻缓：使用汗法，应视病情轻重与正气强弱而定用药之峻缓。一般表虚用桂枝汤调和营卫，属于轻汗法；而表实用麻黄汤发泄郁阳，则属于峻汗法。此外尚有麻桂各半汤之小汗法，以及桂二麻一汤之微汗法等。使用汗法，还应根据时令及体质而定峻缓轻重。暑天炎热，汗之宜轻，配用香薷饮之类；冬令严寒，汗之宜重，酌选麻黄汤之类。体质虚者，汗之宜缓，用药宜轻；体质壮实，汗之可峻，用药宜重。

（3）注意兼杂病证：由于表证有兼杂证候的不同，汗法又当配以其他治法。如兼气滞者，当理气解表，用香苏散之类；兼痰饮者，当化饮解表，用小青龙汤之类。尤需注意的是，对于虚人外感，务必照顾正气，采用扶正解表之法。兼气虚者，当益气解表，如用参苏饮、人参败毒散；兼阳虚者，当助阳解表，如用麻黄附子细辛汤；兼血虚者，当养血解表，如用葱白七味饮；兼阴虚者，当滋阴解表，如用加减葳蕤汤等。

（4）注意不可妄汗：《伤寒论》中论述不可汗的条文甚多，概括起来就是汗家、淋家、疮家、衄家、亡血家、咽喉干燥、尺中脉微、尺中脉迟，以及病在里者，均不可汗。究其原因，或是津亏，或是血虚，或是阳弱，或兼热毒，或兼湿热，或种种因素兼而有之，故虽有表证，仍不可单独使用辛温发汗，必须酌情兼用扶正或清热等法。此外，对于非外感风寒之发热头痛，亦不可妄汗。

（二）清法

亦称清热法，即通过寒凉泄热的药物和措施，使邪热外泄，消除里热证的治法。其内容十分丰富，应用也很广泛。

1. 应用要点

（1）清热生津：温病出现高热烦躁、汗出蒸蒸、渴喜冷饮、舌红苔黄、脉洪大等症，是热入气分，法当清热生津，常用白虎汤之类；如正气虚弱，或汗多伤津，则宜白虎加人参汤；温病后期，余热未尽，津液已伤，胃气未复，又宜用竹叶石膏汤一类，以清热生津、益气和胃。

（2）清热凉血：温病热入营血，症见高热烦躁、谵语神昏、全身发斑、舌绛少苔、脉细而数，或因血热妄行，引起咯血、鼻衄及皮下出血等，均宜清热凉血。如营分热甚用清营汤，血分热甚用犀角地黄汤，血热发斑用化斑汤等。

（3）清热养阴：温病后期，伤津阴虚，夜热早凉，热退无汗；或肺痨阴虚，午后潮热，盗汗咳血，均宜清热养阴。如温病后期，伤阴虚热，用青蒿鳖甲汤之类；虚劳骨蒸，用秦艽鳖甲散之类。

（4）清热解暑：暑热证，发热多汗、心烦口渴、气短倦怠，舌红脉虚；或小儿疰夏，久热不退，均宜清热解暑，或兼益气生津。如用清络饮解暑清热，用清暑益气汤消暑补气，用生脉散加味治疗暑热而致之气阴两虚等。

（5）清热解毒：热毒诸证，如丹毒、疔疮、痈肿、喉痹、痄腮，以及各种疫证、内痈等，均宜清热解毒。如疔毒痈肿用五味消毒饮；泻实火、解热毒用黄连解毒汤；解毒、疏风、消肿，则用普济消毒饮等。

（6）清热除湿：湿热为患，当以其病性病位不同而选用适当方药。如肝胆湿热用龙胆泻肝汤，湿热黄疸用茵陈蒿汤，湿热下痢用香连丸或白头翁汤等。

（7）清泻脏腑：脏腑诸火，均宜清热泻火。如心火炽盛，见烦躁失眠、口舌糜烂、大便秘结，甚则吐衄者，用大黄泻心汤以清心火；心移热于小肠，兼见尿赤涩痛者，用导赤散泻心火兼清小肠；肝胆火旺，见面目红赤、头痛失眠、烦躁易怒、胸胁疼痛、便结尿黄者，用龙胆泻肝汤清泻肝胆；胃火牙痛，见口唇溃痛，用清胃散泻胃火；肺热咳嗽，用泻白散清肺火；肾虚火亢，见潮热、盗汗、遗精者，用知柏地黄汤泻肾火等。

2. 注意事项

（1）注意真热假热：使用清法，必须针对实热之证而用，勿为假象所迷惑，对于真寒假热，尤须仔细辨明，以免误用清法，造成严重后果。正如《医学心悟》指出："有命门火衰，浮阳上泛，有似于火者；又有阴盛格阳假热之证，其人面赤狂躁，欲坐卧泥水中；或数日不大便，或舌黑而润，或脉反洪大，峥峥然鼓击于指下，按之豁然而空者；或口渴欲得冷饮而不能下；或因下元虚冷，频饮热汤以自救。世俗不识，误投凉药，下咽即危矣。此不当清而清之误也。"

（2）注意虚火实火：使用清法，又须分清外感与内伤、虚火与实火。外感多实，内伤多虚，病因各异，治法迥别。外感风寒郁闭之火，当散而清之；湿热之火，则渗而清之；燥热之火，宜润而清之；暑热伤气虽因感邪而致，仍应补而清之。对于内伤七情，火从内发者，应针对引起虚火的不同病因病机分别处治。气虚者补其气；血虚者养其血；其阴不足而火上炎者，当壮水之主；真阳虚衰而虚火上炎者，又宜引火归源。

（3）注意因人而清：使用清法，还须根据患者体质之强弱以酌其轻重。对体虚者，不可清之过重，以免反伤正气，甚则产生变证。一般而论，壮实之体，患了实热之证，清之稍重；若本体虚，脏腑本寒，饮食素少，肠胃虚弱，或产后、病后之热证，亦宜轻用。倘清剂过多，则治热未已，而寒生矣。故清法之投，当因人而用。

（4）注意审证而清：火热之证，有微甚之分，故清法亦有轻重之别。药轻病重，则难取效；病轻药重，易生变证。凡大热之证，清剂太微，则病不除；微热之证，而清剂太过，则寒证即至。但不及犹可再清，太过则常会引起病情的变化。所以临证之时，必须审证而清。

由于热必伤阴，进而耗气，因此尚须注意清法与滋阴、补气法的配合应用。一般清火泻热之药，不可久用，热去之后，即配以滋阴扶脾益气之药，以善其后。

（三）下法

下法，亦称泻下法，即通过通便、下积、泻实、逐水，以消除燥屎、积滞、实热及水饮等证的治法。

1. 应用要点　下法的运用，甚为广泛。由于病有寒热，体有强弱，邪有兼杂，因而下法又有寒下、温下、润下及逐水之别。

（1）寒下：里实热证，见大便燥结、腹满疼痛、高热烦渴；或积滞生热，腹胀而痛；或肠痈为患，腑气不通；或湿热下痢，里急后重特甚；或血热妄行、吐血衄血；或风火眼病等等。凡此种种，均宜寒下。常用寒性泻下药，如大黄、芒硝、番泻叶等。应当根据不同的病机性质来选方，如阳明胃家实用大承气汤；阳明温病，津液已伤，用增液承气汤；肠痈用大黄牡丹皮汤；吐血用三黄泻心汤。

（2）温下：脾虚寒积，见脐下硬结、大便不通、腹隐痛、四肢冷、脉沉迟；或阴寒内结，见腹胀水肿、大便不畅，皆可温下。常以温阳散寒的附子、干姜之类与泻药并用，如温脾汤、大黄附子汤；也有酌选巴豆以温逐寒积的，如备急丸。

（3）润下：热盛伤津，或病后津亏，或年老津润，或产后血虚而便秘，或长期便结而无明显兼证者，均可润下。常选用清润滑肠的五仁汤、麻仁丸等。

（4）逐水：水饮停聚体内，或胸胁有水气，或腹肿胀满，或水饮内停且腑气不通，凡脉症俱实者，皆可逐水。常选十枣汤、舟车丸、甘遂通结汤等。

2. 注意事项

（1）注意下之时机：使用下法，意在祛邪，既不宜迟，也不可过早，总以及时为要。只要表解里实，选用承气诸剂，釜底抽薪，顿挫邪势，常获良效。临床每见通便二三次后，高热递退，谵语即止，舌润津复。如邪虽陷里，尚未成实，过早攻下，则邪正相扰，易生变证。如伤寒表证未罢，病在阳也，下之则会转为结胸；或邪虽入里，而散漫于三阴经络之间，尚未结实，若攻下之，可成痞气。然而临床若拘于"下不厌迟"和"结粪方下"之说，以致邪已入里成实，医者仍失时不下，可使津液枯竭，攻补两难，甚则势难挽回。故吴又可在《温疫论》中强调指出："大凡客邪贵乎早逐，乘人气血未乱，肌肉未消，津液未耗，患者不至危殆，投剂不至掣肘，愈后亦易平复……勿拘于下不厌迟之说。"他又说："承气本为逐邪，而非专为结粪而设也。如必俟其粪结，血液为热所搏，变证迭起，是犹酿痈贻害，医之过也。"

（2）注意下之峻缓：使用下法逐邪，当度邪之轻重，察病之缓急，以定峻下缓下。如泻实热多用承气汤，但因热结之微甚而有所选择：大承气用于痞满燥实兼全者，小承气用于痞满燥而实轻者，调胃承气则用于燥实而痞满轻者。泻剂之剂量亦与峻缓有关。一般量多剂大常峻猛，量少剂小则缓和。此外泻下之峻缓，尚与剂型有关，攻下之力，汤剂胜于丸散，如需峻下，反用丸剂，亦可误事；如欲缓下，则宜丸剂，如麻仁丸之用于脾约证等。

（3）注意分清虚实：实证当下，已如前述。虚人禁下，古籍早有明文，诸如患者阳气素微者不可下，下之则呃；患者平素胃弱，亦不可下，下之则易出变证。对这些虚人患病，又非下不可，则当酌选轻下之法，或选润导之法，或选和下之法；亦可采取先补而后攻，或暂攻而随后补。此皆辨虚人之下，下之得法之需也。

（四）消法

消法，亦称消导或消散法，即通过消导和散结，使积聚之实邪逐渐消散的治法。消法应用广泛，主要包括化食、磨积、豁痰、利水等几个方面。

1. 应用要点

（1）化食：化食为狭义之消法，亦称消食法，即用消食化滞的方药以消导积滞。适用于因饮食不节，食滞肠胃，以致纳差厌食，上腹胀闷，嗳腐呕吐，舌苔厚腻等症。一般多选保和丸、楂曲平胃散之类。如病情较重，腹痛泄泻，泻下不畅，苔厚黄腻，多属食滞兼有湿热，又宜选用枳实导滞丸之类，以消积导滞、清利湿热；脾虚而兼食滞者，则宜健脾消导，常用枳术丸之类。

（2）磨积：就气积之治疗而言，凡脾胃气滞，均宜行气和胃，如胃寒气滞，疼痛较甚者，用良附丸；如兼火郁，则用越鞠丸；肝郁气滞，宜行气疏肝，一般多用柴胡疏肝散；兼见血瘀刺痛者，加用丹参饮等。就血积之治疗而言，则须视血瘀之程度而酌选活血、行血及破血之法。活血，是以调节寒热偏胜为主，辅以活血之品，以促进血液运行。如寒凝血瘀之痛经，用温经汤加减；温病热入营血兼有瘀滞，用清营汤加减等。行血，是以活血为主，配以行气之品，以收通畅气血、宣痹止痛之效。如用失笑散治真心痛及胸胁痛。破血，是以破血逐瘀为主，或与攻下药并用，以攻逐瘀血、蓄血及痞块，常用血府逐瘀汤、桃核承气汤、大黄䗪虫丸等。

（3）豁痰：由于肺为贮痰之器，故豁痰则以治肺为主。而脾为生痰之源，故化痰常兼治脾。风寒犯肺，痰湿停滞，宜祛风化痰，如用止嗽散、杏苏散；痰热相结，壅滞于肺，又宜清热化痰，如用清气化痰丸；痰湿内滞，肺气上逆，则宜祛痰平喘，偏寒者用射干麻黄汤，兼热者用定喘汤；脾虚而水湿运化失权，聚而生痰，痰湿较显者用二陈汤。

（4）利水：利水一法，既应区别水停之部位，又须辨明其性质。如水饮内蓄，其在中焦者，为渴为呕，为下利，为心腹痛，症状多端，一般可用茯苓、白术、半夏、吴茱萸等为主药；其在下焦者，虚冷则温而导之，如肾气丸；湿热则清而泄之，如八正散。水饮外溢者，必为浮肿，轻则淡渗利湿，重则从其虚实而施剂。阴水宜温利之方，如实脾散；阳水宜清利之剂，如疏凿饮子等。

2. 注意事项

（1）注意辨清病位：由于病邪郁滞之部位有在脏、在腑、在气、在血、在经络等不同，消散之法亦应按其受病部位之不同而论治，用药亦须使其直达病所，则病处当之，收效较快，且不致诛伐无辜。

（2）注意辨清虚实：消法虽不及下法之猛烈，但总属攻邪之法，务须分清虚实，以免误治。如脾虚水肿，土衰不能制水而起，非补土难以利水；真阳大亏，肾衰不能主水而肿，非温肾难消其肿。他如脾虚失运而食滞者，气虚津停而酿痰者，肾虚水泛而饮停者，血枯乏源而经绝者，皆非消导所可行，如妄用或久用之，则常会导致变证的发生。

（五）补法

补法，亦称补益法，即通过补益人体的阴阳气血，以消除各种不足证候，或扶正以祛邪，促使病证向愈的治法。

1. 应用要点　补法的内容十分丰富，其临床应用甚为广泛，但究其大要，主要包括以下几个方面。

（1）补气：气虚为虚证中常见的证候，但有五脏偏重之不同，故补气亦有补心气、补肺气、补脾气、补肾气、补肝气等不同法则。尚须指出的是，因少火生气，血为气之母，故补气中应区别不同情况，配以助阳药和补血药，则收效更佳。

（2）补血：血虚临床亦甚常见，若出现头晕目眩，心悸怔忡，月经量少，色淡，面唇指甲淡白失荣，舌淡脉细等症，当用补血之法，方如四物汤等。因气为血帅，阳生阴长，故补血须不忘补气。

（3）补阴：阴虚亦为虚证中常见之证候，其表现也很复杂，故补阴之要点重在分清病位，方能药证相对，收效显著。如不分清阴虚之所在，用滋肝阴之一贯煎去补肺阴，用养胃阴之益胃汤去补肾阴，缺乏针对性，势必影响效果。

（4）补阳：阳虚的临床表现，主要为畏寒肢冷，冷汗虚喘，腰膝酸软，腹泻水肿，舌胖而淡，脉沉而迟等症，当用补阳之法，常选右归丸治肾阳虚，理中汤治脾阳虚，桂枝甘草汤治心阳虚等，都要注重分清病位。

2. 注意事项

（1）注意兼顾气血：气血皆是人体生命活动的物质基础，气为血帅，血为气母，关系极为密切，气虚可致血虚，血虚可致气虚。故治气虚常兼顾补血，如补中益气汤之配用当归；治血虚又常注重补气，如当归补血汤之重用黄芪。至于气血两亏者，自应气血双补。

（2）注意调补阴阳：阴和阳在整个病机变化过程中，可分不可离。一方虚损，常可导致对方的失衡。例如肾阴虚久则累及肾阳，肾阳虚也可累及肾阴，常形成阴损及阳或阳损及阴的肾阴阳两虚。因此，不仅对肾阴阳两虚治以阴阳双补，而且对于单纯阴虚或阳虚之证，补益时也应顾及对方。所以张景岳在《景岳全书》中就强调："善补阳者，必于阴中求阳，则阳得阴助而生化无穷；善补阴者，必于阳中求阴，则阴得阳升而泉源不竭。"此说极为精当。

（3）注意分补五脏：每一脏腑的生理功能不同，其虚损亦各具特点，故《难经》提出了"五脏分补"之法。《景岳全书》也曾指出："用补之法，则脏有阴阳，药有宜否。宜阳者必先于气，宜阴者必先乎精，凡阳虚多寒者，宜补以甘温，而清润之品非所宜；阴虚多热者，宜补以甘凉，而辛燥之类不可用。"由于"肾为先天之本"、"脾为后天之本"，故补益脾肾二脏，素为医家所重，至于补脾补肾，孰重孰轻，当视具体病情而各有侧重，不可偏废。

（4）注意补之峻缓：补有峻缓，应量证而定。凡阳气骤衰，真气暴脱，或血崩气脱，或津液枯竭，皆宜峻补，使用大剂重剂，以求速效。如正气已虚，但邪气尚未完全消除，宜用缓补之法，不求速效，积以时日，渐以收功。对于病虽属虚，而用补法有所顾忌者，如欲补气而于血有虑，欲补血又恐其碍气，欲补上而于下有碍，欲补下而于上有损，或其症似虚非虚，似实非实，则可择甘润之品，用平补之法较为妥当。此外，对于虚不受补者，如拟用补，更当以平补为宜。

（5）注意不可妄补：虚证当补，无可非议。但因药性皆偏，益于此必损于彼。大凡有益于阳虚者，必不利于阴；有益于阴虚者，必不利乎阳。同时无毒之药，性虽和平，久用多用则亦每气有偏胜。由此可知，无虚之证，妄加以补，不仅无益，反而有害。此外，若逢迎病家畏攻喜补之心理而滥施补剂，则为害尤甚。

（六）温法

温法，亦称温阳法。即通过扶助人体阳气以温里祛寒、回阳，从而消除里寒证的治法。主要包括温里散寒、温经散寒和回阳救逆三个方面。

1. 应用要点

（1）温里散寒：由于寒邪直中脏腑，或阳虚内寒，症见身寒肢凉、脘腹冷痛、呕吐泄泻、舌淡苔润、脉沉迟弱等，宜温中散寒，常选用理中汤、吴茱萸汤之类。若见腰痛水肿、夜尿频频等症，则属脾肾虚寒，阳不化水，水湿泛滥，又宜酌选真武汤、济生肾气丸等，以温肾祛寒，温阳利水。

（2）温经散寒：由于寒邪凝滞于经络，血脉不畅，症见四肢冷痛，肤色紫暗，面青舌瘀，脉细而涩等，法当温经散寒，养血通脉，常选用当归四逆汤等。如寒湿浸淫，四肢拘急，发为痛痹，亦宜温散，常用乌头汤。

（3）回阳救逆：由阳虚内寒可进而导致阳气虚脱，症见四肢厥逆，畏寒蜷卧，下利清谷，冷汗淋漓，气短难续，口鼻气冷，面色青灰，苔黑而润，脉微欲绝等，急宜回阳救逆，并辅以益气固脱，常酌选四逆汤、参附汤、回阳救急汤等。

2. 注意事项

（1）注意辨识假象：使用温法，必须针对寒证，勿为假象所惑，对真热假寒，尤须仔细辨明，以免误用温法。如伤寒化燥，邪热传里，见口咽干、便闭谵语，以及发黄狂乱、衄血便血诸症，均不可温。若病热已深，厥逆渐进，舌则干枯，反不知渴；又或夹热下利，神昏气弱；或脉来涩滞，反不应指；或面似烟熏，形如槁木，近之无声，望之似脱；甚至血液衰耗，筋脉拘挛，但唇齿舌干燥而不可解者。凡此均属真热假寒之候，均不宜温。若妄投热剂，必致贻误，使病势逆变。

（2）注意掌握缓急：寒证较重，温之应峻；寒证轻浅，温之宜缓。由于温热之药，性皆燥烈，因而临床常见温之太过，寒证虽退，但因耗血伤津，反致燥热之证。因此，如非急救回阳，宜少用峻剂重剂。寒而不虚，当专用温；若寒而且虚，则宜甘温，取其补虚缓寒。而兼痰、兼食、兼滞者，均宜兼而治之。故温法之运用，应因证、因人、因时，方能全面照顾。

（七）和法

和法，亦称和解法，即通过和解表里的方药，以解除半表半里证的一种治法。和法的内容丰富，应用广泛，究其大要，对外感疾病用于和解表里，对内伤杂病则主要用于调和肝脾、调和胆胃以及调和胃肠等方面。

1. 应用要点

（1）和解表里：外感半表半里之证，邪正分争，症见往来寒热，胸胁苦满，心烦喜呕，口苦咽干，苔薄脉弦等，法当和解表里，以扶正祛邪、清里达表的小柴胡汤为代表。

（2）调和肝脾：情志抑郁，肝脾失调，症见两胁作痛，寒热往来，头痛目眩，口燥咽干，神疲食少，月经不调，乳房作胀，脉弦而细者，宜选逍遥散疏肝解郁、健脾和中。传经热邪，阳气内郁，而致手足厥逆；或脘腹疼痛，或泻痢下重者，又宜用四逆散疏肝理脾，和解表里。如胁肋疼痛较显，用柴胡疏肝散较佳。若因肝木乘脾，症见肠鸣腹痛，痛则泄泻，脉弦而缓者，宜泻肝补脾，用痛泻要方之类。

（3）调和胆胃：胆气犯胃，胃失和降，症见胸胁胀满，恶心呕吐，心下痞满，时或发热，心烦少寐，或寒热如疟，寒轻热重，胸胁胀痛，口苦吐酸，舌红苔白，脉弦而数者，法当调和胆胃，以蒿芩清胆汤为代表方。

（4）调和胃肠：邪在胃肠，寒热失调，腹痛欲呕，心下痞硬等症，治宜寒温并用、调和胃肠，常以干姜、黄芩、黄连、半夏等为主组方。胃气不调，心下痞硬，但满不痛，或干呕、或呕吐、肠鸣下利者，宜用半夏泻心汤，以和胃降逆，开结除痞。伤寒胸中有热，胃中有寒，升降失常，腹中痛，欲呕吐者，又宜用黄连汤，以平调寒热，和胃降逆。

2. 注意事项

（1）辨清偏表偏里：邪入少阳，病在半表半里，固当用小柴胡以和解之，但有偏表偏里及偏寒偏热之不同，又宜适当增损，变通用之。一般而论，寒邪外袭，在表为寒，在里为热，在半表半里，则为寒热交界之所，故偏于表者则寒多，偏于里者则热多，用药须与之相称。

（2）兼顾偏虚偏实：邪不盛而正渐虚者，固宜用和法解之，但有偏于邪盛或偏于正虚之不同，治宜适当变通用之。如小柴胡用人参，所以补正气，使正气旺，则邪无所容，自然得汗而解；但亦有表邪失汗，腠理闭塞，邪无出路，由此而传入少阳，热气渐盛，此非正气之虚，故有不用人参而和解自愈者，是病有虚实不同，则法有所变通。仲景有小柴胡汤之加减法，对出现口渴者，去半夏，加人参、栝楼根；若不渴而外有微热者，去人参，加桂枝，即是以渴不渴分辨是否伤津，从而增减药物，变通之用法。

（3）不可滥用和法：由于和法适应证广，用之得当，疗效甚佳，且性平和，药势平稳，常为医者所采用，但又不可滥用。如邪已入里，燥渴、谵语诸症丛生，而仅以柴胡汤主之，则病不解；温病在表，未入少阳，误用柴胡汤，则变证迭生。此外，内伤劳倦，气虚血虚，痈肿瘀血诸证，皆可出现寒热往来，似疟非疟，均非柴胡汤所能去之。但柴胡汤也并非不可用于内伤杂病，若能适当化裁，斟酌用之，也常能收到良效。这些审证加减，则又不属滥用和法之例。

（八）吐法

吐法，是通过使之呕吐而排除留着于咽喉、胸膈、胃脘的痰涎、宿食和毒物等有形实邪，以达到治疗目的的治法。主要包括峻吐法、缓吐法与外探法3种。

1. 应用要点

（1）峻吐法：用于体壮邪实，痰食留在胸膈、咽喉之间的病证。如症见胸中痞硬、心中烦躁或懊憹、气上冲咽喉不得息、寸脉浮且按之紧者，是痰涎壅胸中，或宿食停于上脘之证，宜涌吐痰食，用瓜蒂散之类。如浊痰壅塞胸中的癫痫，以及误食毒物尚在胃脘者，宜涌吐风痰，用三圣散之类。如中风闭证，痰涎壅塞，内窍闭阻，人事不省，不能言语，或喉痹紧急，宜斩关开闭，用救急稀涎散之类。峻吐法是适用于实证的吐法，如属中风脱证者则忌之。

（2）缓吐法：用于虚证催吐。虚证本无吐法，但痰涎壅塞非吐难以祛逐，只有用缓和的吐法，邪正兼顾以吐之，参芦饮为代表方。

（3）外探法：以鹅翎或指探喉以催吐，或助吐势。用于开提肺气而通癃闭，或助催吐方药迅速达到致吐目的。

2. 注意事项

（1）注意吐法宜忌：吐法用于急剧之证，收效固然迅速，但易伤胃气，故虚人、妊娠、产后一般不宜使用，如定须催吐才能除病，可选用外探法、缓吐法。

（2）注意吐后调养：催吐之后，要注意调理胃气，糜粥自养，不可恣进油腻煎炸等不易消化食物，以免更伤胃气。

【附】涩法

涩法，亦称固涩法，即通过收敛固涩，以消除滑脱之证的治法。主要包括固表敛汗、固精涩尿、涩肠止泻3个方面。

1. 应用要点

（1）固表敛汗：表虚不固则多汗，无论自汗、盗汗，皆可固表敛汗。自汗多属阳虚，应收敛与补气并用，方如牡蛎散等；盗汗多属阴虚，则应收敛与滋阴并用，方如生脉散加味。

（2）固精涩尿：肾气虚弱，精关不固，则遗精、滑精；肾气虚弱，膀胱失约，则多尿遗尿，均宜固肾收涩。遗精、滑精者，法当补肾固精，用金锁固精丸、水陆二仙丹之类；多尿遗尿者，则应补肾涩尿，用桑螵蛸散之类。

（3）涩肠止泻：脾阳不振，或脾肾阳衰，以致久泻不止，均宜涩肠止泻，一般可用桃花汤。脾阳不振，可与理中丸合方；脾肾阳衰，宜与四神丸并用；全身虚寒较显者，又宜选用真人养脏汤之类。

此外，用五味子收敛肺气，以治久咳；用金樱子、芡实等收敛固涩，以治带下，均属涩法范围。

2. 注意事项

（1）注意实证忌涩：涩法乃用于久病正虚，对于暴病邪实，切忌妄用。诸如热痢初起，伤食泄泻，热迫汗出、肺热喘咳、血热妄行等证，均不可妄用涩法，以免留邪，产生变证，而应重在祛邪，方能获效。对于外感病也忌涩法，而应宣透解肌，使邪外出；对内伤杂病，涩法用之不当，亦常引起口渴、干燥、便秘，腹胀等种种不良反应，故应慎之。

（2）重视治病之本：因涩法毕竟是一种偏于局部、重在对症之治法，非治本之法，故须审证求因，治本为要。试以汗证为例，内伤虚汗，亦非均须用涩。如气虚自汗，常以玉屏风散而获效；阴虚盗汗，则常用六味地黄丸而收功。可见无论自汗、盗汗，不应见汗止汗，而应审其发病之本，从整体辨证而治之。

上述八法，在临床上往往配合运用。因为病情是复杂多变的，单用一法难以适应，常须两法或多法合用，方能全面照顾。正如《医学心悟》所说："一法之中，八法备焉，八法之中，百法备焉。"所以临证处方，务须针对具体病情，灵活运用八法，才能获得良效。八法配合运用有以下几种常见方式。

一是汗下并用。病邪在表者宜汗，病邪入里者当下。如既有表证，又有里证，一般当先解表而后攻里。故《伤寒论》有表不解，不可攻里之禁。但在内外壅实，表里俱急时，则不能拘于先表后里之常法，而须汗下并用以表里双解。如桂枝加大黄汤证，既有恶风发热、头痛项强的表证，又有腹满而痛的里证，故用桂枝汤解表为主，复兼用大黄以攻里。而《金匮要略》之厚朴七物汤证，则又是里证重于表证，发热十日不解，脉仍见浮，表明表邪未除；腹满脉数，大便秘而不行，提示胃有实热气滞，病的重心趋于里。故方中重用厚朴、枳实消痞泄满，佐大黄的通便导滞，重在攻里为主，兼用桂枝、生姜、甘草、大枣解表散寒，调和营卫。其他如刘河间的双解散，则为汗、清、下三法合用之方，适用于风热壅盛，表里俱实之证。

二是补下并用。虚证用补，实证用攻，此为常法。但病有邪实正虚者，攻邪则正气不支，补正则邪实愈壅，先攻后补或先补后攻亦非所宜，则应攻补兼施，补下并用。如《伤寒六书》陶氏黄龙汤，治热病当下失下，心下硬满，下利纯清水，谵语，口渴，身热；或素体气血亏损，且患阳明胃家实之证；或因误治致虚，而腑实犹存者。方中既用大承气汤峻下以去其实，又用人参、当归等以救其虚，乃是治疗温疫应下失下，正虚邪实之名方。但攻下仍峻，用之宜慎。临床常见温病热结阴亏，燥屎不行，下之不通者，则补阴与攻下并用。例如《温病条辨》增液承气汤，方中既有增液汤以滋阴增液，又有硝、黄泻热通便，但用时仍宜审慎。故吴鞠通指出，阳明温病，下之不通，如属津液不足，无水舟停者，间服增液汤以增其津液，若其不下者，然后予增液承气汤缓缓服之。

三是温清并用。寒证当温，热证宜清，此为常法。但病有寒热错杂者，或上寒下热，或上热下寒，单用温不能祛其寒，单用清不能去其热，必须温清并用。《伤寒论》中温清并用之法甚多，如"伤寒胸中有热，胃中有邪气，腹中痛，欲呕吐者，黄连汤主之"，此即在上之胸中有热，在下之胃中有寒，寒热失调，升降失司之证。故方中用黄连泻胸中之热，用干姜、桂枝温胃中之寒，从而促使寒散热消，升降恢复，诸证即愈。又如寒热交结之痞证，用半夏泻心汤治之，方中既有黄连、黄芩苦降泄热，又有干姜、半夏温辛以开痞散结。

四是消补并用。单纯积滞宜消，单纯虚证宜补。但如积聚与痰湿交阻，而又脾虚不运者，则宜消补并用。如《兰室秘藏》之枳实消痞丸，即为消痞与补脾并用之法，主治心下痞满，食欲不振，神气倦怠，或胸腹痞胀，食不消化，大便不畅者。方中既用枳实、厚朴、半夏、麦芽以消痞除满，化食和胃；又用参、术、苓、草补气健脾，以助散结消痞之力，使攻不伤正，补不碍邪，共奏祛邪扶正之功。再如《金匮要略》之鳖甲煎丸，既有破血攻瘀、行气散结、利水消肿之品，以消癥散结，又有人参、阿胶补养气血之剂，亦属消补并用之法。

二、脏腑常用治法

（一）肝胆之治法

1. 疏肝 疏肝，即通过解郁、理气、活血以疏畅肝郁之气滞血瘀的治法。主要包括疏肝调气、疏肝活血2法。

（1）疏肝调气法：适用于头部巅顶及两侧胀痛、胸胁胀痛、少腹胀痛、睾丸胀痛、行经胀痛等，以逍遥散、柴胡疏肝散、加味乌药汤为代表方。

（2）疏肝活血法：适用于肝气不疏而血瘀，胁肋刺痛、少腹胀痛拒按、月经量少而夹块等症，以疏肝解郁汤、膈下逐瘀汤为代表方。

2. 清肝 清肝，即以清热泻火为主，或佐以养阴，为消除肝胆火旺的治法，主要包括清解肝热、清肝止血2法。

（1）清解肝热法：适用于肝热所致之头昏、烦闷、目赤、阴囊肿痛，以及肝热伤阴所致之烦热、咽干、便结等症。以丹栀逍遥散、黑逍遥散、滋水清肝饮以及青蒿鳖甲汤之类为代表方。肝胆热重者宜选龙胆泻肝汤或当归龙荟丸之类。

（2）清肝止血法：适用于肝火灼胃的吐血，肝火犯肺的咳血、衄血，以及肝经血热的血崩等症。以十灰丸、四生丸、槐花散、清经止血汤等为代表方。

3. 养肝 养肝，即通过滋阴、养血以补肝之虚，缓肝之急。主要包括滋养柔肝、补养肝血2法。

（1）滋养柔肝法：适用于肝失柔润，以致拘挛、震颤、疼痛为主之肝阴不足之证。以芍药甘草汤、一贯煎、滋水清肝饮为代表方。

（2）补养肝血法：适用于肝血亏虚，症见头晕目眩、心悸耳鸣，或妇女崩漏等症。以四物汤、当归补血汤为代表方。

4. 平肝 平肝，即通过泻火、滋阴、重镇以平定潜镇肝阳。主要包括平抑肝阳、镇肝息风2法。

（1）平抑肝阳法：适用于肝阳上亢，以眩晕头痛、严重失眠、烦躁不安，或兼惊痫抽搐为主要见症者。以天麻钩藤饮、羚羊角散为代表方。

（2）镇肝息风法：适用于肝阳上扰，肝风内动，症见头目眩晕、耳鸣昏厥、抽搐震颤，甚则颠仆、口眼歪斜、半身不遂。以镇肝息风汤、建瓴汤为代表方。

5. 温肝 温肝，即通过温阳散寒，以治疗肝寒病证。主要包括温散肝寒、温肝行气和温补肝阳3法。

（1）温肝散寒法：适用于寒邪伤肝，病势急骤，症见四肢厥冷、指甲青紫、腹冷痛，或囊卷阴缩，或腿肚转筋。以当归四逆汤、当归四逆加吴茱萸生姜汤为代表方。

（2）温肝行气法：适用于肝寒气滞，小腹疼痛，或痛引睾丸之证。以天台乌药散、暖肝煎为代表方。

（3）温补肝阳法：适用于素体阳虚，复遭寒入伤肝，症见巅顶头痛、呕吐涎沫、脘腹冷痛、四肢不温、小腿拘挛。以吴茱萸汤、吴萸木瓜汤为代表方。

6. 清胆　清胆，即清除胆热的治法，主要包括清胆利湿、清胆和胃、清胆豁痰3法。

（1）清胆利湿法：适用于肝胆郁结而胁痛，湿热内蕴、胆汁外溢而发为黄疸者。以茵陈蒿汤为代表方。

（2）清胆和胃法：适用于肝胆湿热所致的烦热、失眠、眩晕、呕吐等症。以蒿芩清胆汤为代表方。

（3）清胆豁痰法：适用于胆虚痰湿所致之易惊、心悸、眩晕、失眠、呕吐、虚烦等症。以温胆汤、半夏白术天麻汤为代表方。

（二）脾胃之治法

1. 健脾　健脾，即通过补益脾气以恢复其运化功能的治法。主要包括补气健脾、补气升陷两法。

（1）补气健脾法：适用于脾气虚弱，症见食欲不振、肠鸣便溏、短气懒言等。以四君子汤、香砂六君子汤和参苓白术散为代表方。

（2）补气升陷法：适用于脾虚中气下陷，症见少气懒言、阴挺、脱肛、泄泻、遗尿、带下、久痢、气虚发热、气虚便秘等。以补中益气汤、升陷汤、举元煎为代表方。

2. 温脾　温脾，即通过温补脾胃之阳以消除中焦虚寒的治法。主要包括温运脾阳、温胃祛寒法。

（1）温运脾阳法：适用于中焦虚寒证之呕吐、泄泻、腹脘胀痛、喜温喜按等。以大建中汤、小建中汤、温脾汤为代表方。

（2）温胃祛寒法：适用于素体阳虚胃寒，经常呕吐、胃痛而喜温喜按者；或寒邪伤胃，发病较急，呕吐、胃脘胀痛且喜热者。以吴茱萸汤、良附丸等为代表方。

3. 养胃　养胃，即通过滋养脾胃之阴以恢复脾胃受纳、运化功能的治法。主要包括滋养脾阴和胃阴2法。

（1）滋养脾阴法：适用于脾阴不足而运化失常之长期低热、口干舌燥、气短乏力、食欲不振、大便不畅等症。以参苓白术散为代表方。

（2）滋养胃阴法：适用于温病后期，胃液被劫，而见口干、咽燥、渴喜冷饮等症。以益胃汤、五汁饮、甘露饮为代表方。

4. 清胃　清胃，即清泻胃热之治法。主要包括清泄阳明胃热和清泄胃中积热2法。

（1）清泄阳明胃热法：适用于阳明热盛，或温病邪在气分呈现高热、汗出、烦渴引饮等症。以白虎汤为代表方。若热病后期，余热未尽，气阴两伤，呈现烦渴呕逆，少气虚烦者，宜竹叶石膏汤清热生津、益气和胃。

（2）清泄胃中积热法：适用于胃中积热，症见口臭、口疮、牙痛，喜凉畏热，或齿龈红肿溃烂，或唇口腮颊肿痛等。以清胃散为代表方。

5. 泻胃　泻胃，即用通里攻下方药以泻胃热、下积滞之治法。

适用于胃热与肠中积滞相结的腑实证，出现腹胀满痛、大便秘结，甚至神昏谵语等症。以三承气汤为代表方。

6. 和胃 和胃，即用消导食积的方药，消除气滞食积，以调和胃气的治法。

适用于饮食停滞于胃，或积滞中焦而生湿蕴热，症见脘腹痞满、嗳腐噫气、恶食吐泻，或大便不畅者。以保和丸、枳实导滞丸为代表方。

7. 降胃 降胃，即用顺气降逆之方药以纠正胃气上逆的治法。主要包括温胃降逆法和清胃降逆法2法。

（1）温胃降逆法：适用于因寒证所致之呕吐、呃逆。以大半夏汤、旋覆代赭石汤、干姜人参半夏丸、丁香柿蒂汤为代表方。

（2）清胃降逆法：适用于热证所致的呕吐、呃逆。以橘皮竹茹汤、黄连苏叶汤为代表方。

（三）肺之治法

1. 宣肺 宣肺，即宣通肺气而恢复其肃降功能之治法。主要包括宣肺散寒、宣肺散热、宣肺降逆及宣肺行水4法。

（1）宣肺散寒法：适用于寒邪束表，肺失宣肃，症见恶寒发热、头身疼痛、鼻塞、咳嗽、胸闷不舒、吐痰清稀。以麻黄汤、荆防败毒散为代表方。

（2）宣肺散热法：适用于温邪侵袭，肺卫失宣，症见身热恶风、咽痛、流涕、咳嗽、舌尖红、脉浮等。以桑菊饮、银翘散为代表方。

（3）宣肺降逆法：适用于邪犯肺卫，肺失肃降而喘促、咳嗽者。偏寒的用三拗汤之类，偏热者用麻杏甘石汤之类。

（4）宣肺行水法：适用于外邪侵犯，肺气不宣，不能通调水道，因而水湿停滞，症见浮肿、小便不利，兼有恶风、发热、脉浮等。以越婢汤及越婢加术汤为代表方。

2. 温肺 温肺，即用温阳、祛痰、化饮、降逆的方药以治疗因肺寒所致的痰、哮、喘、咳等症。主要包括温肺平喘、温肺止咳2法。

（1）温肺平喘法：适用于肺寒喘证与哮病。以小青龙汤、苏子降气汤、射干麻黄汤、苓甘五味姜辛半夏杏仁汤为代表方。

（2）温肺止咳法：适用于肺寒咳嗽，痰多、清稀、色白等症，以止咳散为代表方。

3. 清肺 清肺，即通过清泄肺热、清热降逆以消除热毒壅肺、肺热喘咳的治法。主要包括清肺降逆、清肺解毒2法。

（1）清肺降逆法：适用于肺热喘咳之证，以麻杏甘石汤、定喘汤为代表方。

（2）清肺解毒法：适用于热毒壅肺，症见发热、胸痛、咳唾脓血；或咽喉肿痛、腮颊肿痛。以《千金》苇茎汤、普济消毒饮等为代表方。

4. 润肺 润肺，即用滋养肺阴的方药以润肺燥的治法。

适用于温燥伤肺，津液被灼，出现头痛身热、心烦口渴、干咳无痰，或痰少咳出不畅，咳甚则胸痛、鼻燥咽干、咽喉疼痛，既有肺热，又已伤津等症。以桑杏汤、沙参麦冬汤、养阴清肺汤为代表方。

5. 补肺 补肺，即通过补肺气、养肺阴以消除肺虚证候的治法。主要包括补气、滋阴、双补气阴3法。

（1）补益肺气法：适用于肺气虚弱的少气懒言、声低气短、动则气促、自汗等症。以补中益气汤、玉屏风散、人参蛤蚧散为代表方。

（2）滋养肺阴法：适用于肺阴不足，或肺痨阴虚的干咳无痰、痰中带血、午后潮热、盗汗遗精等症。以琼玉膏、百合固金汤为代表方。

（3）双补气阴法：适用于肺之气阴两虚的气短懒言、头昏少神、咽干口渴、久咳、汗多、唇舌干燥等症。以生脉散为代表方。

6. 敛肺　敛肺，即通过收敛肺气以止咳、平喘、止汗、止血的治法。主要包括敛肺降逆、敛肺止血、敛肺止汗3法。

（1）敛肺降逆法：适用于肺气耗散，肺虚不敛的久咳不止、脉细而数之症。以五味子汤、人参补肺饮为代表方。

（2）敛肺止血法：适用于久咳不愈并见咯血者。以五味子、白及、阿胶、海蛤粉等敛肺、止血药为主，辅以百合、百部、贝母等润肺、化痰、止咳之品，共收敛肺止血之效。

（3）敛肺止汗法：适用于气阴两虚，卫外失固而自汗、盗汗甚多、久汗不止等症。以生脉散为代表方。

7. 泻肺　泻肺，即通过宣泄逐饮、通调水道以消除和改善痰水壅肺的治法。

适用于痰水壅肺的喘息气促、胸胁疼痛等症。轻症葶苈大枣泻肺汤，重症十枣汤或大陷胸汤为代表方。

（四）肾之治法

1. 滋肾　滋肾，即用滋养肾阴的方法以改善肾阴不足的治法。主要包括滋养肾阴、滋阴降火、滋肾纳气3法。

（1）滋养肾阴法：适用于肾阴不足，症见腰酸，遗精、盗汗，头痛、耳鸣、咽干、舌燥等。以左归饮、左归丸为代表方。

（2）滋阴降火法：适用于肾阴亏虚，虚火上炎，症见骨蒸潮热、头目眩晕、耳鸣耳聋、失眠盗汗、遗精梦泄、消渴淋沥等。以六味地黄丸、知柏地黄丸、大补阴丸为代表方。

（3）滋肾纳气法：适用于肾阴亏虚，阴虚阳浮，以致肾不纳气而喘促者。以都气丸、八仙长寿丸等为代表方加减。

2. 温肾　温肾，即用温补肾阳的方药以改善肾阳虚损的治法。主要包括温肾助阳、温肾救逆、温肾利水3法。

（1）温肾助阳法：适用于肾阳不足之阳痿、滑精、不育等症。以人参鹿茸丸为代表方。

（2）温肾救逆法：适用于肾阳虚衰的厥逆、脉微欲绝等症。以四逆汤、参附汤为代表方。

（3）温肾利水法：适用于肾阳不足，气化不行，水湿泛滥，症见面身浮肿、肢体沉重、小便不利、形寒肢冷等。以真武汤、济生肾气丸为代表方。

3. 固肾　固肾，即用收敛固涩肾气的药物以改善肾气不固的治法。主要包括固肾涩精、固肾止带、固肾缩尿3法。

（1）固肾涩精法：适用于肾虚不固，遗精滑泄，日久不愈，兼见盗汗、虚烦、腰痛、耳鸣等症。以固精丸为代表方。

（2）固肾止带法：适用于肾虚不固，见白带清稀、久下不止、腰膝酸软、小便频数、头晕目眩等症。以固肾止带丸（鹿角霜、菟丝子、牡蛎、白术、杜仲、莲须、银杏、芡实）为代表方。

（3）固肾缩尿法：适用于肾虚不固，膀胱失约，见小便频遗、淋沥不断，或小儿遗尿等症。以缩泉丸、桑螵蛸散为代表方。

（五）心之治法

1. 清心 清心，即用清热、凉血、开窍的方药，治疗心经积热、热毒上扰、热蒙清窍的治法。主要包括清心泻火、清热凉血、清心开窍 3 法。

（1）清泻心火法：适用于心经积热的心烦失眠、口舌糜烂、小便短赤等症。以牛黄清心丸、清心莲子饮、导赤散为代表方。

（2）清心凉血法：适用于温病热入营血的发热且入夜尤甚、神昏谵语、出血发斑等症。以清营汤、犀角地黄汤为代表方。

（3）清心开窍法：适用于温邪内陷心包，热闭清窍的神昏谵语和痉厥之证。以安宫牛黄丸、紫雪丹、至宝丹为代表方。

2. 温心 温心，即用温补心阳的方药治疗心阳虚损和心阳虚脱。主要包括温补心阳和回阳固脱 2 法。

（1）温补心阳法：适用于心阳不足的心悸、气短等症，可用桂枝甘草汤之类。若心阳痹阻证，见心前憋闷，甚则心痛、自汗、脉结代等。以栝楼薤白汤加活血化瘀和益气之品治之。

（2）回阳固脱法：适用于心阳虚脱之心悸、怔忡、大汗淋漓、四肢厥逆、口唇青紫、上气喘促、呼吸微弱，甚则晕厥昏迷、脉微欲绝之症。当急予参附汤或四逆加人参汤。

3. 补心 补心，即用补益心之气阴的药物以改善心之虚损的治法。主要包括补养心阴和补益心气 2 法。

（1）补养心阴法：适用于心阴不足的心悸、心烦、易惊、失眠、健忘、多寐、口咽干燥等症。以天王补心丹和酸枣仁汤为代表方。

（2）补益心气法：适用于心气不足的心悸气短、自汗、倦怠无力、面色少华、舌胖嫩、脉虚等症。以养心汤为代表方；若气阴两虚，可选用炙甘草汤。

4. 镇心 镇心，即用镇心安神的药物，以改善心神不安的治法。适用于一切心神不安的心悸、失眠、多梦易惊等症。常用镇心丹、朱砂安神丸、磁朱丸等加减。

5. 开窍 开窍，即是用开窍药物使患者苏醒的治法。开窍法一般分为温开和凉开 2 种。

温开主要适用于寒邪湿痰所致的中风、痰厥、气厥、突然昏倒、牙关紧闭、痰鸣不醒之症，以苏合香丸辛温开窍醒脑为代表；凉开适用于邪热上扰，逆传营血，呈现抽搐昏迷等症，以牛黄、至宝、紫雪等"三宝"为代表。

（于德强）

第五章

中医内科疾病预防与调护

第一节 预防

一、顺应四时

"人以天地之气生，四时之法成"。人生天地之间，与自然界有着无法割裂的关系。所以，人类应该从天地、四时变化中探寻生命健康之理。《素问·四气调神大论》对四时养生做了很好的论述，可以作为预防疾病的准则。春季宜夜卧早起，广步于庭，披发缓形，多生少杀，以顺春生之性；夏季宜夜卧早起，勿厌于日，使情志不怒，腠理宣通，爱于外而调其中，以顺夏长之性；秋季宜早卧早起，情志安宁，收敛神气，以顺秋收之性；冬季宜早卧晚起，使神志内藏，去寒就温，以顺冬藏之特性。如能深悟四时之理并遵从行之，实是预防疾病的至高境界。

二、调适环境

环境是影响健康的重要因素。要设法使居处环境适合本人的特点，避免过寒、过热、过温、过燥、过度嘈杂；消灭蚊虫等传染媒介，消除疫水，远离疫区，注意餐具消毒，防止痢疾、疟疾、时行感冒、霍乱等疫毒性疾病的发生。

三、饮食有节

避免暴饮暴食和进食酸馊、变质、不洁食物；少食腌渍、罐头、果脯及方便食品；提倡低盐、低糖、低脂饮食；酒类以少饮或不饮为宜。

四、调畅情志

喜、怒、忧、思、悲、恐、惊7种情志是人正常精神活动的外在表现，正常的情志活动有助于保持人体的生理健康，但是，过强、过久的情志失调可以直伤五脏，是内伤的重要病因。所以，调畅情志是预防内伤性疾病的重要手段。要修炼豁达的性格，对各种生活变故和情志刺激保持一种平和的心态；对长久不能解除的难题要通过移情易性来获取新的情志平衡。

五、起居有度

讲究个人卫生，防止皮肤病、胃肠传染病、淋证的发生；杜绝吸烟；按四季规律，定时起居，不可因看电视、电脑影响睡眠；防止久坐、久行、久劳及房劳过度。

六、适度锻炼

适度的体育锻炼可使经络疏通，增强体质，使"正气存内，邪不可干"。提倡户外运动，其强度因人而异，但以中等强度为宜，避免单一身体部位的锻炼，推荐太极拳、易筋经、八段锦、广播体操等运动形式。

（于德强）

第二节　调护

一、精神调护

由于患病后，患者在精神和肉体上都有痛苦，因此在精神上给以安慰和鼓励，使其安心治疗和休养，以期早日康复。尤其对危急病情或难治之证，一旦发现患者有神情反常时，更应及时进行耐心解释、反复开导、热情鼓励，使其增强信心，保持乐观的情绪，积极配合治疗。中医内科病证的精神护理，以下几点尤为重要。

1. 一是要做到"怡情放怀，可愈此病"　帮助患者克服和消除急躁、抑郁、疑虑、悲伤、恐惧等不良情绪。防止五志所伤，以免加重病情。

2. 二是要做到实事求是　说明治疗的难易，既要帮助患者克服悲观的情绪，也要注意切合实际地向患者宣传解释，克服患者的急躁心情。

3. 三是应做好患者亲属的工作，使其密切配合　对探视和陪伴患者的亲属，要让他们了解医院正在为患者进行认真负责的治疗，并通过他们给患者以开导。

4. 四是医护人员要有热忱而严肃负责的工作态度　不仅态度要和蔼可亲，体贴耐心地护理患者，而且还要沉着、乐观、充满信心。切忌因治疗上的困难，在患者面前流露出焦虑、紧张情绪，以致忙乱，出现差错事故。

二、日常调护

除应保持病房、诊疗室的安静和整齐清洁外，特别要注意适寒温和动静结合。

在适寒温方面，病室要注意通风，但不宜让风直接吹拂患者。随着气候的变化，要及时使用降温和取暖设备。阳虚怕冷者，室温应稍高；高热烦渴者，室温宜稍低。同时还应保持室内一定湿度。此外，要注意指导患者春防风、夏防暑、长夏防湿、秋防燥、冬防寒，以免病中复感。

在动静结合方面，对急性病证的治疗，常需以静为主；对慢性病的治疗，该静则多静养，若病情许可则适度活动也很必要。因为适度的活动，可以通畅血脉、帮助消化，有助于疾病的痊愈。五禽戏、八段锦、气功、太极拳，既是防病延寿的健身方法，也是调治疾病的体育疗法，应根据病情进行锻炼，以"劳而不倦"为度。

三、饮食调护

饮食可以养人，也可以治病，故早在周代我国有专门的"食医"。《黄帝内经》进而强调："毒药攻邪，五谷为养，五果为助，五畜为益，五菜为充，气味合而服之，以补精益气。"这说明药物配合饮食治疗，既可减少"毒药"对人体的损害，又能"补精益气"，从而提高治疗效果。兹就饮食护理的注意事项简述如下。

（一）节制饮食

适当补充营养对治疗有利，但进食过量则反而有害，故在疾病过程中不可勉强进食，疾病初愈，更不能骤然暴食。对某些疾病还应控制饮食，如《外台秘要》就要求消渴患者"先候腹空，积饥乃食"。再如少吃多餐，也是一种节制饮食的好方法，对于胃肠疾病更为适宜。

（二）选择饮食

饮食护理，不仅要注意进食的数量，而且对饮食的软硬、冷热、品类等方面也不可忽视。脾胃虚寒，常因进食生冷硬食而加重；衄血患者因多食辛辣而出血。所以，除根据病情选配流质、半流质、软食及普通饮食之外，还应根据辨证选择饮食。一般寒证宜温，热证宜凉；虚宜厚味温补，阴虚宜淡薄滋养。葱、韭、蒜、姜、辣椒等，性味均属辛热，少食有健脾通阳效能，可配用于寒证之胃痛、腹痛、泄泻等症；各种水果及一些瓜类，性味多偏寒凉，且多有清热解渴之效，故对温病热盛伤津者尤宜食用。

选择饮食，还应注意利用某些食品的医疗效能。以豆类及蔬菜为例，赤小豆有利水消肿作用，绿豆为清热解暑妙品，丝瓜有清热生津之力。以水产食品为例，海参有滋阴效能，海带有软坚散结之功，鲫鱼、鳝鱼均偏于温养。

感寒宜食姜葱，痢疾宜食大蒜，食积可用山楂，便秘常用蜂蜜，雀目宜服羊肝，消渴之食猪胰，肺痨之食百合、山药，脾虚宜服莲米、薏苡仁、红枣，均可作为医疗的辅佐。此外，尚有食用苦瓜、洋葱、番石榴以配合消渴的治疗；食用大蒜、洋葱以配合动脉硬化症的治疗。

（三）饮食禁忌

饮食禁忌，对临床治疗也是十分重要的。某些疾病难愈，或愈而复发，不少是与忽视饮食禁忌有关。《备急千金要方》曾说："大凡水肿病难治，瘥后特须慎于口味，又复病水人多嗜食不康，所以此病难愈也。"水肿病以忌盐最为重要，故《备急千金要方》要求"慎盐酱五辛"，甚至要"始终如一切断盐"，即使在用鲤鱼人药治疗时，也要求"勿与盐"。《医学六要》对血证饮食禁忌强调："血证不断酒色厚味，纵止必发，终成痼疾。"其他如黄疸忌食油腻，温病高热忌食辛辣荤腥，脾虚泄泻忌食生冷瓜果，肺痨、痔疮、痈疖忌食燥热食品，产后、经期忌食寒凉食品等，均是饮食护理经验之谈。

此外，尚需考虑药物与食品的关系。服用中药一般均忌嗜茶，服参类补品则忌食萝卜。按一般习俗尚有蜂蜜忌葱、白术忌桃李、鳖甲忌苋菜、荆芥忌鲫鱼等，可供参考。

四、煎药及服药法

（一）煎药法

汤剂是最广泛使用的一种剂型，注意煎药法是提高疗效的关键。现把煎药的注意事项，分述如下。

逐一核对有无错配情况，对于有毒或药性峻烈者，尤应注意。

煎药器具以沙锅、瓷罐或陶罐为佳。

药物煎煮前应先加清水浸泡，水量则应根据煎煮时间长短而定。发表、攻下药，须急火快煎，补虚滋养药则应小火慢煎。

芳香气薄的薄荷、藿香、钩藤等药宜后下，煎一二沸即可。石膏、龙骨、牡蛎、代赭石、磁石、珍珠母、石决明、龟甲、鳖甲等金石介壳之品，则宜先煎半小时左右。

附子、乌头等有毒之品应另包先煎，特别是川乌、草乌在剂量较大时，常须煎 3h 以上，总以舌尝无麻味为度。

旋复花、枇杷叶、海金沙、马勃等药宜用布袋包好煎煮。

饴糖、蜜蜂宜在煎好后去渣兑入。阿胶、鹿胶、龟胶则应先用黄酒墩烊，或加水蒸化，待药煎好后去渣冲服。

水牛角、鹿茸、沉香、琥珀、川贝母、三七等药，须先研细末或用水磨法，再用开水或煎剂冲服。

（二）服药法

服药方法也对发挥药效有密切关系，一般应注意以下几点。

汤剂一般每日 1 剂，分 2~3 次服；急重患者应随煎随服，每日可 2~3 剂。峻汗、峻泻之剂，如服一次即得汗或大便已下，则应即时停服；某些需要继续汗下者，则遵医嘱，但须注意密切观察。

驱虫药、泻下药及补养药，均宜饭前服。驱虫药更宜候饥而服，安神镇静药应睡前服，而截疟药则宜发作前 2h 服用。

一般药物大多采用温服，发汗药更须热服以助药力，温热药宜乘温服下，清热药又宜趋凉而服。根据病情需要，也有热药冷服、寒药热服的。

小儿服药，汤剂宜浓缩，宜小量多次服用，且服药时宜缓慢，不可急促灌下，以防药物进入气管。为便于小儿服药，宜酌加调味。

散剂可用温开水或蜂蜜水调服，或装入胶囊吞服。

酒剂剂量应根据病情、药性及患者酒量而定，但注意不要过量，特别是不会饮酒者，或服用含有毒药物的药酒。

（三）服药后的护理

服药后宜休息一段时间，使患者神情安定，观察药物有何不良反应，尤其是峻烈的药物初服之后，更应仔细观察。

服发汗药后，一般应多饮温热开水、热汤、热粥以助发汗，并需观察出汗情况，只宜遍体微汗，不可大汗，且应避风。

服利水剂后，应注意尿排量之多少，如能计量，则尽可能做好记录。

危重患者服药之后对其神志变化、唇面颜色变化、四肢寒温转变情况、气息、出汗、二便等情况均须详细记录。

服攻下药和驱虫药后，除应告诉患者药后可能出现轻度腹痛外，还应观察大便情况及有无寄生虫排出。

（于德强）

第六章

中药调剂的基本知识与操作技能

中药调剂所涉及的知识内容极为丰富，它与中医学基础、中药学、中药鉴定学、中药炮制学、方剂学、中药制剂学、药事管理学等学科知识有着广泛而密切的联系，中药调剂工作与中药临床药学工作更是密切相关。中药调剂人员除了熟悉或掌握调剂学科的专业知识外，还应掌握常用中药饮片、中成药的组成、剂型、功能主治、用法用量、注意事项等方面的知识，以便指导患者合理用药，为患者提供药学咨询服务。

第一节　概述

一、中药调剂与中药临床药学的关系

中药调剂是指根据临床中医的处方将中药饮片或者相关制剂调剂成方剂供应用的一个实际操作过程，是一项涉及知识面很广（包括中医基础学、中药学、中药鉴定学、中药炮制学、方剂学和中药调剂学等医药相关学科）并且负有法律责任的专业操作技能。调剂质量的高低直接影响着临床疗效和患者的安全用药，同时，中药调剂工作者还肩负着指导患者合理用药，为患者提供药学咨询服务的任务。因此，中药调剂工作是中药临床药学工作中的重要组成部分，要使患者收到药到病除的效果，既要求医师做到诊病精确、辨证施药，又要求药物调剂人员按处方意图准确调配，准确及时地为患者提供合理用药指导及药学咨询服务。现就中药调剂中影响临床疗效的因素作如下介绍。

（一）中药处方审核与中药临床药学的关系

中药处方审核是指中药调剂人员在调配药方之前，对药方进行审阅核准的行为。是中药调剂工作的首要环节，是提高配方质量、保证患者用药安全有效的关键。只有审查合格的中药处方才可以在审方人员签字后，再进行下一步的中药调剂，对于一些在审方中存在疑问或者存在明显不合格的中药处方，审方人员应该立即和开具处方医师进行联系，详细了解原因，并进行协商处理，避免由于临床医师的疏忽大意造成处方错误，因为处方的错误会严重影响处方治疗效果的发挥。审方除了要对患者的基本信息：姓名、性别、年龄和处方日期、患者病情临床表现、临床医师签字等项目进行核查外，也要重点关注药名的书写是否正确、清楚，治疗剂量是否合乎标准，是否存在超出正常量或者未达到治疗剂量的情况，对于儿童和年老体弱患者的处方要更加注意不良反应发生的概率，避免由于用药不当给患者带来健康

隐患。以及处方中是否存在"十八反"和"十九畏"以及"妊娠禁忌"等一些配伍禁忌的存在，避免由于临床医师的疏忽大意而影响正常的治疗。因此，中药处方审核是确保安全合理用药的首要一步。

（二）中药处方调配与中药临床药学的关系

中药处方调配是指把药屉内的中药饮片按处方要求调配齐全、集合一处的操作方法，是调剂工作程序的关键环节。接方后要再次进行细致审核，无误后方可调配。调配前先对戥秤，检查定盘星是否平衡。调配后应自行核对一遍，同时在处方上签名。需要进行特殊处理的药物，要进行事先处理，对于存在特殊煎煮要求的药物，要进行单独的包装，并且在外包装上注明具体煎煮的方法。如果在调配中由于疏忽大意拿错了药品或称错药物剂量，会严重影响临床疗效的发挥。

（三）中药处方复核与中药临床药学的关系

复核是指对所调配中药处方进行再次审核，避免差错。在处方调配完毕后，复核程序可以让中药调剂人员对所调配的处方进行全面的核对，这一程序有效避免了由于药味繁多、工作量等情况导致的错误发生。国家中医药管理局和原卫生部于2007年制定了《医院中药饮片管理规范》（国中医药发〔2007〕11号），其中第三十条规定中药饮片调配后，必须经复核后方可发出，二级以上医院应当由主管中药师以上专业技术人员负责调剂复核工作，复核率应当达到100%。所以通过复核可以及时发现遗漏或调配错误的药物，进而有效避免了由于药味的错误或遗漏而对处方疗效造成的影响。同时，复核人员不仅仅只是复核药物品种和数量，也要复核有无超剂量、超禁忌用药，以确保处方药物安全合理应用。

（四）发药交代与中药临床药学的关系

药品不同于一般商品，如果用药错误对患者的生命安全危害较大。因此，药剂人员必须充分重视发药交代的必要性和重要性，认真落实好发药交代工作，以促进患者科学合理用药，保证患者的用药安全。在实际操作中，药师发药时应认真详细核对患者个人信息，确认无误后方可发药，并要详细讲解药物的煎煮方法、服药剂量及时间、禁忌等注意事项，为患者提供必要的合理用药指导及药学咨询服务。

在整个调剂过程中，审方和复核工作与中药临床药学工作的关系最为密切，对于保障安全合理用药至关重要。一起云南白药中毒致死事件充分说明了中药调剂工作对于确保安全合理用药的重要性。事件经过如下：2004年10月12日华南农业大学的一位学生，因内服扶他林片而致胃出血入住广州某三甲医院，经13、14日的积极治疗胃出血基本控制。15日主治医师（西医）给予云南白药内服，每次一支（4g），一日3次，患者从中午12点开始到晚上10点共服大约11g。16日凌晨4点出现烦躁不安、瞳孔散大等危象，经抢救无效（未做任何云南白药中毒的急救措施），患者一直昏迷，最后死亡。经二次医疗事故鉴定，结果为：患者为超量服用云南白药中毒所致，属于医疗事故。根据云南白药药品使用说明书可知，本品每次0.25~0.5g，每日3~4次，每日用量2g，超过4g时可引起中毒。而本事件中患者用量是10小时之内服用云南白药11g，为严重超剂量使用（而且患者身体极度虚弱）。此事件中负责审方、调剂及复核的药师是有责任的，面对一张如此严重超剂量用药的处方，审方、复核药师居然没有发现问题，既未提示医师药物超量，也未要求医师双签名，最终导致患者中毒死亡的严重医疗事故发生。该事件中的主治医师是西医，他本人对云南白药并不了解，只是记得在杂志上看过用云南白药内服治疗消化道出血有效而将其用于这个患者，对于云南白药的具体用法用量并不太清楚，甚至他根本就不知道云南白药是有毒的。试想一下，假如药房调剂人员接到这个处方（或医嘱）经过仔细审方，发现云南白药超量问题，将处方（或医嘱）退回给医师并提示他：云南白药有毒，您的处方已严重超量。那么，这个致人死亡的严重医疗事故就有可能避免了。

从这个事件可以看出，中药调剂工作对中药的安全应用是可以起到重要的保障作用，对中药临床药学工作的影响也是显而易见的。因此，中药调剂人员应培养高度的责任心和职业道德，认真履行好自身职责，保证患者用药安全有效。随着临床药学技术的不断完善和发展，医院药师必须转变传统思想观念，在完成照方发药、审查药物用量用法等常规工作的基础上，应不断加强学习，增加中医药知识储备，不断提高自身业务能力，及时发现工作中出现的问题，吸取教训，总结经验，尽量避免调剂过程中的差错，促进中药调剂的科学性和有效性，提高临床用药治疗效果，推动药学服务的提高和完善。

二、中药调剂室基本条件

中药调剂室是中药调剂的必备硬件条件。为规范中药调剂室的管理、使用和运行，2009年根据《医疗机构管理条例》有关规定，国家中医药管理局和原卫生部制定了《医院中药房基本标准》，对中药调剂室的基本条件做出如下，规定。

1. 医院（含中医医院、中西医结合医院、综合医院，下同）中药房应当按照国家有关规定，提供中药饮片调剂、中成药调剂和中药饮片煎煮等服务。中药品种、数量应当与医院的规模和业务需求相适应，常用中药饮片品种应在 400 种左右。

2. 部门设置

（1）中药房由药剂部门统一管理，可分为中药饮片调剂组、中成药调剂组、库房采购组。

（2）至少中药饮片库房、中药饮片调剂室、中成药库房、中成药调剂室、周转库、中药煎药室，有条件的医院可按照有关标准要求设置中药制剂室。

3. 人员

（1）中药专业技术人员占药学专业技术人员比例至少达到 20%，中医医院中药专业技术人员占药学专业技术人员比例至少达到 60%。三级医院具有大专以上学历的中药人员不低于 50%，二级医院不低于 40%。

（2）中药房主任或副主任中，三级医院应当有副主任中药师以上专业技术职务任职资格的人员；二级医院应当有主管中药师以上专业技术职务任职资格的人员。

（3）中药饮片调剂组、中成药调剂组、库房采购组负责人至少应具备主管中药师以上专业技术职务任职资格。

（4）中药饮片质量验收负责人应为具有中级以上专业技术职务任职资格和中药饮片鉴别经验的人员或具有丰富中药饮片鉴别经验的老药工。中药饮片调剂复核人员应具有主管中药师以上专业技术职务任职资格。煎药室负责人应为具有中药师以上专业技术职务任职资格的人员。有条件的医院应有临床药学人员。

4. 房屋

（1）中药房的面积应当与医院的规模和业务需求相适应。

（2）中药饮片调剂室的面积三级医院不低于 100 平方米，二级医院不低于 80 平方米；中成药调剂室的面积三级医院不低于 60 平方米，二级医院不低于 40 平方米。

（3）中药房应当远离各种污染源。中药饮片调剂室、中成药调剂室、中药煎药室应当宽敞、明亮，地面、墙面、屋顶应当平整、洁净、无污染、易清洁，应当具备有效的通风、除尘、防积水以及消防等设施。

5. 设备（器具） 中药房的设备（器具）应当与医院的规模和业务需求相适应。

（1）中药储存设备（器具）：药架、除湿机、通风设备、冷藏柜或冷库。

（2）中药饮片调剂设备（器具）：药斗（架）、调剂台、称量用具（药戥、电子秤等）、粉碎用具（铜缸或小型粉碎机）、冷藏柜、新风除尘设备（可根据实际情况选配）、贵重药品柜、毒麻药品柜。

（3）中成药调剂设备（器具）：药架（药品柜）、调剂台、贵重药品柜、冷藏柜。

（4）中药煎煮设备（器具）：煎药用具（煎药机或煎药锅）、包装机（与煎药机相匹配）、饮片浸泡用具、冷藏柜、储物柜。

（5）临方炮制设备（器具）（可根据实际情况选配）：小型切片机、小型炒药机、小型煅炉烘干机、消毒锅、标准筛。

6. 规章制度

（1）制订人员岗位责任制、药品采购制度、药品管理制度、在职教育培训制度等各项规章制度。

（2）执行中医药行业标准规范，有国家制定或认可的中药技术操作规程和管理规范，并成册可用。

（郭卉艳）

第二节　处方的常用术语

一、处方的概念

（一）处方

是医师诊断患者疾病后为其预防或治疗需要而写给药品调剂人员的书面文件，由药品调剂人员审核、调配、核对并作为发药凭证的医疗用药的医疗文书。它是药品调剂、发药的书面依据，也是统计调剂工作量、药品消耗及销售金额等的原始资料。凡制备任何一种药剂的书面通知均可称为处方。

（二）中药处方

根据医师的辨证立法和用药要求，凡载有中药药品名称、数量、用法等内容和制备任何一种中药药剂的书面文件，都可称为中药处方或药方。每一个完整的中药处方的组成，除在辨证论治的基础上选择合适的药物外，还必须严格遵循配伍组成的原则。一张完整的中药处方应包括君、臣、佐、使四个方面。

（三）君药

是针对发病原因或主症而起主要治疗作用的药物，它是处方中不可缺少的主要部分。

（四）臣药

是协助君药以加强治疗作用的药物，它是处方中的辅助部分。

（五）佐药

有3个意义：一是佐助药，即配合君、臣药以加强治疗作用，或直接治疗兼症及次要病症的药物；二是佐制药，即用以消除或者减弱君、臣药的毒性，或制约其峻烈之性的药物；三是反佐药，即病重邪盛可能拒药时，配用与君药性味相反而能在治疗中起相成作用的药物。

（六）使药

即引经药或调和药性的药物。

（七）经方

是指《黄帝内经》《伤寒杂病论》等经典著作中所记载的方剂。大多数经方组方严谨，疗效确切，经长期临床实践沿用至今。

（八）时方

是指张仲景以后的医家。尤其是清以后的医家制订的方剂，它在经方基础上有很大发展。

（九）秘方

又称禁方。是医疗上有独特疗效、不轻易外传（多系祖传）的药方。

（十）单方、验方

单方是配伍比较简单而有良好药效的方剂，往往只有一、二味药，力专效捷，服用简便；验方是指民间积累的经验方，简单而有效。这类方均系民间流传并对某些疾病有效的药方。由于患者体质、病情各异，在使用时应该由医师指导，以防发生意外。

（十一）法定处方

是指国家药典、部（局）颁标准及地方颁布药品规范中所收载的处方，它具有法律的约束力。如《中华人民共和国药典》2010年版就收载成方制剂1 062个。

（十二）协定处方

是由医院药房或药店根据经常性医疗需要，与医师协商制定的方剂。它主要解决数量多的处方，做到预先配制与贮备，以加快配方速度，缩短患者候药时间。同时，还可减少忙乱造成的差错，提高工作效率，保证配方质量。

二、药名附加术语

一般在中药正名前冠以说明语而构成中药的处方全名。说明语多表示医师对中药饮片的产地、采收季节、性状特征、炮制、新陈程度等方面的要求。

（一）产地（道地）要求

如川芎、广陈皮、云茯苓、辽细辛、台党、怀牛膝、信前胡、亳白芍等。目前由于药材资源需求量大增，原产地分布已扩大。

（二）采收季节要求

药材的采收季节与药物质量有密切的关系，如绵茵陈以初春细幼苗质软如绵者佳；冬（霜）桑叶于秋后经霜者采集为好。

（三）炮制类要求

炮制是医师按照中医药理论，根据病情不同，为发挥药效而提出的不同要求，包括炒、炙、煅、蒸、煨、煮等。如常用的炒焦白术、蜜炙甘草、煅龙骨、酒蒸地黄、煨豆蔻、醋煮芫花、杏仁等。此外，还有发酵、发芽、净提、干馏、制霜、水飞等，都是常用的中药炮制方法。

调剂人员应熟悉各种术语、特殊处理的方法和品种，调剂时单独包装后再与群药同包。对门诊患者在发药时要特殊交代，为住院患者煎药时要严格执行煎煮操作常规，不可随意简化。其他需要特殊处理的药物视医嘱而定。值得注意的是，对需特殊处理的饮片品种，即使处方未加脚注，也应按规定处理。

（郭卉艳）

第三节　中药饮片处方的药品名称

中药品种繁多，名称复杂，同名异物、同物异名的现象比较严重。在 2009 年国家中医药管理局下发的《关于中药饮片处方用名和调剂给付有关问题的通知》（国中医药发〔2009〕7 号）和 2010 年的《国家中医药管理局关于印发中药处方格式及书写规范的通知》（国中医药医政发〔2010〕57 号）中均规定名称应当按《中华人民共和国药典》规定准确使用，《中华人民共和国药典》没有规定的，应当按照本省（区、市）或本单位中药饮片处方用名与调剂给付的规定书写。

现将临床处方中最为常用，并收入 2010 年版《中华人民共和国药典》的 500 余种中药的规范化名称，包括正名、用量、毒性、特殊煎法、配伍禁忌及注意事项等。

一、中药饮片的正名和别名

（一）正名

以《中华人民共和国药典》一部，局、部颁《药品标准》或《炮制规范》为依据，以历代本草文献作参考。

（二）别名

指除正名以外的中药名称。由于地区不同，习惯各异，一种中药除正名外，往往有别名、地区用名、简化名称等。如大黄与庄黄、锦纹；白果与银杏；金银花与忍冬花；茜草与血见愁；甘草与国老等。常用中药处方的正名和别名见表 6-1。

别名的使用，加剧了中药名称的混乱，妨碍中药药名的规范化，也给调剂工作带来了很多困难与麻烦，甚至发生误解而造成差错事故，产生不良后果。因此，必须引起重视，坚决予以纠正。

表 6 – 1 常用中药处方的正名和别名

正名	别名	正名	别名
三七	田三七 参三七 旱三七	木蝴蝶	玉蝴蝶 千张纸
大黄	川军 生军 锦纹	王不留行	王不留
山豆根	广豆根 南豆根	牛蒡子	大力子 鼠粘子 牛子
山药	怀山药 淮山药	龙眼肉	桂圆肉
天冬	天门冬	瓜蒌	全栝楼 栝楼
天花粉	栝楼根	白果	银杏
丹参	紫丹参	赤小豆	红小豆
升麻	绿升麻	佛手	川佛手 广佛手 佛手柑
牛膝	怀牛膝	诃子	诃子肉 诃黎勒
乌药	台乌药	补骨脂	破故纸
北沙参	辽沙参 东沙参	沙苑子	沙苑 蒺藜 潼蒺藜
甘草	粉甘草 皮草 国老	青果	干青果
白芍	杭白芍 白芍药 芍药	枸杞子	甘枸杞 枸杞
白芷	杭白芷 香白芷	栀子	山栀子
延胡索	元胡 玄胡索	牵牛子	黑丑 白丑 二丑
当归	全当归 秦当归	砂仁	缩砂仁
百部	百部草	草决明	决明子 马蹄决明
苍术	茅苍术	茺蔚子	于坤草子
土鳖虫	地鳖虫 䗪虫	莱菔子	萝卜子
牡蛎	左牡蛎	婆罗子	梭罗子
艾叶	祁艾 蕲艾	蒺藜	白蒺藜 刺蒺藜
西红花	藏红花 番红花	槟榔	花槟榔 大腹子 海南子
红花	红花 红蓝	罂粟壳	米壳 御米壳
辛夷	木笔花	广防己	木防己
金银花	忍冬花 双花 二花	防己	粉防己 汉防己
桑叶	霜桑叶 冬桑叶	羌活	川羌活 两羌活
淫羊藿	仙灵脾	麦冬	麦门冬 杭寸冬 杭麦冬
橘叶	南橘叶 青橘叶	附子	川附片 淡附片 炮附子
肉苁蓉	淡大芸	郁金	黄郁金 黑郁金
佩兰	佩兰叶 醒头草	泽泻	建泽泻 福泽泻
细辛	北细辛 辽细辛	前胡	信前胡
青蒿	嫩青蒿	南沙参	泡沙参 空沙参
茵陈	绵茵陈	干姜炭	炮姜炭 姜炭
浮萍	紫背浮萍 浮萍草	独活	川独活 香独活
益母草	坤草	茜草	红茜草 茜草根
墨旱莲	旱莲草	党参	潞党参 台党参

正名	别名	正名	别名
山茱萸	山萸肉　杭山萸	香附	香附子　莎草根
千金子	续随子	重楼	七叶一枝花　蚤休
马钱子	番木鳖	柴胡	北柴胡　南柴胡　软柴胡
五味子	辽五味子　北五味子	桔梗	苦桔梗
木瓜	宣木瓜	浙贝母	象贝母

二、并开药名

医师处方时，将疗效基本相似，或起协同作用的 2～3 种饮片缩写在一起而构成 1 个药名书写，称为"合写"，又称"并开"。调剂时，则应分别调配。兹将处方中常见的药名合写及应付中药饮片举例见表 6－2。

表 6－2　处方常用并开药名

并开药名	调配应付	并开药名	调配应付
二冬	天冬　麦冬	知柏	知母　黄柏
苍白术	苍术　白术	炒知柏	盐知母　盐黄柏
潼白蒺藜	刺蒺藜　沙苑子	盐知柏	盐知母　盐黄柏
生熟地	生地黄　熟地黄	炒谷麦芽	炒谷芽　炒麦芽
羌独活	羌活　独活	生熟麦芽	生麦芽　炒麦芽
二枫藤	青枫藤　海枫藤	生熟谷芽	生谷芽　炒谷芽
赤白芍	赤芍　白芍	生熟稻芽	生稻芽　炒稻芽
砂蔻仁	砂仁　蔻仁	生熟枣仁	生酸枣仁　炒酸枣仁
红白豆蔻	红豆蔻　白豆蔻	生熟薏米	生薏苡仁　炒薏苡仁
二地丁	黄花地丁　紫花地丁	生龙牡	生龙骨　生牡蛎
二决明	生石决明　决明子	煅龙牡	煅龙骨　煅牡蛎
冬瓜皮子	冬瓜皮　冬瓜子	猪茯苓	猪苓　茯苓
炒三仙	炒神曲　炒麦芽　炒山楂	腹皮子	大腹皮　生槟榔
焦三仙	焦神曲　焦麦芽　焦山楂	棱术	三棱　莪术
焦四仙	焦神曲 焦山楂	焦麦芽 焦槟榔	乳没　制乳香　制没药
荆防风	荆芥　防风	龙齿骨	生龙齿　生龙骨
二乌	制川乌　制草乌	青陈皮	青皮　陈皮
芦茅根	芦根　茅根	全紫苏	紫苏叶　紫苏梗　紫苏子
桃杏仁	桃仁　杏仁	藿苏梗	藿香　紫苏梗

三、处方应付

中药饮片调剂的处方应付是指调剂人员依据医师处方和传统习惯调配中药饮片。各地区根据历史用药习惯和多年积累的丰富经验，形成了本地区的一套处方给药规律，即处方应付常规，使医师和调剂人员对处方名称和给付的不同炮制品种达成共识，在处方中无须注明炮制规格，调剂人员即可按医师的处方用药意图给药。但由于全国缺乏统一的中药饮片调剂给付的规定，各地或各单位调剂给付规定也不够完善，常造成药房给付的中药饮片与医师的要求不一致，影响了临床疗效，出现了医患纠纷和医疗安全隐患。

为保障医疗安全，保证临床疗效，2009年国家中医药管理局下发了《关于中药饮片处方用名和调剂给付有关问题的通知》（国中医药发〔2009〕7号），规定各医疗机构应当执行本省（区、市）的中药饮片处方用名与调剂给付的相关规定，没有统一规定的，各医疗机构应当制订本单位中药饮片处方用名与调剂给付规定。制订中药饮片处方用名与调剂给付规定应符合国家有关标准和中医药理论。开具中药饮片处方的医师要掌握本省（区、市）或本单位中药饮片处方用名与调剂给付的规定，并据此书写中药饮片处方用名。医师开具中药饮片处方对饮片炮制有特殊要求的，应当在药品名称之前写明。各医疗机构中药饮片调剂人员应当按照本省（区、市）或本单位中药饮片处方调剂给付规定进行调剂，对未按规定书写中药饮片处方的应由处方医师修正后再给予调剂。对有特殊炮制要求的中药饮片，调剂时应临方炮制。

一般来说，处方应付常包括以下几个方面：

（一）药别名应付

在调配处方时，常常遇到一味药物具有多个名称的现象。目前，尽管处方要求写正名，但少数医师开处方时仍沿用传统习惯使用别名。因此，调剂人员在掌握药物正名的同时还应熟悉本地区常用的药物别名，结合审方，以保证正确调配药物。

（二）并开药物应付

并开的药物有的因疗效相似而经常配伍使用；有的则相须、相使同用，以增强疗效。

（三）炮制品应付

由于各地区的用药习惯和炮制方法的差异，处方应付很难统一，一般分为两类。

1. 处方中书写药名或炮制品名称时给付炮制品，写生品名时才给付生品：此类饮片一般需炮制后使用，很少生用。如写"麦芽"给付炒麦芽，写"生麦芽"给付生麦芽；写"乳香"给付制乳香，写"生乳香"给付生乳香；写"杜仲"给付盐炙杜仲，写"生杜仲"给付生杜仲；未注明生用则一律给付炮制品。

2. 处方中书写药名时给付生品，写炮制品时才给付炮制品：因炮制品与生品的作用有较大不同。如：写"甘草"给付生甘草，写"炙甘草"给付蜜炙甘草；写"柴胡"给付生柴胡，写"醋柴胡"给付醋炙柴胡；写"黄柏"给付生黄柏，写"盐黄柏"给付盐炙黄柏等。

（郭卉艳）

第四节　中药的用药禁忌

为了确保疗效、安全用药、避免毒副作用的产生，必须注意用药禁忌。中药的用药禁忌主要包括配伍禁忌、妊娠禁忌和服药的饮食禁忌、证候禁忌四个方面。

一、配伍禁忌

中药相互间的配伍禁忌，是中药学基础理论中一个古老的药性理论问题，也是中医临床处方和中药调剂工作中经常涉及的问题，历代医药学家对此素有争议，许多医药学家进行了多方研究，有的还撰有专论，但至目前尚无十分精确的定论，其中影响较大的是金元时期所概括的"十八反"和"十九畏"歌诀。"十八反"和"十九畏"是前人留下的经验总结，而后人对其内涵却有不尽相同的解释，目前也无确切的科学论证。为保证患者用药的安全有效，对歌诀所记述的药对，若无充分的科学根据时，仍应持谨慎态度，避免盲目配合使用，以免造成医疗事故。

调剂人员在审方和调配时除应熟记歌诀内容外，还必须掌握《中华人民共和国药典》和其他药品标准中有关不宜同用药物的规定，以其作为判断是否属配伍禁忌的法定依据。若病情需要同用时，必须经处方医师重新签字后才能调配。

（一）"十八反"歌诀

本草明言十八反，半蒌贝蔹及攻乌。藻戟芫遂俱战草，诸参辛芍叛藜芦。

（二）"十九畏"歌诀

硫黄原是火中精，朴硝一见便相争。水银莫与砒霜见，狼毒最怕密陀僧。

巴豆性烈最为上，偏与牵牛不顺情。丁香莫与郁金见，牙硝难合荆三棱。

川乌草乌不顺犀，人参最怕五灵脂。官桂善能调冷气，若逢石脂便相欺。

大凡修合看顺逆，炮燶灸煿莫相依。

（三）配伍禁忌的药典记载

《中华人民共和国药典》自 1963 年版收载中药以来，历版均有配伍禁忌的规定。《中华人民共和国药典》1963 年版标注中药不宜同用者 27 种，1977 年版标注不宜同用者 39 种，1985 年版标注不宜同用者 38 种，1990 年版标注不宜同用者 35 种，1995 年版标注不宜同用者 40 种，2000 年版标注不宜同用者 44 种，2005 年版标注中药不宜同用者 47 种，2010 年版标注不宜同用者 56 种，对某些药物配伍的宜忌，药典记载时有出入。

2010 年版《中华人民共和国药典》中【注意事项】中有关不宜同用中药的规定如下：

川乌、草乌、制川乌、制草乌、附子：不宜与半夏、瓜蒌、瓜蒌子、瓜蒌皮、天花粉、川贝母、浙贝母、平贝母、伊贝母、湖北贝母、白蔹、白及同用。

生半夏、法半夏、姜半夏、清半夏：不宜与川乌、制川乌、草乌、制草乌、附子同用。

甘草：不宜与海藻、京大戟、红大戟、甘遂、芫花同用。

母丁香、丁香：不宜与郁金同用。

红人参、白人参：不宜与五灵脂同用。

三棱：不宜与芒硝、玄明粉同用。

硫黄：不宜与芒硝、玄明粉同用。

赤石脂：不宜与肉桂同用。

藜芦：不宜与人参（包括各类人参）、人参叶、西洋参、党参、苦参、丹参、玄参、北沙参、南沙参及细辛、赤芍和白芍同用。

巴豆、巴豆霜：不宜与牵牛子同用。

狼毒：不宜与密陀僧同用。

从《中华人民共和国药典》规定的不宜同用药品种来看，没有突破"十八反"和"十九畏"规定的品种。

二、妊娠禁忌

能影响胎儿生长发育、有致畸作用，甚至造成堕胎的中药为妊娠禁忌用药，妇女在怀孕期间应禁止使用。一般具有毒性的中药，或有峻下逐水、破血逐瘀及芳香走窜功能的中药均属妊娠禁忌用药。

《中华人民共和国药典》（2010 年版）中有关妊娠禁忌的规定为判断是否属妊娠禁忌的依据。《中华人民共和国药典》（2010 年版）将妊娠禁忌分为妊娠禁用药、妊娠忌用药、妊娠慎用药三种。

妊娠禁用药为毒性中药，凡禁用的中药绝对不能使用。

妊娠忌用药大多为毒性较强或药性猛烈的中药，应避免使用。

妊娠慎用药一般包括有通经祛瘀、行气破滞以及药性辛热和过于苦寒的中药。慎用的中药可根据孕妇患病的情况酌情使用，但没有特殊必要时应尽量避免使用，以免发生事故。

（一）妊娠禁忌歌诀

斑水蛭及虻虫，乌头附子配天雄。野葛水银并巴豆，牛膝薏苡与蜈蚣。

三棱芫花代赭麝，大戟蝉蜕黄雌雄。牙硝芒硝牡丹桂，槐花牵牛皂角同。

半夏南星与通草，瞿麦干姜桃仁通。硇砂干漆蟹爪甲，地胆茅根都失中。

（二）《中华人民共和国药典》【注意事项】中规定的妊娠禁用、忌用和慎用药品种

1. 妊娠禁用药　土鳖虫、猪牙皂、马钱子、马兜铃、天仙子、天仙藤、巴豆、甘遂、水蛭、红粉、朱砂、芫花、全蝎、红大戟、京大戟、闹羊花、牵牛子、洋金花、轻粉、莪术、商陆、斑蝥、雄黄、蜈蚣、罂粟壳、麝香、阿魏、两头尖、黑种草子、三棱、丁公藤、千金子、猪牙皂。

2. 妊娠忌用药　大皂角、天山雪莲。

3. 妊娠慎用药　人工牛黄、三七、大黄、川牛膝、王不留行、艾片、天南星、制天南星、木鳖子、牛黄、牛膝、片姜黄、白附子、西红花、华山参、肉桂、芦荟、冰片、苏木、牡丹皮、没药、乳香、青葙子、苦楝皮、金铁锁、草乌叶、禹州漏芦、禹余粮、急性子、郁李仁、虎杖、卷柏、枳壳、枳实、穿山甲、桂枝、桃仁、凌霄花、黄蜀葵花、益母草、通草、常山、蒲黄、漏芦、薏苡仁、瞿麦、蟾酥、番泻叶、芒硝、玄明粉。

三、饮食禁忌

患者服药或用药期间，对某些食物不宜同时进服，前人称为服药禁忌，也就是民间通常所说的"忌口"。中药服药食忌是中药传统禁忌理论的重要组成部分，有些药物在使用时必须在饮食上加以注意，才能提高疗效，降低副作用。《伤寒论》中有服桂枝汤后"忌生冷、粘滑、肉面、五辛、酒酪、臭恶"的记载。古代文献上还有常山忌葱，地黄、何首乌忌葱、蒜、萝卜，薄荷忌鳖肉，茯苓忌醋以及鳖甲忌苋菜等记载。

具体讲，在服药期间，不宜吃与药物性味相反或影响治疗的食物。因为各种食物与药物一样，都有不同的性能，要做到忌口适宜，必须根据疾病和药物的性能特点来考虑，才不至于忌得过多、过少或忌错，从而有利于发挥药效，缩短病程，使患者早日恢复健康。例如，患脾胃虚寒或胃寒疼痛等的患者，服温中祛寒药时不宜吃生冷助寒类食物；属胃热疼痛的患者，服清热药时不宜吃辛辣助热类食物；患脾胃消化功能减退的食积不化、胸腹胀闷等症的患者，服健脾消导药时不宜吃黏滞、油煎类不易消化的食物；患神经衰弱、心悸失眠等症的患者，在服镇静安神药时，不宜吃辛辣、酒、浓茶等刺激和兴奋中枢神经的食物；患外科疮疡、痔瘘及皮肤疾病的患者，对姜、椒、酒、腥臭（俗称"发物"）等类食物，当在禁忌之列，否则可助热动血，扩散炎症，增加疼痛，难以收口等。

总之，服药和用药期间的忌口与治疗进程是有密切关系的。要恢复健康，除药物力量外，还须患者调理得宜，在服药期间不能吃影响药效的食物，只有这样，才能达到尽快恢复健康的目的。

四、证候禁忌

由于药物的药性不同，其作用各有专长和一定的适应范围，因此，临床用药也就有所禁忌，称"证候禁忌"。即指某些证候使用某些中药，将发生不良后果，损害患者健康的用药禁忌。如体虚多汗者，忌用发汗药，以免加重出汗而伤阴津；阳虚里寒者，忌用寒凉药，以免再伤阳生寒；阴虚内热者，慎用苦寒清热药，以免苦燥伤阴；脾胃虚寒、大便稀溏者，忌用苦寒或泻下药，以免再伤脾胃；阴虚津亏者，忌用淡渗利湿药，以免加重津液的耗伤；火热内炽和阴虚火旺者，忌用温热药，以免助热伤阴；妇女月经过多及崩漏者，忌用破血逐瘀之品，以免加重出血；脱证神昏者，忌用香窜的开窍药，以免耗气伤正；邪实而正不虚者，忌用补虚药，以免闭门留邪；表邪未解者，忌用固表止汗药，以免妨碍发汗解表；湿热泻痢者，忌用涩肠止泻药，以免妨碍清热解毒、燥湿止痢。如麻黄性味辛温，功能发汗解表、散风寒，又能宣肺平喘利尿，故只适宜于外感风寒表实无汗或肺气不宣的喘咳，而对表虚自汗及阴虚盗汗、肺肾虚喘则应禁止使用。又如黄精甘平，功能滋阴补肺、补脾益气、主要用于肺虚燥咳、脾胃虚弱及肾虚精亏的病证。但因其性质滋腻，易助湿邪，因此，凡脾虚有湿、咳嗽痰多以及中寒便溏者则不宜服用。所以除了药性极为平和者无须禁忌外，一般药物都有证候用药禁忌，其内容详见各论中每味药物的"使用注意"部分。

2010 年版《中华人民共和国药典》中有关药物证候禁忌的规定如下：

大皂角：咯血、吐血患者忌服。

猪牙皂：咯血、吐血患者禁用。

大黄：月经期、哺乳期慎用。

天仙子：心脏病、心动过速、青光眼患者禁用。

天仙藤：肾功能不全者禁用。

马兜铃：肾功能不全者禁用。

亚麻子：大便滑泻者禁用。

华山参：青光眼患者禁服；前列腺重度肥大者慎用。

肉桂：有出血倾向者慎用。

朱砂：肝肾功能不全者禁用。

没药：胃弱者慎用。

乳香：胃弱者慎用。

青葙子：本品有扩散瞳孔作用，青光眼患者禁用。

青叶胆：虚寒者慎服。

苦楝皮：肝肾功能不全者慎用。

茺蔚子：瞳孔散大者慎用。

闹羊花：体虚者禁用。

油松节：阴虚血燥者慎用。

洋金花：外感及痰热咳喘、青光眼、高血压及心动过速患者禁用。

银杏叶：有实邪者忌用。

黑种草子：热性病患者禁用。

蜂胶：过敏体质者慎用。

（刁燕春）

第五节　中药的用法用量

自古就有"中医不传之秘在于量"之说。我国各种中医药参考书记载的中药用量不统一，《中华人民共和国药典》的用量范围与临床也存在一定的差距，临床上常常出现超出药典用量的现象，这与药材品种、产地、季节、加工炮制，不同的用法，患病群体的体质差异，药物之间的相互作用等因素密切相关。随着时代的变迁，生活和社会条件的变化，环境的变化，药材来源的不同，疾病谱的改变，中药饮片产生疗效的用量也在发生着变化，中药饮片用量的科学性、合理性，不仅对中医临床疗效至关重要，而且与中药资源的可持续利用、中药不良反应或毒副作用紧密相关。中药饮片用量不统一、不规范的问题已成为制约中医临床疗效的瓶颈之一，影响了中医的发展。

一、中药饮片的用法用量

中药饮片的用量是指处方中每味药物的剂量，是处方的一个重要组成部分。在方剂中，每一味药使用的剂量并不是固定不变的，而是要根据患者的证候情况随时调整，但并不是无章可循。因此，调配处方时必须注意审核用量是否正确，有无笔误等，发现问题要与医师联系解决。常用药物的剂量一般可从以下几个方面的使用原则进行考虑。

（1）一般药物就质地而论，质地疏松的药材，如花、叶、全草之类，其药物成分容易被煎出，剂量不宜过大；质地重实的药材，如矿物、贝壳类，其药物成分不易被煎出，剂量相应要大些。从气味上比较，芳香走散的药物剂量宜小；味厚滋腻的药物剂量可大些。过于苦寒、辛热的药物用多了易伤脾胃和伤阴耗气，不宜量大久服。就药物的新陈而言，新鲜药材，如鲜地黄、鲜芦根、鲜石斛、鲜茅根等，应考虑药材本身所含水分，剂量应大些。

（2）同样的药物入汤剂的剂量比入丸散的剂量要大，复方配伍比单味药使用剂量要小。

（3）根据年龄的不同，青壮年患者用药剂量可适当大些；老年人用药剂量应减少；婴幼儿按年龄或体重比例换算使用，减少剂量。

（4）疾病初起或体质较强的患者用药剂量可大些，体弱久病的人用药剂量要适当减少。

（5）常见临床处方药物每剂一般用量

1）一般药物：干燥饮片用量9～10g，如黄芩、川芎、苍术等；新鲜药物的用量15～30g，如鲜生地、鲜芦根、鲜茅根等。

2）质地较轻的药物：干燥饮片用量1.5～3g，如木蝴蝶、细辛、灯心草等；或3～4.5g，如九节菖蒲、九香虫、水蛭、干姜、肉桂等。

3）质地较重的药物：干燥饮片用量10～15g，如生地、熟地、何首乌等；或15～30g，如石膏、石决明、龙骨、磁石等。

4）其他用量表示：如蜈蚣1条；生姜3片；鲜竹沥15ml等。此外，一些贵重药一般用量也比较小，如牛黄0.1～0.3g，麝香0.03g～0.1g等。

总之，中药的临床用量多寡虽非"不传之秘"，但的确是历代医家临床经验的宝贵结晶。一张处方中每一味中药剂量的确定具有很强的技巧性，与临床疗效的关系十分密切。纵观历代医案，对同一患者，用同一张药方，甲医用之无效，而乙医对其中某药稍作增减，其效立显之例，屡见不鲜。可见临证处方用药不可随心所欲，否则轻则影响疗效，重则因药致病。正因为如此，对调剂人员的要求必须十分严格。如果调剂人员操作时粗枝大叶或变更某些药物的剂量，那么方剂的治疗范围、功能主治、禁忌等均可随之改变。例如，同为枳实和白术两药组成的枳术汤和枳术丸，前者枳实用量倍于白术，以消积导滞为主；后者白术用量倍于枳实，以健脾和中为主。又如小承气汤和厚朴三物汤，同为大黄、枳实、厚朴三药组成，只因各药用量不同，方剂名称、功能主治也均不相同。前者大黄用量重于厚朴，故偏重于泻热通便；后者厚朴用量重于大黄，故长于行气消胀。由此可见，在调剂中必须遵循处方的用量原则，才能确保临床疗效。

为加强中药饮片管理，保障人体用药安全、有效，根据《中华人民共和国药品管理法》等法律，国家中医药管理局和原卫生部于2007年制定了《医院中药饮片管理规范》（国中医药发〔2007〕111号），其中第二十九条规定中药饮片调剂人员在调配处方时，应当按照《处方管理办法》和中药饮片调剂规程的相关规定进行审方和调剂。对存在"十八反"、"十九畏"、妊娠禁忌、超过常用剂量等可能引起用药安全问题的处方，应当由处方医师确认（"双签字"）或重新开具处方后方可调配。

中药饮片主要是用于制作中药汤剂，中药汤剂的用法包括煎法和服法，两者同等重要，用法的恰当与否，对临床疗效有着直接的影响。

二、毒、麻中药的用法用量

历代本草书籍中，常在每一味药物的性味之下，标明其"有毒""无毒"。"有毒无毒"也可简称为"毒性"，也是药物性能的重要标志之一，它是确保用药安全必须注意的问题。由于中药毒性与其治疗作用有关，因此，有毒中药仍为临床常用之品，毒性仍属于中药性能理论之一。同一味中药剂量不同，尤其是有毒中药，则其产生的疗效和不良反应不同。然而近年来，中药处方用量存在普遍偏大的趋势。同时，中药不良反应报道呈上升趋势，其中主要是由于超剂量使用所致。

因此正确认识药物毒性，对于治疗用药有重要的意义。"毒药"作为中药内容之一，有广义与狭义之分。广义毒药是一切药物的总称。如金元医家张子和曰："凡药皆有毒也，非止大毒、小毒谓之毒。"张景岳《类经》也言："药以治病，因毒为能，所谓毒药，以气味之有偏也。"药物偏性即为毒性。"以偏纠偏"可治病，"用之不当"则伤人。李时珍曾说过："用之得宜，皆有功力，用之失宜，参术亦能为害。"狭义毒药指治疗量与中毒量十分接近，治疗作用峻猛强烈，易引起中毒的药物，本书所言之毒药，即为狭义之毒，也是《中华人民共和国药典》2010年版中标有"毒"的药物，使用时需谨慎。

国家中医药管理局和原卫生部于2007年制定的《医院中药饮片管理规范》（国中医药发〔2007〕111号），其中第三十二条规定调配含有毒性中药饮片的处方，每次处方剂量不得超过二日极量。对处方未注明"生品"的，应给付炮制品。第三十三条规定罂粟壳不得单方发药，必须凭有麻醉药处方权的执业医师签名的淡红色处方方可调配，每张处方不得超过三日用量，连续使用不得超过七天，成人一次的常用量为每天3~6g。《中华人民共和国药典》2010年版中标有"毒"药物的用量见表6-3。

表6-3 有毒中药饮片内服限量表

品名	最高限量（g）	品名	最高限量（g）
丁公藤	6	制吴茱萸	5
九里香	12	硫黄	3
三棵针	15	艾叶	9
干漆	5	艾叶炭	9
土荆皮	外用适量	蛇床子	10
千金子	2	苦楝皮	6
飞扬草	9	香加皮	6
小叶莲	9	酒蕲蛇	9
天仙子	0.6	南鹤虱	9
生天南星	外用生品适量	绵马贯众	10
制天南星	9	绵马贯众炭	10
木鳖子	1.2	金钱白花蛇	5
生巴豆	外用适量	雄黄	0.1
两头尖	3	华山参	0.2
两面针	10	红粉	只可外用，不可内服
北豆根	9	米炒斑蝥	0.06
生白附子	外用生品适量	制马钱子/马钱子粉	0.6
制白附子	6	醋芫花	3，研末吞服0.9
白屈菜	18	红大戟	3
生半夏	内服一般炮制后使用，外用适量	洋金花	0.6
地枫皮	9	蟾酥	0.03
黑顺片	15	醋甘遂	1.5
生川乌	一般炮制后用	苦木	枝4.5，叶3
制川乌	3	金铁锁	0.3
生草乌	一般炮制后用	京大戟	3
制草乌	3	闹羊花	1.5

品名	最高限量（g）	品名	最高限量（g）
生水蛭	3	草乌叶	1.2
烫水蛭	3	蜜罂粟壳	6
白果仁	10	鹤虱	9
炒牵牛子	6	轻粉	0.2
鸦胆子	2	急性子	5
全蝎	6	臭灵丹草	15
土鳖虫	10	狼毒	熬膏外敷
蜈蚣	5	商陆	9
朱砂	0.5	紫萁贯众	9
炒苦杏仁	10	蓖麻子	5
大皂角/猪牙皂	1.5	翼首草	3
仙茅	10	山豆根	6
炒苍耳子	10	炒蒺藜	10
川楝子	10	重楼	9

三、中成药的用法用量

中成药作为药物，在临床应用过程中也应具备"安全、有效、经济、适当"4个基本要素，同时还应认识到中成药是在中医药理论指导下应用的，其和化学药品理论体系不同，在临床使用过程中还应充分继承传统中医辨证论治的精髓，同时还应摒弃"中药没有副作用"、"有病治病、无病强身"的错误认识，从中成药临床应用应遵循的指导原则、中成药的不良反应、使用禁忌、配伍应用等方面加强对中成药合理应用的认识。

为加强对中成药的临床应用管理，提高中成药应用水平，国家中医药管理局会同有关部门组织专家制定了《中成药临床应用指导原则》（以下简称《指导原则》）。《指导原则》由四部分组成，第一部分为中成药概述；第二部分为中成药临床应用基本原则；第三部分为各类中成药的特点、适应证及注意事项；第四部分为中成药临床应用的管理。其中中成药临床应用基本原则是《指导原则》的核心，重点指出中成药临床应用应遵循以下原则。

（一）辨证用药

依据中医理论，辨认、分析疾病的证候，针对证候确定具体治法，依据治法，选定适宜的中成药。

（二）辨病辨证结合用药

辨病用药是针对中医的疾病或西医诊断明确的疾病，根据疾病特点选用相应的中成药。临床使用中成药时，可将中医辨证与中医辨病相结合、西医辨病与中医辨证相结合，选用相应的中成药，但不能仅根据西医诊断选用中成药。

（三）剂型的选择

应根据患者的体质强弱、病情轻重缓急及各种剂型的特点，选择适宜的剂型。

（四）使用剂量的确定

对于有明确使用剂量的，应勿超剂量使用。有使用剂量范围的中成药，老年人使用剂量应取偏小值。理想的剂量要求有最好、最大的疗效，最小的不良反应。临床应用过程中成药的用量还要根据患者的年龄、体质、病程、发病季节等具体情况全面考虑。老年人一般气血渐衰，对药物耐受力较弱，特别是作用峻烈的药物易伤正气，应适当低于成人量。小儿 1 岁以上可用成人量的1/4，2~5 岁儿童用成人量的1/3，5 岁以上用成人量的1/2。体弱患者不宜用较大剂量，久病者应低于新病者的剂量。老人及身体极度衰弱者用补药时，开始剂量宜小，逐渐增加，否则因药力过猛而使病者虚不受补。凡病势重剧者药量宜大，以增强疗效；病势轻浅者用药量宜小，以免伤正气。此外，在确定用药量时，对南北水土不同、生活习惯及职业等因素都应予以考虑。

（五）合理选择给药途径

能口服给药的，不采用注射给药；能肌内注射给药的，不选用静脉注射或滴注给药。

（六）使用中药注射剂还应做到

用药前应仔细询问过敏史，对过敏体质者应慎用；严格按照药品说明书规定的功能主治使用，辨证施药，禁止超功能主治用药；中药注射剂应按照药品说明书推荐的剂量、调配要求、给药速度和疗程使用药品，不超剂量、过快滴注和长期连续用药；中药注射剂应单独使用，严禁混合配伍，谨慎联合用药；对长期使用的，在每疗程间要有一定的时间间隔；加强用药监护，用药过程中应密切观察用药反应，发现异常，立即停药，必要时采取积极救治措施；尤其对老人、儿童、肝肾功能异常等特殊人群和初次使用中药注射剂的患者应慎重使用，加强监测。

中药注射剂是中成药的一种特殊剂型，为着重加强对中药注射剂的管理，原卫生部、国家食品药品监督管理局、国家中医药管理局还联合发布了《关于进一步加强中药注射剂生产和临床使用管理的通知》，并提出了中药注射剂临床使用基本原则以加强教育和引导。为进一步促进中药注射剂的合理使用，提高临床疗效，保证患者的用药安全，国家中医药管理局医政司、中华中医药学会临床药理专业委员会还组织有关专家编写了《中药注射剂临床应用指南》，这是中西医临床应用中药注射剂的权威指南。

（刁燕春）

第六节　中药的调剂

中药调剂根据所调配中药的性质不同，分为中药饮片调剂和中成药调剂。中药饮片调剂是根据医师处方要求，将加工合格的不同中药饮片调剂成可供患者内服或外用的汤剂的过程。中成药调剂是根据医师处方调配各种中成药，或根据患者的轻微病症来指导患者购买中成药非处方药的过程。

一、中药饮片处方的调剂程序及注意事项

中药饮片调剂工作是中药药事工作的重要组成部分，也是中药经营企业经营业务活动的重要组成部分。中药饮片调剂工作是一项专业性、技术性很强的工作，调剂工作质量的好坏

直接关系到患者生命的安危。中药饮片调剂按工作流程分为审方、计价、调配、复核和发药五个环节。

（一）审方

审方是调剂工作的第一个关键环节，调剂人员不仅要对医师负责，更要对患者用药的安全有效负责。只有确认拿到的是内容完整准确、书写清楚的处方，才能进行计价和调配，以减少差错。

（1）收方后必须认真审查处方各项内容，对处方的前记、正文和医师签章等逐项加以审查，如患者姓名、性别、年龄、住址或单位、处方日期、医师签字等是否填写，药品名称、规格、剂量、剂数、脚注等是否正确。

（2）对不符合规定者要与处方医师联系，也可使用一种"处方退改笺"，在其中说明需要更正和协商的内容，连同原处方同时交给患者，经医师修正后方可调配。

如发现处方中名称或剂量字迹不清时，不可主观猜测，以免错配；发现有配伍禁忌、超剂量用药、超时间用药、服用方法有误、毒麻药使用违反规定等方面的疑问或临时缺药，都应与处方医师联系，请处方医师更改或释疑后重新签字，否则可拒绝计价和调配。

（3）审方人员无权涂改医师处方。

（二）计价

计价是医疗单位或药品经营单位收费的依据，关系到医疗单位和药品经营单位的信誉、经济核算及患者的经济利益，必须做到准确无误。由于目前大多数医院采用计算机管理系统由专门收费人员进行计价工作，因此可省去调剂人员此项工作程序。

（三）调配

调配是调剂工作的主要环节，专业技术性强，劳动强度大，调剂人员应有高度的责任感。为达到配方准确无误，要注意以下几方面：

（1）中药饮片装斗时要清斗，认真核对，装量适当，不得错斗、串斗。

（2）调剂用计量器具根据处方药品的不同体积和重量，选用相应的衡器，一般选用克戥或电子秤。称取贵重药和毒性药时要选用毫克戥或天平。应当按照质量技术监督部门的规定定期校验，不合格的不得使用。

（3）中药饮片调剂人员在调配处方时，应当按照《处方管理办法》和《中华人民共和国药典》及有关规定进行再次审方，对处方中有无配伍禁忌药、妊娠禁忌、证候禁忌、需特殊管理的毒性药或麻醉药，超过常用剂量等可能引起安全问题的处方进行审核，如出现问题，应当由处方医师确认（"双签字"）或重新开具处方后方可调配。

（4）有次序调配，防止杂乱无章。急诊处方随到随配；婴幼儿及高龄老人给予提前照顾；其他处方按接方先后顺序调配。装药的药柜、药屉、大包装盒（箱）等用后立即放回原处。

（5）调剂人员对所调配的饮片质量负有监督的责任，所调配的饮片应洁净、无杂质，符合药典或地方的炮制规范，如发现发霉变质或假冒伪劣等质量不合格饮片应及时向有关责任人提出，更换后才可继续调配。注意遵从当地不同炮制品种的处方应付药味。并开药应分别称取。

（6）为便于复核，应按处方顺序调配，间隔摆放，不可混成一堆。

（7）一方多剂时应按等量递减、逐剂复戥的原则分剂量，每一剂的重量误差应当在5%以内。

（8）需先煎、后下或包煎等特殊处理的饮片，不论处方是否有脚注，都应按调剂规程的要求处理（应分剂单包，注明用法后与其他药一并装袋）。有鲜药时应分剂另包，以利患者低温保存。

（9）一张处方不宜两人共同调配，防止重配或漏配。

（10）含毒麻药处方的调配按《医疗用毒性药品管理办法》《麻醉药品、精神药品管理条例》的有关规定执行。

（11）调配完毕后，应按处方要求进行自查，确认无误后签字，交复核人员复核。

（四）复核

复核是调剂工作的把关环节，中药饮片调配后，必须经复核后方可发出。二级以上医院应当由主管中药师以上专业技术人员负责调剂复核工作，复核率应当达到100%。复核时除对所调配药品按处方逐项核对外，对处方的内容也要逐项审查。

（1）调配完毕的药品必须经复核人按处方要求逐项复核，发现错味、漏味、重味，重量有误或该捣未捣，需临时炮制而未炮制的饮片等应及时纠正。

（2）检查是否已将先煎、后下、包煎、烊化等需特殊处理的饮片单包并注明用法。贵重药和毒性药是否处理得当。

（3）发现有与调剂要求不符的情况时，要及时请原调剂人员更改。复核无误后在处方上签字，包装药品。包装袋上应写清患者姓名和取药号。包装时注意外用药要有外用标志，先煎、后下等特殊处理的中药要放在每一包的上面，以便发药人员提请患者注意。将处方固定在药包上。

（五）发药

1. 认真核对患者姓名、取药凭证和汤药剂数。

2. 向患者交代用法、用量、用药禁忌或饮食禁忌，特别要注意需特殊处理的中药的用法、是否有自备药引、鲜药的保存等。

3. 回答患者提出的有关用药问题。

常用中药饮片名称、用量、毒性、特殊煎法、配伍禁忌及注意事项。

二、中成药调剂注意事项

中成药是中医药学的重要组成部分，调剂中成药仍应遵从《中华人民共和国药品管理法》《处方管理办法》《中华人民共和国药典》等有关规定。调剂时需注意以下内容：

1. 审方 调剂人员接到医师处方后，先审查处方，包括医师签名，患者姓名、性别、年龄、住址，药物名称、剂量、数量、剂型、用法用量、配伍禁忌、交费与否等内容，无误后再进行调配。如处方内容有疑问，应与处方医师联系、修改、确认后可调配。急诊处方优先调配。住院患者除上述内容外，还应核对患者所属科室，服药起止日期。

2. 配方

（1）配方时应细心、准确按处方配药，调配零散药品时，应在药品包装袋上注明药品名称、数量、剂量、用法用量。核对无误后在处方上签字交复核发药人。

（2）一张处方不得两人共同调配，以防重配、漏配。

（3）若有短缺药品应及时通知库管人员。

（4）药师在完成处主调配时，应当在处方上签名。

3. 复核　复核人员接到调配好的药品和处方后，应核对患者姓名、单位或住址，对住院患者应核对患者姓名、所在科室；核对处方与调配好的药品名称、规格、数量是否相符，零散药品包装袋上书写的药品名称、剂量、数量、用法用量是否正确。无误后在处方上签名，发药。发药时应向取药人说明使用方法和服用注意事项。

（刁燕春）

第七章

脑系病症

第一节　癫狂

癫病以精神抑郁，表情淡漠，沉默痴呆，语无伦次，静而少动为特征；狂病以精神亢奋，狂躁刚暴，喧扰不宁，毁物打骂，动而多怒为特征。癫病与狂病都是精神失常的疾病，两者在临床上可以互相转化，故常并称。

癫之病名最早见于马王堆汉墓出土的《足臂十一脉灸经》"数瘨疾"。癫狂病名出自《内经》。该书对于本病的症状、病因病机及治疗均有较详细的记载。在症状描述方面，如《灵枢·癫狂》篇说："癫疾始生，先不乐，头重痛，视举，目赤，甚作极，已而烦心"、"狂始发，少卧，不饥，自高贤也，自辨智也，自尊贵也，善骂詈，日夜不休。"在病因病机方面，《素问·至真要大论篇》说："诸躁狂越，皆属于火。"《素问·脉要精微论篇》说："衣被不敛，言语善恶，不避亲疏者，此神明之乱也。"《素问·脉解篇》又说："阳尽在上，而阴气从下，下虚上实，故狂癫疾也。"指出了火邪扰心和阴阳失调可以发病。《灵枢·癫狂》篇又有"得之忧饥"、"得之大恐"、"得之有所大喜"等记载。明确指出情志因素亦可以导致癫狂的发生。《素问·奇病论篇》说："人生而有病癫疾者，此得之在母腹中时。"指出本病具有遗传性。在治疗方面，《素问·病能论篇》说："帝曰：有病怒狂者，其病安生？岐伯曰：生于阳也。帝曰：治之奈何？岐伯曰：夺其实即已，夫食入于阴，长气于阳，故夺其食即已，使之服以生铁落为饮，夫生铁落者，下气疾也。"至《难经》则明确提出癫与狂的鉴别要点，如《二十难》记有"重阳者狂，重阴者癫"，而《五十九难》对癫狂二证则从症状表现上加以区别，其曰："狂癫之病何以别之？然：狂疾之始发，少卧而不饥，自高贤也，自辩智也，自倨贵也，妄笑好歌乐，妄行不休是也。癫疾始发，意不乐，僵仆直视，其脉三部阴阳俱盛是也。"对两者的鉴别可谓要言不繁。

汉代张仲景《金匮要略·五脏风寒积聚病脉证治》说："邪哭（作'入'解）使魂魄不安者，血气少也，血气少者属于心，心气虚者，其人则畏；合目欲眠，梦远行而精神离散，魂魄妄行。阴气衰者为癫，阳气衰者为狂。"对本病的病因作进一步的探讨，提出因心虚而血气少，邪乘于阴则为癫，邪乘于阳则为狂。

唐宋以后，对癫狂的证候描述更加确切，唐代孙思邈《备急千金要方·风癫》曰："示表癫邪之端，而见其病，或有默默而不声，或复多言而漫说，或歌或哭，或吟或笑，或眠坐沟渠，瞰于粪秽，或裸形露体，或昼夜游走，或嗔骂无度，或是蜚蛊精灵，手乱目急。"对癫狂采用针药并用的治疗方式。

金元时代对癫狂的病因学说有了较大的发展。如金代刘完素《素问玄机原病式·五运主病》说："经注曰多喜为癫，多怒为狂，然喜为心志，故心热甚则多喜而为狂，况五志所发，皆为热，故狂者五志间发。"元代朱丹溪《丹溪心法·癫狂篇》云："癫属阴，狂属阳……大率多因痰结于心胸间。"提出了癫狂的发病与"痰"有关的理论，并提出"痰迷心窍"之说，对于指导临床实践具有重要意义，也为后世许多医家所遵循。此时不仅对病因病机的认识更臻完善，而且从实践中也积累了一些治疗本病的经验。如治癫用养心血、镇心神、开痰结，治狂用大吐下之法。此外，《丹溪心法》还记有精神治疗的方法。

及至明清两代，不少医家对本病证治理法的研究多有心得体会。如明代楼英《医学纲目》卷二十五记有："狂之为病少卧，少卧则卫独行，阳不行阴，故阳盛阴虚，令昏其神。得睡则卫得入于阴，而阴得卫镇，不虚，阳无卫助，不盛，故阴阳均平而愈矣。"对《内经》狂病，由阴阳失调而成的理论有所发挥。再如李梴、张景岳等对癫狂二证的区别，分辨甚详。明代李梴《医学入门·癫狂》说："癫者异常也，平日能言，癫则沉默；平日不言，癫则呻吟，甚则僵卧直视，心常不乐"、"狂者凶狂也，轻则自高自是，好歌好舞，甚则弃衣而走，逾垣上屋，又甚则披头大叫，不避水火，且好杀人。"明代张介宾《景岳全书·癫狂痴呆》说："狂病常醒，多怒而暴；癫病常昏，多倦而静。由此观之，则其阴阳寒热，自有冰炭之异。"明代王肯堂《证治准绳》中云："癫者，俗谓之失心风。多因抑郁不遂……精神恍惚，言语错乱，喜怒不常。"这一时期的医家肯定了癫狂痰迷心窍的病机，治疗多主张治癫宜解郁化痰、宁心安神为主；治狂则先夺其食，或降其火，或下其痰，药用重剂，不可畏首畏尾。明代戴思恭《证治要诀·癫狂》提出："癫狂由七情所郁，遂生痰涎，迷塞心窍。"明代虞搏《医学正传》以牛黄清心丸治癫狂，取其豁痰清心之意。至王清任又提出了血瘀可病癫狂的论点，并认识到本病与脑有着密切的关系。如王清任《医林改错》癫狂梦醒汤谓："癫狂一证……乃气血凝滞脑气，与脏腑气不接，如同做梦一样。"清代何梦瑶《医碥·狂癫痫》剖析狂病病机为火气乘心，劫伤心血，神不守舍，痰涎入踞。清代张璐《张氏医通·神志门》集狂病治法之大成："上焦实者，从高抑之，生铁落饮；阳明实则脉伏，大承气汤去厚朴加当归、铁落饮，以大利为度；在上者，因而越之，来苏膏，或戴人三圣散涌吐，其病立安，后用洗心散、凉膈散调之；形证脉俱实，当涌吐兼利，胜金丹一服神效……《经》云：喜乐无极则伤魂，魄伤则狂，狂者意不存，当以恐胜之，以凉药补魄之阴，清神汤。"

综上所述，历代医家则对癫狂的病因、病机、临床症状及治疗进行了较多的论述，对后世有较大的影响。

癫病与狂病都是精神失常的疾患，其表现类似于西医学的某些精神病，精神分裂症的精神抑郁型、心境障碍中躁狂抑郁症的抑郁型、抑郁发作大致相当于癫病。精神分裂症的紧张性兴奋型及青春型、心境障碍中躁狂抑郁症的躁狂型、躁狂发作、急性反应性精神病的反应兴奋状态大致相当于狂病。凡此诸病出现症状、舌苔、脉象等临床表现与本篇所述相同者，均可参考本篇进行辨证论治。

一、病因病机

癫狂发生的原因，总与七情内伤密切相关，或以思虑不遂，或以悲喜交加，或以恼怒惊恐，皆能损伤心、脾、肝、胆，导致脏腑功能失调和阴阳失于平秘，进而产生气滞、痰结、火郁、血瘀等，蒙蔽心窍而引起神志失常。狂病属阳，癫病属阴，病因病机有所不同。如清代叶天士《临证指南医案》龚商年按："狂由大惊大恐，病在肝胆胃经，三阳并而上升，故火炽则痰涌，心窍为之闭塞。癫由积忧积郁，病在心脾包络，三阴蔽而不宣，故气郁则痰迷，神志为之混淆。"

癫狂发生的存在原发病因、继发病因和诱发因素。原发病因有禀赋不足，情志内伤和饮食不节；继发病因有气滞、痰结、火郁、血瘀等；诱发因素有情志失节，人事怫意，突遭变乱及剧烈的情志刺激。癫病起病多缓慢，渐进发展，癫病病位在肝、脾、心、脑，病之初起多表现为实证，后转换为虚实夹杂，病程日久，损伤心、脾、脑、肾，转为虚证。狂病急性发病，狂病病位在肝、胆、胃、心、脑，病之初起为阳证、热证、实证，渐向虚实夹杂转化，终至邪去正伤，渐向癫病过渡。

兹从气、痰、火、瘀四个方面对本病的病因病机列述如下。

1. 气机阻滞 《素问·举痛论篇》有"百病皆生于气"之说，平素易怒者，由于郁怒伤肝，肝失疏泄，则气机失调，气郁日久，则进一步形成气滞血瘀，或痰气互结，或气郁化火，阻闭心窍而发为癫狂。正如《证治要诀·癫狂》所说"癫狂由七情所郁，遂生痰涎，迷塞心窍"。

2. 痰浊蕴结 自从金元时代朱丹溪提出癫狂与"痰"有关的论点以后，不少医家均宗其说。如明代张景岳《景岳全书，癫狂痴呆》说："癫病多由痰气，凡气有所逆，痰有所滞，皆能壅闭经络，格塞心窍。"近代张锡纯《医学衷中参西录·医方》明确指出"癫狂之证，乃痰火上泛，瘀塞其心与脑相连窍络，以致心脑不通，神明皆乱"。由于长期的忧思郁怒造成气机不畅，肝郁犯脾，脾失健运，痰涎内生，以致气血痰结。或因脾气虚弱，升降失常，清浊不分，浊阴蕴结成痰，则为气虚痰结。无论气郁痰结或气虚痰结，总由"痰迷心窍"而病癫病。若因五志之火不得宣泄，炼液成痰，或肝火乘胃，津液被熬，结为痰火；或痰结日久，郁而化火，以致痰火上扰，心窍被蒙，神志遂乱，也可发为狂病。

3. 火郁扰神 《内经》早就指出狂病与火有关。如《素问·至真要大论篇》指出："诸躁狂越，皆属于火。"《素问·阳明脉解篇》又说："帝曰：病甚则弃衣而走，登高而歌，或至不食数日，逾垣上屋，所上之处，皆非其素所能也，病反能者何也？岐伯曰：四肢者，诸阳之本也，阳盛则四肢实，实则能登高也"、"帝曰：其妄言骂詈不避亲疏而歌者何也？岐伯曰：阳盛则使人妄言骂詈，不避亲疏而不欲食，不欲食故妄走也。"因阳明热盛，上扰心窍，以致心神昏乱而发为狂病。《景岳全书·癫狂痴呆》亦说："凡狂病多因于火，此或以谋为失志，或以思虑郁结，屈无所伸，怒无所泄，以致肝胆气逆，木火合邪，是诚东方实证也，此其邪盛于心，则为神魂不守，邪乘于胃，则为暴横刚强。"综上所述，胃、肝、胆三经实火上升扰动心神，皆可发为狂病。

4. 瘀血内阻 由于血瘀使脑气与脏腑之气不相连接而发狂。如清代王清任《医林改错》说："癫狂一证，哭笑不休，詈骂歌唱，不避亲疏，许多恶态，乃气血凝滞，脑气与脏腑气不接，如同做梦一样。"并自创癫狂梦醒汤治疗本病。另外，王清任还创立脑髓说，其曰："灵机记性在脑者，因饮食生气血，长肌肉，精汁之清者，化而为髓"、"小儿无记性者，脑髓未满，高年无记性者，脑髓渐空。"联系本病的发生．如头脑发生血瘀气滞，使脏腑化生的气血不能正常的充养元神之府，或因血瘀阻滞脉络，气血不能上荣脑髓，则可造成灵机混乱，神志失常发为癫狂。

综上所述，气、痰、火、瘀均可造成阴阳的偏盛偏衰，而历代医家多以阴阳失调作为本病的主要病机。如《素问·生气通天论篇》说："阴不胜其阳，则脉流薄疾，并乃狂。"又《素问·宣明五气论篇》说："邪入于阳则狂，邪入于阴则痹，搏阳则为癫疾。"《难经·二十难》说："重阳者狂，重阴者癫。"所谓重阴重阳者，医家论述颇不一致。有说阳邪并于阳者为重阳，阴邪并于阴者为重阴；有说三部阴阳脉皆洪盛而牢为重阳，三部阴阳脉皆沉伏而细为重阴；还有认为气并于阳而阳盛气实者为重阳，血并于阴而阴盛血实者为重阴。概言之，两种属阳的因素重叠相加称为重阳，如平素好动、性情暴躁，又受痰火阳邪，此为重阳而病狂；两种属阴的因素重叠相加，称为重阴，如平素好静，情志抑郁，又受痰郁阴邪，此为重阴而病癫。此后在《诸病源候论》、《普济方》以及明清许多医家的著述中，也都说明机体阴阳失调，不能互相维系，以致阴虚于下，阳亢于上，心神被扰，神明逆乱而发癫狂。

此外，张仲景《伤寒论》尚有蓄血发狂的记载，应属血瘀一类；由于思虑太过，劳伤心脾，气血两虚，心失所养亦可致病。《医学正传·癫狂痫证》说："癫为心血不足。"癫狂病的发生还与先天禀赋有关，若禀赋充足，体质强壮，阴平阳秘，虽受七情刺激也只是短暂的情志失畅；反之禀赋素虚，肾气不足，复因惊骇悲恐，意志不遂等七情内伤，则每可引起阴阳失调而发病。禀赋不足而发病者往往具有家族遗传性，其家族可有类似的病史。

二、诊断

（一）发病特点

本病发生与内伤七情密切相关，性格暴躁、抑郁、孤僻、易于发怒、胆怯疑虑等，是发病的常见因素；头颅外伤、中毒病史对确定诊断也有帮助。但其主要诊断依据是灵机、情志、行为三方面的失常。所谓灵机即记性、思考，谋虑、决断等方面的功能表现。

（二）临床表现

本病的临床症状大致可分为4类，兹分述于后。

（1）躁狂症状：如弃衣而走，登高而歌，数日不食而能逾垣上屋，所上之处，皆非其力所能，妄言骂詈，不避亲疏，妄想丛生，毁物伤人，甚至自杀等，其证属实热，为阳气有余的症状。

（2）抑郁症状：如精神恍惚，表情淡漠，沉默痴呆，喃喃自语或语无伦次，秽洁不知，颠倒错乱，或歌或笑，悲喜无常，其证多偏于虚。为阴气有余的症状，或为痰气交阻。

（3）幻觉症状：幻觉是患者对客观上不存在的事物，却感到和真实的一样，可有幻视、幻听、幻嗅、幻触等症。如早在《灵枢·癫狂》就对幻觉症状有明确的记载："目妄见，耳妄闻……善见鬼神。"再如明代李梴《医学入门·癫狂》记有："视听言动俱妄者，谓之邪祟，甚则能言平生未闻事及五色神鬼。"此处所谓邪祟，即为幻觉症状。

（4）妄想症状：妄想是与客观实际不符合的病态信念，其判断推理缺乏令人信服的根据，但患者坚信其正确而不能被说服。正如《灵枢·癫狂》所说："自高贤也，自辨智也，自尊贵也。"《中藏经·癫狂》也说："有自委曲者，有自高贤者。"此外，还可有疑病、自罪、被害、嫉妒等妄想症状。

这些临床症状不是中毒、热病所致，头颅CT及其他辅助检查没有阳性发现。

总之，癫病多见抑郁症状，呆滞好静，其脉多沉伏细弦；狂病多见躁狂症状，多怒好动，其脉多洪盛滑数，这是两者的区别。至于幻觉症状和妄想症状则既可见于癫病，也可见于狂病。

三、鉴别诊断

1. 痫病　痫病是以突然仆倒，昏不知人，四肢抽搐为特征的发作性疾患，与本病不难区分。但自秦汉至金元时期，往往癫、狂、痫同时并称，常常混而不清，尤其是癫病与痫病始终未能明确分清，及至明代王肯堂才明确提出癫狂与痫病的不同。如《证治准绳·癫狂痫总论》说："癫者或狂或愚，或歌或笑，或悲或泣，如醉如痴，言语有头无尾，秽洁不知，积年累月不愈"；"狂者病之发时猖狂刚暴，如伤寒阳明大实发狂，骂詈不避亲疏，甚则登高而歌，弃衣而走，逾垣上屋，非力所能，或与人语所未尝见之事"；"痫病发则昏不知人，眩仆倒地，不省高下，甚而瘈疭抽掣，目上视，或口眼歪斜，或口作六畜之声。"至此已将癫狂与痫病截然分开，为后世辨证治疗指出了正确方向。

2. 谵语、郑声　谵语是因阳明实热或温邪入于营血，热邪扰乱神明，而出现神志不清、胡言乱语的重症。郑声是指疾病晚期心气内损，精神散乱而出现神识不清，不能自主，语言重复，语声低怯，断续重复而语不成句的垂危征象。狂病与谵语、郑声在症状表现上是不同的，如《东垣十书·此事难知集·狂言谵语郑声辨》记有"狂言声大开自与人语，语所未尝见事，即为狂言也。谵语者，合目自语，言所日用常见常行之事，即为谵语也。郑声者，声战无力，不相接续，造字出于喉中，即郑声也"。

3. 脏躁　脏躁好发于妇人，其症为悲伤欲哭，数欠伸，像如神灵所作，但可自制，一般不会自伤及伤害他人，与癫狂完全丧失自知力的神志失常不同。

四、辨证

（一）辨证要点

1. 癫病审查轻重　精神抑郁，表情淡漠，寡言呆滞是癫病的一般症状，初发病时常兼喜怒无常，喃喃自语，语无伦次，舌苔白腻，此为痰结不深，证情尚轻。若病程迁延日久，则见呆若木鸡，目瞪如愚，灵机混乱，舌苔渐变为白厚而腻，乃痰结日深，病情转重。久则正气日耗，脉由弦滑变为滑缓，终至沉细无力。倘使病情演变为气血两虚，而症见神思恍惚，思维贫乏，意志减退者，则病深难复。

2. 狂病明辨虚实　狂病应区分痰火、阴虚的主次先后，狂病初起是以狂暴无知，情感高涨为主要表现，概由痰火实邪扰乱神明而成。病久则火灼阴液，渐变为阴虚火旺之证，可见情绪焦躁，多言不眠，形瘦面赤舌红等症状。这一时期，分辨其主次先后，对于确定治法处方是很重要的。一般说，亢奋症状突出，舌苔黄腻，脉弦滑数者，是痰火为主，而焦虑、烦躁、失眠、精神疲惫，舌质红少苔或无苔，脉细数者，是阴虚为主。至于痰火、阴虚证候出现的先后，则需对上述证候，舌苔、脉象的变化作动态的观察。

（二）证候

1. 癫病

（1）痰气郁结：精神抑郁，表情淡漠，寡言呆滞，或多疑虑，语无伦次，或喃喃自语，喜怒无常，甚则忿不欲生，不思饮食。舌苔白腻，脉弦滑。

病机分析：因思虑太过，所愿不遂，使肝气被郁，脾失健运而生痰浊。痰浊阻蔽神明，故出现抑郁、呆滞、语无伦次等症；痰扰心神，故见喜怒无常，忿不欲生，又因痰浊中阻，故不思饮食。苔腻、脉滑皆为气郁痰结之征。

（2）气虚痰结：情感淡漠，不动不语，甚则呆若木鸡，目瞪如愚，傻笑自语，生活被动，灵机混乱，甚至目妄见，耳妄闻，自责自罪，面色萎黄，便溏溲清。舌质淡，舌体胖，苔白腻，脉滑或脉弱。

病机分析：癫久正气亏虚，脾运力薄而痰浊益甚。痰结日深，心窍被蒙，故情感淡漠而呆若木鸡，甚至灵机混乱，出现幻觉症状；脾气日衰故见面色萎黄，便溏、溲清诸症。舌淡胖，苔白腻，脉滑或弱皆为气虚痰结之象。

（3）气血两虚：病程漫长，病势较缓，面色苍白，多有疲惫不堪之象，神思恍惚，心悸易惊，善悲欲哭，思维贫乏，意志减退，言语无序，魂梦颠倒。舌质淡，舌体胖大有齿痕，舌苔薄白，脉细弱无力。

病机分析：癫病日久，中气渐衰，气血生化乏源，故面色苍白，肢体困乏，疲惫不堪；因心血内亏，心失所养，可见神思恍惚，心悸易惊，意志减退诸症。舌胖，脉细是气血俱衰之征。

2. 狂病

（1）痰火扰心：起病急，常先有性情急躁，头痛失眠，两目怒视，面红目赤，突然狂暴无知，情感高涨，言语杂乱，逾垣上屋，气力逾常，骂詈叫号，不避亲疏，或毁物伤人，或哭笑无常，登高而歌，弃衣而走，渴喜冷饮，便秘溲赤，不食不眠。舌质红绛，苔多黄腻，脉弦滑数。

病机分析：五志化火，鼓动阳明痰热，上扰清窍，故见性情急躁，头痛失眠；阳气独盛，扰乱心神，神明昏乱，症见狂暴无知，言语杂乱，骂詈不避亲疏；四肢为诸阳之本，阳盛则四肢实，实则登高、逾垣、上屋，而气力超乎寻常。舌绛苔黄腻，脉弦而滑数，皆属痰火壅盛，且有伤阴之势。以火属阳，阳主动，故起病急骤而狂暴不休。

（2）阴虚火旺：狂病日久，病势较缓，精神疲惫，时而躁狂，情绪焦虑、紧张，多言善惊，恐惧而不稳，烦躁不眠，形瘦面红，五心烦热。舌质红，少苔或无苔，脉细数。

病机分析：狂乱躁动日久，必致气阴两伤，如气不足则精神疲惫，仅有时躁狂而不能持久。由于阴伤而虚火旺盛，扰乱心神，故症见情绪焦虑，多言善惊，烦躁不眠，形瘦面红等。舌质红，脉细数，也为阴虚内热之象。

（3）气血凝滞：情绪躁扰不安，恼怒多言，甚则登高而歌，弃衣而走，或目妄见，耳妄闻，或呆滞少语，妄思离奇多端，常兼面色暗滞，胸胁满闷，头痛心悸，或妇人经期腹痛，经血紫暗有块。舌质紫暗有瘀斑，舌苔或薄白或薄黄，脉细弦，或弦数，或沉弦而迟。

病机分析：本证由血气凝滞使脑气与脏腑气不相接续而成，若瘀兼实热，苔黄，脉弦致，多表现为狂病；若瘀兼虚寒，苔白，脉沉弦而迟，多表现为癫病。但是无论属狂属癫，均以血瘀气滞为主因。

五、治疗

（一）治疗原则

1. 解郁化痰，宁心安神　癫病多虚，为重阴之病，主于气与痰，治疗宜解郁化痰，宁心安神，补养气血为主要治则。

2. 泻火逐痰，活血滋阴 狂病多实，为重阳之病，主于痰火、瘀血，治疗宜降其火，或下其痰，或化其瘀血，后期应予滋养心肝阴液，兼清虚火。

概言之，癫病与狂病总因七情内伤，使阴阳失调，或气并于阳，或血并于阴而发病，故治疗总则以调整阴阳，以平为期，如《素问·生气通天论篇》所说："阴平阳秘，精神乃治。"

（二）治法方药

1. 癫病

（1）痰气郁结：疏肝解郁，化痰开窍。

方药：逍遥散合涤痰汤加减。药用柴胡配白芍疏肝柔肝，可加香附、郁金以增理气解郁之力，其中茯苓、白术可以健脾化浊。涤痰汤为二陈汤增入胆南星、枳实、人参、石菖蒲、竹茹而成，胆南星、竹茹辅助二陈汤化痰，石菖蒲合郁金可以开窍，枳实配香附可以理气，人参可暂去之。单用上方恐其效力不达，须配用十香返生丹，每服1丸，口服两次，是借芳香开窍之力，以奏涤痰散结之功；若癫病因痰结气郁而化热者，症见失眠易惊，烦躁不安而神志昏乱，舌苔转为黄腻，舌质渐红，治当清化痰热，清心开窍，可用温胆汤送服至宝丹。

（2）气虚痰结：益气健脾，涤痰宣窍。

方药：四君子汤合涤痰汤加减。药用人参、茯苓、白术、甘草四君益气健脾以扶正培本。再予半夏、胆南星、橘红、枳实、石菖蒲、竹茹涤除痰涎，可加远志、郁金，既可理气化痰，又能辅助石菖蒲宣开心窍。若神思迷惘，表情呆钝，症情较重，是痰迷心窍较深，治宜温开，可用苏合香丸，每服1丸，日服两次，以豁痰宣窍。

（3）气血两虚：益气健脾，养血安神。

方药：养心汤加减。方中人参、黄芪、甘草补脾益气；当归、川芎养心血；茯苓、远志、柏子仁、酸枣仁、五味子宁心神；更有肉桂引药入心，以奏养心安神之功。若兼见畏寒蜷缩，卧姿如弓，小便清长，下利清谷者，属肾阳不足，应加入温补肾阳之品，如补骨脂、巴戟天、肉苁蓉等。

2. 狂病

（1）痰火扰心：泻火逐痰，镇心安神。

方药：泻心汤合礞石滚痰丸加减。方中大黄、黄连、黄芩苦寒直折心肝胃三经之火，知母滋阴降火而能维护阴液，佐以生铁落镇心安神。礞石滚痰丸方用青礞石、沉香、大黄、黄芩、朴硝，逐痰降火，待痰火渐退，礞石滚痰丸可改为包煎。胸膈痰浊壅盛，而形体壮实，脉滑大有力者，可采用涌吐痰涎法，三圣散治之，方中瓜蒂、防风、藜芦三味，劫夺痰浊，吐后如形神俱乏，当以饮食调养。阳明热结，躁狂谵语，神志昏乱，面赤腹满，大便燥结，舌苔焦黄起刺或焦黑燥裂，舌质红绛，脉滑实而大者，宜先服大承气汤急下存阴，再投凉膈散加减清以泻实火；病情好转而痰火未尽，心烦失眠，哭笑无常者，可用温胆汤送服朱砂安神丸。

（2）阴虚火旺：滋阴降火，安神定志。

方药：选用二阴煎加减，送服定志丸。方中生地、麦门冬、玄参养阴清热；黄连、木通、竹叶、灯心草泻热清心安神；可加用白薇、地骨皮清虚热；茯神、炒酸枣仁、甘草养心安神。定志丸方用人参、茯神、石菖蒲、甘草，其方健脾养心，安神定志，可用汤药送服，也可布包入煎。若阴虚火旺兼有痰热未清者，仍可用二阴煎适当加入全瓜蒌、胆南星、天竺黄等。

（3）气血凝滞：活血化瘀，理气解郁。

方药：选用癫狂梦醒汤加减，送服大黄䗪虫丸。方中重用桃仁合赤芍活血化瘀，还可加用丹参、红花、水蛭以助活血之力；柴胡、香附理气解郁；青陈皮、大腹皮、桑白皮、苏子行气降气；半夏和胃，甘草调中。如蕴热者可用木通加黄芩以清之；兼寒者加干姜、附子助阳温经。大黄䗪虫丸方用大黄、黄芩、甘草、桃仁、杏仁、芍药、干生地、干漆、虻虫、水蛭、蛴螬、䗪虫。可祛瘀生新，攻逐蓄血，但需要服用较长时期。

（三）其他治法

1. 单方验方

（1）黄芫花：取花蕾及叶，晒干研粉，成人每日服 1.5～6 克，饭前一次服下，10～20 日为一个疗程，主治狂病属痰火扰心者。一般服后有恶心、呕吐、腹泻等反应，故孕妇、体弱、素有胃肠病者忌用。

（2）巴豆霜：1～3 克，分 2 次间隔半小时服完，10 次为一个疗程，一般服用 2 个疗程，第 1 个疗程隔日 1 次，第 2 个疗程隔两日 1 次。主治狂病，以痰火扰心为主者。

2. 针灸　取穴以任督二脉、心及心包经为主，其配穴总以清心醒脑，豁痰宣窍为原则，其手法多采用三人或五人同时进针法，狂病多用泻法，大幅度捻转，进行强刺激，癫病可用平补平泻的手法。

（1）癫病主方：①中脘、神门、三阴交。②心俞、肝俞、脾俞、丰隆。两组可以交替使用。

（2）狂病主方：①人中、少商、隐白、大陵、丰隆。②风府、大椎、身柱。③鸠尾、上脘、中脘、丰隆。④人中、风府、劳宫、大陵。每次取穴一组，4 组穴位可以轮换使用。狂病发作时，可独取两侧环跳穴，用四寸粗针，行强刺激，可起安神定志作用。

3. 灌肠疗法　痰浊蒙窍的癫病：以生铁落、牡蛎、石菖蒲、郁金、胆南星、法半夏、礞石、黄连、竹叶、灯心草、赤芍、桃仁、红花组方，先煎生铁落、礞石 30 分钟，去渣加其他药物煎 30 分钟，取汁灌肠。

4. 饮食疗法　心脾不足者：黄芪莲子粥，取黄芪，文火煎 10 分钟，去渣，入莲子、粳米，煮粥。心肾不交者：百合地黄粥。生地切丝，煮 1～2 分钟，去渣，入百合，粳米煮成粥，加蜂蜜适量。

六、转归及预后

癫病属痰气郁结而病程较短者，及时祛除壅塞胸膈之痰浊，复以理气解郁之法，较易治愈；若病久失治，则痰浊日盛而正气日虚，乃成气虚痰结之证；或痰郁化热，痰火渐盛，转变为狂病。气虚痰结证如积极调治，使痰浊渐化，正气渐复，则可以向愈，但较痰气郁结证易于复发。若迁延失治或调养不当，正气愈虚而痰愈盛，痰愈盛则症愈重，终因灵机混乱，日久不复成废人。气血两虚治以扶正固本，补养心脾之法，使气血渐复，尚可向愈，但即使病情好转，也多情感淡漠，灵机迟滞，工作效率不高，且复发机会较多。

狂病骤起先见痰火扰心之证，急投泻火逐痰之法，病情多可迅速缓解；若经治以后，火势渐衰而痰浊留恋，深思迷惘，其状如癫，乃已转变为癫病。如治不得法或不及时，致使真阴耗伤，则心神昏乱日重，其证转化为阴虚火旺，若此时给予正确的治疗，使内热渐清而阴液渐复，则病情可向愈发展。如治疗失当，则火愈旺而阴愈伤，阴愈亏则火愈亢，以致躁狂之症时隐时发，时轻时重。另外，火邪耗气伤阴，导致气阴两衰，则迁延难愈。狂病日久出现气血凝滞，治疗得法，血瘀征象不断改善，则癫狂症状也可逐渐好转。若病久迁延不愈，可形成气血阴阳俱衰，灵机混乱，预后多不良。

七、预防与护理

癫狂之病多由内伤七情而引起，故应注意精神调摄：在护理方面，首先应正确对待患者的各种病态表现，不应讽笑、讽刺，要关心患者。对于尚有一些适应环境能力的轻证患者，应注意调节情志活动，如以喜胜忧，以忧胜怒等。对其不合理的要求应耐心解释，对其合理的要求应尽量满足。对重证患者的打人、骂人、自伤、毁物等症状，要采取防护措施，注意安全，防止意外。对于拒食患者应找出原因，根据其特点进行劝导、督促、喂食或鼻饲，以保证营养。对有自杀、杀人企图或行为的患者，必须严密注意，专人照顾，并将危险品如刀、剪、绳、药品等严加收藏，注意投河、跳楼、触电等意外行为。

八、现代研究

有学者认为癫病与狂病都是精神失常的疾患，其表现类似于西医学的某些精神病，癫狂病中以精神分裂症、抑郁症最为常见。精神分裂症以基本个性改变，思维、情感、行为的分裂，精神活动与环境不相协调为主要临床特征。抑郁症以情绪低落、思维迟缓并伴有兴趣减低、主动性下降等精神运动性迟滞症状为主要表现。

目前国内外尚无大样本的单项躁狂发作的统计，小样本显示其患病率和发病率远低于精神分裂症。

（一）病因学的研究

20世纪50年代后，对癫狂的病因学研究，多主张癫狂为内伤疾病，其发病主要与遗传因素、心理性格、精神刺激和出生季节相关。

癫狂的发生与人的心理和性格相关，张良栋等人以《内经》中阴阳为纲，按人的心理和体格特征划分为火、金、土、水、木5种素质分型，对100例正常人和100例精神分裂症患者进行了对照研究，发现中医素质分型的分布在正常人中以火型为最多（45%），水型最少（9%），而患者中则以水型为最多（38%），土型较少（13%）。实验显示的患者中水型素质者较多，符合西医学中内向素质的人易于发生精神分裂症的观点。性格内向是精神分裂症发病的心理诱因之一，人际关系差是显著的诱发因素。癫狂的发生与精神刺激相关，癫狂发作前多存在睡眠障碍、抑郁、孤僻、焦虑、生活懒散、敏感多疑和头痛等症状，突出地表现为性格改变。

癫狂发生受遗传影响，先天禀赋对痰有易感性、易生性者，具有癫狂病易发性；具有心、肝之气易虚易实的先天禀赋，自降生起，无论外感或内伤，均能使脏腑功能失调，积湿瘀浊而生痰；痰浊内阻，瘀血内生，痰瘀相搏，凝结垢敛，心脑窍隧，滞扰与惑乱神明，发为癫狂。青春型患者多具先天禀赋阳强性体质，发病多属痰热内扰；偏执型患者多属先天禀赋阴性体质及柔性气质，发病多属痰瘀内阻；单纯型、紧张型患者多属先天禀赋阴弱性体质，气多偏虚，发病多属痰浊阻滞。

季节对癫狂的发病有影响，在春夏季，癫狂的发作较其他季节多，出生于寒季的患者发病率高于出生于暖季的，有家族史的发生率高于无家族史的，癫狂的发病与遗传相关，证实了癫狂"得之于母腹中"的论点。

（二）病机学的研究

近年来对癫狂的病机也有了深入的认识。在病位上，强调了脑与癫狂发生的关系，同时对脑、肝、肾、心、脾与癫狂的发生发展进行了全面地论述，概括出癫狂不同时期的病机，对癫狂各期的病机转化有了进一步的认识，对痰、火、瘀、郁、虚在癫狂的发生发展所起到的作用有了更深刻的认识。

近代名医张锡纯《医学衷中参西录·治癫狂方》指出："癫狂之证，亦西人所谓脑气筋病也，而其脑气筋之所以病者，因心与脑相通之道路为痰火所充塞也。"近代医家对癫狂的发生与脑相关多有论述。有学者分期总结癫病病机均与脑相关：初期病位在脑、心、肝、脾，久病病位在脑、心、脾、肾，认为癫狂的主要病位都与脑、心相关，实为邪扰脑心之神，虚为脑心之神失养。他将癫病病机转化归纳为："始发于肝，并发于心，失调于脏，上扰于脑，癫病乃作。"即在癫病的初期病机为肝气郁结，气机不畅；发展期见肝郁日久，气滞血瘀，心脑受扰；郁久化火，肝火爆发；病势进一步发展，肝火引动心火，风火相煽，扰动脑神；火热灼津，炼液成痰，肝气横逆，克伐脾土，脾运失司，痰浊内阻，阻滞气机，瘀血内生，痰瘀互阻；后期脾虚日渐，精血乏源，阴精亏虚，心肾不足。而狂病的病机转化规律是"始于肝郁，并发心火，阻滞脾胃，痰火内炽，久伤肾水，狂势易见"。狂病早期有肝经郁热，扰动心脑；发展期肝经郁火，内生炽热，扰动心脑，火邪入阳明经；后期狂病日久，火邪伤阴，阴虚火旺，虚火上扰。

多数学者认为在癫狂的初期和发展期以邪实为主，存有气滞、血瘀、痰浊、火邪；久病则转化为气虚、阴虚、阳虚。癫狂的证型随病程长短发生变化，癫狂者新病多实，久病多虚：病程较短的患者多见于痰湿内阻型、痰火内扰型、气滞血瘀型；病程较长的患者多见气滞血瘀，肝郁脾虚，心脾两虚型、阴虚火旺型、阳虚亏损型，而痰湿内阻型在疾病各期均多见到。

对痰、火、瘀、郁、虚在癫狂的发生发展所起到的作用中，癫狂的发生因之于气，痰必内生；因之于痰，气必受阻；痰气交结，火热自生；而癫狂的急性发作均具有火的特征，但火之来源及脏腑归属各不相同，有心经痰火、肝经之火、阳明燥火、阴虚燥火。痰火扰心是狂病发生的根本，多由痰内蕴日久，痰浊壅甚而骤阻气道，致气不往来，阻郁之气迅速化火，灼扰于心，心神淆乱而成。

癫狂的病机可以总结为起病初期多以邪实为主，扰动心脑；发展期，急性起病多有心肝的郁热实邪，扰动脑神；慢性期、康复期多痰气、瘀血，兼见心脾、肝肾、脾肾虚损。病位多责之脑、心、脾、肝。

（三）有关辨证论治规律的探讨

近年来对癫狂的症状进行了细致的观察，结合病因病机、精神症状、躯体症状、舌象及脉象，对癫狂各期的证型、虚实有了深刻的认识。中医病症诊断疗效标准将癫病分为痰气郁结、气虚痰结、心脾两虚、阴虚火旺4型；将狂病分为痰火扰神、火盛伤阴、气血瘀滞3型。中西医结合学会精神疾病专业委员会于1987年将癫病分为痰火内扰、痰湿内阻、气滞血瘀、阴虚火旺、阳虚亏损和其他型6个证型，分别治以清热涤痰（礞石滚痰汤）、化痰开窍（温胆汤）、活血化瘀（癫狂梦醒汤）、滋阴降火（玉女煎、清营汤）、温补脾肾（八味肾气丸、龟鹿二仙汤）为主方加减。王氏将癫病分为痰火内结、上扰脑神；肝火内炽、灼及脑神；肝郁痰结、上及脑神；肝郁脾虚、上不及脑；肝肾两虚、上不益脑；脾肾两虚、上不育脑；心脾两虚、上不荣脑；气虚血瘀、脑神失调等8个证型；狂病分为肝郁痰火、上扰脑神；心肝炽盛、上及脑神；阳明热盛、上攻脑神；阴虚阳亢、心肾不交4个证型。对癫病分别治疗以豁痰泻火、清脑安神；镇肝泻火、清脑宁神；解郁化痰、育脑安神；疏肝健脾、养脑安神；补益肝肾、荣脑安神；培土固肾、养脑安神；益心健脾、育养脑安神；益气活血、化瘀醒脑；对狂病治疗以清热豁痰、醒脑安神；清心镇肝、醒神安神；荡涤阳明、清脑安神；滋阴潜阳、交通心肾法治疗。

近年来从整体观念出发，对癫狂的症状治疗、分期治疗进行了归纳和总结。杜氏等对表现为阳性精神症状者，以祛邪治疗为主，主要治法有：①清热化痰法，温胆汤加减。②活血化瘀法，血府逐瘀汤加减。③疏肝解郁法，逍遥散加减；对表现为阴性精神症状者，以扶正祛邪治疗为主：①健脾化痰法，参苓白术散和二陈汤加减。②养阴清热法，青蒿鳖甲汤加减。③益气活血法，补阳还五汤加减。针对癫狂的特定症状，有学者观察到健脾补肾法可以改善精神分裂症认知损害。也有学者总结癫狂的治法方药主要有：①疏肝解郁法，见表情淡漠，食少神疲，情志抑郁，苔白脉弦者，方用逍遥散加减。②化痰法：又分为理气化痰、清热化痰、化痰开窍，方用顺气导痰汤、温胆汤、苏合香丸以开窍。③清热泻火法，适应于内火亢旺，躁扰不眠，舌红苔少，脉数，方用泻心汤加减。④泻下法，临床症状具有阳明热盛，燥屎内结，舌苔黄粗而干，脉实有力者，里实壅盛最为合适。可用承气汤加减。⑤活血化瘀法，适用于久治不愈或反复发作者，气滞痰结，久而必致瘀血阻络，引起虚实夹杂证，方用癫狂梦醒汤加减。⑥补益法，脾肾两虚者，予补脾益肾法，真武汤加减。心脾两虚者予补益心脾，归脾汤加减。阴虚内热者，予养阴清热法，青蒿鳖甲汤加减；气血亏虚者，予补益气血法，八珍汤加减。⑦重镇法，对狂病，宜重镇安神，方用生铁落饮加减。⑧涌吐法，用于癫狂患者吐痰涎，苔腻，脉弦而滑之象，方用瓜蒂散加减。⑨夺食法，用于癫狂初起，口臭、食多、便结、坐卧不安等足阳明胃热证。对于虚实夹杂的证型采用补泄结合的方法。

（四）单方、验方的临床应用

国内近年来对癫狂的临床报道较多，均报道有较好的疗效，丰富了治疗癫狂的内容。

化痰类方药有半夏厚朴汤治疗精神分裂辨证为痰湿偏盛，气机郁滞；有柴胡加龙骨牡蛎汤治疗躁狂抑郁症，证系情志郁久化热生痰，上扰神明，治以疏肝泻热，化痰开窍，重镇安神，方用柴胡加龙骨牡蛎汤加减，共服药50余剂后精神正常；有用顺气导痰治疗精神分裂症属癫病初为气郁痰结、痰迷心窍，可有效改善焦虑抑郁、精神运动迟滞、控制敌对猜疑、消除幻觉、妄想、改善思维；有温胆汤为主治疗辨证为肝郁气滞、痰热扰心的精神分裂症；还有用礞石涤痰汤治疗精神分裂症有联想障碍，情感淡漠，情感不协调，意志活动减退、幻觉妄想等症取得一定疗效；尚有用清开灵注射液治疗精神分裂症，清心抗狂汤、涌痰汤、有甘遂散治疗癫狂取得一定疗效。

活血化瘀类中药方剂有大黄三棱胶囊合并抗精神药物治疗精神分裂症残留型有一定疗效，治疗8星期后对情感平淡迟钝退缩、社交缺乏、兴趣减少及注意障碍都有一定改善。桃仁承气汤、血府逐瘀汤治疗癫狂都取得一定的疗效。

通腑药的运用如大承气汤可有效缓解证属肝火炽盛，热盛肠燥的狂病发作；亦有用防风通圣散、龙胆泻肝汤、附子泻心汤治疗癫狂取得一定疗效。

在癫狂的治疗中安神剂亦有较好的疗效，报道朱砂安神汤可有效缓解精神分裂症幻听症状，逍遥散可改善精神分裂症妄想症状。运用补益剂参芪五味子汤、二仙益智胶囊对精神分裂阴性症状有较好的疗效；甘麦大枣汤合百合地黄汤可治疗心肝阴虚，虚火上扰的癫病，症见自言自语，自笑，失眠，心烦，坐立不安，舌淡红有裂纹，苔薄白，脉弦软无力。四逆汤可改善病癫狂患者的精神呆滞，表情淡漠，目瞪不瞬，语言极少，喜闷睡，孤独被动，情感反应迟钝，饮食少思，面色苍白，四肢不温，舌体胖大有齿痕，舌质淡嫩，苔白，脉沉迟微细症状。防己地黄汤通过补肺健脾温肾亦可治疗以癫病为主要特征，兼见狂病表现的患者。

九、小结

癫狂的病因以内伤七情为主。其病位主要在心、脾、肝、胆、脑，而气、火、痰、瘀引起脏腑功能失调，阴阳失于平衡，则是本病的主要病机。癫病属阴，多见抑郁症状，狂病属阳，多见躁狂症状。临床上癫病一般分为痰气郁结、气虚痰结、气血两虚3证，治疗多以顺气化痰，宁心安神为主，久病致虚者兼以补气养血。狂病一般分为痰火扰心、阴虚火旺、血气凝滞3证，治疗方面，痰火壅盛，神明逆乱者，急予泻火涤痰之法；后期阴伤者则当以滋阴养血，兼清虚火。至于血瘀气滞者，当以活血化瘀为主。癫狂患者除药物治疗外，预防和护理也很重要，不可忽视。

（于　荣）

第二节　中风

中风又名"卒中"，是在气血内虚的基础上，因劳倦内伤、忧思恼怒、嗜食厚味及烟酒等诱因，引起脏腑阴阳失调，气血逆乱，直冲犯脑，导致脑脉痹阻或血溢脑脉之外，临床以卒然昏仆、半身不遂、口舌歪斜、言语謇涩或不语、偏身麻木为主症，并具有起病急、变化快的特点，好发于中老年人的一种常见病。因本病起病急剧，变化迅速，与自然界善行而数变之风邪特性相似，故古人以此类比，名为中风。但与《伤寒论》所称"中风"名同实异。临床还可见以突发眩晕，或视一为二，或不识事物及亲人，或步履维艰，或偏身疼痛，或肢体抖动不止等为主要表现，而不以半身不遂等症状为主者，仍属中风病范畴。

有关中风的记述，始见于《内经》。该书有关篇章对中风发病的不同表现和阶段早有记载。对于卒中神昏有"仆击"、"大厥"、"薄厥"之称；对于半身不遂有"偏枯"、"偏风"、"身偏不用"等称。《灵枢·九宫八风》篇谓："其有三虚而偏于邪风，则为击仆偏枯矣。"所指"击仆偏枯"即属本病。至汉代张仲景《金匮要略·中风历节病脉证治》篇中，对于本病的病因、脉证论述较详，自此，始有中风专论。

关于中风的病因学说，唐宋以前多以"内虚邪中"立论。《灵枢·刺节真邪论》说："虚风之贼伤人也，其中人也深，不能自去"，"虚邪偏客于身半，其入深，内居营卫，营卫稍衰，则真气去，邪气独留，发为偏枯。"《金匮要略》认为"脉络空虚"，风邪乘虚侵入人体，导致中风。隋代巢元方《诸病源候论·中风候》有"风偏枯者，由血气偏虚，则腠理开，受于风湿"的记载。宋代严用和《济生方·中风论治》对其病因论述更为具体，他说：

"荣卫失度，腠理空疏，邪气乘虚而入，及其感也，为半身不遂……"总之，这一历史时期的医家认为中风是外风。当人体气血亏损，脉络空虚，外卫不固时，招致风邪入中脉络，突然出现口眼歪斜，半身不遂，偏身麻木诸症。至金元时代，许多医家对外风入侵的理论提出了不同的看法。例如刘完素提出"心火暴盛"的观点，李东垣认为"正气自虚"，朱丹溪则以为"湿痰生热"所致。三家虽立论不同，但都偏重于内在因素，这是中风病因学说的一个重大转折。与此同时，王履又提出"真中风"与"类中风"的论点，《医经溯洄集·中风辨》说："因于风者，真中风也；因于火、因于气、因于湿者，类中风而非中风也。"明确指出，外风入中所致的病证是"真中风"；而河间、东垣、丹溪以内风立论的中风应是"类中风"。王氏还强调："中风者，非外来风邪，乃本气病也，凡人年逾四旬气衰之际，或因忧喜忿怒伤其气者，多有此疾，壮岁之时无有也，若肥盛则间有之。"进一步说明中风是由于人体自身的病变所引起，患者年龄多在40岁以上，情绪激动常为发病诱因，这对中风病因学说无疑是一大贡献。明代张景岳在《景岳全书·非风》中也提出了"中风非风"的论点，认为本病的发生"皆内伤积损颓败而然，原非外感风寒所致"、"凡此病者，多以素不能慎，或七情内伤，或酒色过度，先伤五脏之真阴"。其病机是"阴亏于前，而阳损于后；阴陷于下，而阳泛于上。以致阴阳相失，精气不交，所以忽而昏愦，卒然仆倒……"王肯堂十分重视饮食习惯和营养成分与中风发病的关系，指出"久食膏粱厚味，肥甘之品，损伤心脾"。清代沈金鳌《杂病源流犀烛·中风源流》则从体质类型与发病关系作了阐发，他说："肥人多中风。河间曰：人肥则腠理致密而多郁滞，气血难以通利，故多卒中也。"叶天士综合诸家学说，结合自己的临床体验，进一步阐明"精血衰耗，水不涵木，木少滋荣，故肝阳偏亢"，导致"内风旋动"的发病机制。王清任《医林改错》指出"中风半身不遂，偏身麻木是由'气虚血瘀'而成"。近人张山雷《中风斠铨》亦十分强调："肥甘太过，酿痰蕴湿，积热生风，致为暴仆偏枯，猝然而发，如有物击之使仆者，故曰仆击而特著其病源，名以膏粱之疾。"使中风病因学说日臻全面。上述各家对火、气、痰、湿、瘀血阻络等致病因素都分别作了探讨，对于完善中风的中医病因学、发病学理论具有重要意义。

有关中风的证候，历代文献记载较多。例如《素问·通评虚实论篇》"仆击偏枯"，即是突然晕倒而半身不遂。《素问·生气通天论篇》："阳气者，大怒则形气绝，而血菀于上，使人薄厥。"《素问·调经论篇》："血之与气并走于上，则为大厥"，等等，皆属此类论述，后世许多医家都认为本病属昏瞀猝仆之病。《金匮要略·中风历节病脉证治》除指出"夫风之为病，当半身不遂"的主症外，还首先提出中络、中经、中腑、中脏的证候分类方法。隋代巢元方《诸病源候论》对于中风证候做了较详细的描述，有中风候、风癔候、风口喝候、风痹候、风偏枯候等，对中风的症、脉、病机、预后也一一作了叙述。唐代孙思邈《备急千金要方·论杂风状》中指出："中风大法有四：一曰偏枯，二曰风痱，三曰风懿，四曰风痹。"偏枯者，半身不遂；风痱者，身无痛，四肢不收；风懿者，奄忽不知人；风痹者，诸痹类风状。这是中风另一种证候分类的方法。孙氏所述的中风是从广义角度去认识的风病。明代戴思恭《证治要诀·中风》对中风的临床症状做了比较细致的描述："中风之证，卒然晕倒，昏不知人，或痰涎壅盛，咽喉作声，或口眼喝斜，手足瘫痪，或半身不遂，或舌强不语。"说明卒然昏倒是起病时的主要症状。清代程钟龄《医学心悟·中风不语辨》则按心、脾、肾三经进行分证："若心经不语，必昏冒全不知人，或兼直视摇头等证。盖心不受邪，受邪则殆，此败症也。若胞络受邪，则时昏时醒，或时自喜笑；若脾经不语，则人事明白，或唇缓，口角流涎，语言謇涩；若肾经不语，则腰足痿痹，或耳聋遗尿，以此为辨。"由此可见，中风中脏多以神志障碍为主症。沈金鳌《杂病源流犀烛·中风源流》更明确指出："盖中脏者病在里，多滞九窍……中腑者病在表，多著四肢，其症半身不遂，手足不随，痰涎壅盛，气喘如雷，然目犹能视，口犹能言，二便不秘，邪之中犹浅。"沈氏根据病变部位的浅深和病情的轻重探讨中风证候分类的方法，对病情的了解和预后判断均有帮助。预后方面，《中藏经·风中有五生死论》谓："中风之病，口噤筋急，脉迟者生，脉急而数者死。"刘完素谓："暴病暴死，火性疾速。"均可供参考。总之，历来医家多认为本病是难治病证之一。喻嘉言《医门法律·中风论》谓："中风一证，动关生死安危，病之大而且重，莫有过于此者。"

对中风的治疗，历代医家积累了许多宝贵经验，对其治则的学术争鸣更加突出。如张山雷在《中风斠铨·中风总论》中说："古之中风皆是外因，治必温散解表者，所以祛外来之邪风也。今之中风多是内因，治必潜降镇摄者，所以靖内动之风阳也。诚能判别此外内二因之来源去委，则于古今中风证治，思过半矣。"可见中风治则的争议是以病因学说的分歧为依据的。因此，所谓古今治疗原则的不同，仍应以金元时代为分水岭。金元以前医家，因持外风入中之说，故治则以祛风为主。而金元以后，对中风治疗已有较大发展，清代尤在泾《金匮翼·中风统论》立有中风八法：一曰开关，二曰固脱，三曰泄大邪，四曰转大气，五曰逐痰痪，六曰除热气，七曰通窍燧，八曰灸俞穴。强调按病期，分阶段进行辨证论治。例如开窍法，适用于闭证："卒然口噤目张，两手握固，痰壅气塞，无门下药，此为闭证。闭则宜开，不开则死。"固脱法回阳救逆，适用于脱证"猝然之候，但见目合、口开、遗尿自汗者，无论有邪无邪，总属脱证。脱则宜固，急在无气也"。除开窍与固脱外，后世医家多综合前人之说，依临床辨证而灵活运用滋阴潜阳、平肝息风、通腑化痰、活血通络、清热除痰、健脾利湿、益气养血等治则。而活血化瘀治则，为清代王清任以后的许多医家所共同推崇，近代运用这一治则治疗本病取得了很好的疗效。

本病与西医学所称的脑卒中大体相同。包括缺血性脑卒中和出血性脑卒中。缺血性脑卒中主要包括短暂性脑缺血发作、血栓形成性脑梗死、血栓栓塞性脑梗死；出血性脑卒中主要包括高血压性脑出血。上述疾病均可参考本篇辨证论治。

一、病因病机

本病在脏腑功能失调，气血亏虚的基础上，多由于忧思恼怒，或饮食不节，或房室所伤，或劳累过度，或气候骤变等诱因，以致阴亏于下，肝阳暴张，内风旋动，夹痰夹火，横窜经脉，气血逆乱，直冲犯脑，导致脑脉痹阻或血溢脑脉之外，蒙蔽心窍而发生卒然昏仆、半身不遂诸症。兹将其病因病机分述于下。

1. 内风动越　内风因脏腑阴阳失调而生，《中风斠铨》说："五脏之性肝为暴，肝木横逆则风自生，五志之极皆生火，火焰升腾则风亦动，推之而阴虚于下，阳浮于上，则风以虚而暗煽，津伤液耗，营血不充则风以燥而猖狂。"即火极可以生风，血虚液燥可以动风。内风旋转，必气火俱浮，迫血上涌，致成中风危候。

2. 五志化火　《素问玄机原病式·六气为病》说："所以中风瘫痪者，非谓肝木之风实甚而卒中之也，亦非外中于风雨，由乎将息失宜而心火暴甚，肾水虚衰，不能制之，则阴虚阳实，而热气怫郁，心神昏冒，筋骨不用，而卒倒无所知也，多因喜怒思悲恐之五志有所过极而卒中者，由五志过极，皆为热甚故也。"提出"心火暴甚"、"五志过极"可以发生卒中。

3. 痰阻脉络　痰分风痰、热痰、湿痰。风痰系内风旋动，夹痰横窜脉络，蒙塞心窍而发病；热痰乃痰湿内郁使然，《丹溪心法·中风》谓"由今言之，西北二方，亦有其为风所中，但极少尔。东南之人，多是湿土生痰，痰生热，热生风也"；湿痰则常由气虚而生，多在中风恢复期或后遗症期，因气虚湿痰阻络而见半身不遂，言语不利诸症。

4. 气机失调　对中风发病，李杲有"正气自虚"之说。盖气虚既可生痰，又可因气虚运行无力使血行阻滞；而气郁则化火，火盛阴伤可致风动；气逆则影响血行，若血随气逆上壅清窍则使肝风动越。故凡气虚、气郁、气滞、气逆与痰浊、瘀血莫不相关，而为发病之主要病机。

5. 血液瘀滞　血瘀之成，或因暴怒血菀于上，或因气滞血不畅行，或因气虚运血无力，或因感寒收引凝滞，或因热灼阴伤，液耗血滞等，本病之病机以暴怒血菀或气虚血滞最为常见。

总之，本病的病位在脑髓血脉，涉及心、肝、脾、肾等多个脏腑。常由于脑络受损，神机失用，而导致多脏腑功能紊乱。其病性属本虚标实，急性期以风、火、痰、瘀等标实证候为主，恢复期及后遗症期则表现为虚实夹杂或本虚之证，以气虚血瘀、肝肾阴虚为多，亦可见气血不足、阳气虚衰之象，而痰瘀互阻是中风病各阶段的基本病机。

二、诊断

（一）发病特点

1. 起病急剧，病情复杂　古代医家称中风之病，如矢石之中人，骤然而至。临床上既有暴怒之后内风旋动、顷刻昏仆、骤然起病者，也有卒然眩晕、麻木，数小时后迅速发生半身不遂，伴见口舌歪斜，病情逐步加重者，此虽起病急但有渐进的发展过程。还有卒发半身不遂、偏身麻木等症，历时短暂而一日三五次复发者，此种起病速而好转亦速，但不及时治疗，终将中而不复。

2. 本病多发生在中年以上，老年尤多　如元代王履指出："凡人年逾四旬气衰之际……多有此疾。"但近些年中风的发病年龄有提早的趋向，30~40岁发病的也不少，甚至有更年轻者，但仍以50~70岁年龄组发病率最高。

3. 本病未发之前，多有先兆症状　《中风斠铨》说："其人中虚已久，则必有先机，为之朕兆。"眩晕和肢体一侧麻木，为常见之发病先兆。临床可见眩晕、头痛、耳鸣，突然出现一过性言语不利或肢体麻木、视物昏花，甚则晕厥，一日内发作数次，或几日内多次复发。

（二）临床表现

中风病临床表现复杂，多以神识昏蒙，半身不遂，口舌歪斜，言语謇涩或不语，偏身麻木为主要症状。

（1）神识昏蒙：轻者神思恍惚，迷蒙，嗜睡，或昏睡，重者昏愦不知。可伴有谵妄，躁扰不宁，喉中痰鸣等症。或起病即神昏，或起病虽神清，但3~5日后渐致神昏。

（2）半身不遂：轻者一侧肢体力弱或活动不利，重者肢体完全瘫痪。也有仅一侧上肢或下肢出现力弱或瘫痪者。瘫痪肢体可见强痉拘急或松懈瘫软。

（3）口舌歪斜：伸舌时多歪向瘫痪侧肢体，可见病例口角下垂，常伴流涎。

（4）言语謇涩或不语：患者自觉舌体发僵，言语迟缓不利，吐字不清，重者不语。

（5）偏身麻木：一侧肢体感觉减退，甚或麻木不仁，或伴有病侧肢体发凉等。

中风急性期还可出现呕血、便血、壮热、喘促、顽固性呃逆、瞳神异常、抽搐等变证，多是病情危重之象。

部分中风患者不以上述五大症状为主要表现者，可称之为类中风，仍属中风病范围。如：风眩是以卒发眩晕为主要症状，可伴恶心呕吐、视物模糊或视一为二，坐立不稳，如坐舟车，还可兼有肢体麻木、力弱等症，病情较重者可直中脏腑而出现神识昏蒙；风懿是以突发舌强言謇或言语不能，不识事物与亲人为主要特征；风痱是以突然出现坐立行走不稳、双手笨拙为特征；风痹则以突发一侧肢体疼痛为特征等。此类中风临床表现复杂，病情变化较快，应注意及时识别与救治。

三、鉴别诊断

1. 痫病　痫病与中风都有卒然昏仆的见症，但痫病为发作性病证，卒发仆地时常口中作声，如猪羊啼叫，四肢频抽而口吐白沫，醒如常人，但可再发。中风则仆地无声，一般无四肢抽搐及口吐涎沫的症状，并多有口舌歪斜、半身不遂等症。神昏尚浅者，口舌歪斜、半身不遂可以通过检查发现；神昏重者，待醒后则有半身不遂诸症。中风急性期可出现痫病发作，后遗症期可继发此病证。

2. 痿证　中风后，半身不遂日久不能恢复者，则肌肉瘦削，筋脉弛缓，应注意与痿证区别。痿证一般起病缓慢，多表现为双下肢痿躄不用，或四肢肌肉萎缩，痿软无力，与中风半身不遂不同。

3. 口僻　中风病是以突然昏仆，半身不遂，言语謇涩，口舌歪斜，偏身麻木为主症；口僻以突发口眼歪斜为主要症状，多表现为病侧额纹消失，闭目不能，鼻唇沟变浅，口角下垂，发病前可有同侧耳后疼痛，但不伴有半身不遂诸症。

4. 瘤卒中　与中风相比起病相对缓慢，也可表现为半身不遂，言语謇涩，口舌歪斜等症，或见突然出现上述症状者。可有肿瘤病史，可借助影像学检查鉴别。

四、辨证论治

（一）辨证

中风之发生，总不外乎在本为阴阳偏盛，气血逆乱；在标为风火交煽、痰浊壅塞、瘀血内阻，形成本虚标实，上盛下虚的证候。但病位有浅深，病情有轻重，证候有寒热虚实，病势有顺逆的不同，因此要全面掌握辨证的要领。

1. 辨证要点

（1）辨病位浅深和病情轻重：中风急性期分中经络与中脏腑。《金匮要略·中风历节病脉证治》说："邪在于络，肌肤不仁；邪在于经，即重不胜；邪入于腑，即不识人；邪入于脏，舌即难言，口吐涎。"中络是以肌肤麻木、口舌歪斜为主症，其麻木多偏于一侧手足，此邪中浅，病情轻。中经是以半身不遂，口舌歪斜，偏身麻木，言语謇涩为主症，无昏仆，比中络为重。两者可统称中经络。中腑是以半身不遂、口舌歪斜、偏身麻木、言语謇涩而神志不清为主症，但其神志障碍较轻，一般属意识蒙眬，思睡或嗜睡；中脏是以卒然昏仆而半身不遂为主，其神志障碍重，甚至完全昏愦不知；或以九窍闭塞为主要表现，如目瞀，视一为二，视长为短，目不能晌，言语謇涩，吞咽困难，尿闭便秘等，虽起病时可不伴神志障碍，但病位深、病情重，若神机失用可迅速出现神识昏蒙，故也属中脏腑。一般中风发病2星期以内属急性期，2星期至6个月为恢复期，6个月以后为后遗症期。起病中脏腑者，经治疗神志转清，而转化为中经络；起病中经络者，可渐进加重，出现神志障碍，发展为中脏腑。

（2）辨闭证与脱证：中脏腑以神识昏蒙为主要表现，但有闭证和脱证的区别。闭证是邪闭于内，症见牙关紧闭，口噤不开，两手握固，大小便闭，肢体强痉，多属实证；脱证是阳脱于外，症见目合口张，鼻鼾息微，手撒遗尿，肢体松懈瘫软，呈五脏之气衰弱欲绝的表现，多属虚证。在闭证中，又有阳闭与阴闭之分。阳闭是闭证兼有热象，为痰热闭郁清窍，症见面赤身热，气粗口臭，躁扰不宁，舌苔黄腻，脉象弦滑而数；阴闭是闭证兼有寒象，为湿痰闭阻清窍，症见面白唇黯，静卧不烦，四肢不温，痰涎壅盛，舌苔白腻，脉象沉滑或缓。阳闭与阴闭的辨别，以舌诊、脉诊为主要依据。阳闭苔黄腻，舌质偏红；阴闭苔白腻，舌质偏淡。阳闭脉数而弦滑，且偏瘫侧脉大有力；阴闭脉缓而沉滑。阳闭和阴闭可相互转化，可依据舌象、脉象结合症状的变化来判定。

（3）辨病势的顺逆：先中脏腑，如神志渐渐转清，半身不遂未再加重或有恢复者，病由中脏腑向中经络转化，病势为顺，预后多好。如见呃逆频频，或突然神昏，四肢抽搐不已，或背腹骤然灼热而四肢发凉及至手足厥逆，或见戴阳证及呕血证，均属病势逆转。呃逆频频，是痰热郁闭，渐耗元气，胃气衰败的表现。突然神昏、四肢抽搐不已，是由内风鸱张，气血逆乱而成。背腹骤然灼热而四肢发凉，手足厥逆，或见戴阳之证，皆由阴阳离绝所致，病入险境。至于合并呕血、便血者，是邪热猖獗，迫伤血络而成，亡血之后气随血脱，多难挽救。

（4）辨证候特征：内风、火热、痰浊、血瘀、气虚、阴虚阳亢是中风病的基本证候，临床所见证候往往是这些基本证候的组合，而且随着病程的发展，其组合与演变规律具有动态时空性，明辨其特征有助于临床准确辨证。如：内风证特征为起病急骤，病情数变，肢体抽动，颈项强急，目偏不瞬，头晕目眩等；火热证特征为心烦易怒，躁扰不宁，面红身热，气促口臭，口苦咽干，渴喜冷饮，大便秘结，舌红或红绛，舌苔黄而干等；痰证特征为口多黏涎或咯痰，鼻鼾痰鸣，表情淡漠，反应迟钝，头昏沉，舌体胖大，舌苔腻，脉滑等；血瘀证特征为头痛，肢痛，口唇紫暗，面色晦暗，舌背脉络瘀张青紫，舌质紫暗或有瘀点、瘀斑等；气虚证特征为神疲乏力，少气懒言，心悸自汗，手足肿胀，肢体瘫软，二便自遗，脉沉细无力等；阴虚阳亢证特征为心烦不寐，手足心热，盗汗，耳鸣，咽干口燥，两目干涩，舌红少苔或无苔等。

2. 证候

（1）中经络

1）络脉空虚，风邪入中：手足麻木，肌肤不仁，或突然口舌歪斜，言语不利，口角流涎，甚则半身不遂。舌苔薄白，脉象浮弦或弦细。

病机分析：因卫外不固，络脉空虚，风邪乘虚入中于络，气血痹阻，运行不畅，筋脉失于濡养，则见麻木不仁，口喝，语謇，偏瘫等症。苔薄白，脉浮弦为表邪入中之征；若气血不足，则脉见弦细。

2）肝肾阴虚，风阳上扰：平素头晕头痛，耳鸣目眩，少眠多梦，腰酸腿软，突然一侧手足沉重麻木，口舌歪斜，半身不遂，舌强语謇。舌质红，苔白或薄黄，脉弦滑或弦细而数。

病机分析：由于肝肾阴虚，肝阳偏亢，血菀气逆，形成上盛下虚，故见头晕头痛，耳鸣目眩，少眠多梦，腰酸腿软等症，还可出现面部烘热，心烦易怒，走路脚步不稳，似有头重脚轻之感等阴虚阳亢的症状；肝属厥阴风木之脏，体阴用阳，肝阴亏损，肝阳亢进而动肝风，风为阳邪，若肝风夹痰上扰，风痰流窜经络，故突然发生舌强语謇、口舌歪斜、半身不遂等症。脉象弦滑主肝风挟痰，弦细而数者为肝肾阴虚而生内热，热动肝风之象；舌质红为阴不足，苔薄黄是化热之征。

3）风痰瘀血，痹阻脉络：半身不遂，口舌歪斜，言语謇涩或不语，偏身麻木，头晕目眩，痰多而黏。舌质暗淡，舌苔薄白或白腻，脉弦滑。

病机分析：肝风挟痰上扰清窍，流窜经络，留滞脑脉，导致脑脉瘀阻，神机不用，故出现突然半身不遂，口舌歪斜，言语謇涩或不语；风痰扰动清阳，则出现头晕目眩；痰浊内蕴，可见咯痰而黏。舌质暗淡，舌苔薄白或白腻，脉弦滑为肝风挟痰瘀之象。

4）痰热腑实，风痰上扰：突然半身不遂，偏身麻木，口舌歪斜，便干或便秘，或头晕，或痰多，舌强言謇。舌苔黄或黄腻，脉弦滑，偏瘫侧脉多弦滑而大。

病机分析：由于肝阳暴盛，加之平素饮食不节，嗜酒过度，致聚湿生痰，痰郁化热，内风夹痰上扰经络常可引起半身不遂，偏身麻木，口舌歪斜；若痰热夹滞阻于中焦，传导功能失司，升清降浊受阻，下则腑气不通而便秘，上则清阳不升而头晕，亦可见咯痰等症；风痰阻于舌本，则脉络不畅，言语謇涩。舌苔黄或黄腻，脉弦滑是属痰热；脉大为病进，偏瘫侧脉弦滑而大，由痰浊阻络，病有发展趋势。

（2）中脏腑

1）闭证

阳闭：突然昏倒，不省人事，牙关紧闭，口噤不开，两手握固，大小便闭，肢体强痉，还可兼有面赤身热，气粗口臭，躁扰不宁。舌苔黄腻，脉弦滑而数等症。

病机分析：肝阳暴亢，阳升风动，血随气逆而上涌，上蒙清窍则突然昏倒，不省人事；风火相煽，痰热内闭，则见面赤身热，气粗口臭，口噤，便闭等症。苔黄腻，脉弦滑，皆由邪热使然。

阴闭：突然昏倒，不省人事，牙关紧闭，口噤不开，两手握固，大小便闭，肢体强痉，还可兼有面白唇黯，静卧不烦，四肢不温，痰涎壅盛。舌苔白腻，脉象沉滑或缓。

病机分析：素体阳虚湿痰偏盛，风夹湿痰之邪上壅清窍而成内闭之证。痰气内阻则神昏、口噤，痰涎壅盛；阳虚于内则面白唇黯，四肢不温，静卧不烦。舌苔白腻是湿痰盛；脉沉主里、主阳虚，脉滑主湿痰重。

2）脱证：突然昏倒，不省人事，目合口张，鼻鼾息微，手撒肢冷，汗多，大小便自遗，肢体瘫软，舌痿。脉微欲绝。

病机分析："脱"，指正气虚脱，五脏之气衰弱欲绝，故见目合口张，鼻鼾息微，手撒遗尿等症。除上述见症外，还可见汗多不止，四肢冰冷等阴阳离决之象。

（3）后遗症：中风后，半身不遂，偏身麻木，言语不利，口舌歪斜等症，或渐而痴呆，或神志失常，或抽搐发作，此属中风后遗症。神志失常，痴呆及抽搐发作，可参考癫狂、痴呆及痫病等进行辨证论治。现就半身不遂和言语不利的辨证分述于后。

1）半身不遂：以一侧肢体不能自主活动为主要表现。或兼有偏身麻木，重则感觉完全丧失；或肢体强痉而屈伸不利；或肢体松懈瘫软。舌质正常或紫黯，或有瘀斑，舌苔薄白或较腻，脉多弦滑，或滑缓无力。

病机分析：风痰流窜经络，血脉痹阻，经隧不通，气不能行，血不能濡，故肢体废而不用成半身不遂。凡患侧肢体强痉屈伸不利者，多为阴血亏虚，筋失柔养，风阳内动；瘫软无力，多为血不养筋，中气不足；偏身麻木系气血涩滞；舌质黯或有瘀斑是血瘀阻络之象；苔腻为痰湿较重的表现，脉象弦滑是风痰阻滞之征，而多见于患侧肢体强痉者；脉象滑缓无力是气血虚弱或内蕴痰湿所致，多见于患侧瘫软无力者。

2）言语不利

症状：舌欠灵活，言语不清，或舌瘖不语，伸舌多歪偏，舌苔或薄或腻，脉象多滑。本证或单独出现，或与半身不遂同见，或兼有神志失常。

病机分析：本证又名中风不语。言语不清、舌瘖不语是风痰、血瘀阻滞舌本脉络。如兼有神志失常，时昏时清，喜忘喜笑者，为风痰蒙心之证；如神志清楚，唯有唇缓流涎，舌强笨拙，言语謇涩，舌苔腻，舌体胖，脉滑缓者，为湿痰、风邪伤脾之征。

五、治疗

（一）治疗原则

中风为本虚标实、上盛下虚之证。急性期虽有本虚之证，但以风阳、痰热、腑实、血瘀等"标实"之候为主；又因风夹浊邪蒙蔽心窍，壅塞清阳之府，故"上盛"症状也较明显：按急则治其标的原则，治用平肝息风、化痰通腑、活血通络、清热涤痰诸法。此时邪气盛，证偏实，故治无缓法，速去其病即安，但泻热通腑勿使通泻过度，以防伤正。恢复期以后，多属本虚标实而侧重在"本虚"，其虚可见气虚与阴虚，但以气虚为多见。按缓则治其本的原则，应以扶正为主：然半身不遂、偏身麻木之症俱在，乃瘀血、湿痰阻络而成，故治宜标本兼顾，益气活血、育阴通络、滋阴潜阳、健脾化痰均是常用之法。

（二）治法方药

1. 中经络

（1）络脉空虚，风邪入中：祛风通络。

方药：大秦艽汤加减。本方以大队风药合养血、活血、清热之品组成。秦艽祛风而通行经络；羌活、防风散太阳之风；白芷散阳明之风；细辛、独活搜少阴之风；风药多燥，配白芍敛阴养血；复用白术、茯苓、甘草健脾益气；而黄芩、生石膏、生地凉血清热，是为风夹热邪而设。若治后，偏身麻木诸症月余未复，多有血瘀痰湿阻滞脉络，酌加白芥子、猪牙皂祛除经络之痰湿；丹参、鸡血藤、穿山甲以逐瘀活络，即所谓"治风先治血，血行风自灭"之意。

（2）肝肾阴虚，风阳上扰：滋养肝肾，平息内风。

方药：镇肝息风汤加减。药用生龙骨、生牡蛎、代赭石镇肝潜阳，并配钩藤、菊花以息风清热，用白芍、玄参、龟板滋养肝肾之阴，又重用牛膝，辅以川楝子引气血下行，合茵陈、麦芽以清肝舒郁。痰盛者可去龟板加胆南星、竹沥；心中烦热者可加黄芩、生石膏；头痛重者可加生石决明、夏枯草。另外还可酌情加入通窍活络的药物，如石菖蒲、远志、地龙。红花、鸡血藤等。若舌苔白厚腻者，滋阴药应酌情减少。若舌苔黄腻，大便秘结可加全瓜蒌、枳实、生大黄。此方适用于因肝肾阴虚、风痰上扰而致半身不遂、偏身麻木者。若偏身麻木，一侧手足不遂，因肝经郁热复受风邪者，以清肝散风饮加减，药用夏枯草、黄芩、薄荷、防风、菊花、钩藤、地龙、乌梢蛇、赤芍、红花、鸡血藤。方中夏枯草、黄芩可清肝热，薄荷、防风、菊花、钩藤四味皆入肝，对外风可散、内风可息；赤芍、红花、鸡血藤为活血达络之品，地龙、乌梢蛇配用既可辅助驱风，又能活血通络。若肝热得清，风邪得散，使阴阳平复，气血循行正常，则麻木不遂之症自除。

（3）风痰瘀血，痹阻脉络：息风化痰，活血通络。

方药：化痰通络方加减。方中半夏、白术健脾化痰；胆南星清化痰热；天麻平肝息风；丹参活血化瘀；香附疏肝理气，调畅气机，以助化痰、活血；少佐大黄通腑泻热，以防腑实形成。

瘀血重，舌质紫暗或有瘀斑，加桃仁、红花、赤芍；舌苔黄，兼有热象者，加黄芩、栀子以清热泻火；舌苔黄腻，加天竺黄清化痰热；头晕、头痛，加钩藤、菊花、夏枯草平肝清热。一般发病初期，病情波动或渐进加重，风象突出，可以加重平肝息风之力，如选用钩藤、生石决明、羚羊角粉等。病情平稳后，以痰瘀阻络为主，重在活血通络，可选鸡血藤、伸筋草、地龙等。若进入恢复期，渐显气虚之象时，注意及早使用甘平益气之品，如：太子参、茯苓、山药等。

（4）痰热腑实，风痰上扰：化痰通腑。

方药：星蒌承气汤加减。药用胆南星、全瓜蒌、生大黄、芒硝四味。方中胆南星、全瓜蒌清化痰热；生大黄、芒硝通腑导滞。如药后大便通畅，则腑气通、痰热减，神志障碍及偏瘫均可有一定程度的好转。本方使用硝黄剂量应视病情及体质而定，一般控制在 10～15 克，以大便通泻，涤除痰热积滞为度，不可过量，以免伤正。腑气通后应予清化痰热、活血通络，药用胆南星、全瓜蒌、丹参、赤芍、鸡血藤。若头晕重者，可加钩藤、菊花、珍珠母。若舌质红而烦躁不安，彻夜不眠者，属痰热内蕴而兼阴虚，可适当选加鲜生地、沙参、麦门冬、玄参、茯苓、夜交藤等育阴安神之品。但不宜过多，恐有碍于涤除痰热。少数患者服用星蒌承气汤后，仍腑气不通，可改投大柴胡汤治疗。

2. 中脏腑

（1）闭证

阳闭：辛凉开窍，清肝息风。

方药：至宝丹一粒灌服或鼻饲以开窍；并用《医醇賸义》羚羊角汤加减，以清肝息风，滋阴潜阳。方中羚羊角粉可以冲服，配以石决明、代赭石、菊花、黄芩、夏枯草、钩藤清肝息风；龟板、白芍育阴；代赭石潜镇；丹皮凉血清热；天竺黄清化痰热；痰盛者可加竹沥、胆南星，或用竹沥水鼻饲，每次 30～50 毫升，间隔 4～6 小时 1 次。若阳闭证兼有抽搐者可加全蝎、蜈蚣；兼呕血者酌加水牛角、丹皮、竹茹、鲜生地、白茅根等品。临床还可选用清开灵注射液 20～40 毫升加入 0.9% 氯化钠注射液或 5% 葡萄糖注射液 250～500 毫升中静脉滴注。

阴闭：辛温开窍，除痰息风。

方药：苏合香丸 1 粒灌服或鼻饲以开窍，并用《济生方》涤痰汤加减。药用制南星、半夏、陈皮、茯苓、枳实、地龙、钩藤、石菖蒲、郁金。方中制南星、半夏、陈皮、茯苓除痰理气；地龙、钩藤息风活络；石菖蒲、郁金开窍豁痰；以枳实降气和中，气降则痰消。若见戴阳证，乃属病情恶化，宜急进参附汤、白通加猪胆汁汤（鼻饲），以扶元气，敛浮阳。临床还可选用醒脑静注射液 20 毫升加入 0.9% 氯化钠注射液或 5% 葡萄糖注射液 250～500 毫升中静脉滴注。

（2）脱证：回阳固脱。

方药：可选用《世医得效方》参附汤加减。药用人参 10～15 克，或党参 30～60 克，附子 10～15 克，急煎灌服或鼻饲，也可用参附注射液 40 毫升加入 0.9% 氯化钠注射液或 5% 葡萄糖注射液 250～500 毫升中静脉滴注。方中人参大补元气，附子回阳救逆，汗出不止者可加黄芪、龙骨、牡蛎、山茱萸、五味子以敛汗固脱。阳气回复后，如患者又见面赤足冷，虚烦不安，脉极弱或突然脉大无根，是由于真阴亏损，阳无所附而出现虚阳上浮欲脱之证，可用《宣明论方》地黄饮子加减，滋养真阴，温补肾阳以固脱。

3. 后遗症

（1）半身不遂：益气活血。

方药：补阳还五汤加减。方中重用黄芪以益气，配当归养血，合赤芍、川芎、红花、地龙以活血化瘀通络。若有肢体拘挛疼痛可加穿山甲、水蛭、桑枝等药加重活血通络，祛瘀生新。兼有言语不利者加石菖蒲、远志化痰开窍；兼有心悸而心阳不足者加桂枝、炙甘草。若以患侧下肢瘫软无力突出者，可选加补肾之品，如桑寄生、川断、牛膝、地黄、山茱萸、肉苁蓉等药。

（2）言语不利：祛风除痰开窍。

方药：解语丹加减。方中以天麻、全蝎、白附子平肝息风除痰；制南星、天竺黄豁痰宁心；石菖蒲、郁金芳香开窍；远志交通心肾；茯苓健脾化湿。按《医学心悟》将中风不语分属于心、脾、肾三经。如病邪偏在脾者可加苍术、半夏、陈皮；如偏在心者可加珍珠母、琥珀；如偏在肾者可用地黄饮子加减。

（三）其他治法

1. 针灸

（1）半身不遂：调和经脉、疏通气血。以大肠、胃经俞穴为主；辅以膀胱、胆经穴位。初病时，仅刺患侧，病程日久后，可先刺健侧，后再刺灸患侧。取穴：上肢：肩髃、曲池、外关、合谷，可轮换取肩髎、肩贞、臂臑、阳池等穴。下肢取环跳、阳陵泉、足三里、昆仑，可轮换取风市、绝骨、腰阳关等穴。

对于初病半身不遂，属中风中经者，可用手足十二针，即取双侧曲池、内关、合谷、阳陵泉、足三里、三阴交共 12 穴。对于中风后遗症的半身不遂，其疏踝难伸、肘膝挛急者，可用手足十二透穴。此法取手足 12 穴，用 2～3 寸长针透穴强刺。这 12 个穴是：肩髎透臂臑，腋缝透胛缝，曲池透少海，外关透内关，阳池透大陵，合谷透劳宫，环跳透风市，阳关透曲泉，阳陵泉透阴陵泉，绝骨透三阴交，昆仑透太溪，太冲透涌泉。手足十二针和手足十二透穴，临床疗效较好，可供参考。

（2）中风不语：祛风豁痰，宣通窍络。取穴：金津、玉液放血，针内关、通里、廉泉、三阴交等。

（3）中风闭证：开关通窍，泄热祛痰。用毫针强刺或三棱针刺出血。可先用三棱针点刺手十二井穴出血，再刺人中、太冲、丰隆。若手足拘挛或抽搐可酌加曲池、阳陵泉穴。

（4）中风脱证：益气固脱、回阳救逆。多以大柱艾灸，如汗出、肢温、脉起者，再用毫针，但刺激要轻。取穴：灸关元、神阙，刺气海、关元、足三里。如见内闭外脱之证，可先取人中强刺，再针足三里、气海以调其气。

头皮针、耳针治疗中风：头皮针取穴可按《素问·刺热论篇》五十九刺的头部穴位，中行有上星、额会、前顶、百会、后顶；次两旁有五处、承光、通天、络却、玉枕；又次两旁有临泣、目窗、正营、承灵、脑空。每次取 7～9 个穴位，交替使用，宜浅刺留针，留针15～30 分钟即可。此法治中风阳闭及中经络偏于邪实之证，有较好疗效。治疗中风先兆症状，可针刺或艾灸风市、足三里等穴。

2. 推拿　推拿适用于以半身不遂为主要症状的中风患者，尤其是半身不遂的重证。其手法：推、滚、按、捻、搓、拿、擦。取穴有风池、肩井、天宗、肩髃、曲池、手三里、合谷、环跳、阳陵泉、委中、承山。推拿治疗促进气血运行，有利于患肢功能的恢复。

3. 中药熏洗　中药熏洗、药浴具有温经活血、通络逐瘀的作用，直接作用在局部，可以明显减轻中风后的肩关节疼痛、手部发胀等直接影响患者运动功能恢复的症状。药物选用红花、川草乌、当归、川芎、桑枝等，以上药物煎汤取 1 000～2 000 毫升，煎煮后趁热以其蒸气熏蒸病侧手部，待药水略温后，洗、敷胀大的手部及病侧的肢体，可明显减轻手肿胀等症状。此外，还可选用透骨草、急性子、片姜黄、三棱、莪术、汉防己、穿山甲、威灵仙等药，水煎外洗，亦可取得良好的疗效。

4. 康复训练　中风后强调早期康复，在患者神志清楚，没有严重精神、行为异常，生命体征平稳，没有严重的并发症、合并症时即可开始康复方法的介入，但需注意康复方法的正确选择，要持之以恒，循序渐进。中风急性期患者，以良肢位保持及定时体位变换为主。对于意识不清或不能进行主动运动者，为预防关节挛缩和促进运动功能改善，应进行被动关节活动度维持训练。对于意识清醒并可以配合的患者可在康复治疗师的指导下逐步进行体位变化的适应性训练、平衡反应诱发训练及抑制肢体痉挛的训练等。对言语不利、吞咽困难的患者应进行言语、吞咽功能的训练。

从中医理论出发，在康复中应贯彻"松"和"静"的原则和方法。"松"是精神的放松和偏瘫侧肢体，包括健侧肢体局部的放松。"静"是心静气宁，克服焦躁、压抑的情绪，而且要避免误动、盲动，在"动"中强调动作的质量，而不强求动作的次数。结合现代康复学理论进行针灸治疗可以缓解肢体痉挛，针灸治疗时应注意避免对上肢屈肌和下肢伸肌进行强刺激。对于肢体松懈瘫软者，可以灸法为主。中药煎汤熏洗，对缓解痉挛同样有很好的效果。

六、转归及预后

中风起病以半身不遂、口舌歪斜、言语謇涩为主症而无神识昏蒙者，属中经络，病位较浅，经治疗可逐渐恢复，但大约 3/4 的中风患者遗留言语不利、半身不遂、偏身麻木、饮水呛咳等后遗症。部分患者虽起病时神清，但三五日内病情渐进加重，出现神识昏蒙，由中经络发展为中脏腑，多预后不良。起病即见神昏者多为邪实窍闭，直中脏腑，病位深，病情重，经治疗神志转清者，则预后较好，但多数遗留较明显的后遗症。若昏愦不知，瞳神异常，甚至出现呕血，抽搐，高热，呃逆等，则病情危重，如正气渐衰，多难救治。以突发眩晕，饮水呛咳，言语不能，视一为二等九窍不利症状为主要表现者，也可迅速出现神昏，危及生命。

中风急性期病机转化迅速，如发病时表现为痰热腑实，可因腑气不通，而清阳不升，浊气不降，导致痰浊蒙闭清窍，出现神志障碍；发病时即见神昏者，或为风火上扰、痰热内闭清窍的阳闭证，或为痰湿蒙塞心神的阴闭证，若救治及时得当，一般1星期内神志转清，以痰瘀阻络为主，若治疗不当或邪气亢盛，可迅速耗伤正气，转化为内闭外脱、阴阳离绝而危及生命。如急性期表现为风、火、痰为主者，数日后风邪渐息，火热渐减，而成痰、瘀为患，这时往往病情趋于稳定。一般在发病2~3星期时患者渐显正气不足之象，或以气虚为主，或以阴虚为著，亦有气血亏虚或肝肾精亏，阳气虚衰者。

恢复期和后遗症期，可因痰浊内阻、气机郁滞而出现情绪低落，寡言少语而成郁证，则影响肢体、言语功能的康复；如毒损脑络，神机失用则可渐致反应迟钝，神情淡漠而发展为痴呆；或出现发作性抽搐，肢体痉挛，疼痛，手足肿胀，吞咽困难，小便失禁等症；若调摄不当，致阴血亏虚，阴不敛阳，可再发中风。

七、预防和护理

（一）预防

鉴于中风的发病率、病死率较高，积极加强对本病的预防十分重要。

1. 加强先兆症状的观察　古代医家对此积累了一定的经验，如朱丹溪说："眩晕者，中风之渐也。"元代罗天益说："凡大指、次指麻木或不用者，三年中有中风之患。"明代张三锡强调："中风症，必有先兆。中年人但觉大拇指作麻木或不仁，或手足少力，或肌肉微掣，三年内必有暴病。"王清任《医林改错》记录了34种中风前驱症状：有偶尔一阵头晕者，有耳内无故一阵风响者，有无故一阵眼前发直者，有睡卧口流涎沫者，有平素聪明忽然无记性者，有两手长战者，有胳膊无故发麻者，有肌肉无故跳动者，有腿无故抽筋者……王氏还强调说："因不痛痒，无寒无热，无碍饮食起居，人最易于疏忽。"清代李用粹《证治汇补》说："平人手指麻木，不时眩晕，乃中风先兆，须预防之，宜慎起居，节饮食，远房帏，调情志。"实践证明，中风的预防，确应从慎起居、调情志、节饮食三方面着手。所谓慎起居，不仅生活要有规律，注意劳逸适度，更重要的是中、老年人要重视体育锻炼，使气机和调，血脉流畅，关节疏利，防止本病的发生。所谓调情志，是指经常保持心情舒畅，情绪稳定，避免七情所伤。节饮食是指避免过食肥甘厚味，切忌酗酒等。

2. 加强对先兆症状的早期治疗　若见眩晕，目瞀，肉瞤，抽搐等症，为肝阳偏亢、肝风欲动之象，予平肝息风之钩藤、菊花、白蒺藜、牡蛎、白芍等药。若见肢体麻木、沉滞者，为脉络气血痹阻，予活血通络之丹参、赤芍、鸡血藤等药。

3. 关于复发问题　明代秦景明《症因脉治·内伤中风证》提到："中风之证……一年半载，又复举发，三四发作，其病渐重。"沈金鳌《杂病源流犀烛·中风源流》说："若风病即愈，而根株未能悬拔，隔一二年或数年必再发，发则必加重或至丧命，故平时宜预防之，第一防劳暴怒郁结，调气血，养精神，又常服药以维持之。庶乎可安。"由此可见中风容易复发，且复发时病情必然加重，故应强调以预防为主。

（二）护理

中风急性期，重症患者多有五不会，即翻身、咳痰、说话、进食、大小便均不能自主。要严密观察、精心护理，积极抢救，以促进病情向愈，减少后遗症。

1. 认真观察病情的变化是判断病情顺逆的重要环节　如患者神志的清醒与昏迷，由昏迷转清醒者为顺，反之为逆；手足转温与逆冷，由逆冷转温者为顺，反之为逆。如伴抽搐，应对其发作次数、表现形式以及持续时间等进行详细观察；对戴阳、呕血、便血等症状表现，都应该仔细观察、记录。脉证的相应与否，对辨别顺逆很重要。如《景岳全书·脉神章》说："凡暴病脉来浮洪数实者为顺，久病脉来微缓软弱者为顺。若新病而沉微细弱，久病而浮洪数实者，皆为逆也。凡脉证贵乎相合。"本病如阳闭之证，脉来沉迟或见到代脉，是有暴亡之可能。后遗症的半身不遂，本属气虚脉缓者，骤然脉弦劲而数，多有复中之可能，所以在护理上均应细察。中风急性期应注意保持呼吸道通畅，定时翻身拍背，鼓励患者咳嗽，咳嗽困难而多痰者，可鼻饲竹沥水清化痰热。对中风后情绪低落或情绪波动的患者注意及时发现和治疗。

2. 饮食宜忌　中风患者的饮食以清淡为宜。对阳闭者，除鼻饲混合乳外，应每日给菜汤200毫升，可用白菜、菠菜、芹菜等。或饮绿豆汤、鲜果汁亦可，皆有清热作用。对阴闭者除鼻饲混合乳之外，每日可用薏苡仁、赤小豆、生山药煮汤，鼻饲200毫升左右，具有健脾化湿作用。中经络以半身不遂为主的患者，在急性期可按清淡饮食Ⅰ号配膳，至恢复期以后则可参考清淡饮食Ⅱ号配膳。其膳食原则及内容如下。

清淡饮食Ⅰ号膳食原则：清内热，化痰湿，散瘀血。避免油腻厚味、肥甘助湿助火之品。

膳食内容：绿豆汤、大米山楂汤、小豆山楂汤、莲子汤、豆浆、米粥、藕粉、藕汁、果子汁等。果汁可根据季节用西瓜汁、甘蔗汁、梨汁、荸荠汁等调配。蔬菜以白菜、菠菜、芹菜、冬瓜、黄瓜甘寒为主的菜，进行调配。

清淡饮食Ⅱ号膳食原则：清热育阴，健脾和胃。

膳食内容：稀饭和米粥、绿豆米粥、赤豆苡仁米粥、莲子粥、荷叶粥等；面片、面汤，素馅饺子、包子或馄饨亦可。蔬菜同Ⅰ号，可酌加猪、鸭类的瘦嫩肉和鸡蛋。但少食鸡、牛、羊等肉类。此外，凡中风患者必须戒酒。

3. 预防褥疮　中风急性期最易发生褥疮。为防止褥疮的发生，必须做到勤翻身，对神昏者要检查皮肤、衣服、被单是否干燥和平整，当受压皮肤发红时，应用手掌揉擦，或外搽红花酊，以改善局部血液的循环。

4. 功能锻炼　鼓励和辅导患者进行功能锻炼，是中风恢复期和后遗症期护理工作的重点。在瘫痪肢体不能自主运动时，应帮助患者被动运动，进行肢体按摩，同时作大小关节屈伸、旋转、内收、外展等活动，以促进气血的运行。当肢体瘫痪恢复到可以抬举时，应加强自主运动，有条件者应接受系统规范的康复训练。

八、现代研究

中风病因其发病率、病死率、致残率及复发率高，而严重影响着中老年人的身体健康和生活质量，同时也给社会和家庭带来沉重的经济负担。20余年来，中医药在中风病防治研究方面取得了很大进展，涉及预防、治疗、康复等多个层面，显示出中医药在治疗中风病方面的优势。其临床研究成果主要体现在中风病证候规范的研究、辨证论治规律的探讨、综合治疗方案的研究评价等。

（一）证候规范的研究

经过对中风病多年的系统研究，中医学术界在中风病病因病机认识上基本达成共识。大量临床研究资料表明，中风病急性期以风、火、痰、瘀为主，恢复期和后遗症期以本虚或虚实夹杂为主，多表现为气虚或阴虚之证，而痰瘀阻络为中风的基本病机。20 世纪 80 年代初期，从事本领域研究的中西医专家对中风病证候诊断的量化问题进行了临床探索，1988 年拟定了中风病辨证量表，并进行了初步临床验证。1989 年在国家中医药管理局全国中医脑病急症科研协作组工作会议上，全国中医脑病研究领域的专家学者对中风病辨证量表进行讨论修改，确定了《中风病专家经验辨证量表》。1991 年相关的研究工作被列入国家"八五"科技攻关项目中，按照临床流行病学的研究方法，开展了前瞻性、多中心、大样本的中风病证候调研，在《中风病专家经验辨证量表》的基础上，研究制定了用于证候量化评定的《中风病辨证诊断标准》。建立了风、火、痰、瘀、气虚、阴虚阳亢六个中风病证候因素；每个证候因素包含若干项具有辨证特异性的症状体征，并根据权重赋予不同的分值；每个证候因素的各项最高分值之和为 30 分。《中风病专家经验辨证量表》与《中风病辨证诊断标准》的临床对照研究，总体符合情况达到 87.79%，证候可辨率为 98.8%。

该标准可以较好地表达出不同患者之间的证候差异，既提高了临床辨证的一致性，又可以显示患者的个体特征，对于探讨证候的动态演变规律及其与疾病转归的关系具有重要的临床实用价值。如运用《中风病辨证诊断标准》对中风病始发态（72 小时以内）的证候发生组合规律及急性期证候演变规律进行研究，结果表明证候发生概率依次从实到虚，即风、痰、火、气虚、血瘀、阴虚阳亢；证候组合十分复杂，有 54 种组合形式，其中二或三证组合最多，达到 62.84%，如风 + 痰，火 + 痰，火 + 痰 + 瘀等。说明风、火、痰、瘀是中风病急性期的主要病机。

在中风病证候研究的基础上，有学者进一步提出证候具有"内实外虚、动态时空、多维界面"的特征，以及以"证候要素，应证组合"为核心完善中医辨证方法体系的创新思路。即借鉴"降维"、"升阶"的方法将复杂多变的证候进行梳理，从而提高了中医临床辨证的可操作性。在中风病证候诊断标准研究的基础上，近年来开展了更加科学规范的中风病证候诊断与疗效评价标准的研究，探索中风病证候要素的提取方法，提出了建立病证结合的中风病诊断与疗效评价体系的新思路，力争经过几年的深化研究，建立被认可、立得住、可推广的中风病临床评价标准。

（二）辨证论治方法的研究

针对中风病不同阶段的证候特点，不断探讨新治法新方药，丰富了中风病的临床治疗手段和中医证治理论，提高了中风病的临床疗效。如活血化瘀、清热解毒、化痰通腑等治法已较广泛地应用于中风病的治疗中。

1. 活血化瘀法　多年的临床实践和科学研究表明活血化瘀法是治疗缺血性中风的有效治疗方法，已被中西医学术界和临床医生广泛接受，并成为目前治疗缺血性中风的主要治疗方法。以活血化瘀为主要功效的中成药品种较多，近年研制了多种具有活血化瘀作用的中药注射液，并广泛应用于缺血性中风的治疗，如：丹参注射液、川芎嗪注射液、灯盏细辛注射液、三七皂苷注射液、丹红注射液、苦碟子注射液等，临床研究结果都显示了较好的疗效。

中医学认为离经之血便是血瘀。关于出血性中风早期使用活血化瘀药是否安全，也有不同的观点。有人认为运用活血化瘀法治疗脑出血符合中医辨证论治思想，活血化瘀不会引起再出血。但也有学者认为，对脑出血超早期用活血化瘀药治疗应持慎重态度。国家"八五"科技攻关课题组，对具有破血逐瘀通络功效的中风脑得平冲剂治疗出血性中风的作用机制进行了研究，该复方由大黄、桃仁、蒲黄等药物组成。实验研究结果表明：中风脑得平冲剂对自发性高血压大鼠出血性中风神经元有保护作用，可能与降低兴奋性氨基酸的含量有关。并有保护血脑屏障功能，对脑水肿也有明显的防治作用。课题组研制的醒脑健神胶囊，主要由牛黄、郁金、石菖蒲、胆南星、虻虫、川芎组方，具有破血行瘀、化痰、醒脑健神之功效，经过大量的临床观察，对出血性中风具有良好的疗效。实验研究结果提示醒脑健神胶囊可能是通过降低兴奋性氨基酸的含量起到保护神经细胞作用。有学者在"七五"、"八五"攻关研究的基础上，优选方药，研制适合于出血性中风的静脉注射剂救脑宁注射液。主要成分是三七、牛黄等的提取物，具有活血化瘀、清热解毒、化痰开窍之功。实验研究表明，救脑宁注射液中活血化瘀药与解毒化痰开窍药协同作用，优于单纯的活血化瘀药。结果还表明治疗组在降低颅内压、减轻脑水肿、促进血肿吸收等方面均有明显的效果，可明显降低患者的致残率。由于活血化瘀治疗出血性中风急性期的安全性问题尚缺乏循证医学的研究证据，因此，临床医生在治疗出血性中风急性期时仍慎用活血化瘀药物，一般多在恢复期和后遗症期采用活血通络的方药以促进半身不遂等症的恢复。

2. 清热解毒法　自 20 世纪 80 年代以来将清开灵注射液用于中风急性期的治疗，取得了较好的疗效，从而确立了清热解毒法治疗中风急症的新治法。国家"七五"攻关研究成果"清开灵注射液治疗中风病痰热证的临床与实验研究"获得 1991 年国家科技进步三等奖。有学者根据中风病研究成果进而提出"毒损脑络"的病机学说，指出中风病不同的病程阶段，其证候表现不同，具体到治疗必须重视"毒邪"的作用。认为"毒"主要是因邪气亢盛，败坏形体，即转化为毒。中风后，可产生瘀毒、热毒、痰毒等，毒邪可损伤脑络，包括浮络、孙络与缠络。强调提高脑血管疾病疗效的突破口就中医学而言，是应重视病因病理学说的发展，"毒邪"和"络病"可以作为深入研究的切入点，也即中西医共同研究的结合点。在此基础上又进一步提出了络脉、病络、络病的概念，认为络病是以络脉阻滞为特征的一类疾病，邪入络脉标志着疾病的发展和深化，其基本的病机变化是虚滞、瘀阻、毒损络脉。病络概念的外延是络脉某种具体的非正常的状态，而内涵是以证候表达为核心的联系病因病机的多维界面的动态时空因素，直接提供干预的依据。

近些年，有学者在清开灵研究基础上，根据对中风病"毒损脑络"病机的认识，结合药性理论又创立了由栀子、丹参、黄芩、天麻等药组成的"解毒通络方"，该复方具有泄热解毒、养血和络、调和营卫的作用。实验研究结果显示：解毒通络方具有促进突触再建和增强、完善再建突触效能的作用，在抗脂质过氧化损伤的能力方面解毒通络方与尼莫地平有相当的功效。上述研究对于进一步阐释"毒损脑络"病机学说的科学内涵和清热解毒法治疗中风的作用机制具有重要意义。

3. 化痰通腑法　在 20 世纪 80 年代初开展了化痰通腑法治疗中风病痰热腑实证的临床研究，并总结出应用化痰通腑法的临床指征是便干便秘，舌质红，苔黄腻，脉弦滑有力。目前，该治法已成为中风病急性期的主要治疗方法，近些年很多学者从不同层面对其进行了深入探讨。将240例急性缺血性中风患者随机分为治疗组和对照组各120例,治疗组服用中风星蒌通腑胶囊,对照组采用西药常规治疗,结果:治疗组总有效率91.9%,治愈显效率73.3%;对照组总有效率69.1%,治愈显效率38.3%,两组疗效比较,差异有统计学意义(P<0.01)。两组患者神经功能缺损程度评分和血液流变学各项指标治疗后比较,治疗组较对照组改善明显(P<0.01或P<0.05)。

4. 醒脑开窍法　醒脑开窍法是治疗中风闭证的传统治疗方法,在安宫牛黄丸、苏合香丸等药物应用的同时,醒脑静注射液是用于治疗中风神昏的中药制剂。有学者报道采用随机对照方法观察256例急性缺血性中风患者,治疗组采用醒脑静注射液治疗,对照组采用右旋糖酐40静脉滴注,西药基础治疗两组相同。治疗14日后,治疗组治愈10人,显效41人,有效67人,无效26人,总有效率80.6%,对照组治愈5人,显效25人,有效47人,无效49人,总有效率61.2%,两组有效率比较差异有统计学意义(P<0.05);治疗组能有效改善患者的神经功能缺损,与对照组比较差异有统计学意义(P<0.05)。通过观察醒脑静注射液对脑缺血再灌注诱导的神经细胞凋亡的防治作用,探讨其神经保护作用的机制,结果显示:醒脑静治疗组较脑缺血再灌注模型组脑组织水肿减轻、梗死面积减小,神经细胞凋亡数目减少,病理损害明显减轻。说明醒脑静注射液可显著抑制由缺血再灌注诱导的脑神经细胞凋亡,从而起到一定程度的神经保护作用。

5. 扶正护脑法　有学者提出扶正护脑法则治疗中风病,突出了正虚(气虚、阴虚)在中风病机转化中的主导作用,进而指出中风急性期治疗的关键在于扶正,通过扶助正气,不仅可以挽救气阴,而且可抑制内生毒邪的产生,达到扶正以祛邪的目的。扶正护脑法则应当贯穿中风急性期治疗的始终,且越早应用越好。以参麦注射液为观察药,以尼莫地平注射液作为对照药进行临床随机对照研究,结果显示,参麦注射液治疗缺血性中风急性期,神经功能改善及总有效率明显高于尼莫地平注射液。另有学者的实验研究报告为扶正护脑法则的确立及应用也提供了一定的科学依据。临床实践表明,具有扶正作用的中药在中风病急性期应用对于稳定病情,促进康复起着重要的作用,但其应用的具体时机和适应证有待通过进一步深入的研究加以明确,以便更好地指导临床用药,提高中风病的疗效。

(三) 综合治疗方案的研究

由北京中医药大学、天津中医药大学等全国11家单位共同完成的国家"十五"攻关课题"中风病急性期综合治疗方案研究",在国家"七五"、"八五"、"九五"攻关研究成果的基础上,制订了具有辨证论治特点的中风病急性期综合治疗方案。首先开展了通治、辨治、针灸方案与西医治疗方案的多中心、单盲、随机对照研究,通治方案采用一种中药注射液(脑出血用清开灵注射液,脑梗死用苦碟子注射液),辨治方案采用辨证论治口服中药汤剂,针灸方案以针灸治疗为主。根据临床随机对照研究结果,集各治疗方案优势,建立了以辨证论治为特点的综合治疗方案,并进行了多中心的临床验证和评价。随机对照研究结果表明,综合治疗方案疗效优于西医治疗方案,从而优化出疗效可靠、符合临床实际的具有辨证论治特点的中风病急性期综合治疗方案。该方案强调根据中风病证候演变规律,据证立法,依法选方,方证相应,符合中风病证候的动态时空性特征,并突出了复杂干预的效果。该项研究将临床流行病学的方法与中医辨证论治的评价相结合,建立了符合中医学特点的临床研究模式。

20余年来,中风病的临床研究逐步深化,从对一方一药的临床观察到辨证论治为核心的综合治疗方案的研究，经过了多年的研究积累和众多学者的不懈努力，并积极吸收相关学科的理论和方法，如：循证医学、临床流行病学、数理统计、医学量表学、生物信息学等。探索了既符合循证医学的要求又能够反映中医药自身特点的临床研究模式与评价方法，为中医药治疗重大疾病的研究提供了可借鉴的模式。中风病综合治疗方案的进一步推广验证，将有力地提高中风病的临床疗效和防治水平。近些年，以中药注射液为代表的一系列中成药在综合医院中已广泛应用于中风病的治疗，但由于缺乏对一些中成药临床疗效的科学评价，难以为临床医生提供最佳的研究证据，在一定程度上导致了医药卫生资源的浪费。因此，应进一步加强对现有临床治疗方法和中成药的临床再评价。同时，应重视中医药对个体化的具体治疗效果的评价，而这种评价难以用多中心、大样本、随机对照的方法完全解决，需研究和建立能够准确反映中医药疗效特点的临床评价方法。多学科的交叉渗透，中西医学的相互促进，将有力地推动中风病的临床研究，中医药在中风病的防治中必将发挥着越来越重要的作用。

九、小结

中风病是一种严重危害人类健康的疾病。根据中医"治未病"的思想，加强中风病防治的研究，是减少发病率、病死率，降低病残率的关键。本病常于急性期病情迅速恶化，进而威胁生命。因此，及时采取救治措施，精心护理，严密地观察病情，把握病势的顺逆，关系到抢救的成败。中风，论其病因病机，多从风、火、痰、气、血立论；论其病位在脑髓血脉，而与肝心脾肾密切相关；论其证候属本虚标实，而急性期侧重在标实，常以风火、痰热、腑实、瘀血证候突出；至恢复期以后侧重本虚，又常以气虚为多见，属气虚血瘀证者较多。治疗方面，应重视辨证分析，据证立法，依法遣方，方证相应。恢复期应尽早进行康复训练，同时还宜采取综合治疗措施，配合针灸、按摩、药浴等，以促进肢体功能的恢复。总之，中医药治疗中风病具有显著的临床疗效，充分利用已取得的临床研究成果，在病证结合基础上，不断探讨疾病与证候的发生演变以及转归预后的规律，总结临床经验，深化临床研究，优化治疗方案，将会进一步提高中风病的临床疗效，降低病死率和致残率，提高患者的生活质量。

（于　荣）

第三节　痫病

痫病，又称癫痫，是以发作性的神情恍惚，甚则突然仆倒，昏不知人，口吐涎沫，两目上视，肢体抽搐，或口中怪叫，移时苏醒为主要临床表现的一种疾病。

痫病有关记录始见于《内经》，称为"巅疾"，对其病因及临床表现均有载。在病因方面强调先天因素，《素问·奇病论篇》云："人生而有病巅疾者，病名曰何，安所得之？岐伯曰：病名为胎病，此得之在母腹中时，其母有所大惊，气上而不下，精气并居，故令子发为巅疾也。"这里不仅提出了癫疾的病名，还指出癫疾又称胎病，发病与先天因素有关。《灵枢·癫狂》云"癫疾始作，先反僵，因而脊痛"及"癫疾始作，而引口啼呼，喘悸者"，为关于本病最早的论述。

隋代巢元方《诸病源候论》对本病的临床特点做了细致的描述，对不同类型的癫痫发作情况做了记载，其"癫狂候"云："癫者，卒发仆也，吐涎沫、口歪、目急、手足缭戾，无所觉知，良久乃苏。"已认识到本病是一种发作性神志失常的疾患。并提出痫病病名，"痫候"云："痫者，小儿病也，十岁以上为癫，十岁以下为痫。其发病之状，或口眼相引而目睛上摇，或手足掣纵，或背强直，或颈项反折。""五癫病候"云："发作时时，反目口噤，手足相引，身体皆然""若僵惊，起如狂。"并根据病因的不同将其分为风痫、惊痫、食痫、痰痫等。

唐代孙思邈《备急千金要方》首次提出了癫痫的病名。"候痫法"将癫痫证候归纳为20条，如"目瞳子卒大，黑如常是痫候"；"鼻口青，时小惊是痫候"；"闭目青，时小惊是痫候"；"卧惕惕而惊，手足振摇是痫候"；"弄舌摇头是痫候"等。并强调重视癫痫发作之前的精神状态表现的观察，"夫痫，小儿之恶病也，或有不及求医而致者；然气发于内，必先有候，常宜审察其精神而采其候也"。

宋代严用和对痫病按五脏分类，《济生方·癫痫论治》："夫癫痫病者……一曰马痫，作马嘶鸣，应乎心；二曰羊痫，作羊叫声，应乎脾；三曰鸡痫，作鸡叫声，应乎肝；四曰猪痫，作猪叫声，应乎肾；五曰牛痫，作牛吼声，应乎肺。此五痫应乎五畜，五畜应乎五脏者也。"

金代张子和对癫痫病机及治疗均有一定认识，所著《儒门事亲》卷四云："大凡风痫病发，项强直视，不省人事，此乃肝经有热也。"认为癫痫发病为肝经热盛所致，治疗则提出"夫痫病不至于目瞪如愚者，用三圣散投之。更用大盆一个，于暖室中令汗下吐三法俱行，次服通圣散，百余日则愈矣"。元代朱丹溪《丹溪心法·痫》指出："痫证有五……无非痰涎壅塞，迷闷孔窍。"从痰浊与痫病的发病关系作了探讨，并提出治疗应"大率行痰为主，用黄连、南星、瓜蒌、半夏，寻火寻痰，分多分少治之，无不愈者"。

明清医家较前者的不同在于将癫、狂、痫三证分而论之，对痫病临床表现进行了较详细的说明。明代王肯堂论述了痫病的主要症状、发病过程和起病突然、具有反复性等特点。《证治准绳·癫狂痫总论》中曰："痫病发则昏不知人，眩仆倒地，不省高下，甚而瘈疭抽搐，目上视或口眼歪斜，或口作六畜之声。""痫"篇又载"痫病仆时，口中作声，将醒时吐涎沫，醒后又复发，有连日发者，有一日三五发者。"清代程国彭《医学心悟·癫狂痫》对癫狂痫三病进行了鉴别，并对五痫之说持反对态度，认为"《经》云重阴为癫，重阳为狂，而痫症，则痰涎聚于经络也""痫者忽然发作，眩仆倒地，不省高下，甚则瘈疭抽搐，目斜口歪，痰涎直流，叫喊作畜声，医家听其五声，分为五脏……虽有五脏之殊，而为痰涎则一，定痫丸主之；既愈之后，则用河车丸以断其根"。清代李用粹在《证治汇补·痫病》提出阳痫、阴痫的分证方法及相应治则："痫分阴阳：先身热掣疭，惊啼叫喊而后发，脉浮洪者为阳痫，病属六腑，易治。先身冷无惊掣啼叫而病发，脉沉者为阴痫，病在五脏，难治。阳痫痰热客于心胃，闻惊而作，若痰热甚者，虽不闻惊亦作也，宜用寒凉。阴痫亦本乎痰热，因用寒凉太过，损伤脾胃变而成阴，法当燥湿温补祛痰。"清代王清任则认为本病与元气虚致"不能上转入脑髓"及脑髓瘀血有关，创龙马自来丹、黄芪赤风汤治疗。

关于痫病的治疗方法，历代医家多认识到其有发作性的特点，主张发作时先行针刺。若频繁发作则于醒后急予汤药调治，着重治标；神志转清，抽搐停止，处于发作间期可配制丸药常服，调和气血，息风除痰，以防痫病再发。

综上所述，《内经》奠定了痫病的理论基础，而后世医家则对其病因、病机、临床症状及治疗进行了较多的补充和发展，虽然有些认识和理论与现代认识有所分歧，但其为现代中医学治疗本病提供了丰富的基础资料。

本病与西医学所称的癫痫基本相同，无论原发性癫痫或某些继发性癫痫，均可参照本篇进行辨证论治。

一、病因病机

本病《内经》称为"巅疾"，可理解为病变部位在巅顶，属于脑病。以卒暴昏仆和四肢抽搐为主症，应属内风证。其病因病机多与先天因素、情志失调、饮食及劳逸失节，跌打外伤或患他病后，导致脏腑功能失调，风、火、痰、瘀肆虐于内而发病。

1. 积痰内生　痰与痫病的发生密切相关，积痰内伏是痫病发病的原因之一。故有"无痰不作痫"之论。初病实证，多由痰热迷塞心窍所成；久病虚证，多由痰湿扰乱神明而致。痰有热痰及湿痰之分。热痰之生，可由五志过极或房劳过度成郁火，如郁怒忧思可生肝火；房劳伤肾，肾阴不足，因肾水不济，心火过盛，火邪炼熬淬液，酿成热痰；或过食醇酒肥甘，损伤脾胃而生痰热，痰热迷塞心窍可成痫；另外，火邪可触动内伏痰浊，痰随火升，阻蔽心包，可使痫发，即"无火不动痰"之谓。湿痰则可由脾失健运，聚湿而生。

2. 先天因素　《慎斋遗书·羊癫风》云："羊癫风，系先天之元阴不足，以致肝邪克土伤心故也。"这里明确提出发病与先天因素有关，由于肝肾阴血不足，心肝之气易于受损，致使肝气逆乱，神不守舍，则发昏仆、抽搐之症。此多见于儿童发病者。

3. 惊恐而致　《证治汇补·痫病》云："或因卒然闻惊而得，惊则神出舍空，痰涎乘间而归之。"可见惊对癫痫的发作至关重要。因惊则心神失守，如突然感受大惊大恐，包括其他强烈的精神刺激都可导致发痫，此即《诸病源候论》所称惊怖之后，气脉不足，因惊而作痫者。

4. 脑部外伤　多由跌扑挫伤，或出生难产，致脑窍受伤，神志逆乱，昏不知人，瘀血阻滞，络脉不和，可致痫病发生。

由于痫病多时发时止，反复发作，日久必然影响到五脏的功能，导致五脏气血阴阳俱虚，即所谓"痫久必归五脏"，故多见虚实夹杂、正虚邪实。

综上所述，本病病位在脑，以头颅神机受损为本，心、肝、脾、肾脏腑功能失调为标，病因病机总不离风、痰、火、瘀，而其中尤以积痰为主要。内风触动痰、火、瘀之邪，气血逆乱，清窍蒙蔽则发病。正如《临证指南医案·癫痫门》按语所云："痫证或由惊恐，或由饮食不节，或由母腹中受惊，以致脏气不平，经久失调，一触积痰，厥气内风，卒焉暴逆，莫能禁止，待其气反然后已。"

二、诊断

（一）发病特点

具有突然、短暂、反复3个特点。发病突然，指起病急，若有发作前的前驱症状，也为时极短，旋即昏仆、抽搐发作。短暂，指发作时间短，一般发作至神志转清5~15分钟。但病情有轻重的不同，发作时间也有长短的区别。有的突然神志丧失仅几秒钟，有的神昏抽搐持续半小时以上而不能自止。反复，指反复发作，发无定时，但其间歇长短亦因病情轻重而不同，严重者有一日数十次以上发作的，也有数日一发者，比较轻的患者有逾月或半年以上一发者。

（二）临床表现

1. 发作前可有眩晕、胸闷、叹息等先兆　发作时一般具有神志失常和（或）肢体抽搐等特定的临床症状。因证候轻重之异，发作表现各有不同。小发作者，表现为突然神志丧失而无抽搐，如患者突然中断活动，手中物件掉落，或短暂时间两目凝视、呆木不动、呼之不应，经几秒钟即迅速恢复，事后对发作情况完全不知。大发作者症见来势急骤，卒倒叫号，昏不知人，频频抽掣，口吐涎沫，经数分钟，甚至数十分钟，神志渐清，苏醒后对发作情况一无所知，常觉全身倦怠，头昏头痛，精神萎靡。一般来说，发作时间短、间歇时间长者病情轻，反之，则病情重。

2. 多有先天因素或家族史　尤其发于幼年者，发作前多有诱因，如惊恐、劳累、情志过极、饮食不洁或不节，或头部外伤、劳累过度等。

3. 临床检查有阳性表现　脑电图检查可有阳性表现，颅脑 CT 及 MRI 检查有助于诊断。

三、鉴别诊断

1. 中风　痫病重症应与中风鉴别。清代李用粹《证治汇补·痫与卒中痉病辨》云："三症相因，但痫病仆时口作六畜声，将醒时吐涎沫，醒后复发，有连日发者，有一日三五发者。若中风……则仆地无声，醒时无涎沫，亦不复发。唯痉病虽时发时止，然身体强直，反张如弓，不似痫病身软作声也。"痫病与中风虽可同有昏仆，然痫病多仆地有声，神昏片刻即醒，醒后如常，且多伴有肢体抽搐、口吐白沫、四肢僵直、两手握固、双目上视、小便失禁等，多无半身不遂、口眼㖞斜等，并有多次发作病史可寻；中风则仆地无声，神昏者多较重，持续时间长，需经救治或可逐渐清醒，多遗有半身不遂、偏身麻木诸症存在。但应注意少数中风先兆者表现与癫痫相似，对年龄 40 岁以上首次发作者需注意鉴别。临床上中风有继发癫痫者。

2. 痉病　痫病与痉病均有时发时止、四肢抽搐拘急症状，但痫病发时可有口吐涎沫及口中可有异常叫声，发作后四肢软倦，短时内神志转清，不伴发热；痉病发时多身强直而兼角弓反张，不易清醒，常伴发热，多有原发病存在。

3. 厥证　厥证除见突然仆倒，昏不知人外，还可见面色苍白、四肢厥冷，而无痫病之口吐涎沫，两目上视，四肢抽搐和口中怪叫等症状，临床上可资鉴别。

四、辨证

（一）辨证要点

1. 辨病情轻重　判断本病之轻重决定于两个方面，一是病发持续时间之长短，一般持续时间长则病重，短则病轻；二是发作间隔时间久暂，间隔时间久则病轻，短暂则病重，临床表现的轻重与痰结之深浅和正气的盛衰相关。

2. 辨证候虚实　痫病发作期多见痰火扰神或风痰闭窍，以实为主或实中挟虚，休止期多见心脾、亏虚，多属虚证或虚中挟实。阳痫发作多实，阴痫发作多虚。

（二）证候

发作期分阳痫、阴痫两类，休止期分脾虚痰盛、肝火痰热、肝肾阴虚 3 种证候。

1. 发作期

（1）阳痫证：发作前常有头晕头痛，胸闷，善欠伸等先兆症状，或可无明显症状，旋即昏倒仆地，不省人事，面色先潮红、紫红，继之青紫或苍白，口唇青暗，两目上视，牙关紧闭，颈项侧扭，项背强直，四肢抽掣，或喉中痰鸣，或口吐涎沫，或发时有口中怪叫，甚则二便自遗，移时苏醒，除感疲乏无力外，一如常人。舌质红或暗红，苔多白腻或黄腻，脉弦数或弦滑。

病机分析：头晕头痛，胸闷欠伸为风痰上逆；内风挟痰横窜，气血逆乱于胸中，心神失守，故昏仆、不省人事；面色先见潮红系由风阳上涌而成，继之面色紫红、青紫或苍白、口唇青暗皆由风痰、痰热蔽塞心胸，阳气受遏，或血行瘀阻，使清气不得入，而浊气不得出所致；重者发痫时手足冰冷，两目上视，牙关紧闭，颈项侧扭，四肢抽掣皆由内风窜扰筋脉所成。喉中痰鸣、口吐涎沫、并发怪叫等，按《张氏医通·痫》所论："惟有肝风故作搐搦，搐搦则通身之脂液逼迫而上，随逆气而吐出于口也。"舌红属热，苔腻主湿盛，黄腻苔为内蕴痰热；其脉弦滑，属风痰内盛之征。唯风痰聚散无常，故反复发作而醒后一如常人。

本证若调治不当，或经常遇有惊恐、劳累、饮食不节等诱因触动，导致频繁发作，进而正气渐衰，湿痰内盛，可转变为阴痫。

（2）阴痫证：发作时面色黯晦萎黄，手足清冷，双眼半开半合而神志昏愦，偃卧拘急，或颤动、抽搐时发，口吐涎沫，一般口不啼叫，或声音微小。也有仅表现为呆木无知，不闻不见，不动不语；或动作中断，手中持物落地；或头突然向前倾下，又迅速抬起；或仅二目上吊数秒至数分钟即可恢复，而病发后对上述症状全然不知，多一日数次频作。醒后全身疲惫，数日后逐渐恢复，或醒后如常人。舌质淡，苔白腻，脉多沉细或沉迟。

病机分析：本证在儿科常由慢惊之后痰迷心窍而成。成人则因阴痫病久，频繁发作使正气日衰，痰结不化，逐渐演变而来。阴痫病主在脾肾先后天受损，一则气血生化乏源，再则命火不足，气化力薄，水寒上泛，故发痫时面色黯晦萎黄，手足清冷；湿痰上壅，蒙蔽神明，故双眼半开半阖，神志昏愦；如血不养筋，筋膜燥涩，虚风暗煽，则偃卧拘急或颤动抽搐时发；口吐涎沫乃内伏痰湿壅盛，随气逆而涌出；口不啼叫或叫声微小，是虽有积痰阻窍所致；呆木无知，二目上吊是神明失灵之象；痫病频发，耗伤正气，而见全身疲倦，数日方可恢复。舌腻脉沉，均属阳虚湿痰内盛之征。

2. 休止期

（1）脾虚痰盛：神疲乏力，身体瘦弱，食欲不佳，大便溏薄，咯痰或痰多，或恶心泛呕，或胸宇痞闷。舌质淡，苔白腻，脉濡滑或细弦滑。

病机分析：脾虚生化乏源，气血不足，故神疲乏力，身体瘦弱；因积痰内伏日久则伤脾，脾虚则痰浊日增，壅塞中州，升降失调，致食欲不佳、恶心泛呕、咯痰胸闷、大便溏薄。

（2）肝火痰热：平素情绪急躁，每因焦急郁怒诱发病发生，痫止后，仍然烦躁不安，失眠，口苦而干，便秘，或咯痰胶稠。舌质偏红，苔黄，脉弦数。

病机分析：肝火亢盛则情绪急躁，口苦而干；痫止后急躁加重者，因风阳耗竭肝阴，虚火内扰而致；肝火扰乱心神，故心烦失眠；肝火煎熬津液，结而为痰，故痰胶稠咳吐不爽。

（3）肝肾阴虚：痫病频发，神思恍惚，面色晦暗，头晕目眩，两目干涩，耳轮焦枯不泽，健忘失眠，腰酸腿软，大便干燥。舌质红，脉细数。

病机分析：痫病频发则气血先虚，肝肾俱亏，肾精不足，髓海失养，可见神思恍惚，面色晦暗，健忘诸症；肝血不足，两目干涩，血虚肝旺故头晕目眩；肾开窍于耳，主腰膝，故肾精虚亏则耳轮焦枯不泽，腰酸腿软；阴亏大肠失润则便秘。舌质红，脉细数，为精血不足之征。

以上3种证候，临床上可互相转化。因痫病总属神志疾患，故五志之火常是主要的诱发因素，心肝之火可以动痰，火与痰合则痰热内生，痰热耗气日久，必致中气虚乏，痰浊愈盛即成脾虚痰盛之证；痰热灼阴也可出现肝肾阴虚之证。另一方面，以痫久必归五脏，若病程长、发作频者，由肝肾阴精不足，虚火炼液生痰，可在阴虚的基础上出现肝火痰热之证；脾虚痰盛者，如遇情志之火所激，也可使痰浊化热而见肝火痰热的证候。

五、治疗

（一）治疗原则

1. 治分新久　大抵痫病初发，多为阳痫，治以息风涤痰泻火为主。痫病日久，多属阴痫，以补益气血，调理阴阳为大法。肝虚者养其血，肾虚者补其精，脾气虚者助其运，心气不足者，安其神，总以补虚为本。

2. 病分急缓　病发为急，以开窍醒神定痫以治标；平时为缓，以去邪补虚以治其本。

3. 重视行痰　治病当重行痰，而行痰又当顺气。顽痰胶固，需辛温开导，痰热胶着须清化降火。要言之，本病治疗主要在风、痰、火、虚4个字。

（二）治法方药

1. 发作期

（1）阳痫证：急以开窍醒神，继以泻热涤痰，息风定痫。

方药：急救时针刺人中、十宣、合谷等穴以醒神开窍，或可静脉用清开灵注射液，或灌服清热镇惊汤。方中生石决明平肝息风，紫石英镇心定惊，龙胆草泻肝经之实火，与山栀、木通同用有通达三焦利湿之效。用生大黄泻热，反佐干姜辛开苦降和胃降逆，又助天竺黄、胆南星清热豁痰；远志、石菖蒲逐痰开窍；天麻、钩藤息风止痉；柴胡为引经药，又能疏气解郁，配用朱砂、麦门冬可防龙胆草等苦燥伤阴，兼可安神。

此外，尚可用汤药送服定痫丸，方中天麻、全蝎、僵蚕平肝息风而止抽搐；川贝母、胆南星、半夏、竹沥、石菖蒲化痰开窍，而降逆气；琥珀、茯神、远志、辰砂镇心安神而定惊；茯苓、陈皮健脾理气；丹参、麦门冬理血育阴；姜汁、甘草可温胃和中。服药后如大量咯痰，或大便排出黏痰样物者，均属顽痰泄化现象，为病情好转的表现。

（2）阴痫证：急以开窍醒神，继以温阳除痰，顺气定痫。

方药：急针刺人中、十宣穴以开窍醒神，或可静脉用参附注射液，或灌服以五生饮合二陈汤。五生饮中以生南星、生半夏，生白附子辛温除痰，半夏兼以降逆散结，南星兼祛风解痉，白附子祛风痰、逐寒湿；川乌大辛大热，散沉寒积滞，黑豆补肾利湿。合二陈汤顺气化痰，共奏温阳、除痰、定痫之功效。

2. 休止期

（1）脾虚痰盛：健脾化痰。

方药：六君子汤加减。若痰多加制南星、瓜蒌，呕恶者加竹茹、旋覆花；便溏者加薏苡仁、白扁豆。若痰黄量多，舌苔黄腻者，可改用温胆汤。

（2）肝火痰热：清肝泻火，化痰开窍。

方药：用龙胆泻肝汤合涤痰汤加减。方以龙胆草、山栀、黄芩、木通等泻肝经实火；半夏、橘红、胆南星、石菖蒲化痰开窍。若项强直视，手足抽搐者，可兼用化风锭 1~2 丸：

（3）肝肾阴虚：滋养肝肾。

方药：大补元煎加减。方中熟地、山药、山茱萸、杜仲、枸杞子均滋养肝肾之品；还可酌情加用鹿角胶、龟板胶、阿胶等以补髓养阴，或牡蛎、鳖甲以滋阴潜阳。若心中烦热者可加竹叶、灯心草以清热除烦；大便干燥者，加肉苁蓉、当归、火麻仁以滋液润肠。也可用定振丸，滋补肝肾，而息风止痫。在休止期投以滋养肝肾之品，既能息风，又能柔筋，对防止痫病的频发具有一定的作用。

有外伤病史而常发痫者，或痫病日久频繁发作者，常可见瘀血之证，如头痛头晕，胸中痞闷刺痛，气短，舌质暗或舌边有瘀点、瘀斑，脉沉弦。治疗应重视活血化瘀，并酌加顺气化痰，疏肝清火等品，如通窍活血汤加减。另外上述各证方中，均可加入适量全蝎、蜈蚣等虫类药，以息风解毒、活终解痉而镇痫，可提高疗效。一般多研粉，每服 1~1.5 克，每日 2 次为宜，小儿酌减。

（三）其他治法

1. 单方验方

（1）三圣散（《儒门事亲》）：防风、瓜蒂、藜芦。用于痰涎壅盛的阳痫，但体虚者慎用。

（2）七福饮（《景岳全书》）：人参、熟地、当归、炒白术、炙甘草、酸枣仁、远志。用治痫病气血俱虚而心脾为甚者：

（3）平补镇心丹（《和剂局方》）：龙齿、远志、人参、茯神、酸枣仁、柏子仁、当归身、石菖蒲、生地、肉桂、山药、五味子、麦门冬、朱砂。治痫病止时惕惕不安，因惊怖所触而发者。

2. 针灸　多用于发作期，法拟豁痰开窍，平肝息风。取穴以督脉、心及心包经穴为主，痫发时刺用泻法。

（1）主方：分两组，可交替使用。①百会、印堂、人中、内关、神门、三阴交。②鸠尾、中脘、内关、间使、太冲。

（2）加减法：①阳痫而抽掣搐搦重者，酌加风池、风府、合谷、太冲、阳陵泉。②阴痫而湿痰盛者，酌加天突、丰隆，灸百会、气海、足三里。③癫痫反复频发者，针印堂、人中．灸中脘，也可针会阴、长强穴。

六、转归及预后

痫病转归及预后取决于患者的体质强弱及正气盛衰、邪气轻重。本病发病有反复发作的特点，病程一般较长，少则一两年，甚则终身不愈。体质强，正气足者，治疗恰当，痫发后调理适当，可控制发作次数，但多难以根治；体质弱，正气不足，痰浊沉固者，多迁延日久，缠绵难愈，预后较差。故如病为阳痫者，治疗确当，痫止后再予丸药调理数月，可以控制发作；阴痫及久病正虚而邪实者，则疗效较差。阳痫初发或病程在半年以内者，尤应重视休止期的治疗和精神、饮食的调理，如能防止痫病的频繁发作，一般预后较好。如虽病阳病，但因调治不当，或经常遇有情志不遂、饮食不节等诱因的触动，可致频繁发作，进而正虚邪盛转变为阴痫。另外，若频繁反复发作者，少数年幼患者智力发育受到影响，可出现智力减退，甚至成为痴呆，或因昏仆跌伤而致后遗症，也可因发病时痰涎壅盛，痰阻气道，而成窒息危候，若不能及时抢救，致阴阳离决而亡。

七、预防和护理

痫病预防有二：一是对已知的致病因素和诱发因素的预防，以及采取增强体质的有关措施。最重要的是保持精神愉快，情绪乐观，避免精神刺激，怡养性情。生活宜规律，起居有节。适当参加文娱活动和体育锻炼，不可过劳，保证充足的睡眠。对病程长、体质差的患者，适当加强营养也很重要。二是加强休止期的治疗，防止痫病频繁发作，延长发作的间歇时间，也是预防的重要方面。痫病患者不宜参加驾驶及高空作业等，不宜骑自行车，以免发生意外。孕妇应加强保健，避免胎元受损。

本病的护理工作非常重要。对病情观察要认真仔细，重视神志的变化、持续的时间和证候表现以及舌象、脉象、饮食、睡眠和二便的情况，为辨证论治提供可靠的资料。对频繁发作者，要加用床挡等保护装置，以免发作时从床上跌下。有义齿者应取下。痫病发作时，应用裹纱布的压舌板放于上下磨牙间，以免咬伤舌头。神志失常者，应加强护理，以免发生意外。对痫病日久又频繁发作的重症患者，于发作时特别应注意保持呼吸道的通畅，以免发生窒息死亡。饮食宜清淡，多吃青菜，或选用山药、薏苡仁、赤豆、绿豆、小米煮粥，可收健脾化湿的功效。忌过冷过热食物刺激，少食肥甘之品，减少痰湿滋生。

八、现代研究

痫病，即西医学癫痫，患病率在国内外调查约为 0.5%，一般人群的年发病率为（50 ~ 70）/10 万，是神经科疾病中仅次于中风的第 2 大常见疾病，我国约有 600 万以上的癫痫患者，且每年新发患者在 65 万 ~75 万人。加强中医药对其防治研究十分必要。

对于本病的病名，20 世纪 90 年代前一直沿用"癫痫"病名，与西医学病名相同，至 90 年代后逐渐统一为"痫证"，现多痫证与痫病同用。

对于本病的证候学研究，1991 年 11 月由北京中医学院东直门医院草拟方案，于 1992 年 7 月由国家中医药管理局全国脑病急症协作组讨论制定了《痫病诊断与疗效评定标准》，对病病的病名诊断、病类诊断、证类诊断标准及分期标准、疗效评定标准，将痫病分为风火上炎、风动痰阻、瘀血内停、心脾两虚、肾元不足 5 个证型；目前现行的《中医病证诊断疗效标准》则将痫病分为痰火扰神、血虚风动、风痰闭窍、瘀阻脑络、心脾两虚及肝肾阴虚 6 个证型，目前中医药对痫病的临床研究多以以上 2 个辨证诊断标准相互参照此为指导，对痫病的规范化研究起到了一定的作用。但近十年来对于痫病的中医药研究目前尚无突破性的研究成果报道，文献以临床治验总结为多，有些文献结合了对药物治疗的机制研究，为进一步明确癫痫的中医药治疗机制进行了探索。

（一）脏腑辨证

1. 从肝论治　癫痫以抽动为特点，动者属风，责之于肝，故多从肝论治。有学者通过对 108 例癫痫患者在西药治疗基础上运用柴胡疏肝汤（柴胡、桂枝、生龙骨、生牡蛎、川芎、当地、白芍、半夏、黄芩、党参、钩藤、生姜、大枣、甘草）治疗后提出：癫痫的治疗以小柴胡汤疏肝为主，可起到多靶点治疗的目的，利用癫痫动物模型对其药物作用机制进行研究，证实其对脑的电生理及神经递质均有影响。

2. 从脾论治　以温中健脾治疗腹型癫痫。腹型癫痫，中医古名"内钓"。根据文献记载，其以中阳不足，脏腑虚寒为发病关键，认为腹型癫痫的病因与寒湿关系密切，寒滞中焦，脾失健运，痰自内生，阻遏气机，不通则痛，病乃作。其提出的由湿致痫之论值得深入探讨。建中汤能温中补虚，和里缓急而止腹痛，有学者以建中汤为基础配合生铁落饮益气温里，治疗儿童腹型癫痫，通过对发作次数观察结果显示，有效率为84.2%，脑电图改善与临床疗效基本一致。

（二）从风痰论治

中医学认为其发病主要是"风"、"痰"为患。风主动摇故抽搐，痰蒙清窍、瘀阻脑络而神昏。因此，定痫息风、豁痰开窍、活血化瘀法是治疗痫病的常法。目前，运用传统成方的有：五痫神应丸、白金丸、定痫丸、温胆汤、风引汤、磁朱丸、紫金锭等，但疗效不等。也有在传统方基础上化裁应用者，如以白金丸化裁组方定痫散（白矾、郁金、石菖蒲、僵蚕、朱砂等）治疗。

（三）从瘀论治

有学者认为痫病主要病机为瘀血生风，应从瘀治癫痫。提出痫病大脑"致痫灶"微循环和代谢障碍病理与中医局部微观"血瘀"证有相同之处。痫病顽疾反复发作，病程缠绵迁延不愈，与久病多瘀、久病入络及久病多虚致气血亏虚，运血无力，血行不畅则瘀滞脑部，脑部脉络，气血不能上荣脑髓，元神失养，神机失用则发痫病。瘀血不行为痫病发病的主要病机过程，采用化瘀之法可堵邪生之源，治其之本。

（四）单味中药及提取物

利用现代药理研究手段，从中药中提取有效成分治疗癫痫，是探索治疗本病的有效途径。有学者临床观察到曾经多种抗惊厥药物长期治疗而未获满意疗效者，在加用青阳参2～9个月后，癫痫发作的次数减少80%以上者达65.63%（21/32），脑电图变化不论是局灶性异常或弥散性异常，均随病情好转而改善。另有学者对柴胡皂苷对癫痫大鼠脑电的影响研究显示，柴胡皂苷对癫痫大鼠脑电图及痫性发作有改善作用。

（五）中西医结合

有学者报道以拉莫三嗪合定痫丸（天麻、川贝母、姜半夏、茯苓、茯神、丹参、麦门冬、石菖蒲、胆南星、全蝎、僵蚕、琥珀、远志、陈皮、朱砂、甘草）治疗118例，总有效率71.19%。采用丙戊酸钠或卡马西平合用调督抗痫胶囊（全蝎、白花蛇、紫河车、桑寄生、桂枝、制南星、荷叶、冰片、川芎）治疗癫痫，疗效优于单纯西药治疗。

（六）分型治疗

以往中医药治疗癫痫对部分性发作及癫痫持续状态报道较少，20世纪90年代后逐渐增加。

1. 癫痫持续状态　在癫痫持续状态时先予针刺及中成药促醒，控制抽搐，后以中药煎剂治疗，辨证以阴阳为纲。阳衰者以苏合香丸水化灌服，参附注射液静推或静点。阴竭者以安宫牛黄丸水化灌服，静推参附注射液或清开灵注射液。抽搐重者可予紫雪丹水化灌服；并强调息风涤痰应贯彻癫痫治疗始终。体现中医急症处理的特点。

2. 头痛型癫痫 采用天麻钩藤饮（天麻、钩藤、石决明、黄芩、茯苓、石菖蒲、白芍、菊花、女贞子、胆南星）治疗小儿头痛癫痫 15 例，总有效率 93.5%。

3. 精神运动型癫痫 采用顺气豁痰法治疗小儿精神运动型癫痫，基本方：石菖蒲、青果、半夏、青礞石、胆南星、陈皮、枳壳、川芎、沉香、六曲。根据辨证分型加减，痰浊迷窍型用基本方；痰火壅盛型原方加黄芩、栀子、代赭石，痰浊动风型酌加僵蚕、钩藤、生铁落；正气偏虚型加太子参、茯苓。治 38 例，总有效率 76.3%。

4. 腹型癫痫 腹型癫痫发作的主要症状就是反复发作的无其他原因的腹痛，其主要病机是积痰内伏，阻滞经络，气机壅塞，血瘀阻络，治疗以五磨饮子合手拈散、芍药甘草汤为主，根据证型再加减。

（七）其他疗法

针灸疗法在痫病的治疗中也运用较广。采用以大椎为主穴，辅穴辨证配穴：头晕神疲及脑外伤者配百会、神庭、本神、三阴交、太冲；纳差痰盛胸脘痞闷者配丰隆、中脘、内关、膻中；儿童及久病体弱者配脾俞、肝俞、丰隆、足三里诸穴；正值大发作即时强刺激人中、涌泉、内关、百会，缓解后起针，总有效率为 81.5%。

另外穴位埋线在痫病治疗中报道较多，穴位埋线是经络理论和现代医学结合的产物，除了利用腧穴的功能外，还可通过羊肠线在穴位产生比针刺更为长久的刺激作用。有学者报道以头穴为主埋植药线治疗癫痫，治疗组 112 例，取百会、率谷为主穴，风痫型配风门、肝俞，食痫型配胃俞、足三里，痰痫型配脾俞、丰隆，血瘀型配膈俞、血海，先天型配肾俞、心俞；对照组 63 例，以鸠尾、癫痫（经外奇穴，大椎穴与尾骨端的中点处）。结果治疗组总有效率 93.7%，对照组总有效率 84.1%，经统计学处理，治疗组疗效优于对照组。

另外还有采用头针、化脓灸、割治、挑刺等方法治疗者。

总结以上，近年来中医药在癫痫的预防发作、提高疗效、减少抗癫痫药物的毒副作用等方面取得了一定的进展，但中医药对本病的辨证分型和疗效评定标准尚不统一，治疗结果及对照标准缺乏公正客观，辨证施治的辨证标准存在差异，难以客观、科学地评价。今后应在中医理论指导下，规范痫病的辨证分型及评定标准。在发挥中医整体辨证论治优势的同时，结合现代医学研究方法深入探讨，推动癫痫临床研究的进步和提高，力求更有效地攻克这一顽疾。

九、小结

痫病是一种短暂性发作性脑病，中医对本病历代论述较多：其病机后世医家多强调积痰内伏，每由情志不遂或劳累等因诱发，以致气逆、风阳挟痰上扰，阻塞心窍而发病。痫病初发多为阳证、实证，当以息风涤痰定痫为主；痫病既久，多为阴证、虚证，当以益气、育阴、养血为主。本病发作期，总以定痫治标为先，而休止期以调补气血，强健脾胃，滋养肝肾为主。

（于 荣）

第四节 眩晕

眩晕是以目眩与头晕为主要表现的病证。目眩即眼花或眼前发黑，视物模糊；头晕即感觉自身或外界景物摇晃、旋转，站立不稳。两者常同时并见，故统称为"眩晕"。

眩晕最早见于《内经》，称为"眩冒"、"眩"。《内经》对本病病因病机的论述主要包括：外邪致病，如《灵枢·大惑论》说："故邪中于项，因逢其身之虚……入于脑则脑转。脑转则引目系急，目系急则目眩以转矣。"因虚致病，如《灵枢·海论》说："髓海不足，则脑转耳鸣，胫酸眩冒。"《灵枢·卫气》说"上虚则眩"。与肝有关，如《素问·至真要大论篇》云："诸风掉眩，皆属于肝。"与运气有关，如《素问·六元正纪大论篇》云："木郁之发……甚则耳鸣眩转。"

汉代张仲景对眩晕一病未有专论，仅有"眩"、"目眩"、"头眩"、"身为振振摇"、"振振欲擗地"等描述，散见于《伤寒论》和《金匮要略》中。其病因，或邪袭太阳，阳气郁而不得伸展；或邪郁少阳，上干空窍；或肠中有燥屎，浊气攻冲于上；或胃阳虚，清阳不升；或阳虚水泛，上犯清阳；或阴液已竭，阳亡于上；或痰饮停积胃中（心下），清阳不升等多个方面，并拟订出相应的治法方药。例如，小柴胡汤治少阳眩晕；刺大椎、肺俞、肝俞治太少并病之眩晕；大承气汤治阳明腑实之眩晕；真武汤治少阴阳虚水泛之眩晕；苓桂术甘汤、小半夏加茯苓汤、泽泻汤等治痰饮眩晕，等等，为后世论治眩晕奠定了基础。

隋、唐、宋代医家对眩晕的认识，基本上继承了《内经》的观点。如隋代巢元方《诸病源候论·风头眩候》说："风头眩者，由血气虚，风邪入脑，而引目系故也……逢身之虚则为风邪所伤，入脑则脑转而目系急，目系急故成眩也。"唐代王焘《外台秘要》及宋代《圣济总录》亦从风邪立论。唐代孙思邈的《备急千金要方》则提出风、热、痰致眩的论点。在治疗方面，诸家方书在仲景方药的基础上，又有发展，如《外台秘要》载有治风头眩方9首，治头风旋方7首；《圣济总录》载有治风头眩方24首。

金元时期，对眩晕从概念、病因病机到治法方药等各个方面都有所发展。金代成无己在《伤寒明理论》中提出了眩晕的概念，还指出了眩晕与昏迷的鉴别："伤寒头眩，何以明之？眊非毛而见其毛，眩非元（玄）而见其元（玄，黑色）。眊为眼花，眩为眼黑。眩也、运也、冒也，三者形俱相近。有谓之眩者，有谓之眩冒者；运为运转之运，世谓之头旋者是也矣；冒为蒙冒之冒，世谓之昏迷者是矣。"金代刘完素在《素问玄机原病式·五运主病》中给眩晕下的定义是："掉，摇也；眩，昏乱旋运也。"并主张眩晕的病因病机应从"火"立论："所谓风气甚而头目眩运者，由风木旺，必是金衰，不能制木，而木复生火，风火皆属阳，多为兼化；阳主乎动，两动相搏，则为之旋转。"张子和则从"痰"立论，提出吐法为主的治疗方法，他在《儒门事亲》中说："夫头风眩运……在上为之停饮，可用独圣散吐之，吐讫后，服清下辛凉之药。凡眩运多年不已，胸膈痰涎壅塞，气血颇实，吐之甚效。"李杲《兰室秘藏·头痛》所论恶心呕吐，不食，痰唾稠黏，眼黑头旋，目不能开，如在风云中，即是脾胃气虚、浊痰上逆之眩晕，主以半夏白术天麻汤。认为："足太阴痰厥头痛，非半夏不能疗；眼黑头眩，风虚内作，非天麻不能除。"元代朱丹溪更力倡"无痰不作眩"之说，如《丹溪心法·头眩》说："头眩，痰挟气虚并火，治痰为主，挟补气药及降火药。无痰则不作眩，痰因火动，又有湿痰者。"

明、清两代对眩晕的论述日臻完善。对眩晕病因病机的分析颇为详尽。如明代徐春甫的《古今医统大全·眩运门》以虚实分论，提出虚有气虚、血虚、阳虚之分；实有风、寒、暑、湿之别。并着重指出"四气乘虚"、"七情郁而生痰动火"、"淫欲过度，肾家不能纳气归元"、"吐血或崩漏，肝家不能收摄营气"是眩晕发病之常见原因。刘宗厚《玉机微义》、李梴《医学入门》等书，对《内经》"上盛下虚"而致眩晕之论，作了进一步的阐述，认为"下虚者乃气血也，上盛者乃痰涎风火也"。张景岳则特别强调因虚致眩，认为："无虚不能作眩"、"眩运一证，虚者居其八九，而兼火兼痰者，不过十中一二耳"（《景岳全书·眩运》）。陈修园则在风、痰、虚之外，再加上火，从而把眩晕的病因病机概括为"风"、"火"、"痰"、"虚"四字。此外，明代虞抟提出"血瘀致眩"的论点，值得重视。虞氏在《医学正传·眩运》中说："外有因呕血而眩冒者，胸中有死血迷闭心窍而然。"对跌仆外伤致眩晕已有所认识。

关于眩晕的治疗，此期许多著作，集前人经验之大成，顿为详尽。如《医学六要·头眩》即分湿痰、痰火、风痰、阴虚、阳虚、气虚、血虚、亡血、风热、风寒、死血等证候立方。《证治汇补》亦分湿痰、肝火、肾虚、血虚、脾虚、气郁、停饮、阴虚、阳虚。程国彭除总结了肝火、湿痰、气虚、肾水不足、命门火衰等眩晕的治疗大法外，并着重介绍了以重剂参、对、芪治疗虚证眩晕的经验。叶天士《临证指南医案·眩晕》华岫云按，认为眩晕乃"肝胆之风阳上冒"，其证有夹痰、夹火、中虚、下虚之别，治法亦有治胃、治肝之分。"火盛者先生用羚羊、山栀、连翘、天花粉、玄参、鲜生地、丹皮、桑叶以清泄上焦窍络之热，此先从胆治也；痰多者必理阳明，消痰如竹沥、姜汁、菖蒲、橘红、二陈汤之类；中虚则兼用人参，外台茯苓饮是也；下虚者必从肝治，补肾滋肝，育阴潜阳，镇摄之治是也"。

此外，元、明、清部分医家还认识到某些眩晕与头痛、头风、肝风、中风诸证之间有一定的内在联系，如朱丹溪云："眩运乃中风之渐。"张景岳亦谓："头眩有大小之异，总头眩也……至于中年之外，多见眩仆卒倒等证，亦人所常有之事。但忽运忽止者，人皆谓之头运眼花；卒倒而不醒者，人必谓之中风中痰。"华岫云在《临证指南医案·眩晕门》按语中更明确地指出："此证之原，本之肝风；当与肝风、中风、头风门合而参之。"这些论述也是值得注意的。

总之，继《内经》之后，经过历代医家的不断总结，使眩晕的证治内容更加丰富、充实。近代学者对前人的经验与理论进行了全面的整理，并在实践的基础上加以提高，在本病的辨证论治、理法方药等方面都有进一步的发展。

眩晕作为临床常见症状之一，可见于西医学的多种病症。如椎-基底动脉供血不足、颈椎病、梅尼埃病、高血压、低血压、阵发性心动过速、房室传导阻滞、贫血、前庭神经元炎、脑外伤后综合征等。临床以眩晕为主要表现的疾病，或某些疾病过程中出现眩晕症状者，均可参考本篇有关内容辨证论治。

一、病因病机

眩晕，以内伤为主，尤以肝阳上亢、气血虚损，以及痰浊中阻为常见。眩晕多系本虚标实，实为风、火、痰、瘀，虚则为气血阴阳之虚。其病变脏腑以肝、脾、肾为重点，三者之中，又以肝为主。

1. 肝阳上亢 肝为风木之脏，体阴而用阳，其性刚劲，主动主升，如《内经》所说："诸风掉眩，皆属于肝。"阳盛体质之人，阴阳平衡失其常度，阴亏于下，阳亢于上，则见眩晕；或忧郁、恼怒太过，肝失条达，肝气郁结，气郁化火，肝阴耗伤，风阳易动，上扰头目，发为眩晕；或肾阴素亏不能养肝，阴不维阳，肝阳上亢，肝风内动，发为眩晕。正如

《临证指南医案·眩晕门》华岫云按："经云诸风掉眩，皆属于肝，头为六阳之首，耳目口鼻皆系清空之窍，所患眩晕者，非外来之邪，乃肝胆之风阳上冒耳。"

2. 肾精不足　脑为髓之海，髓海有余则轻劲多力，髓海不足则脑转耳鸣，胫酸眩冒。而肾为先天之本，主藏精生髓。若年老肾精亏虚；或因房事不节，阴精亏耗过甚；或先天不足；或劳役过度，伤骨损髓；或阴虚火旺，扰动精室，遗精频仍；或肾气亏虚，精关不固，滑泄无度，均使肾精不足而致眩晕。

3. 气血亏虚　脾胃为后天之本，气血生化之源，如忧思劳倦或饮食失节，损伤脾胃，或先天禀赋不足，或年老阳气虚衰，而致脾胃虚弱，不能运化水谷，生化气血；或久病不愈，耗伤气血；或失血之后，气随血耗。气虚则清阳不振，清气不升；血虚则肝失所养，虚风内动；皆能发生眩晕。如《景岳全书·眩晕》所说："原病之由有气虚者，乃清气不能上升，或汗多亡阳而致，当升阳补气；有血虚者，乃因亡血过多，阳无所附而然，当益阴补血，此皆不足之证也。"

4. 痰浊中阻　饮食不节、肥甘厚味太过损伤脾胃，或忧思、劳倦伤脾，以致脾阳不振，健运失职，水湿内停，积聚成痰；或肺气不足，宣降失司，水津不得通调输布，留聚而生痰；或肾虚不能化气行水，水泛而为痰；或肝气郁结，气郁湿滞而生痰。痰阻经络，清阳不升，清空之窍失其所养，则头目眩晕。若痰浊中阻更兼内生之风火作祟，则痰夹风火，眩晕更甚；若痰湿中阻，更兼内寒，则有眩晕昏仆之虑。

5. 瘀血内阻　跌仆坠损，头脑外伤，瘀血停留，阻滞经脉，而致气血不能荣于头目；或瘀停胸中，迷闭心窍，心神飘摇不定；或妇人产时感寒，恶露不下，血瘀气逆，并走于上，迫乱心神，干扰清空，皆可发为眩晕。如《医学正传·眩运》说："外有因坠损而眩运者，胸中有死血迷闭心窍而然。"

总之，眩晕反复发作，病程较长，多为本虚标实，并常见虚实之间相互转化。如发病初期，病程较短时多表现为实证，即痰浊中阻、瘀血内阻，或阴阳失调之肝阳上亢，若日久不愈，可转化为气血亏虚、肾精不足之虚证；也有气血亏虚、肾精不足所致眩晕者，反复发作，气血津液运行不畅，痰浊、瘀血内生，而转化为虚实夹杂证。痰浊中阻者，由于痰郁化火，煽动肝阳，则可转化为肝阳上亢或风挟痰浊上扰；由于痰浊内蕴，阻遏气血运行，日久可致痰瘀互结。

二、诊断

（一）发病特点

眩晕可见于任何年龄，但多见于 40 岁以上的中老年人。起病较急，常反复发作，或渐进加重。可以是某些病证的主要临床表现或起始症状。

（二）临床表现

本证以目眩、头晕为主要临床表现，患者眼花或眼前发黑，视外界景物旋转动摇不定，或自觉头身动摇，如坐舟车，同时或兼见恶心、呕吐、汗出、耳鸣、耳聋、怠懈、肢体震颤等症状。

三、鉴别诊断

1. 厥证　厥证以突然昏倒，不省人事，或伴有四肢逆冷，一般常在短时内苏醒，醒后无偏瘫、失语、口舌歪斜等后遗症。眩晕发作严重者，有欲仆或晕旋仆倒的现象与厥证相似，但神志清醒。

2. 中风 中风以猝然昏仆，不省人事，伴有口舌歪斜，半身不遂，言语謇涩为主症，或不经昏仆而仅以喎僻不遂为特征。而眩晕仅以头晕、目眩为主要症状，不伴有神昏和半身不遂等症。但有部分中风患者以眩晕为起始症状或主要症状，需密切观察病情变化，结合病史及其他症状与单纯的眩晕进行鉴别。

3. 痫病 痫病以突然仆倒，昏不知人，口吐涎沫，两目上视，四肢抽搐，或口中如作猪羊叫声，移时苏醒，醒后一如常人为特点。而眩晕无昏不知人，四肢抽搐等症状。痫病昏仆与眩晕之甚者似，且其发作前常有眩晕、乏力、胸闷等先兆，痫病发作日久之人，常有神疲乏力，眩晕时作等症状出现，故亦应与眩晕进行鉴别。

四、辨证论治

（一）辨证

1. 辨证要点

（1）辨虚实：眩晕辨虚实，首先要注意舌象和脉象，再结合病史和伴随症状。如气血虚者多见舌质淡嫩，脉细弱；肾精不足偏阴虚者，多见舌嫩红少苔，脉弦细数；偏阳虚者，多见舌质胖嫩淡暗，脉沉细、尺弱；痰湿重者，多见舌苔厚滑或浊腻，脉滑；内有瘀血者，可见舌质紫黯或舌有瘀斑瘀点，唇黯，脉涩。起病突然，病程短者多属实证；反复发作，缠绵不愈，或劳则诱发者多属虚证，或虚实夹杂证。

（2）辨标本缓急：眩晕多属本虚标实之证，肝肾阴亏，气血不足，为病之本；痰、瘀、风、火为病之标。痰、瘀、风、火，其临床特征不同。如风性主动，火性上炎，痰性黏滞，瘀性留著等等，都需加以辨识。其中尤以肝风、肝火为病最急，风升火动，两阳相搏，上干清空，症见眩晕，面赤，烦躁，口苦，脉弦数有力，舌红，苔黄等，亟应注意，以免缓不济急，酿成严重后果。

2. 证候

（1）肝阳上亢：眩晕，耳鸣，头胀痛，易怒，失眠多梦，脉弦。或兼面红，目赤，口苦，便秘尿赤，舌红苔黄，脉弦数或兼腰膝酸软，健忘，遗精，舌红少苔，脉弦细数；或眩晕欲仆，泛泛欲呕，头痛如掣，肢麻震颤，语言不利，步履不正。

病机分析：肝阳上亢，上冒巅顶，故眩晕、耳鸣、头痛且胀，脉见弦象；肝阳升发太过，故易怒；阳扰心神，故失眠多梦；若肝火偏盛、循经上炎，则兼见面红，目赤，口苦，脉弦且数；火热灼津，故便秘尿赤，舌红苔黄；若属肝肾阴亏，水不涵木，肝阳上亢者，则兼见腰膝酸软，健忘遗精，舌红少苔，脉弦细数。若肝阳亢极化风，则可出现眩晕欲仆，泛泛欲呕，头痛如掣，肢麻震颤，语言不利，步履不正等风动之象。此乃中风之先兆，宜加防范。

（2）气血亏虚：眩晕，动则加剧，劳累即发，神疲懒言，气短声低，面白少华，或萎黄，或面有垢色，心悸失眠，纳减体倦，舌色淡，质胖嫩，边有齿印，苔薄白，脉细或虚大；或兼食后腹胀，大便溏薄，或兼畏寒肢冷，唇甲淡白；或兼诸失血证。

病机分析：气血不足，脑失所养，故头晕目眩，活动劳累后眩晕加剧，或劳累即发；气血不足，故神疲懒言，面白少华或萎黄；脾肺气虚，故气短声低；营血不足，心神失养，故心悸失眠；气虚脾失健运，故纳减体倦。舌色淡，质胖嫩，边有齿印，苔薄白，脉细或虚大，均是气虚血少之象。若偏于脾虚气陷，则兼见食后腹胀，大便稀溏。若脾阳虚衰，气血生化不足，则兼见畏寒肢冷，唇甲淡白。

（3）肾精不足：眩晕，精神萎靡，腰膝酸软，或遗精，滑泄，耳鸣，发落，齿摇，舌瘦嫩或嫩红，少苔或无苔，脉弦细或弱或细数。或兼见头痛颧红，咽干，形瘦，五心烦热，舌嫩红，苔少或光剥，脉细数；或兼见面色㿠或黧黑，形寒肢冷，舌淡嫩，苔白或根部有浊苔，脉弱尺甚。

病机分析：肾精不足，无以生髓，脑髓失充，故眩晕，精神萎靡；肾主骨，腰为肾之府，齿为骨之余，精虚骨骼失养，故腰膝酸软，牙齿动摇；肾虚封藏固摄失职，故遗精滑泄；肾开窍于耳，肾精虚少，故时时耳鸣；肾其华在发，肾精亏虚故发易脱落。肾精不足，阴不维阳，虚热内生，故颧红，咽干，形瘦，五心烦热，舌嫩红、苔少或光剥，脉细数。精虚无以化气，肾气不足，日久真阳亦衰，故面色㿠或黧黑，形寒肢冷，舌淡嫩，苔白或根部有浊苔，脉弱尺甚。

（4）痰浊内蕴：眩晕，倦怠或头重如蒙，胸闷或时吐痰涎，少食多寐，舌胖，苔浊腻或白厚而润，脉滑或弦滑，或兼结代。或兼见心下逆满，心悸怔忡，或兼头目胀痛，心烦而悸，口苦尿赤，舌苔黄腻，脉弦滑而数，或兼头痛耳鸣，面赤易怒，胁痛，脉弦滑。

病机分析：痰浊中阻，上蒙清窍，故眩晕；痰为湿聚，湿性重浊，阻遏清阳，故倦怠，头重如蒙；痰浊中阻，气机不利，故胸闷；胃气上逆，故时吐痰涎；脾阳为痰浊阻遏而不振，故少食多寐；舌胖、苔浊腻或白厚而润，脉滑、或弦滑、或兼结代，均为痰浊内蕴之征。若为阳虚不化水，寒饮内停，上逆凌心，则兼见心下逆满，心悸怔忡。若痰浊久郁化火，痰火上扰则头目胀痛，口苦；痰火扰心，故心烦而悸；痰火劫津，故尿赤；苔黄腻，脉弦滑而数，均为痰火内蕴之象。若痰浊夹肝阳上扰，则兼头痛耳鸣，面赤易怒，胁痛，脉弦滑。

（5）瘀血阻络：眩晕，头痛，或兼见健忘，失眠，心悸，精神不振，面或唇色紫黯。舌有紫斑或瘀点，脉弦涩或细涩。

病机分析：瘀血阻络，气血不得正常流布，脑失所养，故眩晕时作；头痛，面唇紫黯，舌有紫斑瘀点，脉弦涩或细涩均为瘀血内阻之征。瘀血不去，新血不生，心神失养，故可兼见健忘、失眠、心悸、精神不振。

五、治疗

（一）治疗原则

1. 标本兼顾　眩晕多属本虚标实之证，一般在眩晕发作时以治标为主，眩晕减轻或缓解后，常须标本兼顾，如日久不愈，则当针对本虚辨治。

2. 治病求本　眩晕的治疗应注意治疗原发病，如因跌仆外伤，鼻衄，妇女血崩、漏下等失血而致的眩晕，应重点治疗失血；脾胃不健，中气虚弱者，应重在治疗脾胃。一般原发病得愈，眩晕亦随之而愈。辨证论治中应注意审证求因，治病求本。

（二）治法方药

1. 肝阳上亢　平肝潜阳，清火息风。

方药：天麻钩藤饮加减。本方以天麻、钩藤平肝风治风晕为主药，配以石决明潜阳，牛膝、益母草下行，使偏亢之阳气复为平衡；加黄芩、栀子以清肝火；再加杜仲、桑寄生养肝肾；夜交藤、茯神以养心神、固根本。若肝火偏盛，可加龙胆草、丹皮以清肝泄热；或改用龙胆泻肝汤加石决明、钩藤等以清泻肝火。若兼腑热便秘者，可加大黄、芒硝以通腑泄热。若肝阳亢极化风，宜加羚羊角（或羚羊角骨）、牡蛎、代赭石之属以镇肝息风，或用羚羊角汤加减（羚羊角、钩藤、石决明、龟板、夏枯草、生地、黄芩、牛膝、白芍、丹皮）以防中风变证的出现。若肝阳亢而偏阴虚者，加滋养肝肾之药，如牡蛎、龟板、鳖甲、何首乌、生地、淡菜之属。若肝肾阴亏严重者，应参考肾精不足证结合上述化裁治之。

2. 气血亏虚　补益气血，健运脾胃。

方药：八珍汤、十全大补汤、人参养营汤等加减。若偏于脾虚气陷者，用补中益气汤；若为脾阳虚衰，可用理中汤加何首乌、当归、川芎、肉桂等以温运中阳。若以心悸、失眠、健忘为主要表现者，则以归脾汤为首选。血虚甚者，用当归补血汤，本方以黄芪五倍于当归，在补气的基础上补血，亦可加入枸杞子、山药之属，兼顾脾肾。

若眩晕由失血引起者，应针对失血原因而治之。如属气不摄血者，可用四君子汤加黄芪、阿胶、白及、三七之属；若暴失血而突然晕倒者，可急用针灸法促其复苏，内服方可用六味回阳饮，重用人参，以取益气回阳固脱之意。

3. 肾精不足　补益肾精，充养脑髓。

方药：河车大造丸加减。本方以党参、茯苓、熟地、天门冬、麦门冬大补气血而益真元，紫河车、龟板、杜仲、牛膝以补肾益精血；黄柏以清妄动之相火。可选加菟丝子、山茱萸、鹿角胶、女贞子、莲子等以增强填精补髓之力。若眩晕较甚者，可选加龙骨、牡蛎、鳖甲、磁石、珍珠母之类以潜浮阳。若遗精频频者，可选加莲须、芡实、桑螵蛸、沙苑子、覆盆子等以固肾涩精。

偏于阴虚者，宜补肾滋阴清热，可用左归丸加知母、黄柏、丹参。方中熟地、山茱萸、菟丝子、牛膝、龟板补益肾阴；鹿角胶填精补髓；加丹参、知母、黄柏以清内生之虚热。偏于阳虚者，宜补肾助阳，可用右归丸。方中熟地、山茱萸、菟丝子、杜仲为补肾主药；山药、枸杞子、当归补肝脾以助肾；附子、肉桂、鹿角胶益火助阳。可酌加巴戟天、淫羊藿、仙茅、肉苁蓉等以增强温补肾阳之力。在症状改善后，可辨证选用六味地黄丸或《金匮》肾气丸，较长时间服用，以固其根本。

4. 痰浊内蕴　燥湿祛痰，健脾和胃。

方药：半夏白术天麻汤加减。方中半夏燥湿化痰，白术健脾去湿，天麻息风止头眩为主药；茯苓、甘草、生姜、大枣俱是健脾和胃之药，再加橘红以理气化痰，使脾胃健运，痰湿不留，眩晕乃止。若眩晕较甚，呕吐频作者，可加代赭石、旋覆花、胆南星之类以除痰降逆，或改用旋覆代赭汤；若舌苔厚腻水湿盛重者，可合五苓散；若脘闷不食，加白蔻仁、砂仁化湿醒胃；若兼耳鸣重听，加青葱、石菖蒲通阳开窍；若脾虚生痰者可用六君子汤加黄芪、竹茹、胆南星、白芥子之属；若为寒饮内停者，可用苓桂术甘汤加干姜、附子、白芥子之属以温阳化寒饮，或用黑锡丹。若为痰郁化火，宜用温胆汤加黄连、黄芩、天竺黄等以化痰泄热或合滚痰丸以降火逐痰。若动怒郁勃，痰、火、风交炽者，用二陈汤下当归龙荟丸，并可随症酌加天麻、钩藤、石决明等息风之药。若兼肝阳上扰者，可参用上述肝阳上亢之法治之。

5. 瘀血阻络：祛瘀生新，活血通络。

方药：血府逐瘀汤加减。方中当归、生地、桃仁、红花、赤芍、川芎等为活血消瘀主药；枳壳、柴胡、桔梗、牛膝以行气通络，疏理气机。若兼气虚，身倦乏力，少气自汗，宜加黄芪，且应重用（30～60克以上），以补气行血。若兼寒凝，畏寒肢冷，可加附子、桂枝以温经活血。若兼骨蒸劳热，肌肤甲错，可加丹皮、黄柏、知母，重用生地，去柴胡、枳壳、桔梗，以清热养阴，祛瘀生新。若为产后血瘀血晕，可用清魂散，加当归、延胡索、血竭、没药、童便，本方以人参、甘草益气活血；泽兰、川芎活血祛瘀；荆芥理血祛风，合当归、延胡索、血竭、没药、童便等活血去瘀药，全方具有益气活血，祛瘀止晕的作用。

（三）其他治法

1. 单方验方

（1）五月艾生用45克，黑豆30克，煲鸡蛋服食；或川芎10克，鸡蛋1只，煲水服食；或桑葚子15克，黑豆12克水煎服。治血虚眩晕。

（2）羊头1个（包括羊脑），黄芪15克，水煮服食，或胡桃肉3个，鲜荷蒂1枚捣烂，水煎服；或桑寄生120克水煎服。治肾精不足眩晕。

（3）生地30克，钩藤30克，益母草60克，小蓟30克，白茅根30克，夏枯草60克，山楂30克，红花9克，地龙30克，决明子30克，浓煎成160毫升，每次服40毫升，每日服2次。治瘀血眩晕。

（4）生明矾、绿豆粉各等分研末，用饭和丸如梧桐子大，每日早晚各服5丸，常服；或明矾7粒（如米粒大），晨起空腹开水送下。治痰饮眩晕。

（5）假辣椒根（罗芙木根）30～90克，或生芭蕉根60～120克，或臭梧桐叶30克，或棕树嫩叶15克，或向日葵叶30克（鲜60克），或地骨皮30克，或丹皮45克，或芥菜花30～60克，或杉树枝30克，或鲜车前草90克，或鲜小蓟根30克，或鲜马兜铃30克，任选一种，水煎服，每日1剂。治肝阳眩晕。

（6）芹菜根10株，红枣10枚，水煎服，每日1剂，连服2星期；或新鲜柳树叶每日250克，浓煎成100毫升，分2次服，6日为一个疗程；紫金龙粉每次服1克，开水冲服；或草决明30克，海带50克，水煎服；或野菊花15克，钩藤6克，益母草15克，桑枝15克，苍耳草15克，水煎服；或猪笼草60克，糯稻根15克，土牛膝15克，钩藤15克，水煎服；或茺蔚子30克，玉兰花12克，榕树寄生15克，山楂子、叶各15克，水煎服；或夏枯草、万年青根各15克，水煎服；或小蓟草30克，车前草30克，稀莶草15克，水煎服；或香瓜藤、黄瓜藤、西瓜藤各15克，水煎服；或桑寄生、苦丁茶、钩藤、荷叶、菊花各6克，开水泡代茶。上述均每日1剂，治肝阳眩晕。

2. 针灸 艾灸百会穴，可治各种虚证眩晕急性发作；针刺太冲穴，泻法，可治肝阳眩晕急性发作。气血亏虚眩晕，可选脾俞、肾俞、关元、足三里等穴，取补法或灸之；肝阳上亢者，可选风池、行间、侠溪等穴，取泻法；兼肝肾阴亏者，加刺肝俞、肾俞用补法，痰浊中阻者，可选内关、丰隆、解溪等穴，用泻法。

六、转归及预后

眩晕的转归，既包括病证虚实之间的变化，又涉及变证的出现。眩晕反复发作，日久不愈，常出现虚实转化。如气血亏虚者，日久可致气血津液运行不畅，痰瘀内生，而成虚实夹杂证;肝阳上亢者,木克脾土,脾失健运,痰湿内生,而转化为痰浊中阻证。

眩晕的预后,一般来说,与病情轻重和病程长短有关。若病情较轻,治疗护理得当,则预后多属良好。反之,若病久不愈,发作频繁,发作时间长,症状重笃,则难于获得根治。尤其是肝阳上亢者,阳愈亢而阴愈亏,阴亏则更不能涵木潜阳,阳化风动,血随气逆,夹痰夹火,横窜经隧,蒙蔽清窍,即成中风危证,预后不良。如突发眩晕,伴有呕吐或视一为二、站立不稳者,当及时治疗,防止中风的发生。少数内伤眩晕患者,还可因肝血、肾精耗竭,耳目失其荣养,而发为耳聋或失明之病证。

七、预防与护理

增强人体正气,避免和消除能导致眩晕发病的各种内、外致病因素。例如,坚持适当的体育锻炼,其中太极拳、八段锦及其他医疗气功等对预防和治疗眩晕均有良好的作用;保持心情舒畅、乐观,防止七情内伤;注意劳逸结合,避免体力和脑力的过度劳累;节制房事,切忌纵欲过度;饮食尽可能定时定量,忌暴饮暴食及过食肥甘厚味,或过咸伤肾之品;尽可能戒除烟酒。这些都是预防眩晕发病及发作的重要措施。注意产后的护理与卫生,对防止产后血晕的发生有重要意义。避免突然、剧烈的主动或被动的头部运动,可减少某些眩晕证的发生。

眩晕发病后要及时治疗,注意适当休息,症状严重者一定要卧床休息及有人陪伴或住院治疗,以免发生意外,并应特别注意生活及饮食上的调理。这些措施对患者早日康复是极为必要的。

八、现代研究

眩晕是临床中的常见症状,其病因复杂,与多种疾病有关,既是一些疾病的主要临床表现,也是某些疾病的首发或前驱症状之一。因此,眩晕的病因诊断比较困难,常需要一些辅助检查以明确病因。中医辨证论治对于减轻眩晕发作程度,控制眩晕发作次数具有一定疗效,但不同病因引发的眩晕,其中医药治疗效果存在较大差异,临床中往往需要从病证结合的层面对疗效进行评价。

近些年,在中医、中西医结合治疗眩晕方面的研究报道不断增加,其研究内容主要围绕眩晕的中医辨证论治规律探讨、中药复方的临床疗效观察以及从病证结合角度对中西医结合疗法进行疗效评价等。主要涉及椎-基底动脉供血不足、颈椎病、高血压、梅尼埃病、前庭神经元炎等所致的眩晕。

(一)椎-基底动脉供血不足性眩晕

椎-基底动脉供血不足(Vertebral-Basilar Insufficiency,VBI)是中、老年人的常见病。这一病名已广泛用于临床诊断,但它的发病机制和诊断存在不少尚待解决的问题,目前尚缺乏统一的诊断标准。本病以发作性眩晕、恶心呕吐、共济失调等为主要临床表现。如反复发作,可导致脑卒中的发生。因此,积极治疗本类眩晕对于脑卒中的防治十分重要。

近些年,关于中医药治疗椎-基底动脉供血不足性眩晕的报道逐渐增多,主要从肝风、痰浊、瘀血以及气虚进行临床辨治,常用的治疗方法有平肝潜阳、息风化痰、活血化瘀、益气活血、健脾补肾等。其临床研究类型多是针对中药复方的随机对照研究,或以中药复方治疗,或在西药治疗的基础上选加中药治疗。有学者报道观察养血清脑颗粒治疗椎-基底动脉供血不足性眩晕的疗效。将符合诊断的 66 例患者随机分为治疗组和对照组，治疗组应用养血清脑颗粒，对照组用盐酸氟桂利嗪口服治疗。结果：治疗组有效率优于对照组，差异具有统计学意义（P<0.01）。两组治疗前后 TCD 各项指标比较均有显著性差异（P<0.01），治疗组优于对照组，认为养血清脑颗粒可以有效改善椎 – 基底动脉供血不足性眩晕。另有学者报道采用葛根素注射液治疗椎 – 基底动脉供血不足性眩晕 36 例，并与川芎嗪注射液治疗的 22 例进行随机对照观察，发现在改善患者眩晕症状方面葛根素疗效较明显。对西比灵和葛根素联合应用与单用氟桂利嗪治疗椎 – 基底动脉供血不足性眩晕进行临床随机对照研究，治疗组 34 例，对照组 30 例，两组疗程均为 2 星期，结果表明联合应用较单用氟桂利嗪效果更好（P<0.01）。

椎 – 基底动脉供血不足的发生原因和临床表现均比较复杂，可产生多种多样的症状和体征，很容易和椎 – 基底动脉系统短暂性脑缺血发作（TIA）混淆。单纯的眩晕或头晕症状难以做出椎 – 基底动脉供血不足的诊断，需要排除其他病因，并结合相应的神经系统症状体征。近年关于中医药治疗椎 – 基底动脉供血不足性眩晕的文献报道，多缺乏严格的临床诊断与纳入标准和严格的随机对照设计，因而影响对其治疗效果的评价。

（二）颈源性眩晕

颈源性眩晕是指椎动脉颅外段受颈部病变的影响导致血流障碍引起的以眩晕为主的临床综合征。其临床特点是眩晕多发生在颈部转动时。中医药治疗颈性眩晕的临床研究报道，涉及辨证论治口服中药、针灸、推拿等多种治疗手段。对颈性眩晕的病机认识，则是肝肾亏虚，脾失健运为本，风、寒、痰、瘀为标，治疗采用补肾生髓，化痰逐瘀，药物结合其他疗法的综合治疗常获得较好的疗效。有学者根据临床经验将其分为精髓不足型、肝肾阴虚型、痰湿中阻型、气虚血滞型及寒凝督脉型。认为虚者，精髓不足、肝肾阴虚、心脾气虚为病之本；实者，风、寒、痰、湿为病之标。另有学者根据眩晕的中医辨证特点，将本病分为清气不升型、痰浊壅盛型、肝阳上亢型。还有学者则分为痰浊中阻型、肝阳上亢型、气血两虚型、肾精亏虚型。临床上本虚标实为多，中医治疗以不同的辨证概念加以分析归纳，采取不同的治疗方法，使机体重新恢复到平衡状态。

从目前文献报道看，颈源性眩晕采用中药、针灸、推拿等综合治疗的方法疗效较好，可改善症状，减少发作。但缺乏统一的诊断标准和疗效评价标准，因此，难以得到具有符合循证医学要求的研究证据。同时，因对复杂干预的疗效评价方法的不完善，导致临床确有疗效的方案难以被认可，这均是需要进一步深入研究的课题。

（三）其他病症所致的眩晕

目前，虽然关于中医药治疗眩晕的临床观察报告屡见报道，但由于导致眩晕的病症较多，影响预后的因素比较复杂，同时，缺乏统一的中西医诊断标准和严格的临床试验设计以及质量控制措施，因而导致各文献报道的研究结果存在着不同程度的偏倚。如何体现中医药治疗眩晕的优势，以及进一步明确中医药在各种病症所致眩晕的最佳干预环节或适应证候，仍需要进行更加严格的临床研究设计，并建立能够客观准确地评价中医药疗效的临床评价标准。

九、小结

眩晕是临床常见病证之一，临床需仔细询问病史，观察有无其他症状出现，以助判断病情轻重，选择治疗方法。一般眩晕发作时，宜及时采取治疗措施以控制病情，多从肝风、痰浊、瘀血论治；眩晕缓解后，则以扶正固本为主，予以益气升阳、滋补肝肾等。眩晕反复发作，或逐渐加重，或发作时伴有视一为二、站立不稳、肢体麻木等症状时，需密切观察病情变化，及时救治，防止发生中风。

（于　荣）

第五节　颤证

颤证亦称颤振、颤震、振掉，是指以头部或肢体摇动、颤抖为主要表现的病证。轻者仅有头摇，或限于手足、肢体的轻微颤动，尚能坚持工作和自理生活；重者头部震摇大动，甚至扭转痉挛，全身颤动不已，或筋肉僵硬，颈项强直．四肢拘急，卧床不起。

颤证在《内经》称为"振掉"。《素问·至真要大论篇》谓："诸风掉眩，皆属于肝。"《素问·脉要精微论篇》谓："骨者，髓之府，不能久立，行则振掉。"即指颤振。指出颤证多属内风，病在肝肾。此论一直为后世所宗。

明代以来，对颤证的病因病机及临床发病规律阐释更趋深入，明代王肯堂《证治准绳·杂病》分析："颤，摇也；振，动也。筋脉约束不住而莫能任持，风之象也。"同时指出颤证"壮年鲜有，中年以后乃有之，老年尤多。夫老年阴血不足，少水不能治壮火，极为难治，前哲略不治之"。明代楼英《医学纲目·颤振》亦说："颤，摇。振，动也。风火相乘，动摇之象。"而颤振的病因"多由风热相合"、"亦有风挟湿痰者"。明代孙一奎《赤水玄珠·颤振》认为颤证的基本病机是"木火上盛，肾阴不充，下虚上实，实为痰火，虚为肾亏"，属本虚标实，虚实夹杂之候。提出治疗本证应"清上补下"，以扶正祛邪，标本同治为原则。

清代张璐《张氏医通·卷六》指出，本病主要是风、火、痰为患，更阐述了颤证与瘛疭的区别："颤证与瘛疭相类，瘛疭则手足牵引而或伸或屈；颤振则震动而不屈也，也有头摇手不动者。盖木盛则生风生火，上冲于头，故头为颤振；若散于四末，则手足动而头不动也。"并按脾胃虚弱、心气虚热、心虚挟痰、肾虚、实热积滞等 13 个证候提出论治方药，并通过脉象判断预后，从而使颤证的理法方药，趋于充实。清代高鼓峰《医宗己任编》强调气血亏虚是颤振的重要原因："大抵气血俱虚，不能荣养筋脉，故为之振摇，而不能主持也。"治疗"须大补气血，人参养荣汤或加味人参养荣汤；若身摇不得眠者，十味温胆汤倍加人参，或加味温胆汤"。高氏等以大补气血治疗本病虚证，至今仍为临床治疗颤证的重要方法。

西医学所称的某些椎体外系疾病所致的不随意运动，如帕金森病、舞蹈病、手足徐动症等，均可参照本篇辨证论治。

一、病因病机

颤证以头部或肢体摇动、颤抖为主要表现，其病位在脑髓、筋脉。病因以内因为主，或由年老体衰，髓海不足，或由情志不遂，引动内风，或由劳欲过度，损及脾肾，或饮食不节，助湿生痰。

1. 肝肾阴亏　颤证多见于年迈体弱及久病之人，肾精亏虚，肝血渐耗，髓海不足，以致神机失养。水不涵木，虚风内动，脑髓筋脉失养，则头项肢体颤动振掉。

2. 气虚血少　劳倦过度，思虑内伤，则心脾两虚。心血虚神机失养，脾气虚生化乏源，以致气血不足，不能荣于四末，则筋脉肌肉瞤动，渐成颤振之疾。

3. 肝阳化风　肝性刚强，喜柔恶燥，肝阴不足，肝阳化风，或五志过极，木火太盛，或肝气郁结，气逆于上，以致经脉不利，则肢体筋脉震颤。

4. 痰瘀交阻　素体肥胖或过食肥甘，或嗜酒无度，致使痰浊内生。痰浊随气升降，内而脏腑，外而筋骨，且与风火瘀相兼，可致风痰阻络，痰火扰神，痰瘀互结，阻遏气血通达，则脑络、筋脉失荣，而见头摇、身动、肢颤。而瘀血阻络，又为贯穿于疾病全过程的重要因素。

总之，本病的基本病机为肝肾不足，脾运失健，致使脑髓筋脉失养，虚风内动。而瘀、痰、风、火为主要病理因素。病性以虚为本，以实为标，临床又以虚实夹杂为多见。

二、诊断

（一）发病特点

颤证多发于中老年人，男性多于女性。起病隐袭，渐进发展加重，不能自行缓解。

（二）临床表现

本病以头及四肢颤动、震摇为特征性临床表现。轻者头摇肢颤可以自制；重者头部、肢体震摇大动，持续不已，不能自制，继之肌强直，肢体不灵，行动迟缓，行走呈"慌张步态"，表情淡漠，呆滞，而呈"面具脸"。

三、鉴别诊断

1. 瘛疭　瘛疭多为急性热病或某些慢性病的急性发作，其症见手足屈伸牵引，常伴发热、神昏、两目窜视，头、手颤动。《张氏医通》谓："瘛者，筋脉拘急也；疭者，筋脉弛纵也，俗谓之抽。"《证治准绳》谓："颤，摇也；振，动也。筋脉约束不住，而莫能任持风之象也。"颤证以头部、肢体摇动、颤抖为特征，一般无发热、神昏、手足抽搐牵引及其他特殊神悲改变表现，多为慢性渐进病程。

2. 中风　中风以突然昏倒、不省人事，或不经昏仆而以半身不遂、口舌歪斜为主要表现。颤证以头及四肢颤动、震摇为主，而无半身不遂、口舌歪斜等见症。《医学纲目》谓："战摇振动，轻利而不痿弱，必止中风身嚲曳，牵动重迟者，微有不同。"

四、辨证

（一）辨证要点

1. 辨轻重　颤震幅度较小，可以自制，脉小弱缓慢者为轻症；颤震幅度较大，生活不能自理，脉虚大急疾者为重症。

2. 审标本　以病象而言，头摇肢颤为标，脑髓及肝脾肾虚损为本；以病因病机而言，气血亏虚，髓海不足为病之本，瘀痰风火为病之标。

3. 察虚实　颤证为本虚标实，虚实夹杂的病证。机体脏器虚损的见症属虚，瘀痰风火的见证属实。

（二）证候

1. 肝肾不足　四肢、头部及口唇、舌体等全身性颤动不止，伴见头晕耳鸣，少寐多梦，腰膝酸软，肢体麻木，形体消瘦，急躁易怒，日久举止迟钝，呆傻健忘，生活不能自理。舌体瘦小，舌质暗红苔少，脉细弦，或沉细弦。

病机分析：本型多见于中老年人，也可见于先天禀赋不足而幼年发病者。肝肾精血不足，筋脉失养则颤动不止，肢体麻木；阴虚阳亢，肝阳化风则头晕耳鸣；虚阳上扰，神不安舍则少寐多梦；举止迟钝，呆傻健忘为肾虚髓海不充所致。舌体瘦小，舌质暗红少苔，脉细弦均为肝肾阴精不足之象。

2. 气血两虚　肢体及头部颤震日久，程度较重，或见口唇、舌体颤动，行走呈"慌张步态"，表情淡漠而呆滞，伴面色无华，心悸气短，头晕眼花，倦怠懒言，自汗乏力。舌体胖嫩，边有齿痕，舌色暗淡，脉细弱。

病机分析：气血两虚，筋脉失于濡养，血虚风动故头部及手足颤动，行走慌张；气虚则倦怠懒言，自汗乏力，表情淡漠；血虚则面色无华，心悸头晕。舌胖嫩，脉细弱为气血不足之象。

3. 痰热动风　颤震或轻或重，尚可自制。常胸脘痞闷，头晕口干，咯痰色黄。舌苔黄腻，脉弦滑数。

病机分析：痰热内蕴，阳盛动风，而筋脉失于约束，以致颤震发作。胸脘痞闷，头晕口干，咯痰色黄，苔黄腻，脉滑数，皆为痰热动风表现。

4. 痰瘀交阻　素体肥胖，肢体颤抖不止，或手指呈"搓丸状"颤动，致使生活不便，不能工作，伴有胸闷，头晕，肢麻，口唇色暗。舌紫苔厚腻，脉沉伏涩滞。

病机分析：肥胖痰浊内蕴，病久入络，气滞血瘀，致使筋脉因痰瘀阻滞而失养，故见肢体颤抖麻木；痰瘀内阻，气滞不行，清阳不升，故头晕胸闷。痰瘀阻络，则口唇色暗，舌紫苔腻，脉沉伏涩滞。

五、治疗

（一）治疗原则

1. 补益扶正填髓　肝肾不足，脾虚精亏，髓海空虚而颤者，治宜滋养肝肾，健脾益气养血，以冀脏腑脑髓得充，筋脉血络得滋而内风得宁。

2. 祛除风火痰瘀　风动痰滞，瘀血阻络为病之标，息风，清热，涤痰，化瘀，清除病理因素，则脑络、筋脉气血通达。

（二）治法方药

1. 肝肾不足　滋补肝肾，育阴息风。

方药：大补阴丸合滋生青阳汤化裁。药用龟板、生熟地、何首乌、山茱萸、玄参、白芍、枸杞子、菟丝子、黄精，滋补肝肾，石决明、灵磁石潜纳浮阳；丹皮、知母、黄柏滋阴降火；天麻、菊花、桑叶清肝；可配合钩藤、白蒺藜、生牡蛎、全蝎、蜈蚣等以加强平肝息风之力。年迈体弱，病程较长者可选用大定风珠。

2. 气血两亏　益气养血，息风活络。

方药：八珍汤和天麻钩藤饮加减。药用人参、茯苓、白术补气；当归、白芍、熟地、何首乌养血；天麻、钩藤、生石决明、全蝎、蜈蚣平肝息风；杜仲、桑寄生、川断益肾；益母草、川牛膝、桃仁、丹参活血通络。心血虚少，心悸怔忡者，配伍龙齿、川芎、琥珀，重镇安神。

3. 痰热动风　豁痰清热，息风解痉。

方药：羚羊角汤合导痰汤化裁。方以羚羊角、珍珠母、竹茹、天竺黄清化痰热；夏枯草、丹皮凉肝清热；半夏、橘红、茯苓、胆南星、枳实、石菖蒲、远志豁痰行气开窍；可配伍天麻、钩藤、生石决明、川牛膝以加强平肝息风，潜阳降逆之力。

4. 痰瘀交阻　涤痰化瘀，通络息风。

方药：以血府逐瘀汤合涤痰汤加减。方中以当归、川芎、赤芍、桃仁、红花活血；柴胡、桔梗、枳壳行气；牛膝引血下行；半夏、陈皮、茯苓健脾燥湿化痰；胆南星、竹茹、石菖蒲化痰开窍。若痰湿较重，胸闷昏眩，呕吐痰涎，肢麻震颤，手不持物，甚则四肢不知痛痒，舌苔厚腻，脉沉滑或沉濡者，酌加僵蚕、地龙、皂角刺，以燥湿豁痰，开郁通窍。

（三）其他治法

1. 单方验方

（1）定振丸（《临证备要》）：生地，熟地，当归，白芍，川芎，黄芪，防风，细辛，天麻，秦艽，全蝎，荆芥，白术，威灵仙。适用于老年体虚，阴血不足，脉络瘀滞之颤证。

（2）化痰透脑丸：制胆星 25 克，天竺黄 100 克，煨皂角 5 克，麝香 4 克，琥珀 50 克，郁金 50 克，半夏 50 克，蛇胆陈皮 50 克，远志 100 克，珍珠 10 克，沉香 50 克，石花菜 100 克，海胆 50 克，共为细末，蜜为丸（重约 6 克），每服 1 丸，日三服，白开水送下。

2. 针灸　主穴：百会，曲池，合谷，足三里，阳陵泉，三阴交。隔日针刺 1 次，健侧与患侧交替进行，以调和气血，祛风通络。

六、转归及预后

颤证多为中老年原发之疾，亦可继发于温热病、痹证、中毒、颅脑外伤及脑瘤等病变。其预后与原始病因和病情轻重密切相关。原发性病因所致颤证，病程绵长，早期病情较轻者若运用综合治疗方法，加之生活调摄得当，一般能改善症状，延缓病情发展，提高生活质量。颤证若继发于某些疾病基础之上，其预后多取决于该病本身的治疗状况。本病多呈进行性加重，患者可由部分起居不能自理，直至生活能力完全丧失。若病变最终累及多脏，则预后不良。

七、预防与护理

颤证的预防，主要在于早期明确诊断，积极治疗，干预危险因素。同时应注意进行病因预防。

颤证的护理包括精神和生活调摄。保持情绪稳定，防止情志过极。饮食宜清淡，起居要有规律，生活环境应保持安静舒适。

颤振较重，不能自制者，要注意肢体保护，以防自伤；生活不能自理者，应由专人护理，晚期卧床者要预防褥疮发生。

八、现代研究

近年来，各地运用颤证的辨证论治方法治疗老年震颤麻痹综合征（帕金森病）显示出一定疗效，具有延缓病情发展，提高生活质量的相对优势。

关于病因病机，帕金森病的病机较为复杂，相关研究认为，肝肾不足，脑髓、筋脉失养是本病发病的基本病机，肝肾亏虚，内风暗动，痰瘀交阻是病情发展变化的重要环节。有学者认为本病的形成，虽与脑有关，但以肾为本，以脾为根，以肝为标。本病多由年老体弱，肾精渐亏，或因外伤、外感毒邪等因素，直接伤及肝、肾、脑髓所致。因此，颤证的病性属本虚标实。本虚为气血亏虚，肝肾不足；标实为内风、瘀血、痰热。病位在肝，病久涉及脾肾，瘀血阻络常贯穿于疾病的全过程。

关于治疗，有报道运用中医药治疗一组震颤麻痹综合征，多为以往不同程度地接受过苯海索、金刚烷胺等治疗效果不满意，或服用左旋多巴及脱羧酶抑制剂等虽有效果，但终因副作用大而被迫停药者，予以辨证治疗，一般不用西药。治疗结果：有效率为86.6%，基本痊愈加显著好转者占38.2%。常用药物益气为黄芪、党参、黄精；健脾为茯苓、薏苡仁、山药；养血为兰归、白芍、木瓜；育阴为生熟地、玄参、何首乌；息风为钩藤、白蒺藜、天麻、羚羊粉、珍珠母、生石决、紫石英、全蝎、僵蚕；活血为丹参、赤芍、鸡血藤；清化痰热为全瓜蒌、胆南星、竹沥；另外，可酌加温阳药肉桂、淫羊藿。另有学者报道用滋阴息风汤治疗原发性震颤麻痹，其结果32例中明显进步5例，进步17例，稍有进步10例。方由生熟地、山茱萸、何首乌、当归、赤芍、蜈蚣、珍珠母、生牡蛎、钩藤、僵蚕、党参组成。有学者自拟息风汤治疗帕金森氏综合征58例，其结果痊愈47例，有效9例，无效2例，总有效率为96.5%。息风汤由天麻、全蝎、钩藤、洋金花、蜈蚣组成。阴虚加龟板、生地、山茱萸，气血不足加党参、白术、当归、熟地黄，痰热加胆南星、枳实、竹茹等。

关于针刺治疗，有学者报道针刺治疗震颤麻痹，取穴顶颞前斜线，消颤穴（经验穴，于心经少海穴下1.5寸）、外关、合谷、阳陵泉、太冲，气血不足型加足三里，肝肾阴虚型加三阴交、复溜，痰热动风型加阴陵泉、丰隆，共治疗41例，总有效率为80.49%，优于西药对照组55.56%（$P < 0.05$）；同时动物实验表明，针刺可使震颤麻痹大鼠中脑黑质和肾上腺髓质内 TH 活性增加。另有学者以头部电针透穴疗法治疗帕金森病，取前神聪透悬厘、前顶透悬颅、脑户透风府、玉枕透天柱、脑空透风池，头部电针透穴治疗，疗效达75%，优于美多巴对照组66.25%（$P < 0.05$）。

九、小结

颤证以四肢或头部动摇，颤抖为主要临床表现，多发于老年男性。本病的病机，肝肾亏损、气血不足为其本；风、火、痰、瘀为其标。临床诊断须辨轻重，审标本，察虚实。滋养肝肾，补益气血，清化痰热，活血化瘀，息风通络为治疗本病的基本方法。

（于　荣）

第六节　风痱

风痱是一种慢性虚损性疾病，以两手笨拙，动作失灵，取物不准，站立不稳，步履不正，行走摇摆，手足颤振，躯体晃动，动则加剧等运动失调症状为主要临床表现，也可伴有构音不清，发音难辨，思维迟钝，记忆力减退，计算力降低等言语障碍和神志障碍。同时具有运动障碍和言语障碍者，又称作瘖痱。本病主要为肾精亏虚所致。

　　风痱的最早论述见于《内经》。该书提出瘖痱与中风之"痱"2种疾病。《灵枢·热病》篇所说的属于中风之"痱"，其曰："偏枯，身偏不用而痛，言不变，志不乱，病在分腠之间。巨针取之，益其不足，损其有余，乃可复也。痱之为病也，身无痛者，四肢不收，智乱不甚，其言微知，可治，甚则不能言，不可治也"，该篇把偏枯与风痱放在一起提出，并加以比较论述，是认为两者属于中风病的2个类型。正如明人楼英所说，此是说"论中风之深浅也"。《素问·脉解篇》首次提出瘖痱，其曰："所谓入中而瘖者，阳气已衰，故为瘖也。内夺而厥，则为瘖痱。此肾虚也，少阴不至者厥也。"该篇概要地提出了瘖痱的临床症状是运动障碍和言语障碍，并提出瘖痱的主要病因是肾虚。《内经》的上述论述，不但在证候学和病因学两方面为后世医家观察和认识本病奠定了基础，而且为后世医家进行风痱病和中风风痱的鉴别奠定了基础。

　　隋代巢元方《诸病源候论》根据《内经》的论述，结合临床实际，认为风痱病没有神志障碍，言语障碍在风痱病程的某一阶段也可没有，首次提出风痱的病名。其曰："风痱之状，身体无痛，四肢不收，神智不乱，一臂不随者，风痱也。时能言者可治，不能言者不可治。"从此，风痱的病名便见于历代医书中。巢氏对风痱的贡献，主要是疾病的命名和症状的鉴别两个方面。

　　唐代孙思邈《备急千金要方》中第一次明确提出中风风痱属于中风的一个类型，其曰："中风大法有四。一曰偏枯，二曰风痱，三曰风懿，四曰风痹。夫诸疾卒病，多是风。"中风风痱的观点对后世影响很大。

　　金代刘完素《宣明论方》以"脉解篇"为依据，强调肾虚的病因，创立了温养补肾的治法和名方地黄饮子治瘖痱、肾虚厥逆、语气不出、足废不用，使风痱的治法和方药得到进一步完善。刘氏对风痱病的贡献主要是治疗学方面的突破。

　　明代方贤《奇效良方》说："风痱者，身无疼痛，四肢不收，智乱不甚，言微有知可治，甚则不能言者不可治。《内经·脉解篇》论曰：'内夺而厥，则为瘖痱'。此为肾虚所致。瘖痱之状，舌头不能言，足废不能用。"他还根据肾脉循行的部位，进一步阐述了瘖痱的病变机制，其曰："盖肾脉挟舌本，故不能言为瘖。肾脉循阴股内廉入腘中，循胻骨内廉及内踝，后入足下，肾气不顺，故废而为痱。"

　　清代医家在继承古人有关风痱的学术思想的基础上，各有发挥，但在理论和临床方面无重大突破。

　　西医学中的遗传性共济失调，尤其是遗传性小脑性共济失调，以及多系统萎缩、脊髓痨等病，类似于本病，可参考本病辨治。急性脑血管病引起共济失调，中医称作类中风痱，属于中风病的一个类型，其起病急骤，变化多端，在诊断、治疗、预后、转归等方面均与本病有较大差异，不在本病讨论范围。

一、病因病机

　　风痱是一种运动协调障碍疾病。其病位在脑，病性属虚，以肾精不足、元气亏虚为主。可兼及脾气不足、肝阴血亏虚。先天禀赋不足，生来肾元虚弱；年老肾气渐衰，久病劳损，以及兼有中气虚弱，使原来不足之肾元更虚，导致或加重风痱疾患。

本病历代医家都强调肾虚为发病基础。现将其病因病机分述如下。

1. 肾元不足　《素问·灵兰秘典论篇》云："肾者作强之官，伎巧出焉。"只有肾脏作强功能正常，人体方能动作协调，精巧自如。肾元不足、精气亏虚，作强不能，技巧不出，不能维持人体精细动作，故而足不履用，行走摇摆，四肢不收，运动失调发为风痱。肾脉之络上循喉咙挟舌本，肾与言语活动有关。肾虚络脉失养，致舌本不利，加之肾虚不能主水，水浊上犯，则阻止舌窍，故而言语不清、发音难辨，则致瘖痱。肾又"受五脏六腑之精而藏之"，且生髓，可上注于脑，使髓海充养，脑为髓海，是精神活动和智力活动的所在，肾元不足、髓海不充，则兼见脑失所养、智力低下。

2. 肾阳虚损　肾阳虚损，肾主水津气化功能失司，则水湿痰浊上阻舌窍，故而言语不清、发音难辨；肾阳虚、藏精主生殖气化功能失司，则见二便异常，阳痿遗精，月经量少或经闭，元阳不足则不能温煦肢体面振奋全身阳气筋骨，可见肢体发凉，精神萎靡，面色苍白，大便泄泻等虚阳内寒的临床表现。

3. 肾阴亏损　肾阴亏虚，一方面肾虚精血不足，不能制约亢阳，阴亏于下，阳浮于上，虚风内动，可引起肢体颤振，躯体摇晃；另一方面，肾中阴虚偏重，则虚火内生，故还可见到手足心热，咽干目燥，失眠多梦，两颧嫩红等阴虚内热的表现。

4. 肾元不足，封藏失职　肾元不足，肾气不固，可导致封藏失职，可见小便频数，余沥不尽，遗尿失禁，夜尿频多，遗精早泄等下元不固诸症。反之，封藏失职，精气漏泄，又可加重肾元不足，两者互相影响，形成恶性循环。

5. 肾元不足，脾气虚弱　先天肾元不足，元气亏损，可引起后天脾气虚弱，可见到少气懒言，神疲乏力，自汗，纳呆食少等中气不足的表现。反之，脾气虚弱，化源不足，也可加重先天肾元不足或元气亏损。

二、诊断

（1）隐袭而缓慢的起病形式。

（2）逐渐加重的病史过程。

（3）运动失调的临床表现，如双手笨拙、动作失灵、取物不准、站立不稳、步履不正、行走摇摆、躯体晃动、手足颤振等。

（4）构音困难的临床表现，如发音难辨，或高或低，或急或缓，甚则构音不能。

（5）智力低下的临床表现，如思维迟钝、记忆力减退、计算力降低等。

（6）风痱的家族遗传史。

以上6项，凡具备（1）、（2）、（3）项者，即可诊断为风痱病。凡具备（1）、（2）、（3）、（4）项者，可诊断为瘖痱，瘖痱是风痱病的一个典型的临床类型。

三、鉴别诊断

1. 中风风痱　风痱与中风风痱均可具有运动失调，构音困难，智力低下的临床表现，两者容易混淆，其鉴别要点有以下4个方面。①起病形式：中风风痱起病急速，而风痱病起病隐袭缓慢，需几个月乃至更长时间，出现明显症状。②病史过程：中风风痱起病前可有先兆症状，如头晕、肢体麻木等，但多短暂，其突然起病可由多种因素诱发，如过度劳累，用力过猛，暴怒生气，饮酒过量，气候骤变等，起病后相当一部分患者约经半个月或一个月时间，病情趋于稳定，乃至有不同程度的缓解，病程相对较短；而风痱病起病前无明显特异表现，也无特殊诱因，患病后症状进行性加重，也可暂时稳定在某一水平上，但极少有症状明显缓解者，病程相对较长。③病势转归：中风风痱病势迅急，既可短时间内趋于稳定，甚至有较大缓解，也可迅速恶化，产生严重后果，病情缓解后，还可有再次发作的倾向；而风痱病病势迟缓，病情逐渐加重，最终生活不能自理，临床未见病愈如初者。④病因病机：中风风痱多由风火痰浊、瘀血、气虚、阴亏等综合因素所导致，而风痱病是慢性虚损，尤其是肾元亏乏所致。

2. 中风不语　两者均有言语障碍，但风痱的言语障碍是发音、构音运动协调困难导致，表现为语音或急或缓，或高或低，发音难辨，同时具有肢体运动失调的症状；而中风之不语是说话难出，或言语不清，多数患者同时具有偏瘫、偏身麻木等中风病的症状。

3. 痿证　两者均有运动障碍。风痱以四肢不收为主症，四肢不收主要是协调运动障碍，精巧活动不能。表现为运动失调，动作失准，站立不稳等而肌力尚可。风痱四肢不收而无力弱，多不伴肌肉萎缩；痿证则主要是肌力降低，有力弱并多伴肌肉萎缩。风痱因协调障碍，痿证因肌肉无力、萎缩导致运动障碍，两者显著不同。

4. 痴呆　两者均有智力低下，但风痱的智力低下多在病程晚期阶段出现，并且先具有运动失调等临床表现；而痴呆以智力低下为主，可伴有相应疾病的表现。

四、辨证

（一）辨证要点

应明辨病因，区分阴阳、气血虚损的主次；本证基础证候是肾元不足，又有肾阳虚损和肾阴亏损的不同侧重，其他证候均为在此基础上的叠加证候。在风痱病缓慢的病程中，肾阴虚损和肾阳虚损不同侧重的证候之间，也可互相转化。迭加证候不单独出现，多在病情的发展变化过程中逐渐与某一基础证候复合出现。

（二）证候

1. 肾元不足，脑髓亏损　腰膝酸软或疼痛，站立不稳，步履不正，行走摇摆，两手笨拙，发音难辨，耳鸣耳聋，男子阳痿遗精，女子经少经闭，二便异常。舌淡，两尺脉弱。

病机分析：本证候是风痱病的最基本的证候，其肾阴肾阳的偏盛偏衰不突出，而突出地表现为肾中精气不足。肾元虚损，不能完成作强功能，站立不稳，步履不正，行走摇摆，两手笨拙；肾开窍于耳，腰为肾之府，肾主生殖，肾司二便，肾中精气不足则肾窍、肾府失养，封藏、固摄、气化失职，故上则耳鸣、耳聋，下则二便异常，男子阳痿遗精，女子月经量少或经闭，腰膝酸软或疼痛。

2. 肾阳虚损　腰膝酸软，肢体发凉，阳痿，大便泄泻，面色苍白，精神萎靡，站立不稳，行走摇摆，两手笨拙，发音不清。舌质淡，苔白水滑，脉沉迟。

病机分析：肾中元阳不足，则不能温煦肢体，振奋全身阳气，则肢体发凉、精神萎靡、面色苍白；肾阳虚，温煦气化、藏精主生殖功能失司则见大便泄泻、阳痿等阳虚内寒的临床表现。

3. 肾阴亏损　腰膝酸软，手足心热，咽干口燥，发音不利，失眠多梦，站立不稳，行走摇摆，女子经少经闭，男子遗精，遗尿。舌红少苔，脉细数。

病机分析：本证候是在肾元不足的基础上偏重于阴亏，肾中阴阳亏损，则虚火内生，故而除具有肾元不足的特点外，还可见到手足心热、咽干口燥、失眠多梦、两颧嫩红等阴虚内热的表现。

4. 肾元不足，封藏失职　腰膝酸软，站立不稳，行走摇摆，发音不利，小便频数，余沥不尽，遗尿失禁，夜尿频多，遗精早泄。脉虚无力，舌淡。

病机分析：本证候是在肾元不足的基础上合并肾气不固、封藏失职。而精气漏泄，又可加重肾元不足，两者互相影响，形成恶性循环。肾元不足，失于固摄，可导致小便频数、余沥不尽、遗尿失禁、夜尿频多、遗精早泄等下元不固的表现。

5. 肾元不足，脾气虚弱　腰膝酸软，站立不稳，行走摇摆，双手笨拙，少气懒言，神疲乏力，纳呆食少，智力低下，发音难辨。脉弱，舌淡。

病机分析：先天肾元不足，元气亏损（命门火衰），火不生土，可引起后天脾气虚弱，脾失健运，故见少气懒言，神疲乏力，自汗，纳呆食少等中气不足，受纳运化功能减弱的表现。

五、治疗

（一）治疗原则

以扶正为主，祛邪为辅。扶正以培补脾肾两脏，尤其是填精补髓为核心；祛邪包括祛除本病过程中产生的痰浊、瘀血和浊毒等。

在补肾填精法治疗中应注意以下两个方面。

1. 注意添滋、温养、固摄、健脾诸法的协同和主次　添滋主要是滋补肾之阴精；温养主要是温补肾之阳气；固摄主要是固摄下元，使肾之精气不致漏泄；健脾乃因先天肾元不足，必赖后天脾胃化源的充养。

2. 坚持疗程　由肾元亏虚所致的慢性虚损性疾患，治疗忌疗程过短，忌频繁更法调方。

（二）治法方药

1. 肾元不足、脑髓亏损　培补肾元，益养脑髓。

方药：地黄饮子化裁。刘完素首创地黄饮子，开补肾治疗风痱病的先河，其中地黄、山茱萸滋补肾阴；石斛、麦门冬添补阴液；巴戟天、肉苁蓉温补肾阳；附子、肉桂振奋阳气；五味子下固肾元；姜、枣和中；茯苓健脾利水化痰，而助气化；石菖蒲、远志宣窍化痰；薄荷利咽膈。全方融添滋、温养、固摄、助气化于一炉，兼顾肾元亏虚的诸多方面，可谓阴阳两补、滋壮并重、补摄同施、标本兼顾，为补肾治疗风痱病的代表方剂。

无言语障碍者，可去石菖蒲、远志；阳虚明显者，可重用附子、肉桂、巴戟天、肉苁蓉等药；阴虚内热明显者，可去附子、肉苁蓉等药，加用丹皮、知母、黄柏等药；遗精、滑泄、遗尿、尿频者，加用金樱子、沙苑子、菟丝子等药；少气乏力者，可加用党参、黄芪、山药等药。

2. 肾阳虚损　温阳补肾。

方药：右归丸化裁。方中以熟地、山茱萸、菟丝子、杜仲补肾益精，强腰固肾；山药、枸杞子、当归补肝脾阴血、精气以助肾强阴，附子、肉桂、鹿角胶益火助阳、振奋阳气以温煦气化。言语障碍明显者，加用远志、石菖蒲等药；小便不利、舌苔水滑、浮肿者，加用茯苓、泽泻等药；大便溏泄者，去当归；腹中冷痛而泄泻者，去当归，加党参、肉豆蔻等药。

3. 肾阴亏损　滋阴补肾。

方药：左归丸化裁。方中熟地、山药、山茱萸、枸杞子补养肾阴；菟丝子、鹿角胶温补肾阳；龟板胶大补阴精、滋阴潜阳兼清虚热；牛膝强壮腰膝。手足心热、烦躁失眠者，加丹皮、知母、黄柏等药；纳呆、乏力者，加甘草、茯苓、党参等药；盗汗不止者，加五味子、糯稻根等药；口渴咽干甚者，加沙参、天花粉等药。

4. 肾元不足，封藏失职　培补肾元，固摄肾气。

方药：《金匮》肾气丸合金锁固精丸化裁。方中以六味地黄丸补肾益精；附子、肉桂温阳补肾，阴中求阳以益肾元；沙苑子、芡实、莲须补肾固精；煅龙骨、煅牡蛎收敛固摄，以固摄肾气。阴虚明显者，可去附子、肉桂，加知母、黄柏；阴虚明显者，可重用桂、附，并加巴戟天、肉苁蓉等；腰膝酸痛明显者，可加杜仲、续断等；便干者，加肉苁蓉、当归等；溏泄者，加补骨脂、五味子。

5. 肾元不足，脾气虚弱　培补肾元，健脾益气。

方药：《金匮》肾气丸合补中益气丸化裁。方中以《金匮》肾气丸温阳补肾，培补肾元；以党参、黄芪、白术、甘草益气健脾。阳虚明显者，可重用附子、肉桂，可加巴戟天、肉苁蓉等药；阴虚内热明显者，可去附子、肉桂，加知母、黄柏等药；纳呆、腹胀者，加焦三仙等药；腰酸疼甚者，加杜仲、续断等药；脱肛、久泄者，加升麻、枳壳等药。

（三）其他疗法

1. 针刺

（1）体针：选用命门、肾俞、腰阳关、太溪、照海、申脉、三阴交、百会、四神聪等穴。以补为主。

（2）头针：刺激平衡区。

2. 食疗方

（1）肾阳虚损，见喉中痰多者，可服用竹沥水或蛇胆陈皮末；浮肿者，可食用鲤鱼羹：赤小豆100克，陈皮10克，花椒5克，草果10克，洗净塞入鱼腹内，另加适量调料，灌入鸡汤，上蒸笼蒸一个半小时，出笼后再加葱丝，用汤略烫，浸入汤中。肾阴亏乏便秘者，可食用桑葚膏：鲜桑葚1 000克，洗净，加水熬煮，30分钟取熬液1次，共取熬液两次，再合并煎液，以文火煎至稠黏时，加蜂蜜300克，至沸，停火，待凉后装瓶。每次服1汤匙，每日2次；盗汗者，可食用黑豆圆肉大枣汤：黑豆50克，桂圆肉15克，大枣50克，清水3碗，煮至两碗，早晚两次服用；失眠者，可食用归参山药猪腰：猪腰500克，切开，洗净，加入当归、党参、山药各10克，水适量，清炖至猪腰熟透，捞出猪腰，切成薄片，浇调料即可。

（2）肾元不足、封藏失职者，用吴茱萸面贴涌泉穴，还可食用羊脊粥：羊脊骨1具，洗净，剁碎，肉苁蓉30克，菟丝子30克，纱布包扎，加水适量，煮4小时，取汤与大米各适量，再煮成粥。

（3）肾元不足、脾气虚弱者，避免过度劳累与思虑；纳呆食少者，可食用猪肚粥：猪肚500克，洗净，加水适量，煮七成熟，捞出，切成细丝，再以大米100克，猪肚丝100克，猪肚汤适量，煮成粥；自汗者，可食用甘草小麦大枣粥：甘草10克，小麦30克，大枣

5 枚，清水两碗，煮至 1 碗，去渣，饮汤。

六、转归及预后

本病各证之间可随病情发生转化。肾元不足可向肾阳虚损或肾阴亏乏的证候转化。先天不足累及后天时，可向脾肾两亏、脑髓空虚的证候转化。

本病被古今医家视为顽疾，《内经》便有"不可治"之训，治疗极为困难。早期症状轻微者，疗效尚可；后期症状严重者，疗效不佳。其起病隐袭，病情逐渐加重，表现为一种缓慢的发展过程，多数患者早期仅有运动失调的表现，而且症状轻微，继而运动障碍不断加重，乃至不能行走，并可伴有构音困难和智力低下，最终丧失工作能力和生活自理能力。

七、预防与护理

注意生活调摄，宜劳逸适度，节制房事，调畅情志，注意保暖，适时增加衣被及合理饮食。注意饮食既要营养适度，又应避免肥甘厚腻，合理选择培补脾肾的食物。

对本病尚无可行的预防方法，但针对病因采取相应的措施，仍具有一定的意义。凡有本病家族史者，应考虑避免生育。

护理方面，肾元不足者睡前推摩涌泉穴 200 次，肾俞穴 200 次。腰痛者可食用杜仲腰花：猪肾洗净切片，杜仲熬水合炒。耳鸣者可食用猪肾核桃粥：猪肾 1 对，去膜切片，再用人参、防风各 1.5 克，葱白两根，核桃两枚，加粳米同煮为粥。

八、现代研究

风痱涉及了西医学遗传性共济失调，尤其是遗传性小脑性共济失调，以及多系统萎缩等病。遗传性共济失调是一组以共济失调为临床主症，病理上以脊髓、小脑变性为特征的神经系统遗传病。该病散在的病例报告较多，而较完整的家系报道较少见。遗传性共济失调一般以 Friedreich 共济失调、遗传性痉挛性共济失调及痉挛性截瘫较常见。其发病机制尚不清楚，诊断及分类仍主要根据临床表现。近年来，分子生物学研究表明该病遗传特征符合动态突变的遗传特点。Ristow 等发现，Friendreich 共济失调与 X25 编码的线粒体蛋白 Frataxin 所致的葡萄糖代谢障碍有关。Illaroshkin 等发现，该病与长 X 臂上 Xp21 - q24 的邻近部分的突变有关。1997 年，Abe 等研究发现，脊髓小脑共济失调与基因突变有关。有的学者认为遗传性共济失调与不稳定的、扩展的三核苷酸重复（主要为核苷酸 CAG 序列）有关，病情的严重程度与三核苷酸的拷贝数呈正相关。遗传性共济失调的影像学也没有特异性。可表现为小脑及脑干萎缩及颈髓后柱变性。目前，遗传性共济失调尚无有效的治疗方法。

中医对风痱的辨证以肾虚为核心。治疗以补肾添精和温阳益气为大法。临床诊断根据有关中西医疾病诊断及疗效标准，结合影像学及临床特点，排除其他类型的如感觉性、前庭性、额叶性共济失调，以及小脑、脑于梗死、出血、肿瘤、中毒等非遗传性的小脑性共济失调。采用具有益气养血、滋补肝肾、化痰祛瘀健脑益智功效的救脑益智胶囊口服治疗。主要成分：黄芪、党参、白术、肉苁蓉、鹿角、龟板、桃仁、冰片等，每粒装 0.35 克。12～15 岁，每次服 4 粒，每日 3 次；15 岁以上每次服 5 粒，每日 3 次，3 个月为一个疗程，连续治疗 2 个疗程。治疗 6 个月，肢体活动改善显效 101 例，以 12～50 岁年龄段疗效较好。有学者以补肾填精调补奇经法，自拟中药方治疗脊髓型遗传性共济失调 25 例，基本方：熟地 15

克，山茱萸 12 克，鹿角胶 10 克（烊化），龟甲胶 10 克（烊化），紫河车 3 克（冲服），肉苁蓉 15 克，菟丝子 20 克，杜仲 12 克，牛膝 10 克。兼有耳聋、视力减退者加灵磁石 20 克，枸杞子 15 克，菊花 10 克；有心悸、气短、心电图有异常者合生脉散，加酸枣仁 18 克；兼语言不清者加石菖蒲 15 克，郁金 12 克。每剂两煎，每煎 250 毫升，早晚分服。2 个月为一个疗程。结果：显效 12 例（42.86%）；有效 13 例（46.43%），症状改善后中药煎剂据症加减，隔 2 日服 1 剂。同时把服用方药制成丸剂，每服 9 克，每日 2 次。治疗观察 3～5 个疗程，随访 2～3 年。对确诊为 Marie 共济失调的 5 例患者，运用滋阴补肾方剂和头皮针结合复方氨基酸等治疗，并分级记分进行治疗前后的评分对比。5 例中 4 例不同程度改善，评分积分均有减少。

此外，还有针刺结合生物信息学等方法治疗的报道。如运用"干氏针刺"治疗不同类型的共济失调症门诊患者 30 例，并设对照组进行疗效比较，按照"干氏针刺"的人体三段分类取穴法，在患者头颅信息区和四肢信息区中选取与病症相关的特定穴位（信息点），采用古代"毛刺"针法，30 日为一个疗程。3 个疗程后统计疗效。根据有关疗效标准判定治疗组 30 例，显效 8 例，有效 21 例，无效 1 例；对照组 20 例，有效 2 例，无效 18 例。两组疗效比较有显著性差异（P＜0.001），提示治疗组疗效明显优于对照组。

由于发病率和患病率相对较低，慢性渐进性病程，目前未见有关证候学系统研究的报道。

九、小结

风痱是一种以肾精亏虚所致的慢性虚损性疾病。病因包括先天禀赋不足和后天体衰积损两类因素。病性属虚，以肾精不足、元气亏虚为主，治疗以刘河间地黄饮子为主方，部分患者早期治疗可有效改善生活质量。临床可根据肾阴阳亏虚的偏重和兼夹证化裁治疗。本病被古今医家视为顽疾，早期治疗者有望控制和延缓病情进展。

（于　荣）

第七节　健忘

健忘又称"善忘"、"多忘"、"喜忘"，是指记忆减退，遇事易忘的一种病证。健忘多因心脾虚损、髓海不足、心肾不交、痰瘀痹阻等，使心神失养，脑力衰弱所致。

一、病因病机

本病之病因，较为复杂。或因房事不节，肾精暗耗；或因思虑过度，劳伤心脾；或因案牍劳形，耗伤心血；或因禀赋不足，髓海欠充；或痰饮瘀血，痹阻心窍；或年老体弱，神志虚衰；或伤寒大病，耗伤气血等，均可引起健忘的发生。兹将病因病机简述如下：

1. 心脾两亏　心主神志，脾志为思，若思虑过度，劳心伤神，致心脾两亏，心失所养，心神不宁，而成健忘。

2. 心肾不交　大病久病，身体亏虚或房劳过度，阴精暗耗，肾阴亏虚，不能上承于心；心火独亢，无以下交于肾，心肾不交则健忘。

3. 髓海空虚　肾藏精、生髓，上通于脑。脑为元神之府、精髓之海。年迈之人，五脏俱衰，精气亏虚，不能上充于脑，髓海空虚，神明失聪，则健忘。

4. 痰迷心窍　饮食不节，过食肥甘或思虑忧戚，损伤脾胃，脾失健运，痰浊内生；或情志不畅，肝郁化火，炼液为痰；痰浊上犯，心窍被蒙，失于聪敏，则致健忘。

5. 气滞血瘀　情志失调，肝失疏泄，气机不畅，则气滞血瘀；或痰浊阻滞，血行不畅，则痰瘀互结；脑络痹阻，神失所养，浊蔽不明，使人健忘。

总之，健忘病位在脑，在脏属心，与肝、脾、肾关系密切。病属本虚标实，以虚为多。本虚为气血不足，心脾两虚，肾精亏损，髓海不足，心肾不交；标实包括气滞、火郁、痰阻、血瘀。日久病多虚实夹杂，痰瘀互结，数脏同病。

二、诊断与鉴别诊断

（一）诊断

1. 发病特点　各年龄人群均可发病，但以中老年人多见。一般起病隐袭，病程较长。也有继发于热病重病、精神心理疾病之后者。

健忘之发生，临床有以此为主症者，亦有为兼症者，诊断时可视健忘的程度和与他症的关系加以分别。

2. 临床表现　记忆减退，遇事善忘或事过转瞬即忘，重者言谈中不知首尾，即《类证治裁·健忘论治》所谓："陡然忘之，尽力思索不来也。"常伴有心悸、少寐、头晕、反应迟钝等症。

（二）鉴别诊断

1. 痴呆　痴呆与健忘均有记忆障碍，且多见于中老年人，但两者有根本区别。痴呆记忆障碍表现为前事遗忘，不知不晓，并伴随有精神呆滞，沉默少语，语无伦次，时空混淆，计算不能，举动不经等认知障碍与人格改变。而健忘是知其事而善忘，未达到遗忘的程度。有少部分健忘患者久治不愈，可以发展为痴呆。

2. 郁证　郁证以情志抑郁为主证，虽有多忘，但属兼证，主要表现为神志恍惚，情绪不宁，悲忧欲哭，胁肋胀痛，善太息或咽中如有异物梗阻等。而健忘以遇事善忘为主，无情志抑郁之证。郁证以中青年女性多见，健忘多发于中老年人，且男女均可发病。

三、辨证论治

（一）辨证要点

1. 详审病因　引起健忘之原因甚多，当仔细分辨。如年老而健忘者，多缘五脏俱损，精气亏虚；劳心过度而健忘者，缘心脾血虚之故；禀赋虚弱、神志不充者，缘先天不足，肾虚髓空；忧思太过、操劳过度者，以后天受损，脾虚精血不足居多。

2. 明辨虚实　健忘之证，虚者十居八九，但亦有邪实者。其虚多责之心、脾、肾之不足，其实则有痰气凝结与瘀血内停之不同。虚者可见体倦乏力、心悸少寐、纳呆语怯、腰酸耳鸣等症状，舌质淡或边有齿痕，脉多沉细无力或尺弱。其实者多有语言迟缓或神思欠敏等症状，舌苔白厚腻或舌质暗，脉多滑数或弦大。

（二）治疗原则

健忘，因虚而致者多，故治疗以补其不足为主要原则。补法之运用，或补益心脾，或交通心肾，或补肾填精，因证而异。若为气郁、痰阻、血瘀等证，当理气开郁、化痰泄浊、活血化瘀，同时兼顾扶正固本。

（三）分证论治

1. 心脾两亏　记忆减退，遇事善忘，精神倦怠，气短乏力，声低语怯，心悸少寐，纳呆便溏，面色少华。舌质淡，舌苔薄白或白腻，脉细弱无力。

病机：心藏神，脾主思，心脾两亏，则神志失藏，故记忆减退，遇事善忘；脾虚则气血生化不足，气虚则倦怠乏力，气短，神疲；心血虚则心悸，少寐；脾失健运，痰湿内生，则纳呆便溏，舌苔白腻；舌质淡，舌苔白，脉细弱无力，均为心脾两亏之征象。

治法：补益心脾。

方药：归脾汤。方中人参、黄芪、白术、甘草益气健脾；当归、龙眼肉养血和营；茯神、远志、酸枣仁养心安神益智；木香调气，使诸药补而不滞。诸药合用，则气血得补，心神得养，健忘可愈。可合用孔圣枕中丹。兼脘闷纳呆者，加砂仁、厚朴；兼不寐重者，加夜交藤、合欢皮、龙齿。

2. 心肾不交　遇事善忘，心烦失眠，头晕耳鸣，腰膝酸软或盗汗遗精，五心烦热。舌质红，苔薄白或少苔，脉细数。

病机：大病久病或房事不节，伤精耗气，精气亏虚，则脑髓失充，而肾阴亏于下，不能上承于心，心火亢于上，不能下交于肾，水火不济，心肾不交，均致神明失聪，遇事善忘；阴亏于下，阳亢于上，则头晕耳鸣；阴虚火旺，虚火内扰，心神不安，精关不固，则五心烦热，心悸失眠，盗汗遗精；肾为腰之府，肾虚故腰膝酸软。舌质红，苔少，脉细数，均为阴虚火旺之征。

治法：交通心肾。

方药：心肾两交汤化裁。方中熟地、山茱萸补肾益精；人参、当归益气养血；麦门冬、酸枣仁养阴安神；白芥子祛痰以宁心；黄连、肉桂上清心火，下温肾阳，交通心肾。如此，俾心肾交泰，水火既济，精足则神昌，健忘自可向愈。此外，朱雀丸、生慧汤等亦可酌情选用。

3. 髓海空虚　遇事善忘，精神恍惚，形体衰惫，气短乏力，腰酸腿软，发枯齿摇，纳少尿频。舌质淡，舌苔薄白，脉细弱无力。

病机：肾主藏精生髓，上通于脑。年老体衰，五脏俱亏，肾精亏虚，脑海不充，神明失聪，则遇事善忘，精神恍惚；肾主骨，其华在发，腰为肾之府，齿为骨之余，肾虚则腰酸腿软，发枯齿摇；肾与膀胱相表里，肾虚气化失司，州都失职，则尿频；精气亏虚则形体衰惫，气短乏力；脾失健运，则纳呆。舌质淡，舌苔白，脉细弱无力为精气虚弱之征。

治法：填精补髓。

方药：扶老丸。方中有人参、黄芪、白术、茯苓益气补脾；熟地、山茱萸、当归、玄参、麦门冬滋阴补肾；柏子仁、生酸枣仁、龙齿养心安神；石菖蒲、白芥子涤痰开窍。本方补后天以养气血，滋肝肾以益精髓，养荣健脑，宁心益智。若病重虚甚者，可合用龟鹿二仙膏，以加强补肾填精之功；伴心悸失眠者，可用寿星丸；偏于气阴亏虚，可用加减固本丸；阴阳两虚，可用神交汤。

4. 痰迷心窍　遇事善忘，头晕目眩，咯吐痰涎，胸闷体胖，纳呆呕恶，反应迟钝，语言不利。舌质淡，苔白腻，脉滑。

病机：脾失健运，聚湿生痰，痰浊上犯，痹阻脑络，蒙闭心窍，则致健忘，反应迟钝，语言不利；痰浊内阻，清窍不利，则头晕目眩，咯吐痰涎，胸闷；痰阻中焦，运化失司，胃气上逆，则纳呆呕恶；肥人多痰，故本证多见于体胖之人；舌质淡，苔白腻，脉滑，为痰饮之征象。

治法：涤痰通窍。

方药：导痰汤加石菖蒲、远志、白芥子。方中半夏、陈皮、茯苓、甘草燥湿健脾化痰；枳实行气化痰；胆南星化痰开窍。加用石菖蒲、远志、白芥子，以增涤痰开窍、宁心益智之功。若属热痰或痰郁化热，加竹沥、郁金、黄连；伴气虚，加党参、白术、黄芪；痰瘀互结，加丹参、川芎、红花、桃仁或合用血府逐瘀汤。

5. 气滞血瘀　记忆减退，遇事善忘，表情淡漠，情绪低落，胸胁胀闷，失眠头晕，唇甲青紫。舌质淡紫或有瘀斑、瘀点、舌苔白，脉弦或涩。

病机：七情失调，肝失疏泄，气滞血瘀，脑脉痹阻，则记忆减退，遇事善忘，即所谓"瘀在上则忘也"；肝气郁结，则表情淡漠，情绪低落，胸胁胀闷；气滞血瘀，心神失养，清窍不利，则失眠头晕；瘀血内阻，则唇甲青紫；舌质淡紫或有瘀斑、瘀点，舌苔白，脉弦或涩，为气滞血瘀之征。

治法：行气开郁，活血通络。

方药：气郁为主用逍遥散，血瘀为主用血府逐瘀汤。逍遥散中柴胡、薄荷疏肝行气醒脑；白芍、当归养血活血柔肝；白术、茯苓、甘草益气祛痰宁心。血府逐瘀汤中当归、生地、赤芍、川芎养血活血；桃仁、红花、牛膝活血化瘀；柴胡、桔梗、枳壳行气开郁；甘草调和诸药，调中和胃，顾护正气。两方气血并治，各有侧重，当因证选用。若肝郁气滞，心肾不交，可用通郁汤。下焦蓄血而健忘者，可用抵当汤下之。

四、其他

1. 单方验方　远志、石菖蒲等分煎汤，代茶饮。

2. 中成药　开心丸（《圣济总录·心脏门》）：远志、石菖蒲、白茯苓、人参四味，按4：3：3：2的比例配方，为末，炼蜜制丸如梧桐子大。每服三十丸，米饮下，日再服，渐加至五十丸。

3. 针灸

（1）取穴百会、中脘、足三里：用艾条温灸百会30分钟，中脘针后加灸，足三里针刺补法，留针30分钟，每日治疗1次。

（2）耳针取穴心、肾、脑干、皮质下、内分泌反应点，采取耳穴压丸法：方法是将药丸（王不留行、莱菔子）粘在0.8cm²的医用胶布上，找准穴位压痛点贴上，每次每穴连续按压10下，每日按压3~5次，隔星期换压另一侧耳郭。按压时以局部出现酸、麻、胀、痛感为度。

4. 推拿　头部按摩：用十指指腹均匀搓揉整个头部的发根，从前到后、从左到右，次序不限，务必全部揉到。其重点揉搓穴位是百会、四神聪、率谷。反复3次。

（常建华）

第八节　痴呆

痴呆又称呆病，是以呆傻愚笨为主要临床表现的一种神志疾病。早期以记忆减退为主，病情轻者可见近事遗忘，反应迟钝，寡言少语，日常生活活动部分自理等症；病情重者常表现为远事亦忘，时空混淆，计算不能，不识亲人，言辞颠倒，或重复语言，或终日不语，或忽哭忽笑，神情淡漠或烦躁，不欲饮食，或饮食不洁，或数日不知饥饱，日常生活活动完全需他人帮助，甚至不能抵御危险伤害。

明代以前无痴呆专论，有关痴呆的论述散见于"言善误"、"健忘"、"善忘"等篇章中。如《灵枢·天年》曰："八十岁，肺气衰，魄离，故言善误。"《素问·五常政大论篇》、《素问·大惑论篇》、《素问·四时刺逆从论篇》、《素问·调经论篇》，以及汉代张仲景《伤寒论》则分别从气血逆乱、上气不足、刺时不当和下焦蓄血等方面论述了痴呆的核心症状"善忘"或"喜忘"的病机。

明代以后始见有关痴呆的明确记载。明代张景岳《景岳全书·杂病谟》首先提出了痴呆的病名、临床表现、病机、预后和治法，云："痴呆证，凡平索无痰而或以郁结，或以善愁，或以不遂，或以思虑，或以疑惑，或以惊恐，而渐致痴呆，言辞颠倒，举动不经，或多汗，或善愁，其证则千奇百怪，无所不至。"并指出其病机为"逆气在心，或肝胆二经，气有不清而然。"认为"此证有可愈者，有不可愈者，亦在乎胃气元气之强弱，待时而变，非可急也。凡此诸证，若以大惊猝恐，一时偶伤心胆而致失神昏乱者，此当以速扶正气为主，宜七福饮或大补元煎主之。"

清代陈士铎《辨证录》有"呆病门"专篇，对其症状描述甚详，并分析其成因是"大约其始也，起于肝气之郁；其终也，由于胃气之衰。肝郁则木克土而痰不能化，胃衰则土制水而痰不能消，于是痰积于胸中，盘踞于心外，使神明不清，而成呆病矣"。提出本病的主要治法是"开郁逐痰，健胃通气"，立有洗心汤、转呆丹、还神至圣汤等，临床颇资参考。

阿尔茨海默病（即老年性痴呆）、血管性痴呆、额颞叶痴呆、路易体痴呆，以及帕金森病、亨廷顿病、正常压力脑积水、脑淀粉样血管病、脑外伤、脑炎后遗症，以及癫痫和其他精神性疾病等出现记忆减退、呆傻愚笨、性情改变者，均可参考本篇辨证论治。至于先天性大脑发育不全引起的痴呆，则不在本篇论述之列。

一、病因病机

痴呆是一种神志病。脑为元神之府，又为髓海，故本病的病位在脑，与心肝脾肾功能失调密切相关。病因以内因为主，先天不足，或年迈体虚，肝肾亏虚，精亏髓减，或久病迁延，心脾受损，气虚血少，导致髓海空虚，神志失养，渐成痴呆；或痰瘀浊毒内生，损伤脑络，使脑气与脏气不相连接，神机失用而成痴呆。

1. 髓海不足　与先天禀赋不足有关的痴呆患者，往往有明显的家族史；或无家族史而因禀赋不足，元气匮乏，至年老而肾气日衰，髓海失充，神志失养，渐成痴呆之病。正如清代王清任《医林改错·脑髓说》所云："小儿无记性者，脑髓未满。高年无记性者，脑髓渐空。"又说："脑气虚，脑缩小……脑髓中一时无气，不但无灵机，必死一时。"

2. 脾肾亏损　《内经》云："血气者，人之神。"强调人的智能、情感和意识与血气的密切关系。年老或久病，致脾肾亏损，气血生化不足，神志失养，而成痴呆。本病起病缓慢，以虚为多见，也有部分病例属本虚标实证。其虚在肝肾者，以脑髓不足为主；其虚在脾胃者，以气血不足为主。

3. 痰瘀痹阻　七情所伤，肝郁气滞，气机不畅，则血涩不行，气滞血瘀，脑脉不通，脑气不得与脏气相连接，或肝气郁结，克伐脾土，或起居适宜、饮食失节，使脾胃受伤，或年老多病之体，脾肾渐衰，以致痰湿壅阻，蒙蔽清窍而发痴呆。又或产伤、外伤、卒中之后瘀血留滞而成痴呆者，乃久病入络，瘀浊阻窍，神机失用所致。

4. 心肝火旺　七情所伤，肝郁日久生热化火，心神被扰，则性情烦乱，忽哭忽笑，变化无常。人至老年，肾水衰少，水不涵木，致阴虚而阳亢，或复因烦恼过度，情志相激，肝郁化火，肝火上炎；或水不济火，心肾不交，心火独亢，扰乱神明，发为痴呆。

5. 毒损脑络　"毒"是由脏腑功能和气血运行失常，使机体内生理或病理产物不能及时排出，蕴积体内过多而成，属内生之毒，其核心在于诸邪壅积，酿生浊毒，邪气亢盛，败坏形体。内生之毒包括瘀毒、热毒、痰毒等。毒邪可破坏形体，损伤脑络，使神机失用，故发痴呆而病情波动加重。

总之，本病的发生不外乎痰、瘀、火、毒、虚，且互为影响。虚指脾肾亏虚，气血不足，髓海不充，导致神志失养；实指痰浊蒙窍，神机失用；或瘀血阻络，脑气不通；或痰火互虐，上扰心神；或痰瘀互阻，脑络不通；或毒损脑络，神机殆废。故本病以虚为本，以实为标，临床上多见虚实夹杂之证。

二、诊断

（一）发病特点

本病多发于 65 岁以上的老年人，患病率随年龄而增高，且与受教育程度有关。本病起病缓慢，病情渐进加重，病程一般较长。也有少数病例起病较急，病情波动，呈阶梯样加重，常见于中风患者。

（二）临床表现

本病的临床表现虽然纷繁多样，不外记忆和认知损害、生活能力下降、精神行为障碍 3 类。

（1）记忆减退：包括近事易忘，放错物品，忘记约会，丢三落四，说完就忘，甚则远事也忘，不能回忆本人的经历或一些常识。

（2）认知呆傻：即认知损害，如失语，失用，失算，或拔词困难，词不达意，不能说出熟悉物品或人的名字，经常错语，言语不利，构音不清；或不能听懂别人的话，也不能完成别人的指令，不能做过去熟悉的工作，常答非所问，行动不经；或定向力减退，如找不到回家的路，混淆时间或地点。

（3）性情改变：即精神行为改变，常见性情孤僻，表情淡漠，语言含糊，自言自语，啰嗦重复，自私狭隘，偏执固执，或无故悲伤、恐惧，心烦易怒，焦躁不安，失眠，或睡眠颠倒，或夜间谵妄，幻觉幻视，妄想，行动不洁，攻击倾向等；或不欲饮食，甚至饮食不洁，数日不知饥饱，或食欲异常亢进。

（4）动作迟笨：如步态不稳，步距缩短，动作笨拙，日常生活不能自理，时常发生穿错衣服、系错纽扣等现象，但仅有轻度的无力和强直。严重者，可以出现运动减少、肢体强直和手足颤抖，最后失去站立和行走的能力，卧床不起，呈现强直性或屈曲性四肢瘫痪。

上述记忆或认知损害明显影响了工作和日常生活，或与个人以往相比有明显减退，且不能用其他的精神及情感性疾病（如抑郁症、精神分裂症等）来解释。另外神经心理学评估和颅脑 CT、MRI 或 PET 检查等有助于本病诊断。

三、鉴别诊断

1. 郁证 郁证是以心境不佳、情绪抑郁、表情淡漠、胸胁苦满、委屈悲伤等为主要表现的一种病证，包括抑郁症。抑郁症患者也常出现与痴呆相似的各种记忆和认知功能障碍，但以抑郁症状为主，如表情淡漠，对外界反应迟钝，少言寡语，思维迟缓，注意力不集中等，临床上称为假性痴呆。此种假性痴呆可以随情绪而加重，也可随抑郁症的治愈而好转，患者常表现出夸大了的痛苦感，用抗抑郁药物治疗有效。痴呆一般起病缓慢，进行性发展，或突然起病，阶梯样加重，临床表现以记忆和认知功能障碍为主症，抑郁情绪可有可无。神经影像学检查可资进一步鉴别。

2. 健忘 健忘是指主诉记忆减退、遇事善忘的一种病证。某些正常人特别是老年人常有增龄性记忆减退，神经心理学检查提示即刻记忆正常，记住新知识能力正常或稍减退，时好时坏，波动性大；无视空间和人格障碍；自知力和社会活动正常等。这种症状通常称为良性健忘，与痴呆患者的记忆减退呈渐进加重，并经神经心理学检查证实，同时伴认知功能损害，影像学可见器质性脑改变等特点不同。但健忘可以是痴呆的早期表现。明确鉴别的唯一途径是进行神经心理学和神经影像学检查的追踪随访。

3. 癫病 癫病是以沉闷寡言、情感淡漠、语无伦次，或喃喃自语、静而少动等精神失常为主要表现的一种病证。痴呆则是以记忆减退、时空混淆、计算不能、不能做过去熟悉的工作等智能活动障碍为主要表现。癫病日久也有继发痴呆者，但癫病在前，而痴呆在后，病史和神经影像学检查可资鉴别。

四、辨证

（一）辨证要点

1. 首重虚实 虚以脾肾两虚、髓海空虚、气虚血亏的临床表现为特征，实以痰浊、瘀血、火热、毒盛为表象。除记忆、认知、情感等表现外，抓住舌脉和全身表现是辨别虚实的关键。如苔少、脉细无力、腰膝酸软、少气无力、汗出心悸、面色不华等为虚；苔厚、脉弦滑、头晕目眩、心烦易怒、目干口苦、大便秘结等属实。

2. 知晓缓急 痴呆大多起病缓慢，渐进加重，病程较长，多与年老脾肾亏虚、气血不足，髓海渐空有关。若突然起病，阶梯样加重，病程较短，多与脑卒中、外伤、情志之变，引起风痰相扰、瘀阻脑络有关。新病多数可以逐渐恢复，久病多属痼疾难治。

3. 明察演变 痴呆的时空演变一般分为 3 个阶段，即平台期、波动期和下滑期，且常交替出现。因此，辨证时还需明察痴呆的演变。从证候角度来看，平台期多见虚证，一般病情平稳，少见波动之象。波动期常见虚实夹杂，心肝火旺，痰瘀互阻，致使病情时轻时重。下滑期多因外感六淫、情志相激、或再发卒中等因素而使认知损害加重，情绪波动和行为异常也同时加重，此为证候由虚转实，病情由波动而转为恶化之象。恶化之象以表情呆滞、双目无神、不识事物，或兼面色晦暗、秽浊如蒙污垢，或兼面红微赤，口气臭秽、口中黏涎秽浊、溲赤便干或二便失禁，或见肢体麻木、手足颤动、舌强语謇，烦躁不安甚则狂躁，举动不经，言辞颠倒，苔厚腻、积腐、秽浊为共同特点，乃痰毒、热毒、瘀毒壅盛，腐化秽浊，损伤脑络所致。

（二）证候

1. 髓海不足　记忆减退，定向不能，判断力差，或失算，重者失认，失用，懒惰思卧，齿枯发焦，腰酸骨软，步行艰难。舌瘦色淡，舌苔薄白，脉沉细弱。

病机分析：肾为先天之本，主骨生髓，禀赋不足，则脑髓不充，神志失养，故记忆减退、认知损害，而成愚笨呆痴之症。肾藏精主骨，肝藏血主筋，赖肾水以涵养。肾虚精少不能壮骨，则骨软质疏，腰酸腿痛，齿枯发焦；肾虚精少，水不涵木，则筋膜失养，步行艰难，行动迟缓，懒惰思卧。

2. 脾肾两虚　记忆减退，表情呆板，沉默寡言，行动迟缓，甚或终日寡言不动，失认失算，口齿含糊，词不达意，饮食起居皆需照料，腰膝酸软，肌肉萎缩，食少纳呆，气短懒言，口涎外溢或四肢不温，腹痛喜按，五更泄泻。舌质淡白，舌体胖大，舌苔白，或舌红苔少或无苔，脉沉细弱、两尺尤甚。

病机分析：本证多由年老久病而致脾肾亏虚。因自然衰老是先天肾气已虚，如逢久病及肾，致精血、命火更虚。再者久病气血不调，后天脾胃功能减退，生化乏源，致使气血不足，髓海空虚，神机失养，可见记忆减退、失认失算、词不达意等痴呆诸症。脾肾两虚，气虚阳亏，水谷不化，四末不温，故腰膝酸软，肌肉萎缩，食少纳呆，气短懒言，口涎外溢或四肢不温，腹痛喜按，鸡鸣泄泻。舌质淡白，舌体胖大，舌苔白为脾肾两虚之像，舌红苔少或无苔，脉沉细弱、两尺尤甚者，为脾肾两虚，气虚血少之征。

3. 痰浊蒙窍　记忆减退，表情淡漠，头晕身重，晨起痰多，少动不语，不饮不食，忽笑忽歌，忽愁忽哭，与之美馔则不受，与之污秽则无辞，与之衣饰则不着，与之草木则反喜；重症则不能自理生活，其面色㿠或苍白不泽，气短乏力。舌体胖，舌质淡，苔白腻，脉细滑。

病机分析：本证可由癫痫日久而成者，起于肝气之郁，肝气郁则木克土，脾胃弱则痰不化，痰浊积于胸中，蒙蔽清灵之窍，使神明不清，故痴呆诸症丛生。也可见于素有脾虚痰疾者常兼见面色㿠或苍白不泽，气短乏力。舌胖脉细滑，亦系气虚痰盛之征。

4. 血瘀气滞　多有产伤及外伤病史，或心肌梗死史、脑卒中史，或素有血瘀之疾。善忘、善恐，神情淡漠，反应迟钝，寡言少语，或妄思离奇，或头痛难愈。舌质暗紫，有瘀点瘀斑，舌苔薄白，脉细弦、沉迟，或见涩脉。

病机分析：产伤、外伤之后有反复发痫，以痫久而成痴呆者；也有虽不发痫，至中年以后渐渐痴愚呆傻者，多因素有血瘀之疾，复因外感、卒中等诱发。瘀血阻于脑络，脑气不能与脏气相连接，神机失用，则善忘，善恐，神情淡漠，反应迟钝，寡言少语；血瘀气滞，气血不能正常充养于脑，或因血瘀阻滞脉络，气血不能上充脑髓，也可发为善忘等症。舌紫脉迟涩等，皆为血瘀之征。

5. 心肝火旺　头晕头痛，健忘颠倒，认知损害，自我中心，心烦易怒，口苦目干，筋惕肉𥅻，舌质暗红，舌苔黄或黄腻，脉弦滑或弦细而数。或可见口眼歪斜，肢体麻木或半身不遂，或尿赤，大便秘结等。

病机分析：本证常因情志所激，肝阳暴亢；或气郁日久，化火灼阴，致心肝火旺，肝阳上亢，故头晕头痛，心烦易怒，口苦目干等。中风后痴呆者，常见此证。风阳亢盛，阳热瘀血久扰脑窍，脑气不能与脏气顺接，神机失用，则健忘颠倒，认知损害，自我中心等。

6. 毒损脑络　表情呆滞、双目无神、不识事物、面色晦暗、秽浊如蒙污垢，或兼面红微赤，口气臭秽，口中黏涎秽浊，溲赤便干或二便失禁，肢麻，颤动，舌强语謇，烦躁不安甚则狂躁，举动不经，言辞颠倒，苔厚腻、积腐、秽浊结，舌暗或有瘀斑等。

病机分析：本证常因痰毒、热毒、瘀毒壅盛，腐化秽浊，损伤脑络所致。毒邪内盛，清窍被蒙，神志失用，故表情呆滞、双目无神、不识事物。痰毒壅盛，则面色晦暗、秽浊如蒙污垢。热毒壅盛，则面红微赤，口气臭秽、口中黏涎秽浊、溲赤便干或二便失禁。瘀毒壅盛，则肢麻颤动、舌强语謇，舌暗或有瘀斑。烦躁不安，甚则狂躁，举动不经，言辞颠倒，苔厚腻、积腐、秽浊，舌暗或有瘀斑等，均为痰毒、热毒、瘀毒内盛，腐化秽浊，损伤脑络所致之象。因此认为，"毒损脑络"是痴呆病情恶化的关键环节。

五、治疗

（一）治疗原则

1. 调补脾肾精气　凡禀赋不足，或见脾肾两虚之证，治宜补肾填精，健脾益气，重在培补先天、后天，以冀脑髓得充，化源得滋，有助治疗。

2. 开郁化痰祛瘀　气得则开，而痰滞当消。或开郁逐痰，或健脾化痰，或清心涤痰，或泻火祛痰，或痰瘀同治。

（二）治法方药

1. 髓海不足　滋补肝肾，填髓养脑。

方药：七福饮加减。方中重用熟地以滋阴补肾，合当归养血补肝，人参、白术、炙甘草益气健脾，用以强壮后天之本，远志、杏仁宣窍化痰。本方填补脑髓之力尚嫌不足，应选加鹿角胶、龟板胶、阿胶等血肉有情之品。因痴呆属慢性病，疗程较长，故多用本方制蜜丸或膏滋以图缓治。也可用参茸地黄丸，每服1丸，日服2~3次，长期服用。

若兼言行不经、心烦溲赤、舌红少苔，脉细而弦数，是于肾精不足之后，水不制火而心火妄亢，可用六味地黄汤加丹参、莲子心、菖蒲等清心宣窍。也有舌质红而舌苔黄腻者，是内蕴痰热，干扰心窍，可改用清心滚痰丸，每服1丸，日服2次，待痰热化净，再投滋补之剂。

2. 脾肾两虚　补肾健脾，培元生髓。

方药：还少丹加减。方中熟地、枸杞子、山茱萸滋阴补肾；肉苁蓉、巴戟天、小茴香助命门补肾气；杜仲、怀牛膝等补益肝肾。更用茯苓、山药、大枣、人参益气健脾而补后天；石菖蒲、远志、五味子交通心肾而安神。

若舌苔黄腻不思饮食，中焦蕴有痰热者，宜温胆汤加味，待痰热去除，再用补法。

3. 痰浊蒙窍　化痰开窍，益气健脾。

方药：洗心汤加减。方中半夏、陈皮健脾化痰；石菖蒲辅半夏、陈皮以开窍祛痰；人参、甘草培补中气；附子协参草以助阳化气，正气健旺则痰浊可除；更以茯神、酸枣仁宁心安神；神曲和胃。本方补正与攻痰并重，补正是益脾胃之气以生心气，攻痰是扫荡干扰心宫之浊邪，再加养心安神之品，以治痴呆。

若肝郁化火，灼伤肝血心液，则心烦躁动，言语颠三倒四，歌笑不休，甚至反喜污秽，或喜食炭，宜用转呆汤加味。其方在洗心汤的基础上，加用当归、白芍柔肝养血；丹参、麦门冬、天花粉滋养心胃阴液；用柴胡合白芍疏肝解郁；用柏子仁合茯神、酸枣仁加强养心安神之力。

4. 血瘀气滞　活血行气，宣窍健脑。

方药：通窍活血汤加减。方中桃仁、红花、赤芍、川芎活血化瘀为主药，葱白、生姜合石菖蒲、郁金可以通阳宣窍。若配丸药当用麝香，以加强活血通窍之力。若病久气血不足，加当归、生地、党参、黄芪补血益气。如久病血瘀化热，常致肝胃火逆，症见头痛、呕恶等，应加钩藤、菊花、夏枯草、竹茹一类清肝和胃之品。

5. 心肝火旺　清心平肝，醒神开窍。

方药：天麻钩藤饮加清心之品。药用天麻、钩藤、石决明、龟板、夜交藤、珍珠粉、川牛膝平肝潜阳，黄芩、黄连、栀子、茯神清心解毒，芦荟、玄参通腑泄热。口齿不清者，去玄参加石菖蒲、郁金；便秘者，酌加生大黄或加用玄参、生何首乌、芒硝；急躁易怒、眠差多梦者，去黄芩、栀子，加龙胆草、莲子心、丹参、酸枣仁、合欢皮；伴口眼歪斜者，可合用牵正散；肢体麻木或半身不遂者，去龟板、夜交藤，加地龙、羌活、独活、桑枝等。

6. 毒损脑络　解毒化浊，通络达邪

方药：黄连解毒汤加清热、化痰、祛瘀药物。药用黄连、黄芩、黄柏、栀子、连翘清热解毒，石菖蒲、远志、芦荟化痰降浊，当归、全蝎、地龙活血通络。痰热盛者，加天竺黄、郁金、胆南星清热化痰；热结便秘者，加酒大黄、全瓜蒌、枳实、厚朴通腑泻热，或口服牛黄清心丸；热毒较盛、病情波动者，龙胆草、夏枯草、蒲公英清热解毒，或口服安宫牛黄丸；久病血瘀，加桃仁、红花、赤芍、川芎、穿山甲等活血化瘀。

（三）其他治法

1. 单方验方

（1）还神至圣汤（《辨证录》）：人参、白术、茯神、生酸枣仁、木香、天南星、荆芥、甘草、良姜、附子、枳壳、石菖蒲。治呆病因木郁土衰，痰积于中不化者。

（2）苏心汤（《辨证录》）：白芍、当归、人参、茯苓、半夏、炒栀子、柴胡、附子、生酸枣仁、吴茱萸、黄连。用于呆病气血两虚而兼痰郁者。

（3）启心救胃汤（《辨证录》）：人参、茯苓、白芥子、石菖蒲、神曲、半夏、天南星、黄连、甘草、枳壳。治呆病胃伤，痰迷心窍者。

2. 针灸

（1）体针：可选择百会、四神聪、三阴交、太溪穴，每日 1 次，强刺激，10 日为一个疗程。休息 3～4 日后重复治疗。也可加足阳明胃经、手厥阴心包经与神志相关的穴位。

（2）耳针：可选择神门、皮质下、肾、脑点、枕等耳穴，每日 1 次，每次 2～3 穴（双耳取穴），20 次为一个疗程。

六、转归及预后

本病的转归主要表现在虚实之间。痴呆的病程多较长，虚证日久，气血亏乏，脏腑功能受累，气血运行失司，或积湿为痰，或留滞为瘀，加重病情，出现虚中夹实证。实证的痰浊、瘀血日久可损及心脾，或伤及肝肾，则气血阴精不足，脑髓失养，转化为虚证。痰热瘀积日久，酿生浊毒，邪毒壅盛，可致病情恶化而成毒盛正衰之证。

本病的预后依疾病原因和病情轻重而定。痴呆的早期病情较轻者，经及时治疗，部分症状尚可有改善。病情较重者，生活部分不能自理，往往继续发展，直至生活能力完全丧失，终日卧病在床，多因继发感染或多脏衰竭而致预后不良。痴呆兼有精神行为症状者，治疗难度和照料负担都会增加。

血管性痴呆．如能早期有效治疗，一般可以治愈，或将病情稳定在平台期。波动期是病情转化的关键时期，若治疗不及时，病情往往迅速发展，出现下滑现象，其存活期一般在5年左右。阿尔茨海默病的病情进展被认为是不可逆的渐进过程，其进展速度与多种因素有关且目前尚无法预测，其存活期一般在2～20年，平均7年。

七、预防和护理

预防痴呆的关键是早期诊断、早期治疗和干预危险因素。轻度认知损害被认为是痴呆的早期阶段表现，有人称之为前驱期痴呆，是痴呆预防的新靶点。所谓轻度认知损害是指介于正常衰老与痴呆之间的临床状态，即患者记忆降低的程度大于其预期发生的年龄，但不符合临床上痴呆的诊断标准。其表现以轻微的认知功能减退为特征，属于中医学"健忘"范畴。早期诊断轻度认知损害，并积极有效治疗，对延缓痴呆的发生有重要意义。此外，痴呆是一个多因素复杂性疾病，平素有痰、瘀、毒、虚者，宜采取相应干预措施。若有家族遗传史、头部外伤、血管性危险因素等，更应接受医生随访，以争取早期诊断。并积极治疗高血压、高血脂、糖尿病和脑卒中等血管性危险因素，延缓或预防痴呆的发生。

护理痴呆患者是一项繁重的劳动，护理内容包括精神调理、智能训练、饮食调节等，这些也是治疗必不可少的辅助方法。帮助患者维持或恢复有规律的生活习惯，饮食宜清淡。同时，要帮助患者正确认识和对待疾病，解除情志因素刺激。对轻症患者，应进行耐心细致的智能训练，使之逐渐恢复或掌握一定的生活和工作技能；对重症患者，应进行生活照料，防止因大小便自遗及长期卧床引发褥疮、感染等；要防止患者自伤或他伤，防止跌倒而发生骨折，或外出走失等。

八、现代研究

早在1624年我国明代医学家张景岳就在《景岳全书·杂病谟》中提出了"痴呆证"名称并描述了临床表现、病因病机和治法、预后。1906年德国阿诺斯·阿尔茨海默博士报道了世界上第1例阿尔茨海默病至今，也已有百年历史。

20世纪90年代以前，未曾有中医药防治痴呆研究的报道。90年代后，中医药防治痴呆的研究被列入我国"八五""九五"攻关计划，中医药防治痴呆的成果逐渐引起社会各界关注。1990年，中华中医学会内科学会和老年医学会共同制定了我国最早的《老年呆病的诊断、辨证分型及疗效评定标准》。该标准首次将痴呆分虚实辨证，虚为肾虚髓减、气血不足，实以痰浊、瘀血为主，对临床发挥了重要指导作用。2000年，中华中医药学会内科分会的一个专门小组制定了《血管性痴呆诊断、辨证及疗效评定标准》，提出了肾精亏虚、肝阳上亢、痰浊蒙窍、瘀盘阻络、热毒内盛、腑滞浊留、气血不足等证候分类与疗效评定标准，后为国家新药临床试验和高校教材采用。

在痴呆的病因病机研究方面，有学者提出了中风后痴呆的"毒损脑络"病机假说，从而引发了我国中医和中西医结合界深入研究血管性痴呆病理机制和治疗策略的新热点。认为"毒"是由脏腑功能和气血运行失常使体内的生理或病理产物不能及时排出，蕴积体内过多而生成，属内生之毒。卒中后，可产生瘀毒、热毒、痰毒等。其核心在于邪毒亢盛，败坏形体，损伤脑络。在血管性痴呆病情恶化时，各种证候演变加重的临床表现虽各不相同，但以痰毒、热毒、瘀毒壅盛，腐化秽浊，损伤脑络共同病机特点。因此认为，"毒损脑络"是血管性痴呆病情阶梯样加重的关键环节，对临床具有重要的指导意义。此外，还指导了血管性痴呆与中医证候关系的流行病学研究，发现血管性痴呆患者的即刻回忆、延迟回忆、图像识辨等分别与肾精亏虚、痰浊蒙窍、血瘀阻络和腑滞浊留有显著的相关性，尤其肾精亏虚或痰浊蒙窍与情景记忆总积分等核心症状具有独立的相关关系。

在痴呆的治疗方法研究方面，关于益肾化浊法治疗老年期血管性痴呆的研究，曾获2002年度国家科技进步奖二等奖。该成果从髓海不足、肝肾亏虚、脾肾两虚、心肝火旺、痰浊阻窍、气滞血瘀角度进行论治，研制了2个国家级中药新药聪智颗粒（制何首乌、炙黄芪、川芎、女贞子、石菖蒲、胆南星等）和聪圣颗粒（制何首乌、荷叶、地龙、肉苁蓉、漏芦等）。多中心临床试验结果显示，治疗血管性痴呆轻中度患者60日后，简易精神状态检查（MMSE）积分比治疗前显著提高（P<0.01），Blessed行为量表（BBS）积分比疗前显著降低（P<0.01）；总有效率为57.3%，显著优于双氢麦角碱组（48.2%）。有学者根据"缓则治其本"及"治病必求于本"的原则，从心、肾入手，调心以治气，补肾以治精，积精全神，调气养神，将调心、补肾法作为治疗老年性痴呆的重要法则，研制了调心方和补肾方，对老年性痴呆患者认知功能和日常生活能力有显著改善作用。此外，针刺疗法治疗痴呆也有一定疗效，对血管性痴呆具有潜在应用价值，但多数报道缺乏多中心盲法对照设计，其疗效有待进一步评价。

世界卫生组织已将痴呆列入全球攻关招标病种。我国自20世纪90年代以来有了标志性成果，这些成果绝大多数来源于中医药对痴呆的治疗研究。痴呆，尤其阿尔茨海默病型痴呆的发病率居其他痴呆之首，是最常见的痴呆原因。中医药防治痴呆虽然初见成效，但其疗法特色和疗效优势还有待进一步研究。

九、小结

痴呆已经成为老年人的常见病、多发病。本病病位在脑，病机不外脾肾两虚，气血不足，髓海失充，神志失养，或痰瘀火毒内阻、脑气与脏气不相连接，神机失用。病性以虚为本，以实为标，临床上多虚实夹杂证。因而，治疗首当分虚实。虚证者，治宜填精补髓、健脾补肾、益气养血；实证者，治宜化痰开窍、清心平肝、活血通络、解毒化浊。或以扶正为主，兼以祛邪；或祛邪为主，兼顾正气。终以开窍、醒神、益智、健脑为目的。在治疗同时，又当重视精神调理和智能训练，以及生活护理。

（常建华）

第九节　脑萎缩

脑萎缩是以病理改变命名的一种脑病，是一种慢性进行性疾病，主要表现为记忆力减退，情绪不稳，思维能力减退，注意力不集中，严重时发展为痴呆。本病多发于50岁以上的患者，病程可逾数年，女性多于男性。可分为脑动脉硬化性脑萎缩、老年痴呆性脑萎缩、中风后脑萎缩、颈椎病及脑外伤后导致脑动脉供血不足性脑萎缩、小儿缺氧性脑萎缩等。本病属于中医"痴呆"、"健忘"、"脑髓消"、"脑萎小"、"痿证"的范畴。

一、病因病理

脑萎缩的原因是多方面的。血脂、血压、血糖、血液黏稠度增高，使血流缓慢、血流量减少；血流微循环不畅，记忆力降低；老年人动脉血含氧量降低，可引起脑细胞合成各种酶和神经传导递质的量减少，均可导致脑萎缩。近年来，神经化学研究提示，本病的中枢胆碱能系统功能普遍低下。有研究报道，弥漫性大脑萎缩患者的胆碱乙酰转移酶及乙酰胆碱酯酶浓度下降，提示与记忆有关的胆碱能神经元选择性丧失。乙酰胆碱转移酶浓度降低，老年斑增多，大脑皮质萎缩，脑重量减轻，脑回变平，脑沟增宽。

中医认为，本病的形成与脏腑功能失调相关，受气、血、痰、郁、瘀、火等影响，以髓海空虚，脏腑虚损，气血失衡，痰浊阻窍为基本病机。

二、诊断要点

脑萎缩起病较为缓慢，大脑功能衰减，表现为头晕、头痛、失眠、记忆力差、手足发麻、情绪抑郁等；智能减退表现为认知及社会适应能力的障碍，如记忆力、理解力、判断力、计算能力的减退，进而发生痴呆。

1. 性格行为的改变　性格改变常为本病的早期症状，患者变得落落寡合，不喜与人交往，生活习惯刻板怪异，性情急躁，言语多重复；或多疑自私，常因一些微小的不适而纠缠不清。

2. 记忆力障碍　经常失落物品、遗忘事情等。随着病情的发展，渐至记忆力完全丧失。

3. 智能减退、痴呆　常表现为理解、判断、计算能力等智力活动全面下降，不能适应社会生活，进食不知饥饱，出门后不识归途。病至后期，终日卧床，生活不能自理，不别亲疏，小便失禁，发言含糊，口齿不清，言语杂乱无章，终至完全痴呆。

4. 全身症状　患者早期出现头晕头痛，失眠多梦，腰膝酸软，手足发麻，耳鸣耳聋，渐至反应迟钝，动作迟缓，语无伦次，甚或可见偏瘫、癫痫，或共济失调、震颤等。

三、辅助检查

1. 脑电图检查　呈 a 节律减慢。
2. CT 扫描　显示"大脑皮质萎缩和脑室扩大"。

四、鉴别诊断

（1）抑郁症若初次发病于老年期，病前智能和人格完好，临床症状以情绪忧郁为主，应注意与脑萎缩相鉴别。

（2）老年期还可能发生中毒性、症状性或反应性精神病，如甲状腺功能减退、恶性贫血、神经梅毒、额叶肿瘤等，有些疾病如能早期诊断和治疗是可以恢复的，需根据病史、体检和精神检查加以鉴别。

五、治疗

（一）针刺疗法

（1）主穴：曲池、肩髃、合谷、外关、后溪、环跳、阳陵泉、足三里、绝骨、解溪、太冲、太溪、关元、上廉。

（2）配穴：肾精不足，髓海空虚者，补肾俞、风池、三阴交、太溪、命门、肝俞、足三里；肝肾阴虚者，补肾俞、太溪，泻肝俞、太冲；痰浊阻窍者，补中脘、内关、脾俞、公孙、足三里，泻丰隆、头维；瘀血阻络者，加头维、上星、膈俞、血海；语言不清者，加哑门、廉泉、通里；认知障碍者，加四神针、智三针；共济失调者，加脑三针、神柱；因颈椎病引起脑供血不足者，加风池、颈 2～颈 7 夹脊穴、长强、百会。

（3）操作：风池、曲池、合谷、太冲，用平补平泻法；足三里、太溪，用补法。留针30 分钟，每天治疗 1 次。

（二）艾灸疗法

取神阙、关元、血海、足三里、颈 2～颈 7 夹脊穴，用艾条温和灸 30 分钟，每日 1 次，10 天为 1 疗程。

（三）耳穴疗法

取心、脑、肝、肾、脾、皮质下，用王不留行籽贴压穴位，2～3 天治疗 1 次，10 天为1 疗程。

（四）按摩疗法

取百会、太阳、睛明、四白、印堂、脑户、风池，用拇指指腹点按穴位，每天治疗 1次，10 天为 1 疗程。

（五）单方验方

（1）制首乌 6g，黑芝麻 30g，研成细末，每次取 10g 泡水喝，每日 3 次。

（2）核桃仁 30g，枸杞子 10g，煮红皮鸡蛋 1 个，每日早上服。

（3）霜桑叶 10g，桑椹 10g，水煎服，每日 1 剂。

（六）康复治疗

（1）对脑萎缩患者，要通过宣传教育来预防各种危险因素（如高血压、动脉硬化、高血脂、糖尿病、心脏病、吸烟等），采用尽可能多的刺激方式（如视觉、听觉、皮肤浅－深感觉，甚至嗅觉、味觉等），调动患者的主观积极性（即兴趣、爱好、集体活动等），利用一切可以利用的形式（如音乐、舞蹈、书法、绘画、体育活动、庆祝活动、户外活动、旅游等），使患者的身体和大脑都活动起来，从而达到预防和减少高级心理功能减退的目的，可经常把患者组织起来进行集体活动。

（2）康复训练对于有记忆、情感和行为障碍者非常重要。应有物理治疗师、作业治疗师、文体治疗师等治疗人员专门从事脑萎缩患者的康复训练。对于有严重记忆障碍的老人，可运用环境影响其行为。如保持恒定的常规环境，多次的重复性刺激，采用背诵、帮助分析、联系概念、联系自身、听说读写并用、记日记、看图片、看电视等方法训练记忆力。

（3）康复护理（即将脑萎缩患者安置在良好的生活环境和保护环境中）不论是在养老机构或社区家庭中，都起着重要的作用。最好常有康复治疗师的介入，使康复服务保持连续的过程。康复护理是患者改善功能状态，维持良好的日常生活活动必不可少的。例如，在洗澡时，监视重症患者的安全非常重要。又如，饮食和营养的合理安排对所有脑萎缩患者来说都是需要仔细考虑的，若患者常有便秘，应适当安排富含纤维素的食品和蔬菜水果，以防止便秘的发生。

六、临床病例

齐某，男，75岁。主诉：渐进性健忘1年。现症：3个月来健忘明显加重，1个月来肢体麻木，步态不稳，如踩棉花，头昏，严重失眠，出门不识归路。平时沉默少语，反应迟钝，表情淡漠，纳少腹胀，大便隔日1次，伴有头晕。舌淡红偏暗，苔薄腻，脉沉细。血压100/60mmHg。CT示脑萎缩，伴脑白质病。既往无糖尿病、高血压病史。医院诊断为"认知功能障碍老年性痴呆"。

辨证：肾精不足，脑窍失荣。

治法：补肾健脑，化瘀宁神。

取穴：曲池、肩髃、环跳、肾俞、风池、三阴交、太溪、命门、肝俞、足三里、合谷、外关、后溪、阳陵泉、绝骨、解溪、太冲、关元。

治疗20天后，患者记忆力增强，失眠消失，肢体麻木消失。连续治疗3个月，同时嘱患者与人加强交流。半年后随访，患者记忆力恢复，定向正确，问答切题，可独立生活。

（宋颖民）

第十节　脑梗死

脑梗死，又称缺血性脑卒中，包括脑动脉血栓形成和脑栓塞。由于脑动脉粥样硬化，造成脑组织缺血、缺氧，脑组织局部软化坏死，使管腔狭窄或闭塞。脑栓塞主要因为心脏栓子脱落或全身其他部位血栓脱落而阻塞脑动脉，引起脑栓塞。本病属于中医"中风"的范畴。

一、病因病理

本病多见于脑动脉粥样硬化、高血压、各种脑动脉炎、先天性血管畸形、糖尿病、高脂血症、真红细胞增多症，造或血液有形成分凝聚，使管腔狭窄或闭塞。当脑血栓形成后，侧支循环代偿不足，脑组织缺血、缺氧而引起脑水肿及毛细血管周围点状出血。软化、坏死的脑组织逐渐被吞噬细胞清除而形成空腔，脑软化深部白质常为缺血性梗死。

本病属于中医"中风中经络"的范畴，多因劳倦过度，暴饮饱食，脾失健运，脾虚生痰，痰热互结，肝风夹痰流窜经络，或肝肾阴虚，肝阳上亢，气血衰少，风火相煽，瘀血阻滞，气血逆上，犯于脑而发病。总之，其病位在脑，与心、肝、肾、脾的关系密切。

二、诊断要点

本病多见于有高血压、动脉粥样硬化病史的老年人，常在安静的状态下发病。发病较慢，多意识清醒。脑局部定位体征应根据梗死部位的不同而异。临床表现为偏瘫、意识障碍、失语，以及病变同侧视力障碍、视神经—锥体束交叉综合征，同时伴有同侧霍纳氏征（瞳孔缩小、眼睑下垂、眼球后陷等），可有进行性智力减退。

（1）出现头痛、偏瘫、抽搐等，为颈内动脉脑梗死。

（2）起病较急，病变较重，可有意识障碍、三偏症、瘫痪严重、偏瘫肢体程度不等、头面部及上肢偏瘫重于下肢，伴有感觉障碍，为大脑中动脉梗死。

（3）下肢偏瘫重于上肢，出现精神症状，如迟钝、淡漠或欣快夸大、精神错乱等，为大脑前动脉梗死。

（4）眩晕、恶心、呕吐、吞咽困难、声音嘶哑、对侧半身痛温觉减退或消失，亦可出现眼球震颤，伴同侧何纳氏综合征、面部感觉障碍及上、下肢共济失调，为小脑后下动脉梗死。

（5）出现严重的意识障碍、四肢偏瘫、瞳孔缩小，为基底动脉梗死。

三、辅助检查

1. 生化、心电图检查　有助于病因诊断。
2. 脑脊液检查　多数正常。
3. CT 检查　24～48 小时内可见低密度梗死区。

四、鉴别诊断

1. 脑出血　CT 检查显示不规则斑片状、条索状高密度阴影。脑出血患者多有高血压病史，疾病初期即出现血压明显升高、头痛、呕吐等颅内压增高的症状。
2. 脑膜刺激征　表现为颈强直，Kernig 征、Brudzinski 征阳性。多见于脑出血、脑膜炎、蛛网膜下腔出血、颅内压增高等患者，而且出现得较早。

五、治疗

（一）针刺疗法

（1）主穴：四神聪透百会、太阳、率谷、风府、廉泉、风池、合谷、太冲、环跳、阳陵泉、绝骨。

（2）配穴：脉络空虚，风邪阻络，加太渊、手三里、大椎、曲池；肝肾阴虚，风痰上扰，加太溪、肝俞、三阴交、丰隆；气虚血瘀，经络闭阻，加足三里、气海、关元；脾虚痰湿，痰浊上扰，加丰隆、隐白、天枢、解溪、公孙；语言不利，加廉泉、通里、哑门；流涎，加地仓、承浆；口角㖞斜，加牵正、地仓、颊车；上肢肩关节半脱位，加肩髃、肩前、肩髎；肘关节屈伸不利，加天井、小海、清冷渊、三阴络；手腕下垂，加阳谷、阳池、会宗、腕骨；手指关节屈伸不利，合谷透后溪；下肢膝关节屈伸不利，加风市、膝阳关、阳陵泉；足内翻，加昆仑；足外翻，加太溪；肌张力增高，加风市、阳陵泉、血海、太冲；肌张力低下，加气海、足三里、关元，或加艾灸、温针灸。

（3）操作：用毫针刺，每次选 6～8 个穴，每日 1 次，每次留针 40 分钟，20 天为 1 疗程。头针平补平泻，其他穴位按辨证使用补泻手法。

（二）刺血疗法

（1）操作：十二井穴及十宣放血，交替使用。

（2）随证配穴：头痛、眩晕或耳门动脉搏动明显者，加耳尖、大椎、太阳、百会放血；舌强、呕恶者，加刺金津、玉液放血。

（3）常用方法：①取手足十二针（双侧曲池、内关、合谷、阳陵泉、足三里、三阴交）、双侧手足十指尖，点刺出血 6 滴以上；②取百会、四神聪、双侧太阳穴，患侧上肢的曲泽、手三里、中渚，患侧下肢的阴市、风市、委中、丰隆、阳关，三棱针点刺放血；③取手足十二井穴，配合风池、合谷、劳宫、太冲、肝俞、肩井、涌泉，点刺放血。

（三）按摩疗法

依据经络学说，按照经络取穴，可分别运用一指禅推法、按法、搓法、抹法、拿法、滚法、揉法、叩法、击法、抖法等，主要用于局部或全身按摩。

（四）艾灸疗法

（1）随证配穴：中风先兆，取绝骨、足三里，每次3~7壮。脾虚痰湿，痰浊上扰，取百会、大椎、中脘、足三里、丰隆、脾俞、胃俞，每次3~7壮。气虚血瘀，经络不通，取百会、气海、膈俞、血海、关元，隔姜灸，每次3~9壮。肝阳上亢，取阳陵泉、肝俞、胆俞、太冲、期门，隔蒜灸，每次4~8壮。肌张力低下，隔姜灸。肌张力增高，隔蒜灸。上实下虚，取大椎、心俞、肝俞、膏肓，隔蒜灸；取脾俞、胃俞、肾俞、腰阳关、命门、至阳，隔姜灸；取太溪、涌泉，隔盐灸。

（2）疗程：15日为1疗程，休息3日，再进行下一疗程的治疗。

（五）偏瘫良肢位的摆放

（1）健侧卧位的正确姿势：健侧卧位是健侧肢体处于下方的侧卧位。患者的头侧枕于枕头上，躯干与床面保持近垂直，患侧上肢用枕头垫起，不使上肢处于内收位，肩关节屈曲，最好稍大于90°，上肢尽可能伸直，手指伸展开。用软枕垫起处于上方的患侧下肢，保持在屈髋、屈膝位，足部最好也垫在枕头上，不能悬于软枕的边缘。健侧卧位的优点：可改善患侧的血液循环，减轻患侧肢体的痉挛，预防患肢水肿，易于保持姿势。

（2）仰卧位的正确姿势：患者头部枕于枕头上，脸处于正中位，躯干平展，在患侧臀部至大腿下方垫一个长软枕，以防患侧髋关节外旋，髋关节若长期外旋或向外固定，容易导致步行时形成外旋步态。在患侧肩胛骨下方放一个枕头，使肩部上抬，并使肘部伸直、腕关节背伸、手指伸开，手上不要握东西。患侧下肢伸展，可在膝下放一小枕头，形成膝关节屈曲，足底可用枕头抵住，也可用床架支撑起被褥，避免足部受压而致下垂变形。

下肢呈屈曲倾向的患者，膝关节下不要放小枕头，因为这样容易使髋、膝关节形成屈曲状，长期下去会导致腘绳肌、屈髋肌缩短，使髋关节挛缩变形。

（3）帮助患者坐稳：患者坐不稳，主要因为平衡功能减退，所以帮助患者坐稳的关键是平衡训练。

1）左右平衡训练：患者坐位，家属坐于其患侧，将患者的重心移向自己。家属一手放在患者的腋下，一手放在其健侧腰部，嘱患者头部保持直立，使患侧躯干拉长。然后，让患者将重心转移至健侧，家属一手抵住患者患侧腰部，另一手压在患者同侧肩部，嘱患者尽量拉长健侧躯干，并且头部保持直立。重复做重心转移的动作，患者的主动性会逐渐增加，而家属也要相应减少辅助力量，直至患者能自己完成重心的转移。

2）前后平衡训练：患者坐在椅子上，双足平放于地上，家属指导患者的手向前触碰自己的足趾。患者双足不要向下蹬地。向前触碰的程度以患者能返回坐位，且保持正确的端坐姿势而无足跟离地为宜。患者也可双手练习向下触脚。

以上动作，随着病情的恢复而逐渐增加难度。

（4）预防肩关节半脱位：应在脑梗死发病的早期开始预防肩关节半脱位。在卧、坐、站等体位中均应注意保持肩胛骨的正确位置，如采取患侧卧位、仰卧位时，垫软枕于肩背部，使肩前屈；坐位时，将患肢放于前方桌面上，轮椅坐位时，应将患肢放在轮椅桌上；立位时，可使用角巾或肩吊带。目前，人们对吊带的使用有争议，但在患侧肌张力弛缓时，使用吊带有一定的辅助作用，肌张力增高后，不宜持续使用角巾吊带。在转换体位姿势、穿脱衣、洗擦身等动作时，均要注意保护肩关节。总之，采取早期预防措施和康复护理手段，可使肩关节半脱位的发生率降低。

（六）肢体运动障碍训练（介入时间：确诊 24 小时之后）

（1）木钉训练：目的：健侧上肢带动患侧上肢；促进分离运动。

（2）腕关节运动功能训练：目的：扩大腕关节活动度；增加与腕关节活动相关肌肉的力量。

（3）髋关节控制能力训练：目的：提高髋关节的控制能力；诱发患者屈髋屈膝的分离运动；诱发患者的摆腿能力。

（4）上肢联带运动抑制训练（肩关节屈曲、肘关节伸展运动）：目的：诱发上肢分离运动；缓解上肢痉挛。

（5）肩关节被动关节活动度维持训练：目的：预防肩关节挛缩、肩周炎、肩手综合征、肩关节半脱位等并发症。

（6）下肢跟腱牵拉训练：目的：预防跟腱挛缩、足内翻、足下垂；提高下肢本体运动感觉。

（7）易化下肢分离运动训练：目的：抑制患侧下肢联带运动；易化下肢分离运动；提高下肢的控制能力。

（8）偏瘫步态训练：目的：抑制患侧下肢伸肌联带运动；诱发髋关节、膝关节、踝关节屈曲的分离运动；缓解躯干下肢痉挛；提高患侧下肢支撑体重的能力。

（9）偏瘫单腿训练：目的：改善平衡功能；提高躯干的控制能力；诱发患侧下肢支撑体重的能力。

（10）搭桥训练：目的：训练骨盆的控制能力；诱发下肢分离运动；缓解躯干、下肢痉挛；提高床上生活能力。

（11）坐位平衡训练：目的：骨盆控制训练；腰背肌肉训练；躯干旋转训练。

（12）下肢肌力训练：目的：股四头肌训练；防止下肢痉挛；为步行做准备。

（七）心理康复

（1）脑梗死后的常见症状：脑梗死可导致多种功能障碍，具有病死率高、致残率高、再发率高、恢复期长的特点。由于病后带来的经济负担，家庭和社会地位的改变，以及肢体功能的障碍，增加了患者对再次发作的不安感和对死亡的恐惧感。主要表现为终日心烦意乱、忧心忡忡、惶恐，对外界刺激易出现惊跳反应，多梦易惊，坐立不安，面肌或手指震颤，肌肉紧张，有时疼痛抽动，经常感到疲乏，或常见心悸、气促、呼吸不畅、头昏头晕、多汗、口干、面部发红或苍白等症。此外，病后患者极易产生特殊的心理压力，表现为恐惧、猜疑、焦虑不安、悲观、抑郁等心理障碍。其中，抑郁是较常见的症状，临床表现为情感基调低沉、灰暗，轻者仅有心情不佳、心烦意乱、苦恼、高兴不起来，重者可有悲观绝望、心情沉重，常可出现睡眠障碍，思维内容多消极悲观，患者过分贬低自己，严重的自责自罪可产生自杀意念和行为。

（2）心理干预：脑梗死患者的康复主要是功能训练，为了促进恢复，还要建立良好的医患关系。因此，在康复过程中，治疗师不仅要了解患者的身体状况，还要及时发现和解决患者的心理问题，帮助其回归家庭和社会。

治疗师要热情宽容地对待患者，为其制订康复计划，解除患者和家属的焦虑。对于患者来说，漫长的康复训练伴随着苦痛，由于肢体活动障碍，因而迫切期望功能尽早恢复，有时可能会出现愤怒的情绪，甚至对治疗师发生攻击性的行为。治疗师应理解患者的这种情绪反应，并帮助、鼓励他们稳定情绪，成为患者的倾诉对象和心理疏导师。此外，还要及时发现患者在康复过程中出现的精神症状，掌握患者的家庭和社会关系，针对具体原因给予解决，必要时请精神科医生会诊。如果患者在发病前就存在对家庭或职业场所的不满，那么在康复期间就应尽量做适当的调整。患者的家居环境要适当改造，以方便患者的日常生活。

（八）语言康复

凡是有语言障碍的患者都可以接受语言治疗，即治疗师与被训练者之间的双向交流。因此，对伴有语言障碍、行为障碍、智力障碍或精神疾病的患者，以及语言功能持续停留在某一水平的患者，要进一步改善语言障碍，进行语言康复训练。

（1）通过照镜子检查自己的口腔动作是不是与语言治疗师做的口腔动作一样，模仿治疗师发音，包括汉语拼音的声母、韵母和四声。

（2）单词练习：从最简单的数字、词、儿歌或歌曲开始，让患者自动从嘴里发出。如拿出一张图片，治疗师说："这是一个书……"患者回答："书包。"以自动语言为线索，进行提问，口头表达，如治疗师说"男"，让患者接着说"女"；治疗师说"热"，患者接着说"冷"；治疗师说"跑"，患者接着说"跳"；等等。

（3）复述单词：图片与对应的文字卡片相配，然后给患者出示一组卡片，并说几遍图中物品的名称，请患者一边看图与字一边注意听。反复说 10 次，让患者看字卡或图卡后提问："这是什么？"以相互关联的单词集中练习，可增加效果。例如：烟、火柴、烟灰缸一组；桌子、椅子、书架一组等。

（4）阅读理解及朗读：训练单词的认知，包括视觉认知和听觉认知。

（5）家庭训练：治疗师应将评价及制订的治疗计划介绍并示范给家属，通过观察、阅读指导手册等方法教会家属训练技术，再逐步过渡到回家进行训练，还要定期检查和评估并调整训练课题，告知家属注意事项。

（6）器材和仪器：包括录音机、录音带、呼吸训练器、镜子、秒表、压舌板、喉镜、单词卡、图卡、短语和短文卡、动作画卡和情景画卡等。

（7）改善口唇的闭合功能：偏瘫患者往往表现为口微张或唇紧贴于齿外，且经常流涎，可进行一些功能训练，如吞咽功能训练、口唇闭合训练等。

六、临床病例

（一）病例一

刘某，女，61 岁。主诉：右半身活动不利 1 年余。病史：1 年前患中风，右半身瘫痪，CT 示"多发性脑梗死"。经多方治疗症状好转，走路时步态不稳，右手活动不利，不能握物，四肢发凉、麻木、肿胀，头晕，大便干，小便频，舌红，苔少，脉弦细。查体：右上肢活动不利，右手腕关节痉挛，拇指内收，远端肌力Ⅲ级，近端肌力Ⅳ级，肌张力高，手指肿胀，伸屈困难；右下肢肌力Ⅳ级，肌张力高，走路时程偏瘫步态，足内翻。

辨证：肝肾阴虚，肝阳上亢。

治法：补肝益肾，滋阴潜阳。

取穴：四神聪透百会、风池、曲池、手三里、合谷、后溪、阳陵泉、足三里、太溪、太冲。

操作：四神聪透百会、风池，平补平泻；曲池、手三里、合谷、后溪、阳陵泉，施以泻法，用火针点刺，每次5穴左右，隔日治疗1次；足三里、太溪，施以补法；太冲，施以泻法。每日治疗1次，1个月为1疗程，配合康复训练。

三诊时，患者精神好转，肢体活动部分恢复，手能握物，头晕目眩明显好转，动态血压负荷（BPL）为50/90mmHg。见效不更方，针法不变，连续治疗2个疗程，BPL为60/110mmHg，其余症状基本消失。四诊时，患者精神佳，神清，右侧上、下肢肌力Ⅳ级，手的精细动作基本正常，走路正常。

（二）病例二

王某，男，68岁。主诉：右半身活动不利半年余。病史：半年前患中风，右半身瘫痪，CT示"基底节腔隙性脑梗塞"。舌暗，有瘀点，苔白，脉沉细无力。查体：右上肢活动不利，右手腕关节痉挛，拇指内收，不能握物，不能走路，足内翻。

辨证：瘀阻脑络。

治法：活血化瘀，醒脑通窍。

取穴：四神聪透百会、太阳、风府、合谷、足三里、气海、关元、公孙。

治疗1个疗程之后，患者自觉全身有力，关节活动灵巧，能拿勺子吃饭，搀扶下已可行走。患侧上、下肢肌力已达Ⅴ级。来诊10余次后，患者自我感觉良好。

（三）病例三

张某，女，53岁。主诉：语言不利，右侧上、下肢活动不利1月余。病史：1个月前突发头目眩晕，口眼㖞斜，语言不利。食欲尚可，二便调，舌红，苔少，脉沉细。查体：神志清，语言欠流畅，口角稍偏，左侧上、下肢肌力Ⅳ级，痛觉减弱，左侧上、下肢锥体束征阳性，舌左偏。

辨证：阴虚阳亢，肝风内动，风中经络。

治法：滋阴潜阳，平肝息风，疏通经络。

取穴：四神聪、曲池、合谷、阳陵泉、足三里、太冲、气海。

操作：四神聪点刺放血；曲池、合谷、阳陵泉，施以泻法；足三里、太冲，施以补法；气海，施以灸法。每日治疗1次。

三诊时，患者精神好转，恐惧心理已消除，肢体活动部分恢复，手能握物，头晕目眩明显好转，BPL为60/100mmHg。见效不更方，针法不变，连续治疗10余次，症状完全消失。

（宋颖民）

第八章

心系病症

第一节　惊悸、怔忡

一、定义

惊悸、怔忡是指患者自觉心中急剧跳动，惊慌不安，不能自主，或脉见参伍不调的一种病证。主要由于阳气不足，阴津亏损，心失所养；或痰饮内停，瘀血阻滞，心脉不畅所致。惊悸、怔忡虽属同类，但两者亦有区别：惊悸常因情绪激动、惊恐、劳累而诱发，时作时辍，不发时一如常人，其证较轻；怔忡则终日觉心中悸动不安，稍劳尤甚，全身情况较、差，病情较重。惊悸日久不愈，可发展为怔忡。

二、历史沿革

《内经》无惊悸、怔忡的病证名称，但有关于惊悸、怔忡临床证候及脉象的论述。如《素问·平人气象论篇》说："胃之大络，名曰虚里，贯鬲络肺，出于左乳下，其动应衣，脉宗气也。盛喘数绝者，则病在中；结而横，有积矣；绝不至日死。乳之下，其动应衣，宗气泄也。"《素问·痹论篇》说："心痹者，脉不通，烦则心下鼓。"证之临床，若虚里的跳动，外可应衣，以及心痹时"心下鼓"，均属宗气外泄的征象，病者多自觉心悸怔忡。《灵枢·经脉》谈到心包络之病甚，则出现"心中儋儋大动"的症状。另一方面，惊悸怔忡患者，其脉搏亦常有相应的变化，或脉来疾数，或脉来缓慢，或脉律不齐，多有改变。《素问·平人气象论篇》中提到："人一呼脉一动，一吸脉一动，日少气……人一呼脉四动以上日死……乍疏乍数日死。"《素问·三部九候论篇》说："参伍不调者病。"《灵枢·根结》说："持其脉口，数其至也，五十动而不一代者，五脏皆受气；四十动一代者，一脏无气；三十动一代者，二脏无气……不满十动一代者，五脏无气。"显然，这些关于脉搏过慢、过快、不齐等记载，与惊悸、怔忡的脉象变化是颇为吻合的，尤其是其中的脉律不齐，多属于惊悸怔忡范畴。

汉代张仲景在《金匮要略》中，正式以惊悸为病名，立"惊悸吐衄下血胸满瘀血病脉证治"篇，惊悸连称，并有"动即为惊，弱则为悸"的记载，认为前者是因惊而脉动，后者是因虚而心悸。同时，书中还提到"心下悸"、"水在肾，心下悸"等，大抵指因水停心下所致，因此多用半夏麻黄丸、小半夏加茯苓汤等治疗。又在《伤寒论·辨太阳病脉证治》

里说："伤寒脉结代，心动悸，炙甘草汤主之。"炙甘草汤沿用至今，是治疗心悸的重要方剂之一。

唐代孙思邈《备急千金要方·心藏脉论》提出因虚致悸的观点："阳气外击，阴气内伤，伤则寒，寒则虚，虚则惊，掣心悸，定心汤主之。"

宋代严用和《济生方·惊悸怔忡健忘门》率先提出怔忡病名，并分别对惊悸、怔忡的病因病机、病情演变、治法方药等，作了比较详细的论述，认为惊悸为"心虚胆怯之所致也"、"或因事有所大惊，或闻虚响，或见异相，登高陟险，惊忤心神，气与涎郁，遂使惊悸。惊悸不已，变生诸证，或短气悸乏，体倦自汗，四肢浮肿，饮食无味，心虚烦闷，坐卧不安"，治宜"宁其心以壮胆气"，选用温胆汤、远志丸作为治疗方剂。认为怔忡因心血不足所致，亦有因感受外邪及饮邪停聚而致者，"夫怔忡者，此心血不足也。又有冒风寒暑湿，闭塞诸经，令人怔忡。五饮停蓄，埋塞中脘，亦令人怔忡"，治疗"当随其证，施以治法"。

唐宋以来，历代医家论述渐丰，相继有所发挥。金代刘完素在《素问玄机原病式·火类》中，记述了怔忡的临床表现，明确指出："心胸躁动，谓之怔忡。"成无已亦指出："悸者，心忪是也，筑筑惕惕然动，怔怔忪忪，不能自安者是矣。"（《伤寒明理论·悸》）并提出了心悸发生的原因不外"气虚"、"停饮"二端。元代朱丹溪又提出了血虚致病的理论，认为惊悸与怔忡均由血虚所致，并强调了痰的致病作用。《丹溪心法·惊悸怔忡》中提出心悸当责之虚与痰，说："惊悸者血虚，惊悸有时，以朱砂安神丸"、"怔忡者血虚，怔忡无时，血少者多；有思虑便动，属虚；时作时止者，痰因火动"、"肥人属痰，寻常者多是痰。"

明清时期，对心悸的认识，百家争鸣，各有发挥，论述更为精要。如明代虞抟《医学正传·怔忡惊悸健忘证》认为惊悸、怔忡与肝胆有关，并对惊悸、怔忡两者的区别作了具体叙述："怔忡者，心中惕惕然动摇，而不得安静，无时而作者是也；惊悸者，蓦然而跳跃惊动，而有欲厥之状，有时而作者是也。"李梴《医学入门·惊悸怔忡健忘》指出："怔忡因惊悸久而成。"王肯堂《证治准绳·杂病·悸》承接《丹溪心法》"悸者怔忡之谓"的说法，明确提出："悸即怔忡，而今人分为两条，谬矣。"在引起心悸的原因方面，则认为"有汗吐下后正气内虚而悸者，有邪气交击而悸者，有荣卫涸流脉结代者，则又甚焉"。张景岳对惊悸、怔忡的病因病机和证治论述较全面，他在《景岳全书·怔忡惊恐》中，认为惊有因病而惊和因惊而病二证，因病而惊当察客邪，以兼治其标；因惊而病，宜"安养心神，滋培肝胆，当以专扶元气为主"。并提出："主气强者不易惊，而易惊者必肝胆之不足者也。"认为怔忡由劳损所致，且"虚微动亦微，虚甚动亦甚"。在治疗及护理上则主张："速宜节欲节劳，切戒酒色"、"速宜养气养精，滋培根本。"

至叶天士，对惊悸的认识更臻完善，认为病因主要有内伤七情，操持劳损，痰饮或水湿上阻，清阳失旷；或本脏阳气自虚，痰浊乘侮，水湿内盛，上凌于心；或宿哮痰火，暑热时邪，内扰心神。在治疗上，除了沿用前代医家常法外，对温病后期阴虚液耗所致惊悸，在复脉汤基础上，去姜、桂、参等温补，加白芍以养营阴，或用酸枣仁汤、黄连阿胶汤等甘柔养心阴，反对妄用辛散走泄。对心悸重证，或交通心肾，或填补精血，或培中以宁心。清代王清任对瘀血导致的心悸作了补充，《医林改错·血府逐瘀汤所治症目》说："心跳心忙，用归脾安神等方不效，用此方百发百中。"唐容川《血证论·怔忡》亦说："凡思虑过度及失血家去血过多者，乃有此虚证，否则多挟痰瘀，宜细辨之。"

三、范围

据本病的临床证候表现，西医学之各种原因引起的心律失常，如心动过速、心动过缓、过早搏动、心房颤动与扑动、房室传导阻滞、束支传导阻滞、病态窦房结综合征、预激综合征、心力衰竭、心肌炎、心包炎以及一部分神经症等，有本病表现者，可参考本篇辨证治疗，其他多种病证，如痹证、胸痹、咳喘、水肿、眩晕、热病等伴见心悸者，也可参考本篇辨证论治，并与有关篇章联系处理。

四、病因病机

惊悸怔忡的病因较为复杂，既有体质因素、饮食劳倦或情志所伤，亦有因感受外邪或药物中毒所致，其中体质素虚是发病的根本。病机包括虚实两方面，虚为气血阴阳亏虚，引起心神失养；实则痰浊、瘀血、水饮，而致心神不宁。

1. 心虚胆怯　心主神志，为精神意识活动之中枢，故《灵枢·邪客》云："心者，五脏六腑之大主也，精神之所舍也。"胆性刚直，有决断的功能。心气不虚，胆气不怯，则决断思虑，得其所矣。凡各种原因导致心虚胆怯之人，一旦遇事有所大惊，如忽闻巨响，突见异物，或登高陟险即心惊神摇，不能自主，惊悸不已，渐次加剧，稍遇惊恐，即作心悸，而成本病。故《济生方》指出："夫惊悸者，心虚胆怯之所致也。"

2. 心血不足　心主血，血赖心气的推动才能运行周身，荣养脏腑四肢百骸，故《素问·五脏生成篇》云："诸血者，皆属于心。"而心脏亦因有血液的奉养方能维持正常的生理活动。若禀赋不足，脏腑虚损；或病后失于调养；或思虑过度，伤及心脾；或触事不意，真血亏耗；或脾胃虚衰，气血生化乏源；或失血过多等，均可导致心血亏虚，使心失所养而发为惊悸、怔忡。《丹溪心法·惊悸怔忡》说："人之所主者心，心之所养者血，心血一虚，神气不守，此惊悸之所肇端也。"

3. 肝肾阴虚　肝藏血，主疏泄。肝阴亏虚导致心悸主要有 2 种情况：一是肝阴不足，肝血亏耗，使心血亦虚，心失所养而发为心悸。如《石室秘录》说："心悸非心动也，乃肝血虚不能养心也。"二是肝阴不足，则肝阳上亢，肝火内炽，上扰心神而致心悸。"肝为心母，操用神机，肝木与心火相煽动，肝阳浮越不潜，彻夜不寐，心悸怔忡，有不能支持之候"（引自《清代名医医案精华·凌晓五医案》）。

肝肾同源，肝阴不足亦可导致肾阴不足，肾水亏损亦可影响肝阴的亏耗。所以《石室秘录》谓："怔忡之证，扰扰不宁，心神恍惚，惊悸不已，此肝肾之虚而心气之弱也。"对于惊悸怔忡之发生与肝、肾的关系作了扼要说明。

4. 心阳不振　心主阳气，心脏赖此阳气维持其生理功能，鼓动血液的运行，以资助脾胃的运化及肾脏的温煦等。若心阳不振，心气不足则无以保持血脉的正常活动，亦致心失所养而作悸。心之阳气不足，一则致心失所养，心神失摄而为心悸，即心本身功能低下；再则是心阳不足，气化失利，水液不得下行，停于心下，上逆亦可为悸。另外，心气不足，血行不畅，心脉受阻，亦可致惊悸怔忡。因此，心气不足而致的惊悸怔忡，常虚实夹杂为患。

5. 痰饮内停　关于痰饮内停而致本病者，历代医家均十分重视。如《金匮要略》即提及水饮停聚的心悸，《丹溪心法》、《血证论》等亦谈到痰浊所致的心悸。《血证论·怔忡》

说："心中有痰者，痰入心中，阻其心气，是以心跳不安。"至于痰饮停聚的原因，大致有以下几个方面。心血不足，如《证治汇补·惊悸怔忡》说："心血一虚，神气失守，神去则舍空，舍空则郁而停痰，痰居心位，此惊悸之所以肇端也"；脾肾阳虚，肾阳不足，开阖失司，膀胱气化不利，脾失健运，转输失权，则湿浊内停，脾肾阳虚，不能蒸化水液，而停聚成饮，寒饮上迫，心阳被抑，则致心悸；火热内郁，煎熬津液而成痰浊。如《医宗必读·悸》认为，心悸"证状不齐，总不外于心伤而火动，火郁而生涎也"。可见临床上痰饮内停致生本病者，多是虚实兼见，病机较为复杂。

6. 心血瘀阻 心主血脉，若因心气不足，心阳不振，阳气不能鼓动血液运行；或因寒邪侵袭，寒性凝聚，而使血液运行不畅甚至瘀阻；或因痹证发展，"脉痹不已，复感于邪，内舍于心"（《素问·痹论篇》）而成心痹，均会导致心脉瘀阻，而引起心悸怔忡。

7. 邪毒犯心 感受风寒湿邪，合而为痹，痹证日久，复感外邪，内舍于心，痹阻心脉，心血运行受阻，发为心悸；或风寒湿热之邪，由血脉内侵于心，耗伤心气心阴，亦可引起心悸；或温病、疫毒等毒邪犯心，灼伤营阴，耗伤气血，心神失养，亦可见心悸。

惊悸怔忡的病位主要在心，由于心神失养或不宁，引起心神动摇，悸动不安。但其发病与脾、肾、肺、肝四脏功能有关。

其病机变化主要有虚实两方面，以虚证居多，也可因虚致实，虚实夹杂。虚者为气、血、阴、阳亏损，使心失所养，而致心悸，实者多由痰火扰心，水饮上凌或心血瘀阻，气血运行不畅而引起。虚实之间可以互相转化。实证日久，正气亏耗，可分别兼见气、血、阴、阳之亏损，而虚证则又往往兼见实象。如阴虚可致火旺或夹痰热，阳虚易夹水饮、痰湿，气血不足易伴见气血瘀滞。痰火互结每易伤阴，瘀血可兼痰浊。此外，老年人怔忡多病程日久，往往进一步可以发展为气虚及阳，或阴虚及阳而出现心（肾）阳衰，甚则心阳欲脱，更甚者心阳暴脱而成厥、脱之变。

五、诊断与鉴别诊断

（一）诊断

1. 发病特点 本病病位在心，病机性质主要有虚实两方面。发作常由情志刺激、惊恐、紧张、劳倦过度、饮酒饱食等因素而诱发。多见于中老年患者。

2. 临床表现 自觉心慌不安，心跳剧烈，神情紧张，不能自主，心搏或快速，或缓慢，或心跳过重，或忽跳忽止，呈阵发性或持续不止。伴有胸闷不适，易激动，心烦，少寐多汗，颤抖，乏力，头晕等。中老年发作频繁者，可伴有心胸疼痛，甚至喘促，肢冷汗出，或见晕厥。脉象可见数、疾、促、结、代、沉、迟等变化。心电图、监测血压及X线胸部摄片等检查有助于明确诊断。

（二）鉴别诊断

1. 胸痹心痛 除见心慌不安，脉结或代外，必以心痛为主症，多呈心前区或胸骨后刺痛、闷痛，常因劳累、感寒、饱餐或情绪波动而诱发，多呈短暂发作。但甚者心痛剧烈不止，唇甲紫绀或手足青冷至节，呼吸急促，大汗淋漓，直至晕厥，病情危笃。胸痹心痛常可与心悸合并出现。

2. 奔豚 奔豚发作之时，亦觉心胸躁动不安，《难经·五十六难》："发于小腹，上至心下，若脉状或上或下无时。"称之为肾积。《金匮要略·奔豚气病脉证治》："奔豚病从小腹起，上冲咽喉，发作欲死，复还止，皆从惊恐得之。"其鉴别要点在于：惊悸怔忡系心中剧烈跳动，发自于心；奔豚乃上下冲逆，发自小腹。

3. 卑惵　卑惵与怔忡相类，其症"痞塞不饮食，心中常有所怯，爱处暗室，或倚门后，见人则惊避，似失志状"（《证治要诀·怔忡》）。其病因在于"心血不足"。怔忡亦胸中不适，心中常有所怯。惊悸、怔忡与卑惵鉴别要点在于：卑惵之胸中不适由于痞塞，而惊悸、怔忡缘于心跳，有时坐卧不安，并不避人。而卑惵一般无促、结、代、疾、迟等脉象出现。

六、辨证论治

（一）辨证

1. 辨证要点

（1）分清虚实：惊悸、怔忡证候特点多为虚实相兼，虚者系指脏腑气血阴阳亏虚，实者多指痰饮、瘀血、火邪之类。痰饮、瘀血等虽为病理产物或病理现象，但在一定情况下，可形成惊悸、怔忡的直接病因，如水停心下、痰火扰心、瘀阻心脉等。因此辨证时，不仅要注意正虚一面，亦应重视邪实一面，并分清虚实之程度。正虚程度与脏腑虚损情况有关，即一脏虚损者轻，多脏虚损者重。在邪实方面，一般来说，单见一种夹杂者轻，多种合并夹杂者重。

（2）辨明惊悸、怔忡：大凡惊悸发病，多与情志因素有关，可由骤遇惊恐，忧思恼怒，悲哀过极或过度紧张而诱发，多为阵发性，实证居多，但也存在正虚因素。病来虽速，病情较轻，可自行缓解，不发时如常人。怔忡多由久病体虚、心脏受损所致，无精神因素亦可发生，常持续心悸，心中惕惕，不能自控，活动后加重。病来虽渐，病情较重，每属虚证，或虚中夹实，不发时亦可见脏腑虚损症状。惊悸日久不愈，亦可形成怔忡。

（3）结合辨病辨证：对惊悸、怔忡的临床辨证应结合引起惊悸、怔忡原发疾病的诊断，以提高辨证准确性，如功能性心律失常所引起的心悸，常表现为心率快速型心悸，多属心虚胆怯，心神动摇；冠心病心悸，多为阳虚血瘀，或由痰瘀交阻而致；病毒性心肌炎引起的心悸，初起多为风温干犯肺卫，继之热毒逆犯于心，随后呈气阴两虚，瘀阻络脉证；风心病引起的心悸，多由风湿热邪杂至，合而为痹，痹阻心脉所致；病态窦房结综合征多由心阳不振，心搏无力所致；慢性肺源性心脏病所引起的心悸，则虚实兼夹为患，多心肾阳虚为本，水饮内停为标。

（4）详辨脉象变化：脉搏的节律异常为本病的特征性征象，故尚需辨脉象，如脉率快速型心悸，可有一息六至之数脉，一息七至之疾脉，一息八至之极脉，一息九至之脱脉，一息十至以上之浮合脉。脉率过缓型心悸，可见一息四至之缓脉，一息三至之迟脉，一息二至之损脉，一息一至之败脉，两息一至之夺精脉。脉律不整型心悸，脉象可见有数时一止，止无定数之促脉；缓时一止，止无定数之结脉；脉来更代，几至一止之代脉，或见脉象乍疏乍数，忽强忽弱。临床应结合病史、症状，推断脉症从舍。一般认为，阳盛则促，数为阳热，若脉虽数、促而沉细、微细，伴有面浮肢肿，动则气短，形寒肢冷，舌质淡者，为虚寒之象。阴盛则结，迟而无力为虚寒，脉象迟、结、代者，一般多属虚寒，其中结脉表示气血凝滞，代脉常表示元气虚衰、脏气衰微。凡久病体虚而脉象弦滑搏指者为逆，病情重笃而脉象散乱模糊者为病危之象。

2. 证候

[心虚胆怯]

（1）症状：心悸，善惊易恐，坐卧不安，多梦易醒，食少纳呆，恶闻声响。舌象多正常，脉细略数或弦细。

（2）病机分析：心虚则神摇不安，胆怯则善惊易恐，故心悸多梦而易醒；心虚胆怯，脾胃失于健运，故食少纳呆；胆虚则易惊而气乱，故恶闻声响；惊则脉细小数，心肝血虚则脉细略数或弦细。

[心脾两虚]

（1）症状：心悸气短，头晕目眩，面色不华，神疲乏力，纳呆腹胀。舌质淡，脉细弱。

（2）病机分析：心主血脉，脾为气血生化之源，心脾两虚则气血生化不足，血虚不能养心，则致心悸气短；血虚不能上荣于头面，故头晕目眩，面色不华；心脾两虚，气血俱亏，故神疲乏力；脾虚失于健运，故纳呆腹胀；舌为心苗，心主血脉，心血不足，故舌质淡，脉细弱。

[心阴亏虚]

（1）症状：心悸易惊，心烦失眠，口干，五心烦热，盗汗。舌红少津，脉细数。

（2）病机分析：心阴亏虚，心失所养，故心悸易惊；心阴亏虚，心火内生，故致心烦，不寐，五心烦热；虚火逼迫津液外泄则致盗汗；虚火耗津以致口干；舌红少津，脉细数，为阴虚有热之象。

[肝肾阴虚]

（1）症状：心悸失眠，五心烦热，眩晕耳鸣，急躁易怒，腰痛遗精。舌红少津，脉细数。

（2）病机分析：肾阴不足，肝阴亏损，故心悸、五心烦热；肝阳上亢故眩晕；肾水不足则耳鸣；肝火内炽，故易怒，引动心火则烦躁；阴虚火旺则舌红少津，细数之脉亦为肝肾阴虚之征。

[心阳不振]

（1）症状：心悸不安，动则尤甚，形寒肢冷，胸闷气短，面色㿠白，自汗，畏寒喜温，或伴心痛。舌质淡，苔白，脉虚弱，或沉细无力。

（2）病机分析：久病体虚，损伤心阳，心失温养，则心悸不安；不能温煦肢体，故面色㿠白，肢冷畏寒；胸中阳气虚衰，宗气运转无力，故胸闷气短；阳气不足，卫外不固，故自汗出；阳虚则寒盛，寒凝心脉，心脉痹阻，故心痛时作；阳气虚衰，无力推动血行，故脉象虚弱无力。

[水饮凌心]

（1）症状：心悸，胸脘痞满，渴不欲饮，小便短少或下肢浮肿，形寒肢冷，眩晕，恶心呕吐，泛涎。舌淡苔滑，脉弦滑或沉细而滑。

（2）病机分析：阳虚不能化水，水邪内停，上凌于心，饮阻气机，故见心悸，胸脘痞满，渴不欲饮，小便短少或下肢浮肿；饮邪内停，阳气不布，则见形寒肢冷；饮邪内停，阻遏清阳，则见眩晕；胃失和降，饮邪上逆，则恶心呕吐，泛涎。舌淡苔滑，脉弦滑或沉细而滑皆为阳虚饮停之象。

[痰浊阻滞]

（1）症状：心悸短气，心胸痞闷胀满，痰多，食少腹胀，或有恶心。舌苔白腻或滑腻，脉弦滑。

（2）病机分析：痰浊阻滞心气为本证的主要病机。正如《血证论·怔忡》所说："心中有痰者，痰入心中，阻其心气，是以心跳不安。"故见心悸短气之症；由于痰浊阻滞，上焦之气机不得宣畅，故见心胸痞闷胀满；中焦气机不畅，则致食少腹胀；胃失和降则见恶心；痰多，苔腻，脉弦滑，均为内有痰浊之象。

[心血瘀阻]

（1）症状：心悸怔忡，短气喘息，胸闷不舒，心痛时作，或形寒肢冷。舌质暗或有瘀点、瘀斑，脉虚或结代。

（2）病机分析：或由心阳不振，或因阴虚血灼，或因痹证发展，均可导致血脉瘀阻，而使心失所养，引起心悸；血瘀气滞，心络挛急，不通则心痛，胸闷；气血不畅，则短气喘息；血脉不通，阳不外达故形寒肢冷；舌质暗，脉虚亦为血瘀之象；心脉瘀阻，气血运行失和，故脉律不匀，而成结代之象。

[邪毒犯心]

（1）症状：心悸，胸闷，气短，左胸隐痛。发热，恶寒，咳嗽，神疲乏力，口干渴。舌质红，少津，苔薄黄。脉细数，或结代。

（2）病机分析：外感风热，侵犯肺卫，故咳嗽，发热恶寒。表证未及发散，邪毒犯心，损及阴血，耗伤气阴，心神失养，故见心悸，胸闷；阴液耗损，口舌失润，故口干渴，舌少滓；气短，神疲乏力乃气虚表现。舌质红，苔薄黄为感受风热之象，脉细数或结代为气阴受损之征。

（二）治疗

1. 治疗原则

（1）补虚为基本治则：由于本证的病变部位主要在心，证候特点是虚实相兼，以虚为主，故补虚是治疗本病的基本治则。

（2）兼以祛邪：当视脏腑亏虚情况的不同，或者补益气血之不足，或者调理阴阳之盛衰，以求阴平阳秘，脏腑功能恢复正常，气血运行调畅。本病的邪实，以痰饮内停及瘀血阻络最为常见，故化痰涤饮、活血化瘀也为治疗本病的常用治则。又因惊悸、怔忡以心中悸动不安为主要临床症状，故常在补虚及祛邪的基础上，酌情配伍养心安神或镇心安神的方药。

总之，益气养血、滋阴温阳、化痰涤饮、活血化瘀及养心安神，为治疗惊悸怔忡的主要治则。

2. 治法方药

[心虚胆怯]

（1）治法：益气养心，镇惊安神。

（2）方药：平补镇心丹加减。方用人参、五味子、山药、茯苓益气健脾；天门冬、生地、熟地滋养心阴；肉桂配合前述药物，有鼓舞气血生长之效；远志、茯苓、酸枣仁养心安神；龙齿、朱砂镇惊安神；车前子可去。全方共奏益气养心，镇惊安神之功。

心虚胆怯而挟痰者，当用十味温胆汤为治。因为此类患者易受惊恐，故除药物治疗之外，亦当慎于起居，保持环境安静，方能使药物效用巩固。

此外，龙齿镇心丹、琥珀养心丹、宁志丸等方剂，也具有益气养心、镇心安神的功效，临床可酌情选用。

［心脾两虚］

（1）治法：健脾养心，补益气血。

（2）方药：归脾汤加减。方中用人参、黄芪、白术、炙甘草益气健脾，以资气血生化之源；当归、龙眼肉补养心血；酸枣仁、茯神、远志养心安神；木香理气醒脾，使补而不滞。

心血亏虚，心气不足，而见心动悸、脉结代者，可用炙甘草汤益气养血，滋阴复脉。方中用人参、炙甘草、大枣益气健脾；地黄、阿胶、麦门冬、麻仁滋阴养血；桂枝、生姜行阳气；加酒煎药，取其通利经脉，以增强养血复脉的作用。

心脾两虚，气血不足所致的心悸怔忡，亦可以选用十四友汤、益寿汤或七福饮等具有益气养血、养心安神功效的方剂进行治疗。

［心阴亏虚］

（1）治法：滋养阴血，宁心安神。

（2）方药：天王补心丹或朱砂安神丸。前方用天门冬、麦门冬、玄参、生地滋养心阴；当归、丹参补养心血；人参、茯苓补心气；酸枣仁、柏子仁、五味子、远志养心安神；朱砂镇心安神。后方用生地、当归滋阴养血；黄连清心泻热；朱砂镇心安神；甘草调和诸药。二方同为滋阴养血，宁心安神之剂，但前方偏于补益，清心作用较弱，以心气不足、阴虚有热者为宜；后者则重在清热，滋阴作用不强，对阴虚不甚而心火内动者较为适合。

除以上二方外，对心阴亏虚的患者，尚可采用安神补心丹或四物安神汤治疗。

［肝肾阴虚］

（1）治法：滋养肝肾，养心安神。

（2）方药：一贯煎合酸枣仁汤加减。一贯煎中，以沙参、麦门冬、当归、生地、枸杞子等滋养肝肾；川楝子疏肝理气。酸枣仁汤以酸枣仁养心安神；茯苓、甘草培土缓肝；川芎调血养肝；知母清热除烦。一贯煎侧重滋养肝肾，酸枣仁汤侧重养血安神，两方联合使用，可获滋补肝肾，补血宁心之功。若便秘可加瓜蒌仁，并重用生地；阴虚潮热，手足心热者，可加地骨皮、白薇；口渴者加石斛、玉竹。肝肾阴虚，虚火内炽，以致心肝火旺，而见心烦、急躁易怒、舌质红者，可加黄连、栀子清心泻火。

本证用一贯煎合朱砂安神丸治疗，亦可收到较好效果。此外，尚可用宁静汤加减化裁治疗。

［心阳不振］

（1）治法：温补心阳。

（2）方药：桂枝甘草龙骨牡蛎汤。方中桂枝、炙甘草温补心阳；生龙骨、生牡蛎安神定悸。心阳不足，形寒肢冷者，加黄芪、人参、附子；大汗出者，重用人参、黄芪，加煅龙骨、煅牡蛎，或加山茱萸，或用独参汤煎服；兼见水饮内停者，选加葶苈子、五加皮、大腹皮、车前子、泽泻、猪苓；夹有瘀血者，加丹参、赤芍、桃仁、红花等；兼见阴伤者，加麦门冬、玉竹、五味子；若心阳不振，以心动过缓为著者，酌加炙麻黄、补骨脂、附子，重用桂枝；如大汗淋漓，面青唇紫，肢冷脉微，喘憋不能平卧，为亡阳征象，当急予独参汤或参附汤，送服黑锡丹，或参附注射液静推或静滴，以回阳救逆。

［水饮凌心］

（1）治法：振奋心阳，化气行水。

（2）方药：苓桂术甘汤加味。本方主要功用是通阳行水，是"病痰饮者，当以温药和之"的代表方。方中茯苓，淡渗利水；桂枝、甘草，通阳化气；白术，健脾祛湿。兼见恶心呕吐，加半夏、陈皮、生姜；阳虚水泛，下肢浮肿，加泽泻、猪苓、车前子、防己、葶苈子、大腹皮；兼见肺气不宣，肺有水湿者，表现咳喘，加杏仁、前胡、桔梗以宣肺、葶苈子、五加皮、防己以泻肺利水；兼见瘀血者，加当归、川芎、刘寄奴、泽兰叶、益母草；若肾阳虚衰，不能制水，水气凌心，症见心悸，喘咳，不能平卧，尿少浮肿，可用真武汤。

［痰浊阻滞］

（1）治法：理气化痰，宁心安神。

（2）方药：导痰汤加减。方中以半夏、陈皮理气化痰；茯苓健脾渗湿；甘草和中补土；枳实、制天南星行气除痰。可加酸枣仁、柏子仁、远志养心安神。痰浊蕴久化热，痰热内扰而见心悸失眠，胸闷烦躁，口干苦，舌苔黄腻，脉象滑数者，则宜清热豁痰，宁心安神，可用黄连温胆汤加味。属于气虚夹痰所致的心悸，治宜益气豁痰，养心安神，可用定志丸加半夏、橘红。

［心血瘀阻］

（1）治法：活血化瘀

（2）方药：血府逐瘀汤加减。方中桃仁、红花、川芎、赤芍、牛膝活血祛瘀；当归、生地养血活血，使瘀去而正不伤；柴胡、枳壳、桔梗疏肝理气，使气行血亦行。

心悸怔忡虽以正虚为主，但瘀血阻滞心络为常见的病变。在运用本方时，可根据患者虚实兼夹的不同情况加减化裁。兼气虚者，可去柴胡、枳壳、桔梗，加黄芪、党参、黄精补气益气；兼血虚者，加熟地、枸杞子、制何首乌补血养血；兼阴虚者，去柴胡、枳壳、桔梗、川芎，加麦门冬、玉竹、女贞子、旱莲草等养阴生津；兼阳虚者，去柴胡、桔梗，酌加附子、肉桂、淫羊藿、巴戟天等温经助阳。

［邪毒犯心］

（1）治法：清热解毒，益气养阴。

（2）方药：银翘散合生脉散加减。方中重用金银花、连翘辛凉透表，清热解毒；配薄荷、牛蒡子疏风散热；芦根、淡竹叶清热生津；桔梗宣肺止咳；人参益气生津；麦门冬益气养生津；五味子生津止咳，共具清热解毒，益气养阴之功，治疗邪毒犯心所致气阴两虚，心神失养之证。热毒甚者，加大青叶、板蓝根；若夹血瘀，症见胸痛不移，舌质紫暗有瘀点、瘀斑者，加丹皮、丹参、益母草、赤芍、红花；若夹湿热，症见纳呆，苔黄腻者，加茵陈、苦参、藿香、佩兰；若兼气滞，症见胸闷、喜叹息者，可酌加绿萼梅、佛手、香橼等理气而不伤阴之品；口干渴，加生地、玄参；若邪毒已去，气阴两虚为主者，用生脉散加味。

当然，临床所见证候不止以上几种，且疾病进程中亦多有变化，故临证必须详审。遇有证候变化，治疗亦应随之而变化，切不可徒执一法一方。

对于惊悸怔忡的治疗，要抓住病变主要在心及重在调节2个环节。因其病主要在心，故常于方中酌用养心安神之品。凡活动后惊悸、怔忡加重者，宜加远志、酸枣仁、柏子仁，以助宁心之功。凡活动后惊悸怔忡减轻者，多为心脉不通，当加郁金、丹参、川芎之属，以增通脉之力。另一方面，本病发生亦与其他脏腑功能失调或虚损有关，因此，治疗又不可单单治心，而应全面考虑，分清主次；若原发在他脏，则应着重治疗他脏，以除病源。

本病晚期，气血双亏，阴阳俱损，临床表现常以心肾两衰为主，治疗中更应谨守益气与温阳育阴兼用之大法，以防阳脱阴竭之虞。

3. 其他治法

（1）单方验方

1）苦参20克，水煎服。适用于心悸而脉数或促的患者。

2）苦参合剂：苦参、益母草各20克，炙甘草15克，水煎服。适用于心悸而脉数或促者。

3）朱砂0.3克，琥珀0.6克，每日2次，吞服，适用于各种心动过速。

（2）中成药

1）珍合灵：每片含珍珠粉0.1克，灵芝0.3克，每次2~4片，每日3次。

2）宁心宝胶囊：由虫草头孢菌粉组成，每次2粒，每日3次。

3）稳心颗粒：由黄精、人参、三七、琥珀、甘松组成，每次9克，每日3次。

4）益心通脉颗粒：由黄芪、人参、丹参、川芎、郁金、北沙参、甘草组成，每次10克，每日3次。

5）灵宝护心丹：由红参、麝香、冰片、三七、丹参、蟾酥、牛黄、苏合香、琥珀组成，每次3~4丸，每日3~4次。

（3）药物外治：生天南星3克，川乌3克。共为细末，用黄蜡熔化摊于手心、足心。每日1次，晚敷晨取，10次为一个疗程。适用于心悸患者。

（4）针灸

1）体针：主穴选郄门、神门、心俞、巨阙。随证配穴：心胆气虚配胆俞，心脾两伤配脾俞，心肾不交配肾俞、太溪，心阳不振配膻中、气海，心脉痹阻配血海、内关。

2）耳针：选交感、神门、心、耳背心。毫针刺，每日1次，每次留针30分钟，10次为一个疗程。或用撤针埋藏或王不留行贴压，每3~5日更换1次。

3）穴位注射：选心俞、脾俞、肾俞、肝俞、内关、神门、足三里、三阴交。药用复方当归注射液，或复方丹参注射液，或维生素B12，每次选2~3穴，每穴注射0.5~1毫升，隔日注射1次。

七、转归及预后

心悸仅为偶发、短暂阵发者，一般易治，或不药而解；反复发作或长时间持续发作者，较为难治，但其预后主要取决于本虚标实的程度，邪实轻重，脏损多少，治疗当否及脉象变化等情况。如患者气血阴阳虚损程度较轻，未兼瘀血、痰饮，病损脏腑单一，治疗及时得当，脉象变化不显著，病证多能痊愈。反之，脉象过数、过迟、频繁结代或乍疏乍数者，治疗颇为棘手，预后较差，甚至出现喘促、水肿、胸痹心痛、厥脱等变证、坏证，若不及时抢救，预后极差，甚至卒死。心悸初起，病情较轻，此时如辨证准确，治疗及时，且患者能遵医嘱，疾病尚能缓解，甚至恢复。若病情深重，特别是老年人，肝肾本已损亏，阴阳气血亦不足，如病久累及肝肾，致真气亏损愈重，或者再虚中夹实，则病情复杂，治疗较难。

八、预防与护理

治疗引起心律失常的基础疾病，如积极治疗冠心病、肺心病；对于高血压患者应控制好血压；有风湿热者则宜抗风湿；有高脂血症者应注意饮食清淡，并予以降脂药；积极预防感冒，防治心肌炎；严禁吸烟。

患者应保持精神乐观，情绪稳定，坚定信心，坚持治疗。对心虚胆怯及痰火扰心、阴虚火旺等引起的心悸，应避免惊恐及忧思恼怒等精神刺激。

轻症可从事适当体力活动，以不觉劳累，不加重症状为度，避免剧烈活动。对水饮凌心、心血瘀阻等重症心悸，应嘱其卧床休息，保持生活规律。

应饮食有节，进食营养丰富而易消化吸收的食物，忌过饥、过饱、烟酒、浓茶，易低脂、低盐饮食。心气阳虚者忌过食生冷，心气阴虚者忌辛辣炙煿，痰浊、瘀血者忌过食肥甘，水饮凌心者宜少食盐。

药物治疗十分重要，治疗过程中应坚持服药，症状缓解后，亦当遵医嘱服药巩固一段时间。

九、现代研究

（一）辨证治疗

严氏将本病的病因归纳为邪、情、痰、瘀、虚五个字。病机归纳为：痰饮、瘀血内停；或心阴亏虚、心气不足、气阴两伤；或阴阳失调；或心阳不振、心肾阳虚等。临床上主要采用益气养心法、温通心阳法、滋阴宁心法、养心定志法、化痰泻热法、活血通脉法、疏肝理气法等治疗。

王氏指出本病病因病机在于气阴不足为本，痰瘀互阻为标，治疗时须辨证与辨病相结合，审度虚实偏重或虚实并重，益气养阴治其本，化痰逐瘀治其标。强调无论"补"或"通"，都应以"通"为重点。益气养阴为主的基本方为：炙黄芪30克，生地、太子参各12克，麦门冬、玉竹、郁金、降香各10克，丹参15克，五味子6克。痰瘀并治的基本方为：瓜蒌、薤白、法半夏、陈皮、淡竹茹、石菖蒲、郁金、降香各10克，茯苓、丹参各15克。

袁氏认为，本病为本虚标实之证，气血阴阳不足为本，血瘀、痰浊、水饮等为标，以虚证为多，常虚实兼夹，治疗上采用益气养阴、温肾助阳、理气化瘀、健脾利湿、化痰清热、镇心安神为法，常用保元生脉饮（人参、黄芪、肉桂、麦门冬、五味子、炙甘草）、黄连温胆汤、血府逐瘀汤之类加减。

周氏等观察规范化中医辨证治疗本病的临床疗效。将150例本病患者随机单盲分成观察组100例、对照组50例，观察组采用规范化中医辨证治疗，对照组采用常规西药治疗。结果在症状改善方面，规范化中医辨证治疗比常规西药治疗疗效要好。

（二）分型治疗

1. 快速性心律失常　王氏等观察参麦注射液加稳心颗粒治疗急性病毒性心肌炎伴快速性心律失常的疗效。结果：治疗组应用参麦注射液加稳心颗粒后抗快速性心律失常的总有效率明显优于对照组。

宋氏等用复律煎剂治疗快速性心律失常患者，用心律平作对照。结果：治疗组总有效率优于对照组。

邢氏等观察养心定悸冲剂治疗快速性心律失常的临床疗效。结果：治疗组疗效要比对照组疗效好。

2. 缓慢性心律失常　治疗较困难，尤其是病窦综合征是一种较严重的顽固难治性心律失常。近年来中医治疗报道较多，且收到良好效果。

屈氏等治疗了86例缓慢性心律失常患者，将本病分为气阴两虚、气滞血瘀、痰湿阻遏3种证型，运用温阳通脉、益气化瘀、理气化痰等方法治疗，疗效满意。

冯氏等认为本病为心肾阳虚而导致阴寒凝滞，瘀血阻于心脉，属本虚标实之证，治疗当用温阳益气活血化瘀之法，以振奋心肾之阳气，使血脉流通，扶正复脉，经用此法治疗46例本病患者，临床症状改善明显。

刘氏等应用温通心阳、养血活血法治疗40例缓慢性心律失常患者，并设立阿托品对照组31例，结果治疗组在临床症状改善和动态心电图检查结果两方面均明显优于对照组。

杜氏用调律冲剂（由淫羊藿、黄芪、参三七、黄精、山楂、茶叶、炙甘草组成，具有温补心肾、化瘀复脉之功）治疗病态窦房结综合征取得较好疗效，且优于心宝丸对照组。

3. 早搏　钱氏验证了复方苦参颗粒剂（苦参、黄芪、党参、麦门冬、柏子仁、炙甘草）治疗室性早搏的疗效，与对照组心律平相比较，结果两组总有效率无明显差异。

樊氏用脉安颗粒（由人参、丹参、徐长卿、郁金、苦参组成）在临床上与普罗帕酮对照观察治疗各类早搏66例，结果两组总有效率相当，而对患者临床症状的改善方面明显优于对照组。

李氏等观察宁心汤（黄芪、炒白术、薏苡仁、谷芽、麦芽、茯苓等）治疗过早搏动患者206例。结果：治疗组总有效率优于对照组。

十、小结

惊悸、怔忡的病因主要是体质素虚（久病或先天所致的气血阴阳亏虚或脏腑功能失调）、情志内伤，以及外邪侵袭。此三者互相影响，互为因果．有主有从，其中体质素虚是发病的根本。本病的病位在心，但亦常与其他脏腑有密切关系。其病机变化不外虚、实两端。虚为气、血、阴、阳的亏虚，以致心气不足或心失所养；实则多为痰饮内停或血脉瘀阻，以致心脉不畅，心神不宁。虚实两者常互相夹杂，虚证之中，常兼痰浊、水饮或血瘀为患；实证之中，则多有脏腑虚衰的表现。

本病在临床上，应与胸痹心痛、奔豚、卑慄相鉴别。对于本病的辨证，应着重辨明惊悸与怔忡之不同，虚实夹杂的情况，脏腑亏损的程度，以及脉象的变化。

益气养血、滋阴温阳、涤痰化饮、活血化瘀为治疗惊悸怔忡的主要治则。心气不足治宜补益心气；心阴亏虚治宜滋养阴血、宁心安神；心脾两虚治宜健脾养心、补益气血；肝肾阴虚治宜滋养肝肾、养心安神；脾肾阳虚治宜温补脾肾、利水宁心；心虚胆怯治宜益气养心、镇惊安神；痰浊阻滞治宜理气化痰、宁心安神；血脉瘀阻治宜活血化瘀。因本病以心中悸动不安为主要临床特点，所以对各种证型的惊悸怔忡，都经常配伍养心安神的药物，有时尚需采用重镇安神之品，但重镇安神药一般不宜久用。

近几年来，应用中医药治疗缓慢性心律失常及快速性心律失常取得一定疗效，研究工作有一定的进展。

附方

（1）苓桂术甘汤（《金匮要略》）：茯苓　桂枝　白术　甘草。

（2）天王补心丹（《摄生秘剖》）：人参　玄参　丹参　茯苓　五味子　远志　桔梗　当归　天门冬　麦门冬　柏子仁　酸枣仁　生地。

（3）朱砂安神丸（《医学发明》）：朱砂　黄连　生地　当归　甘草。

（4）安神补心丹（《沈氏尊生》）：当归　生地　茯神　黄芩　川芎　白芍　白术　酸枣仁　远志　麦门冬　玄参　甘草。

（5）四物安神汤（《万病回春》）：生地　当归　白芍　熟地　麦门冬　酸枣仁　黄连　茯神　竹茹　栀子　朱砂　乌梅。

（6）归脾汤（《济生方》）：白术　茯神　黄芪　龙眼肉　酸枣仁　人参　木香　甘草　当归　远志。

（7）炙甘草汤（《伤寒论》）：炙甘草　大枣　阿胶　生姜　人参　生地　桂枝　麦门冬　麻仁。

（8）十四友汤（《和剂局方》）：人参　黄芪　茯神　肉桂　当归　酸枣仁　地黄　远志　桃仁　阿胶　紫石英　龙齿　朱砂。

（9）益寿汤（《世医得效方》）：人参　黄芪　远志　茯神　酸枣仁　柏子仁　木香　白芍　当归　甘草　大枣　紫石英。

（10）七福饮（《景岳全书》）：人参　白术　远志　甘草　当归　酸枣仁　熟地。

（11）一贯煎（《柳州医话》）：沙参　麦门冬　当归　生地　枸杞子　川楝子。

（12）酸枣仁汤（《金匮要略》）：酸枣仁　甘草　知母　茯苓　川芎。

（13）宁静汤（《石室秘录》）：熟地　玄参　麦门冬　白芍　酸枣仁　人参　白术　白芥子。

（14）真武汤（《伤寒论》）：茯苓　芍药　白术　生姜　附子。

（15）平补镇心丹（《和剂局方》）：龙齿　朱砂　人参　山药　肉桂　五味子　天门冬　生地　熟地　远志　茯神　酸枣仁　茯苓　车前子。

（16）十味温胆汤（《医学入门》）：甘草　人参　陈皮　茯苓　熟地　半夏　酸枣仁　远志　枳实　五味子。

（17）龙齿镇心丹（《和剂局方》）：龙齿　远志　天门冬　熟地　山药　茯神　车前子　麦门冬　桂心　地骨皮　五味子。

（18）琥珀养心丹（《证治准绳》）：琥珀　龙齿　石菖蒲　远志　黑豆　甘草　茯神　酸枣仁　人参　当归　生地　朱砂　黄连　柏子仁　牛黄。

（19）宁志丸（《证治准绳》）：人参　茯神　茯苓　远志　柏子仁　酸枣仁　当归　琥珀　石菖蒲　朱砂　乳香。

（20）导痰汤（《济生方》）：半夏　橘红　茯苓　甘草　天南星　枳实。

（21）温胆汤（《备急于金要方》）：半夏　橘红　茯苓　甘草　竹茹　枳实　大枣。

（22）定志丸（《和剂局方》）：石菖蒲　远志　人参　茯神　朱砂。

（23）血府逐瘀汤（《医林改错》）：当归　生地　桃仁　红花　枳壳　赤芍　柴胡　甘草　桔梗　川芎　牛膝。

（24）银翘散（《温病条辨》）：金银花　连翘　桔梗　薄荷　竹叶　甘草　荆芥　淡豆

跂　牛蒡子。

（25）生脉散（《备急千金要方》）：人参　麦门冬　五味子。

（26）桂枝甘草龙骨牡蛎汤（《伤寒论》）：桂枝　炙甘草　龙骨　煅牡蛎。

（27）独参汤（《景岳全书》）：人参。

（28）参附汤（《正体类要》）：人参　附子。

（王锦鹏）

第二节　胸痹心痛

胸痹者，乃胸间闭塞而痛也。其主证为胸憋，心痛。心痛多呈间歇性，其痛多向颈、臂或左上胸膺部延伸，常兼见心悸短气。严重病者出现四肢逆冷、汗出、脉微欲绝等"阳脱"危候。鉴于疼痛程度、兼挟症状和病程的新久，"胸痹"的病势较轻，感觉胸中气塞痞闷不舒，重者兼见胸痛和背痛。病势沉重者为"真心痛"。形成胸痹的原因大多为胸阳不足，阴乘阳位，气机不畅所致。即上焦阳虚，阴邪上逆，闭塞清旷之区，阳气不通之故。《医宗金鉴·胸痹心痛短气病脉证治》曰："凡阴实之邪，皆得以乘阳虚之胸，所以病胸痹心痛。"

胸痹最早见于《灵枢·本脏》："肺大则多饮，善病胸痹，喉痹逆气。"次见于《金匮要略·胸痹心痛短气病脉证治》："胸痹，不得卧，心痛彻背者……"古代文献对胸痹的记载《诸病源候论·胸痹候》甚为详尽，"胸痹之候，胸中幅幅如满，噎塞不利，羽羽如痒，喉里涩，唾燥；甚者，心里强痞急痛，肌肉苦痹，绞急如刺，不得俯仰，胸前皮皆痛，手不能犯，胸满短气，咳唾引痛，烦闷，自汗出，或彻背脊。其脉浮而微者是也。"唐孙思邈对胸痹的证候论述亦甚明了："胸痹之病，令人胸中坚满痹急痛……胸中幅幅而满短气咳，唾引痛，咽塞不利，羽羽如痒，喉中干燥，时咳欲呕吐，烦闷自汗出，或彻引背痛。"（《备急千金要方·胸痹第七》）

后世医家对胸痹的证候、脉象、治疗以及病理机转论述均有发展，如《类证治裁》曰："胸痹胸中阳微不运，久则阴乘阳位而为痹结也。其症胸满喘息，短气不利，痛引心背，由胸中阳气不舒，浊阴得以上逆，而阻其升降，甚则气结咳唾，胸痛彻背。夫诸阳受气予胸中，必胸次空旷，而后清气转运，布息展舒。胸痹之脉，阳微阴弦，阳微知在上焦，阴弦则为心痛。此《金匮》《千金》均以通阳主治也。"又如余无言叙述："所谓胸痹，统一胸部而言，且其痛，有放散性及牵掣性……有胁下逆抢心，诸逆心悬痛，心痛彻背，背痛彻心……"（《金匮要略新义》）

心痛者，古人有称为真心痛。《灵枢·厥病》曰："真心痛，手足青至节，心痛甚，旦发夕死，夕发旦死。"《素问·脏气法时论》称心痛为"胸中痛"；《金匮要略·胸痹心痛短气病脉证治》形容心痛为"心痛彻背，背痛彻心"。《脉经·心小肠部第二》记载心痛脉象："心脉……微急为心痛引背。"隋唐以后对心痛的论述有了发展，《诸病源候论·心痛病诸候》曰："心痛者，风冷邪气乘于心也。其痛发，有死者，有不死者，有久成疹者。心为诸脏主而藏神，其正经不可伤，伤之而痛，为真心痛，朝发夕死，夕发朝死。心有支别之络脉，其为风冷所乘，不伤于正经者，亦令心痛，则乍间乍甚，故成疹不死。又心为火，与诸阳汇合，而手少阴心之经也。若诸阳气虚，少阴之经，气逆，谓之阳虚阴厥，亦令心痛，其痛引喉是也。"这里确切地说明心痛的病因为"风冷邪气"侵及于心，"支别之络脉"而成疾，并将心痛分为"乍间乍甚"及"成疹不死"之轻症，"朝发夕死，夕发朝死"的重笃危象。

《备急千金要方·胸痹第七》对心痛之危候认识颇清楚，心痛"不治之，数日杀人"。此者，虽然指出了本病预后不良，但也指出尚有治疗机会。

后世医家对心痛的论述亦甚多，《丹台玉案》曰："卒然大痛无声，面青气冷，咬牙噤齿，手足冰冷者，乃真心痛也。又如《世医得效方》说，心痛"不暇履治"，未得到医生治疗即死，明代李梴形容"一至即死"心痛来势之急。

古人曾将心痛和胃脘痛误认为一证，使后人认识含糊，很难辨识，至明代王肯堂对心痛和胃脘痛有了明确的认识。《证治准绳》曰："或问丹溪言，心痛即胃痛，然乎？曰：心与胃各一脏，其病形不同，因胃脘痛处在心下，故有当心而痛之名，岂胃脘痛即心痛者哉！历代方论，将二者混叙于一门，误自此始。"这里明确地指出心痛与胃脘痛为两种病，不应混淆。

综上所述，历代文献虽然有单言胸痹，或单言心痛，但胸痹、心痛二者的病变部位皆在心胸，而且常常为共同发生，又相互影响，故二者的病因、证候以及治疗有着密切联系，因此本文合而述之。

临床上，究其病因、病理和脏腑辨证相结合的原则，本病可分为 13 个证候类型：①外感风寒、内舍于心；②阳虚气滞、痰涎壅塞；③阳气不足，脉行不畅；④胸中气塞、饮邪挟痰；⑤郁怒伤肝，气结胸膺；⑥怒火伤肝、气瘀停胸；⑦阴寒厥冷、遏阻心阳；⑧气滞血瘀、脉络闭阻；⑨心阴不足、内热灼营；⑩心气不足、心阳虚损；⑪心肾阳虚、津伤蚀气；⑫阴阳两虚，气血不继；⑬心阳欲脱，肺气衰竭。论其治法就胸痹心痛而言，实证固当用攻法，但不可一味地攻邪，适当照顾正气；虚证固当用补法，亦不可专恃补益，适当运用"通法"，补中寓"通"，既可补而不滞，亦是通痹止痛之方法。

一、证候治疗

（一）外感风寒　内舍于心

1. 四诊摘要　胸痛胸闷，虚里处隐隐作痛，咳嗽痰多，形寒畏冷，头痛身疼，骨节烦痛，舌淡，肺浮紧。

2. 辨证分析　素体阳虚或心阳不振，摄生不慎外感六淫、风寒束表、内舍胸膺、阴占阳位、寒邪犯上、客凝胸中、胸阳不振、心脉痹阻或收缩或痉挛，故胸痛、胸闷、虚里处隐隐作痛；风寒束表，内合其肺，肺失肃降，故咳嗽痰多；肺主皮毛，故形寒畏冷；寒主收引，寒为阴邪，故头身关节烦疼，舌淡、脉浮紧乃外感风寒之征象。

3. 论治法则　助阳解表，宣痹通络。

4. 首选方剂　麻黄附子细辛汤《伤寒论》方解：体质素来心气不足或阳虚之体，或有胸痹心痛宿疾。一旦外感风寒，寒邪遏闭心阳，阳气不展，心脉痹阻，胸痹心痛辄发。方用附子温经助阳，离空高照，阴霾自散；麻黄辛温发汗解表，开无形肺气，细辛发汗化痰，祛风止痛。三药合用，内助阳宣痹，外解表通络，宿疾邪病同治。古方组合之妙，异病同治之法，实开后学另一法门。

5. 备用方剂　当归四逆汤《伤寒论》方解：本方仲景用来治疗手足厥寒，脉细欲绝之厥阴病，以养血祛寒为主，故冠以当归，病机乃血虚寒滞，营血内虚，阳气被阻，不能温于四末，不能温行脉中。此与外感风寒，内舍于心的胸痛心痛，有异病同治之理。方用桂枝、细辛温散寒邪，宣痹通络止痛；当归、白芍养血活血；白芍、甘草同用，可缓急止痛；通草可上通乳络，下达膀胱，入经通络，气机畅达，大枣养营和胃。诸药组成，共成助阳解表、宣痹通络之功。

6. 随症加减　咳嗽痰多者加葶苈子、紫苏子、头痛甚者加蔓荆子、白芷、川芎；关节烦疼，舌苔白腻者加威灵仙、苍术、薏苡仁；胸痛剧且四肢不温，冷汗出者，可含化苏合香丸，温开通窍止痛。

（二）阳虚气滞　痰涎壅塞

1. 四诊摘要　胸憋时痛，心痛彻背，胸脘痞满，胁下逆抢心，喘息短气不得卧，咳嗽，痰多而盛，神疲乏力，形寒肢冷，舌苔白或厚腻，舌质淡，脉弦滑或沉迟或紧数。

2. 辨证分析　本证由于风寒外束而致上焦阳气不足，阴邪上乘，寒饮停滞所引起。阴寒之邪入侵则凝滞，凝滞则气逆，气逆则胸痹心痛。《素问·举痛论》曰："经脉流行不止，环周不休，寒气入经而稽迟，泣而不行，客于脉外则血少，客于脉中则气不通，故卒然而痛。"又说："寒气客于脉外则脉寒，脉寒则缩蜷，缩蜷则脉细急……故卒然而痛。"总之，其病机：一为痰涎壅塞，气滞不通；一为中焦虚寒，大气不运。前者为实证，后者为虚证。实证者，除见胸痛之主证外，尚有胸满，胁下逆抢心之症，因气滞于胸，故胸满较甚，同时又影响于肝胃，肝胃气逆，所以胁下之气又上逆抢心；虚证者，神疲乏力，形寒畏冷，发语音低，脉沉迟，乃气虚之故也。《金匮要略方论本义·胸痹》曰："胸痹自是阳微阴盛矣，心中痞气，气结在胸，正胸痹之病状也，再连胁下之气俱逆而抢心，则痰饮水气，俱乘阴寒邪动而上逆，胸胃之阳全难支拒矣。"此即余无言所称之；"胸痹而兼心痞气，气结在胸"之谓也。（《金匮要略新义》）

胸背为阳，寸口亦为阳。今上焦阳气不足，故寸口脉沉而迟，胃脘以上寒邪停滞，故关上脉小紧数，紧数相加出现弦滑之象。上焦阳虚气滞，故出现呼吸短促而喘息，咳嗽、唾痰以及胸背疼痛等症。《金匮要略论注》曰："谓人之胸中如天，阳气用事，故清肃时行，呼吸往还，不愆常态，津液上下，润养无壅；痹则虚而不充，其息乃不匀而喘，唾乃随咳而生。胸为前，背为后，其中气痹则前后俱痛，上之气不能常下，则下之气能时上而短矣。寸口主阳，因虚伏出不鼓则沉而迟，关主阴，阴寒相搏则小紧数。"舌苔白或白腻或厚，舌质淡，均因痰湿之故也。

3. 论治法则　通阳散结，豁痰下气。

4. 首选方剂　瓜蒌薤白半夏汤。方解：瓜蒌开胸中之痰结；薤白辛温通阳；白酒之轻扬，能引药上行；半夏逐饮降逆，行阳破阴。《金匮要略编注》曰："……瓜蒌苦寒，润肺消痰而下逆气，薤白辛温，通阳散邪，以白酒宣通营卫，使肺通调，则痹自开矣。"本方出于《金匮要略》胸痹不得卧，心痛彻背者，瓜蒌薤白半夏汤主之"条，用于因胸阳不足，痰涎壅塞，病变在胸，喘息咳唾，心痛彻背者适合。

按：白酒为米酒之初熟者。《金匮要略语译》曰："白酒，有两说，曹颖甫即用高粱酒。《千金方》系白哉浆，《外台秘要》称白哉酒。截，读'再'，程敬通解为酢浆，也就是米醋。"

5. 备用方剂　导痰汤。方解：半夏辛温性燥，功能燥湿化痰，消痞散结，橘红理气化痰，使气顺则痰降，气化则痰化，茯苓健脾利湿，甘草、生姜和中补脾，使脾健则湿化痰消，更加天南星、枳实、瓜蒌，使积聚之痰化，胸中正气得伸。《医方集解》曰：二陈汤"加胆星、枳实为导痰汤……导痰汤加木香、香附名顺气导痰汤，治痰结胸满，喘咳上逆。"

6. 随症加减　有热化之象者，如苔黄腻，舌质淡红时，瓜蒌薤白半夏汤去白酒加贝母、前胡、葶苈子；寒甚者去瓜蒌加附子、陈皮、杏仁、干姜；胸闷重者，酌加郁金、石菖蒲、檀香；胸痛剧者，酌选红花、延胡索、丹参，或加宽胸丸、冠心苏合丸等以辛温通阳，芳香化浊；痰阻络脉，咳痰不爽者，加远志、炙枇杷叶等。

胸痹、心痛其症除胸痛、心痛、喘息、咳唾、短气之外，尚有胸满，胁下逆抢心为实证，方用瓜蒌薤白白酒汤去白酒加厚朴、枳实、桂枝即枳实薤白桂枝汤，以通阳散结，降逆平冲，除主证之外尚有神疲乏力，形寒畏冷，发语低微，脉沉迟为虚证者，可用人参汤（即理中汤）补中助阳，阳气振奋，则阴寒自散。《医宗金鉴·胸痹心痛短气病脉证治》曰："心中，即心下也。胸痹病，心下痞气，闷而不通者虚也。若不在心下而气结在胸，胸满连胁下，气撞心者实也。实者用枳实薤白桂枝汤主之，倍用枳朴者，是以破气降逆为主也。虚者用人参汤主之（即理中汤），是以温中补气为主也。由此可知，痛有补法，塞因塞用之义也。"

（三）阳气不足脉行不畅

1. 四诊摘要　心悸不安，胸闷气短，动则尤甚，伴见面色㿠白，形寒肢冷，胸冷背凉，舌胖质淡、苔白，脉结代或虚弱无力。

2. 辨证分析　久病体虚，慢性疾患迁延日久，宗气不足；或急病暴病耗气伤阳，阳气脱泄，心气衰竭、虚脱；或老年体衰、脏气不足、心气衰退；或素体先天不足、心气心阳虚衰。心阳心气皆有热能含义，能推动血液在脉管内运引，生生息息，循环无端。"运血者，即是气"，（唐容川语）心气心阳有推动温煦血脉的作用。而今心气心阳虚衰、阳热温煦功能不足，"阳虚者，阴必凑之"，阴寒之邪阻滞血脉，导致血脉运行不畅，或见痉挛，或见阻塞，由于心居胸中膈上两肺之间，故见心悸不安胸闷；"心主身之血脉"（《素问·痿论》），血脉营养全身，心气不足，故见短气、胸闷、动则尤甚；心气心阳不足、血脉空虚，故见面色㿠白，"血脱者，色白，夭然不泽"，（《灵枢·决气》）即指此而言。阴阳互根，今心阳心气不足，"阳虚者，寒动于中"，故见形寒肢冷，胸冷背凉；"心气通于舌"（《灵枢·脉度》），心气足，心阳盛则舌红柔润，今心气、心阳不足，故舌淡；温煦失职，血行涩滞，故脉见结、代，或虚弱无力。

3. 论治法则　益气复脉。

4. 首选方剂　炙甘草汤。方解：《伤寒论·辨太阳病脉病并治》曰："伤寒，脉结代，心动悸，炙甘草汤主之。甘草、生姜、人参、生地黄、桂枝、阿胶、麦门冬、麻仁、大枣，一名复脉汤。"方中炙甘草甘温益气，补心气，助心阳通经脉，利血气，治心悸不安，脉结代，是为君药；人参、大枣益气安胃，培补中州，"血化中焦"，资脉血之本源；生地黄、阿胶、麦冬、火麻仁补血滋阴，充养心阴，妙用桂枝、生姜辛温之品，振阳气，调营卫。合而用之，俾气血充足，阴阳调合，心阳得补，心阴得充，心之动悸，脉之结代者，自能恢复正常。本方在使用时，酒、水同煎是其特色。盖酒性辛热，可助行药势，温煦经脉，同时方中生地黄与酒同煎，临床证明养血复脉之力卓著。古人"地黄得酒良"之说，信不诬也。《肘后备急方》《备急千金要方》方书中，酒和地黄同用的方剂多具活血行血之功效。

5. 备用方剂　保阴煎《顾松园医镜》方解：方用龟甲、鳖甲血肉有情之品，滋补肾阴；

生地黄、熟地黄、天冬、麦冬、玉竹补血养阴；磁石、酸枣仁安神镇惊除烦；茯苓、山药健脾和胃，以资化源；龙眼肉养心治怔忡；更用牛膝、地骨皮，活血通络，制其温补之品燥热之弊。诸药同用，共奏养阴补血、宁心安神之功。

6. 随症加减　脉迟无力者，加熟附子片；形寒肢冷者加桂枝、干姜；心烦失眠者加黄连、肉桂（交泰丸）；易感冒者加黄芪、防风；脘腹饱胀，连及胸膺者加百合、乌药；肝郁气滞、胃脘疼痛者加良姜、广木香（女子用香附）；头晕耳鸣者加天麻、夏枯草。

（四）胸中气塞饮邪挟痰

1. 四诊摘要　胸闷短气，头晕目眩，胸胁支满，咳逆吐涎，小便不利，舌苔薄白，舌质淡，脉沉细。

2. 辨证分析　本证因寒邪犯肺，胸中气塞，饮邪挟痰所致。本证为胸痹之轻症，所以只出现胸中气塞短气，尚未发展到胸痛。短气是由于水气阻滞所致，因肺主通调水道，水道不通，则阻碍其呼吸之路，故发生短气。《金匮要略补注》曰："胸痹既有虚实，又有轻重，故痹之重者，必彻背彻心者也，轻者不然，然而何以亦言痹，以其气塞而不舒，短而弗畅也。"《医宗金鉴·胸痹心痛短气病脉证治》曰："胸痹胸中急痛，胸痛之重者也，胸中气塞，胸痹之轻者也。胸为气海，一有其隙，若阳邪干之则化火，火性气开不病痹也。若阴邪干之则化水，水性气阖，故令胸中气塞短气，不足以息，而胸痹也。"

饮邪者，乃脾阳不运，以致水饮停聚。阳明经脉走胸，少阳经脉走胁，因经气既虚，水饮凝聚，影响经气输注，所以胸胁支满；头晕目眩，为饮邪上冒所致，咳逆吐涎为水饮上逆之故；小便不利，乃肾阳不能气化之故；舌苔脉象均为胸中气塞与饮邪之象。《金匮要略方论本义》曰："此痰饮之在胃，而痞塞阻碍及于胸胁，甚至支系亦苦满，而上下气行愈不能利，清阳之气不通，眩晕随之矣。此虽痰饮之邪未尝离胃，而病气所侵，已如斯矣。"

3. 论治法则　宣肺利水，疏利胃气。

4. 首选方剂　茯苓杏仁甘草汤、橘枳姜汤合方。方解：茯苓化水逐饮，杏仁利肺气，甘草和胃气，使中宫有权，肺气畅利，则水饮多消。《金匮要略补注》曰："……茯苓逐水，杏仁散结，用之当矣。又何于甘草，盖以短气则中土不足也，土为金之母也。"陈皮理气，枳实泄满，生姜温胃行水。曹颖甫曰："……湿痰阻气，以疏气为主，而橘皮、枳实以去痰。"（《金匮要略发微》）《神农本草经》曰："茯苓主胸胁逆气，杏仁主下气，甘草主寒热邪气，为治胸痹之轻剂。"

按：本证一属于饮，一属于气滞，这主要是以病机方面而言。而在临证中，二者不能截然分开。因此，二方合之而用，但临证也不应拘泥于此，可以分用，也可以与栝蒌薤白汤配伍运用。

5. 备用方剂　苓桂术甘汤。方解：方中茯苓健脾，渗湿利水为主药；桂枝通阳化气，温化水饮为辅药；白术健脾燥湿为佐药；甘草补脾益气，调和诸药为使药。四味合用，温运脾阳，可为治本之剂。《金匮要略》曰："病痰饮者，当以温药和之……短气有微饮，当从小便去之。"《删补名医论》曰："茯苓淡渗逐饮出下窍，因利而去，故用以为君，桂枝通阳疏水走皮毛，从汗而解，故以为臣，白术燥湿，佐茯苓消痰以除支满，甘草补中，佐桂枝建土以制水邪也。"

6. 随症加减　呃逆者，酌加枳壳、竹茹、半夏；大便不实者，枳实易枳壳；有浮肿者，酌加薏苡仁、冬瓜皮、大腹皮、防己以健脾利湿。

（五）郁怒伤肝气结胸膺

1. 四诊摘要　急躁易怒，心胸满闷，虚里隐隐作痛，头目、少腹胀痛，口苦咽干，呕恶不食，舌边红，苔薄黄，脉弦数。

2. 辨证分析　肝主疏泄，性喜条达，由于精神刺激，郁怒伤肝，而使肝脏疏泄功能过亢，肝气横逆上冲气结胸中，故见心胸满闷；气郁不畅，虚里隐隐作痛；气机不升不降，头目、少腹皆胀痛；肝气横逆，犯胃克脾，胃不纳，脾不运，故呕恶不食，肝气化火，故见口苦咽干，舌边红，苔薄黄，脉弦数。

3. 论治法则　平肝理气，清热泻火。

4. 首选方剂　龙胆泻肝汤（《医宗金鉴》）　方解《金匮翼》："肝火盛而胁痛者，肝火实也，其人气急善怒。"郁怒伤肝，肝气横逆上冲，气结胸中不得疏泄，从而化火，疾患生焉。方用苦寒之龙胆草泻肝胆之火，柴胡疏肝开郁，和解退热，二者同用泄肝疏肝，平肝皆寓意其中；黄芩、栀子泻热除烦；木通、车前子、泽泻清利湿热；阳邪伤阴劫液，肝体阴而用阳，故用生地黄、当归柔肝养肝，刚脏济之以柔，甘草和中解毒，"益用甘味之药"，肝气得疏得平，肝火得清得泻，肝脏得柔得养，方证合拍，收平肝理气、清热泻火之功效。

5. 备用方剂　柴胡疏肝散《景岳全书》方解：柴胡、炙甘草、枳壳、白芍乃仲景名方四逆散，能疏肝理气，调解心胸气机郁滞，胀闷不舒；柴胡配枳壳，一升一降，调畅气机；白芍伍甘草，疏缓心胸挛痛；香附理血中之气而循常道而行；川芎气中血药，活血兼理气，不失为备用方剂。

6. 随症加减　胸闷心痛甚者，加炒蒲黄、五灵脂、降香；热盛者加牡丹皮、栀子；胃痛泛酸者加黄连、吴茱萸；舌苔白厚腻者，加苍术、草豆蔻；便秘者加生大黄。

（六）怒火伤肝气瘀停胸

1. 四诊摘要　急躁易怒，气逆胸闷，心胸憋闷刺痛，痛引肩背内侧，口唇指甲青紫，舌紫或有瘀点、瘀斑，脉细涩或见结代。

2. 辨证分析　喜怒不节，情志内伤，怒火伤肝，气逆于上，郁积胸中，气滞而致血瘀，胸阳不能宣通，怒气、痰浊、瘀血阻塞心络，故心胸憋闷刺痛；心肺同居上焦，肺失肃降，故见气逆胸闷；手少阴心经循肩背而行，故痛引肩背内侧；舌紫或有瘀斑，脉细涩，为气滞血瘀所致；脉或见结代，乃心阳不足且有气滞之征。

3. 论治法则　平肝降气，活血化瘀。

4. 首选方剂　通窍治血汤《医林改错》方解：本证病机乃气滞血瘀，心阳痹阻，不能舒展，宜选用降气通络，活血化瘀，辛香化浊之药予之，通窍活血汤乃首选。方用川芎活血行气止痛，其辛香走散之力最强，张元素谓其"上行头目，下达血海"通达气血；赤芍活血，长于治疗血滞；桃仁破血行瘀；红花活血散瘀；红枣建中和胃，固其生化之源；老葱、鲜姜用其辛香之性味，行气化浊；尤妙用麝香走窜通闭，开窍镇痉，通络止痛，胸痹、心痛发作者，投之即止。用黄酒作煎，其辛温走窜之力，要有助于降气、活血。全方九味药有降气、止痛、活血、化瘀之功效。

5. 备用方剂　冠心苏合丸《中华人民共和国药典》方解：苏合香理气宽胸；乳香活血祛瘀，疗血滞之痛；檀香降气，又可清阳明之热，还可化太阴之湿；冰片通窍，散火止痛；青木香理气滞，"塞者通之"最为所长。诸药合用，有理气宽胸，活血通络，宣痹止痛之功效，常法炼蜜为丸，有缓图之意也。

6. 随症加减　胸闷不舒者，加瓜蒌、薤白、桂枝；畏寒肢冷者，加附子、肉桂；短气乏力者，加人参、炙甘草；胸膺刺痛明显，舌有瘀斑者加丹参、三七；舌苔白腐者加石菖蒲、郁金。

（七）阴寒厥冷遏阻心阳

1. 四诊摘要　胸痛胸闷，心痛彻背，背痛彻心，四肢厥冷，喜暖喜温，面色苍白，或紫黯灰滞，爪甲青紫，脉沉紧，或结代，舌质淡或青紫。

2. 辨证分析　本证因先天禀赋不足，或后天折丧太过，阳气大虚，阴寒之气上冲，即《素问·举痛论》所指之"寒气客于背俞之脉……其俞注于心，故相引痛。"所以心痛牵引及背，背痛牵引及心，相互牵掣，疼痛剧烈，发作有时，经久不瘥。《金匮要略心典》曰："心背彻痛，阴寒之气，遍满阳位，故前后牵引作痛，沈氏云：'邪感心包，气应外俞，则心痛彻背，邪袭背俞，气从内走，则背痛彻心。俞脏相通，内外之气相引，则心痛彻背；背痛彻心"。又因寒气厥逆，病位偏下，病程较长，以痛为主，故四肢厥冷，爪甲青紫，脉象沉紧等，其他如面色苍白、喜暖喜温等均为阴寒之象。

3. 论治法则　扶阳通痹，峻逐阴邪。

4. 首选方剂　赤石脂丸。方解：乌头、附子、川花椒、干姜均为大辛大热之品，用之驱寒止痛，并用赤石脂温涩调中，收敛阳气，使寒去而正不伤。《医宗金鉴》曰："既有附子之温，而复用乌头之迅，佐干姜行阳，大散其寒，佐蜀椒下气，大开其邪，恐过于大散大开，故复佐赤石脂人心，以固涩而收阳气也；《成方切用·祛寒门》曰："此乃阴寒之气，厥逆而上干，横格于胸背经脉之间，牵连痛楚，乱其气血，扰其疆界……仲景用蜀椒、乌头，一派辛辣，以温散其阴邪，然恐胸背既乱之气难安，而即于温药队中，取用干姜之温，赤石脂之涩，以填塞厥气所横冲之新隧，俾胸之气自行于胸，背之气自行于背，各不相犯，其患乃除。"

5. 备用方剂　回阳饮。方解：方中人参大补元气，补气固脱；附子大辛大热，为祛寒之要药；配以炮姜辛苦大热，守而不走，散寒力大；佐以甘草和中益气，诸味合之，以达回阳复阴。《中医内科学杂病证治新义》曰："本方为固气温阳之剂，人参补气固脱为主，四逆汤之温里回阳为辅，故用于虚脱，四肢厥冷，脉搏沉伏微弱者，有兴奋强壮强心之作用。"此方适合于胸痹心痛阴寒厥逆之象者。

6. 随症加减　寒邪冷气入乘心络，或脏腑暴感风寒上乘于心，令人卒然心痛或引背膂，甚者终年不瘥者用《医学启源》桂附丸，即赤石脂丸加桂枝，"每服 30 丸，温水下，觉至痛处即止，若不止加至 50 丸，以止为度；若是朝服，至午后再进 20 丸，若久心痛，每服 30 丸至 50 丸"。

胸痛并有瘀血征象者，酌加活血定痛之味，如川芎、赤芍、降香、乳香、延胡索、荜茇；肤冷自汗甚者，加黄芪、龙骨、牡蛎等。

若胸痛时缓时急，时觉胸中痞闷，并兼有其他湿象者，乃属寒湿留着，宜用薏苡附子散，以温化寒湿。若胸痹心痛，寒中三阴无脉者，回阳救急汤加猪胆汁，以其苦人心而通脉；泄泻者加升麻、黄芪；呕吐加姜汁，吐涎沫加盐炒吴茱萸。

（八）气滞血瘀脉络闭阻

1. 四诊摘要　胸闷心痛，短气，喘息，心烦善恐，口唇、爪甲青紫，皮肤黯滞，苔白或干，舌质青紫，舌尖边有瘀点，脉细涩结代。

2. 辨证分析　本证为胸痹日久所致气滞血瘀之象。胸阳闭阻，气血逆乱，血脉不通，血行不畅，心失所养，则心气不足，气衰血涩，故血脉运行不利，进而导致瘀血塞络。如《血证论》所述："气为血之帅，血随之而运行，血为气之守，气得之而静谧，结则血凝。"血凝"在于脉，则血凝而不流"（《素问·痹论》），气滞血瘀则不通，"不通则痛"，于是症见胸闷心痛，喘息，咳嗽，咯血，爪甲青紫，血瘀日久化热，烘热晡热，烦躁闷乱；当心气不匀，则出现结代脉；舌青紫、尖边瘀点为血瘀脉络之征。

3. 论治法则　行气活血，化瘀通络。

4. 首选方剂　血府逐瘀汤。方解：方中当归、川芎甘温辛散，养血通经活络；配生地黄之甘寒，和血养阴；合赤芍、红花、桃仁、牛膝活血祛瘀，通利血脉；柴胡以疏肝解郁；桔梗宣肺和气，以通百脉；枳壳理气，即"气为血帅，气行则血行"。总之，此方具有桃红四物汤与四逆散二方之综合作用，不仅能行血分之瘀滞，又善于解气分之郁结，活血而不耗血，祛瘀又能生新。此方适用于胸痹心痛之气滞血瘀重者。

5. 备用方剂　加味丹参饮。方解：丹参化瘀，檀香、砂仁调气，青皮行气；百合清心安神；乌药顺气止痛，川楝子理气止痛，郁金行气解郁、破瘀血。本方适用于气郁日久，瘀血停着胸痹心痛，气滞血瘀之轻者。

6. 随症加减　气郁化火，烦躁眩晕，口苦咽干者，酌加牡丹皮、桑叶、炒栀子、生石决明以清肝潜阳，若瘀血严重，疼痛剧者，但正气未衰，可酌加三棱、莪术、穿山甲（代）、土鳖虫破血消坚之味，或用蒲黄、五灵脂等份研细末冲服。《医学实在易·补遗并外备方》曰："……治心痛血滞作痛，蒲黄、五灵脂（等份），生研每服三钱，酒煎服。"若有呕者，酌加三七、花蕊石等化瘀止血药；舌苔黄腻，口苦者，先用温胆汤加藿香、佩兰、杏仁、薏苡仁，清热利湿，苔化再用活血化瘀方。

（九）心阴不足　内热灼营

1. 四诊摘要　胸闷心痛，心悸怔忡，虚烦不眠，躁扰不宁，五心烦热，潮热盗汗，呼吸气短，或急促困难，口干饮少，咳嗽少痰，偶有咯血，尿赤便结，头晕目眩，苔少或干或无苔或剥苔，舌质红绛或青紫，脉细数或结代。

2. 辨证分析　本证为忧虑过度，气郁化火，火灼阴津，心阴不足之证。即所谓阴虚则生内热。《体仁汇编》曰："心虚则热收于内，心虚烦热也。"内热灼营，症见心悸、怔忡，虚烦不眠，五心烦热，躁扰不宁，《丹溪心法》曰："怔忡者血虚，怔忡无时，血少者多。"阴虚必耗伤阴血，血不养心，故胸闷心痛；阴虚则阳浮，神明失濡，故头晕目眩，《东垣十书》曰："心君不宁，化而为火……津液不行"，故内热灼津，则咳嗽痰少，咯血，尿赤便结；心虚日久，则心肺俱病，肺气损伤，故呼吸困难，少气无力；脉舌之征均为心阴亏损之故。

3. 论治法则　滋阴除烦，养心宁神。

4. 首选方剂　天王补心丹。方解：生地黄、玄参滋阴清虚热除烦，使心不为虚火所扰，为主药；辅以丹参、当归补血养心；党参、茯苓益心气；柏子仁、远志安心神，使心血足而神自藏，佐以天冬、麦冬之甘寒滋阴液以清虚养心；五味子、酸枣仁之酸温以敛心气，桔梗载药上行；朱砂入心安神，共以滋阴养血，补心阴。《删补名医方论》曰："心者主火，而所以主者神也，火盛则神困。心藏神，补神必补其心，补心者必消其火，而神始安。补心丹故用生地……取其下足少阴以滋水，主水盛可以伏火（制约火势，不使偏亢），此非补心阳，补心之神耳……清气无如柏子仁，补血无如酸枣仁……参苓之甘以补心气，五味之酸，以收心气，二冬之寒，以清气分之火，心气和而神自归矣。当归之甘，以补心血，丹参之寒以生心血，玄参之咸，以清血中之火，血足而神自藏矣。更加桔梗为舟楫，远志为向导，和诸药，入心而安神明……"本方适用于胸痹心痛之心阴血不足，又兼心神不宁者。

5. 备用方剂　百合固金汤。方解：百合、生地黄、熟地黄滋润肺肾之阴，肾阴足则能交通心肾为主药；麦冬助百合以润肺止嗽；玄参助生地黄、熟地黄以滋肾清热为辅药，当归、白芍养血和阴；贝母、桔梗清肺化痰为佐药；甘草协调诸药。以上诸味合而用之，阴液充足，使心阴得养。

6. 随症加减　心悸怔忡，睡眠不宁，酌加龙齿、夜交藤，以养心安神，口燥咽干，酌加石斛以养胃阴；阳亢内热甚者，酌加焦柏、黄芩以降相火；神情躁扰者，酌加朱砂、龙骨、琥珀，以镇静安神；舌红苔剥，脉细数，酌加肥玉竹、磁石等养阴潜阳；盗汗严重者，酌加生龙骨、地骨皮以退虚热。

（十）心气不足心阳虚损

1. 四诊摘要　心痛憋闷，心悸短气，面色㿠白，言语轻微，精神萎靡，一身尽肿，四肢无力，形寒肢冷，自汗纳少，小便不利，舌苔薄白，舌质淡，脉沉无力，或细或结代。

2. 辨证分析　本证因劳累疲乏，耗损心气，从而造成心气虚，心阳虚。心阳不足，气血运行不畅，心脉阻滞，则心痛憋闷；心气不足，心气虚弱，因虚而悸，故心悸气短，脉细而弱，《伤寒明理论》曰："其气虚者，由阳气内弱，心下空虚，正气内动而为悸也"；气来不匀，则脉有结代；心阳虚，则气不足，故精神萎靡；心阳不足，卫外之气不固，则自汗；阳虚则外寒，故有形寒肢冷；阳虚水泛，膀胱气化不利，故一身尽肿，小便不利，舌苔薄白，舌质淡亦为心阳不足之象。吴昆曰："夫面色萎白，则望之而知气虚矣，言语轻微，则闻之而知其气虚矣，脉切之而知其气虚矣。"

3. 论治法则　补养心气，温煦心阳。

4. 首选方剂　保元汤。方解：人参益气，黄芪固表，甘草和中，桂枝助阳，其中人参得桂枝之引导，则益心气之功更显，桂枝得甘草之和平，则温心阳而调理气血，所谓气虚不愈，诸药无效者，惟有益脾补肾。本方用人参、黄芪、甘草补中益气，恢复胃气，心气方得以而升，再酌以肉桂温下焦元阳，两顾脾肾。脾为后天之本，运化水谷之精微，心得谷气，心血而足，肾为先天之本，肾阳充沛，温煦心阳和心气，从而达到补心气，温煦心阳之功。本方适用于胸痹心痛之气怯者。

5. 备用方剂　四君子汤加附子、肉桂。方解：四君子汤甘温益气，健脾养胃；附子、肉桂温经散寒，使脾阳健运，心阳亦升，心气充足，因而气返血生，即所谓"阳旺则能生阴血"（《脾胃论》）。本方用于胸痹心阳虚，心气不足者适合。

6. 随症加减　精神萎靡，阳虚气怯甚者，可重用人参、黄芪；心痛甚者或阵发性心痛，酌加上油肉桂，丹参、川芎；呼吸气促而喘者，酌加蛤蚧、五味子；心悸失眠重者，酌加龙骨、牡蛎、酸枣仁、茯神等；头面、四肢浮肿者，酌加茯苓皮、冬瓜皮等利水之品。

（十一）心肾阴虚津伤蚀气

1. 四诊摘要　心悸不宁，心烦易怒，短气，失眠艰寐，五心潮热，颧红口干，目眩，头晕耳鸣，盗汗口干，舌红少津，脉细数。

2. 辨证分析 究其病因，或为中焦脾胃虚弱，纳呆食少，或脾失健运，水谷精微不能濡养五脏六腑，皆可引起血的化源不足，心血、阴精、津液不足，造成心阴虚；或为大吐、大泻、大失血之后，导致心阴亏虚；或为热病后期，热邪伤阴，累及肾阴，故肾阴虚和心阴虚，每多同时互见，谓之心肾阴虚；或为七情内伤，"五志化火"，暗耗肾精阴血，导致心肾阴虚。是故心肾阴虚，水火未济，心火内动，犯扰神明，心神不定，故心悸不宁；心火亢盛，子病及母，肝火亢盛，故心烦易怒，失眠艰寐；肝火灼阴，肝体阴而用阳，"诸风掉眩，皆属于肝"，风阳上扰，故目眩、头昏；阴虚于下，阳亢于上，故颧红、口干，亢阳逼津外泄为盗汗；"阴虚者热生于内"，故见五心潮热，舌红少津，津伤蚀气，故见短气，细数脉，皆为阴虚之脉象也。

3. 论治法则 滋阴清火，养心安神。

4. 首选方剂 天王补心丹《摄生秘剖》方解：本方组成药物多为养阴安神药，生地黄、天冬、麦冬、玄参养阴精，增津液；丹参、当归补血养心，旨在补益心肾之阴而治其本；人参、茯苓补益心气；远志、柏子仁、酸枣仁宁心安神；五味子酸收，耗散心神，非敛不救，点睛之药，独具巧思；桔梗乃舟楫之品，载药上行，直达神明之府，更用朱砂为衣，入心安神。诸药协用，有滋阴清火，养心安神的功效。

5. 备用方剂 七福饮《景岳全书》方解：全方旨在益气养阴，宁心安神。人参、熟地黄相伍为两仪膏，益气、养阴、补血；当归、白术、炙甘草活血通络，健脾和胃，三药同伍、通心阳、利经脉、善治心悸不宁；酸枣仁、远志安神宁心。药仅七味，配伍得当。功效益气养阴，宁心安神。

6. 随症加减 心悸甚者，加入磁石、龙齿；腰酸遗精者，加入山茱萸、巴戟；挟有瘀热者，加入牡丹皮、泽兰；眩晕耳鸣者，加入天麻、钩藤；头痛者加入白芷、荷叶。

（十二）阴阳两虚气血不继

1. 四诊摘要 胸闷心痛，夜卧憋醒，短气心悸，自汗，口干少津，头晕耳鸣，食少倦怠，腰酸肢软，恶风肢冷，或手足心热，夜尿频数，舌质红或黯，舌苔少或少津，脉弦细无力，或结代。

2. 辨证分析 本证因患胸痹已久，久病耗伤气血。气血两亏，血行不畅，心气不继，故见胸闷心痛，夜卧憋醒，心悸短气，舌质黯，脉来结代；阴血不足，则头晕耳鸣，手足心热；阳气虚衰，则食少倦怠，腰酸膝软，恶风肢冷，夜尿频数；苔薄少津，脉细弱。《长沙方歌括》曰："以患者正气大亏，无阳以宣其气，更无阴以养其心，此脉结代，心动悸之所由来也。"

3. 论治法则 益气补血，滋阴复脉。

4. 首选方剂 炙甘草汤。方解：炙甘草甘温，益气补中，化生气血，以复脉之本，为主药；党参、大枣补气益胃，以助气血生化之源；生地黄、阿胶、麦冬、火麻仁补心血，养心阴，以充养血脉；桂枝合炙甘草，以壮心阳，合生姜以通血脉，使血行旺盛，共为辅佐之味。诸药合用，心气复而心阳通，心血足而血脉充，从而达到益气养阴。《注解伤寒论》曰："补可以去弱，人参、甘草、大枣之甘，以补不足之气；桂枝、生姜之辛，以益正气……麻仁、阿胶、麦门冬、地黄之甘，润经益血，复脉通心也。"

5. 备用方剂 八珍汤。方解：党参甘温，补中益气；白术甘苦温，健脾助运；茯苓甘淡，合白术健脾渗湿，炙甘草甘温，益气补中，化生气血；熟地黄滋肾补血；当归补血养阴；白芍养血和阴；川芎活血行气。总之，四物治血虚，四君治气虚，更用生姜、大枣调和营卫，使气血互为生长，故本方适合于胸痹心痛之气血双亏者。

6. 随症加减　阴虚阳亢，头晕耳鸣，心烦易怒者，酌加钩藤、桑叶、牡丹皮、炒栀子；心神不宁，烦躁惊悸失眠者，酌加茯神、酸枣仁、远志、合欢皮、桑叶等，亦可加沉香、郁金、延胡索等以行气止痛；大便溏者去火麻仁加酸枣仁以养心宁心；心悸甚者，可酌加龙齿、朱砂，以镇心安神。

（十三）心阳欲脱肺心衰竭

1. 四诊摘要　胸闷气憋，心痛频发，咳嗽喘息，吐血咯血，语言低微，冷汗淋漓，肢厥肤冷，重则神志昏蒙，沉睡不醒，或神昏谵语，舌质青紫或紫绛，苔少或黄燥，脉沉细虚数无力，或出现怪脉（鱼跃、雀啄、弹石……）。

2. 辨证分析　本证因病程日久，元气大亏，心脉瘀阻已极，心阳欲脱而致肺心衰竭之证。心气衰败，又肺气将竭，故气血瘀阻，症见胸闷气憋，心痛频发；气机不畅，则咳喘不宁，语言低微；阳气外散，阴不内守，则吐血、咯血；心阳耗尽，阳不达四末，则肢厥肤冷，汗为心之液，汗多则亡阳；真阳欲脱，真元外散，则神志昏蒙，沉睡不醒，或神昏谵语；舌脉之征，为血瘀络阻，真元告罄，阴阳绝离之象。余无言曰："……少阴之脉沉，尤不可一刻缓也。脉沉一证，不论在太阴、少阴，总属于阳虚，此即心脏衰弱之表现。"（《伤寒论新义》）

3. 论治法则　回阳救逆，益气固精。

4. 首选方剂　参附汤。方解：病势危笃，此时若不急用大温大补之味，不足回阳救脱，故方中以人参大补元气为主药，附子温壮真阳为辅佐药。二药合用，相得益彰，具有回阳固脱之功。方中药味较少，但药量宜重，以资药力迅速而功专。《删补名医方论》曰："补后天之气无如人参，补先天之气不如附子，此参附汤之所由立也……二药相须，用之得当，则能瞬息化气于乌有之乡，顷刻生阳于命门之内，方之最神捷者也。"本方适合于阳气暴脱，危在顷刻之胸痹心痛之急救，待至阳气来复，病情稳定之后，视病之转机，再行他法调理之。

5. 备用方剂　回阳救急汤。方解：本方附子大辛大热，温壮真阳，祛寒散邪为主药；人参大补元气为辅药；干姜温中散寒，协助附子加强回阳之力；肉桂温中散寒止痛；白术温健脾胃；茯苓渗湿；五味子生津敛汗；麝香芳香走窜，斩关直入，助参附姜桂以速奏殊功。诸味合之，功效回阳救逆，益气生脉。《成方切用·祛寒门》曰："寒中三阴，阴盛则阳微，故以附子姜桂辛热之药，祛其阴寒，而以六君温补之药，助其阳气，五味合人参，可以生脉，加麝香者，通其窍也。"本方适用于胸痹心痛阴寒内盛，阳气衰微而见四肢厥冷之主候。何秀山曰："此为回阳固脱，益气生脉之第一良方。"

6. 随症加减　喘急不得卧，为肾不纳气，酌加黑锡丹；脾阳亦虚者，加椒目、升麻、干姜。肺肾阴阳俱虚者，加五味子、蛤蚧尾；心神不宁并有瘀斑、唇绀、脉沉细涩，加丹参、朱砂、琥珀、沉香；呕吐涎沫或少腹痛，加盐炒吴茱萸；无脉者，加猪胆汁一匙呕吐不止者，加姜汁。

二、参考方

1. 细辛散（《备急千金要方》）　治胸痹达背痛。细辛 3 克，枳实 9 克，瓜蒌 15～20 克，生地黄 9 克，白术 9 克，桂心 3 克，茯苓 9 克，甘草 3 克，酒服。（方解：细辛辛温入心，散寒止痛，枳实行气消痞；瓜蒌宽胸散结；生地黄甘寒入心，滋阴凉血；白术、茯苓健脾益心气，桂心温中补阳，散寒止痛；甘草调和诸药，补中益气。诸味合之，温散胸中阴寒，使胸痹达背之痛缓解）。本方用于胸痹心痛彻背，背痛彻心者适合。

2. 前胡散（《备急千金要方》）　治胸中逆气，心痛彻背，少气不食。前胡、茯苓、白术、白芍桂心、当归、半夏、吴茱萸、麦冬、大枣、羊脂。（方解：前胡降气化痰，解胸中痞气；茯苓、白术健脾渗湿；白芍补血，益肝脾真阴，而收摄脾气之散乱；桂心温中补阳，散寒止痛；当归养血和血补阴；半夏降逆止呕，宽中消痞，下气散结；吴茱萸温中止痛，理气止呕；麦冬主心腹结气，伤中伤饱，胃络脉细；大枣补脾和胃，益气生津；羊脂补虚润燥。诸味合之温降胸中逆气，以止痛。）本方用于胸痹逆气，心痛彻背者适合。

3. 治中汤（《备急千金要方》）　治胸中满，噎塞。人参 5～10 克，白术 9 克，甘草 3 克，干姜 3 克，青陈皮各 6 克。（方解：人参补气益脾，白术健脾燥湿，甘草和中补土，干姜温中散寒，青陈皮理气散结化滞。《张氏医通》曰："胸中幅幅，如满噎塞，习习如痒，喉中涩燥，唾沫，橘皮枳实生姜汤不应，用治中汤。"）本方用于胸痹心痛中满气结者适合。

4. 下气汤（《备急千金要方》）　治胸腹闭满，上气喘息。杏仁 9 克，槟榔 5～9 克。（方解：杏仁润肺降气，槟榔利气，疗胸腹胀。）本方应用于胸痹腹满，上气喘息者适合。

5. 三甲养心汤（《中医心病证治》）　治胸痹心痛心阴不足者。（方解：牡蛎养阴收敛，固涩潜阳；龟甲、鳖甲滋阴潜阳，散结通脉；丹参活血祛瘀，养血凉血；麦冬养阴生津；寄生养血通络，益血脉，制首乌益精血；女贞子、百合、墨旱莲、玄参养阴生精，补气升阳；竹茹甘微寒，疗惊悸怔忡，心烦躁乱。）本方对胸痹心痛，阴虚内热灼营者适合。

6. 附陈杏姜汤（验方）　治胸痹心痛之痰浊阻络。（方解：附子辛热，散寒止痛，陈皮理气健脾，燥湿化痰；杏仁降气行痰；生姜温中散寒。）本方用于胸痹心痛痰湿阻络之证。

7. 冠心二号（验方）　治胸痹心痛之气滞血瘀者。（方解：川芎活血行气止痛，丹参活血祛瘀，赤芍活血行滞，红花活血祛瘀，降香行瘀止痛。本方为活血而不破血，行气而不破气。）适用于胸痹心痛气滞血瘀者。

8. 四逆汤（《伤寒论》）　治胸痹心痛之心阳欲脱者。

9. 救脱汤（《类证治裁》）　治胸痹心痛之心阳欲脱之证。（方解：附片大辛大热，温阳散寒，人参补元气，黄芪补气固表；熟地黄主补血气，补益真阴，五味子生津敛汗，麦冬养阴生津。方由参附汤、生脉散，加熟地黄、黄芪而成，回阳、益气、救脱。）适用于胸痹，心痛，心阳欲脱者。

10. 膈下逐瘀汤（《医林改错》）　治胸痹心痛气血瘀阻者。（方解：方中当归、川芎、赤芍养血活血，牡丹皮清热凉血，活血化瘀；桃仁、红花、五灵脂破血逐瘀，配香附、乌药、枳壳、延胡索行气止痛，且增强逐瘀之力，甘草调和诸药，）本方适用于胸痹心痛气滞血瘀者。

三、文献别录

《灵枢·厥病》篇："厥心痛，与背相控，善瘈，如从后触其心，伛偻者，肾心痛也。"

《素问·举痛论》："寒气客于五脏，厥逆上泄，阴气竭，阳气未入，故卒然痛，死不知人，气复返则生矣。"

《脉经》："短而数，心痛心烦，寸口沉，胸中痛引背。吴上沉，心痛，上吞酸。寸口伏，胸中有逆气。寸口滑，胸满逆。"

《圣济总录》："心痛诸候，皆由邪气客于手心主之脉。盖少阴心之经，五脏六腑君主之官也。将神所舍，诸阳所合。其脏坚固，邪气未易以伤。是以诸邪在心，多在包络者，心主之脉也。其候不一，有寒气卒客于脏腑，发卒痛者；有阳虚阴厥，痛引喉者；有心背相引，善瘈伛偻者；有腹胀归于心而心痛甚者；有急痛如针锥所刺者；有其色苍苍，终日不得太息者；有卧从心间痛，作愈甚者；有发作种聚，往来上下，痛有休止者。或因于饮食，或从于外风，中脏既虚，邪气客之，痞而不散。宜通而塞。故为痛也。君主真心不痛，苦痛即实气相搏，手足厥冷，非治药之所及，不可不辨也。"

《仁斋直指方》："夫心为五官之主，百骸之所以听命者也，心之正经，果为风冷邪气所于，果为气血痰水所犯，则其痛掣背胀胁，胸烦咽干，两目赤黄，手足具青至节。朝发而暮殂矣。然心之包络，与胃口相应，往往脾痛连心，或阳虚阴厥。亦令心下急痛。或他脏之邪，亦有客乘于心者，是则心之别脉受焉，如所谓九种心痛皆是也。"

《医学正传》："有真心痛者，大寒触犯心君，又曰污血冲心。医者宜区别诸证而治之，无有不理也。"

《丹台玉案》："平素原无心痛之疾，卒然大痛无声，面青气冷，咬牙噤齿，手足如冰冷者，乃真心痛也。"

《证治准绳》："心痛者，手足厥逆而痛，身冷汗出，便溺清利或大便利而不渴，气微力弱，急以术附汤温之，寒厥暴痛，非久病也，朝发暮死，急当救之，是知久病无寒暴病非热也。"

《医门法律》："胸痹总因阳虚，故阴得乘之。"

《张氏医遥》："千金治胸痹达背痛，用细辛散。胸中逆气，心痛彻背，少气不食，用前胡汤。胸中幅幅如满，噎塞羽羽如痒，喉中涩燥唾沫，服橘皮枳实生姜汤。不应用治中汤，胸痹腹背闭满，上气喘息，用下气汤。胸背疼痛。用熨背散，足补金匮之未逮。"

《类证治裁》："胸痹胸中阳微不运，久则阴乘阳位而为痹结也。其症胸满喘息，短气不利，痛引心背。由胸中阳气不舒，浊阴得以上逆，而阻其升降，甚则气结咳唾，胸痛彻痛，夫诸阳受气于胸中，必胸次空旷，而后清气转运，布息展舒。胸痹之脉，阳微阴弦，阳微知在上焦，阴弦则为心痛，此金匮千金均以通阳主治也。"

《医醇賸义·真心痛》："真心痛者，水来克火，寒邪直犯君主，脘痛呕吐，身冷，手足青至节，甚则旦发夕死，茯苓四逆汤主之。"

《医醇賸义·厥心痛》："厥心痛者，中寒发厥而心痛也，虽在包络，然已是心之外府，故手足厥逆，身冷汗出，便溺清利，甚亦朝发夕死。"

《王庆其医案医话集·治真心痛经验》："听任继学先生介绍治疗真心痛经验：急性心肌梗死，病本在心，标在五脏；病因，情志、饮食、风寒；三气杂至，合而为病；病机，瘀、痰、热。治疗基本方：归尾（白酒洗）、川芎、金银花、土鳖虫。加减：手足厥冷加附子；疼痛加香樟梅皮粉（串雅内编·心痛门）；气滞加香附、郁金、檀香；寒滞加川椒、附子、干姜；妇人加仙茅、淫羊藿；补气阴加黄芪（上焦水炙、中焦蜜炙）、麦冬（30~40克，脾虚用炒），也可补阴中加肉桂或桂枝；气虚加党参或生晒参。心动过缓加麻黄、细辛、鹿角。急性期缓解后调理：命门火衰用右归饮，中气不足用补中益气汤；肝郁不舒用逍遥散。高血压用吴茱萸、青箱子泡脚；心痛用失笑散外敷心俞穴。食疗：千金鲤鱼汤、当归生姜羊肉汤等。转归：急性心梗3~7天是关键，大面积心梗者2小时服1次药，9天可下地，动静结合。"

（王锦鹏）

第三节 不寐

一、定义

不寐即失眠，指经常不易入寐，或寐而易醒，时寐时醒，或醒而不能再寐，甚至彻夜不寐，醒后常见神疲乏力，头晕头痛，心悸健忘，心神不宁，多梦等症。由于外感或内伤等病因，致使心、肝、胆、脾、胃、肾等脏腑功能失调，心神不安而成本病。不寐在古代书籍中称为"不得眠"、"目不瞑"，亦有称为"不得卧"者。

二、历史沿革

《灵枢·大惑论》较为详细地论述了"目不瞑"的病机，认为"卫气不得入于阴，常留于阳。留于阳则阳气满，阳气满则阳跷盛；不得入于阴则阴气虚，故目不瞑矣"。《灵枢·邪客》对"目不瞑"更提出了具体的治法和方药："补其不足，泻其有余，调其虚实，以通其道而去其邪，饮以半夏汤一剂，阴阳已通，其卧立至。"这种治疗方法至今对于临床仍有一定的指导意义。《灵枢·营卫生会》还论述了老年人"不夜寐"的病因病机，认为"老者之气血衰，其肌肉枯，气道涩，五脏之气相搏，其营气衰少而卫气内伐，故昼不精，夜不瞑"。《难经·四十六难》认为老人"血气衰，肌肉不滑，荣卫之道涩，故昼日不能精，夜不得寐也"的观点基本与此相同，对我们认识和治疗"不寐"也有很重要的参考价值。

汉代张仲景对"不寐"的临床证候和治法有详细的论述，丰富了《内经》的内容。如："少阴病，得之二三日以上，心中烦，不得卧，黄连阿胶汤主之"（《伤寒论·辨少阴病脉证治》），"虚劳虚烦不得眠，酸枣仁汤主之"（《金匮要略·血痹虚劳病脉证治》）。前者是少阴病热化伤阴后的阴虚火旺证，后者是虚劳病虚热烦躁的不寐证。二方至今仍在临床广泛应用。

隋代巢元方《诸病源候论·大病后不得眠候》说："大病之后，脏腑尚虚，荣卫未和，故生于冷热。阴气虚，卫气独行于阳，不入于阴，故不得眠。若心烦不得眠者，心热也。若但虚烦，而不得眠者，胆冷也。"指出脏腑功能失调和营卫不和是不寐的主要病机所在，并结合脏腑功能的变化对不寐的证候作了初步的分类。唐代孙思邈《千金翼方·卷一》中记载了丹砂、琥珀等一些重镇安神药，以及在半夏秫米汤基础上，拟选温胆汤等治疗"大病后虚烦不眠"，为秦汉以来治疗不寐增添了新的内容。王焘《外台秘要·伤寒不得眠方四首》中说："虽复后仍不得眠者，阴气未复于本故也。"进一步阐明了在热病后，阴血耗损是引起失眠的常见原因，并收录了较多治疗失眠的方剂。

宋代许叔微《普济本事方·卷一》论述不寐的病因说："平人肝不受邪，故卧则魂归于肝，神静而得寐。今肝有邪，魂不得归，是以卧则魂扬若离体也。"此说明肝经血虚，魂不守舍，影响心神不安而发生不寐。并针对这种病因创制真珠圆以育阴潜阳。在服药方法上，提出了"日午夜卧服"的观点，对临床确有一定的指导意义。

明代张景岳《景岳全书·不寐》指出："不寐证虽病有不一，然唯知邪正二字则尽之矣。盖寐本乎阴，神其主也。神安则寐，神不安则不寐。其所以不安者，一由邪气之扰，一由营气之不足耳；有邪者多实证，无邪者皆虚证。"明确提出了以邪正虚实作为本病辨证的纲要。并提出了"无邪而不寐者……宜以养营气为主治……即有微痰微火皆不必顾，只宜培养气血，血气复则诸证自退"、"有邪而不寐者，祛其邪而神自安也……仍当于各门求法治之"等治疗原则。他还指出饮浓茶可以影响睡眠的问题："饮浓茶则不寐……而浓茶以阴寒之性，大制元阳，阳为阴抑，则神索不安，是以不寐也。"明代李中梓《医宗必读·不得卧》对不寐的病因和治法论述亦颇具体而实用，他说："愚按《内经》及前哲诸论，详考之而知不寐之故，大约有五：一日气虚，六君子汤加酸枣仁、黄芪；一日阴虚，血少心烦，酸枣仁一两，生地黄五钱，米二合，煮粥食之；一日痰滞，温胆汤加南星、酸枣仁、雄黄末；一日水停，轻者六君子汤加菖蒲、远志、苍术，重者控涎丹；一日胃不和，橘红、甘草、茯苓、石斛、半夏、神曲、山楂之类。大端虽五，虚实寒热，互有不齐，神而明之，存乎其人耳。"清代冯兆张《冯氏锦囊秘录·杂证大小合参·方脉不寐合参》对青年人和老年人睡眠状态不同的认识，提出了"壮年肾阴强盛，则睡沉熟而长；老年阴气衰弱，则睡轻而短"，说明不寐的病因又与肾阴的强弱有关。明代戴思恭《证治要诀·虚损门》有"年高人阳衰不寐"之论，说明不寐的病机与阳虚有关，其论点颇值得注意。其他如林珮琴《类证治裁》、沈金鳌《杂病源流犀烛》、程国彭《医学心悟》、叶天士《临证指南医案》以及唐容川《血证论》等等，都以《内》、《难》、《伤寒》、《金匮》等理论为指导，结合历代医家的观点和自己的临床经验，对不寐证的病因、病机、治法、方药等方面有所发挥，从而使不寐一证，从理论到实践，均有了比较系统的认识。

三、范围

不寐，是以失眠为主要表现的一种病证，西医学的神经症、高血压、脑动脉硬化、贫血、肝炎、更年期综合征以及某些精神病中凡是有失眠表现者，均可参考本篇的论述进行辨证治疗。

四、病因病机

人的正常睡眠是由心神所主，阳气由动转静时，人即进入睡眠状态；反之，阳气由静转动时，人即经入清醒状态。清代林珮琴《类证治裁·不寐论治》中说："阳气自动而之静，则寐；阴气自静而之动，则寤。"可见，人的正常睡眠是阴阳之气自然而有规律的转化的结果。如果这种规律遭到破坏，就可能导致不寐发生。张景岳在《景岳全书·不寐》中也持这种观点不寐的病因病机大致可分为外感和内伤两方面。由外感引起者，主要见于热病过程中；由内伤引起者，则多由于情志不舒、心脾两虚、阴虚火旺、心肾不交、心虚胆怯、痰热内扰、胃气不和所引起。一般来说，因外感所致的不寐，实证较多；因内伤所致的不寐，虚证为主。本篇着重论述内伤所致的不寐，现将其病因病机分析如下。

1. 情志所伤　情志活动以五脏的精气为物质基础。情志之伤，影响五脏，都有可能使人发生不寐，尤以过喜、过怒、过思和过悲更为常见。因为这些情志的活动往往耗损五脏的精气，使脏腑功能失调。其中与心、肝、脾三脏关系最为密切。心藏神，劳心过度，易耗血伤阴，心火独炽，扰动神明；或喜笑无度，心神涣散，神魂不安，均易发生不寐。肝藏血，血舍魂。由于数谋而不决，或暴怒伤肝，或气郁化火，皆可使魂不能藏，从而发生不寐。脾藏意，主思，思虑过度则气结，气机不畅，必然影响脾的健运功能，以致气血化源不足，不能养心安神，以致不寐。

2. 心脾两虚　劳心过度，伤心耗血；或妇女崩漏日久，产后失血；病后体虚，或行大手术后，以及老年人气虚血少等等，均能导致气血不足，无以奉养心神而致不寐。正如《景岳全书·不寐》中说："无邪而不寐者，必营血之不足也，营主血，血虚则无以养心，心虚则神不守舍。"

大吐、大泻、饮食、劳倦等伤及脾胃，致使胃气不和，脾阳不运，食少纳呆，气血化生的来源不足，无以上奉于心，亦能影响心神而致不寐。如清代郑钦安《医法圆通·不卧》所说："因吐泻而致者，因其吐泻伤及中宫之阳，中宫阳衰，不能运津液而交通上下。"

3. 心肾不交　心主火，肾主水，肾水上升，心火下降，水火既济，心肾交通，睡眠才能正常。《清代名医医案精华·陈良夫医案》对此有所论述："心火欲其下降，肾水欲其上升，斯寤寐如常矣。"若禀赋不足，或房劳过度，或久病之人，肾精耗伤，水火不济，则心阳独亢，心阴渐耗，虚火扰神，心神不安，阳不入阴，因而不寐。

4. 血虚肝旺　清代唐容川《血证论·卧寐》说："肝病而不寐者，肝藏魂，人寤则魂游于目，寐则魂返于肝。若阳浮于外，魂不入肝，则不寐，其证并不烦躁，清醒而不得寐，宜敛其阳魂，使入于肝。"说明肝病不寐是由于血虚肝旺，魂不守舍。暴怒伤肝，或肝受邪后，而致不寐者均属同一病机。

5. 心虚胆怯　平时心气素虚者，遇事易惊，善恐，心神不安，终日惕惕，酿成不寐。正如《类证治裁·不寐论治》中说："惊恐伤神，心虚不安。"若胆气素虚，决断失司，不能果断处事，忧虑重重，影响心神不宁，亦可导致不寐。《素问·奇病论篇》中说："此人者，数谋虑不决，故胆虚气上溢而口为之苦。"又因胆属少阳，具升发之气，胆气升，十一脏之气皆升，各脏腑的功能即能正常活动。若胆气虚者，十一脏皆易受其影响，尤以心为甚，心神不安，则生不寐，正所谓"凡十一脏取决于胆也"（《素问·六节脏象论篇》）。胆虚则少阳之气失于升发，决断无权，则肝气郁结，脾失健运，痰浊内生，扰动神明，不能入寐。正如明代戴思恭《证治要诀·不寐》中所云："有痰在胆经，神不归舍，亦令不寐。"心虚胆怯引起的不寐症状，主要是虚烦不眠，《杂病源流犀烛·不寐多寐源流》中说："心胆惧怯，触事易惊……虚烦寐。"

6. 痰热内扰　唐容川《血证论·卧寐》中说："肝经有痰，扰其魂而不得寐者，温胆汤加枣仁治之。"《类证治裁·不寐论治》中说："由胆火郁热，口苦神烦，温胆汤加丹皮、栀子、钩藤、桑叶。"《景岳全书·不寐》引徐东皋语："痰火扰乱，心神不宁，思虑过伤，火炽痰郁而致不眠者多矣。"说明痰热内扰，也是引起不寐的一个病机。

7. 胃气不和　饮食不节，宿食停滞，或肠中有燥屎，影响胃气和降，以致睡卧不安，而成不寐。《素问·逆调论篇》有"胃不和则卧不安"的论述。

不寐主要和心、肝、脾、肾关系密切。因血之来源，由水谷精微所化生，上奉于心，则心得所养；受藏于肝，则肝体柔和；统摄于脾，则生化不息。调节有度，化而为精，内藏于肾，肾精上承于心，心气下交于肾，阴精守于内，卫阳护于外，阴阳协调，则神志安宁。若思虑劳倦伤及诸脏，精血内耗，心神失养，神不内守，阳不入阴，则每致顽固不寐。

五、诊断与鉴别诊断

（一）诊断

1. 发病特点　本病多为慢性病程，缠绵难愈。亦有因急性因素而起病者。

2. 临床表现　本证患者以夜晚不易入眠或寐而易醒，醒后不能再寐，重者彻夜难眠为主要表现，常伴有心悸、头晕、健忘、多梦、心烦等症状及隔日精神萎靡。经各系统和实验室检查未发现有影响睡眠的其他器质性病变。

（二）鉴别诊断

1. 健忘　指记忆力差，遇事易忘的一种病证，可伴有不寐，但以健忘为主症，不寐仅是因难以入眠而记忆力差。

2. 百合病　百合病临床也可表现为"欲卧不能卧"，但与不寐易区别，它以精神恍惚不定、口苦、尿黄、脉象微数为主要临床特征，多由热病之后，余热未尽所致，其与不寐的伴随症状也有差别。

六、辨证论治

（一）辨证

1. 辨证要点

（1）辨病机：若患者虽能入睡，但夜间易醒，醒后不能再寐者，多系心脾两虚；心烦失眠，不易入睡，又有心悸，口舌糜烂，夜间口干者，多系阴虚火旺；入睡后易于惊醒，平时善惊，易怒，常叹气者，多为心虚胆怯或血虚肝旺等。

（2）辨脏腑：由于所受脏腑不同，表现的兼证也有差异，必须抓住脏腑病变的特点。例如，除不寐主诉之外，尚有不思饮食，或食欲减退，口淡无味，饭后即胃脘胀闷，腹胀、便溏，面色萎黄，四肢困乏，或嗳腐吞酸等一系列症状者，多属脾胃病变；若兼多梦、头晕、头痛、健忘等症状者，则其病在心。

（3）辨虚实：虚证多属阴血不足，责之心、脾、肝、肾。实证多为肝郁化火，食滞痰浊，胃腑不和。

（4）辨轻重：患者少寐或失眠，数日即安者属轻症；若彻夜不眠，数日不解，甚至终年不眠者则病情较重。

2. 证候

［心脾两虚］

1）症状：患者不易入睡，或睡中多梦易醒，醒后再难入寐，或兼见心悸、心慌、神疲、乏力、口淡无味，或食后腹胀，不思饮食，面色萎黄。舌质淡，舌苔薄白，脉缓弱。

2）病机分析：由于心脾两虚，营血不足，不能奉养心神，致使心神不安，故失眠、多梦、醒后不易入睡；血虚不能上荣于面，所以面色少华而萎黄；心悸、心慌、神疲、乏力均为气血不足之象；脾气虚则饮食无味，脾不健运则食后腹胀，胃气虚弱则不思饮食，或饮食减少；舌淡，脉缓弱，均为气虚、血少之象。

　　［阴虚火旺］

　　1）症状：心烦，失眠，入睡困难，同时兼有手足心发热，盗汗，口渴，咽干，或口舌糜烂。舌质红，或仅舌尖红，少苔，脉细数。

　　2）病机分析：心阴不足，阴虚生内热，心神为热所扰，所以心烦、失眠、手足心发热；阴虚津液不能内守，所以盗汗；心阴不足，则虚火上炎，所以口渴、咽干、口舌糜烂；舌质红，脉细数，为阴虚火旺之征，舌尖红为心火炽。

　　［心肾不交］

　　1）症状：心烦不寐，头晕耳鸣，烦热盗汗，咽干，精神萎靡，健忘，腰膝酸软；男子滑精阳痿，女子月经不调。舌尖红，苔少，脉细数。

　　2）病机分析：心主火在上，肾主水在下，在正常情况下，心火下降，肾水上升，水火既济，得以维持人体水火、阴阳之平衡。水亏于下，火炎于上，水不得上济，火不得下降，心肾无以交通，故心烦不寐；盗汗、咽干、舌红、脉数、头晕耳鸣、腰膝酸软，均为肾精亏损之象。

　　［肝郁血虚］

　　1）症状：难以入寐，即使入寐，也多梦易惊，或胸胁胀满，善太息，平时性情急躁易怒。舌红，苔白或黄，脉弦数。

　　2）病机分析：郁怒伤肝，肝气郁结，郁而化热，郁热内扰，魂不守舍，所以不能入寐，或通宵不眠，即使入睡也多梦惊悸；肝失疏泄，则胸胁胀满，急躁易怒，善太息。舌红苔黄、脉弦数为肝郁化火之象。

　　［心虚胆怯］

　　1）症状：虚烦不得眠，入睡后又易惊醒，终日惕惕，心神不安，胆怯恐惧，遇事易惊，并有心悸、气短、自汗等症状。舌质正常或淡，脉弦细。

　　2）病机分析：心气虚则心神不安，终日惕惕，虚烦不眠，眠后易惊醒，心悸、气短、自汗；胆气虚则遇事易惊，胆怯恐惧；舌质淡，脉弦细，为心胆气虚、血虚的表现。

　　［痰火内扰］

　　1）症状：失眠，心烦，口苦，目眩，头重，胸闷，恶心，嗳气，痰多。舌质偏红，舌苔黄腻，脉滑数。

　　2）病机分析：肝胆之经有热、有痰，则口苦、目眩；痰火内盛，扰乱心神，所以心烦、失眠；痰瘀郁阻气机，所以头重、胸闷、恶心、嗳气；舌质红，舌苔黄腻，脉滑数，为痰热之象。

　　［胃气不和］

　　1）症状：失眠兼食滞不化的症状，如脘腹胀满或胀痛，时有恶心或呕吐，嗳腐吞酸，大便异臭，或便秘，腹痛。舌苔黄腻或黄燥，脉弦滑或滑数。

　　2）病机分析：饮食不节，胃有食滞未化，胃气不和，升降失常，故脘腹胀痛、恶心、呕吐、嗳腐、吞酸以致不能安睡，即所谓"胃不和则卧不安"；热结大肠，大便秘结，腑气不通，所以腹胀、腹痛；舌苔黄腻或黄燥，脉弦滑或滑数，均系胃肠积热的表现。

（二）治疗

1. 治疗原则

（1）注意调整脏腑气血阴阳：不寐主要是由脏腑阴阳失调，气血失和，所以治疗的原则，应着重在调治所病脏腑及其气血阴阳，如补益心脾、滋阴降火、交通心肾、疏肝养血、益气镇惊、化痰清热、和胃化滞等，"补其不足，泻其有余，调其虚实"，使气血调和，阴阳平衡，脏腑的功能得以恢复正常。

（2）强调在辨证治疗的基础上施以安神镇静：不寐的关键在于心神不安，故安神镇静为治疗不寐的基本法则。但必须在平衡脏腑阴阳气血，也就是辨证论治的基础上进行，离此原则，则影响疗效。安神的方法，有养血安神、清心安神、育阴安神、益气安神、镇肝安神，以及安神定志等不同，可以随证选用。

（3）注重精神治疗的作用：消除顾虑及紧张情绪，保持精神舒畅，在治疗中有重要作用，特别是因情志不舒或紧张而造成的不寐，精神治疗更有特殊作用，应引起重视。

2. 治法方药

［心脾两虚］

1）治法：补益心脾，养心安神。

2）方药：归脾汤。方中人参、黄芪补心脾之气；当归、龙眼肉养心脾之血；白术、木香、陈皮健脾畅中；茯神、酸枣仁、远志养心安神。脾虚便溏者，宜温脾安神，选用景岳寿脾煎。方中以人参、白术、山药、干姜温脾；炒酸枣仁、远志、莲子肉、炙甘草安神。偏于气虚者，可选用六君子汤加炒酸枣仁、黄芪。偏于血虚者，养血安神，可选用茯神散。

［阴虚火旺］

1）治法：滋阴降火，清心安神。

2）方药：常用黄连阿胶汤。方中以黄连、黄芩降火；生地、白芍、阿胶、鸡子黄滋阴，而收清心安神之功。此外，朱砂安神丸、天王补心丹亦可酌情选用。

［心肾不交］

1）治法：交通心肾。

2）方药：交泰丸。方中黄连清心降火，少佐肉桂，以引火归元，适用于心火偏旺者。若以心阴虚为主者，可用天王补心丹；如以肾阴虚为主者可用六味地黄丸加夜交藤、酸枣仁、合欢皮、茯神之类。

［肝郁血虚］

1）治法：疏肝养血安神。

2）方药：酸枣仁汤加柴胡。方中酸枣仁养肝血、安心神；川芎调畅气血、疏达肝气；茯苓、甘草宁心；知母清热除烦；酌加柴胡加强疏肝的作用。肝郁化火者，可用丹栀逍遥散加忍冬藤、夜交藤、珍珠母、柏子仁之类。

［心虚胆怯］

1）治法：益气镇惊，安神定志。

2）方药：可选安神定志丸加炒酸枣仁、夜交藤、牡蛎。亦可选用温胆汤加党参、远志、五味子、炒酸枣仁。心虚胆怯，昼夜不寐，证情重者，可选用高枕无忧散。

［痰火内扰］

1）治法：化痰清热，养心安神。

2）方药：可用清火涤痰汤。方中用胆南星、贝母、竹沥、姜汁化痰泄浊；柏子仁、茯神、麦门冬、丹参养心安神；僵蚕、菊花息风定惊；杏仁、橘红豁痰利气。得效后可改为丸剂，服用一段时间，以巩固疗效。一般轻症可用温胆汤。

［胃气不和］

1）治法：和胃化滞。

2）方药：轻症可用保和丸或越鞠丸加山楂、麦芽、莱菔子。重症者宜用调胃承气汤，胃气和，腑气通即止，不可久服。如积滞已消，而胃气未和，仍不能入睡者，可用半夏秫米汤，以和胃气。

3. 其他治法

（1）单方验方

1）炒酸枣仁10～15克，捣碎，水煎后，晚上临睡前顿服。

2）炒酸枣仁10克，麦门冬6克，远志3克，水煎后晚上临睡前服。

3）酸枣树根（连皮）30克，丹参12克，水煎一两个小时，分2次在午休及晚上临睡前各服1次，每日1剂。

（2）食疗：酸枣仁粥：炒酸枣仁20克，牡蛎30克，龙骨30克，粳米100克。先以3碗水煎煮酸枣仁、牡蛎、龙骨，过滤取汁备用，粳米加水煮粥，待半熟时加入药汁再煮至粥稠，代早餐食。适用于心脾两虚之不寐。

（3）中成药

1）归脾丸：6克，每日2次。适用于心脾两虚之不寐。

2）知柏地黄丸：6克，每日2次。适用于阴虚火旺之不寐。

3）逍遥丸：8克，每日2次。适用于肝郁气滞或化火之不寐。

4）保和丸：6克，每日2次。适用于胃气不和之不寐。

（4）针灸

1）体针：主穴选四神聪、神门、三阴交；配穴选心脾两虚配心俞、脾俞，心肾不交配心俞、肾俞、太溪，心胆气虚配心俞、胆俞，肝阳上亢配太冲，脾胃不和配足三里。留针30分钟，每日1次，10次为一个疗程。

2）耳穴：主穴选神门、心、皮质下、垂前；配穴：心脾两虚配脾、小肠，心肾不交配肾，心胆气虚配胆，肝阳上亢配肝、三焦，脾胃不和配胃、肝，痰热内扰配耳背、心、脾。操作：将王不留行贴附于0.6厘米×0.6厘米大小胶布中央，用镊子夹住贴敷在选用的耳穴上，嘱患者每日自行按压3～5次，每次3～5分钟，使之产生酸麻胀痛感，3～5日更换1次，双耳交替施治，5次为一个疗程。

七、转归及预后

不寐一证，虽可分为心脾两虚、阴虚火旺、心肾不交、肝郁血虚、心虚胆怯、痰火内忧、胃气不和等若干证型，但由于人体脏腑是一个整体，在疾病状态下常可以互相影响，加之本病病程一般较长，故其转归变化亦多种多样。要之，不外虚实之间的转化和由某一脏腑病变而转致多脏腑的病变两方面。如肝郁气滞，疏泄不行，既可能因郁久化火而耗伤肝血，并进一步上灼心阴，下汲肾水；又可能因木横克土，影响脾胃运化功能，导致化源不足，而为心脾气血衰少；或因肝郁气滞、脾运不健而生痰留瘀，等等。

本病的预后，当视具体病情而定。病程不长，病因比较单纯，在治疗上又能突出辨证求本、迅速消除病因者，则疗效较好；病程长，证见虚实夹杂，特别是正难骤复而邪实又不易速去者，则病情往往易于反复，治疗效果欠理想，且病因不除或治疗失当，又易产生变证和坏证，如痰热扰心证者，如病情加重有成狂或癫之势。

八、预防与护理

首先应注意精神调摄，保持心情愉快，不要贪欲妄想，消除恐惧和顾虑，顺其自然，避免情绪波动，克服过度的紧张、兴奋、焦虑、抑郁、惊恐等不良情绪。同时睡眠环境宜安静，空气宜清新；忌烟酒，不喝浓茶。适当参加体力劳动，加强体育锻炼，增强体质；作息有序，养成良好的生活习惯。患病以后应尽早治疗，按时服药，掌握好服药时间，尤其重视睡前服药；可配合气功和心理治疗。

不寐患者的护理，服药方法很重要，为了使中药达到血内一定的浓度，起到安神镇静入睡的目的，一般以早晨和上午不服药，只在午后或午休及晚上临睡前各服 1 次。这种服药方法，古人已有经验，临床常可收到较好的疗效。对于严重不寐或同时具有精神失常的不寐患者，要注意安全，以防意外发生。

九、现代研究

（一）当代中医学者治疗不寐的经验总结

周绍华辨证治疗不寐。木郁火旺宜疏肝、泻火、定神志，治疗用丹栀逍遥散加灵磁石、淡竹叶以疏肝解郁，泻火除烦，安神定志。湿热内扰宜清热、化湿、安心神，治宜柴芩温胆汤加石菖蒲、炒远志以清热化湿，疏肝利胆，宁心神。阴虚火旺宜滋阴、养血、宁心神，治用天王补心丹或酸枣汤合逍遥散加减以疏肝解郁，调理气血，养心安神。心脾两虚宜益气、养血、安心神，治用归脾汤加减。

田令群从火论治不寐。从心火论治：方用二阴煎加减，药用生地黄、麦冬、酸枣仁、玄参、茯苓、黄连、木通等，如胸中懊侬，加淡豆豉、栀子以清热泻火，镇心安神，若肝火炽盛者方用龙胆泻肝汤加减。从痰火治：证属痰热内蕴型不寐，治以化痰清热，和中安神，予黄连温胆汤加减。从虚火论治：证属阴虚火旺型不寐，治以滋阴降火，清心安神，方用六味地黄丸加减。

石冠卿从肝论治不寐。不寐一证，人多责之于心。验诸临床，或效或不效。石老治疗不寐，在注重心神作用的基础上，擅长从肝论治。酸枣仁汤乃治疗不寐证之良药。该方首载于《金匮要略·血痹虚劳病脉证治》，方中酸枣仁滋养肝阴，安养心神为君药；川芎疏理肝之气血，与君药酸辛相成，收散相协；知母养阴清热除烦，茯苓安神宁心，甘草调和诸药；全方具有养肝宁神之效。另加合欢皮、夜交藤、珍珠母，标本同治而显效。石老认为在诸多安神药中，以夜交藤作用最佳，此品善于养血，故用于血虚所致之失眠尤其适宜。

王翘楚从五脏治不寐。王氏倡导脑主神明，肝主情志，心主血脉，五脏皆能致不寐的学术思想。主张失眠证从肝论治，在临床取得显著疗效。心病不寐，平肝解郁治。先予疏肝解郁，理气活血治之。处方：柴胡、煅龙骨、煅牡蛎、天麻、钩藤（后下）、郁金、石菖蒲、葛根、川芎、赤芍、白芍、丹参、麦门冬、夜交藤、远志肉、灯芯草。肝病不寐，平肝清邪同治。处方：炒柴胡、生龙骨、生牡蛎、郁金、石菖蒲、延胡索、金铃子、葛根、川芎、赤芍、白芍、丹参、白花蛇舌草、蒲公英、夜交藤、生枣仁、茯神。脾胃病不寐，疏肝健脾论治。处方：桑叶、菊花、郁金、石菖蒲、生黄芪、党参、茯苓、生甘草、鸡内金、生麦芽、焦山楂、木香、黄连、肉豆蔻、赤芍、白芍、丹参、制首乌。燥咳不寐，从平肝润肺治。处方：羚羊角粉（吞）、桑叶、白菊花、生牡蛎、天麻、钩藤（后下）、蝉蜕、白僵蚕、炙白部、炙款冬、旋覆花、代赭石、生地、知母、赤芍、白芍、郁金、夜交藤、合欢皮、焦山楂、茯神。肾虚不寐，平肝活血寓固肾。处方：冬桑叶、白菊花、天麻、钩藤、葛根、川芎、柴胡、生龙骨、生牡蛎、赤芍、白芍、丹参、郁金、炒枳壳、生地、知母、山茱萸、菟丝子、金樱子、夜交藤、合欢皮、生枣仁。

　　张磊论治顽固性不寐。他提出，顽固性不寐多因脏阴亏虚，痰火内伏，神不守舍，魄不归位，魂不潜藏所致。与心、肺、肝关系密切。治以滋阴润脏，清热化痰为主。药物有生地、百合、麦门冬、炒酸枣仁、黄连、胆南星，茯神、生龙骨、生牡蛎、半夏、小麦、大枣、甘草。方中重用生地、百合，取百合地黄汤之意。

　　祝谌予治疗不寐。祝老认为肝郁血虚，魂不守舍，心神不安而发生不寐，治当疏肝和胃，养血安神，方选逍遥散加减。痰热内扰，肝经有痰，扰其魂而不得寐者，用十味温胆汤。祝氏经验方，不同于《证治准绳》中的十味温胆汤。方中半夏燥湿化痰，和胃止呕；陈皮理气和中，燥湿化痰；茯苓健脾利湿；炙甘草益气和中；枳实下气行痰；竹茹清热化痰；石菖蒲、远志豁痰开窍；酸枣仁、五味子收敛心气，养血安神，加入对药夏枯草与半夏、女贞子与旱莲草，实有交通阴阳之妙。瘀血阻滞，因思虑郁结日久，气与血结而为瘀，瘀血不去则眠终不安。方中当归、赤芍、川芎，活血化瘀，以祛滞血。气为血帅，气行则血行，广木香、白芍行气柔肝；葛根、丹参伍用活血化瘀，滋润筋脉；沙参、麦门冬、五味子养阴润燥，使瘀祛而不伤阴血；白蒺藜、木贼草清肝明目，共收活血化瘀、行气消滞之功。心肾不交，处方：石菖蒲、远志、生龙骨、半夏、夏枯草、女贞子、旱莲草、葛根、郁金、酸枣仁、龟板、百合、丹参。阴虚内热，处方：当归、麦门冬、五味子、钩藤、菟丝子、生地、熟地、黄芩、黄柏、黄连、沙参、续断、生黄芪、白头翁、桑寄生。

（二）多道睡眠图用于中医证型分析

　　多道睡眠图被用于不寐的中医证型分析。对心肾不交型及心脾两虚型患者，分别进行了多道睡眠图检查与睡眠问卷，发现两型患者睡眠参数存在差异。心脾两虚型与心肾不交两型睡眠效率均明显下降，但心脾两虚型 REM 潜伏期缩短，REM 期减少，心肾不交型 REM 潜伏期缩短而 REM 期正常或增加，S1 期增加，两者与正常比较有显著意义，因此认为 REM 期与 S1 期可作为辨证分型或鉴别的实验室检查依据之一。

十、小结

　　不寐病位在心，主要指神明之心，与肝、胆、脾、胃、肾关系密切。病类分虚实两类。病性有虚有实，但以虚证居多，病久多虚实夹杂。病机关键为阳不入阴。本病发生主要由情志所伤，劳逸过度，久病体虚，饮食不节，五志过极所引起。临床症状有轻重之别，轻者仅入寐不酣，重者彻夜不寐。虚证不寐多责之心脾两虚、阴虚火旺、心胆气虚，治疗宜补益心脾，滋阴降火，益气镇惊为法，同时佐以养血安神之品，方用归脾汤、黄连阿胶汤、安神定志丸等治疗。实证不寐多责之痰火内扰，治疗当清热化痰，常佐以重镇安神之品，方用清热涤痰汤之类。

附方

（1）归脾汤（《济生方》）：党参　黄芪　白术　茯神　炒酸枣仁　桂圆肉　木香　甘草　当归　远志　生姜　大枣。

（2）茯神散（《普济本事方》）：茯神　熟地　白芍　川芎　当归　茯苓　桔梗　远志　党参　红枣。

（3）黄连阿胶汤（《伤寒论》）：黄连　黄芩　白芍　阿胶　鸡子黄。

（4）朱砂安神丸（《寿世保元》）：黄连　甘草　地黄　当归　朱砂。

（5）天王补心丹（《世医得效方》）：人参　玄参　丹参　当归　天门冬　麦门冬　生地　茯苓　茯神　五味子　远志　桔梗　柏子仁　酸枣仁。

（6）交泰丸（《医方集解》）：黄连　肉桂。

（7）高枕无忧散（《杂病广要》）：人参　石膏　陈皮　半夏　茯苓　枳实　竹茹　麦门冬　桂圆肉　甘草　酸枣仁。

（8）温胆汤（《备急千金方》）：半夏　橘皮　茯苓　竹茹　枳实　甘草　生姜　大枣。

（9）酸枣仁汤（《金匮要略》）：酸枣仁　甘草　知母　茯神　川芎。

（10）安神定志丸（《医学心悟》）：人参　茯苓　茯神　远志　石菖蒲　龙齿。

（11）景岳寿脾煎（《景岳全书》）：白术　当归　山药　炙甘草　枣仁　远志　干姜　莲肉　人参。

（12）六君子汤（《医学正传》）：人参　炙甘草　茯苓　白术　陈皮　半夏　生姜　大枣。

（13）六味地黄丸（《小儿药证直诀》）：熟地　山茱萸　山药　泽泻　茯苓　丹皮。

（14）丹栀逍遥（《妇人良方》）：当归　芍药　茯苓　白术　柴胡　丹皮　栀子　炙甘草　生姜　薄荷。

（15）保和丸（《丹溪心法》）：山楂　神曲　半夏　茯苓　陈皮　连翘　莱菔子。

（16）越鞠丸（《丹溪心法》）：苍术　香附　川芎　神曲　栀子。

（17）调胃承气汤（《伤寒论》）：大黄　炙甘草　芒硝。

（18）半夏秫米汤（《兰台轨范》）：半夏　秫米。

（19）清火涤痰汤（《医醇賸义》）：胆南星　贝母　竹沥　姜汁　柏子仁　茯神　麦门冬　丹参　僵蚕　菊花　杏仁　橘红。

（王锦鹏）

第四节　多寐

一、定义

多寐指不分昼夜，时时欲睡，呼之能醒，醒后复睡，精神困顿萎靡，不能自主，甚至不分地点、场合，卧倒便睡的病证。亦指一般所谓嗜睡。其发病原因主要由于阳气不足或脾虚湿盛所致。

二、历史沿革

《内经》虽无多寐的病名，但有类似记载。如《素问·诊要经终论篇》说："秋刺夏分，病不已，令人益嗜卧。"《素问·六元正纪大论篇》说："凡此阳明司天之政……初之气……其病中热胀，面目浮肿，善眠……"《灵枢·口问》叙述了睡眠的基本生理，说："阳气尽，阴气盛，则目瞑，阴气尽而阳气盛，则寤矣。"而《灵枢·大惑论》则阐述了多寐的病机，说："人之多卧者，何气使然？岐伯曰：此人肠胃大而皮肤涩，而分肉不解焉。肠胃大则卫气留久，皮肤涩则分肉不解，其行迟……留于阴也久，其气不清，则欲瞑，故多卧矣。"明确指出阳气受阻，久留于阴，是造成多寐的主要病机。《灵枢·海论》则曰："髓海有余，则轻劲多力，自过其度；髓海不足，则脑转耳鸣，胫酸眩冒，目无所见，倦怠安卧。"《灵枢·天年》曰："六十岁，心气始衰，苦忧悲，血气懈惰，故好卧。"可见精气亏虚，髓海不足也是多寐的病机。《难经》则明确指出多寐的病位在脾，"怠堕嗜卧，四肢不收。有是者，脾也；无是者，非也"。汉代张仲景《伤寒杂病论》认为太阳病表邪未尽或少阴阳气不足均可表现为多寐，尤其少阴病以"但欲寐"为主症。如《伤寒论·辨少阴病脉证治》曰："少阴之为病，脉微细，但欲寐也。"《伤寒论·辨太阳病脉证治》曰："风温为病，脉阴阳俱浮，自汗出，身重，多眠睡"本病还与心气不足有关，如《金匮要略·五脏风寒积聚病脉证治》提出"心气虚者，其人则畏，合目欲眠"。

隋代《诸病源候论》进一步阐述了《内经》的观点，认为多寐与阳气不足有关。其曰："嗜眠者，由人有肠胃大，皮肤涩者，则令分肉不开解，其气行于阴而迟留，其阳气不精，精神明不爽昏塞，故令嗜眠。"宋代《太平圣惠方》认为多寐的病因病机"由荣卫气涩，阴阳不和，胸膈多痰，脏腑壅滞，致使精神昏浊，昼夜耽眠，此皆积热不除，肝胆气实，故令多睡也"。历代医家对此多有发挥，金代李东垣《脾胃论·卷上》提出"脾胃之虚，怠惰嗜卧"。元代朱丹溪《丹溪心法·中湿四》指出："脾胃受湿，沉困无力，怠惰好卧。"明代李梴《医学入门》有"多眠"一节，说"多眠阴盛，而昼寝不厌"，与多寐基本一致。至清代沈金鳌著《杂病源流犀烛》，则有多寐之称，并立"不寐多寐源流"一篇加以论述，认为"多寐，心脾病也。一由心神昏浊，不能自主。一由心火虚衰，不能生土而健运"。可谓各有剖析，各具见地。

对于多寐的治疗，《伤寒论》对少阴病但欲寐的证治，主用温经助阳、逐水消阴之法，李东垣则从脾胃论治，提出当升阳益气。《杂病源流犀烛》总结前人的经验，治疗较为系统，提出："体重或浮而多寐，湿胜也。宜平胃散加防风、白术。食方已即困倦欲卧，脾气弱……俗名饭醉，宜六君子汤加山楂、神曲、麦芽。四肢怠惰而多寐，气弱也，宜人参益气汤。"

三、范围

西医学的发作性睡病、神经症、原发性睡眠增多症、Kleine - Levin 综合征、睡眠呼吸暂停综合征、精神病的某些患者，其临床症状与多寐类似者，可参考本篇内容辨证论治。

四、病因病机

多寐的主要病位在心，与脾、肾关系密切。主要由于饮食失调，情志不遂，年老体衰，头部外伤等原因，导致痰湿困阻，脾气不足，阳气虚衰，瘀血阻窍，心气不足，精气亏损，而致气血阴阳失调，无以奉养心神，心神失养而致多寐。本病主要以虚证为本，实证为标，临床多见虚实夹杂之证。

1. 痰湿困扰　久居卑湿之地，或长时间涉水冒雨而感受湿邪，以致湿邪束表，阳气不宣；或过食生冷、肥甘，饮酒无度，以致脾胃受损，湿从内生。湿为阴邪，其性重着黏腻，弥散于肌肤分肉之间，阳气痹阻，久留于阴，即成多寐。

脾胃虚弱，运化无权，则使谷不化精而成痰湿。痰湿壅滞，阳气不振，亦成多寐。

2. 脾气不足　思虑劳倦，饮食不节，损伤脾胃，运化无权，化源不充，而致气血亏虚，亦成多寐。明代徐春甫《古今医统大全·倦怠嗜卧门》中说："脾胃一虚，则谷气不充，脾亦无所禀，脾运四肢，即禀气有亏，则四肢倦怠，无力以动，故困乏而嗜卧也。"亦即此意。

3. 阳气虚衰　年老体虚，肾气衰惫，脾肾不足，阴寒内生。亦有亡血失精，肾阴先亏，阴病及阳，而致阴阳俱虚，故委顿困倦，而成多寐。

4. 瘀血阻窍　头部外伤，血脉瘀阻；惊恐气郁，气机逆乱，气血失调；痰浊入络，阻塞血络。凡此种种，均可使气血运行不畅，阳气痹阻而成多寐。

5. 心气不足　多由禀赋不足，或病后失调，或思虑劳心过度，心血暗耗，或劳役不节，伤及心气，以致心气不振而成多寐。

6. 精气亏损　年高体衰，或大病久病后，肾气亏虚，阴阳俱损，不能化生精气充养脑髓，或房劳过度，阴精耗损，而脑为髓之海，肾阴亏虚，髓海不足，脑失其用，神明不爽，以致多寐。

综上所述，多寐的主要病位在心，与脾、肾关系密切。其病机有虚实不同，实证由于痰湿困扰，瘀血阻窍，或痰瘀互结，以致清阳不升，浊阴不降，阳气痹阻不能上奉于脑而致多寐。虚证则由脾气虚弱，或心肾阳气亏虚，或精气不足，心神失养，髓海空虚而致多寐。实证与虚证又可相互转化，或由实致虚，或虚中夹实，以致于虚实互现。

五、诊断与鉴别诊断

（一）诊断

1. 发病特点　本病患者多有反复发作史。

2. 临床表现　患者不论白天黑夜，不分场合地点，精神委顿，随时可以入睡，若呼之亦能觉醒，但未几又入睡，严重影响正常生活、工作、学习，因此不得不以此为主诉求医就诊。

至于一般慢性患者，年老体衰，精神困倦，睡眠较多，虽可按多寐病机辨证，但不能称为多寐。发热患者，或热病后期，昏昏欲睡，这是热病邪正相争的表现，应根据热病的病情辨证，亦不应以多寐论治。各系统及实验室检查应排除能导致意识障碍的严重器质性病变和感染性疾病。

（二）鉴别诊断

1. 昏迷　多寐者整日嗜睡，有时会和昏迷混淆，但多寐虽然也可终日昏睡，但呼之能醒，对周围的事物有反应，能够分辨环境和认识亲人，神志清楚。昏迷的特点是不省人事，神志不清，意识丧失，是临床上一个严重的证候。有少数浅昏迷患者，虽然偶有呼之能醒者，但最多不过稍能睁目示意而已，与多寐完全不同。

2. 厥证　厥证是由阴阳失调，气机逆乱所引起的。以突然昏倒，不省人事，伴有四肢逆冷为其特征。多寐者则病史较长，虽整日昏昏欲睡，但呼之能醒。厥证一般多有夙因，或正值大病之际，呼之不应，而且伴有四肢逆冷，脉微欲绝等阴阳离决之象，两者当不难鉴别。

六、辨证论治

（一）辨证

1. 辨证要点

（1）区分虚实：多寐的辨证要点，主要是区分虚实。如前所诉，多寐的主要病机为阳气衰微，但导致阳气衰微的则有阳气不足和阳气痹阻。阳气不足为虚证，阳气痹阻则多为实证，两者病因不同，治法亦异。需详加辨证，才能进行正确的治疗。

（2）明辨标本：多寐虽分虚实，但由于病程较久，症状都较为复杂，往往都是虚中夹实，实中有虚。因此在辨证当中，应详加审察，根据患者病史、体质、神态、临床见证、舌脉表现等，判断何者为本，何者为标，在治疗上才能有的放矢。

2. 证候

［湿邪困脾］

1）症状：头蒙如裹，日夜昏昏嗜睡，肢体沉重，或见浮肿，胸脘痞闷，纳少泛恶。苔腻，脉濡。

2）病机分析：湿邪外束，内困脾土，运化失司，湿浊停留，清阳不升，故头蒙如裹，昏昏欲睡；脾主四肢，湿浊困脾，则四肢沉重，甚至浮肿；湿阻中州，则胸脘痞闷，纳少泛恶，苔腻、脉濡为湿邪内困之征。

［痰浊痹阻］

1）症状：精神委顿，昼夜嗜睡，胸闷脘胀，形体肥胖。苔厚，脉滑。

2）病机分析：脾运不健，水谷不化精微而成痰浊，痰浊痹阻，阳气不振，故见精神委顿，昼夜嗜睡；痰浊壅滞，气机不畅，故胸闷多痰；形体肥胖为痰湿之躯；苔厚、脉滑均为痰湿之征。

［脾气不足］

1）症状：精神倦怠，嗜睡，饭后尤甚，肢怠乏力，面色萎黄，纳少便溏。苔薄白，脉微弱。

2）病机分析：脾虚气弱，运化无权，脾气不足，清阳不升，则神倦嗜睡，饭后尤甚；脾运不健，故纳少便溏，肢怠乏力；面色萎黄，脉虚弱，均属脾虚气弱之象。

［阳气虚衰］

1）症状：精神疲惫，整日嗜睡懒言，畏寒肢冷，健忘。舌淡苔薄，脉沉细无力。

2）病机分析：年高久病，肾气亏虚，命门火衰，阳气虚衰，故见精神疲惫，嗜睡懒言；阳气不足，不能温煦肌表四肢，故畏寒肢冷；髓海不足故健忘；舌淡苔薄，脉细无力。均为阳气虚衰的表现。

［瘀血阻滞］

1）症状：头昏头痛，神倦嗜睡，病程较久，或有头部外伤史。舌质紫暗或有瘀斑，脉涩。

2）病机分析：瘀血阻络，故见头昏头痛；瘀血阻滞，阳气痹阻，故见神倦嗜睡；脉涩，舌质紫暗或有瘀斑，均为瘀血之征。

［肾精亏虚］

1）症状：倦怠嗜卧，神情呆滞，思维迟钝，任事精力不支，记忆力减退，懒言少语，耳鸣耳聋，腰膝酸软。舌质淡，脉细弱。

2）病机分析：年高久病或房劳过度损耗肾中精气，导致肾精亏虚不能充养脑髓，则倦怠嗜卧，神情呆滞，思维迟钝，记忆力减退；肾精不足则不能充养耳窍则耳鸣耳聋，腰膝酸软；舌质淡，脉细弱则是肾精亏虚的舌脉表现。

［心气不足］

1）症状：精神萎靡，嗜睡难醒，健忘易惊，心悸气短，自汗，动则汗出，面色少华。舌质淡红，苔薄白，脉沉细无力。

2）病机分析：多由禀赋不足，或病后失调，或思虑劳心过度而使心气受损，心气不足，运血无力，心失所养，故见精神萎靡，嗜睡难醒，健忘，心悸气短；汗为心之液，心气虚无力固摄则自汗，动则尤甚；心其华在面，心气虚则面色少华；舌质淡红，苔薄白，脉沉细无力则为心气不足的征象。

（二）治疗

1. 治疗原则　治疗多寐，气虚者当从健脾入手，阳虚者当以温肾为主，湿困者当以化湿，痰痹者当以化痰，瘀阻者当以活血，心气不足者则补益心气，精气亏损者则补益肾精。若病程延久，病情复杂者又当灵活变通之。

2. 治法方药

［湿邪困脾］

1）治法：燥湿，健脾，醒神。

2）方药：太无神术散。此方为平胃散之变方，方中苍术燥湿健脾；藿香芳香化浊；陈皮理气和中；厚朴、生姜宽中理脾除湿；草、枣调和诸药，理脾胃；菖蒲醒脾、提神、开窍。湿浊得化，脾胃健运，则神爽身清矣。

若湿邪久蕴，每易化热，证见苔腻而黄，脉濡略数，口黏而苦，溲黄，心中懊恼，治当清热化湿，香燥之品宜减量，或加黄芩、栀子、通草、薏苡仁等。

［痰浊痹阻］

1）治法：化痰醒神。

2）方药：温胆汤加减。方中二陈化痰和中；竹茹清痰热除烦止呕；枳实下气宽胸；茯苓健脾化湿；加生酸枣仁以醒神。若痰郁化热加黄芩、黄连、黛蛤散、胆南星、石菖蒲、远志等。

［脾气不足］

1）治法：健脾益气。

2）方药：香砂六君子汤加减。方中四君子汤健脾益气；二陈汤化痰和中；木香、砂仁醒脾开胃。若脾虚下陷见气短、脱肛，可用补中益气汤益气升阳。若气血俱虚，兼见气短心悸，面白无华，可用人参养荣汤化裁。

［阳气虚衰］

1）治法：益气温阳。

2）方药：附子理中丸加减。方中附子、干姜辛热温阳，附子重在温肾，干姜重在温脾；人参健脾益气，大补元气；甘草和中益气，共奏温补脾肾之功。脾肾阳旺，嗜睡自退。水谷得运，则精神自振。若属阴精久亏，阴病及阳而阴阳俱衰。证见疲惫嗜卧，腰膝冷痛，溲频不禁，法当以右归饮阴阳双补，甚至可加鹿角胶、紫河车等血肉有情之品，以峻补精血。

［瘀血阻滞］

1）治法：活血通络。

2）方药：通窍活血汤加减。方中赤芍、川芎、桃仁、红花活血化瘀；麝香、葱白通阳开窍；姜、枣调和营卫。若兼有气滞者加青皮、陈皮、枳壳、香附理气以和血；兼有热象者加黄芩、栀子；兼有阳虚者加桂枝、附子；兼有痰浊者加半夏、陈皮、白芥子等。

［肾精亏虚］

1）治法：益精填髓。

2）方药：河车大造丸加减。方中熟地、紫河车、龟板补益精血；人参大补元气；麦门冬、枸杞子、山茱萸养阴生津；杜仲、益智仁温补肾阳；牛膝则引药下行，共奏补肾填精，补髓益脑之功。兼阳虚可加附子、肉桂、鹿茸；头晕目眩者加天麻、菊花、钩藤、石决明，以平肝息风。

［心气不足］

1）治法：补益心气。

2）方药：养心汤加减。方中黄芪、人参以补养心气，气行则血行；当归、川芎补血、活血，行气则心有所养；茯苓、半夏曲健脾和胃，则气有所生；肉桂引火归元以助阳气；茯神、五味子、柏子仁以养心安神；远志以开窍醒神；甘草调和诸药，共奏养心安神、醒神开窍之效。若恶风，怕冷，肢厥，加附子、桂枝、防风；多梦加生龙骨、生牡蛎。

3. 其他治法

（1）单方验方

1）商陆花阴干，捣末，水送服1克。治入心昏塞，多忘喜卧。

2）大麦蘖一升，川椒30克并炒，干姜60克捣末，每服2克，开水送，每日3次。治脾虚多寐，食毕尤甚。

3）马头骨烧灰，水送服2克，每日3次，做枕亦良。主治喜眠。

4）生酸枣仁30克，全梃腊茶60克（或以绿茶代），以生姜汁涂，炙微焦为散，每服6克，水煎温服。治肝热多寐。

（2）针刺：针刺的治则：理气化痰，调神醒脑为主。湿浊困脾、气血亏虚、肾精不足者针灸并用补法或平补平泻。以督脉为主，可以针刺百会、四神聪、印堂、丰隆、足三里。湿浊困脾加脾俞、三阴交；气血亏虚加气海、心俞、脾俞；肾精不足加关元、肾俞。

耳针：取脑点、枕、内分泌、脾、肝、神门。每次选用3~5穴，毫针浅刺，留针30分钟，也可用王不留行贴压。

梅花针法：选百会、风池、太阳等穴，常规消毒后，以梅花针轻轻叩打之，力度掌握在皮肤微微出血为佳。每日1次，10~15次为一个疗程。

足浴疗法：以黄连15克，肉桂10克，置盆内，加入开水后闷泡15~30分钟，待药液温度降至 50° 左右后，浴足，并反复揉搓，每日早晚各 1 次。

七、转归及预后

多寐的转归与致病因素有较密切的关系。湿邪困脾或痰浊所致的多寐，只要治疗得当，效果比较满意。但由于湿性重浊黏腻，不易速化，治疗进展缓慢，不可急于求成。若治疗不当，脾胃之气愈伤，痰湿不化，进一步可致虚实夹杂之证。脾虚日久，后天化源不足，可引起阴阳气血亏损，导致全身其他病变。

多寐的预后一般良好，实证疗效较佳。虚证患者，特别是老年体衰、阳气不足者，则疗效较差。

八、预防与护理

多寐一证，与阳气不足和阳气痹阻关系最为密切，阳气痹阻又与痰湿及瘀血等有关。因此，在饮食起居上应多加注意，勿久居潮湿之地，饮食要节制肥甘厚味，选取清淡而营养丰富的食物。适当进行气功、太极拳等锻炼，以增强体质，振奋精神。

九、现代研究

多寐与西医学的嗜睡症、发作性睡病及睡眠呼吸暂停综合征相关的嗜睡症类似。

嗜睡症多表现为白天过度嗜睡和睡眠发作（非睡眠不足引起）或觉醒时达到完全觉醒状态的过渡时间延长，可从轻度嗜睡至严重嗜睡和睡眠发作不等。患者并无夜间睡眠的减少，表现为白天过度嗜睡或睡眠发作，有的表现为觉醒时间延长。西医学认为，除了器质性病变伴发的嗜睡，如脑炎、脑膜炎、脑外伤、脑肿瘤、变性疾病、代谢性疾病、中毒及内分泌的异常引起的嗜睡症状之外，嗜睡症的发生通常与心理因素或精神障碍有关，临床上可伴有一些精神症状。防治方面，嗜睡症目前尚无有效疗法，低剂量的精神振奋药可能有一定的效果。一般性的心理治疗对患者及其家属有一定的指导及安慰作用。患者应尽量避免一些具有潜在危险性的活动，必要时需有专人予以陪护。

睡眠呼吸暂停综合征是一种不仅降低患者生活质量，还容易引起多种并发症，严重者甚至可危及生命的一种睡眠呼吸性疾病，20 世纪 70 年代末以来，逐渐引起全球医学界的重视。国外流行病学资料表明，本病的发生率为 2% ~ 4%。目前来讲，睡眠呼吸暂停综合征主要存在两方面的病因。其一为阻塞型睡眠呼吸低通气综合征，其中又分为解剖学因素引起和功能性因素引起两个方面。前者主要是由于肥胖者上呼吸道狭窄，鼻部的结构异常鼻息肉，咽壁肥厚，软腭松弛，腭垂过长，扁桃体过大，肢端肥大症，巨舌，先天性小颌畸形，咽喉部的结构异常所致。后者如饮酒，服用安眠药，妇女绝经后，甲状腺功能低下，年老等功能性因素也会引起该疾病的发生。其二为中枢型睡眠呼吸暂停综合征，主要是由呼吸调节紊乱所致。如脑血管意外、神经系统的病变、脊髓前侧切断术、血管栓塞或变性病变引起的脊髓病变，家族性自主神经异常，与胰岛素相关的疾病等可引起呼吸调节异常的疾病，也可成为睡眠呼吸暂停综合征发生的诱因。如睡眠多导记录仪等的实验室和辅助检查有助于本病的诊断。治疗主要是对因、对症治疗。如减肥、口腔内矫治器、气道正压通气、外科手术等。药物治疗已经试用于临床，但疗效不确切。如呼吸兴奋剂甲羟孕酮、乙酰唑胺等；改善睡眠结构的普罗替林、氯西咪嗪等。

十、小结

多寐系不分昼夜，时时欲睡，呼之能醒，醒后复睡的病证。

多寐与《内经》所论述的"嗜卧"、"喜眠"颇相似，历代医家对此证多有发挥，清代沈金鳌在其所著《杂病流源犀烛》中，始命名为多寐。

有关多寐的病机，主要是由于阳气不足，或阳气痹阻。阳气不足与脾气、心气不足，阳气虚衰，肾精亏损有关；阳气痹阻则与痰湿阻滞、瘀血阻窍有关。

本病在临床上可分为湿邪困脾、痰浊痹阻、脾气不足、阳气虚衰、瘀血阻滞、心气不足、肾精亏虚七个证候，在辨证上应区分虚实，明辨标本。在治法上湿邪困脾以燥湿、理脾、醒神之法为治；痰浊痹阻以化痰醒神之法为治；脾气不足以健脾益气之法为治；阳气虚衰以益气温阳之法为治；瘀血阻滞以活血通络之法为治；心气不足以补益心气为治；肾精亏虚以补益精气为治。

多寐的预后一般良好，实证患者疗效较佳，虚证患者，特别是年老体衰，阳气不足的，预后较差。

附方

（1）太无神术散（《医方集解》）：苍术　陈皮　藿香　厚朴　石菖蒲　生姜　大枣。

（2）温胆汤（《千金要方》）：竹茹　枳实　半夏　橘红　茯苓　甘草。

（3）香砂六君子汤（《和剂局方》）：人参　白术　茯苓　甘草　半夏　陈皮　木香　砂仁。

（4）补中益气汤（《脾胃论》）：党参　黄芪　白术　陈皮　升麻　柴胡　当归身　炙甘草。

（5）人参养荣汤（《和剂局方》）：人参　白术　茯苓　黄芪　炙甘草　当归　白芍　熟地　陈皮　桂心　五味子　远志　生姜　大枣。

（6）附子理中丸（《和剂局方》）：附子　人参　白术　干姜　甘草。

（7）通窍活血汤（《医林改错》）：赤芍　川芎　桃仁　红花　老葱　生姜　大枣　麝香　黄酒。

（8）养心汤（《证治准绳》）：黄芪　酸枣仁　党参　茯苓　茯神　半夏曲　当归　川芎　远志　桂枝　人参　五味子　柏子仁　甘草。

（9）河车大造丸（《医方集解》）：紫河车　人参　黄柏　杜仲　牛膝　天门冬　麦门冬　龟板　熟地　茯苓。

（王锦鹏）

第五节　健忘

一、定义

健忘又称"善忘"、"多忘"、"喜忘"，是指记忆减退，遇事易忘的一种病证。健忘多因心脾虚损、髓海不足、心肾不交、痰瘀痹阻等，使心神失养，脑力衰弱所致。

二、病因病机

本病之病因，较为复杂。或因房事不节，肾精暗耗；或因思虑过度，劳伤心脾；或因案牍劳形，耗伤心血；或因禀赋不足，髓海欠充；或痰饮瘀血，痹阻心窍；或年老体弱，神志虚衰；或伤寒大病，耗伤气血等，均可引起健忘的发生。兹将病因病机简述如下：

1. 心脾两亏　心主神志，脾志为思，若思虑过度，劳心伤神，致心脾两亏，心失所养，心神不宁，而成健忘。

2. 心肾不交　大病久病，身体亏虚或房劳过度，阴精暗耗，肾阴亏虚，不能上承于心；心火独亢，无以下交于肾，心肾不交则健忘。

3. 髓海空虚　肾藏精、生髓，上通于脑。脑为元神之府、精髓之海。年迈之人，五脏俱衰，精气亏虚，不能上充于脑，髓海空虚，神明失聪，则健忘。

4. 痰迷心窍　饮食不节，过食肥甘或思虑忧戚，损伤脾胃，脾失健运，痰浊内生；或情志不畅，肝郁化火，炼液为痰；痰浊上犯，心窍被蒙，失于聪敏，则致健忘。

5. 气滞血瘀　情志失调，肝失疏泄，气机不畅，则气滞血瘀；或痰浊阻滞，血行不畅，则痰瘀互结；脑络痹阻，神失所养，浊蔽不明，使人健忘。

总之，健忘病位在脑，在脏属心，与肝、脾、肾关系密切。病属本虚标实，以虚为多。本虚为气血不足，心脾两虚，肾精亏损，髓海不足，心肾不交；标实包括气滞、火郁、痰阻、血瘀。日久病多虚实夹杂，痰瘀互结，数脏同病。

三、诊断与鉴别诊断

（一）诊断

1. 发病特点　各年龄人群均可发病，但以中老年人多见。一般起病隐袭，病程较长。也有继发于热病重病、精神心理疾病之后者。

健忘之发生，临床有以此为主症者，亦有为兼症者，诊断时可视健忘的程度和与他症的关系加以分别。

2. 临床表现　记忆减退，遇事善忘或事过转瞬即忘，重者言谈中不知首尾，即《类证治裁·健忘论治》所谓："陡然忘之，尽力思索不来也。"常伴有心悸、少寐、头晕、反应迟钝等症。

（二）鉴别诊断

1. 痴呆　痴呆与健忘均有记忆障碍，且多见于中老年人，但两者有根本区别。痴呆记忆障碍表现为前事遗忘，不知不晓，并伴随有精神呆滞，沉默少语，语无伦次，时空混淆，计算不能，举动不经等认知障碍与人格改变。而健忘是知其事而善忘，未达到遗忘的程度。有少部分健忘患者久治不愈，可以发展为痴呆。

2. 郁证　郁证以情志抑郁为主证，虽有多忘，但属兼证，主要表现为神志恍惚，情绪不宁，悲忧欲哭，胁肋胀痛，善太息或咽中如有异物梗阻等。而健忘以遇事善忘为主，无情志抑郁之证。郁证以中青年女性多见，健忘多发于中老年人，且男女均可发病。

四、辨证论治

（一）辨证要点

1. 详审病因　引起健忘之原因甚多，当仔细分辨。如年老而健忘者，多缘五脏俱损，精气亏虚；劳心过度而健忘者，缘心脾血虚之故；禀赋虚弱、神志不充者，缘先天不足，肾虚髓空；忧思太过、操劳过度者，以后天受损，脾虚精血不足居多。

2. 明辨虚实　健忘之证，虚者十居八九，但亦有邪实者。其虚多责之心、脾、肾之不足，其实则有痰气凝结与瘀血内停之不同。虚者可见体倦乏力、心悸少寐、纳呆语怯、腰酸耳鸣等症状，舌质淡或边有齿痕，脉多沉细无力或尺弱。其实者多有语言迟缓或神思欠敏等症状，舌苔白厚腻或舌质暗，脉多滑数或弦大。

（二）治疗原则

健忘，因虚而致者多，故治疗以补其不足为主要原则。补法之运用，或补益心脾，或交通心肾，或补肾填精，因证而异。若为气郁、痰阻、血瘀等证，当理气开郁、化痰泄浊、活血化瘀，同时兼顾扶正固本。

（三）分证论治

1. 心脾两亏

（1）症状：记忆减退，遇事善忘，精神倦怠，气短乏力，声低语怯，心悸少寐，纳呆便溏，面色少华。舌质淡，舌苔薄白或白腻，脉细弱无力。

（2）病机：心藏神，脾主思，心脾两亏，则神志失藏，故记忆减退，遇事善忘；脾虚则气血生化不足，气虚则倦怠乏力，气短，神疲；心血虚则心悸，少寐；脾失健运，痰湿内生，则纳呆便溏，舌苔白腻；舌质淡，舌苔白，脉细弱无力，均为心脾两亏之征象。

（3）治法：补益心脾。

（4）方药：归脾汤。方中人参、黄芪、白术、甘草益气健脾；当归、龙眼肉养血和营；茯神、远志、酸枣仁养心安神益智；木香调气，使诸药补而不滞。诸药合用，则气血得补，心神得养，健忘可愈。可合用孔圣枕中丹。兼脘闷纳呆者，加砂仁、厚朴；兼不寐重者，加夜交藤、合欢皮、龙齿。

2. 心肾不交

（1）症状：遇事善忘，心烦失眠，头晕耳鸣，腰膝酸软或盗汗遗精，五心烦热。舌质红，苔薄白或少苔，脉细数。

（2）病机：大病久病或房事不节，伤精耗气，精气亏虚，则脑髓失充，而肾阴亏于下，不能上承于心，心火亢于上，不能下交于肾，水火不济，心肾不交，均致神明失聪，遇事善忘；阴亏于下，阳亢于上，则头晕耳鸣；阴虚火旺，虚火内扰，心神不安，精关不固，则五心烦热，心悸失眠，盗汗遗精；肾为腰之府，肾虚故腰膝酸软。舌质红，苔少，脉细数，均为阴虚火旺之征。

（3）治法：交通心肾。

（4）方药：心肾两交汤化裁。方中熟地、山茱萸补肾益精；人参、当归益气养血；麦门冬、酸枣仁养阴安神；白芥子祛痰以宁心；黄连、肉桂上清心火，下温肾阳，交通心肾。如此，俾心肾交泰，水火既济，精足则神昌，健忘自可向愈。此外，朱雀丸、生慧汤等亦可酌情选用。

3. 髓海空虚

(1) 症状: 遇事善忘, 精神恍惚, 形体衰惫, 气短乏力, 腰酸腿软, 发枯齿摇, 纳少尿频。舌质淡, 舌苔薄白, 脉细弱无力。

(2) 病机: 肾主藏精生髓, 上通于脑。年老体衰, 五脏俱亏, 肾精亏虚, 脑海不充, 神明失聪, 则遇事善忘, 精神恍惚; 肾主骨, 其华在发, 腰为肾之府, 齿为骨之余, 肾虚则腰酸腿软, 发枯齿摇; 肾与膀胱相表里, 肾虚气化失司, 州都失职, 则尿频; 精气亏虚则形体衰惫, 气短乏力; 脾失健运, 则纳呆。舌质淡, 舌苔白, 脉细弱无力为精气虚弱之征。

(3) 治法: 填精补髓。

(4) 方药: 扶老丸。方中有人参、黄芪、白术、茯苓益气补脾; 熟地、山茱萸、当归、玄参、麦门冬滋阴补肾; 柏子仁、生酸枣仁、龙齿养心安神; 石菖蒲、白芥子涤痰开窍。本方补后天以养气血, 滋肝肾以益精髓, 养荣健脑, 宁心益智。若病重虚甚者, 可合用龟鹿二仙膏, 以加强补肾填精之功; 伴心悸失眠者, 可用寿星丸; 偏于气阴亏虚, 可用加减固本丸; 阴阳两虚, 可用神交汤。

4. 痰迷心窍

(1) 症状: 遇事善忘, 头晕目眩, 咯吐痰涎, 胸闷体胖, 纳呆呕恶, 反应迟钝, 语言不利。舌质淡, 苔白腻, 脉滑。

(2) 病机: 脾失健运, 聚湿生痰, 痰浊上犯, 痹阻脑络, 蒙闭心窍, 则致健忘, 反应迟钝, 语言不利; 痰浊内阻, 清窍不利, 则头晕目眩, 咯吐痰涎, 胸闷; 痰阻中焦, 运化失司, 胃气上逆, 则纳呆呕恶; 肥人多痰, 故本证多见于体胖之人; 舌质淡, 苔白腻, 脉滑, 为痰饮之征象。

(3) 治法: 涤痰通窍。

(4) 方药: 导痰汤加石菖蒲、远志、白芥子。方中半夏、陈皮、茯苓、甘草燥湿健脾化痰; 枳实行气化痰; 胆南星化痰开窍。加用石菖蒲、远志、白芥子, 以增涤痰开窍、宁心益智之功。若属热痰或痰郁化热, 加竹沥、郁金、黄连; 伴气虚, 加党参、白术、黄芪; 痰瘀互结, 加丹参、川芎、红花、桃仁或合用血府逐瘀汤。

5. 气滞血瘀

(1) 症状: 记忆减退, 遇事善忘, 表情淡漠, 情绪低落, 胸胁胀闷, 失眠头晕, 唇甲青紫。舌质淡紫或有瘀斑、瘀点、舌苔白, 脉弦或涩。

(2) 病机: 七情失调, 肝失疏泄, 气滞血瘀, 脑脉痹阻, 则记忆减退, 遇事善忘, 即所谓"瘀在上则忘也"; 肝气郁结, 则表情淡漠, 情绪低落, 胸胁胀闷; 气滞血瘀, 心神失养, 清窍不利, 则失眠头晕; 瘀血内阻, 则唇甲青紫; 舌质淡紫或有瘀斑、瘀点, 舌苔白, 脉弦或涩, 为气滞血瘀之征。

(3) 治法: 行气开郁, 活血通络。

(4) 方药: 气郁为主用逍遥散, 血瘀为主用血府逐瘀汤。逍遥散中柴胡、薄荷疏肝行气醒脑; 白芍、当归养血活血柔肝; 白术、茯苓、甘草益气祛痰宁心。血府逐瘀汤中当归、生地、赤芍、川芎养血活血; 桃仁、红花、牛膝活血化瘀; 柴胡、桔梗、枳壳行气开郁; 甘草调和诸药, 调中和胃, 顾护正气。两方气血并治, 各有侧重, 当因证选用。若肝郁气滞, 心肾不交, 可用通郁汤。下焦蓄血而健忘者, 可用抵当汤下之。

五、其他

1. 单方验方　远志、石菖蒲等分煎汤，代茶饮。

2. 中成药　开心丸（《圣济总录·心脏门》）：远志、石菖蒲、白茯苓、人参四味，按 4∶3∶3∶2 的比例配方，为末，炼蜜制丸如梧桐子大。每服三十丸，米饮下，日再服，渐加至五十丸。

3. 针灸

（1）取穴百会、中脘、足三里。用艾条温灸百会 30 分钟，中脘针后加灸，足三里针刺补法，留针 30 分钟，每日治疗 1 次。

（2）耳针取穴心、肾、脑干、皮质下、内分泌反应点，采取耳穴压丸法。方法是：将药丸（王不留行、莱菔子）粘在 0.8cm² 的医用胶布上，找准穴位压痛点贴上，每次每穴连续按压 10 下，每日按压 3~5 次，隔星期换压另一侧耳郭。按压时以局部出现酸、麻、胀、痛感为度。

4. 推拿　头部按摩：用十指指腹均匀搓揉整个头部的发根，从前到后、从左到右，次序不限，务必全部揉到。其重点揉搓穴位是百会、四神聪、率谷。反复 3 次。

（王锦鹏）

第六节　百合病

一、定义

百合病是一种以精神恍惚，欲卧不能卧，欲行不能行和食欲时好时差，以及口苦、尿黄、脉象微数为主要临床表现的疾病。其主要病机为心肺阴虚，常继发于热病之后或由情志不遂而引起。

二、历史沿革

百合病的病名，首见于汉代张仲景《金匮要略·百合狐惑阴阳毒病脉证治》："百合病者，百脉一宗，悉致其病也"、"意欲食，复不能食，常默默，欲卧不能卧，欲行不能行，饮食或有美时，或有不用闻食臭时，如寒无寒，如热无热，口苦，小便赤；诸药不能治，得药则剧吐利，如有神灵者，身形如和，其脉微数。"在治疗上，仲景以百合为专药，百合地黄汤为主方。这些论述和治法方药，一直为后世论百合病者所宗。

隋代巢元方《诸病源候论》把本病纳入伤寒范畴，认为是"伤寒虚劳大病之后不平复，变成斯疾"，即认为本病由热病后余邪未尽或虚劳大病后体虚未复而引起。自此至明代，大多医家沿袭仲景、巢氏之说，较少发挥。

迨至明清，《金匮要略》一书的注家渐多，不少注家根据自己所得，对百合病提出了新的见解。如百合病的命名问题，历来争议颇多，魏念庭《金匮要略方论本义》直截了当地说："即因用百合一味而瘳此疾，因得名也。"至其病机，尤在泾《金匮要略心典》云："此病多干伤寒热病前后见之。其未病而预见者，热气先动也。其病后四五日，或二十日，或一月见者，遗热不去也。"说明热邪是此病发病的关键，"热邪散漫，未统于经，其气游走无定，故其病亦去来无定。"他还指出，本病见症虽多，皆"不可为凭之象"，唯"口苦、小便赤、脉微数，则其常也"。至其病因病机，《医宗金鉴·订正仲景全书》认为本病除因"伤寒大病之后余热未解，百脉未和"所致外，亦有因"平素多思不断，情志不遂，或偶触惊疑，卒临异遇"，而"形神俱病"者，明确指出本病的发生，与情志所伤有关。《医宗金鉴》还引李彬的注文，精辟地指出：心藏神，肺藏魄，由于神魄失守，故有此恍惚错妄之情。明确此病病位在心、肺。张璐《张氏医通》认为本病总属热蓄血脉，"阳火烁阴"之患，病位主要在心，并可累及上中下三焦。治疗上主张"当随所禀虚实偏胜而调之"，对病久气阴两伤者，于仲景治法之外，另立生脉散一方，并谓养心宁神之品，亦可酌加；热盛者不妨兼用左金丸以折之。王孟英《温热经纬》则谓本病多系余热逗留肺经，但不一定皆在疫病之后，"凡温、暑、湿、热诸病之后皆有之"；其病理机制，王氏认为"肺主魄，魄不安则如有神灵"，主张以平淡之剂清其余热则病自已，亦属经验有得之言。这些论述说明清代医家对百合病的认识比前人更为深入，基本上抓住了百合病的实质。

三、范围

根据发病特点与临床表现，西医学的癔病、神经衰弱，尤其是于感染性疾病或其他疾病病程中出现的神经症与百合病比较相似者，可以参照本篇辨证论治。

四、病因病机

本病系由于伤寒温病，热灼阴伤，或虚劳大病，阴精亏虚，或忧思抑郁，阴血暗耗，以致阴虚内热，心神失养，虚火扰动，神志不宁而发病。其病位主要在心，与肺、脾、肝、肾有关，尤其与肺关系密切。

本病的病因病机，大致可分为以下几方面。

1. 伤寒温病，热邪伤阴　在伤寒或温病病程中，由于热邪太盛，或汗、下、吐用之失当，以致病去而阴虚未复；或热邪毒气伤气伤血；或病后余热未尽，熏灼心肺。心主血脉而藏神，肺主气、朝百脉而司治节，心肺阴虚，气血失调，神明无主，百脉失养，而为本病。

2. 大病久病，耗损气血　各种大病重病或久病虚劳，脏腑不调，精元耗伤，生化不足，气血亏虚，百脉失和，心神涣散，肺魄不安，诸症由生。如《张氏医通》所说："百合病……由大病虚劳之后，脏腑不调所致。"

3. 情志不遂，忧思成疾　平素忧思不断，抑郁寡欢；或境遇不佳，不能自释，以致阴血暗耗，虚热内生，炼液成痰，扰乱心神，神气失于依附，以致行动、语言、饮食失常。

总之，百合病以热病大病之后，心肺阴虚，心神失养而发病者为多，但亦可因气血不足，或痰热内扰所致，百脉失和，心神不宁为病机关键。

五、诊断与鉴别诊断

（一）诊断

1. 发病特点　多继发于急性热病或大病重病之后，或因在较长时期内情志失畅而发病。

2. 临床表现　精神恍惚不安、默默无语、欲卧不能卧、欲行不能行、如寒无寒、如热无热、食欲或差或好等莫可名状的自觉症状，同时多兼有口苦、尿黄，脉细数等症。

（二）鉴别诊断

1. 郁证　郁证为情志怫郁，气机郁滞所引起的疾病的总称。两者相似之处在于，在病因方面，百合病亦有因情志所伤而致者；在症状上，郁证之郁郁寡欢，精神不振，不思饮食，神呆不寐等表现与百合病的"常默默"、"意欲食，复不能食"、"欲卧不能卧，欲行不能行"也有相近之处。但百合病与郁证无论病机本质，还是主要临床表现均有不同。百合病多由阴虚内热而致，以精神恍惚，语言、行动、饮食似若不能自主，症象变幻无定为临床特点；郁证则属气机郁滞所生，诸如胁痛、胀满、噫气等气机痹阻之象，症状较为确定。气郁化火，虽然也有口苦、口干、便秘、尿赤等表现，但气郁化火为实火，除上述表现外，还兼见面赤火升，烦躁易怒，胸胁胀痛，嗳气频频，均与百合病不同。

2. 不寐　不寐是指经常不能得到正常的睡眠，或不易入睡，或睡而易醒；这与百合病的"欲卧不能卧"等精神恍惚不安显然不同。当然百合病患者也可能出现不寐，但百合病的其他表现，则是不寐所没有的。

3. 脏躁　患者主要表现为悲伤欲哭，与百合病之精神恍惚不安，虽同属莫可名状之证，而表现各有不同。而且，百合病以口苦、小便赤等为特征性症状，而脏躁没有这类特征性表现。

4. 卑慄　卑慄系因心血虚而致的一种病证，《杂病源流犀烛》谓："卑慄，心血不足病也，与怔忡病一类。其症胸中痞塞，不能饮食，如痴如醉，心中常有所歉，爱居暗室，或倚门后，见人即惊避无地。"显然与百合病之"常默默"、"如有神灵者"不同。

六、辨证论治

（一）辨证

1. 辨证要点

（1）临变不惑，把握本病特征：百合病的临床表现复杂，诸如"意欲食，复不能食，常默默，欲卧不能卧，欲行不能行，如寒无寒，如热无热"等等，皆无可凭据之象，而且上述症状也非同时并见，因此颇难辨识。辨证时，应掌握本病恍惚迷离，不能自主的特点，结合口苦、小便赤、脉微数等征象，于无定中求"一定"，始能临变不惑，抓住重点。

（2）知常达变，分清阴阳虚实：仲景原著以本病未经汗、下、吐者为常，以误用汗、下、吐或虽未经误治而日久出现口渴、发热者为变。仲景所论之"常"、"变"，皆属阴虚内热之证；究之实际，本病既有在病中或病后因痰热内扰而为病者，亦有因心肺气虚而为病者。故本篇所论之"常"、"变"，是以仲景所论之心肺阴虚内热证为常，以痰热内扰证、心肺气虚证为变。

2. 证候

［阴虚内热］

1）症状：精神、饮食、行动有异于常人，如时而厌食不纳，时而又觉饮食甘美，或意欲进食，一旦食至，却又不能食；常沉默寡言，甚或不通问答；或欲卧而不能卧，或欲行而不能步；或自觉发冷或发热，实则无寒无热；口苦、小便短赤。舌红，脉微数。

2）病机分析：热病之后，余邪不解，或情志不遂，神思过用，心主神明，肺司治节，心伤则神气无所依附，故精神恍惚，迷乱无定；肺虚则治节不行，故行、坐、住、卧、饮食皆若不能自主；口苦、尿赤、脉虚数，均是心肺阴虚内热之象。

［痰热内扰］

1）症状：精神、行动、饮食皆失常态；头痛而胀，心中懊恼，卧寝不安，面红。舌尖红，苔薄黄微腻，脉滑数。

2）病机分析：病后阴伤而余热不去，熏灼津液为痰，痰热扰于心肺，故心神不安，治节失常。面红、头胀痛，苔腻脉滑，皆属痰热内蕴之象。

［心肺气虚］

1）症状：精神、行动、饮食皆若不能自主，自汗，头昏，短气乏力，少寐或多寐而睡不解乏。舌淡，有齿痕，脉弱，两寸脉模糊。

2）病机分析：心肺气虚，神气不充，治节不行，故恍惚迷乱，语言、行动、饮食、坐卧皆失常态；肺主皮毛，肺虚则皮毛不固而自汗出；心肺气虚，则短气、乏力；舌淡、脉弱，亦皆为气虚之征。

（二）治疗

1. 治疗原则

（1）攻补兼施：百合病多属正虚邪恋，既不任攻伐，又虚不受补，用药失当，往往吐利皆至。因此选方用药，应以补虚不碍邪，去邪不伤正为基本原则，以甘润、甘平、甘淡为治疗大法。

（2）注重主方：百合病以百合为主药，以百合地黄汤为主方。故其治疗，可在专药专方基础上，随证施治，以期不离不泛。

（3）分辨阴阳：百合病虽以阴虚内热为多，但仍然有"见于阴"与"见于阳"的不同，临证要知常达变，随证治之。

2. 治法方药

［阴虚内热］

1）治法：清心润肺。

2）方药：常用百合地黄汤为主方。本方以百合润肺清心，益气安神，生地养阴清热，煎以泉水（或新汲水），取引热下行之意。方中生地用量较大，如经久煎至40分钟以上，即无泻利之弊。渴者，加天花粉清热生津，或再加生牡蛎以潜阳固阴；发热，尿赤，加知母、滑石、淡竹叶、鲜芦根，清热利尿；胃气上逆加代赭石；虚烦不安，清而补之，加鸡子黄一枚搅匀，和入煎成之汤药中。

［痰热内扰］

1）治法：清化痰热。

2）方药：苇茎汤加减。本方以苇茎清心肺之热而利小便，桃仁、冬瓜子、薏苡仁化痰、泻浊、开积，合为清化痰热郁滞之方。热盛加知母泻热清金；尿黄加竹叶、滑石；痰多加竹茹、川贝母；头痛加桑叶、菊花。阴虚而挟痰热者，用百合为主药，酌加麦门冬、知母、苇茎、冬瓜子、川贝母、竺黄等，养阴清热，兼化痰浊。

［心肺气虚］

1）治法：益气安神。

2）方药：甘麦大枣汤。本方养心气以宁神，益脾土而生金。临床运用时，常加百合、酸枣仁、玉竹、茯神、龙齿之类，俾神明得守，治节复常，则其病自已。气阴均不足者，用生脉散加百合、浮小麦、大枣。

七、转归及预后

百合病是精神情志的病变，以心肺阴虚证最为常见，但亦间有痰热羁肺，心神被扰，或心肺气虚、神气不充而致病者。阴虚生内热，熏灼津液成痰；痰热久留不去，亦伤心肺之阴，故百合病在临床上每多虚实兼见。在治疗上，实不任攻，虚不受补，所以古人称本病为难治之证，多迁延难愈。

百合病的病情变化大，病程有长有短，故其愈期颇难预测。但如能得到正确的治疗与护理，预后一般较好。

八、预防与护理

本病之发生，既然与精神因素有关，所以精神愉快，心胸开阔，至关重要。应尽可能地避免外界不良刺激，并合理地安排工作、学习和生活，使脑力劳动与适当的体育锻炼、体力劳动相结合。此外，如患时令疾病，即使病情不重，也不可轻忽，应积极治疗，以防患于未然。以上这些措施，对预防百合病的发生，具有积极意义。

在护理上应多向患者做思想工作，耐心地说服、开导，以消除患者的疑虑或紧张。医护人员对于患者的态度尤当和蔼可亲。正确的治疗与良好的护理结合起来，往往可以收到事半功倍的效果。

九、现代研究

有关百合病的研究时有报道，内容仍集中在病名、范围、病位、病因病机、百合系列方剂的临床应用等几方面。

百合病的病名由来一直存在四种不同的解释，即主药命名说、证候命名说、病机命名说与病因命名说，目前基本认同主药命名的观点。

百合病的西医学疾病范围，一般认为属于西医学"神经衰弱"或"癔病"一类神经症。如潘氏即谓本病属于西医学之精神神经病之一种。作者通过个人临床体会，指出肠伤寒患者，在退行与恢复期之间的阶段常可出现精神紊乱状态，以百合地黄汤为主方，可使患者精神恢复常态。徐氏也认为百合病属于神经系统疾病中的精神分裂症，或神经衰弱。何氏的观点则不同，认为百合病是热病后余邪未清所致之病，若说是神经衰弱，难以置信。岳氏认为百合病属于伤寒热病之后遗症，强调"小便赤"应是百合病的特征。赵氏根据临床观察和总结，认为感冒、大叶性肺炎、急性肠炎、细菌性痢疾、伤寒、肺结核咯血、肝炎、分娩大出血等均可发生百合病。他认为本病属于"病后机体失调之综合病征"，不同意后遗症之说。在治疗上，他强调了辨证论治的意义，认为不可拘于古人成法。他报道的53例患者，经治疗大都获得痊愈，所用方均为八珍汤。陶氏等在他人认为是感染性精神病的基础上更具体地指出百合病相当于西医学的散发性脑炎。

百合病的病位历来也有多种学说，姜氏与王氏等曾有综述与讨论。今人多认为百合病的病位主要在心，其理由有三：其一，心主血脉，引起歧义的"百脉一宗"实际是指的血脉与心脏。其二，心主神明，心藏神，脉舍神，精神活动虽与五脏相关，五脏各有所属，但求其所由，无不从心而发。由于心神不宁，神不守舍，所以百合病出现以精神恍惚为特点的症候群。其三，治疗百合病的主药百合并非只入肺经，也入心经，"能敛气养心，安神定魄"。

百合病的病因病机主要是热病伤阴，或久病阴虚，或五志化火，阴虚内热，心神失养，神魄不安。姜氏等认为，仲景所论之百合病是指心肺阴虚，以心阴虚为主的病变。日久可以阴虚及阳，或因误用过用苦寒之品，出现阳虚见证。李氏也认为百合病是以心阴虚为主的全身性疾病，同时可能阴损及阳，以阴虚为"常"，阳虚为"变"。故治疗上不应忽视温柔养阳。针对将"口苦、小便赤、脉微数"等阴虚内热症状作为百合病的诊断要点，曹氏指出，三症虽然多见，但只能反映百合病某一阶段的特点，而不能概括百合病的发展规律。百合病不是一个证，有阴虚也有阳虚，治疗当审其阴阳所伤，气血亏虚之异，随证治之。

百合病的主方百合地黄汤、百合知母汤等已被广泛应用在精神神经疾病如癫病、抑郁症等治疗中，并收到较好的疗效。此类报道时见于杂志报刊，可资研究、参考。

十、小结

百合病之名，首见于《金匮要略》，后世又不断有所研究和发展。

百合病的病因病机，不外外感热病之后，余热留连，心肺阴虚，或忧思抑郁，情志不遂，久而成病。由于百合病与郁证、不寐、脏躁、卑慄等在病因上和临床表现上有某些相近之处，故需鉴别。

百合病的临床表现复杂多变，但总以精神恍惚不宁，坐卧、行动、语言、饮食均不能自主为特点。阴虚内热的百合病，更以口苦、尿黄、脉微数为必具的症状和体征。

百合病的治疗，应在前人专药专方的基础上，再根据阴虚、气虚、痰热等不同证候表现，随证治之。本病虚不受补，实不任攻，因此性味峻烈之剂不可轻投，也不能滥施补剂，否则就会导致不良后果。

百合病的发生和变化，与精神因素有关，因此除了积极地药物治疗之外，还应向患者作耐心细致的思想工作。百合病虽然愈期难以预测，但预后一般较好。

附方

(1) 百合地黄汤（《金匮要略》）：百合　生地黄。
(2) 苇茎汤（《备急千金要方》）：桃仁　薏苡仁　冬瓜子　苇茎。
(3) 甘麦大枣汤（《金匮要略》）：炙甘草　小麦　大枣。
(4) 生脉散（《内外伤辨惑论》）：人参　麦门冬　五味子。

（王锦鹏）

第七节　心力衰竭

心力衰竭是指在静脉血回流正常的情况下，由于心脏收缩或（和）舒张功能障碍，使心排血量绝对或相对低于全身组织代谢需要的综合征，临床上可出现动脉系统灌注不足、肺或（和）体循环静脉瘀血的各种症状和体征。症见：呼吸困难、咳嗽、咳痰、下肢浮肿、尿少、食欲不振等。目前，随着心脏病治疗水平的提高，患者存活时间延长，使心衰几乎成为多数器质性心脏病患者不可避免的结局。据统计，目前美国约有400万人罹患心衰，每年死于心衰者约有40万人，每日死亡超过1 000人。我国心衰的发病率与死亡率也在逐年升高，心衰已成为世界公共卫生的重大问题。

中医经典文献无此相关病名，根据其主要临床表现，与中医所述"心水"、"心悸"、"喘证"等有关，现代有医家主张以"心衰"或"悸-喘-水肿"联证作为其病名。

一、发病机制

（一）中医学认识

中医认为，心衰的病因可为先天不足或病后失调、久病，各种失血、思虑、劳欲过度等造成气血阴阳诸种亏虚，使心失所养，亦可为六淫外邪所致。由于心衰是反复发作的慢性病理过程，某些因素如外感时邪、情志剧变、劳累疲乏，输血输液过快、过多等均可诱发或加重心衰。心阳气虚是本病的发病关键。全身血液的正常运行，依赖心之阳气的基本动力，从而维持心脏的正常搏动；若心阳气失调，势必导致气血运行障碍，久者历岁，由轻渐重，终致心悸怔忡，血脉瘀滞，水道不利，少尿水肿，故心阳气虚弱构成了心衰最基本的病理基础。心肺同居膈上，肺朝百脉助心行血，而心主血，血载气行，正常血液循环有助于维持肺司呼吸的功能。故心气不足可引起肺失肃降，升降出入异常而喘作。血瘀是本病的重要病理环节，"元气既虚，不能达于血管，血管无气，必停留而瘀"，明确地指出了气虚血瘀的发病机制；以本病而言，心肺功能低下，导致元气亏虚，推动和温煦的功能减退，进而产生血瘀的病理状态。内生水湿是本病重要的病理产物和继发性致病因素，内生水湿的表现恒多，但以本病而言，水肿是心衰的主要症状，其表现特点是，首先发生于下垂部位，自下而上，遍及全身。心之阳气虚衰，不能下达于肾以温肾阳，寒水泛溢而为身肿、阴肿、尿少；水邪上凌心肺，心肺之阳被遏，血液瘀阻，则见心悸、少气、气促、不能平卧、喘咳、唇舌紫绀等症状。本病的病理重点当责之于心之阳气虚衰，推动血液循环的原动力减弱，从而导致血瘀、水肿，而气、血、水三者又具有相互转化、相互兼夹为病的特点。

（二）西医学认识

1. 病因

（1）心肌丧失及其间质异常：此为引起心衰的最常见原因，主要包括缺血性心脏病、心肌病和心肌炎等。

（2）心脏负荷过度和机械异常：容量负荷过重如房间隔缺损、室间隔缺损、主动脉瓣关闭不全、二尖瓣关闭不全、动脉导管未闭等。压力负荷过度如高血压、主动脉瓣狭窄、肺动脉瓣狭窄、主动脉缩窄等。机械异常最常见的原因是缩窄性心包炎和心包填塞。

（3）心脏激动形成或传导障碍：如严重心率过缓或过速、频发性期前收缩、心室颤动、心室传导障碍等。

2. 诱因 据统计约有80%～90%心衰的发生是由于诱因引发的。因此，了解和控制诱因，对防治心衰有重要意义。诱因很多，最常见者有以下几种。

（1）感染：感染诱发心衰以呼吸道感染占首位，其次为风湿热。而女性患者泌尿道感染也为常见诱因。

（2）体力活动过度和情绪激动。

（3）妊娠和分娩。

（4）输液不当：过多或过快的输液（血）可造成血容量急剧增加，心脏前负荷过大，尤其在原血容量和外周血管阻力增加的基础上，或在心脏储备功能严重降低的情况下，更易诱发心衰。

（5）出血与贫血。

（6）电解质紊乱和酸碱平衡失调：酸中毒是诱发心衰的常见原因。电解质紊乱诱发心衰最常见于高血钾、低血镁和低血钙。

（7）心律失常：心律失常尤其是快速型心律失常，既可诱发或加重心衰，又可在原心功能正常情况下，引起心衰。

（8）另外，患者合并糖尿病、肝脏严重疾患或洋地黄类药物应用不当（过量或停药过早）以及应用有抑制心肌收缩的药物或某些抗心律失常药物（奎尼丁、维拉帕米等），也可诱发心衰。

3. 心力衰竭发生的机制　心衰的发生机制比较复杂，不同原因所致的心衰以及心衰发展的不同阶段和程度，参与的发生机制都不同，且有不同水平（器官、细胞和分子）的机制参与。但心衰的本质是其射血功能不能满足机体的需要，而完成心脏射血的基础是心肌的舒缩功能，故心衰发生、发展的基本机制是心肌舒缩功能障碍，而导致心肌舒缩功能障碍的主要机理有以下几个方面：

（1）心肌丧失和构型重建（重塑）：心肌组织是由心肌细胞和非心肌细胞两种成分组成，前者约占心脏结构空间的75%，而后者约占25%，其中包括内皮细胞、血管平滑肌细胞、少量的巨噬细胞和成纤维细胞及其产生、分泌的胶原蛋白所构成的间质网络。所谓心肌构型重建（又称重塑）就广义而言，既包括心肌细胞大小、数量和分布的改建，又包括胶原间质的多少、类型和分布的改建，同时还包括心肌实质和间质两者的比例改建。任何形式的改建，都会引起心脏舒缩功能障碍乃至心衰的发生。

1）心肌丧失：心肌丧失包括细胞死亡和功能丧失两种含义。引起心肌细胞死亡的有两种原因，一种是由于心肌缺血、中毒和炎症等原因所致的被动性死亡，另一种是单个细胞自我消化的主动性死亡，称为凋零性死亡或程序性死亡。两种死亡的原因和表现有所不同。前者主要是当细胞受损后，首先发生细胞膜的完整性被破坏，胞质内容物漏出，细胞肿胀，随之细胞溶解、坏死，同时伴有炎症反应。后者死亡主要是细胞内源性蛋白降解激活，胞内支架破裂，细胞皱缩和胞膜的小疱化，同时出现核DNA裂解形成片段，不伴有炎性反应，但伴有原癌基因活化、蛋白合成和能量消耗。现证明肿瘤坏死因子、神经介质、生成因子的不足、钙和理糖激素以及各种损伤有关因子如氧化剂、自由基、热休克、病毒感染、细菌中毒、肿瘤抑制因子（P53）和细胞毒性T细胞等都可促进细胞的凋零性死亡；相反，生长因子、细胞外间质、中性氨基酸、锌以及性激素等则可抑制之。凋零性死亡具有重要的病理生理意义。现已证明心肌梗死的中心区细胞是缺血性坏死，而其周围区的细胞则多是凋零性死亡。缺血或再灌注后由于氧自由基的激活和钙的超负荷也可能导致本类细胞（包括间质细胞）的死亡。另外，心肌肥大由代偿转入失代偿期的细胞数减少可有本类死亡的参与。

细胞死亡必然功能丧失，但功能丧失未必细胞死亡。心肌细胞功能丧失多见于顿挫心肌和心肌冬眠。当心肌缺血或再灌注后，被挽救免于死亡的心肌细胞，虽然恢复了血液供应，但其舒缩功能尚不能及时恢复，这种处于"无功能"的心肌谓之顿挫心肌。心肌的这种无功能临床上常维持数小时乃至数周，是冠脉痉挛或阻塞解除和心脏外科手术恢复心肌血运后，仍可发生心衰的重要原因之一。当心肌长期处于低灌流或缺氧不利的情况下，心肌细胞为了节省能量消耗避免死亡，将其收缩功能降低到冬眠无功能状态，这是心肌对低灌流情况下进行的一种功能下调的适应现象，一般是可逆的。临床见于冠脉供血不足造成区域性低灌注。

2）间质改建（重塑）：心肌间质改建在心衰发生中日益受到重视。心肌间质胶原网络不但对心肌细胞起着支架和固定的保护作用，且对保证心肌的协调舒缩功能以及储备供应起着不可忽视的作用。间质改建表现为破坏性和增生性两种形式。破坏性改建见于急性心肌缺血和扩张型心肌病；增生性改建多见于心脏压力负荷过度导致的心肌肥大以及容量负荷过度的晚期时。无论是胶原网络的破坏或增生性改建，均可通过不同机制导致心肌的舒张或（和）收缩功能障碍，从而引起心衰的发生和发展。因此，在防治心衰的战略上，除了应注意如何保护心肌细胞和防止心肌细胞质和量的改变外，还应考虑如何防止或逆转间质网络的改建。

3）心肌舒缩协调性的改建：从心泵"器官"角度上看，心脏各部区心肌舒缩活动在时间和空间上必须保持高度的协调性和严格的程序性，才能保证心脏的正常射血功能。如果这种协调性或（和）程序性发生了改建，则可降低其射血量甚至引起心衰。最常见的收缩不协调性有：收缩减弱；无收缩即受损区丧失收缩性；收缩性膨出即当未受损区心肌收缩时，本区反而向外膨出；心肌收缩的不同步性。近来发现心脏的舒张也出现与收缩类似的不协调性。任何形式的收缩不协调将会影响心脏的射血量，而舒张的不协调则会妨碍心脏的充盈。

4）自由基在心肌改建和心衰中的作用：自由基参与心肌改建和心衰的作用机制是多方面的。其中主要是通过对细胞膜（包括线粒体、溶酶体膜等）结构中的不饱和脂质过氧化作用，使其结构和功能受损，轻者细胞功能障碍或丧失，重者细胞死亡。另外，自由基通过激活胶原酶原变成胶原酶，降解胶原蛋白破坏胶原网络；通过影响肌浆网对 Ca^{2+} 的释放，增加胞质中的 Ca^{2+} 浓度等，从而导致心肌的舒缩功能障碍。此外，自由基还可激活细胞膜上的脂加氧酶和环加氧酶催化花生四烯酸的代谢，产生生物活性物质如血栓素等加强白细胞和血小板的聚集以及冠脉的收缩，从而导致冠脉微循环障碍和心肌的缺血、缺氧，这在急性心肌缺血或（和）再灌注后心衰的发生中更为重要。

（2）细胞能量"饥饿"和信息传递系统障碍：心脏是一个高活动、高能量消耗的器官。无论心肌舒张或收缩都需要充足的能量供应，当心肌能量供不应求出现心肌能量"饥饿"状态时，则会导致心肌的舒缩障碍，从而发生心衰。临床上造成心肌能量"饥饿"状态往往是供不应求和需求增加共同作用的结果。例如，缺血性心脏病，开始是心肌的缺血使能量的供应障碍，但随后因室壁应力的增高、室腔的扩大以及心率加快等因素的参与，致使心肌耗氧量增加，又加重心肌能量的"饥饿"。无论心肌的收缩和舒张均需充足的ATP。ATP对心肌舒缩活动有两种作用，一种是ATP分解提供化学能量，另一种是起着滑润剂的作用，即有助于离子泵、离子交换和离子通道的开放，此称为空间移位效应。本效应虽不需要分解ATP，但ATP的浓度水平需在远高于完成ATP化学能的环境下，才能完成本效应。此外，当心肌能量"饥饿"时，还可引起心肌动作电位的改变诱发心律失常。

心肌受体–信息传递系统尤其是β–肾上腺受体–G蛋白–腺苷环化酶系统对心肌的变力和变时调控具有重要作用。当本系统激活时，可使细胞内cAMP水平升高，后者再通过cAMP依赖性蛋白激酶的磷酸化作用，一方面使胞膜 Ca^{2+} 通道开放促使 Ca^{2+} 的内流，加强心肌的收缩功能，另一方面又可通过磷酸接纳蛋白的磷酸化，促使肌浆网对 Ca^{2+} 的摄取，而加强心肌的舒张；同时还能加速窦房结的冲动发放，使心率加快等。故当本调控系统发生障碍时，则可导致心脏的舒缩功能减弱或异常。

心肌 β 受体有 $β_1$ 和 $β_2$ 两个亚型，$β_1$ 分布于心肌约占受体的 80%，$β_2$ 主要分布于血管，也分布于心房和心室肌，约占 20%。在正常情况下，儿茶酚胺类物质主要通过 $β_1$ 受体及信息传递系统调控着心肌的舒缩功能。心衰时 $β_1$ 受体下调、密度降低，其下降程度与心衰程度相关，但与心衰原因无关。G 蛋白是一类能与鸟嘌呤核苷可逆性结合的膜蛋白，它是多种激素信息传递的耦联因子和调节器。现证明，心衰时抑制性 G 蛋白（Gi）活性加强、含量增加，对激动性 G 蛋白（Gs）的抑制作用加强；同时由于 $β_1$ 受体下调和 β 受体激酶活性增强促使 β 受体的磷酸化，从而导致 β 肾上腺受体与 Gs 耦联障碍，影响心肌的舒缩功能。

（3）基因结构和表达异常：心衰的患者在长期代偿过程中，均有不同程度的心肌肥厚，而心肌肥厚的同时，毛细血管的数量不相应增加，肥厚心肌单位容积内线粒体的增加也赶不上肌原纤维的增加，使细胞内线粒体数目相对减少，且因肌浆网摄 Ca^{2+} 能力下降，大量的 Ca^{2+} 转存于线粒体内，使线粒体的氧化磷酸作用受抑制，产生 ATP 的能力降低。此外，心肌细胞内肌凝蛋白本身具有 ATP 酶作用，能分解 ATP 而产生能量。这一作用可被 Ca^{2+} 激活，被 Mg^{2+} 所抑制。肌凝蛋白 ATP 酶具有三种同功酶，依其活性高低和使心肌收缩速度快慢分别称为 V_1、V_2、V_3。三者呈一定的比例。在心脏慢性负荷过重和发生心肌肥厚的情况下，肌凝蛋白 ATP 酶活性降低，V_1 成分减低而 V3 成分增加。意味着心脏在牺牲收缩速度的情况下，节省能量消耗，保持继续进行工作状态。这是一种节能的保护机制，有利于心脏适应慢性血流动力学负荷过重，有助于延缓心衰恶化，有可能延长生命，并为负性肌力药 β 受体阻滞剂的应用提供理论基础。

4. 心衰时的代偿和失代偿

（1）心率加快：心率加快是启动快、见效迅速的一种心脏本身的代偿机制。一定范围内的心率加快，可提高心输出量，增加冠脉血流量；但心率过快，心肌耗量增大，心室充盈不足，心搏量减少，另外可使冠脉灌注减少。

（2）心肌肥大（肥厚）：心肌收缩组织的数目增加，进而增加了肌凝蛋白与肌纤蛋白的相互作用点，使心输出量增加。因此在心衰时作为代偿机理的心室扩大和心肌肥厚常常首先出现。

（3）神经内分泌的激活：心衰时主要的表现是交感神经兴奋，副交感神经抑制。心衰时可能引起各种内分泌激素的改变，就其主要功能而言，可分为两大类，一是具有缩血管保钠、正性肌力和促生长作用的（统称 A 类），如儿茶酚胺、肾素 - 血管紧张素、加压素、神经肽、内皮素等；二是具有扩血管排钠、负性肌力作用的（统称 B 类），如心房肽、前列腺素、缓激肽、多巴胺、内皮舒张因子等。A 类激素的激活，从本质上讲是代偿性的，但其后果又可加重心脏负荷和心衰恶化；而 B 类激素的激活，实际上是机体的自我防卫和调控，如果经过自我调控，使 A 与 B 能达到新的平衡，心衰即可停止发展或好转；否则，A 强于 B，则促进心衰恶化。临床上常采用扩血管、排钠、利尿和减轻心脏负荷的多种措施，其病理生理基础即在于对抗 A 类激素作用，使之恢复平衡。

（4）外周血管和组织代谢的适应性改变：心衰时外周血管的主要改变是紧张性增大、阻力升高，而其舒张适应性降低。此外，心衰时，血红蛋白释放氧增加，骨骼肌组织的有氧氧化减弱，而无氧代谢加强。

二、诊断

（一）左心衰竭的诊断

1. 临床表现

（1）病史：有较长的心脏病史。

（2）症状：①呼吸困难：包括缓慢型劳力性呼吸困难、阵发性夜间呼吸困难和端坐呼吸。②咳嗽、咯泡沫痰，在活动或夜间平卧时加重，甚至咯粉红色泡沫样痰。

（3）体征：①心脏方面体征：心脏增大，心率常增快，心尖区舒张期奔马律，肺动脉瓣区第二心音亢进。②肺脏方面体征：两肺底湿性啰音或全肺湿性啰音，伴或不伴哮鸣音及干啰音；呼气及吸气均感困难。③交替脉：部分病例可见。

2. 特殊检查

（1）胸部 X 线表现：中、上肺野纹理增粗，或见到 Kerley 线，尤其 B 线。

（2）血流动力学检查：应用有创性或无创性方法测定肺毛细血管楔嵌压（PCWP）、心排血量（CO）和心脏指数（CI）。其中 PCWP 正常值为 0.8～1.6kPa（6～12mmHg），当 PCWP＞2.4kPa（18mmHg）时，即出现肺瘀血；＞3.3kPa（25mmHg）时，有重度肺瘀血；达 4kPa（30mmHg）时，即出现肺水肿。

（二）右心衰的诊断

1. 临床表现

（1）病史：有心脏病史。

（2）症状：由于各脏器瘀血、水肿，可出现各种胃肠道症状，以及肝区不适、黄疸、少尿、浮肿、体重增加等。

（3）体征：①心脏体征：右室舒张早期奔马律。②全身表现：颈静脉充盈、怒张或搏动，肝脏肿大和压痛，肝颈静脉回流征阳性，下垂性水肿，胸水，腹水甚至心包积液。

2. 特殊检查　颈静脉压＞1.5kPa（15mmHg）。

（三）分型与分期

（1）按心衰的程度将心功能分为四级、心衰分为三度

Ⅰ级：一般体力活动不受限制，不出现疲劳、乏力、心悸、呼吸困难及心绞痛等症状，无心力衰竭体征。通常称心功能代偿期。

Ⅱ级：体力活动稍受限制，休息时无症状，但中等体力活动时（如常速步行 3～4 里路或登三楼等），即出现疲劳、乏力、心悸、呼吸困难症状及心力衰竭体征，如心率加快、肝肿大等。亦称一度或轻度心衰。

Ⅲ级：体力活动明显受限，休息时无症状，轻微体力活动（如日常家务劳动、常速步行 1～2 里路、登二楼等），即出现心悸、呼吸困难或心绞痛等症状及肝肿大、水肿等心力衰竭体征。卧床休息后症状好转，但不能完全消失。亦称二度或中度心衰。

Ⅳ级：不能胜任任何体力活动，休息时仍有疲乏、心慌、呼吸困难或心绞痛及明显的心力衰竭体征，如内脏瘀血及显著水肿，久病者可有心源性肝硬化。亦称三度或重度心衰。

（2）根据心衰有无临床症状分为隐性心衰和显性心衰。

（3）按身体休止时有无心衰表现分为静息性心衰和负荷性心衰。

（4）按心衰发展的进程分为急性心衰和慢性心衰。

（5）按心衰发生的部位分为左心衰竭、右心衰竭和全心衰竭。

（6）按心衰时心输出量的高低分为高心输出量心衰和低心输出量心衰。

（7）按心衰时心肌机械性能改变分为收缩性心衰、舒张性心衰和混合性心衰。

（四）鉴别诊断

左心衰竭主要与支气管和肺部疾病所引起的呼吸困难及非心源性肺水肿等相鉴别；右心衰竭需与心包积液、缩窄性心包炎、肾炎、肝硬化等引起的水肿和腹水相鉴别。

1. 左心衰竭的鉴别诊断

（1）心源性哮喘与支气管哮喘的鉴别点：①前者有引起急性瘀血的基础心脏病，后者部分病例有过敏史或长期哮喘史。②前者平卧时加重，坐起或站立后减轻，痰为泡沫样，尤其是粉红色泡沫样痰；后者多见于年轻人或青少年时起病，发作时有咳嗽、喷嚏等先兆。③体征方面：前者可有各种相应的心脏体征，尤其是奔马律，无肺气肿征；而后者心脏正常，双肺满布哮鸣音，呈呼气性呼吸困难，可有肺气肿征。④X线检查：前者心脏常增大、肺瘀血；后者心影正常，肺野清晰或有肺气肿征。⑤治疗反应：前者使用洋地黄、快速利尿剂、吗啡常有效；后者用吗啡后病情加重，对支气管扩张剂有效。

（2）慢性阻塞性肺部疾病尤其是肺气肿时，亦可有呼吸困难，但有慢性支气管、肺及胸廓疾病的既往病史，常有肺气肿征，紫绀比呼吸困难重，咯痰后缓解，不一定需要坐起。如进行血气分析及肺功能测定，则更有利于鉴别。

2. 右心衰竭的鉴别诊断：

（1）心包积液或缩窄性心包炎：①本病无心脏病史，可以平卧，无气急。②心脏听诊无杂音、心脏搏动弱、心音遥远、肺动脉瓣 S2 不亢进，心包积液者，其扩大的心浊音界可随体位而改变，并有奇脉。③超声心动图可显示心包积液的液性暗区，X线摄片可见心包蛋壳样钙化影为缩窄性心包炎的特征，具有鉴别诊断的价值。

（2）心源性水肿与肾源性水肿：①前者逐渐形成水肿，后者则发展迅速。②水肿开始部位：前者呈上行性；后者则多从眼睑开始，自上而下。③水肿性质：前者为压凹性，后者软而易移动。④其他表现：前者伴有心力衰竭的其他征象，如心脏扩大、心脏杂音、静脉压增高等；后者则有肾脏疾病的其他征象，如蛋白尿、血尿、管型尿等。

（3）门脉性肝硬化：无心脏病基础和心脏体征，主要表现为肝病特征，如腹壁静脉曲张及蜘蛛痣、脾肿大、肝功能不良等。但右心衰竭晚期亦可发生心源性肝硬化。

三、治疗

（一）辨证论治

"阳虚则寒"，"血气者，喜温而恶寒，寒则泣不能流，温则消而去之。"气血以温为宜，气得温而行，血得温而活，水得温而化。心衰的基本病理改变是心之阳气不足，血脉流行无力，血行缓慢而瘀滞，水湿不化聚生痰饮，属因虚致实，虚实交错之证。其阳气虚衰是本，血水瘀滞为标，本虚标实。故心衰的治疗当以温阳益气为首要，使正复邪去，气充血行。在此基础上，根据兼证的轻重缓急，适当配合化瘀行水之法，寓通于补中，以补为主，以通为辅，祛邪而不伤正，不可滥用攻伐，徒伤正气，正气愈虚则气血愈难复。具体应用时，还应时刻注意辨明脏腑之间的标本相移，阴阳气血互损、虚实转化的动态发展，针对其病变的主要矛盾，灵活变通以提高疗效。

（1）心气不足，心阴（血）亏虚证：症状：心悸，气短，活动后加重，疲乏无力，头晕，心烦，失眠，自汗，盗汗，舌质偏红，脉细结代或细数。

证候分析：心气不足，推动无力，故心悸，气短，乏力；动则耗气，故活动后加重；气虚无力推动血行，血不上荣则头晕，血不养心则见心烦、失眠；气虚不能固摄津液故自汗；阴虚内热逼液外泄则见盗汗；阴虚则舌质偏红，脉细数；气虚血不充脉则脉细，脉气不相顺接则脉结代。

治法：益气敛阴，活血利水。

方药：葶苈生脉五苓散加减。药用葶苈子10g，党参15～30g，麦冬12g，五味子10g，茯苓15～30g，泽泻30g，白术30g，车前子30g（包煎），猪苓10g。

方解：党参、麦冬、五味子益气养阴；葶苈子、茯苓、泽泻、白术、车前子、猪苓泻肺利水，为辨病与辨证相结合用药。

加减：气虚重，见自汗明显者加黄芪30g；阳虚明显，见怕冷、畏寒者加制附子10g；阴虚明显者去白术加楮实子15～30g，白茅根30g；瘀血明显者加丹参15～30g，桃仁10g，红花10g。

（2）脾肾阳虚，水湿不化证：症状：心悸，咳嗽，气喘，畏寒肢冷，腰酸尿少，大便溏泄，面色苍白或见青紫，全身水肿。舌淡苔白，脉沉细或结代。

证候分析：心之阳气虚弱，鼓动无力，故心悸；脾肾阳虚，故畏寒，肢冷，大便溏泄，腰酸；心阳虚衰，不能下达于肾以温肾阳助膀胱气化，则寒水泛滥而为身肿，尿少；水邪上凌心肺，则见咳嗽，气喘；面色苍白为阳虚之征，青紫为水湿之象；气虚不能上承则舌淡苔白；阳虚脉行不畅则沉细或结代。

治法：益气温阳，活血利水。

方药：真武汤加减。药用制附子9～18g，茯苓15～30g，白芍10g，白术10g，桃仁9g，红花9g，黄芪20g，桂枝6g，五加皮10g。

方解：附子温补肾阳；茯苓、白术、五加皮化湿利水，且白术、茯苓能健脾，五加皮辨病用药，有强心的作用；桃仁、红花活血以助水湿祛除；黄芪补气补虚；桂枝通阳化气以利水。

加减：若兼见肺失肃降，水饮上泛之咳嗽、吐血痰、胸闷憋气、气短、脉浮者佐以泻肺利水，可和葶苈大枣泻肺汤合用；若水湿内蕴，腹部膨胀，纳少脘闷，恶心呕吐，苔白，脉缓者，宜合实脾饮加减；若高度水肿，或有胸水、腹水者，宜重用真武汤，配以五苓散；若气虚，神疲乏力，甚则喘促汗出、心阳欲脱者，重用人参15g、黄芪30g、制附子15g。

（3）气虚血瘀，痰湿阻滞证：症状：两颧红暗，口唇紫绀，心悸怔忡，胁下痞块作痛或有水肿，咳喘，咯吐白痰；纳差腹胀。舌质暗滞，或紫斑，脉涩或结代。

证候分析：气虚无力推动血行，瘀血内停，而阳虚不能制水，水邪上凌心肺，心肺之阳被遏，又加重血液瘀阻，则见两颧红暗，口唇紫绀，心悸怔忡，胁下痞块；寒水泛滥而为水肿，上凌心肺而为咳喘，咯吐白痰，留于胃肠而致纳差腹胀；舌质暗滞，或紫斑，脉涩或结代为血瘀之征。

治法：活血化瘀，兼以补气。

方药：血府逐瘀汤加减。药用黄芪 15 ~ 30g，当归 10g，桃仁 10g，红花 9g，赤芍 10g，枳壳 10g，乌药 10g，香附 10g，车前子 30g（包煎）。

方解：黄芪补气；当归、桃仁、红花、赤芍活血化瘀；枳壳、香附、乌药调理气机，取气为血帅，气行则血行之意；车前子利水渗湿。

加减：若见心悸、失眠者可加丹参 12g，酸枣仁 10g 等养心安神之品；若下肢水肿，苔薄腻或白腻者，可加桂枝 6g、茯苓 12g、泽泻 12g 以化气利水；若见咳嗽痰白者，可加用葶苈子 12g、桑白皮 12g 等以泻肺逐水。

（4）痰饮阻肺，气道不利证：症状：心慌、气短、喘憋不得卧，咯吐稀痰或泡沫样痰，胁胀、脘腹痞满、肢体水肿，舌质淡，苔白，脉弦数或细数。

证候分析：阳气虚衰日久，心脾肺肾阳气均亏，水湿不化，水邪泛溢为病。水邪上凌心肺则见心慌、气短、喘憋不得平卧，咯吐稀痰或泡沫样痰；水流胁下则为胁胀；停留胃肠则为脘腹痞满；水溢肌肤则为肢体水肿；舌淡苔白为痰饮之征，脉数为本虚之象。

治法：泻肺逐饮。

方药：葶苈大枣泻肺汤合泻白散加减。药用葶苈子 30g，大枣 6 枚，炙甘草 10g，地骨皮 15g，桑白皮 15g，北五加皮 4 ~ 6g，大腹皮 15g，厚朴 10g，杏仁 10g，车前子 30g（包煎），泽泻 15g。

方解：葶苈大枣泻肺汤泻肺逐饮；地骨皮、桑白皮泻肺利水；北五加皮、大腹皮、车前子、泽泻利水渗湿；厚朴、杏仁止咳平喘化痰。

加减：若脉细数无力，加人参 10g、黄芪 30g 以益气生脉；若气喘极为严重，面色青灰，张口抬肩，喘促鼻煽，心悸不宁，烦躁不安，小便量少，大汗肢冷，舌质淡白，脉沉细欲绝者，宜回阳益气固脱，用人参 10g，制附子 10g，煅龙骨 30g，煅牡蛎 30g，山萸肉 30g。

这一类型表现痰饮水湿过盛，病情急重，因此，对待这种情况，必须采用"急则治其标"的治则，以泻肺逐水，祛除实邪为主。若出现阳越于外，阴竭于内，必须及时抢救，可用大剂量生脉液静脉注射。

（二）中成药

（1）心宝丸：适应证：用于心衰阳气亏虚证，尤适宜心跳缓慢者。

用法：轻者每次 2 粒，中度每次 3 粒，重者每次 4 粒，每日 3 次。

（2）参附补心丸：适应证：用于心衰阳气虚衰证。

用法：每次 2 丸，每日 3 次。

（3）北五加皮粗甙：适应证：适用于急、慢性心力衰竭。

用法：每次 20mg，每日 3 ~ 4 次，服 2 ~ 3 天后改为维持量，每日 20 ~ 40mg。

（4）参附针：适应证：用于心衰阳气亏虚证。

用法：每次 10 ~ 20ml. 加入 50% 葡萄糖液 30 ~ 40ml. 静注 1 ~ 2 次后，用 40 ~ 80ml 加入 10% 葡萄糖液 250 ~ 500ml 中静滴，每日 2 次。

（5）参麦针：适应证：用于心衰气阴两虚证。

用法：每次 20 ~ 30ml，加入 50% 葡萄糖液 30ml 静注；1 ~ 2 次后，用 50 ~ 100ml 加入 10% 葡萄糖液 250ml 中静滴。

（6）丹参或复方丹参注射液：适应证：冠心病心绞痛及心肌梗死、心衰。

用法：16ml 加入 5% 葡萄糖液 500ml 中静滴，每日 1 次。

（7）福寿草总甙：适应证：适用于急、慢性心力衰竭，对心房颤动和心房扑动也有一定效果。

用法：每 10ml 含总甙 1mg。成人每次 0.6～0.8mg，加入 50% 葡萄糖液稀释后缓慢注射。

（8）黄夹苷：适应证：适用于急、慢性心功能不全，尤其是伴心房颤动、心房扑动和室上性心动过速者（非预激综合征所致）。

用法：0.125～0.25mg，加入 50% 葡萄糖液 20ml 稀释，缓慢注射。

（9）万年青注射液：适应证：适用于急、慢性心力衰竭。

用法：2～4ml，用 50% 葡萄糖液 20ml 稀释后静脉推注，每日 2～4 次。

（三）专病方

（1）心衰合剂：葶苈子 30g，桑白皮 30g，车前子 30g，紫丹参 30g，生黄芪 30g，太子参 30g，泽泻 15g，麦冬 15g，五味子 10g，全当归 10g，一般每日服用 1 剂，病情重者服用 2 剂。适用于肺心病、冠心病所致的心衰。

（2）抗心衰 1 号：葶苈子 30g，枳壳 15g，丹参 10g。适用于顽固性心衰，有效率达 80% 以上。

（3）抗心衰方：赤芍 15g，川芎 15g，丹参 15g，鸡血藤 15g，党参 25g，坤草 25g，麦冬 25g，附子 10g，五加皮 10g，泽兰 15g。适用于以右心衰为主者。

（4）丹芎通络汤：丹参 30g，川芎 10g，葛根 30g，生蒲黄（布包）15g，郁金 10g，降真香 10g，山楂 15g。适用于左室舒张功能不全性心力衰竭之瘀阻心络证。

丹蝎通络汤：丹参 30g，降真香 10g，生蒲黄（布包）15g，天麻（蒸兑）10g，钩藤 15g，白芍药 15g，石决明（布包先煎）30g，珍珠母（布包先煎）30g，全蝎（为末兑入）5g，山楂 10g。适用于左室舒张功能不全性心力衰竭之瘀阻夹风证。

丹菖通络汤：丹参 30g，川芎 10g，赤芍 10g，益母草 12g，三七粉（兑）3g，瓜蒌壳 10g，薤白 10g，法半夏 10g，石菖蒲 10g，郁金 10g。适用于左室舒张功能不全性心力衰竭之瘀阻夹痰证。

丹苓通络汤：丹参 30g，生蒲黄（布包）15g，泽兰 10g，葶苈子 10g，茯苓 20g，桂枝 7g，白术 10g，甘草 5g，泽泻 15g，薏苡仁 30g。适用于左室舒张功能不全性心力衰竭之瘀阻夹水证。

（5）强心汤：葶苈子 30g，北五加皮 30g，益母草 30g，茯苓 30g，泽泻 30g，桔梗 10g。适用于各类心衰。

（6）防己茯苓汤加减：防己 15g，茯苓 15g，大枣 15g，黄芪 20g，党参 20g，葶苈子 30g，丹参 18g，桂枝 9g，川芎 9g，车前子 9g，泽泻 9g，白芥子 9g，莱菔子 9g，苏子 9g。

（7）万附葶方：万年青 15～30g，附子 15～40g，葶苈子 30～45g。

（8）强心饮：党参 24g，黄芪 30g，丹参 30g，茯苓 30g，麦冬 20g，益母草 20g，万年青根（鲜品）20g，玉米须 20g，炙甘草 10g，泽兰 15g，葶苈子 15g，五加皮 7g。适用于心衰以气虚、血虚、瘀阻、水湿内停为主，兼有心阳或心阴不足。

（四）针灸

（1）毫针：主穴取心俞、厥阴俞、膻中、内关、足三里、束骨、郄门、神门。呼吸困难配气海、太渊，乏力配中脘、阳陵泉、水分、肾俞、阴谷、气海、复溜。采用平补平泻法，每日一次，留针 15 ~ 20 分钟，15 ~ 20 次为一疗程。每一疗程间隔 5 ~ 7 天。

（2）灸法：主穴取心俞、百会、关元、神阙、足三里、人中、内关。呼吸困难配膻中、肺俞、肾俞、足三里，呕吐配中脘、建里、肝俞、脾俞，水肿配水道、水分、三焦俞、阴陵泉。用艾条或艾柱灸，每日 1 ~ 2 次，每穴艾条悬灸 15 ~ 20 分钟，或艾炷灸 3 ~ 5 壮，10 ~ 15 次为一疗程。

（五）临证要点

（1）本病的基本病理以阳气虚衰为本，水泛血瘀为标，故常以温阳益气、利水消瘀为治疗大法。临证应注意本虚与标实的轻重缓急，以确定扶正与祛邪的主次搭配。

（2）阴阳互根，无阳则阴无以生，无阴则阳无以化：阳虚日久，必损及阴液。若阳虚阴损，阴阳俱虚者，当选用益气养阴法，阴阳并补，使阳生阴长，正气康复。肺、脾、肾三脏阳气不足，水液代谢输布失常，不仅会出现水液异常积聚的痰饮水肿症状，还常同时出现口干唇燥等津液不足之症。在治疗过程中，如不能很好地掌握温、润方药的配合应用，就会出现温药伤阴，或过用阴药而不利于治肿的情况。因此，恰当掌握温阳利水法与育阴利水法的配合交互应用，使温阳之品不伤阴，育阴之剂不助水湿，是提高疗效的重要环节。

（3）外邪羁留，非祛邪不足以安正：外邪是心衰中常兼有的病理因素之一，几乎各证型中都可合并，每每导致心衰加重和难愈。外邪羁留，多犯于肺脏，使痰阻于肺，肺失宣肃，典型证候有发热恶寒，或但热不寒，咳嗽痰多色黄，多不难辨别。然有时重度心衰患者，因正气虚极，难与邪争，虽有外邪，而无明显寒热、咳嗽痰多等邪实征象，应细心审证，如咳虽不甚而气逆憋闷，痰虽少而质粘色黄难咯，或听诊肺部湿啰音难以心衰本身解释者，均可作为外邪羁留之佐证。尤其在按一般辨证施治等治疗效果不著时，都应想到外邪羁留的可能。治疗应注意祛邪利肺，一般根据虚实主次。以虚为主，邪不甚者，可于扶正方中酌选宣肺或清肺化痰之品以及金荞麦、鱼腥草、山海螺、漏芦等；如正虽虚，外邪已成为病情难愈的主要矛盾，可将扶正药如独参汤等仅用一、二味另煎，送服葶苈子末 3g，每日 2 ~ 3 次，另处汤剂以祛邪利肺为主。或先祛其邪，后固其本。或配合西药抗感染，往往邪去而元气自复，心衰易于改善。此即《内经》"病发而不足，标而本之，先治其标，后治其本"之意。

（4）精髓亏耗，不填精髓则无以化生阳气：心衰之正虚，虽以阳气虚衰为多，但若阳损及阴，伤精耗髓，或本有阴精亏损，复加阳气虚衰，表现全身重度浮肿及腹水难消，小溲量少，腰脊背痛，舌淡红或光红无苔，脉沉细，经检查有低蛋白血症者，此时若单纯利水或益气养阴、滋阴配阳、活血化瘀等常收效亦不显。可配用填精补髓法，以左归丸为主，并选加紫河车、鹿角片或鹿角胶、阿胶、龟甲等血肉有情之品，辅以鲤鱼汤等食疗，有时能事半功倍，治疗后随低蛋白血症纠正而水肿得以消退，心衰随之改善。此种治法，颇值得玩味。张介宾在注《素问·阴阳应象大论》"精化为气"时说："精化为气，谓之气由精而化也。"夫气赖精化，精盈则气盛，精少则气衰，精亏髓耗，阳气化源欲竭，其时精损为本中之本，填精而精得充盈，阳气自生，阴霾自散，是故不治水而水自消，不扶阳而阳自复。使用时须注意：填精要适当配合温肾药，如鹿角片、仙灵脾之属；二是要注意健运脾气，不可使中焦呆滞，常配伍枳术丸，特别是用大剂量白术，白术既可健脾，前人认为还能通利水道，现代研究可升高白蛋白。

（六）西药治疗

治疗原则为：防治病因；增强心肌收缩力；减轻心脏前后负荷；消除心衰的诱发因素。

1. 病因的防治　积极采取药物和外科手术等治疗方法，有效地根治或控制心衰的病因。如外科手术矫正血管动力学异常，切除局限性病变和组织更换，以及内科治疗感染性心内膜炎、甲状腺功能亢进、纠正贫血、控制风湿活动和高血压，并尽早发现和尽量消除一切诱发心衰的诱因，如过度疲劳、感染、电解质紊乱、心律失常和肺栓塞等。

2. 正性肌力药物

（1）洋地黄类药物：适应证：①心功能Ⅲ、Ⅳ级收缩功能障碍为主的心力衰竭；②窦性心律的心力衰竭患者；③心房颤动伴心室率快的心力衰竭患者。

禁忌证：①旁道下传的预激综合征合并快速型室上性心动过速、心房扑动、心房颤动；②已出现洋地黄中毒表现者；③窦性心律的单纯二尖瓣狭窄；④Ⅱ度或高度房室传导阻滞；⑤病态窦房结综合征，尤其是在老年患者，又无起搏器保护者；⑥单纯性左室舒张功能障碍性心力衰竭。

常用制剂和用法：①快速作用制剂：如毛花苷C，缓慢静注0.2～0.4mg/次，24h总量可达1～1.6mg；毒毛旋花子苷K，缓慢静注0.25～0.5mg/次；②中速作用制剂，如地高辛常采用维持量法给药，即口服0.25～0.5mg，1次/日；③慢速作用制剂，如洋地黄毒苷，口服0.05～0.1mg，1次/日（表8-1）。

表8-1　常用洋地黄类制剂作用时间及剂量

药物	给药途径	起效时间（min）	作用高峰时间（h）	维持时间（d）	消失时间（d）	半衰期（d）	负荷量（mg）	每日维持量（mg）
毒K	静注	5	1～2	1～2	2～5	1～1.5	0.25～0.5	
毛花苷C	静注	10～30	0.5～2	1～2	3～6	1.5	1.2	
地高辛	口服	60～120	4～12	1～2	5～7	1.5～2	1～2	0.25～0.5

给药方法有两种：速给法：多采用静注速效洋地黄制剂，如西地兰可视病情先静注0.4～0.8mg，2～4h后再注0.2～0.4mg；毒K首剂0.25mg，2h后再注0.125～0.25mg。这种在治疗上最初快速给予较大剂量洋地黄类制剂，能迅速发挥最高疗效而不出现毒副作用所需要的剂量称为洋地黄负荷量或洋地黄化量。目前此法主要用于治疗急性左心衰竭或快速心房颤动伴心衰者，亦适用于危重的充血性心力衰竭患者，有效后改为口服维持。

每日维持量疗法：适用于病情不太急的慢性心衰患者。目前临床应用最广的是地高辛0.25mg，每日1次，口服，心房颤动和个别患者为每日0.5mg，约5个半衰期（即1.5×5=7.5d），血浓度即可达到治疗水平。在一般情况下宜采用每日维持量疗法，其优点是既可降低洋地黄用量，又可减少其毒副作用，对控制慢性心衰十分满意。

洋地黄的治疗量与毒性量相差较小，用量的个体差异很大，同一患者不同条件下也有差异。剂量要因人、因时而定，以策安全。如老人、有缺血缺氧、肾功能不全、低血钾、贫血、甲减等易致毒性反应，要特别谨慎，用量须减少。

洋地黄毒性反应表现为：①胃肠道反应如纳差、恶心、呕吐；②心律失常如室早呈二联律、室性心动过速、房颤伴完全性房室传导阻滞与房室交界处心律、房颤伴加速的交界处自主心律呈干扰性房室分离、房性心动过速伴房室传导阻滞等；③神经精神症状，常见的有头痛、失眠、忧郁、眩晕甚至精神错乱；④视觉改变，可出现黄视或绿视。但毒性反应表现多为非特异性，要与其他原因所致者鉴别。测定地高辛血浓度有一定意义。地高辛治疗浓度为 0.5 ~ 2mg/ml，90% 的洋地黄中毒者 >2mg/ml。

一旦确定为洋地黄毒性反应，须①立即停用洋地黄；②补充钾及镁盐，轻者口服 10% 氯化钾 10 ~ 20ml，3 ~ 4 次/日，较重者可静脉滴注，10% 氯化钾 15 ~ 20ml 加入 5% 葡萄糖液 500ml，1ml/min 静滴。25% 硫酸镁 10ml 加入 250ml 液体静滴。亦可用门冬酸钾镁 20 ~ 50ml 加入 5% 葡萄糖液 250 ~ 500ml 中静滴。高血钾、肾功能衰竭及严重房室传导阻滞者禁用。③心律失常的治疗，洋地黄中毒所致的心律失常的特殊药物治疗包括苯妥英钠、利多卡因、钾盐、阿托品；④洋地黄特异性抗体的应用。

（2）β 受体激动剂：①多巴胺：小剂量 2 ~ 5μg/（kg·min）激动肾血管、肠系膜血管、脑血管及冠状血管等多种脏器的多巴胺受体，扩张肾血管使尿量增多；中剂量 6 ~ 10μg/（kg·min）激动 $β_1$ 和 $β_2$ 受体，增强心肌收缩力，扩张外周血管，改善心衰患者血流动力学异常；大剂量 >10μg/（kg·min）可兴奋 α 受体，导致心动过速，所有动脉及静脉收缩。常规应用 2 ~ 10μg/（kg·min）对低心排血量、高充盈压和低血压的急、慢性心衰患者均有显著效果。连续滴注超过 72 小时，可能出现耐药性，因而大多数采用间歇静脉滴注，最主要的副作用是室上性心律失常和心绞痛，大剂量可有恶心、呕吐。②多巴酚丁胺：静滴速度 5 ~ 10μg/（kg·min），增加心肌收缩力的作用可能最强，副作用最小。

（3）磷酸二酯酶抑制剂：①氨力农：本品静注 2min 内生效，10min 达到高峰，半衰期为 5 ~ 10min，作用持续 1 ~ 1.5 小时。静滴每次 0.5 ~ 3mg/kg，一般以 50mg 加入生理盐水 20ml 静脉注射，然后以 150mg 加入生理盐水 250ml，以 5 ~ 10μg/（kg·min）速度静滴。每日最大量不超过 10mg/kg。静脉注射液不能用含右旋糖酐或葡萄糖的溶液稀释。少数有轻微食欲减退、恶心、呕吐等副作用；快速静注可致室早、室性心动过速；大剂量使用时可有血小板减少，如每日剂量不超过 300mg，不致发生。②米力农：本品静注 5 ~ 15min 生效，半衰期为 2 ~ 3 小时。一般开始 10min 内给予 50μg/kg，然后以 0.375 ~ 0.75μg/（kg·min）维持。每天最大剂量不超过 1.13μg/kg。本品可与强心剂、利尿剂、血管扩张剂联合应用，与多巴胺、多巴酚丁胺使用有协同作用。副作用：少数有头痛、低血钾；过量时可有低血压、心动过速，故低血压、心动过速者慎用；心肌梗死急性期忌用，肾功能不全者宜减量。

3. 血管扩张剂

（1）硝酸甘油：静脉滴注最初剂量为 10μg/min，5 ~ 10min 增加剂量一次，一般用量为 20 ~ 50μg/min，最高剂量 < 200μg/min。治疗中以动脉收缩压维持在 100 ~ 110mmHg（13.3 ~ 14.6kPa），有高血压者不宜低于 120mmHg（16.0kPa）。停药时，尤其长期用药者，应逐渐减量。

（2）酚妥拉明：静脉滴注常用剂量为 1 ~ 5μg/（kg·min），成人相当于 0.05 ~ 0.3μg/min。老年人一般 20μg/min 开始，逐步增加剂量至出现疗效或收缩压有所下降，一般下降 10 ~ 15mmHg。对低血压患者可与多巴胺联合应用，避免血压进一步下降。

（3）硝普钠：25mg 硝普钠溶解于 5% 葡萄糖 500ml（浓度 50μg/ml）静滴，以 10μg/min 小剂量开始，无效时每 5 ~ 10min 增加一次，每次增加 5 ~ 10μg/min，直至达到所需效果。通常维持量为 25 ~ 250μg/min。血压偏低而情况紧急又必须用硝普钠时，可同时滴注多巴胺。一般连用 3 ~ 4 天，连续应用一周以上时应注意硫氰化物中毒。

（4）血管紧张素转化酶抑制剂（ACE-I）：①卡托普利，初始剂量6.25mg，3次/日（饭前服用），以后逐渐加量至25~50mg，3次/日，每日最大剂量为450mg，过敏体质者忌用，肾功能不全者慎用。②依那普利，初始剂量为2.5mg，2次/日，以后可逐渐增加至10mg，1~2次/日。③贝那普利，初始剂量为2.5mg/d，可增加到10~20mg/d。④培哚普利，初始用量为2mg/d，可增加到4mg/d。

（5）血管紧张素受体拮抗剂：缬沙坦，80mg/d，可增至160mg/d。

4. 利尿剂

（1）氢氯噻嗪：每日量25~50mg，必要时可增至75~100mg，分2次口服。

（2）呋塞米：口服每日20~40mg，静注单剂20~40mg。

（3）螺内酯：每日用量为40~120mg，分3~4次口服。

（4）阿米洛利：每日用量10~20mg，分2~3次口服。

（5）武都力：每片含阿米洛利5mg，氢氯噻嗪50mg。每次1片，1~2次/日。

（6）吲哒帕胺：每日2.5mg，即有降压作用，加大剂量时利尿作用增强。

5. β受体阻滞剂：在临床症状稳定时开始使用β受体阻滞剂，开始剂量要小，递增剂量要慢，且病情一旦加重，应迅速减量。β受体阻滞剂治疗心衰2~3个月才能显示出效果，而最明显的疗效则出现在治疗后12个月。β受体阻滞剂停药时，至少在一周前开始逐渐减量，停药过程中避免运动和情绪激动。

6. 心肌代谢赋予药

（1）G-I-K即葡萄糖-胰岛素-氯化钾液：通常10%葡萄糖液500ml+10%氯化钾10~15ml+普通胰岛素8~12U，也可加25%硫酸镁10~20ml。

（2）1，6，二磷酸果糖（FDP）：剂量每日10~20g，分2次静注。一般每5g注射5~10分钟，连用5~10天。

（3）辅酶Q_{10}：常用量为10~20mg，3/d。

7. 心力衰竭治疗指南要点（摘自ACC/AHA和欧洲心脏病学会，1999.11）

（1）收缩性心力衰竭：①全部收缩性心力衰竭患者，以及NYHA I级无症状左心功能不全（LVEF<35%~40%）患者，均需应用ACE抑制剂，除有禁忌证或不能耐受。②ACE抑制剂需无限期终身应用。③根据临床试验结果，ACE抑制剂推荐量较大。治疗宜从小量开始，逐步递增至最大耐受量或靶剂量，而不按症状的改善来调整剂量。④所有有症状的心衰患者（即使无水肿），均应给予利尿剂。利尿剂必需与ACE抑制剂合用。利尿剂一般亦需无限期应用，并宜应用能缓解症状的最小剂量，制剂则依病情和肾功能而定。⑤地高辛适用于心衰伴房颤患者。有症状的心衰伴窦性心律患者亦可应用。DIG试验的结果表明，地高辛对死亡率的影响为中性。⑥钙拮抗剂对收缩性心衰并未证实有益，甚或有害，因此不主张应用。长效钙拮抗剂氨氯地平的作用尚需进一步研究（PRAISE试验为中性）。⑦β受体激动剂和磷酸二酯酶抑制剂仅限应用于终末期心衰和准备作心脏移植的患者。低剂量多巴酚丁胺（2~5μg·kg^{-1}·min^{-1}）或米力农（50μg/kg负荷量，继以0.375~0.75μg·kg^{-1}·min^{-1}）静滴，可短期选用于难治性心衰患者。⑧所有NYHA II级、III级病情稳定者均必需应用β受体阻滞剂，除非有禁忌证。应在ACE抑制剂和利尿剂基础上加用β受体阻滞剂。必须强调的是，β受体阻滞剂不能用于"抢救"急性心衰患者，β受体阻滞剂应在心衰血流动力学稳定的基础上开始使用。应告知病者，症状改善常在治疗2~3个月后出现。应注意

β阻剂必须从极小量开始，每2~4周剂量加倍，一直达到最大耐受量或靶剂量。⑨心衰患者合并无症状的窦性心律失常时不必治疗。⑩不主张常规应用抗凝治疗。仅适用于心房颤动患者、以往有栓塞史者、射血分数极低患者或有心内血栓者。

必需鼓励动态运动，以避免去适应状态。

所有有瓣膜疾病的心力衰竭患者，均需对手术治疗做出评价。

（2）舒张性心力衰竭：①应用静脉扩张剂或利尿剂降低左心室舒张末压，但不宜过度，以免心输出量减少。②不用正性肌力药和动脉扩张剂。③维持窦性心律非常重要。④ACE抑制剂逆转心肌肥厚最佳，钙拮抗剂亦可应用。⑤冠心病患者伴活动性心肌缺血时，β受体阻滞剂可改善心肌舒张功能。⑥β受体阻滞剂和钙拮抗剂维拉帕米对肥厚性心肌病均有效。⑦积极治疗高血压，包括孤立性收缩期高血压。

四、预防与康复

（1）积极治疗各种原发性心脏病，是预防心衰的根本措施。许多心脏病发展到严重阶段都可引起心衰，其中某些心脏病的病因如能得到彻底治疗，心衰亦可因此而解除，可预防心衰的发生。如高血压性心脏病是心衰的常见病因之一，而积极预防和治疗高血压病，就可避免疾病的进一步发展，从而防止心衰的发生。

（2）积极预防和控制感染，亦是预防心衰的重要措施。如风心病、肺心病等患者，往往于上呼吸道感染、慢支合并感染时发生心衰，或慢性风心病患者反复风湿活动而加速心衰的形成。此类患者平素应积极预防感冒，已有感染者应及时给予足量的抗生素或中药清热解毒之品以控制感染，是预防心衰的重要措施之一。

（3）避免过度劳累和情绪激动，适当进行体育锻炼，以提高心脏的代偿能力。心脏病患者输液时应避免过多和速度过快，以免加重心脏的负担。

五、小结

中医药研究 CHF 已取得了许多成绩，但还存在不少薄弱环节和问题，这也许就是值得深入研究的前景所在。

1. 关于疗效问题　目前的研究，无论是临床，还是实验，均肯定了中医药对 CHF 的疗效。但由于 CHF 是急危重症，许多情况下是中西医结合并用，甚至有时中医仍处于辅助地位。多数临床报道缺乏严密设计，样本较小，因此，对其疗效的评估，还缺乏确切的依据。

2. 关于证型问题　尽管国家卫生部颁布的《指导原则》中规定了五个证型，然而在临床实际操作中还有一定距离。在单、复证型的划分与组合方面，如何更接近临床实际，有待于进一步探讨，在证型客观指标以及疗效机理等研究方面，比较多的是心气虚与左心功能相关性的观察，对其他证型或复合证型指标的观察较少，更缺乏深层次的研究，如中医药对无症状心衰、舒张性心衰、心肌重构、心肌组织、心衰内分泌变化，以及细胞、分子水平的研究还廖廖无几，甚至缺如。此外单、复证型之间，不同病因心衰的证型、客观指标等方面有何差异，还很少阐明。在研究方法手段上，心衰证型模型还是薄弱环节。

3. 关于剂型问题　CHF 病情危重者需要快速、有效、无毒副作用的静脉注射剂型。尽管目前已有生脉针、参附针等，但远远不能适应需要，且其急救疗效尚未得到确认，故急需研究能作用于多环节的、疗效肯定而稳定的复方注射剂。

4. CHF 具有较长的慢性病理发展过程　中医学在其病理发展环节上起到什么样的作用，是关系到中医药有无防止、逆转心衰病理发展进程的关键，有待于进一步深入研究。

（王锦鹏）

第八节　心源性休克

心源性休克是由于心脏排血功能衰竭，不能维持其最低限度的心排血量，导致血压下降，器官和组织供血严重不足，引起全身性微循环功能障碍，从而出现一系列以缺血、缺氧、代谢障碍及重要脏器损害为特征的病理生理过程。其临床表现有血压下降，心率增快，脉搏细弱，全身乏力，面色苍白或紫绀，皮肤湿冷，尿少或尿闭，神志模糊，烦躁或昏迷。各种心脏病心功能不全后期发病率高，其中心肌梗死伴心源性休克的发生率为 $4.6\% \sim 16.1\%$ 。

根据本病的发病特点和临床表现，主要与中医的"脱证"、"厥证"相关。

一、发病机制

（一）中医学认识

中医认为，心源性休克的主要发病原因为心气不足或心阳亏虚，鼓动血脉无力，进而损及肾阳，终至心肾阳气虚衰，阴阳失调，气血逆乱，血脉瘀阻，正气衰脱，神失所主而发为本病。如原有心病（如胸痹、心悸）迁延日久，失治误治或病情进一步发展，心脏严重受损，继而伤及多脏多腑。这时若津血亏耗，则阴虚不能敛阳，气随液脱；若阳气虚衰，气血运行不畅，瘀血阻滞，阳衰则阴为之脱；阴阳欲脱而出现本病一系列临床危重证候。心肾阳衰，不能温煦肢体则面色苍白、畏寒、四肢逆冷；阳虚不能固摄阴液，则汗出、肢体潮湿；阳虚神失所养出现神志改变如轻度烦躁或欲寐；阳虚气不化水、或阴竭液枯均导致少尿或无尿；阳虚血运乏力则皮肤花白、脉细数或沉微等休克的早中期症状。病情进一步发展，阳微阴脱，血脉瘀阻可见四肢厥冷、手足发绀、口唇青紫、大汗淋漓、呼吸气微、神识模糊甚至昏迷不省人事等症状；病情恶化，元气真精衰竭，五脏俱败，阴阳离决，而成不可逆之凶证。

（二）西医学认识

心源性休克是心泵衰竭的极期表现，常见病因有以下几个方面：

1. 心肌收缩力极度降低　包括大面积心肌梗死、急性暴发性心肌炎（如病毒性、白喉性以及少数风湿性心肌炎等）、原发性及继发性心肌病、心肌抑制因素（如严重缺氧、酸中毒、药物、感染毒素、心瓣膜病晚期）、严重心律失常以及各种心脏病的终末期表现。

2. 心室射血障碍　包括大块或多发性大面积肺梗死、乳头肌或腱索断裂、瓣膜穿孔所致严重的心瓣膜关闭不全、严重的主动脉口或肺动脉口狭窄以及室间隔穿孔。

3. 心室充盈障碍　包括急性心包压塞，持续性心室率过速，严重二、三尖瓣狭窄，心房肿瘤、心室内占位性病变。

4. 手术后　心脏直视手术后低排量综合征。

5. 混合型　即同一患者可同时存在 2 种或 2 种以上原因，既有心肌收缩力下降因素，又有心室间隔穿孔等所致的血流动力学紊乱。

心源性休克的发病机理：各种病因引起功能性心肌数量减少，心肌收缩力减弱，心肌运动不协调，造成心排血量降低，左室舒张末期压增高，左房压增高，以致肺瘀血、肺水肿、肺功能障碍，引起泵血功能减弱，心排血量下降，外周血管运动张力失调，毛细血管通透性增高，血浆外渗，有效循环血量减少，造成微循环障碍，引起弥散性血管内凝血，最终导致脑、肾、肺、肝等器官功能衰竭。

二、诊断

（一）诊断标准

（1）有发生休克的原因：如心脏手术、心肌炎、心肌病心衰、急性心梗泵衰等。

（2）意识异常。

（3）脉搏快超过100次/分，细或不能触及。

（4）四肢湿冷，胸骨部位皮肤指压阳性，皮肤花纹、黏膜苍白或发绀，尿量小于30ml/h或无尿。

（5）收缩压小于80mmHg。

（6）脉压小于20mmHg。

（7）原有高血压者收缩压较原有水平下降30%以上。

凡符合（1）、（2）、（3）、（4）中的二项，和（5）、（6）、（7）中的一项者，即可成立诊断。

（二）鉴别诊断

心源性休克最常见于急性心肌梗死，在判断急性心肌梗死所致的心源性休克时需与低血容量性休克、急性大块肺动脉栓塞、急性心包填塞、主动脉夹层分离、快速性心律失常、急性主动脉瓣或二尖瓣关闭不全等相鉴别。

1. 低血容量性休克　心源性休克时常兼有低血容量因素，很难与低血容量性休克相区别。PCWP有时因代偿机制可维持在相对正常水平，使鉴别更为困难。可以用100ml右旋糖酐或生理盐水于10分钟内静脉滴入，10分钟后患者心率无明显增快，PCWP无升高，则考虑有低血容量症的存在；如PCWP＞2.4kPa（18mmHg），休克症状无改善，则可能为心源性休克。

2. 急性大块肺动脉栓塞　大面积肺栓塞可因肺血流梗阻、左室充盈不足、冠状动脉灌注降低而致休克。临床呈急性右心衰竭表现，心电图可显示肺性P波、电轴右偏，可呈SiQm、RBBB图形。肺动脉压（PAP）和右房压（RAP）升高，CI降低，但PCWP可以正常。放射性核素及血管造影可明确诊断。

3. 急性心包填塞　其临床表现及血流动力学特征与右室梗死相似，但心浊音界扩大，心音遥远，心电图有电交替现象，超声心动图检查可以探及大量心包积液。

（三）分期与分度

1. 根据病理生理变化将休克分为三期　Ⅰ期为代偿期，Ⅱ期为失代偿期，Ⅲ期为不可逆期。

2. 根据其临床表现，可将休克分为以下4度　轻度休克：血压开始下降，收缩压≤

10.64kPa（80mmHg），脉压 < 4.0kPa（30mmHg），心率 > 100bpm，脉速尚有力，四肢尚暖，但肢端发凉、发绀，面色苍白，口干，出汗，神志清楚，可有烦躁不安，尿量略减。

中度休克：血压明显下降，收缩压在 8～10.6kPa（60～100mmHg）左右，脉压 < 2.67kPa（20mmHg），尿量明显减少（< 17ml/h），伴面色苍白，表情淡漠，四肢湿冷、大汗，肢端发绀，但神志尚清。

重度休克：收缩压降至 5.32～8.0kPa（40～60mmHg）左右，心率 > 120bpm，心音低钝，脉细弱无力，神志欠清，意识模糊，反应迟钝，面色苍白，四肢厥冷，发绀，皮肤出现大理石样改变，尿量明显减少或无尿。

极重度休克：收缩压 < 5.32kPa（40mmHg）或血压测不出，心音低钝或呈单心音，脉搏极弱甚至扪不到，无尿，神志不清、昏迷，呼吸浅而不规则，四肢厥冷，口唇和皮肤发绀，可有广泛皮肤、黏膜及内脏出血，多脏器衰竭的征象。

三、治疗

（一）辨证治疗

心源性休克病情复杂多变，临床以寒厥、阴脱、阳脱、阴阳俱脱四种证型多见，治疗应灵活运用益气、养阴、回阳、开窍、行气、活血等诸法。

（1）寒厥：主证：手足厥冷，无热畏寒，神志淡漠，身冷如冰，尿少或遗尿，下利清谷，面色晦暗。舌淡苔白，脉微欲绝。

证候分析：心气心阳不足，无力温养肌肤四末，故见面色晦暗，手足厥冷，身冷如冰；阳虚则生内寒，故见无热畏寒；阳气不能温化水谷，故见下利清谷；阳虚气不化水则尿少，膀胱气化失约则遗尿；阳气虚弱不能推动血循环，血不养神见神志淡漠，血脉空虚则见脉微欲绝；舌为心之窍，舌淡苔白为心阳不足之象。

治法：温经散寒，回阳救逆。

方药：四逆汤合当归四逆汤加减。药用人参10g，当归10g，白芍10g，熟附子10g，细辛3g，干姜10g，炙甘草5g，大枣五枚。

方解：人参大补元气；附子、干姜回阳救逆；细辛温经散寒；炙甘草既益心气，又可解附子毒性；当归、白芍、养血通络；大枣调和诸药。

加减：若表虚自汗，加黄芪20g，白术10g；阳虚不能固阴汗出不止者，加煅龙骨30g，煅牡蛎30g；心神不宁心悸者，加远志6g，酸枣仁10g。

（2）阴脱：主证：发热烦躁，面色苍白，心悸多汗，口渴喜饮，尿少色黄，肢厥不温。舌红苔薄少，脉细数或沉微欲绝。

证候分析：久病心阴耗伤，阴虚内热，故见发热烦躁，口渴喜饮，尿少色黄；阴血不足，头面失养，故见面色苍白；汗为心之液，虚热内扰，故见心悸多汗；阴血耗伤，阳气无所依附，血不载气，故见肢厥不温；脉细数为阴虚内热之象；若阴伤及阳，则见脉沉微欲绝。

治法：益气养阴，救逆固脱。

方药：固阴煎合生脉散加减。药用西洋参15～20g（另炖），黄精15g，五味子10g，山萸肉10g，山药15g，麦冬10g，熟地10g，黄芪30g，炙甘草3g。

方解：西洋参补心气养心阴；黄精、山药、五味子益气养阴；熟地、山萸肉、麦冬补肾阴，滋水养心；黄芪炙甘草益气固阴。

加减：阴虚液脱脉细数而汗多者，加煅龙骨30g，煅牡蛎30g；兼有痰热咳嗽，咯粘痰者，加桑白皮15g，贝母10g；兼瘀血唇青紫，舌质紫暗者，加丹参20g，红花10g；肾虚液亏尿黄短少者，加生地12g，玄参10g。

（3）阳脱：主证：面色灰白，精神萎靡，气短，谵妄，汗出不止，呼吸气微，畏寒遗尿。舌淡白而润，脉微欲绝。

证候分析：久病心气心阴耗竭，阳气欲脱，心神颓败，故见精神萎靡，谵妄；心阳欲脱，肺肾之气亦衰，故见面色灰白，气短，汗出不止，呼吸气微，畏寒遗尿。舌淡白而润，脉微欲绝均为阳脱之象。

治法：回阳救逆。

方药：参附汤合人参汤加减。药用红参20g（另炖），熟附片10g，干姜10g，甘草5g，肉桂5g（后下），当归10g，白芍10g。

方解：红参大补元气；附片、干姜回阳救逆；肉桂补心肾之阳；当归、白芍养血通络；甘草解附子毒性，又益心气。

加减：阴随阳脱汗多者可加煅龙骨20g，煅牡蛎20g，山萸肉15g。

（4）阴阳俱脱：主证：昏迷不醒，目呆口张，气少短促，汗出如油，周身俱冷，瞳仁散大，舌卷囊缩，二便失禁。脉微细欲绝。

证候分析：阴阳俱脱，有离决之势，脏腑败绝，神志无所主，故见昏迷不醒，目呆口张，气少短促，汗出如油，周身俱冷，瞳仁散大，舌卷囊缩，二便失禁的危象；脉微细欲绝为阴阳俱脱之象。

治法：救阴敛阳，回阳固脱。

方药：参附汤合生脉散加减。药用西洋参30g，红参15g，熟附子10g，干姜10g，麦冬10g，五味子10g。

方解：西洋参益气养阴；红参大补元气；附子回阳救逆；麦冬、五味子救阴敛阳。

加减：阴液虚脱汗多者加山萸肉30g，煅牡蛎30g；下元失固尿失禁者加桑螵蛸10g，益智仁10g；兼血脉瘀阻唇紫甲绀者加丹参20g，赤芍15g。

（二）中成药

（1）生脉注射液：适应证：气阴两脱证。

用法：先以本品10～20ml稀释后静脉推注，每隔15～30分钟1次，待血压回升，再次50～100ml加入5%葡萄糖液250～500ml中静滴，直至脱离厥脱状态为止。

（2）人参注射液：适应证：用于心源性休克阳气欲脱者。

用法：每次40～100ml，稀释后静滴。

（3）参麦注射液：适应证：用于心源性休克气阴两脱证。

用法：先用10～30ml加入50%葡萄糖液20～30ml静脉推注，每隔15～30分钟1次，连续3～5次，待血压回升后，再次50～100ml加入5%葡萄糖液250～500ml中静滴，直至脱离厥脱状态为止。

（4）四逆注射液：适应证：用于心源性休克阳脱证。

用法：每次30～50ml加入10%葡萄糖液250～500ml中静滴。

（5）参附注射液：适应证：用于心源性休克阴阳俱脱证。

用法：每次 10~20ml 加入 10% 葡萄糖液 20ml 中静注，必要时每隔半小时至 1 小时重复 1 次；或以 50~100ml 加入 5% 葡萄糖液 250~500ml 中静滴。

（6）参附青注射液：适应证：用于心源性休克阴阳俱脱证。

用法：用 10ml 加入 25% 葡萄糖液 20ml 中静推，待血压上升后再用 100ml 加入 10% 葡萄糖液 500ml 中静滴。

（7）枳实注射液：适应证：用于心源性休克阴阳俱脱证。

用法：先以 0.3~0.5g/kg，稀释后静注，继以 20~80g 加入 10% 葡萄糖液 100ml 中静脉点滴，滴速视血压而定。

（8）青皮注射液：适应证：用于心源性休克寒厥证。

用法：先用 0.1~0.5ml 加入 25% 葡萄糖液 20ml 中缓慢静注，继以 5~10ml 加入 10% 葡萄糖液 500ml 中静滴。

（9）红花泽兰注射液：适应证：用于心源性休克见有瘀血证者，防止出现 DIC。

用法：每次 30ml 加入 10% 葡萄糖液 100ml 内静滴，每日 1~2 次。

（10）复方丹参注射液：适应证：用于心源性休克见有瘀血证者。

用法：每次 20~30ml 加入 5% 葡萄糖液 100ml 中静滴，每日 1~2 次。

（11）川芎嗪注射液：适应证：用于心源性休克见有瘀血证者。

用法：每次 40~120mg 加入 5% 葡萄糖液 100ml 中静滴，每日 1~2 次。

（12）血府逐瘀注射液：适应证：用于心源性休克见有瘀血证者。

用法：每次 50ml 加入 5% 葡萄糖液 200ml 静滴，每日 2 次。

（13）牛角地黄注射液：适应证：用于心源性休克阴脱证。

用法：每次 20~30ml，加入 10% 葡萄糖液 100ml 中静滴。

（三）专病方

（1）四逆汤：制附子 10~30g，干姜 10g，炙甘草 15g。上药水煎 2 次，取汁 150~200ml，口服或鼻饲。适用于心源性休克阳脱证、寒厥证。

（2）生脉散：西洋参 10~30g，麦冬 30g，五味子 10g。上药水煎 2 次，取汁 150~200ml，口服或鼻饲。适用于心源性休克阴脱证。

（3）参附汤：红参 10~30g，制附子 10~30g。上药水煎 2 次，取汁 150~200ml，口服或鼻饲。适用于心源性休克阳脱证。

（4）三甲复脉汤：麦冬 30g，五味子 10g，生地 10g，白芍 30g，龟甲 25g，牡蛎 25g，鳖甲 25g。上药水煎 2 次，取汁 150~200ml，口服或鼻饲。适用于心源性休克阴脱证。

（5）瓜蒌薤白汤加味：红参 10g（另炖），丹参 15g，当归 15g，白芍 15g，首乌 15g，桂枝 5g，石菖蒲 10g，沉香 5g，全瓜蒌 30g，制半夏 10g。煎汁频灌。用于心源性休克痰浊阻络，心阳失展证。

（6）参附汤加味：人参 12g，附子 10g，黄芪 50g，麦冬 12g，五味子 12g，炙甘草 10g。水煎服，据病情 1~2 剂/日，分多次服用，用于心源性休克阳脱证。

（7）四逆汤合生脉散化裁：熟附子、川芎、丹参各 15g，炙甘草、五味子各 10g，干姜、人参、麦冬各 12g。水煎，日 2 剂，分 4 次温服，用于心源性休克阴阳俱脱证。

（四）针灸

（1）体针：主穴为素髎、内关、人中，配穴为少冲、中冲、少泽、涌泉。针刺半小时。中度刺激。

（2）耳针：取皮质下、肾上腺、升压点、心等穴。备用取穴甲状腺、激素点、神门、交感穴，以两耳交叉取穴，间歇留针 1~2 小时。每日 1 次。

（3）电针：主穴素髎、内关；配穴人中、中冲、涌泉、足三里。电压 10.5~14 伏，频率 105~120 次/分，持续 20 分钟。

（五）临证要点

（1）关于治法方药：我们认为心源性休克的治疗原则是益气养阴，回阳固脱，但应以益气回阳为主。本病为原有"胸痹"、"心悸"等病发展而见的危重症，心气心阳亏虚，阴血耗损是本病的病理基础。阳气虚弱，不能推动血循环和固摄血液，而致阴虚血亏；阴血虚损不能承载和化生阳气，使阳气益衰，最终阴阳离绝而脱。所以此时以益气回阳为当务之急，以其有形之阴不能速生，当急以温阳益气为要。临床阳脱者固然宜回阳益气，阴脱者亦应加入温补之品，以益气生津，温阳敛阴。阴脱者，以益气养阴为主，选用生脉散类；阳脱者，当回阳救逆为主，选用四逆汤类；阴阳俱脱者，当益气养阴，回阳固脱，选用参附汤类。药用人参、西洋参、麦冬、五味子、熟附片、干姜等。其中人参大补元气，西洋参益气养阴，麦冬、五味子敛阴固脱，附子、干姜回阳救逆。现代药理研究表明，这些药物具有双向性调节血压作用，可增加心肌收缩力，增加心血输出量，改善心肌供血、供氧，能使全血黏度比、血球压积明显降低，凝血酶原时间缩短，还有降聚血小板的作用。

心源性休克患者每多见心血瘀阻之象，而气虚、阴血耗伤更加重了血瘀，故治疗中常佐以活血通络之品。常用药如丹参、川芎、赤芍、桃仁、红花等。此类药物可改善微循环，促进组织的血液灌流，保护心脏等重要脏器，对防止出现 DIC 有重要意义。

（2）临床用药经验点滴：心源性休克是临床急危重症之一，当中西医结合抢救，在辨病的基础上结合辨证，充分采用现代医学的监测技术及其有效的急救方法，如充分供氧、心电监护等，辨证施治救逆固脱，最大限度降低死亡率。

1）关于辨病与辨证相结合：心源性休克多在患有器质性心脏病者中发生，临床用药时既要注重辨别寒厥、阴脱、阳脱、阴阳俱脱之证，急则治其标；待病情稍有稳定，亦要考虑原发疾病的情况，适当配伍一些针对性强的药物，'如风湿性心脏病者可配入秦艽、苍术、黄柏等药抗风湿；肺心病者可配入蛤蚧、桑皮、葶苈子等药化痰平喘；有心律失常者可配入枣仁、柏子仁、远志等宁心安神。

2）关于防治 DIC：休克可并发 DIC，而 DIC 的出现又可加重休克，增加死亡率，故防治 DIC 是治疗心源性休克不可忽视的环节。中医中药在这方面具有独特的优势，在汤药中适当配以活血化瘀之品，如丹参、川芎、赤芍、水蛭等，可改善微循环，保护血管内皮，降低血液粘度，解聚血小板等作用。实践证明，在益气、养阴的基础上活血化瘀，有利于改善休克时出现的四肢厥冷、唇甲紫绀等症，此外，药理研究也证实有防治 DIC 的作用。临床体会这类药物如及早配伍应用，疗效更为满意。

3）关于防止药物的副作用：在心源性休克的抢救过程中，既要选用作用力强的有效药物，如附子，又要防止这些药物的毒副作用，故当配伍甘草以解其毒性；在中西药同时应用时，也要注意中药、西药之间有无互相不良作用，如异丙肾上腺素与丹参注射液、生脉针、参芪注射液等配伍时，不仅不能升压，血压反而下降；多巴胺、肾上腺素、异丙肾上腺素等可使丹参针、参芪针的疗效下降；间羟胺与丹参针、生脉针等同用时毒性增加。

4）关于用药方法：心源性休克患者当根据休克发展的不同阶段采用最有效的给药方法，休克后期患者出现神志昏迷时，除必要的静脉通道给药外，还可予鼻饲中药开窍醒神，或给行军散吹鼻。血压下降明显者，当选用适当的有效升压药，并注意配合中药保持血压稳定。人参、西洋参等药力恢宏而价昂者，多予另炖，可采用多次频服的方法，以充分吸收药物，增加药力。

5）关于生活指导：患者及家属在病发时往往出现焦虑、恐慌等情绪，这些使得他们不能很好地配合抢救。此时医护人员当态度积极热情而又沉着稳定，操作熟练，以取得患者信赖，减轻患者心理压力，稳住患者及家属情绪，使他们配合治疗。应向家属交代注意事项及有关护理知识，注意保暖，按时翻身，做好口腔及皮肤护理，记录尿量。注意加强患者营养，给予高维生素、高蛋白、低脂的流质或半流质。

（六）西医治疗

1. 一般紧急处理　取平卧位，尽量不要搬动，伴心衰气急者可取半卧位，予吸氧并保持呼吸道通畅，尽快建立静脉通道，行血流动力学心电图的监测，并注意观察尿量。

2. 镇痛　急性心梗的剧痛对休克不利，可用吗啡 5～10mg 皮下注射，或 2～5mg 加于葡萄糖液中缓慢静注。吗啡可能使迷走神经张力增高而引起呕吐，可用阿托品 0.5～1mg 静注对抗。

3. 供氧　如一般供氧措施不能使动脉血氧分压维持在 60mmHg 以上时，应考虑经鼻气管内插管，作辅助通气和正压供氧。

4. 维持血压　如血压急骤下降，应立即开始静脉滴注间羟胺，10～20mg 稀释于 100ml 葡萄糖液内，亦可同时加入多巴胺 20～30mg。

5. 纠治心律失常

（1）室上速、房扑、房颤：用西地兰 0.4～0.6mg 稀释后 iv 缓慢注射，不宜选用其他负性肌力的抗心律失常药。明确或怀疑有病窦综合征（心动过缓－心动过速综合征）的患者应使用 0.2mg 西地兰，观察心率变化，也不宜使用其他药物。确需使用其他药物室上速发作者，应先放置心室临时起搏后用药。药物治疗无效时，可用食道调搏或同步直流电击转复。

（2）室性心律失常（频发室早、室速）：应首选利多卡因快速静脉注射 50～75mg，之后 1～4mg/分持续静脉滴注。如利多卡因无效，可依次选用普鲁卡因胺和溴苄胺。室速如药物无效，应用电击转复（100 焦耳）。同时积极寻找基础原因，消除可逆性因素，如低血钾缺血等。

（3）缓慢性心律失常（病窦综合征、房室传导阻滞）：对于病窦患者可用静脉注射阿托品 0.5～1mg 或异丙肾上腺素 1～3μg/分静脉滴注。房室传导阻滞时可用异丙肾上腺素。以下情况需起搏治疗：①完全性房室传导阻滞、莫氏Ⅱ型Ⅱ度房室传导阻滞；②双分支传导阻滞伴有间断发生的莫氏Ⅱ型Ⅱ度或Ⅲ度房室传导阻滞；③病窦综合征，窦性停搏 >3 秒；④房颤伴有缓慢心室率（<40 次/分）。有上述表现的急诊患者应放置临时起搏，凡有可纠正病因，恢复窦性心律者可不植入永久性心脏起搏器，而对无病因可纠的持续存在的缓慢心律

失常者，应植入永久性心脏起搏器。

6. 补充血容量　一般应用低分子右旋糖酐，可先在 10 ~ 20 分钟内输入 100ml，如中心静脉压上升不超过 $2cmH_2O$，可每 20 分钟重复输入同样剂量，直至休克改善。

7. 纠正酸碱平衡失调和电解质紊乱　主要纠正代谢性酸中毒和高或低血钾症。休克较重或用升压药不能很快见效者，可即静脉滴 5% $NaHCO_3$ 100 ~ 200ml，以后参照血 pH 值，血气分析或 CO_2CP 测定结果及时发现和处理可能出现的呼吸性碱中毒或酸中毒。

8. 应用血管活性药物

（1）升压药类：可使心肌收缩力增强，增加心排血量，常用如间羟胺 10 ~ 30mg 加入 5% 葡萄糖液 100ml 中静脉滴注，或多巴胺 20 ~ 40mg 加入 5% 葡萄糖液 100ml 中静脉滴注，可和间羟胺合用，两者比例 1 : 1 或 2 : 1。

（2）血管扩张剂：当血管收缩造成周围血管总阻力增加，病变的左心室面临高阻抗时，应用血管扩张剂可减低心脏的后负荷，明显降低左室喷血阻力，增加心排血量。常用如硝普钠 5 ~ 10mg 加入 5% 葡萄糖 500ml 中静滴，20 ~ 100μg/min；或酚妥拉明 10 ~ 20mg 加人 5% 葡萄糖液 100ml 中静滴 0. 3 ~ 0. 5mg/min。

9. 辅助循环装置　对药物治疗无效的患者，有人提倡机械辅助循环的方法，以减轻左心室负担及工作量，同时改善冠状动脉及其他重要器官的血液灌注，其方法有多种，包括体外反搏术，主动脉气囊术，副心脏，人工心脏等。

10. 预防肾功能衰竭　血压基本稳定后，在无心力衰竭情况下，可在 10 ~ 30 分钟内快速静滴 20% 甘露醇或者 25% 山梨醇 100 ~ 250ml 以利尿。有心力衰竭的则宜用呋塞米 40mg 静注。

四、预防与康复

（1）心源性休克最常见的原因是急性心肌梗死，预防的关键在于早期积极控制、缩小梗死范围，治疗消除引起休克的诱因，及时解决心力不足的先兆，积极控制心律失常。心脏功能的衰竭是本病发生的重要环节，故当积极治疗原发病，防止心衰；一旦出现心衰，当积极控制，以防病情恶化。

（2）休克期必须卧床休息，尽早抢救，但要稳定患者情绪，避免恐慌和过度焦虑，应当尽快予以心电监护、血流动力学监测等，注意观察皮肤黏膜循环状况、尿量等，积极防治DIC，肾衰等并发症。

（3）注意加强患者营养，供给足够的热量，给予高维生素、高蛋白、低脂、流质或半流质饮食，不能进食者可经鼻饲或静脉高营养。

五、小结

近年来对中医中药治疗心源性休克的研究，研制与应用了中药系列方药，开发了许多品质优良，疗效可靠，副作用小的新药，如生脉针、参附针等，并初步证实其药理作用，在临床上中西医结合抢救心源性休克，大大提高了治愈率。中药稳定血压，改善心肌供血供氧，改善微循环，防治 DIC 等优势作用，弥补了西药的缺陷。但也存在某些方面的问题：一是如何做好微观辨证与宏观辨证的结合问题，应充分利用现代医学的检测手段，如测定动脉压，中心静脉压，肺动脉楔嵌压等，尽早控制休克前期病情的恶化。二是如何掌握好中药与西药运用的证候与时机，有待今后进一步明确中药针剂的药理作用与作用禁忌及配伍禁忌，在临床观察时也应客观地反映中、西药运用情况，准确运用统计学手段，增加说服力。

（王锦鹏）

第九节　病毒性心肌炎

因病毒引起的心肌炎性改变称为病毒性心肌炎。临床表现轻微者可无症状，一般多有轻重不同的心慌、胸闷、气短、乏力等症，重危者可发生心力衰竭、心源性休克，乃至猝死。本病可见于各年龄组，正常成人可能发病率为5%，其中40岁以下占75%～80%，男性较女性多见，其比例为（1.3～1.62）∶1。

根据本病的发病特点和临床表现，主要与中医的"心悸"（怔忡）、"心痹"、"温病"相关。

一、发病机制

（一）中医学认识

中医认为，病毒性心肌炎乃为外感诱发的内伤疾病，其发病涉及内外二因。外因为心邪病毒（简称"邪毒"），此为六淫时邪，均具有从外感受、四季皆可发病、有表证等相同处，但邪毒还有侵心性、易耗气伤阴（血）、深伏不易骤除、反复缠绵等特点。内因为正气虚弱、心气不足，其形成固与体质有关，然多数起于劳累诱因，所谓"劳则气耗"。本病的病理机制为心气虚弱，肺卫功能失调，时邪病毒乘袭，心功能紊乱、心脏御敌之力削弱，邪毒得以入血循脉、客留舍心，心脏之气不得其正而发病，其中心气虚弱为关键因素。心气虚弱，日久伤阴，可致气阴两虚；心气虚弱，运血无力，可致瘀血阻滞；心病及脾，一则气血生化乏源，而致心脾气血两虚；一则脾病失健，水湿不化，痰湿内生；若心虚及肺，卫外失固，可反复感受外邪，致使病毒性心肌炎反复发作，迁延难愈；若心虚及肾，命门火衰，不能制水，水邪泛滥肌肤则水肿，凌心射肺则见喘逆危证；若心阳暴脱则可致猝死。综上可知，心气虚是影响病毒性心肌炎发生、发展、转归、预后的基本病理。

（二）西医学认识

各种病毒均可导致病毒性心肌炎，常见的依次为柯萨奇、埃可、流行性感冒、流行性腮腺炎及脊髓灰质炎病毒等。其中以柯萨奇B组病毒最重要。本病常因细菌感染、营养不良、剧烈运动、过度疲劳、妊娠和缺氧等诱因存在条件下发病或反复。

病毒性心肌炎的发病机制有三：一是病毒和（或）其毒素对心肌的直接损伤，而致心肌纤维溶解、坏死、水肿及炎症细胞浸润。二是免疫变态反应损伤，包括细胞免疫和体液免疫，前者如T淋巴细胞功能及其亚群比例的异常，细胞因子系统的异常，即致敏性T淋巴细胞损伤心肌细胞；后者如抗心肌特定抗原分子的自身抗体，其靶抗原包括ANT（心肌线粒体ADP/ATP转运载体蛋白）、肌球蛋白、热休克蛋白、线粒体M_7、支链a酮酸脱氢酶复合体、β受体、M_2胆碱能受体；又如抗细胞受体抗原的抗体，实验已证明，抗$β_1$受体抗体和抗M_2受体抗体都可通过与其相应受体的免疫作用损伤心肌功能；再如抗细胞内抗原的抗体，例如抗ANT抗体能通过干扰ANT的转运功能，引起心肌细胞能量代谢平衡失调，损伤心肌功能。抗 ANT 抗体与膜钙蛋白具有交叉反应性，能够引起心肌细胞钙超负荷，导致细胞毒性损害；此外，流行病学调查发现病毒性心肌炎有家族聚集性，在有遗传基因的人群中，心肌肌凝蛋白可能是导致病毒感染后心肌炎的一种自身抗体。以上证明本病为一种器官特异性自身免疫性疾病。三是细胞介导的细胞毒性亦被认为是病毒性心肌炎心肌损伤的主要机制之一，如穿孔素。

二、诊断

（一）诊断标准

源自 1995 年全国心肌炎、心肌病专题研讨会制定的"成人急性病毒性心肌炎诊断参考标准"

（1）在上呼吸道感染、腹泻等病毒感染后 1~3 周内或急性期中出现心脏表现，如严重乏力（心排血量降低）、第 1 音明显减弱、舒张期奔马律、心包摩擦音、心脏扩大、充血性心力衰竭或阿斯综合征等。

（2）上述感染后 1~3 周内或与发病同时新出现的各种心律失常和（或）心电图异常，而在未服抗心律失常药物前出现下列心电图改变者。

1）房室传导阻滞、窦房阻滞或束支传导阻滞。

2）2 个以上导联 ST 段呈水平型或下斜型下移 ≥0.05mv，或多个导联 ST 异常抬高或有异常 Q 波。

3）多源、成对室性期腧收缩，自主性房性或交界性心动过速，持续或非持续阵发性室性心动过速，心房或心室扑动、颤动。

4）2 个以上以 R 波为主的导联 T 波倒置、平坦或降低 <R 波的 1/10。

5）频发房性期前收缩或室性期前收缩。

注：具有 1）~3）任何一项即可诊断。具有 4）或 5）项，以及无明显病毒感染史者，还须具有以下指标之一，以助诊断。

6）有下列病原学依据之一：①第 2 份血清中同型病毒抗体滴度较第 1 份升高 4 倍（2 份血清应相隔 2 周以上），或一次抗体效价 ≥640 者为阳性，320 者为可疑（如以 1：32 为基础则宜以 ≥256 为阳性，128 为可疑阳性，根据不同实验室标准作决定）。②病毒特异性取 IgM1：320 者为阳性（按各实验室诊断标准，但需在严格质控条件下）。上述 1）、2）如同时有同种病毒基因阳性者，更支持有近期病毒感染。③单有血中肠道病毒核酸阳性者，可能为其他肠道病毒感染。④从心内膜、心肌、心包或心包穿刺液中测出肠道病毒或其他病毒基因片段。

7）左室收缩功能减弱（经无创或有创检查证实）。

8）病程早期有 CK、CK-MB、AST、LDH 增高，并在急性期中有动态变化。如有条件可进行血清心脏肌钙蛋白 I 或肌钙蛋白 T、肌凝蛋白轻链或重链测定。对尚难明确诊断者可长期随访。在有条件时可作心内膜心肌活检、进行病毒基因检测及病理学检查。

（二）鉴别诊断

在考虑病毒性心肌炎诊断时，应除外甲状腺功能亢进、二尖瓣脱垂综合征及影响心肌的其他疾患，如风湿性心肌炎、中毒性心肌炎、冠心病、结缔组织病、代谢性疾病，以及克山

病（克山病地区）等。

（三）分型与分期

1. 分型　根据病毒性心肌炎的不同临床表现，本病大致可分以下 7 型：隐匿型、猝死型、心律失常型、心力衰竭型、暴发型、慢性心肌炎和后遗症型。

2. 分期　根据病情变化和病程长短，病毒性心肌炎可分为 4 期。

（1）急性期：指新近发病。临床症状明显而多变，病程多在 6 个月以内。

（2）恢复期：临床症状和心电图改变等逐渐好转，但尚未痊愈，病程一般多在 6 个月以上。

（3）慢性期：部分患者临床症状、心电图、X 线、酶学等检查呈病情反复或迁延不愈，实验室检查有病情活动的表现者，病程多在 1 年以上。

（4）后遗症期：患心肌炎时间久，临床无明显症状，但遗留较稳定的心电图异常，如室性期前收缩、房室或束支传导阻滞、交界区性心律等。

三、中医治疗

（一）辨证论治

（1）邪毒侵心证：症状：发热恶风，鼻塞流涕，咽痒喉痛，咳嗽咯痰，心悸胸闷，气短乏力，舌尖红，苔薄黄，脉浮数或促。

证候分析：邪毒乃外感之邪，从皮毛、口鼻循经入肺，郁于肌表则发热恶风，侵犯肺之外窍则鼻塞、流涕、咽痒喉痛；外邪犯肺宣降失司、津凝成痰则咳嗽咯痰；邪毒由肺卫肌表侵入血脉，循脉舍心，心神失宁则心悸；耗伤正气则气短乏力；心肺郁滞，胸阳失展则胸闷；邪毒性热故见以上舌、苔、脉。

治法：疏风清热解毒，益气滋阴宁心。

方药：银翘散合生脉饮加减。药用银花 10g，连翘 12g，板蓝根 15g，荆芥 10g，丹参 15g，生甘草 6g，太子参 15g，麦冬 12g。

方解：银花、连翘、板蓝根清热解毒；荆芥疏风发汗逐邪，太子参、麦冬益气滋阴，扶正达邪；丹参养血活血，因心主血，心被邪侵，血行必受其碍，活血则有利正气恢复，又可助驱邪之力；生甘草清热解毒，助正达邪。

加减：表寒重，症见恶寒，畏风明显，苔薄白者，加防风 10g，紫苏 10g，肺窍不利，症见咽喉痛甚者，加桔梗 6g，山豆根 10g；湿热蕴脾，症见泄泻腹痛，苔黄腻者，加黄连 5g，木香 10g，黄芩 12g；心络不和，症见胸痛者，加炒延胡索 12g，矾郁金 12g；心气虚甚，症见心悸怔忡者，加炙黄芪 12g，炙甘草 9g。

本证型除见于病毒性心肌炎初发时，还可见于其他各期伴发感冒、肠炎时。

（2）心气虚弱证：症状：心慌，胸闷隐痛，气短，乏力，不耐活动，自汗，易外感。舌质淡，苔薄白，脉细弱或结代。

证候分析：心气虚弱，推动血行之力不足，故心慌、气短、乏力；动则耗气，故不耐活动；气虚不能固摄津液，营卫失和，故自汗；气虚卫外失固，故易外感；气虚血运失畅、络脉不和，故胸痛、胸闷；气虚血不上承，故舌淡，薄白苔表示无热象；气虚血不充脉，故脉细弱，脉气不相顺接，故脉结代。

治法：补益心气。

方药：举元煎加减。药用党参 12g，炙黄芪 15g，炒白术 12g，炙甘草 6g，当归 10g，炙桂枝 6g，炒白芍 10g，苦参 15g。

方解：党参、黄芪、白术、甘草补益心气；桂枝、白芍调和营卫，固表止汗，甚符《难经》："损其心者，调其营卫"之旨；桂枝温通心阳，又可增强益气功能；当归养血活血，行血中瘀滞；苦参辨病用药，抗病毒、抗期前收缩，尚能制约以上药物的温热燥性之弊。

加减：气虚甚，见气短，乏力明显者，加太子参 12g，增加黄芪用量至 30g；气虚及阳，症见肢冷不温，怕冷，加仙灵脾 12g、熟附片 6g；气阳欲脱，症见气喘，倚息不得卧，大汗淋漓，四肢厥冷，脉微欲绝，加熟附片 10g，人参 10g（另炖），煅龙骨 30g，煅牡蛎 30g；瘀血较显，见胸痛、舌紫者，加三七 9g、丹参 15g；兼脾胃不和，症见脘痞、便溏者，加木香 9g，砂仁 3g（后下）。

（3）气阴两虚证：症状：心悸怔忡，胸闷气短，神疲乏力，失眠多梦，口舌干燥，咽部不适。舌淡尖红少津，苔薄白或淡黄，脉细数或结代。

证候分析：气虚鼓动力弱、阴伤营亏不能养心，故心悸怔忡；心虚宗气不足，故胸闷、气短、乏力、神疲；心阴亏虚、虚热内扰、心神不宁，故失眠多梦；阴虚液亏、津不上承，故咽不适，口舌干燥；气虚则舌淡苔薄白，脉结代，阴亏则尖红少津，苔淡黄，脉细数。

治法：益气滋阴，养心安神。

方药：人参芍药散加减。药用太子参 15g，炙黄芪 15g，麦冬 10g，玉竹 10g，白芍 10g，炙甘草 5g，山萸肉 10g，石菖蒲 10g，板蓝根 30g。

方解：太子参、黄芪、炙甘草补心气；麦冬、玉竹、白芍滋心阴；山萸肉益气滋阴，收敛正气；石菖蒲宁心安神；板蓝根清利咽喉，清热解毒。

加减：阴虚明显，症见烦扰不宁，手足心热者，加生地 15g，莲子心 3g；夹有痰火，症见口苦、苔黄腻者，加黄连 3g，竹沥半夏 10g；本证进一步发展至气血阴阳俱亏时，症见面黄无华、畏寒者，加炙桂枝 9g，阿胶 10g（烊化），当归 10g，去玉竹、板蓝根，增甘草量为 10g，夹有瘀滞，症见胸痛，舌质暗红，或瘀斑、瘀点者，加丹参 15g，炒玄胡索 12g；兼胃气郁滞，症见脘痞闷胀，纳少不馨者，加陈皮 9g，炒枳壳 10g。

（二）中成药

（1）生脉注射液

1）适应证：主要用于病毒性心肌炎气阴两虚证。

2）用法：生脉注射液 20～60ml 加入 5% 或 10% 葡萄糖液 250ml～500ml 内，静脉滴注。每日 1 次，10～15 天为一疗程。

（2）黄芪注射液

1）适应证：适用于本病各期表现气虚证为主者。

2）用法：黄芪注射液 20～30ml 加入 5% 或 10% 葡萄糖液 250～500ml 内，静脉滴注。每日 1 次，10～15 天为一疗程。

（3）丹参注射液

1）适应证：适用于本病各期表现血行失畅者。

2）用法：丹参注射液 20～40ml 加入 5% 或葡萄糖液 250～500ml 内，静脉滴注。每日 1

次，10～15 天为一疗程。

（4）双黄连注射液

1）适应证：适用于本病急性期及其他各期并发外感风热证时。

2）用法：双黄连注射液 3.6g 加入 5% 葡萄糖液内，静脉滴注。每日 1 次，5～7 天为一疗程。

（5）养心氏

1）适应证：用于本病以气虚为主证者。

2）用法：本品每次 4～6 片，口服，每日 2～3 次。

（6）补心气口服液

1）适应证：用于本病以气虚为主证者。

2）用法：本品每次 1 支，口服，每日 2 次。

（7）玉屏风口服液

1）适应证：用于本病反复外感属卫表不固证者。

2）用法：本品每次 1 支，口服，每日 2 次。

（8）滋心阴口服液

1）适应证：用于本病心阴不足证。

2）用法：本品每次 1 支，口服，每日 2 次。

（9）心可舒

1）适应证：用于本病兼有瘀血证及胃气不和者。

2）用法：本品每次 4 片，口服，每日 3 次。

（10）复方丹参滴丸

1）适应证：用于本病兼有气滞血瘀证，特别是胸闷症状明显时。

2）用法：本品 10 粒，舌下含服；亦可每次 10 粒，口服，每日 3 次。

（11）心宝

1）适应证：用于本病气阳虚证，尤适宜心跳缓慢者。

2）用法：本品每次 1 粒，口服，每日 3 次；必要时每次 1～2 粒，舌下含服。

（12）磁朱丸

1）适应证：用于本病各期表现心动过速者。

2）用法：本品每次 3～5g，口服，每日 2～3 次。

（13）黄杨宁

1）适应证：用于本病各期出现期前收缩时。

2）用法：本品每次 3～6 片，口服，每日 3 次。

（三）专病方

（1）解毒化瘀益心汤：黄连 5g，焦山栀、当归、川芎、郁金各 10g，丹参 30g，连翘、赤芍、黄芪、党参各 15g，甘草 5g。以上药水煎 2 次，取汁 300ml；每次服用 150ml，每日 2 次，早、晚饭后服。适用于病毒性心肌炎属气血两虚、心脉瘀阻、邪毒内侵证者，多见于急性期。

（2）普济消毒饮加减方：黄芩、山栀、牛蒡子、僵蚕、麦冬各 8～12g，陈皮、连翘、桔梗各 7～10g，甘草、薄荷各 2～6g，玄参、金银花各 10～20g，板蓝根 10～20g。煎服法同上，日 1 剂。适用于急性病毒性心肌炎及其他各期伴发风热外感证时。

（3）牡蛎百合清心汤：牡蛎、太子参、淮小麦、百合、蒲公英各 30g，黄芩、藏青果、麦冬各 10g，大枣 7 枚，地丁草、丹参各 20g，五味子、甘草各 6g。煎服法同上，日 1 剂。适用于病毒性心肌炎后遗症期、频发室性期前收缩者。

（4）复律汤：西洋参 6g，麦冬 15g，玉竹 12g，五味子 8g，桂圆肉 12g，柏子仁 12g，酸枣仁 12g，生龙牡各 15g，丹参 15g。煎服法同上，日一剂。适用于病毒性心肌炎后心律失常，以气阴两虚为主证者。

（5）抗心律失常方：以丹参 20 ~ 40g，苦参 10 ~ 20g、炙甘草 20 ~ 50g 为基本方，如属热毒侵心证，合银翘散加减；属气阴不足证，合生脉饮加减；属气滞血瘀证，合血府逐瘀汤加减；属痰湿内阻证，合二陈汤加桂枝、瓜蒌为主。煎服法同上，日 1 剂。适用于病毒性心肌炎以心律失常为主要表现者。

（6）大补元煎：人参 12g，山药 20g，熟地 20g，山萸肉 12g，枸杞子 15g，当归 12g，杜仲 9g，炙甘草 12g，以上为基本方。若偏气虚者，加黄芪；烦躁者，加川黄连、莲子心；胸闷明显者，加菖蒲、郁金；胸痛者，加三七、红花；舌红无苔者，改人参为西洋参，并加龟甲、鳖甲。煎服法同上，日 1 剂。适用于病毒性心肌炎的慢性期。

（7）益心灵：黄芪 30g，绞股蓝 30g，枸杞子 12g，仙灵脾 15g，虎杖根 30g。煎服法同上，日 1 剂。适用于病毒性心肌炎细胞免疫低下及免疫功能失调者，临床见胸闷、心慌、气急、乏力，以及心律失常等症、征患者。

（8）益心宁：黄芪、益母草 2 份，炙甘草、麦冬、合欢皮、磁石各 1 份，制成糖浆口服液，每毫升合生药 3.28g。每日 60ml，分 2 次口服，疗程一个月。煎服法及适应证均同上。

（9）参白口服液：由人参、麦冬、苦参、白茅根、赤芍等组成每支 10ml，合生药量 2g/ml，每日 2 次，每次 2 支，口服，一个月为一疗程。适用于病毒性心肌炎后遗症，表现气阴两虚，瘀血痰阻证者。

（10）芪冬颐心口服液：由黄芪、麦冬、人参、生地、桂枝、紫石英、丹参、金银花、淫羊藿组成，每次服该口服液 20ml，每日 3 次，疗程 4 周。适用于病毒性心肌炎属气阴两虚证，对心电图的期前收缩、ST 段下降、T 波改变有效。

（11）抗心肌炎期前收缩方：黄芪 15g，黄精 12g，枣仁 20g，丹参 20g，苦参 15g，紫草 15g，甘松 5g 等组成。煎服法同上，日 1 剂。用于病毒性心肌炎表现为各种期前收缩、证属心气虚或气虚血瘀者。

（四）针灸

（1）体针：主穴取内关、巨阙、膻中，配穴取足三里、郄门、神门、心俞、通里等穴。其中巨阙、膻中宜用温针法，内关应将针尖向心方向进针，使针感循经上行，愈近心区疗效愈显。每日或隔日 1 次，留针 20 分钟，10 次为一疗程。急性期出现厥脱症状时，若属热毒闭窍，加针刺人中、十宣；属阳气欲脱，加灸百会、神阙和关元。慢性期心动过速者，取侠白、手三里；心动过缓者，取通里、内关；阵发性房颤，加阴郄。

（2）耳针：取心、肺、胸、神门、皮质下、内分泌、肝、肾、胆等穴。探明穴位后消毒，以毫针刺入 1 分许，捻转半分钟，留针 10 ~ 20 分钟，每日 1 次，12 次为一疗程。或用王不留行籽压于穴位，胶布固定，每日用手指捏压贴药处 2 ~ 3 次，每次 1 - 3 分钟，以耳部稍有痛感为度。心悸发作时，也可用手指即时按压以止悸。3~5日换药一次。

（五）临证要点

（1）关于治法方药：我们认为病毒性心肌炎的治疗原则是扶正祛邪，以扶正为基础。扶正即补心气，助心阳，滋心阴，养心血，以补心气为主导；祛邪即托解邪毒，通血脉。由于本病的关键是心气虚弱，因此治疗中心是补益心气，其意不仅是运用"气虚宜掣引之"的正治法以补其不足，同时发挥益心气以达邪、护心、固卫等综合治理方面。药用人参或党参、黄芪、甘草、山茱萸。其中人参大补元气，又可定惊，若不用人参可以党参代，其药力弱，需加重分量。黄芪善补胸中大气，能显著改善本病胸闷、气短乏力等宗气不足症状。甘草为补气复脉主药，且可解毒与调和诸药。山茱萸酸收，补气滋阴兼敛气以防心气耗散，以上各药相伍，则补气之力甚宏。若仍感补气之力不够或虑人参的副作用，则可用有"南方人参"之称的绞股蓝，此药具有补气、养阴、活血、清热解毒等多种功能，药理证明具有调节血压保护缺血心肌，增强心肌收缩性能，提高机体免疫力，镇静等功效，故特适用于病毒性心肌炎。此外，可用通阳化气，温运经脉，降逆定悸的桂枝，亦可加强补气功能。

心邪病毒是直接原因，当用解毒法扶之。常予板蓝根、大青叶、紫草、苦参以入血分祛邪解毒。上药虽属苦寒，但败胃化燥不著，长期使用而无积弊。著名老中医朱锡棋也认为治疗病毒性心肌炎，不可忽视病毒因素，而推崇"大青叶等"，若邪毒甚可加连翘、银花、蚤休等。

病毒性心肌炎的治疗常佐以滋阴、养血、活络之品。因患者每每夹有显性或隐性阴血虚及血行不畅之证。此外，用滋阴养血药还取"善补阳者必于阴中求阳，则阳得阴助而生化无穷"之理，冀建"阴平阳秘"之功。药选麦冬、玉竹，其性清润补而不腻，倘阴虚重则加生地、玄参。养血活络用当归、芍药。当归乃血中气药，补中有行，芍药尚可敛阴定悸，合用补血活络效增；若血滞较明显，可加丹参、鸡血藤。

（2）临床用药经验点滴：因个体素质，时令节气和邪毒轻重之差异，病毒性心肌炎临床见症多种多样，有些颇难处理，有些苦于乏效。对此，我们认为，在认清病毒性心肌炎基本病理、常用大法及方药基础上，又需知常达变"圆机活法"和"药随证变"，不囿于套路，多方位地去思辨施治，方能取得理想疗效。现就临诊常见症的处理简述如下：①关于期前收缩：常单用或联用下列各类药。一是重用甘草，常规量15g左右，甚达30g以上。二是用调和营卫的桂枝、芍药、大枣、丹参。三是选用归心经的重镇药如紫石英、朱砂、珍珠母、青龙齿等。四是用开窍化痰的菖蒲、南星、远志、矾郁金。五是选祛风熄风的蝉衣、僵蚕、防风、钩藤。六是用清热解毒的黄连、苦参等。七是用活血化瘀的蒲黄、延胡索、琥珀。八是用药理证明有抗期前收缩作用的黄连、苦参、甘松、常山、茵陈、桑寄生等。②关于外感：医者常为患者反复外感所难，如用下法常可避之。一是未病时坚持长期服用丹溪的玉屏风散，或黄芪口服液以固卫实表。二是一旦接触感冒患者或感冒流行时，即服常规量的羚羊感冒片、银翘解毒片等2~3日。三是稍露外感端倪如咽喉微痒，鼻轻塞，渐渐恶风时，便需服汤方积极正规治疗。四是如外感证势已成，则应全力以赴，认真对待，汤药加倍，每日两付分4次服，卧床休息以养正祛邪。五是必须提请注意的是外感与邪毒不可混为一谈，外感证消解并非意味邪毒的祛除。③关于防止药物的副作用：病毒性心肌炎常需配合运用活血、理气、解表和清热类药。病毒性心肌炎常因心气不足，无力运行血液而致血行不利，少见明显的瘀血证，故一般禁用化瘀峻剂，以免伤正动血，多选当归、丹参、鸡血藤等养血活血药。本病常见胸闷症，此乃"气不虚不阻"所为，应该用补气药以求气足滞消目的，若妄用辛燥理气重剂香附、枳壳等，则有"虚虚"之害；如从反佐考虑，可适当配理气不耗气伤阴的佛手、玫瑰花、白残花等清轻之物。对本病的解表，不可过用辛温发汗，恐致大汗淋漓而生厥脱之变，一般仅用发汗力弱的荆芥、薄荷、葱白等类。再者忌大量长期投用苦寒之品，苦能劫阴液，寒可遏阳气，都可影响病毒性心肌炎的治疗效果。④关于用药时间：病毒性心肌炎患者常需较长时期服药治疗，这是本病心气虚的病理与邪毒特点决定的，故不能过早停药，以免复发或日后变生他病。一般对急性病毒性心肌炎患者需服至症状、体征消失或基本消失，心电图正常后继续用药1～2月以图巩固。倘若此间病情有反复则服药时间还应延长。对于慢性期、后遗症期患者则应常年服药治疗。对相隔较长时间又复发者，可参照急性病毒性心肌炎用药时间处理。⑤关于生活指导：患者或因对本病认识不足，或因长期受疾病所累，心理状态欠稳定，常产生忧郁、恐惧、悲观、消极甚至失望情绪，这虽在常情之中，然却很不利于该病的痊愈。因心主神志的功能失调，会反过来加重器质性心脏病的程度，效应给予积极的心理疏导以协助药物治疗。要指导患者树立战胜疾病的信心，振奋精神，与医者密切合作，为治愈疾病努力。同时还应鼓励和督促患者注意生活规律化，起居要有常，并辅以体疗如气功、太极拳，辅以食疗如定时定量、高蛋白低脂肪易消化食物，另外在汤药中也可据证加入疏肝解郁除烦、养心安神定志之药以协建功。

四、西医治疗

1. 一般疗法　本病应注意休息，防止过劳。一般急性期应休息3个月。重症心肌炎，尤其是心脏扩大者更应严格卧床休息，时间延长至半年，直至心脏复常，症状消失，心电图、X线检查无异常。

2. 改善心肌营养与代谢药物　辅酶A 50～100U或肌苷200～400mg，每日肌注或静注1～2次。细胞色素C15～30mg，每日静注1～2次，该药应先皮试，无过敏者才能注射。三磷腺苷（ATP）或三磷酸胞苷（CTP）20～40mg，肌注，每日1～2次，前者尚有口服及静脉制剂，剂量相同。辅酶Q10每日口服30～60mg或肌注及静注10mg，每日2次。重症心肌炎可用1.6-二磷酸果糖（FDP）5g静滴，每日1～2次。极化液疗法：10%葡萄糖500ml内加氯化钾1～1.5g，普通胰岛素8～12U静滴，每日1次，7～14日为一疗程，尤其适用于频发室性期前收缩者。

3. 抗病毒药物　吗啉胍0.1～0.2g，每日3次，口服。还有金刚烷胺、阿糖胞苷等，但疗效不确切而限制了应用。

4. 调节免疫药物　免疫核糖核酸6mg，皮下注射，每周1～2次，3个月为一疗程，以后每月1次，治疗6个月。胸腺素2～10mg，每日或隔日1次，肌内注射，症状改善后，改为每周1mg/kg，作长期替代治疗。聚肌胞1～2mg，每2～3日1次，肌内注射。转移因子1mg加注射用水2ml，皮下或肌注，每周1～2次。人白细胞干扰素1.5～2.5万U，每日肌注1次，7～10日为一疗程，可间隔2～3日再作一疗程。

5. 肾上腺皮质激素　仅限用于严重心力衰竭，严重心律失常，休克以及其他疗法效果不佳的患者。可用泼尼松40～60mg，每日1次，口服。氢化可的松400～600mg加入5%葡萄糖水内静滴，每日1次。地塞米松10～30mg，每日1次，分次静注。

6. 其他治疗　病毒性心肌炎患者合并细菌感染者予以抗生素治疗。合并心律失常、心力衰竭和心源性休克者均应作相应处理。

五、预防与康复

（一）预防

本病的关键在于预防病毒感染。一般而言，病毒只有在受寒、过劳、营养不良、酗酒、细菌感染等情况下，机体抵抗力低下时诱发或加重本病，或发生反复。因此，养成良好的卫生、生活习惯，注意营养、加强锻炼、提高抗病功能，对本病的一级、二级预防均有重要意义。

（二）急性期

注意严格卧床休息，以减轻心脏负荷，防止疾病恶化，预防并发症的发生。

（三）维生素的补充

多食富含维生素 B、C 的水果、蔬菜，少食高脂肪食品，宜高蛋白饮食。因为高维生素及高蛋白饮食可提高人体抗御病邪的能力，促进组织修复。

六、小结

近年来中医药治疗研究 VMC，在承接以前经验的基础上继续深入，表现在文献数量的增多、质量的提高和疗效的佳良等方面，尤其是有严格科研设计的前瞻性研究，代表了 VMC 研究的发展方向，具有很强的指导性。但也存在某些方面的问题。一是中医的病因病机、辨证分型、治疗方法均不统一，而不利于临床和科研工作。二是对西医的诊断，或是未采纳已有的、公认的标准，如 1987 年全国心肌炎心肌病专题座谈会提出的成人急性病毒性心肌炎参考标准；或是在标准尺度的把握上不确、欠妥；或是对新诊断技术未及时运用，如具有病原学诊断意义的聚合酶链反应（PCR）技术等，以致不乏误、漏诊者。三是在疗效判定标准上，由于暂无统一的，由各家自行制定而降低了可信度。四是在对照组方面，或根本没有设立，或仅设自身与非随机同期对照，而缺乏可比性，有失客观性。五是对观察结果，运用统计学手段的少，说服力不强。六是给药途径单调，肌肉、静脉制品虽已有可喜的开端，但品种有限；各地报道的专病专方专药不少，而商品化的不多，更谈不上系列化，远不能满足临床需求。

总之，以上这些问题因素都妨碍客观、公正地评价中医药治疗 VMC 的实际水平，不利于临床疗效的总结推广和研究工作的深入开展。为此，应在大量的临床治疗基础上，建立统一的病名、病因、病机认识，制定和完善辨证分型和疗效评定标准，倡导良好的医德医风，强调临床资料的科学性、准确性，采用多指标观察，做出实事求是的评价。注意发挥中医药在抗病毒、调整免疫、改善心功能、增加超氧化物歧化酶、降低氧自由基等方面存在的巨大的潜力；注意挖掘名老中医丰富经验，以给 VMC 的临床、科研带来新思路、新方药、新理论。科研设计要严谨，要有对照组，要统计分析和随访。发展多种剂型，如丸、散、膏、丹、冲剂，以及肌肉、静脉注射剂，逐渐形成系列的、固定的 VMC 方药剂型，从而进一步稳定和提高 VMC 的治愈率、有效率。相信 VMC 的中医药治疗将会有更快的发展和新的突破。

（王锦鹏）

第十节 感染性心内膜炎

因细菌、真菌、立克次体等微生物直接感染而产生的心内膜炎称为感染性心内膜炎。临床表现以发热、进行性贫血、杵状指、脾肿大、栓塞现象和心脏杂音变化为主要特征。本病约占住院患者的 0.1%，以青壮年居多，男性患者较女性患者多见，占 54%~69%。根据本病的发病特点和临床表现，属中医的"温病"、"心悸（怔忡）"、"胸痹"等范畴。

一、发病机制

（一）中医学认识

中医学认为，感染性心内膜炎多由先天心脏禀赋不全，或饮食失节，或房室过度，耗伤气血阴精，致正气不足，温热邪毒乘虚而入，内犯于心，阴伤血涩，而产生本病。本病病情多按温病传变规律发展。初起热郁肺卫，累及心脏；若郁表之邪不解，则传人气分，或温热之邪直犯气分，正邪相争，内扰于心；进一步发展，卫气之邪不解，迅速传变入里，或温热之邪亢盛，直犯营血，灼伤营阴，使心失所养，甚则热势炽盛，逆传心包，内侵入心，心脉受损；病至后期，余邪未尽，阴液已伤，热留阴分，或素体阴虚，复感温热之邪，更耗阴血，以致阴虚血热，久病阴伤及气，致使气阴俱损，心失所养。综上所述，本病病位其始在肺，主脏在心，随着病情发展，逐渐涉及肝、脾，最后累及肾等脏腑。正气不足，温热邪毒乘虚而入，内犯于心是本病的发病关键。

（二）西医学认识

感染性心内膜炎可在原无心脏病的基础上发生，国内资料占 2%~10%，国外报道高达 10%~20%，吸毒者可占 50%~60%，大多数感染性心内膜炎发生在原有心脏病的患者，如风湿性瓣膜病、先天性心脏血管病、人造瓣膜置换术等。尽管有新型抗生素广泛用于临床，但感染性心内膜炎的发病率未见明显减少，与近年来侵入性器械检查的增多、心脏手术的开展、吸毒者未经消毒长期静脉注射毒品等有关。病原菌国内培养阳性率 30%~54%，几乎所有种类的细菌均可引起感染性心内膜炎，以草绿性链球菌最常见，其次为葡萄球菌、革兰阴性球菌及杆菌和真菌。一般情况下，口腔、牙龈、上呼吸道感染或侵入性检查时，可有少量细菌到血循环中，但机体的防御机能，可迅速将其清除。当心瓣膜有病理损害或先天畸形缺损时，血流由正常的层流变为涡流与喷射，血液分流从高压腔向低压腔流动，形成压力阶差，使局部内膜受损，内层胶原暴露，红细胞、白细胞、血小板和纤维蛋白积聚为病原体的侵入创造了条件。此外，反复的菌血症可使机体循环中产生抗体，如凝聚素，促使细菌在损伤部位粘着，与上述成分构成大小与形状不一的赘生物，当赘生物破裂时，细菌便释放进入血流中，可引起栓塞和脓肿。赘生物内的细菌还可刺激体内免疫系统，产生免疫复合物，高浓度的循环免疫复合物与心血管以外的临床表现关系密切，这些患者常有关节炎、欧氏结节、Janeways 结节、脾肿大和肾小球肾炎。

二、诊断

（一）诊断标准

源自美国纽约心脏病学会标准委员会1979年制定的感染性心内膜炎诊断标准。

（1）血培养阳性，出现新的心脏杂音或原有杂音发生变化，伴有栓塞现象、发热、贫血等。

（2）先天性心脏病或已有瓣膜损害的患者，产生新的杂音或原有杂音发生改变，伴有栓塞现象或持续发热、贫血和脾肿大。

符合以上标准之一者可诊断本病。

（二）鉴别诊断

1. 风湿热　风湿热主要表现有发热、多汗、关节疼痛、出现新的心脏杂音或杂音变、血沉增快、白细胞增多等，易与感染性心内膜炎混淆。但风湿热无进行性贫血、脾肿大及皮肤瘀点与其他栓塞现象。超声心动图发现赘生物与血培养阳性对感染性心内膜炎与风湿热有明确的鉴别意义。但两病可同时存在，此时，应结合各自的证据，做出二者并存的诊断，且给予兼顾两者治疗。

2. 系统性红斑狼疮　系统性红斑狼疮以发热、心脏杂音、贫血、脾肿大、关节酸痛、血尿为主要表现者，与感染性心内膜炎十分相似。但系统性红斑狼疮特有的皮肤损害，可能伴有的雷诺现象，白细胞降低，血中找到狼疮细胞，抗核抗体等血清免疫学阳性结果，血培养阴性，应用抗生素无效而肾上腺皮质激素效果良好的治疗反应等，有利于两者的鉴别。

3. 心房黏液瘤　心房黏液瘤有发热、易改变的心脏杂音、关节痛、血沉增快、贫血与栓塞现象等，易与感染性心内膜炎相混淆。但心房黏液瘤血培养阴性，尤以超声心动图有黏液瘤特征性的表现，较易与感染性心内膜炎进行鉴别。

本病还需与先天性心脏病的各种心脏外感染、心脏手术后的其他感染、及伤寒、结核、上呼吸道感染等疾病相鉴别。

（三）分型与分期

根据感染性心内膜炎的临床表现和病程，可分为急性和亚急性两种：

1. 急性感染心内膜炎　起病急，病程短，常因毒性强烈的化脓性细菌侵入心内膜引起。有败血症的症状，如高热、寒战、肌肉关节疼痛、乏力、多汗、进行性贫血等。可短期内出现高调心脏杂音或心脏杂音迅速变化，往往有充血性心力衰竭，早期易发生器官栓塞及转移性脓肿，并出现相应的症状。皮肤可有多形瘀斑和紫癜样出血性损害。血白细胞常显著升高，有时伴核左移。血沉增快。血菌培养阳性。超声心动图检查示有赘生物。

2. 亚急性感染性心内膜炎　起病缓，病程长，常由毒力较低、为身体某些部分的常在菌如草绿色链球菌、肠球菌等感染所引起。表现为不规则发热，体温常在37.5℃～39℃之间，有时伴畏寒，心悸，胸闷，气短，乏力，消瘦，肌肉关节酸痛。可有病理性心脏杂音或原有的心脏杂音发生变化，心功能不全常缓慢进展，后期可有器官栓塞症状出现。肝脾肿大，可有杵状指，皮肤黏膜瘀点，部分患者足趾或手指末端掌面、大小鱼际或足底可有红色或紫色小结隆起，局部压痛，称欧氏结节，亦可有 Janeways 结节。实验室检查有贫血，血沉增快，白细胞轻度增多或正常，血菌培养阳性，但有时亦阴性。超声心动图检查示有赘生物。

三、治疗

(一) 辨证论治

本病初起，邪在肺卫者，应解表清热；热入气分宜清热生津；热入营血当清营凉血；病至后期，余邪未尽，则当滋阴清热。

(1) **热郁肺卫证**：症状：发热，微恶风寒，少汗或无汗，头身疼痛，胸闷心悸，或咳嗽，或咽喉痒痛。舌尖红，苔薄黄，脉浮数。

证候分析：温热毒邪外袭，郁于肌表，则发热，微恶风寒，少汗或无汗，头身疼痛；外邪循经犯肺，肺失宣降，则咳嗽；咽喉为肺之门户，邪毒循经上犯咽喉，故咽喉痒痛；温热毒邪由肺卫肌表侵入血脉，循脉内舍于心，心神不宁则心悸；心肺郁滞，胸阳不展则胸闷；舌尖红，苔薄黄，脉浮数为热郁肺卫之象。

治法：解表清热。

方药：银翘散加减。药用金银花、淡竹叶、荆芥、牛蒡子各10g，连翘12g，鲜芦根15g，薄荷6g（后下），生甘草4g。

方解：银花、连翘辛凉透邪，清热解毒；荆芥疏风发汗逐邪；牛蒡子、薄荷散风热利咽喉；淡竹叶清上焦邪热；鲜芦根清热生津；生甘草清热解毒。

加减：肺失清宣，症见咳嗽痰多者，加杏仁10g，浙贝母15g；风邪束表，症见四肢关节疼痛者，加羌活、独活各10g；风热扰心，症见心悸胸闷明显者，加郁金、瓜蒌各10g，灵磁石（先煎）20g。

(2) **气分热盛证**：症状：壮热，不恶寒，反恶热，大汗出，口渴喜冷饮，心悸胸闷，或胸痛气急，甚则不能平卧；或惊厥抽搐，或腹满胀痛，便秘尿赤。舌质红，苔黄燥，脉洪大或滑数。

证候分析：气分热盛，蒸腾于外，故体表壮热，不恶寒，反恶热；热迫津液外泄，故大汗出；热盛伤津，欲饮水自救，则口渴喜冷饮；热入胸膈，气郁不畅，胸阳不展，心神不宁，则胸闷心悸，胸痛气急，甚则不能平卧；热盛动风，则惊厥抽搐；热结肠腑，腑气不通，故腹满胀痛，便秘尿赤；舌质红，苔黄燥，脉洪大或滑数均为里热炽盛之征。

治法：清热生津。

方药：白虎汤加味。药用生石膏30g（先煎），知母、石斛、玄参各10g，丹皮10g，粳米12g，生甘草3g。

方解：生石膏辛甘大寒，以制气分之热；知母、玄参、石斛养阴清热生津；丹皮凉血清热；粳米、甘草既能益胃护津，又可防生石膏大寒伤中之弊，一举两得。

加减：夹有表证，症见恶风，头身疼痛者，加银花、连翘各15g；胸络不和，胸痛者加郁金、川芎各10g，丹参20g；腑气壅滞，腹满胀痛，大便秘结症重者，加生大黄5g（后下），芒硝10g（冲服）；热盛动风，惊厥抽搐者，加钩藤15g（后下），羚羊角粉1g（冲服）。

(3) **热入营血证**：症状：发热持续，身热夜甚，口干不欲饮，心悸心烦，夜寐不安，斑疹隐隐或显露，或衄血，咯血，吐血，甚则神昏谵语。舌质红绛，苔黄或少，脉细数。

证候分析：热入营血，营阴受损，则发热持续，口干不欲饮，身热夜甚；营分邪热，扰乱心神故心悸心烦，夜寐不安；热盛动血，迫血妄行，则斑疹隐隐或显露，或吐血，衄血，咯血；心主血藏神，血热炽盛，扰乱心神，则神昏谵语；舌质红绛，苔黄或少，脉细数均为热入营血，营阴受损之象。

治法：清营凉血。

方药：清营汤加减。药用水牛角30g（先煎），生地15g，玄参10g，竹叶10g，黄连5g，丹皮10g，丹参15g。

方解：水牛角、生地清营凉血；生地、玄参养阴清热；竹叶、黄连清热解毒；丹皮凉血散瘀；丹参活血消瘀。

加减：气虚见面色苍白，言语无力者，加黄芪、太子参各15g；血热瘀结，症见肝脾肿大，肢体偏瘫者，加红花6g，桃仁10g，热盛动血，迫血妄行，症见发斑，吐血者，加旱莲草10g，藕节15g。热扰心神见神昏谵语者，加安宫牛黄丸化服或鼻饲。

（4）阴虚内热证：症状：低热缠绵，潮热盗汗，手足心热，颧红唇赤，口燥咽干，心悸易惊，便秘尿少。舌质红，苔少或光剥，脉细数。

证候分析：阴虚生内热，故见低热、潮热、盗汗，手足心热；虚热（火）上炎，故颧红唇赤；虚热上扰心神，则心悸易惊；阴液不足，脏器失于濡润，故口燥咽干，便秘尿少；舌质红，苔少或光剥，脉细数均为阴虚内热之象。

治法：滋阴清热。

方药：青蒿鳖甲汤加味。药用青蒿15g，鳖甲（先煎）15g，生地12g，知母10g，丹皮9g，秦艽10g，地骨皮10g，银柴胡10g。

方解：青蒿芳香清热透络，引邪外出；鳖甲滋阴退热，"入络搜邪"；生地、知母养阴清热；丹皮凉血清热；秦艽、地骨皮、银柴胡清退虚热。

加减：盗汗明显者，加浮小麦30g，瘪桃干15g；心神失养，症见失眠者加柏子仁10g，酸枣仁12g；兼脾胃气虚，运化失司，症见便溏纳呆者，去生地、知母，加陈皮6g，炒白术10g。

（二）中成药

（1）六神丸：适应证：适用于本病气分热盛证或气营两燔者。

用法：本品每次10～15粒，口服，每日2～3次。

（2）银翘散片：适应证：适用于本病初起，热邪郁于肺卫者。

用法：本品每次2～4片，口服，每日2～3次。

（3）清开灵颗粒剂：适应证：适用于本病高热不退，烦躁不安者。

用法：本品每次1～2袋，口服，每日2～3次。

（4）双黄连粉针剂：适应证：适用于本病热郁肺卫证。

用法：双黄连每次每公斤体重60mg加入5%或10%葡萄糖液内，浓度不超过1.2%，静脉滴注，每日一次。

（5）清开灵注射液：适应证：适用于本病热陷心包，见神昏谵语者。

用法：清开灵20～40ml加入5%或10%葡萄糖水250～500ml中，静脉滴注，每日一次。

（6）醒脑静注射液：适应证：适用于本病热入营血证。

用法：醒脑静10～20ml加入5%或10%葡萄糖水或生理盐水中，静脉滴注，每日一次。

（7）注射用穿琥宁：适应证：适用于本病气分热盛证和气营两燔证。

用法：穿琥宁 400～800mg 加入 5% 或 10% 葡萄糖水或生理盐水中，静脉滴注，每日一次。

（三）专病方

（1）五味消毒饮加减方：蒲公英、地丁草、天葵子、野菊花各 30g，当归、银花、生地、白芍、陈皮、二芽、半夏各 15g。以上药水煎 2 次，取汁 300ml，每次服用 150ml，每日 2 次，早、晚饭后服。适用于亚急性心内膜。

（2）地黄玄参膏：熟地、当归、杞子、黄柏、知母、山萸肉、白芍、生地、玄参、苁蓉、麦冬、天花粉、天冬、黄芩各 32g，五味子、红花、生甘草各 15g。麻油熬，黄丹、铅粉各半收膏，石膏 120g 搅匀。贴心前区。适用于阴虚内热型心内膜炎。

（四）针灸

（1）体针：以辨证施治为主。①热郁肺卫者，取风池、风门、大椎、肺俞、列缺等穴，用泻法。②气分热盛者，选用大椎、曲池、商阳、解溪等穴，用泻法，高热不解配十宣；便秘、腹痛配合谷、上巨虚、天枢穴；口渴引饮配尺泽穴，点刺出血。③热入营血者，取曲泽、中冲、少冲、委中穴，用泻法，或点刺出血。神昏者可加十宣穴放血，斑疹者加血海穴。

（2）灸法：用于慢性期患者，以改善体质，增强抗病能力，促进恢复。可用隔姜灸、无瘢痕灸，或温和灸法，以皮肤发热红润为度。

（3）耳针：取神门、肾上腺、耳尖穴，强刺激，留针 15～30 分钟。

（五）临证要点

（1）关于病程演变和治疗法则：急性感染性心内膜炎属于中医的外感热病，多发生在无器质性心脏病的患者，起病急骤，早期多出现发热、微恶风寒，头痛或咽痛，脉浮数等外感表证，但时间短暂，病邪主要在气分，传变迅速，易于入营动血，甚或逆传心包，或伤阴动风。其临床表现和病程演变与中医的卫气营血学说非常相似，临证时应详细辨别温热邪毒所在部位，再根据叶天士的"在卫汗之可也，到气方可清气，入营犹可透热转气，入血就恐耗血动血，直需凉血散血"温病治疗原则遣方用药，切不可滥用苦寒清热之品，耗伤正气，加快病邪传变，而使病情加重。但如热毒积滞肠腑，大便干结，正未伤者，应注意通腑以利驱邪外出，保护正气，这亦符合温病下不嫌早之宗旨。

亚急性感染性心内膜炎多属中医的内伤发热或复感外邪所致，起病较缓，病程较长，虽然其临床表现和病程酷似卫气营血学说，但又不尽相同，因该病常发生在原有心脏病的患者，正气不足贯穿病程始终，故在治疗时，宜用补益扶正法与解表、清气、清营、凉血等治法联合使用，使正气转强，而能更好地抗御病邪，防止病邪深入，加重病情。

（2）临床用药经验点滴

1）关于护阴：温热邪毒最易耗伤阴液，故注意顾护阴液，乃是本病治疗中不可忽视的方法，常用芦根、葛根、知母、玄参、生地等清热养阴生津之品，清热护阴一举两得，慎用或忌用山萸萸、熟地等性温滋腻之品，以免助热留邪。

2）关于顾护胃气：感染性心内膜炎乃温热邪毒为患，治疗常用苦寒之品，西医所用之抗生素性亦属苦寒之列，而苦寒之品常易损伤脾胃，出现纳差、恶心、腹泻等副作用，临证时应时时注意顾护胃气，可酌加枳壳、木香、陈皮、白术等健脾和胃之品。特别是如西药抗生素应用足量而有效，患者出现不思饮食、时时便溏等脾胃虚弱症状时，更可转方健脾和胃为主，脾胃气虚可选香砂六君汤加减；胃阴不足可选一贯煎加减，以使胃气恢复，有助于增强疗效。正如古人所说："有胃气则生，无胃气则死"。

3）关于凉血活血：感染性心内膜炎之营血症期，可见斑疹、肝脾肿大、肢体偏瘫等症，提示有瘀血存在。本病乃热邪为患，故此瘀血多为瘀热互结，瘀不除则热无以清，热不清则瘀反盛，所以临床用药宜选用凉血活血之品，如丹皮、赤芍、紫草等。

（六）西医治疗

1. 抗生素治疗

（1）治疗原则：早期、足量、联合用药。药物的选择主要根据药敏结果，如血培养阴性，则只能根据临床判断可能的致病菌，选择通常有效的药物。宜选用杀菌剂，疗程一般4～6周以上，以达到治愈目的。

（2）选择药物

1）首选药物：本病的致病菌特别是草绿色链球菌，大多对青霉素敏感，故常以青霉素为首选药物。青霉素用量可从每天1 000万～2 000万单位开始，分4小时1次静脉滴注，在开始治疗的前2周，合用链霉素，每天1g，分两次肌内注射。如疗效欠佳，5～7天后可加大青霉素剂量至每天3 000万～5 000万单位或改用其他抗生素种类。

2）革兰阳性球菌感染：常见链球工菌、肠球菌及葡萄球菌感染。均可选用青霉素，剂量为1 000万～2 000万单位/日，分次静滴，链霉素1g/日分两次内注或庆大霉素16万～24万单位/日静滴或分次肌注。肠球菌感染亦可用氨苄西林8～12g/日，分4次静注。对青霉素耐药的葡萄球菌感染可选耐青霉素酶青霉素如甲氧苯青霉素（新青Ⅰ）、苯唑西林（新青Ⅱ）、乙氧奈青霉素（新青Ⅲ）8～12g/日，分次静注。亦可用头孢唑啉（先锋Ⅴ号）或头孢拉定（先锋Ⅵ号）4～8g/日，分次静滴。对耐青霉素酶青霉素耐药或对青霉素过敏者，可用万古霉素2～4g/日，分两次静滴或选用先锋霉素（头孢噻吩、头孢唑啉等）。

3）革兰阴性杆菌感染：常见有大肠杆菌、克雷白杆菌、肺炎杆菌、产碱杆菌、绿脓杆菌感染。主要根据药敏结果用药。前三种杆菌感染可选氨苄西林6～12g/日，分次静注，合用卡那霉素1.5～2g/日或庆大霉素16万～24万单位/日分次内注。产碱杆菌选用链霉素1g/日分次肌注或氯霉素2g/日静滴。绿脓杆菌可用羧苄西林或磺苄西林16～24g/日，分4次静滴，加用庆大霉素或妥布霉素160～240mg/日，分2～3次肌注。第二、三代头孢菌素如头孢曲松、头孢三嗪、噻甲羧肟头孢菌素等对革兰氏阴性杆菌心内膜炎有良好疗效，可与氨基甙类抗生素合用。

4）霉菌和立克次体感染：前者可用二性霉素B静滴，首次0.1mg/kg，以后逐渐递增至每次1mg/kg，每日或隔日1次，一疗程总量1.5～3.0g，另加5-氟胞嘧啶片6～8g/日，分3～4次口服以增加疗效。亦可用新型抗霉菌药氟康唑，第一日400mg，以后每日200～400mg静滴，疗程视病情而定。立克次体感染用四环素2g/日，静滴，或0.5g口服，每6小时1次，疗程6周。

2. 外科手术治疗　遇有以下情况，宜考虑外科手术治疗

（1）感染严重药物不能控制者。

（2）因瓣膜损害需作病灶清除和瓣膜修补或置换者。

（3）霉菌性心内膜炎经内科保守治疗效果不佳者。

（4）赘生物大并反复发作危及生命的栓塞者。

（5）移植之异体瓣膜60天内发生心内膜炎经内科治疗效果欠佳者。

四、预防与康复

（1）预防本病的关键是预防细菌感染。因此有瓣膜损害或先天性心脏病的患者，应增强体质，及时处理各种感染灶，在进行各种手术或器械检查前后，应予抗生素预防治疗。

（2）急性期应卧床休息为主，初愈患者应适当休息，限制活动，随体力恢复而逐渐增加活动，直至正常。

（3）饮食宜以清淡、易消化的半流或流质为主，忌食辛辣油腻之品，饮食中应富含蛋白和维生素，以增强人体抗病能力。

（曲亚楠）

第十一节　心包炎

心包炎是最常见的心包病变，常常是全身疾病在心包的一种反应，或由邻近组织病变蔓延而致。心包炎分为急性和慢性两种。急性心包炎是心包膜的脏层和壁层的急性炎症，可以同时合并心肌炎和心内膜炎，也可以是唯一的心脏病损，常伴有心包渗液，患者常有不同程度的心前区痛、呼吸困难、乏力、紫绀等症状。慢性缩窄性心包炎继发于急性心包炎后，病理表现为心包粘连、增厚、钙化、起病隐袭，症状出现于急性心包炎后数月至数十年，一般为2～4年，主要症状是心慌胸腹水、下肢浮肿、肝大等。本病可见于任何年龄组，男性发病高于女性。

根据本病的发病特点和临床表现，主要与中医的"胸痹"、"水肿"、"喘证"相关。

一、发病机制

（一）中医学认识

中医认为，心包炎的病因由内外两方面造成。外因为风湿热毒之邪侵袭，由肺卫逆传心包，壅遏气血而发病，最易耗气伤阴（血），深伏难尽。内因为饮食、情志、劳倦、病后等因素，导致正虚邪实或脾肾亏虚，水饮失于气化或肝郁气滞血瘀而从水化或阴虚火旺，灼津成痰，痰瘀阻络，均能造成水邪停聚而发病。本病可因实致虚，也可因虚致实，终属虚实夹杂，缠绵难瘥。若水邪内盛，凌心射肺，最易发生喘逆或悸脱之危，甚至猝死。本病尽管分为外因与内因，但从临床上却以心肾气虚者多见，且其往往决定本病的转归和预后。

（二）西医学认识

急性心包炎几乎都是继发性的，通常是由各种原发的内外科疾病引起，部分病因至今不明，其中最常见的为非特异性、感染性（结核性、化脓性、病毒性）、免疫与内分泌代谢等类型。心包炎性反应的范围与特征因病因而异。其病理变化有干性（纤维蛋白性）和湿性（渗出性或漏出性）两种，前者可发展成为后者。心包渗液是急性心包炎引起一系列病理生理改变的主要原因。心包渗液的多少，吸收的快慢与否，决定了病情程度与转归。心包内炎性渗出物的机化，心包腔内结缔组织增生、粘连、心包钙化，最终发展成缩窄性心包炎。

二、诊断

（一）诊断标准

1. 急性心包炎

（1）症状：有轻重不等的毒血症表现，如发热、出汗、乏力、食欲减退等；心前区疼痛（非特异性、病毒性者痛明显，结核性等痛较轻），渗出性者有呼吸困难。

（2）体征：纤维蛋白性者有心包摩擦音；渗出性者心界向两侧扩大，心音遥远、心率增快，可有心包叩击音；脉压减小、奇脉、颈静脉怒张、肝大、腹水、下肢浮肿。

急性心包填塞时有明显心动过速，出现体、肺循环静脉瘀血症，静脉压不断升高，血压持续降低，乃至发生休克。

（3）理化检查：B超见心包液平段或超声心动图示后或前后心包腔区有液性暗区。X线见心影普遍向两侧增大，呈三角形或烧瓶状，卧位心底部阴影较立位时增宽，心尖搏动减弱或消失。有条件可做记波摄影及心血池核素扫描等。心电图早期见多数导联ST段普遍性抬高呈弓背向下，继有T波异常改变。心包积液时示低电压，窦性心动过速和T波倒置等。

心包穿刺抽液检查或培养可确定其病变性质或病因诊断。

2. 慢性缩窄性心包炎

（1）病史：可有急性心包炎病史。

（2）症状：心悸，气急，腹部胀痛不适，食欲减退，消瘦，乏力等。

（3）体征：颈静脉怒张，心尖搏动减弱或消失，心界正常或稍大，心音低弱，可闻及心包叩击音，血压较低，脉压减小，可有奇脉，静脉压持续升高，肝大，腹水，下肢浮肿。

（4）理化检查：X线检查心影正常或稍大，心脏搏动减弱或消失，心脏边缘可见钙化阴影。心电图示低电压，T波倒置，可见双峰P波，房颤等。超声心动图示心脏内径减小，心包肥厚，后心包腔可有液性暗区。

（二）鉴别诊断

（1）急性心包炎应进一步进行病因诊断与鉴别诊断。最常见为风湿性心包炎、结核性心包炎、化脓性心包炎及非特异性心包炎四种，以及免疫性、内分泌代谢性（如尿毒症、甲状腺机能减退等）引起。主要根据病史、相关体征、血白细胞计数、抗"O"，心包液常规检查、免疫功能测定、甲状腺功能及肾功能测定等。

（2）急性心包炎引起的胸部剧痛应与急性心梗鉴别。主要根据听诊有否心包摩擦音、心电图、动态变化情况及心肌酶谱等。

（3）慢性缩窄性心包炎应与心肌病、肝硬化、结核性腹膜炎以及其他心脏病变引起的心力衰竭相鉴别。主要通过病史及心脏的听诊特点、心电图及超声心动图、心肌活检、肝功能检查、腹部体征、OT试验等分析确定。

三、治疗

（一）辨证论治

本病的辨治以虚实为纲。实证多为风湿热毒及水饮瘀血，治疗拟以清解邪毒、清化湿热、驱饮化痰和活血化瘀为法。虚证以气虚为主，常兼阳虚或阴伤，病位在心，甚则波及肺肾脾；治疗当以益气、温阳、滋阴为法。本病在临床上常以虚实错杂为多见，但一般病初以邪盛为主，中期虚实并见，后期则以虚证多见，故临证当辨清主次而酌施攻补之法。

（1）邪毒侵袭证：症状：发热，汗出，胸痛，气短，咳嗽，痰少，心悸，乏力，舌苔薄黄或黄腻，脉滑数或结或代。

证候分析：风湿热毒之邪外袭，传变迅速，常由肺与皮毛入侵，旋即卫气同病，或直达气分，形似湿温，但又可由肺及血，循脉侵心。邪正交争，卫气同病，卫轻气重，故发热汗出，乏力；邪遏肺气，故咳嗽，痰少；肺失宣肃，心络不利，故胸痛，气短，心悸。苔脉乃痰热之象或心神失宁之征。

治法：清热肃肺解毒。

方药：银翘散合柴梗半夏汤加减。药用银花 10g，连翘 10g，生柴胡 10g，黄芩 15g，法半夏 10g，桔梗 6g，枳壳 10g，生甘草 10g。

方解：银花、连翘、生柴胡、黄芩清热解表祛邪毒；法半夏，桔梗、枳壳宣肃肺气，化痰；生甘草清热解毒和解。

加减：湿热内盛，症见身热不扬，肢体困倦，关节疼痛者，加防己 15g，生苡仁 20g，虎杖 30g；若肺胃热炽，症见壮热汗出，胸痛，甚则尿赤，口渴，狂躁谵妄者，加生石膏 30g（先煎），知母 10g，紫草 30g；若痰热（饮）内结，症见身热，面赤，胸闷气促，便秘，加黄连 3g，全瓜蒌 30g，生军 10g（后下），葶苈子 10g；心络不和，胸痛较甚者，加炒延胡索 15g，赤白芍各 15g。

本证型多见于病变的初期。

（2）痰饮内停证：症状：胸痛或胸闷，心悸喘促，咳痰量多，头昏乏力，不能平卧，唇甲发绀，肢体浮肿，腹胀尿少，舌苔白腻，脉沉滑或滑数，或结代。

证候分析：肺气郁滞，失于通调，百脉不利，症见胸痛，或胸闷，喘促，唇甲发绀，咳喘有痰；脾虚失统，水湿不化，血滞为水，则痰多，腹胀，肢体浮肿，尿少，苔白腻，脉滑；脾虚清阳不升，则头昏，乏力，肢困；水饮内阻心络，脉气不相顺接，故悸喘发绀，不得安卧，脉数或沉或结代。

治法：泻肺蠲饮，健脾利水。

方药：椒目瓜蒌汤合苓桂术甘汤加减。药用葶苈子 15g，白芥子 10g，桂枝 10g，茯苓皮 30g，炒白术 10g，川椒目 10g，苏子 10g，蒌皮 10g。

方解：葶苈子、苏子、白芥子、蒌皮泻肺化痰蠲饮；茯苓皮、白术、川椒目健脾行水；桂枝通阳化饮，以散水湿阴邪。

加减：痰饮阻络，胸痛胸闷明显，加薤白 10g，橘络 6g，白檀香 10g；痰（寒）饮内伏，痰多清稀，加干姜 10g，细辛 3g，法半夏 10g；脾肾阳虚，症见面色晦暗，腰痛肢冷，腹部胀大，下肢肿盛，加制附片 10g，炒党参 10g，生黄芪 30g；水饮内盛，症见全身肿盛，痰多，腹胀，尿少，喘促，加泽泻 30g，车前子 30g（包煎），防己 10g；水气凌心，症见心悸，汗多，喘促不能平卧，加山萸肉 15g，炙黄芪 30g，煅龙骨 30g，煅牡蛎 30g。

本证型多见于病变的中期（极盛期）。

（3）痰瘀阻络证：症状：病延已久，心前刺痛，痛有定所，心悸胸闷，咳嗽痰少，或胁下痞块，消瘦乏力，动则喘促，腹胀纳少，舌质紫暗或有瘀点瘀斑，苔薄腻，脉沉弦或细涩，或结代。

证候分析：痰饮稽留，久聚阻络，气机不利，久患者络，络损成瘀，痰瘀交阻胸中，心络不利，症见心前刺痛，痛有定所，胸闷气喘；心主血，肝藏血，心血不行则肝血郁阻，故见胁下痞块；痰瘀扰心，正气受损，则心悸、胸闷，瘦弱无力，不耐劳作；痰瘀阻滞，气机不利，肺气失宣，则咳嗽，痰少；脾失健运，则腹胀纳少；苔脉皆为痰瘀之征。

治法：活血通络，化痰软坚。

方药：通瘀煎加减。药用归尾 10g，红花 10g，制香附 10g，乌药 10g，泽泻 30g，昆布 10g，黄药子 10g，橘红 10g。

方解：归尾、红花活血化瘀；香附、乌药理气行血止痛；昆布、黄药子、橘红化痰软坚通络；泽泻利水除饮。

加减：气阴两虚，症见气短，乏力，口干者，加生黄芪 30g，太子参 30g，黄精 20g；阴虚肺热，症见低热，颧红，手足心热，加沙参 15g，炙百部 15g，功劳叶 30g；瘀血阻络，胸痛较甚，加制三棱、元胡 10g，丹参 30g，景天三七 30g。

（二）中成药

（1）清开灵注射液：适应证：主要用于本病邪毒侵袭证中风热证明显时。

用法：清开灵注射液 40～60ml 加入 500ml 静脉输液中，静脉滴注，每日 1 次，5～7 天为一疗程。

（2）双黄连注射液：适应证：主要用于本病邪毒侵袭证中风热或痰热证明显时。

用法：双黄连注射液 3.6g 加入 500ml 静脉输液中，静脉滴注，每日 1 次，5～7 天为一疗程。

（3）鱼腥草注射液：适应证：主要用于本病邪毒侵袭证中痰热证明显时。

用法：鱼腥草注射液 40ml 加入 500ml 静脉输液中，静脉滴注，每日 1 次，5～7 天为一疗程。

（4）黄芪注射液：适应证：适用于本病表现为气虚证者。

用法：黄芪注射液 20～30ml 加入 250ml 静脉输液中，静脉滴注，每日 1 次，10～15 天为一疗程。

（5）生脉注射液：适应证：主要用于本病各期表现为气阴两虚证，或兼见心律失常时。

用法：生脉注射液 40～60ml 加入静脉输液中，静脉滴注，每日 1 次，10～15 天为一疗程。

（6）复方丹参注射液：适应证：适用于本病各期表现血瘀证者。

用法：复方丹参注射液 40～60ml 加入 250～500ml 静脉输液中，静脉滴注，每日 1 次，10～15 天为一疗程。

（7）通心络胶囊：适应证：用于本病兼有瘀血阻络，尤其是胸痛、胸闷明显者。

用法：本品每次 2～4 粒，口服，每日 3 次。

（8）血府逐瘀口服液：适应证：用于本病兼有气滞血瘀证或阴虚血瘀证者。

用法：本品每次 1 支，口服，每日 3 次。

（9）中汇川黄口服液：适应证：用于本病兼有气血（阴）两虚，瘀血内阻者。

用法：本品每次 1 支，口服，每日 3 次。

（10）心元胶囊：适应证：用于本病兼有气虚血瘀，心神失宁者。

用法：本品每次 2～4 粒，口服，每日 3 次。

（11）甲花片：适应证：用于本病水饮内停者。

用法：本品每次 4 片，口服，每日 3 次。

（12）板蓝根冲剂：适应证：主要用于本病邪毒侵袭证中风热或热毒证明显时。

用法：本品每次 1 包，开水冲服，每日 3 次。

（13）桂枝茯苓丸：适应证：主要用于本病瘀血阻络或痰（饮）瘀阻络证者。

用法：本品每次 5g，口服，每日 2 次。

（注：生脉饮口服液与复方丹参滴丸从略）

（三）专病方

根据最新查询文献，中医治疗本病大多为个案报道，或中西医结合的小样本回顾性总结，所用方剂亦多为古方加减，未见较成熟或较固定的专病验方。

（四）针灸

（1）体针：取穴心腧、内关、神门、巨阙、膈俞、阴陵泉、水道、膻中、通里等穴，每次选用 4～6 穴，用平补平泻法，得气后留针 15 分钟，每日 1 次，10 次为一疗程，其中巨阙、膻中宜用温针法。若发热者，取大椎、曲池，用泻法；属阳气欲脱，加灸关元、百会、神阙。

（2）耳针：取穴心、肺、神门、皮质下、内分泌、交感、肾等穴，或取压痛敏感点，采用埋针或压王不留行子，胶布固定，每次 3～4 穴，3～5 天换药一次。

（五）临证要点

（1）初期祛邪为主，酌佐扶正，即所谓"邪去正安"，"正胜邪却"。所谓祛邪，主要是清热化湿，肃肺解毒。由于本期多有类似"湿温"的特点，卫气同病，故治疗上不宜过汗，当重清化和解。此期一般心包积液量不多，在辨证选药上注重宣上焦肺气，以通调水道来驱水饮，药如桑白皮、桔梗、苏子等；或注重清化中焦，燥湿利水，药如黄芩、黄连、生苡仁、滑石等，皆有助于消减心包积液。

（2）极盛期（中期）邪盛正虚，扶正祛饮并重。此期心包积液量多，常伴肢体浮肿，或兼有胸水与腹水。祛饮之法，上在开肺，药如葶苈子、苏子、桑白皮；中在化湿，药如连皮茯苓、陈皮、大腹皮、川椒目；下在渗利，药如泽泻、猪苓、车前子。水为阴邪，易伤阳气，故重视扶正补虚之法，补气行水用生黄芪、炒党参，配五加皮、防己；温阳化饮用桂枝、干姜、制附片。本病慎用攻逐之法。

（3）后期正虚邪恋，治当扶正之中佐以达邪。由于"久病入络"，"病久必瘀"，治疗宜加活血化瘀之法，药如红花、丹参、归尾、三七、三棱等。饮久成顽痰，治疗还当加入化痰软坚之品，药如昆布、黄药子、白芥子、皂角刺等。急性心包炎的中后期，心包积液量不多时，应尽早采用化瘀软坚之品，既有利于心包积液的消退，又有助于防止积液形成包裹，并进而防止形成心包粘连与钙化，这是阻止疾病慢性化的关键，也是中医药突出优势之一。扶正涤饮、软坚化瘀也是慢性心包炎治疗的基本法则。

（四）西医治疗

1. 一般治疗　患者宜注意休息，急性心包炎应卧床休息，低盐饮食，心衰者小剂量使用洋地黄制剂。疼痛者给予止痛片或镇静剂，剧痛时可给予吗啡类药物或左星状神经节封闭。心包积液量大，或出现心包填塞征时，可使用利尿剂如呋塞米等。

2. 病因治疗

（1）结核性心包炎：应正规抗结核治疗，如链霉素 0.75g，每日肌注 1 次，连用 1～2 月，异烟肼 0.1g，利福平 0.45g，每日顿服，直至症状消失，理化检查恢复正常约 1 年后。同时宜早期使用肾上腺皮质激素，以减轻中毒症状，减少炎性渗出或防止发展成为缩窄性心包炎。一般用泼尼松 5～10mg，每日 3 次口服，持续 2～3 周。

（2）风湿性心包炎：主要采用肾上腺皮质激素和水杨酸类联合治疗，并配用青霉素。

（3）化脓性心包炎：应选用对致病菌敏感的抗生素，且疗程宜长。可先以青霉素为主加用链霉素或庆大霉素。后依药敏试验，选用敏感抗生素。抗生素疗效不显著时，应及早做心包穿刺排脓及心包腔内注射敏感抗生素，每隔 1～2 日 1 次。如脓液不减少，应行心包切开引流。

（4）急性非特异性的心包炎：胸痛剧烈者予镇痛药，给予泼尼松 10mg 口服，每日 3 次；配合抗病毒药，如吗啉胍、尼斯可等。无继发感染则毋需用抗生素。

（5）尿毒症、心肌梗死、恶性肿瘤、结缔组织病、甲减等引起的心包炎，主要针对原发病治疗。

3. 心包穿刺术　指征是心包炎伴积液，需抽液检查以确定病因者；大量心包积液或有心包填塞症状者。

4. 手术治疗

（1）心包引流术：急性心包炎有明显的心包填塞症状者，或经心包穿刺排脓不畅，有全身中毒症状者。

（2）心包剥离术：对于慢性缩窄性心包炎，心包感染已基本控制或结核活动已静止，即应早实施心包剥离手术。

四、预防与康复

（1）由于心包炎几乎都是继发性的，所以从狭义角度讲是无法预防的。但以广义方面看，养成良好的生活习惯，劳逸有度，注意营养与锻炼，积极防治呼吸道各种感染，积极治疗与本病有关的诸多内外科疾病，提高机体抗病能力，对控制本病的发生与发展均有积极意义。

（2）急性期应卧床休息，慢性期也应控制活动量，以减轻心脏负担，防止或减轻可能出现的心力衰竭、心律失常或心包填塞等恶变，并有助于心包积液的吸收。

（3）饮食上应注意低盐饮食，宜多食优质蛋白质饮食（如牛奶、鱼、瘦肉等），多食富含维生素的果蔬，以达到增加机体免疫力，促进心包积液的吸收。

（于德强）

第十二节　扩张型心肌病

扩张型心肌病（dilated cardiomyopathy，DCM），既往曾称为充血性心肌病，它是原发性心肌病中最常见的一种类型，此型心肌病的特点为左心室（多数）或右心室有明显扩大，或双室扩大，且均伴有不同程度肥厚，心室收缩功能减低，以心脏扩大、心力衰竭、心律失常、栓塞为基本特征。DCM 的发病率至今各国尚缺乏可靠的统计资料，虽然各年龄组均可发病，但临床以 30~50 岁者为多见，且一般男性多于女性。

根据本病的发病特点和临床表现，早期多与中医的"心悸"、"怔忡"、"胸痹"等有关，晚期以充血性心力衰竭为主要表现时则多属于中医"喘证"、"水肿"、"痰饮"等范畴。

一、发病机制

（一）中医学认识

中医学认为扩张型心肌病多由于先天禀赋不足，后天受到六淫侵袭、邪毒感染、饮食失调、过度劳倦等多种因素影响，以致脏腑气血阴阳虚损，水湿痰瘀互阻而成。六淫、邪毒自口鼻侵袭，由卫气而入营血，邪留经脉，日久不去，内舍于心；加之饮食失调、过度劳倦等导致脾之运化失司、肺之通调不利，肾之蒸化失职，致水道不畅，水湿内停，聚而成痰；痰阻脉络，影响血行，血运涩滞，瘀血乃成，如再受外邪和内伤之累，则正气益虚，邪气益实，虚实夹杂，因果反馈，可致胸阳不振，心脉瘀阻，症见胸闷、心痛；可致痰浊闭阻，水气凌心射肺，症见咳喘、心悸；可致水湿停聚．发为水肿；可致气血失调、阴阳离绝，症见厥脱。不断反复则不断加重，由一脏累及多脏，一损再损，内生之邪，瘀血、痰浊、水气则日复加重。本病病位在心，可累及肺、脾、肾等诸脏，多属本虚标实，本虚者为心阳不足或心阴亏虚，脾肾阳虚，标实者为外邪、瘀血、水湿、痰浊，病情严重则发展为心阳暴脱而猝死。本病起病隐匿，病程长短不一，治疗及时其转归可得部分缓解，失治误治则预后多差。

（二）西医学认识

扩张型心肌病的确切病因和发病机制尚未阐明，其病因一般认为与遗传、病毒感染、某些酶或营养成分的缺乏等有关，其中病毒感染尤为重要。

发病机制主要有以下几个方面。

1. 免疫分子机制

（1）某些嗜心肌病毒首先引起部分心肌细胞损害，导致局部细胞坏死溶解，诱导心肌细胞内隐抗原的表达或释放；或病原体抗原侵入心肌细胞膜，免疫系统识其为异物，启动免疫应答反应，产生自身抗体，如抗心肌肌纤维膜抗体、抗心肌肌球蛋白抗体、抗肌动蛋白抗体、抗钙通道抗体、抗 M 受体抗体、抗 β_1 受体抗体等，自身抗体在补体的参与或免疫细胞的协同下损伤心肌细胞。

（2）自身抗体干扰了 β 受体的信息传递，从而降低心肌对受体激动剂的正性肌力效应，而此效应是生理状态下肌力变化的最主要因素。

（3）心肌炎和心肌病患者体内均存在抗 ADP/ATP 载体（ANT）的自身抗体，ANT 对心肌细胞的能量代谢至关重要，抗 ANT 的自身免疫过程导致心肌细胞能量供给与需求的平衡失调，心脏做功发生障碍。目前对 DCM 的发病机制很强调自身免疫过程，特别是引起病毒性心肌炎的柯萨奇病毒等诱导的自身免疫反应尤为受到重视。

2. 遗传因素　近年来应用分子遗传学技术揭示出 DCM 发生与其基因异常有密切关系，包括心肌肌蛋白基因异常、心肌内癌基因表达异常、线粒体内基因异常等。

3. 微血管　血清肾素 - 血管紧张素 - 醛固酮系统活性、心钠素、儿茶酚胺系统活性均升高，微血管痉挛。

4. 其他　如营养代谢障碍如 5 - 羟色胺摄入过多，氧化代谢缺陷和蛋白质的异常，缺硒，脂质过氧化物增高等可能参与发病。

二、诊断

（一）诊断标准

源自 1995 年全国心肌炎、心肌病专题研讨会制定的"特发性扩张型心肌病诊断参考标准"

由于 DCM 缺乏特异性的诊断指标，其诊断的确立常在具备心脏扩大和心脏收缩功能减低等主要特征性改变的同时，除外其他器质性心脏病。

（1）临床表现为心脏扩大、心室收缩功能减低伴或不伴有充血性心力衰竭，常有心律失常，可发生栓塞和猝死等并发症。

（2）心脏扩大 X 线检查心胸比 > 0.5，超声心动图示全心扩大，尤以左心室扩大为显，左室舒张末内径 $\geq 2.7 cm/m^2$，心脏可呈球形。

（3）心室收缩功能减低超声心动图检测室壁运动弥漫性减弱，射血分数小于正常值。

（4）必须排除其他特异性（继发性）心肌病和地方性心肌病（克山病），包括缺血性心肌病、围生期心肌病、酒精性心肌病、代谢性和内分泌性疾病如甲状腺功能亢进、甲状腺功能减退、淀粉样变性、糖尿病等所致的心肌病、遗传家族性神经肌肉障碍所致的心肌病、全身系统性疾病如系统性红斑狼疮、类风湿性关节炎等所致的心肌病、中毒性心肌病等才可诊断 DCM。

有条件者可检测患者血清中抗心肌肽类抗体如抗心肌线粒体 ADP/ATP 载体抗体、抗肌球蛋白抗体、抗 β - 受体抗体、抗 M_2 胆碱能受体抗体，作为本病的辅助诊断。临床上难与冠心病鉴别者需作冠状动脉造影。

心内膜心肌活检：病理检查对本病诊断无特异性，但有助于与特异性心肌病和急性心肌炎的鉴别诊断。用心内膜心肌活检标本进行多聚酶链式反应（PCR）或原位杂交，有助于感染病因诊断；或进行特异性细胞异常的基因分析。

（二）鉴别诊断

扩张型心肌病缺乏特异性的诊断指标，诊断的确立常需排除其他器质性心脏病，因此鉴别诊断在诊断中具有举足轻重的作用，其具体需鉴别者主要包括以下几种心脏病：

1. 风湿性心瓣膜病　DCM 可有二尖瓣或三尖瓣关闭不全的杂音及左房扩大，易与风湿性心脏病混淆，前者心脏杂音在心力衰竭时较响，心衰控制后，杂音减轻或消失，而后者在心衰控制后杂音反而明显，且常伴二尖瓣狭窄或/及主动脉瓣杂音，在连续听诊随访中有助于鉴别。超声心动图可显示瓣膜有明显病理性改变，而心肌病则无，但可见房室环明显扩张。

2. 心包积液　大量心包积液时，心脏外形扩大，和普大型的 DCM 相似。DCM 的心尖搏动向左下移位，与心浊音外缘相符，常可闻及三尖瓣关闭不全的收缩期杂音。心包积液时左心外缘叩诊为实音，心尖搏动消失，心音遥远，且在左缘实音界的内侧听到。超声心动图可清晰见到心包积液区及判断积液量多少，做出明确诊断。DCM 在心衰时即使出现心包积液，其量很少，并具有心腔大而二尖瓣开口小的特征。

其余需鉴别者还包括继发性心肌病和地方性心肌病〔参见诊断标准第（4）条〕、冠心病、高血压性心脏病、先天性心脏病等。

（三）分期

Brandenburg 将扩张型心肌病的病程分为三个阶段：

第一阶段无症状阶段，体检可以正常，X 线检查心脏可以轻度增大，心电图有非特异性改变，超声心动图测量左室横径为 5~6.5cm，射血分数（EF）在 0.4~0.5 之间，有时可以闻及第 4 心音。

第二阶段主要以极度疲劳、乏力、气促、心悸等为临床表现，听诊常闻及第 3 心音、第 4 心音，也可出现二尖瓣反流性杂音，超声心动图可测得左室横径为 6.5~7.5cm，EF 多数降低，一般在 0.2~0.4 之间。

第三阶段病情晚期，肝脏肿大、水肿、腹水等充血性心力衰竭的症状明显，部分患者有体循环栓塞或肺栓塞，其病程长短不一，有的可相对稳定，但可反复出现心衰，也可以心衰进行性加重而于短期内死亡。

三、治疗

（一）辨证论治

扩张型心肌病的病机特点是本虚标实，因虚致实，本虚以心、肾为主，标实往往为血瘀、痰浊、水饮，故治疗上当以扶正为主，邪气盛则兼以祛邪。扶正着重调补心肾水火，或气阴双补，或温阳补气；祛邪则可选用活血化瘀、化痰泄浊、温阳利水、逐瘀行水等方法，关键在于准确掌握各个证型的正邪消长及其兼夹、传变等情况，随时调整治则或方药。

（1）气阴两虚证：症状：心悸气急，胸闷胸痛，动则加剧，头晕乏力，倦怠懒言，颧红盗汗，虚烦失眠，舌质偏红，苔薄，脉细数或结代。

证候分析：素体气虚，外邪乘虚而入，邪毒内侵，耗伤心阴，气阴两伤，气虚鼓动无力，阴伤营亏不能养心，心脉失养，故心悸；气虚故见气不得续、气急不利、倦怠懒言；气行则血行，气虚不能行血上养，故头晕乏力；气阴两亏日久，血脉运行不畅，瘀滞痹阻，故胸闷胸痛；阴亏必致虚火内生，虚热内扰，见颧红、虚烦失眠；虚火逼津外泄，则盗汗；虚不耐劳，故动则加剧；气虚则苔薄，脉细数或结代；阴亏有热则舌质偏红。

治法：益气养阴，宁心安神。

方药：生脉散合人参养荣汤加减，药用太子参 15g，黄芪 30g，麦冬 12g，五味子 6g，炙甘草 6g，白术 10g，茯苓 15g，当归 12g。

方解：太子参、黄芪、炙甘草补益心气，其中太子参能营养心肌，增加心搏出量；白术、茯苓健脾以助气血生化之源；麦冬、当归滋心阴、养心血，麦冬尚能增加冠脉血流，减低心肌氧耗，当归兼有活血功效；五味子养心安神。

加减：气虚较甚者，症见气短明显，稍事活动即有明显症状，太子参改西洋参 15~20g，加黄精 15g；阴虚较甚者，症见面部烘热，大便干结，口舌干燥者，加女贞子 12g、肉苁蓉 15g、玉竹 12g；气虚及阳，症见心胸憋闷，心悸惕惕，四肢不温，面色㿠白，加桂枝、熟附片、淫羊藿各 10g；若兼有心血不足，失眠多梦，易惊，健忘，面色少华，唇舌色淡，脉细弱，可加用炙甘草汤；若兼有心血瘀阻，症见胸闷胸痛，痛有定处，舌质暗或紫，或有瘀点、瘀斑，加丹参 15g、郁金 10g。

（2）心肾阳虚证：症状：心悸怔忡，胸闷不舒或伴疼痛，颈脉动，频频咳嗽，卧难着枕，小便短少，面浮跗肿，形寒畏冷，唇口青紫，舌淡胖，紫气隐隐，或有瘀斑、苔薄滑，脉濡数或迟缓。

证候分析：心阳亏虚，心失温养，故心悸怔忡；阳气虚衰，胸阳不运，气机痹阻，血行瘀滞，故胸闷不舒甚或疼痛、唇口青紫；水为阴邪，赖阳气化之，今阳虚不能化水，水邪内停，凌心射肺，一可见心悸，一可见颈脉动，频咳，卧难着枕；阳气不能达于四肢，不能充于肌表，故形寒畏冷；肾阳亏虚，气化不利，水液内停，故小便短少，面浮跗肿；舌淡胖，紫气隐隐，或有瘀斑、苔薄滑，脉濡数或迟缓等皆为心肾阳虚，夹瘀停水之征。

治法：温补心肾，化瘀利水。

方药：真武汤合五苓散化裁。熟附子（先煎）10g，生黄芪 30g，桂枝 6g，白术 15g，茯苓 12g，红花 9g，丹参 20g，泽泻 10g，益母草 20g。

方解：熟附子乃辛热之品，温肾暖土，以助阳气；桂枝温通心阳，且有化气之功；黄芪益气，大剂量（30g）时可增加心搏量，改善心功能；水之所制在脾，故以白术、茯苓健脾渗湿，以利水邪；泽泻利水消肿；红花、丹参、益母草活血化瘀。

加减：阳虚水泛，水肿较剧，尤以下肢肿甚者，加大腹皮、冬瓜皮各 15g、车前子（包煎）30g；阳不化气，水气凌心遏肺，症见喘促心悸，张口抬肩，气不得续者，可合葶苈大枣泻肺汤加减；心阳虚甚，心悸不宁，惕然易惊者，加生龙骨、生牡蛎各 30g，珍珠母 15g，均先煎；心阳不振，胸闷憋气较甚者，加瓜蒌皮 15g，薤白、郁金各 10g；肾阳虚衰明显，症见手足不温，腰膝酸冷，面色㿠白等，加熟地 10g，淫羊藿 10g，山萸肉 12g；若兼有脾阳不足，症见腹胀纳呆，倦怠神疲，大便稀溏者，可合理中丸加减；血行不畅，瘀血内阻，心胸刺痛，唇甲青紫者，加赤芍 15g，失笑散（包煎）9g；心肾阳虚，阳损及阴，阴竭阳脱，大汗淋漓，四肢厥冷，脉微欲绝者，加人参 30~60g（另炖），五味子 10g。

（3）瘀水互结证：症状：咳喘气促，不能平卧，下肢浮肿，按之不起，胸闷胸痛，痛势较剧，如刺如绞，痛有定处，唇绀甲紫，腹胀纳差。舌质淡暗衬紫或有瘀点、瘀斑，苔白腻，脉滑数。

证候分析：肺居胸中，主气，宜降不宜升，今瘀水互结，内停于胸，射肺凌心，主气不利，肺失肃降，故见咳喘气促，甚则不能平卧；瘀水内结，水行不利，故下肢浮肿，按之不起；心主血脉，心脉瘀阻，心阳被遏，则胸闷不舒；血脉凝滞，心络挛急，故见胸痛，痛有定处，其势较急，如刺如绞；脉络瘀阻，故见唇绀甲紫；瘀水互结，内停脘腹，影响脾胃运化，故腹胀纳差；舌质淡暗衬紫或有瘀点、瘀斑，苔白腻，脉滑数均为瘀水互结，心阳阻遏之征。

治法：利水渗湿，活血通络。

方药：苓桂术甘汤合血府逐瘀汤化裁。茯苓 30g，桂枝 5g，白术 10g，葶苈子 15g，泽泻 15g，车前子（包煎）30g，丹参 15g，红花 10g，郁金 12g。

方解：茯苓、白术健脾利湿；桂枝通阳化气，以助利水渗湿之功；葶苈子泻肺平喘；泽泻、车前子利水消肿；丹参、红花、郁金活血化瘀，理气止痛。

加减：水瘀互结，导致气机运转不利，气滞而不行，症见胸闷较著，攻窜作痛者，加檀香、沉香各 3g；兼有痰浊，症见心悸气促，胸闷如窒而痛，肢体沉重，痰多白腻，恶心纳呆者，可合瓜蒌薤白半夏汤化裁，加瓜蒌 30g，半夏 6g，薤白 10g，白蔻仁 9g；若兼有心气不足，症见心悸善惊，气短乏力等，加太子参 15g，黄芪 30g；兼畏寒肢冷，腰膝酸软，小便清长，尿量减少等症，乃水邪久羁，碍于阳气转化，进而导致肾阳亏虚，加制附子（先煎）8g，桂枝 10g。

2. 中成药

（1）舒心口服液：功效：补益心气，活血化瘀。

适应证：主要用于扩张型心肌病心气不足、瘀血阻络者。

用法：每次 1 支（20ml），口服，每日 2 次，连服 3 个月为一疗程。

（2）生脉口服液：功效：益气养阴。

适应证：用于扩张型心肌病气阴两虚证。

用法：每次 20～40ml，口服，每日 2 次，连服 3 个月为一疗程。

（3）三七总甙片：功效：益气活血，散瘀止痛。

适应证：用于扩张型心肌病气虚夹瘀证

用法：每次 4 片，口服，每日 2～3 次。

（4）参芍片：功效：益气养阴，敛心安神。

适应证：用于扩张型心肌病气阴两虚，心神不宁。

用法：每次 4 片，口服，每日 3 次。

（5）川芎嗪注射液：功效：活血化瘀。

适应证：用于扩张型心肌病出现瘀血阻滞者。

用法：40～60ml 加入 5% 葡萄糖 250ml 中静脉滴注。每日 1 次，10 日为一疗程。休息 1～2 天后再进行第二疗程，可用 1～3 疗程。

（6）参附注射液：功效：益气回阳。

适应证：可用于扩张型心肌病心衰出现心阳虚脱者。

用法：40～60ml 加入 5% 葡萄糖 500ml 中静脉滴注。每日 1 次，10 日为一疗程。

（7）炙甘草合剂：功效：益气养阴，宁心安神。

适应证：主要用于扩张型心肌病气阴两虚，出现心律失常者。

用法：每次 25ml，口服，每日 3 次。

（8）血府逐瘀口服液：功效：活血化瘀，行气止痛。

适应证：主要用于扩张型心肌病瘀血内阻证。

用法：每次 20ml，口服，每日 3 次。

（9）心达康：功效：养阴活血。

适应证：适用于扩张型心肌病气阴两虚以阴虚为主，兼有瘀血征象者。

用法：每次 2～4 片，口服，每日 3 次。

（10）中汇川黄液：功效：益气养血、滋补肝肾、活血化瘀。

适应证：可用于扩张型心肌病各期，尤其虚象较著者。

用法：每次 10ml，日服，每日 3 次。

其余如生脉注射液、丹参注射液、补心气口服液、滋心阴口服液、复方丹参滴丸、麝香保心丸、冠心苏合丸、速效救心丸、黄杨宁等均可对症选用，具体可参见本书病毒性心肌炎、冠状动脉粥样硬化性心脏病、心律失常等章节。

（三）专病方

（1）温阳益气汤：附子（先煎）15g，桂枝9g，太子参15g，党参15g，黄芪30g，泽泻15g，车前子（包煎）30g，白芍15g，麦冬12g。以上诸药混合后用水煎2次，取汁300ml；每次服150ml，每日2次，早晚餐后服。适用于扩张型心肌病心力衰竭证属气阳虚衰者。

（2）保丹生脉汤：黄芪30g，党参15g，桂枝9g，麦冬30g，五味子6g，丹参30g，桃仁9g，檀香6g，砂仁6g，炙甘草6g。兼脾肾阳虚，加熟附子10g，茯苓24g，泽泻24g，葶苈子12g，北五加皮8g；兼心肾阴虚，去桂枝，加制首乌24g，白芍15g，炒枣仁30g；兼痰饮中阻，去五味子，加姜半夏12g，橘红9g，茯苓15g；心血瘀阻显著者，加赤芍12g，延胡索10g，三七粉3g（冲服）。煎服法同上，日1剂。适用于扩张型心肌病心力衰竭证属气阴两虚，瘀血阻络者。

（3）天王补心丹加减方：生地30g，五味子10g，当归10g，天麦冬各10g，柏子仁10g，酸枣仁10g，红参（另煎）6g，玄参6g，丹参12g，茯苓12g，远志10g，桔梗3g。兼有气虚者，加重红参用量至12g，阳虚甚者加制附子6g，生龙牡各30g，瘀血甚者丹参，当归分别加重至30g，15g，兼有水湿者，加葶苈子18g，冬瓜皮30g。煎服法同上，日1剂。适用于扩张型心肌病心阴不足为主者。

（4）心肌Ⅰ号方：瓜蒌30g，薤白15g，葶苈子30g，川芎10g，赤芍15g，薏苡仁30g，三七末（分冲）3g，茯苓30g，泽泻10g，白术10g，淫羊藿30g，桂枝10g，甘草3g，大枣6枚。水肿甚者加防己、黄芪；心悸加酸枣仁、生龙骨；神疲便溏加党参、山药。煎服方法同上，每日1剂。适用于扩张型心肌病心衰期。

（5）心肌Ⅱ号方：党参150g，麦冬100g，五味子80g，淫羊藿200g，肉桂100g，茯苓100g，白术100g，附子80g，三七30g，当归100g，赤芍100g，熟地150g，牡丹皮100g，泽泻100g，益母草100g，丹参100g，生黄芪300g。以上中药混合研末，每次冲服10g，早晚各1次。适用于扩张型心肌病缓解期。

（6）苓桂术甘汤加减方：茯苓、桂枝、白术、甘草、苡仁、葶苈子、丹参、生蒲黄（包）、益母草、大腹皮、佛手。水肿明显加防己、黄芪；眩晕加蒺藜、天麻；咳嗽痰多加法半夏、矮地茶。煎服法同上，日1剂。适用于扩张型心肌病失代偿期证属瘀水互结者。

（7）温阳和血汤：制附子15g，炙黄芪、党参、丹参各30g，泽泻20g，茯苓12g，白术、麦冬、北五味、淫羊藿、炙甘草各10g。腹胀加山楂、橘皮；夜寐欠佳加炒枣仁、柏子仁、夜交藤。煎服法同上，日1剂。适用于扩张型心肌病心衰气阳虚衰者。

（8）葶苈参芪汤：葶苈子30g，菌灵芝30g，人参叶60g，黄芪60g，麦冬30g，五味子15g，丹参30g。失眠多梦者加龙骨、牡蛎；腹满便溏者加白术、干姜、甘草。煎服法同上，日1剂。适用于扩张型心肌病心力衰竭气阴不足、瘀水互结者。

（9）心力生Ⅰ号：由黄芪、党参、制附片、当归、丹参、苏叶、木瓜、槟榔、麦冬、葶苈子、茯苓等组成。煎服法同上，日1剂。适用于扩张型心肌病脾肾阳虚，气机不利，血瘀水停者。

（10）心肌康：由人参、生地、麦冬、郁金、丹参等组成。每次1袋，每日3次。适用于扩张型心肌病气阴两亏，心神不宁者。

（11）强心栓：由生黄芪、葶苈子、桑白皮、赤芍、汉防己按1：2：1：1：1比例组成栓剂。肛门纳入（深度约4cm），每次1粒，每日2次。适用于扩张型心肌病出现心力衰竭者。

（三）针灸

（1）体针：用于扩张型心肌病并发症的治疗。心力衰竭时取内关、间使、通里、少府、心俞、神门、足三里等穴位，每次取 4～5 穴，每日 1 次，采用平补平泻手法，7 天为一疗程。栓塞时取肩髃、曲池、外关、合谷、环跳、阳陵泉、足三里、解溪、昆仑、地仓、颊车、内庭、太冲等穴位，视栓塞部位而择穴，针刺强度随病程、体质而定，一般原则为补健侧泻患侧，每次取穴多少也随栓塞部位而定，每日 1 次，7 天为一疗程。

（2）耳针：常用穴位为交感、心、肾、内分泌、肺、神门等，用于治疗心律失常及改善扩张型心肌病引起的各种症状，一般采用埋皮内针，或王不留行籽穴位按压法，每次取 2～5 穴。

（四）临证要点

（1）关于辨治要点和预后估计：扩张型心肌病的病因十分复杂，主要为先天不足，后天失调，先天禀赋特异和后天特殊邪毒的侵袭往往是本病发病的关键，临床辨证时一是要特别注意筛选具有特殊易感性的患者，对长期酗酒、营养不良（尤其是饮食中缺乏硒、镁等微量元素）、有家族发病倾向、平时极易外感者，尤其是病毒性心肌炎病毒持续损伤，临床症状反复不愈者，要注意长期观察。二是对外感的邪毒要注意辨别是否具有侵心性、易耗气伤阴（血）、深伏不易骤除、反复缠绵等特点。临床辨证的核心是脏腑辨证和八纲中的虚实辨证，病位在心，涉及上、中、下三焦，累及肺脾肾，自上而下，病位愈深，病变愈重，八纲辨证强调其虚实，以知其邪正盛衰，指导临床用药的补泻益损。本虚标实之病理基础贯穿本病始终，治疗的关键在于养心护心，改善心功能；本温阳益气之法，根据病位侧重之不同，分别施以温心阳、健脾阳、补肾阳之法；活血利水为治标之法，应始终贯穿其中。本病病程长短不一，短者在发病 1 年内死亡，长者病情相对稳定，可存活 20 年以上，但可反复出现心衰；凡心脏扩大明显、心力衰竭持久或心律失常顽固者预后不佳，部分患者可能猝死。

（2）临证用药经验点滴：①纠正心衰的用药：心力衰竭是扩张型心肌病最主要的表现，急性心衰也是其重要的致死原因之一，中药益气温阳、活血利水可以通过改善血流动力学、降低神经内分泌活性等多个环节的效应，在心力衰竭治疗中发挥重要作用。我们临床上最常用的药物是人参、黄芪、麦冬、附子、五味子、葶苈子等，人参性味甘苦微寒，功能大补元气、生津止渴、强心固脱，其主要活性成分是人参皂甙，药理研究证实人参可以抑制心肌细胞受损时 LDH 的释放，提高其耐缺氧能力，促进培养心肌细胞 DNA 合成，改善心组织血流量，使之病损减轻，并对损伤心肌超微结构有保护作用，还具有非洋地黄类正性肌力作用，增加心肌收缩力，一般用量 10～15g，紧急情况时甚至可用到 40g 以上；黄芪功用补气升阳、益卫固表、利水消肿，心肌细胞培养显示黄芪能显著减少病毒感染后酶释放和细胞破坏，改善心肌电活动和抑制感染细胞经 L 型通道的跨膜钙内流和稳定 L 型钙通道，抑制病毒复制，显著降低心肌病变程度，调节 T 细胞亚群分布，可改善免疫功能和心功能，极为契合 DCM 的病理过程，因此在临床上应用最广。我们的体会，黄芪的用量一定要大，至少要 30g 以上，必要时甚至可用至 60～100g，这样才能真正发挥益气升阳，改善心功能的作用；麦冬传统用于润肺养阴、益胃生津、清心除烦，近来研究发现它能提高自然杀伤细胞

（NK 细胞）的活性，从而增强 NK 细胞对柯萨奇 B 病毒的抵抗力，抑制心肌损害，因病毒性心肌炎与 DCM 发病的密切关系，因此麦冬非常适合 DCM 的治疗；附子大辛大热，功能回阳救逆，其上可助心阳以通脉，下能温肾阳以益火，临床和实验研究证实，它能增加心肌收缩力，改善窦房和房室传导，有类似 β 受体兴奋剂异丙肾上腺素的作用，适用于心肾阳虚，甚至心阳暴脱者，但用量不宜太大，多用熟附子，且常多配合干姜、甘草同用，既有协同作用，又可减附子之毒；五味子、葶苈子等也被证实具有强心、利尿、抗心律失常等作用，五味子同时还有抗柯萨奇 B 病毒的作用，在 DCM 心衰治疗中也经常应用。②关于心律失常的用药：心律失常，尤其是严重的心律失常往往是 DCM 病情突变的诱因，有时甚至造成猝死，心律失常难以纠正也常常是心衰难以纠正的原因，因此心律失常的治疗在 DCM 治疗中占有重要地位。我们临床上对心律失常的处理主要是采取辨证施治的方法，区别心气阴不足、心肾阳虚、心阳欲脱、心血瘀阻、水气凌心等不同病机，分别采用益气养阴、温补心肾、回阳固脱、活血化瘀、化气行水等治法，在此基础上，结合辨病和现代药理研究加用具有抗心律失常作用的药物，临床上取得了较为满意的疗效，一般快速型心律失常加黄连、苦参、甘松、万年青，缓慢型心律失常加党参、麻黄、桂枝、枳实、羌活。同时我们还体会到部分心律失常并不存在明显的虚实偏盛，而主要是气血失调，因此调和气血则是其有效治法，我们常用桂枝、白芍、半夏、夏枯草等。当然对危及生命的恶性心律失常应以西药抢救为主，中药治疗为辅。③关于外感的用药：由于扩张型心肌病早期诊断仍存在一定的困难，临床确诊时多已有心力衰竭、心律失常等见症，此时外感征象已不明显，是否需要用药尚存在争议。我们的意见，根据病毒感染是 DCM 发病的主要原因之一，它所诱导的自身免疫损害是 DCM 主要的病理机制，因此抗病毒治疗仍不容忽视，具体而言它分为两个阶段，病变早期尚存外感征象时，可用清热解毒之品如银花、连翘、板蓝根、玄参、大青叶等以折其势；病来已久，纯无外感征象时，则可选用具有益气养阴，且已被现代药理研究证实具有抗病毒、减轻心肌损伤等作用的黄芪、麦冬、五味子、甘草等。④关于活血化瘀药的运用：中医认为气阳不足是扩张型心肌病本虚的最主要方面，"气行则血行"，"阳主温煦"，气阳不足必导致血行不畅而成瘀，加之本病病程一般较长，日久必夹瘀，因此血瘀成为本病标实的重要因素，西医也认为栓塞为扩张型心肌病的基本特征之一，所以活血化瘀为治标之法应贯穿治疗始终，但鉴于本病的特殊性，化瘀之药多用当归、丹参、桃仁、红花、鸡血藤等，当慎用峻猛逐瘀之品，如三棱、莪术、水蛭、虻虫、地鳖虫等，以免更伤已虚之体。

（五）西医治疗

1. 一般治疗　卧床休息可使 DCM 患者轻度心衰缓解，重度心衰减轻，待心衰控制后，仍需限制活动量，应使心脏大小恢复至正常。控制感染对避免诱发心衰亦很重要，可酌情使用抗生素、转移因子、丙种球蛋白等。对是否应用肾上腺皮质激素以阻断自身免疫目前尚有争议。

2. 心力衰竭治疗

（1）洋地黄类药物：洋地黄对心衰伴心房颤动的患者有良好的疗效，即使是窦性心律也有效，但必须注意由于 DCM 患者心肌广泛受损和心脏明显扩大，其对洋地黄的敏感性增加，耐受量降低，极易引起中毒，因此应用时剂量宜小不宜大，一般用半量为好，如西地兰一次用 0.2mg，地高辛每日用 0.125mg 为宜。

（2）新型正性肌力药物：本药能增加左室最大压力上升速度（dP/dtmax），另外可直接作用于血管平滑肌，使血管舒张，对心衰患者产生有益的血流动力学效应。如先用氨力农50mg加生理盐水20ml静脉注射，然后以150mg加生理盐水250ml，以5~10ug/kg·min速度静滴；或者开始10分钟内给予米力农50ug/kg静推，然后以0.375~0.75μg/kg·min静滴维持。

（3）利尿剂：本药能迅速减轻心脏前负荷，可用复方阿米诺利（含阿米诺利2.5mg、双氢克脲塞25mg），每次1片，每日1~2次，重者用呋塞米20~40mg，每日2~3次，同时加用安体舒通20mg，每日2~3次，病情紧急，可静脉注射呋塞米20~40mg。但利尿剂也能激活神经体液系统和电解质紊乱，导致心律失常，甚至猝死，因此必要时需与转换酶抑制剂或洋地黄合用，并及时纠正电解质紊乱。

（4）转换酶抑制剂（ACEI）：ACEI对心衰有显著疗效，它可阻止心脏的扩大，延缓心衰的发生。临床可用卡托普利初始6.25mg，每日2次，可逐渐加量至25~50mg，每日2~3次，或者依那普利初始2.5mg，每日2次，可增至10mg，每日1~2次，或贝那普利初始2.5mg，每日1次，加量至10~20mg，每日1次。

（5）β-肾上腺素受体阻滞剂：本药能增加心肌的β受体密度，从而恢复心肌的正性肌力效应；改善心肌舒缩，增加心室充盈；并能拮抗升高的交感神经活性，阻断神经内分泌激活。但临床应严密观察，谨慎应用，宜从小剂量开始，如美托洛尔12.5mg，每日1~2次，逐渐增至其耐受剂量。

（6）血管扩张剂：种类繁多，对心血管效应各有不同，可根据病情选择运用，如异山梨酯5~10mg，每日2~3次，或必要时硝酸甘油静脉滴注，初始剂量为10ug/min，每5~10分钟增加一次剂量，一般为20~50μg/min，或用酚妥拉明以1~3μg/（kg·min）静脉滴注。

（7）心肌代谢药物：1，6-二磷酸果糖（FDP）5~10g加生理盐水50ml静脉滴注，每日1次，7~10日为一疗程。辅酶Q_{10} 10~20mg，每日3次。近年还运用生长激素、基因重组人生长激素等。

3. 抗心律失常治疗　对DCM伴有的心律失常，在采用抗心律失常治疗之前，首先应加强抗心衰的治疗，消除各种致心律失常的因素，在此基础上，根据病情慎重选用适宜的抗心律失常药物。

4. 抗凝治疗　肠溶阿司匹林50~300mg，每日1次，或噻氯匹定等。

5. 心脏移植及其他治疗　由于DCM患者多比较年轻、没有其他系统疾病，若能作心脏移植可延长生命，特别是应用环孢素（cyclosporin）抑制免疫排斥反应提高成效后，心脏移植能使预后大为改观。国外尚有机械心的研究与应用，动力性心肌成形术、左室减容术等近年来也成为研究方向。

六、预防与康复

由于DCM的病因和发病机制尚不清楚，因此也无法建立有效的一级预防，目前只有在已患DCM的基础上，通过积极的预防措施，防止或延缓其发生心力衰竭等，这些措施包括：

（一）积极预防和控制感染

感染（尤其是病毒感染）是导致心肌持续性损伤和诱发急性心力衰竭的重要原因，因此平时要注意养成良好的卫生、生活习惯，注意营养，提高机体的抗病能力，一旦发生感染，要积极用药，包括有效的抗生素、抗病毒药物、转移因子、丙种球蛋白及中药等。

中医中药在预防感染，特别是防止病毒感染方面有着积极作用，如在感冒多发的冬春季可常服板蓝根冲剂、平素体虚易感之人更可以口服玉屏风散加以预防。

（二）饮食

DCM 患者的饮食应遵循以下原则：适当控制热能摄入，对肥胖或超重者应降低体重以减轻心脏负担；除非合并有严重的心力衰竭，否则应适当增加蛋白质摄入；饮食应平衡、清淡，且富有营养，并注意少吃多餐，避免过饱和刺激性食物；适当补充多种维生素，尤其是维生素 B_1、B_6、生素 C 和叶酸等；适当增加一些有益的无机盐和微量元素硒、钾、镁、锌等，并限制钠和镉等离子的摄入。

（三）劳动和卫生

DCM 一旦出现临床症状，即丧失劳动能力，应避免体力劳动，以减少并发症的发生（如心力衰竭），在心功能代偿期，可以从事一般性的工作，如室内或脑力劳动，但应避免劳累、紧张等任何加重心脏负担的因素，注意劳逸结合。发生心力衰竭时应绝对卧床休息，保持心境平和，限制钠盐摄入，并遵照医生要求进行必要的治疗。

七、小结

1. 存在的问题　晚近中医学在扩张型心肌病的病因病机、临床治疗及动物实验研究等方面虽取得了一定进展，但仍存在一些问题需在今后的研究中着力解决：中医辨证分型标准尚不统一，不利于临床及实验研究进行重复、对比分析；由于扩张型心肌病缺乏特异性的诊断指标，其诊断的确立常在具备心脏扩大和心脏收缩功能减低等主要特征性改变的同时，除外其他器质性心脏病，因此部分临床报道诊断的可信性尚值得怀疑，故其结论亦不容肯定；疗效标准不一，多数报导停留在对临床自觉症状的简单观察，缺乏客观性和可比性；临床研究的大多数样本较小（很多样本例数小于 30 例，甚至属于个案报道），属一般性重复较多，缺乏大规模、多中心、前瞻性、随机、对照及长期随访研究，因此尽管目前报导的中医药治疗 DCM 的总有效率普遍较高，仍不宜过于乐观；文献多集中于临床研究，中医药治疗 DCM 的实验研究甚少，就作者电脑检索近十年文献，仅有一篇涉及实验研究，由于临床研究受到受试者、取样条件、检测手段等的限制，难以揭示中医药治疗 DCM 的机制，因此就目前来看，对机制的研究还很薄弱，部分稍深入一些的多为复方的整体宏观作用，从分子水平探讨中药治疗 DCM 机制的报告尚未见到，由于中药成分的复杂性带来的难度是显而易见的，包括复方配伍的变化机理、量效关系等要比西药研究困难得多，涉及植物化学、临床药理学、药代动力学、毒理学，以及与临床用药密切相关的问题还有很多需要解决。

2. 展望　随着近 20 年来心血管分子生物学的迅速崛起，对影响心肌代谢的各种因素及其病变的细胞分子机制的认识逐渐深入，对病毒持续感染、基因变异及免疫紊乱、自身免疫等机制在扩张型心肌病发病中的作用有了进一步的了解，特别是 DCM 发生心力衰竭时，不仅存在血流动力学异常，而且存在神经内分泌系统激活、心室重塑等变化，这就要求对DCM 的治疗要着眼于诸多方面，这种观点转变与传统中医治疗扩张型心肌病特别强调整体观点、综合辨证、多环节调理的思想等有相似及吻合之处，显示中医药研究有着一定的优势，同时，西医在细胞、分子水平的研究进展也对中医药研究提出了挑战。在今后中医药研究中一方面要进一步规范辨证、治疗及疗效标准，提高中医药的临床疗效，另一方面要加强在客观上、微观上进一步阐释中医药整体优势的研究，特别是运用分子生物学手段的研究，我们有理由相信，中医药在扩张型心肌病的防治领域中因其独特的优势必将有相当的潜力和光明前景。

（于德强）

第十三节　肥厚型心肌病

肥厚型心肌病（hypertrophic cardiomyopathy，HCM）是以心肌非对称性肥厚，心室内腔变小为特征，以左心室血液充盈受阻，左心室舒张期顺应性下降为基本病态的原因不明的心肌病变。过去曾根据左心室流出道有无梗阻而分为梗阻型和非梗阻型，它是原发性心肌病中比较少见的一种类型。流行病学资料表明 HCM 的发生率约为 0.2%，男女比例为 2：1。

根据本病的发病特点和临床表现，主要与中医的"心悸（怔忡）"、"胸痹"、"厥证"等有关。

一、发病机制

（一）中医学认识

中医学认为肥厚型心肌病多由于先天禀赋特异，主要表现为心之气血阴阳亏虚，后期亦可涉及肺肾气阳不足，"心主血脉"，"运血者即是气"，"阳主温煦"，心气不足，无力推动血行，心阳亏虚，血脉失去温煦，皆可造成血行不畅，心脉痹阻，而心阴不足一则致心火妄动，灼津伤液，凝聚成痰；一则致阴伤及气，气阴两亏，津行不利，饮停为痰；心血亏虚或致血行凝涩，或致虚火内扰，而见痰、瘀证候，在此基础之上，或情志不舒，气郁化火；或饮食不节，损伤脾胃；或过度劳倦，耗伤心气，可进一步造成或加重心脉痹阻。心脉痹阻，心失其养而心神不宁则心悸气短；血瘀经脉，"不通则痛"，故胸闷胸痛；血不上奉，元神失聪则动摇不定，头晕目眩，甚则短暂晕厥；若痰瘀痹阻心脉卒然加重，致阴阳之气不相顺接，气机骤然逆乱，则见厥脱不复。心脉痹阻日久，由心及肺、肾，致心肾气阳不足，肾主水、肺主气，通调水道不利，可致水饮内停，凌心射肺，而见水肿、喘咳；综上所述，肥厚型心肌病的主要病机在于心脉痹阻，痰瘀其程度轻重关乎病情发生、发展、转归和预后。

（二）西医学认识

虽然肥厚型心肌病的确切病因和机理尚未完全阐明，但随着分子生物学技术的应用，已深刻揭示了 HCM 的实质，肥厚型心肌病是具有遗传性的疾病这一认识基本得到公认。肥厚型心肌病主要由编码心肌纤维蛋白的四种基因之一的突变造成：β-肌凝蛋白重链、心肌钙蛋白 T、α-原肌球蛋白、肌凝蛋白结合蛋白。除此之外，编码肌凝蛋白轻链的两种基因突变也可致病，这种病因上的多样性还因基因内的异质性而变得更加复杂，到目前为止，至少已分离出了 50 种致病的肌小节基因突变。此外儿茶酚胺与内分泌紊乱、原癌基因表达异常、钙调节异常等与 HCM 的发生也存在着一定关系。有研究表明，给实验动物口服一种神经生长因子能引起心肌肥厚、收缩压梯度和心肌纤维排列紊乱，以及心脏局部儿茶酚胺含量增高，并认为心脏内可能有异常的儿茶酚胺受体。而原癌基因的异常表达可造成出生后已停止有丝分裂的心肌细胞数目增加和 DNA 合成增加。临床上，高血钙和 HCM 同时存在，实验性钙超负荷，可引起心室舒张功能损害，为钙调节异常参与 HCM 的发病提供了依据。HCM 的病理主要累及左室及室间隔，因为存在着跨流出道压力梯度，从而导致其血流动力学改变；同时由于心肌数量增加，左室容量减少及心肌纤维化所致的心肌僵硬度增加，顺应性下降，使舒张功能受损；而心肌肥厚、毛细血管密度减少及小血管病变等因素则可造成心肌缺血。

二、诊断

（一）诊断标准（参照陈国伟等主编《现代心脏内科学》）

肥厚型心肌病根据患者的临床症状、体征，结合心电图、超声心动图等一般即可确定诊断，若诊断困难，需作左心室造影和心导管检查以进一步确诊。

1. 临床症状　主要是劳力性呼吸困难，心前区闷痛（对硝酸甘油反应不佳），频发一过性晕厥，片刻后自行缓解，病情晚期可出现心力衰竭，青壮年常可发生猝死。

2. 体征　心前区出现收缩期杂音最为常见，非梗阻型 HCM 可闻及舒张中期杂音。

3. 心电图　最常见的异常为左心室肥厚及 ST－T 改变，深而倒置的 T 波（很类似"冠状 T"），见于年轻人更应警惕。

4. 超声心动图　室间隔肥厚、活动度差，室间隔/左室游离壁厚度 >1.3～1.5；左室流出道狭窄，一般 <20mm；二尖瓣前叶在收缩期时常向前移动，和肥厚的室间隔相接触，而在收缩期的后 1/3 时退回原位；左心室舒张功能障碍。

5. X 线检查　心脏轻度增大，以左室为主，左房也可扩大。

6. 左心室造影　显示左室腔缩小变形，主动脉瓣下呈 S 形狭窄，心室壁增厚，室间隔不规则的增厚突入心腔，除上述征象外，尚可显示不同形态，如主动脉瓣下肥厚型、心尖肥厚型、中间部肥厚型等。

7. 心内膜心肌活检　荧光免疫测定法发现肥厚心肌内儿茶酚胺含量增高，组织学发现肥厚部心肌排列紊乱的奇异的肥厚心肌细胞。

（二）鉴别诊断

考虑肥厚型心肌病诊断时，需与主动脉瓣狭窄、冠心病、室间隔缺损、风湿性二尖瓣关闭不全等进行鉴别。

三、治疗

（一）辨证论治

肥厚型心肌病治疗上应着重通调，或用活血祛瘀，或用化痰通络，或用理气导滞。病变后期可根据具体情况选用一些益气温阳之品，但终不能离开心脉痹阻，化瘀治法应贯穿始终，对于病程中随时可出现的阴阳气不相顺接，气机突然逆乱而见厥证（猝死），则应审因论治，总以抢救患者生命为第一要务。

（1）心脉痹阻证：症状：胸闷胸痛，痛如针刺或刀绞，心悸怔忡，气喘甚或喘咳，唇绀甲紫，舌质紫暗，有瘀点，苔薄白或薄黄，脉涩。

证候分析：心主血脉，今瘀血阻塞，或痰瘀交结，或气虚不能推动血运，血行不畅，均可导致心脉痹阻，心阳被遏，故胸闷不舒；血脉凝滞，心络挛急，则见胸痛，痛有定处，如刺如绞；心脉痹阻，心营失养，故见心悸怔忡；脉络瘀阻，故见唇绀甲紫；舌质紫暗或有瘀点，苔薄白，脉涩均为心脉痹阻之征。

治法：活血通脉。

方药：血府逐瘀汤加减。药用桃仁 12g，红花 12g，当归 10g，丹参 15g，川芎 10g，枳壳 10g，玄胡索 8g。

方解：方中桃仁、红花、当归、丹参、川芎皆有活血化瘀之功，对于肥厚的心肌则有"坚者消之"之效；玄胡索疏肝，枳壳理气以调整气机，取气为血帅，气行则血行之意。诸药配合，活血通脉，以除心脉痹阻。

加减：如胸痛较甚，持续时间较长，甚则胸痛彻背者，加用失笑散 10g（包煎），白檀香 3g（后下）；兼有痰浊，症见心悸气促，胸闷如窒而痛，或痛引肩背，肢体沉重，痰多白腻，恶心纳呆者，可合瓜蒌薤白半夏汤化裁，加瓜蒌 30g，制半夏 60g，薤白 10g；气滞明显，症见胸闷较著，或有针刺样痛，或上下攻窜，痛处不定者，加檀香、沉香各 3g，柴胡 10g，郁金 15g；心脉痹阻，兼气郁化火伤阴，临床表现为烦躁易怒，口苦咽干，寐少梦多者，加丹皮、栀子各 10g，莲子心 3g；若心脉痹阻，心无所养，温热邪毒乘虚而入，内犯于心，症见高热、寒战，心悸胸闷，全身酸痛，乏力多汗，去枳壳、牛膝，加石膏 30g，知母 10g，黄芩 10g。

（2）心气亏虚证：症状：心悸不安，气短，胸闷胸痛，动则加剧，频感头昏，甚则短暂晕厥，面色㿠白，尿少，面浮跗肿，体倦乏力，舌质淡、苔薄白，脉细。

证候分析：素体亏虚，心气不足，心脉失养，或心脉瘀阻，心血不畅，不能荣养心神，故心悸不安；心气亏虚，宗气不足，故见气短、胸闷；心脉瘀阻，"不通则痛"，故见胸痛；劳则耗气，故诸症动则加剧；气行则血行，气虚不能行血上养，故频感头昏，甚则短暂晕厥；心气不足，由心及肾，肾水不利，故尿少，面浮跗肿，面色㿠白，舌质淡，苔薄白，脉细皆为心气亏虚之症。

治法：补益心气。

方药：理中汤加减。药用人参（另煎）12g，黄芪 30g，紫河车（装胶囊另服）5g，炙甘草 5g，当归 15g，丹参 15g，茯神 12g，柏子仁 10g，远志 6g，枳实 8g，陈皮 6g。

方解：人参、黄芪、炙甘草补益心气；紫河车补精养血，且人参有改善心肌代谢，增加心搏出量之作用；当归、丹参活血化瘀，乃针对心脉瘀阻之基本病机而设；茯神、柏子仁、远志宁心安神；陈皮、枳实理气，防补气太过反碍气机。

加减：气虚兼有血瘀，症见胸痛明显，如针刺样，固定不移，口唇紫绀者，加用红花 10g，川芎 12g，桃仁 10g；气虚导致气滞不行，症见胸闷较著，攻窜作痛者，加檀香 3g（后下），制香附 10g，延胡索 10g；气虚不能行水，致水停心下，症见胸闷喘促，不能平卧，小便短少，下肢浮肿明显者，加桂枝 10g，车前子（包煎）15g，葶苈子 15g；兼有心阴亏虚者，症见失眠多梦，口干少津，五心烦热，加用麦冬 15g，生地 12g，酸枣仁 10g；心阴亏虚导致肾阴不足者，症见腰膝酸软，耳鸣口干，遗精盗汗，加用女贞子 12g，旱莲草 12g，山萸肉 15g 滋养肾水、上济心阴；若头晕发作频繁，症状较重，见舌质紫暗有瘀点而正气尚未虚极者，着重加用化痰逐瘀之品，酌用如降香 10g，三棱 8g，炮甲珠 10g，地鳖虫 10g，半夏 6g，全瓜蒌 20g；见唇舌色淡者，加用阿胶 15g，熟地 12g 以滋养阴血。

（3）阴阳失调，气机逆乱证：症状：平素并无特殊不适，亦或平素常感心悸，胸闷，或劳则气喘、心胸憋闷，甚至见胸痛，痛引肩背，在剧烈运动或情绪激动等诱因下，卒然昏倒，不省人事，甚则一厥不复。

证候分析：本症病理基础在于先天禀赋不足，多为心之气血阴阳亏虚，故平时常有心悸、胸闷等见症；在此基础上，导致心脉痹阻，则可见心胸憋闷，甚至胸痛，痛引肩背，或平时虚象虽不显，但因仍存有心脉痹阻，故在诱因作用下，均可造成气血运行不畅，导致阴阳之气不相顺接，气机逆乱，而见卒然昏倒，不省人事，甚则一厥不复而猝死。

治法：审因论治。

方药：本证常病起突然，前无特异征兆，多无暇施治，患者即已死亡。间有病情稍缓者，当辨其虚实，实证属寒者用苏合香丸调姜汁化服；属热者用安宫牛黄丸调竹沥汁化服；虚证阳脱用参附汤；阴脱用生脉饮。

方解：苏合香丸方中用苏合香、麝香、冰片、安息香等芳香开窍为君；配合青木香、白檀香、沉香、乳香、丁香、香附为臣，行气解郁，散寒化浊，并能解除脏腑气血之郁滞；荜茇配合上述十种香药，增强散寒、止痛、开郁的作用；犀角解毒，朱砂镇心安神，白术补气健脾，煨诃子收涩敛气，与诸香药配伍，可以补气收敛，防止辛香太过而耗伤正气。安宫牛黄丸方中牛黄清心解毒，豁痰开窍，麝香开窍醒神，共为君药；臣以犀角清心凉血解毒，黄连、黄芩、山栀清热泻火解毒，助牛黄以清心包之火；冰片、郁金芳香辟秽，通窍开闭，以加强麝香开窍醒神之功；朱砂、珍珠镇心安神，雄黄助牛黄以豁痰解毒，金箔为衣亦是取其重镇安神之效。参附汤中人参大补元气，附子乃辛热之品，温肾暖土，以助阳气，两药相合，回阳救逆。生脉饮中人参补益心气，且有营养心肌，增加心搏出量之作用，麦冬滋养心阴，五味子养心安神，诸药配伍，共奏益气敛阴之功。

（二）专病方

（1）活血化瘀煎：桃仁30g、红花6g、穿山甲20g、广地龙20g、当归20g、丹参20g、茜草20g、郁金20g。以上诸药混合后用水煎2次，取汁300ml；每次服150ml，每日2次，早晚餐后服。胸痛甚加全蝎、川乌；胸闷加檀香、香附；心悸者加龙骨、牡蛎；夜寐不安者加川连、肉桂。舌质瘀滞加川芎、丹皮。

（2）血府逐瘀汤加减方：黄芪30g、当归20g、生地黄20g、桃仁15g、红花10g、赤芍10g、枳壳10g、柴胡15g、川芎10g、桔梗10g、牛膝25g、炙甘草10g。水煎服，日1剂。其中胸闷症状较著者，重用牛膝、柴胡、川芎、枳壳；以气短、乏力症状者，重用黄芪。

（三）临征要点

（1）关于辨证要点及预后估计：肥厚型心肌病是原发性心肌病中比较少见的一种类型，其发病具有明显的遗传倾向，中医认识该病也特别强调先天禀赋不足，受病于父母，正是由于心之气血阴阳的亏虚，才导致后天痰、瘀的痹阻，心脉痹阻是本病之所以发生临床症状的主要病机，非对称性的室间隔肥厚、左室流出道梗阻与瘀血痹阻、心脉不通有着必然的内在联系，但由于病程先后的不同，临床病机表现仍较复杂，病变早期以单纯见心脉痹阻较多见，虽有心悸气短、头晕胸闷等症状，且多于劳累后出现或加重，酷似气虚，但详审脉证，潜心分析，实非其然，上述诸症乃痰瘀交结，心脉不通，血不畅行，心失所养所致，进行无创性心功能检查，亦可见主要改变为左心室舒张期充盈受阻和顺应性降低，而心室收缩功能和泵血功能指标均在正常范围；病变晚期则可出现心气不足，气阳两亏，甚至由心及肾，导致心肾阳虚，阳虚水泛，凌心射肺，症见胸闷、喘咳、水肿等。中医认为"阳化气，阴成形"，人体内的阴阳平衡是以阴阳依存互根为基础的，即所谓"阴在内，阳之守也；阳在外，阴之使也"，由于心脉痹阻，气血运行不畅，可导致阴阳之气不相顺接，气机逆乱，因此无论病变早晚均可出现此等危候而见厥脱，不可不防。

（2）关于治法方药：虽然先天不足是肥厚型心肌病的发病基础，但贯穿疾病过程始终的基本病机仍是心脉痹阻，因此治疗上应将活血化瘀作为基本治则，立"坚者消之，客者除之，结者散之，留者攻之"之法，在活血化瘀基础上，初期随证加用化痰散结、理气疏肝之品，方用血府逐瘀汤、丹参饮、瓜蒌薤白半夏汤、柴胡疏肝散等方化裁，常用药物有桃仁、红花、赤芍、丹参、当归、鸡血藤、柴胡、郁金、降香、薤白、半夏、枳壳等，药理研究证明桃仁、红花、丹参、川芎等具有不同程度的钙拮抗作用，可改善左心室舒张功能，而无明显正性肌力作用，正契合肥厚型心肌病的病理特点；若心脉痹阻严重，甚至可用破血逐瘀之品，如水蛭、地鳖虫、虻虫、蜈蚣等，但临床一定要注意用量，且用药时间不宜过长，血瘀征象减轻，即可改用活血轻剂，对已有虚象者则应慎用，以免造成"虚虚"之弊。一般肥厚型心肌病早期益气温阳之法应慎之又慎，如附子、桂枝、黄芪、党参等均应避免使用，否则，非但"气虚"之证不能解除，更会使气机壅滞，加重左室流出道梗阻。病变后期，在心脉痹阻这一基本病机的基础上，以虚象为著，或出现水饮内停，凌心射肺等标实见症，则可以辨证选用益气温阳、活血利水之品，且在益气温阳的同时，要在方中稍佐理气、滋阴之晶，如枳实、陈皮、薤白等以补气而不碍气；生地、麦冬、玉竹等以温而不燥。

（3）关于厥证的处理：肥厚型心肌病在病程中常可发生猝死，尤其青壮年多见，近年来多认为其与心律失常有关，特别是致死性心律失常。中医认为猝死基本相当于"厥证"，其病机为阴阳之气不相顺接，气机卒然逆乱，该证常发于突然之间，多无暇辨证用药，且中药起效相对较慢，为挽救患者生命，当紧急采用心肺复苏，有时配合针灸可能取得一定效果。

（四）西医治疗

1. 一般治疗　避免剧烈的体力活动．突然用力及情绪激动等，因为即使在休息时无明显梗阻的患者，在情绪激动时或体力劳动时，也可能出现梗阻症状或使原有梗阻症状加重。同时要注意预防感染，因感染很容易使 HCM 患者发生感染性心内膜炎。

2. 改善血流动力学

（1）β－肾上腺素受体阻滞剂：主要作用为降低心肌收缩力、减慢心率、减轻运动时外周血管的扩张，因而可降低左心室与流出道之间的压差，增加心室容量，减低心肌耗氧量，防止心律失常、心绞痛及晕厥的发生，缓解呼吸困难，增加运动耐受量。多用非选择性β－受体阻滞剂，且国内用量较小，虽从理论上讲不能完全阻断β受体有作用，但临床有效，如普萘洛尔，30～60mg/天，分2～3次口服。

（2）钙离子拮抗剂：虽然其对 HCM 的治疗机理尚未完全阐明，但一般认为它可选择性抑制心肌细胞膜的钙内流，减轻细胞内钙超负荷，干扰了心肌的兴奋－收缩耦联，减弱左心室的高动力型收缩，缓解左室流出道动力型梗阻。可用维拉帕米 120～480mg/天，分3～4次日服，按病情调整至合适剂量。或合心爽 30～60mg/次，一日3次。或硝苯地平5～20mg/次，一日3～4次。一般来讲，维拉帕米尚能减轻左心室心肌的僵硬性，使舒张期顺应性得到改善，故优于硝苯地平。

（3）丙吡胺：此药能减慢静息梗阻型心肌病射血速率，防止二尖瓣前向移动和关闭不全，降低左心室舒张期末压。初始剂量宜小，一般200mg/次，一日4次。

（4）生长激素拮抗剂 – Octreotide：能减少生长激素在心肌增生中的作用，从而有可能减轻心肌的肥厚，改善血流动力学。

3. 抗心律失常治疗　临床 HCM 患者预防性应用胺碘酮能明显减少室上性和室性心律失常的发生，并可能使难治性房颤转为窦性心律，从而有可能降低因心律失常而导致的猝死的发生。一般200mg/次，3～4次/日，有效后（1～2周）以200～400mg/日维持，每周用5或6日。近年来发展的植入除颤器是行之有效的非药物抗心律失常及预防猝死的方法。

4. 抗心衰治疗　如 HCM 患者室腔内有明显的梗阻，左房和肺动脉压力均增高，洋地黄及利尿剂因能使心室收缩力加强和血容量减少，反可加重心室内梗阻，故非但无效，且有可能加重心衰，应禁用，可选择 β – 受体阻滞剂及 α – 受体兴奋剂。

5. 手术及介入治疗　手术对有严重心衰且药物治疗无效、有明确流出道梗阻且流出道压差≥50mmHg 的 HCM 患者也是一种选择方法。近年来运用双腔起搏器（DDD）则可使流出道压差下降而改善症状，显示出一定应用前景。

四、预防与康复

由于肥厚型心肌病的病因尚不完全清楚，且存在较明显的遗传倾向，因此也无法建立有效的一级预防，对已明确诊断者及超声心动图检出的隐性病例，主要是通过积极的预防措施，防止其发生严重的血流动力学障碍和感染性心内膜炎等并发症，这些措施包括以下诸项。

（一）严格限制剧烈运动

因为肥厚型心肌病患者进行激烈运动，或突然用力，或情绪激动，过度劳累等均可诱发或加重左室流出道梗阻，导致明显的血流动力学障碍，临床出现头昏、胸闷、短暂晕厥，甚至猝死等，即中医所谓"劳则耗气"，过劳必更损已有的气血亏虚，进而加重心脉痹阻，故应尽量避免，一般只能进行一些轻微的体力活动，体育锻炼也应根据身体情况，主要做些太极拳、体操等，注意劳逸结合，培养乐观情绪，正确认识本病，避免过度激动、紧张。

（二）积极预防和控制感染

肥厚型心肌病常造成左室流出道梗阻，而心腔内有梗阻、二尖瓣关闭不全等均可成为感染性心内膜炎发生的温床，也可成为诱发急性心力衰竭的重要原因，因此平时要注意养成良好的卫生、生活习惯，注意营养，提高机体的抗病能力，预防感染，一旦发生感染，要积极使用有效的抗生素，手术前后，包括拔牙一般也都要预防性使用抗生素以防止感染性心内膜炎等的发生。

（三）饮食

"食物入口，等于药之治病同为一理，合则于人脏腑有宜，而可却病卫生，不合则于人脏腑有损，而即增病促死"（《本草求真》），HCM 患者饮食调理也非常重要，饮食应富含维生素，尤其是维生素 B_1、B_6、C 和叶酸等，多食水果、蔬菜，控制热能摄入，对肥胖或超重者应降低体重以减轻心脏负担；可适当增加一些有益的无机盐和微量元素硒、钾、镁、锌等，并限制钠和镉等离子的摄入。

（常建华）

第十四节　慢性肺源性心脏病

肺源性心脏病（简称肺心病），就其发生和发展的不同进程可分为急性肺源性心脏病和慢性肺源性心脏病两类，前者的形成主要由于来自右心或静脉系统的栓子进入了肺循环，造成肺动脉主干或其分支栓塞而致，后者则由于支气管和肺组织或肺动脉及其分支的原发病变而引起的肺动脉高压而导致的心脏病变。本章所讨论的主要是慢性肺源性心脏病。

本病在我国较为常见，发病年龄多为 40 岁以上。急性发作以冬春季为主，肺心功能衰竭常因于急性呼吸道感染。临床上以反复咳喘、咯痰、水肿、紫绀等为主要特征。早期心肺功能尚能代偿，晚期出现呼吸循环衰竭，并伴有多种并发症。根据全国各省、市、自治区14 岁以上 52 549 822 人群的抽样调查表明，本病的患病率为 0.46%。根据我国东北地区的调查，肺心病约占各类器质性心脏病的 18.37%，华北地区为 12% ~34%，华东地区为7% ~15%，华南和华中分别为 8% ~10% 和 6% ~9%，西南和西北分别为 16% ~28% 和7% ~23%。寒冷潮湿地区和山区的患病率一般较高，吸烟者高于非吸烟者，某些工种的患病率较高，如煤矿工人的肺心病患病率可达 2.19%。

本病一般属于中医"肺胀"、"喘证"、"痰饮"等病范畴。

一、发病机制

肺心病的发生多由久病正虚，痰浊潴留、气滞血瘀，每因外感诱发加重。

1. 久病肺虚　如内伤久咳、喘哮等肺系慢性疾患日久伤正，导致肺虚，成为发病的基础。

2. 感受外邪　肺居上焦，为五脏之华盖，开窍于鼻，外合皮毛，且为"娇脏"，不耐寒热。而肺虚卫外不固，更易为外邪侵袭。外邪犯肺，宣降失司，气逆为咳，升降失常则为喘，因此，外邪六淫每易乘袭，诱使本病反复发作，病情日益加重。

3. 水停气滞　痰的产生，病初由肺气郁滞，脾失健运，津液不归正化而成，渐因肺虚不能化津，脾虚不能传输，肾虚不能蒸化，痰浊愈益潴留，喘咳持续难已。若晚期气虚及阳，阳虚阴盛，气不化津，痰从阴化为饮为水，饮留上焦，迫肺凌心则喘促心悸，饮溢肌肤则水肿尿少。

4. 气虚滞逆　"肺为气之主，肾为气之根"，咳嗽日久，积年不愈，必伤肺气，反复发作，由肺及肾，肺肾两虚。肺失主气则气滞，肾失纳气而气逆，气机升降失司，肺肾之气不能交相贯通，以致清气难入，浊气难出，滞于胸中，壅塞于肺而为胸闷胀满。

5. 痰瘀互结　痰浊蕴肺，病久势深，肺气郁滞，由气及血导致瘀滞，痰浊与瘀血互结，是慢阻肺后期一种常见的病理转归，多提示病情较重，预后较差，临床可见咳喘痰壅，唇暗甲紫，舌质紫黯或见瘀斑等症。

综上所述，本病由肺系疾患日久或迁延失治，不仅正气受损而且引起脏腑气血功能紊乱，形成气滞、痰浊或水饮、痰瘀互结等病理产物。诸病理因素之间互有影响和转化，但一般以痰浊、气滞为主，渐而痰瘀并见，终至痰浊、血瘀、水饮错杂为患。

本病病理性质总属本虚标实，但有偏实、偏虚的不同，且多以标实为急。感邪则偏于邪实，平时偏于本虚。本病发作期或迁延期表现为以下临床证型：痰热蕴肺证、痰浊阻肺证、痰瘀互结证、痰饮伏肺证。缓解期则以本虚为主，早期多属气虚、气阴两虚，由肺涉脾及肾；晚期气虚及阳，以肺、肾、心为主，或阴阳两虚。正虚与邪实互为因果，相互夹杂，致使恶情久羁难已。若痰从寒化，为饮为水凌心迫肺而喘促陡作，张口抬肩，并伴冷汗、面苍、肢冷、脉厥则为"喘脱"重症。若痰从热化，痰热夹毒上蒙脑窍则有神昏谵语、痉厥之变。

二、诊断

（一）诊断标准

源自 1977 年全国第二次肺心病专业会议修订"慢性肺源性心脏病诊断标准"。

慢性肺源性心脏病（简称肺心病）是慢性支气管炎、肺气肿、其他肺胸疾病或肺血管病变引起的心脏病，有肺动脉高压、右心室增大或右心功能不全。

1. 慢性肺胸疾病或肺血管病变　主要根据病史、体征、心电图、X 线，并可参考放射性同位素、超声心动图、心电向量图、肺功能或其他检查判定。

2. 右心功能不全主要表现　颈静脉怒张、肝肿大压痛、肝颈反流征阳性、下肢水肿及静脉压增高等。

3. 肺动脉高压、右心室增大的诊断依据

（1）体征：剑突下出现收缩期搏动，肺动脉瓣区第二心音亢进，三尖瓣区心音较心尖部明显增强或出现收缩期杂音。

（2）X 线诊断标准

1）右肺下动脉干扩张①横径≥5mm；②右肺下动脉横径与气管横径比值≥1.07；③经动态观察较原右肺下动脉干增宽 2mm 以上。

2）肺动脉段中度凸出或其高度≥3mm。

3）中心肺动脉扩张和外围分支纤细，两者形成鲜明对比。

4）圆锥部显著凸出（右前斜位 45°）或"锥高"≥7mm。

5）右心室增大（结合不同体位判断）。

具有上述 1）至 4）项中的一项可提示，两项或以上者可以诊断。具有第 5 项情况者即可诊断。

（3）心电图诊断标准

1）主要条件

a. 额面平均电轴≥ +90°。

b. VIR/S≥1。

c. 重度顺钟向转位（V5R/S≤1）。

d. RV1 + SV5 > 1.05mV。

e. aVRR/S 或 R/Q≥1

f. V1 ~ 3 呈 Qs、Qr、qr（需除外心肌梗死）。

g. 肺型 P 波：①P 电压≥0.22mV，或②电压≥0.2mV，呈尖峰型，结合 P 电轴 > +80°，或③当低电压时 P 电压 >1/2R，呈尖峰型，结合电轴 > +80°。

2）次要条件

a. 肢导联低电压。

b. 右束枝传导阻滞（不完全性或完全性）。

具有一条主要的即可诊断，二条次要的为可疑肺心病的心电图表现。

（4）超声心动图诊断标准：（全国第三次肺心病专业会议制订 1980 年 10 月于黄山）。

1）主要条件

a. 右心室流出道内径≥30mm。

b. 右心室内径≥20mm。

c. 右心室前壁的厚度≥5.0mm，或有前壁搏动幅度增强。

d. 左/右心室内径比值<2。

e. 右肺动脉内径≥18mm，或肺动脉干≥20mm。

f. 右心室流出道/左心房内径比值>1.4。

g. 肺动脉瓣曲线出现肺动脉高压征象（a 波低平或<2mm，有收缩中期关闭征等）。

2）参考条件

a. 室间隔厚度≥12mm，搏幅<5mm 或呈矛盾运动征象。

b. 右心房增大，≥25mm（剑突下区）。

c. 三尖瓣前叶曲线 DE、EF 速度增快，E 峰呈尖高型，或有 AC 间期延长。

d. 三尖瓣前叶曲线幅度低，CE<18mm，CD 段上升缓慢、延长，呈水平位或有 EF 下降速度减慢，<90mm/sec。

说明：①凡有胸肺疾病的患者，具有上述二项条件者（其中必具有一项主要条件）均可诊断肺心病。②上述标准仅适用于心前区探测部位。

（5）心电向量图诊断标准（全国第三次肺心病专业会议制订 1980 年 10 月于黄山）

1）肺心病在胸肺疾病基础上，心电向量图具有右心室及或右心房增大指征者均符合诊断。

a. 右心室肥大：①轻度右心室肥大：横面 QRS 环呈狭长形，逆钟向运行，自左前转向后方。其 S/R>1.2。或 X 轴上（额面或横面）由/左向量比值<0.58。或 S 向量角< －110°伴 S 向量电压>0.6mV。②横面 QRS 环呈 8 字形，主体及终末部均向右后方位。以上二条具有一条即可诊断。③重度右心室肥大：横面 QRS 环呈顺钟向运行，向右向前，T 环向左后。

b. 右心房增大：①额面或侧面最大 P 向量电压>0.18mV。②横面 P 环呈顺钟向运行。③横面向前 P 向量>0.06mV。

以上三条符合一条即可诊断，额面最大 P 向量> ＋75°作为参考条件。

（6）放射性同位素肺灌注扫描，肺上部血流增加下部减少，即表示可能有肺动脉高压。

注：（4）、（5）、（6）项有条件的单位可作诊断参考。本标准在高原地区仅供参考

2. 可疑肺心病　横面 QRS 环呈肺气肿图形（环体向后，最大 QRS 环向量沿 ＋270°轴后伸，环体幅度减低和变窄），其额面最大 QRS 向量方位> ＋60°或肺气肿图形其右后面积占总面积的 15％以上。

（二）鉴别诊断

本病需与下列疾病鉴别：

1. 冠心病 肺心病和冠心病均为老年性非瓣膜损害性心脏病。二者临床表现易于混淆，合并存在的临床资料约占 20%。尸检发现率为 25%～42.8%。但肺心病均有多年慢性呼吸道疾病和肺功能不全史，并以肺动脉高压和右室增大或右心衰竭表现为主，体检、X 线、心电图可资鉴别。心电图与病理对照分析，下列所见有助于肺心病伴冠心病的诊断：①有肺型 P 波而 QRS 电轴正常或左偏；②肺型 P 波兼有左束支或左前半或双束支传导阻滞；③QRS 电轴右偏或右室肥厚的同时，左心导联有较恒定的缺血型 ST－T 改变；④典型的急性心肌梗死图形和其衍变过程。

2. 先天性心脏病 肺心病应与病理性杂音不甚明显的房间隔缺损相鉴别，因后者自左到右分流引起肺动脉高压和右室增大类似肺心病表现，但以病史和超声心动图检查易于鉴别。

3. 风湿性心脏病 风湿性心脏病表现为以二尖瓣关闭不全为主的易与肺心病相混淆，但根据 X 线以左室、左房增大为主和超声心动图检查不难区别。

三、治疗

（一）辨证论治

本病辨证总属标实本虚，但因外邪的控制与否，心肺功能的代偿与否，可有偏实与偏虚的不同，偏实者须分清风寒、风热及/或痰浊、痰热、水饮的不同；偏虚者当分清气（阳）虚、阴虚的性质，肺、心、肾、脾的病位主次所在。治疗上根据标邪的性质，分别采取祛湿宣肺、降气化痰、利水、活血，甚或开窍、熄风、止血等法；治本则以补益心肺之气，温肾健脾为主，有时需气阴兼顾或阴阳两调，正气欲脱时则应以扶正固脱、回阳救阴为主。

急性加重期肺部感染和肺心功能不全是主要矛盾。此期多数患者常系肺、肾、脾正虚的基础上复感外邪，痰湿化热，阻遏于肺，每见呼吸困难，咳喘不能平卧，动则加剧，紫绀明显，心悸胸闷，舌质紫暗等症。由于其证属本虚标实，且以邪实为主要矛盾，故治疗当以祛邪为主，补虚为辅。缓解期肺肾两虚为主，治以补肺益肾以固其本。

（1）寒饮射肺证：症状：恶寒发热，身痛无汗，咳逆喘促，气逆不能平卧，痰稀白而量多。苔白滑，脉浮紧。

证候分析：风寒束表可见恶寒发热，身痛无汗；痰从寒化为饮，饮邪迫肺，肺气上逆故见咳逆喘促，气逆不能平卧，痰稀白而量少；舌苔白滑，脉浮紧乃表寒内饮征象。

治法：宣肺散寒，祛痰平喘。

方药：小青龙汤加减。药用麻黄 6g，法半夏、苏子各 10g，细辛、五味子、陈皮各 6g，杏仁 10g，丹参 12g，炙甘草 3g。

方解：方中麻黄发汗散寒，宣肺平喘；细辛温化寒饮；陈皮、半夏行气和胃，燥湿化痰；五味子敛肺气；苏子除痰下气；杏仁宣肺，止咳平喘；炙甘草健脾化痰止咳；丹参活血化瘀。

加减：若风寒重，症见恶寒，无汗明显者，加荆芥 10g，防风 10g；肺气上逆，喘甚加射干 10g，葶苈子 10g。

（2）痰热壅肺证：症状：发热，喘促不能平卧，胸闷，烦躁，痰黄黏稠不易咯出，口唇紫绀，口干口渴，便干。舌红、苔黄腻，脉滑数。

证候分析：痰热壅肺，肺失清肃，肺气上逆故见喘促不能平卧，胸闷；痰热内郁，扰动心神故见烦躁；痰浊化热，痰热壅肺，津液亏少，故见痰黄黏稠不易咯出；热郁津伤故见口干口渴，便干；舌红，苔黄腻，脉滑数为痰热之象。

治法：清肺化痰，止咳平喘。

方药：麻杏石甘汤、越婢加半夏汤、桑白皮汤加味。药用炙麻黄6g，杏仁10g，生石膏30g（先煎），桑皮、葶苈子、黄芩、蛤壳、广郁金各10g，芦根30g。

方解：麻黄宣肺平喘；生石膏清肺泻热；桑白皮、葶苈子清热化痰平喘；蛤壳、广郁金化痰理气；杏仁止咳化痰；黄芩清热解毒；芦根清肺生津。

加减：痰热伤津，痰粘咯吐不爽者加风化硝10g（分冲）；痰黄黏稠加冬瓜仁、生苡仁、芦根各15g；邪热津伤，口干舌燥者加花粉、知母各10g；阴伤痰少者，酌减苦寒之味，加沙参、麦冬各15g；若痰浊壅肺，肺气不利，症见胸闷胀满，苔腻者加薤白、川朴各10g；若血瘀，症见唇紫，舌暗者，加丹参、赤芍各10g；若痰热夹毒，上蒙脑窍，蒙蔽心包，阻遏心神而意识蒙眬，神昏谵语，甚至昏迷，予以涤痰汤加减，药用石菖蒲、陈胆星、法半夏、陈皮、茯苓、枳实、郁金、黄芩各10g，川连3g；若肺热移于大肠，症见大便不通者，加制大黄10g，全瓜蒌15g；若膀胱气化失司，症见尿少，肢肿者加车前子（包）、泽泻各10g；若痰火扰心而烦躁不安者加丹皮、山栀各10g，若肝风内动而抽搐者，加钩藤10g（后下），全蝎3g，同时加服安宫牛黄丸，或用清开灵注射液40ml加入5%葡萄糖液500ml静脉滴注，日1次；邪热耗伤阴津，舌光无苔者加鲜石斛15g、鲜茅根30g。

（3）热瘀伤络证：症状：呼吸气促，咳痰夹血，面黯睛赤，颈脉怒张，皮肤瘀点，或有出血倾向，尿少而赤，舌绛，苔腻或光剥，脉虚数而涩或结代。

证候分析：火热深入伏里，影响心和血脉而心率增速，脉流薄疾，脉道充盈隆盛而颈脉怒张；血热妄行则使血液溢出于经脉之外而有皮肤瘀斑瘀点，或有出血倾向；外热尚存，肺失宣降而呼吸气促；百脉朝肺，热瘀伤肺，肺络受损，故见咳痰夹血；热盛灼津耗血，故尿少而赤，面黯睛赤，舌绛，苔腻或光剥；脉虚数而涩或结代为热瘀血耗之象。

治法：清热解毒，凉血止血。

方药：犀角地黄汤加减。药用水牛角30g（先煎），生地15g，丹皮、赤芍各10g，白茅根、藕节各30g。

方解：方中水牛角、生地清热凉血；丹皮、芍药，白茅根、藕节等凉血止血。

加减：若热伤肺络，症见咳血者吞三七粉5g；火热伤胃及肠，症见便黑、呕血加紫珠草、仙鹤草、大蓟、小蓟、白及各10g；火热下注，伤及膀胱，症见尿血加白茅根、小蓟草各20g；风热表证较甚者加银花、牛蒡子、连翘各15g；津伤较甚者，可加玄参、天花粉各15g；此外可用川芎嗪80mg加入5%葡萄糖液500ml静脉滴注，日1次。或口服云南白药0.5g，日3次。

（4）肺肾气（阳）虚证：症状：咳嗽，气短，活动后加重，或有少量泡沫痰，腰酸腿软，或畏寒肢冷，舌质淡，苔薄白，脉沉细。

证候分析：肺气被耗，则宗气生成不足，司呼吸的功能减退，因而咳喘无力，气少不足以息，且遇劳加剧；肺气不足，输布水液功能相应减弱，则水液停聚肺系，随气上逆而咳痰中少量泡沫；久病咳喘，肺虚及肾，或劳伤肾气而致虚。腰为肾之府，肾主骨，肾气（阳）虚，不能温养腰府及骨骼，则腰酸腿软；不能温煦肌肤，故畏寒肢冷；舌质淡，苔薄白，脉沉细为肺肾气虚的证候。

治法：益肺补肾。

方药：玉屏风散合肾气丸加减。药用黄芪 15g，白术、防风、熟地、山药、肉桂（后下）、山茱萸、丹参、赤芍各 10g。

方解：方中黄芪、防风、白术合用益气扶正固表，熟地滋补肾阴，山药补益肝脾精血，肉桂温阳暖肾，山茱萸补肝肾，丹参、赤芍活血化瘀。

加减：若脾虚痰湿内蕴，症见痰白量少，少食，乏力，苔白腻，脉滑或细而无力，加白术、半夏各 10g；若阴虚火旺，症见口干，心烦，手足心热，舌质红，脉细数者，去肉桂、熟地，加生地、沙参、麦冬、知母各 10g；若心气虚，症见心悸，脉沉细或有结代者，加党参、五味子、麦冬各 10g；若心脾肾阳虚，气化失常，水气上凌心肺，症见浮肿，心悸，气短不能平卧，尿少，治以真武汤合五苓散加味，药用熟附片 10g，车前子（包）30g；若阳虚血瘀，症见肢肿，唇紫，可加桂枝、泽兰各 10g；若脾阳不足，症见纳少，乏力，肢肿，加黄芪 20g，淮山药 10g；若肾气虚衰，肾失固摄，症见小便清长，量多，去泽泻、车前子加菟丝子、补骨脂各 10g；若水邪凌心射肺，肾不纳气，症见喘促，汗出，脉虚浮而数，加人参、山萸肉各 10g，蛤蚧 6g；若心肾虚极，元阳欲绝，血脉凝滞，症见心慌、汗出、肢冷，面色晦黯，脉微欲绝，予以参附龙牡汤加减，药用红参 10g，制附子 10g，龙骨、牡蛎各 30g；若阴阳两虚，舌红苔少，见有裂纹者，加麦冬，五味子、山萸肉各 10g；若阳气虚极，气不摄血，咯吐泡沫血痰者酌加三七粉 5g，仙鹤草、花蕊石、茜草根各 15g；若虚阳外浮，症见面青烦躁，汗出肢冷者加黑锡丹 3g。

（二）中成药

（1）人参保肺丸：适应证：主要用于本病肺气虚弱者。

用法：蜜丸。口服，一次 1 丸，一日 2 次。

（2）复方鲜竹沥液：适应证：主要用于本病痰热蕴肺者。

用法：每次 2 支，口服，日 2~3 次。

（3）金荞麦片：适应证：主要用于本病痰热壅肺证。

用法：每次 5 片，口服，日 3 次。

（4）止咳化痰颗粒：适应证：主要用于本病痰热郁肺者。

用法：1 包，口服，日 3 次。

（5）桂龙咳喘宁：适应证：适用于本病之痰饮伏肺者。

用法：4 粒，口服，日 3 次。

（6）蛤蚧定喘胶囊：适应证：主要适用于本病肺肾两虚、痰热内蕴者。

用法：2~3 粒，口服，日 3 次。

（7）金水宝胶囊：适应证：主要适用本病缓解期肺肾两虚者。

用法：3~5 片，口服，日 3 次。

（8）补肺丸：适应证：适用于本病肺气不足、痰浊郁阻者。

用法：蜜丸。口服，一次 1 丸，一日 2 次。

（9）固本咳喘片：适应证：适用于本病肺脾气虚，肺肾气虚者。

用法：每次 4~5 片，一日 3 次。3 个月为一疗程，连用 3 个疗程。

（10）鱼腥草注射液：适应证：适用于本病急性期痰热蕴肺者。

用法：鱼腥草注射液 40~50ml 加入 5% 葡萄糖液内，静脉滴注。每日 1 次，5~7 天为一疗程。

（11）川芎嗪注射液：适应证：主要适应用本病兼有血瘀证者。

用法：本品 160mg 加入 5% 葡萄糖液中，静脉滴注，7 天为一疗程。

（三）专病方

（1）肺心片：太子参、黄芪、玉竹、附片、淫羊藿、补骨脂、丹参、赤芍、红花、虎杖等组成，粗提制成糖衣片，每片 0.3g。本组病例均以服用本品为主，6 片/次，日 3 次，3 个月为 1 个疗程，连服 2 个疗程。如合并感染，临时加用有关中药。对照组不用本品，随症用中西药物。结果，本品对咳、痰、喘等症状均有一定疗效，近期有效率为 84.3%；对照组 91 例的近期有效率为 40.6%，二者有非常显著差异（P<0.01）。治疗前后的心电图、肺功能、血气分析、血液流变学、尿 17 及 17 酮类固醇等检查证实，本品有改善心肺功能、提高血氧、降低血二氧化碳改善血液循环、提高肾上腺皮质功能等作用。

（2）葶苈五味汤：葶苈子 30g，五味子 20g，附子、赤芍、白术等各 15g，干姜 10g，茯苓 25g，益母草 50g。额汗淋漓，气短不续息，四肢厥逆加白参、麦冬各 20g；头昏嗜睡或烦躁不安加菖蒲 15g，郁金 20g；痰稠不爽者加皂角丸。除予抗生素和低流量吸氧外，不用其他强心、利尿西药。结果：治愈 19 例，好转 24 例，无效 4 例。

（3）益气强心汤：黄芪 30g，党参、益母草各 20g，肉桂 10g，泽兰、泽泻、桑白皮各 15g。随症加减，日 1 剂水煎服。治疗 4 日后，显效（主症及体征消失，心率在 90 次/分以下，肝脏回缩 3cm 以上）9 例，有效（主症及体征明显减轻，下肢浮肿大部分消退，心率 90~100 次份，肝回缩 2cm）19 例，无效 8 例，总有效率为 78%。

（4）芪枣冲剂：黄芪、茯苓、鸡血藤、红枣各 3g。连服 60~70 日，临床控制 8 例，显效 28 例，好转 5 例，无效 2 例；总有效率为 95.3%。本品对细胞免疫有较明显作用，治疗后 E-玫瑰花环和淋巴细胞转化率明显升高（P<0.001，P<0.01），植物凝集素试验皮疹明显增大（P<0.001），肺功能明显改善（P<0.01）；体液免疫则无明显变化。

（5）肺心 II 方：巴戟天、紫菀各 10g，太子参、蛤壳、当归、淮牛膝各 15g，蒲公英 20g，肉桂 4g。日 1 剂，水煎 2 次至 150ml。30ml/日 3 次口服，2 周为 1 疗程，共 4~6 疗程。结果：显效（咳、喘、心悸好转六成以上，哮鸣音明显减少）17 例，好转（症状减轻）7 例，无效 7 例，总有效率为 77.4%。治疗后头发中微量元素 Ca、Mn、Fe、Cu 明显升高，与治疗前比较有显著差异（P<0.01 或 0.001）。

（四）针灸

（1）体针：主穴取肺俞、风门、列缺、孔最、天突。发热配合谷、大椎；痰多配丰隆、足三里；喘促加定喘穴。

（2）灸法：常用穴位有足三里、三阴交、肺俞、丰隆、曲池、合谷、外关、膻中、商阳、鱼际等。

（3）耳针：多选用平喘、肾上腺、交感、肺、肾。常用王不留行子埋穴，亦可针刺以上耳穴。

（五）临床要点

（1）关于治法方药：肺心病急性加重期常在正虚基础上复感外邪，痰湿化热，痰热壅肺，气滞血瘀，痰热瘀互结，故清热化痰，解毒化瘀，理气宽胸为其最基本的治法。中药多选用金银花、连翘、黄芩、蒲公英、鱼腥草、大青叶、紫花地丁、败酱草、红花、丹参、黄芪等。药理研究表明，这些药物不仅具有抑制病原微生物的作用，而且还有改善微循环，调节免疫，提高机体的抗病能力等作用。痰热壅盛者则合以《千金》苇茎汤，加用薏苡仁、桃仁、冬瓜仁、芦根等，大便不行者可加鲜竹沥、全瓜蒌；肺阴不足加沙参、麦冬；阴伤少津加玄参、石斛等。

肺心病缓解期则正气不足与心血瘀阻并见，且兼见余邪（痰湿）未尽，每见形倦乏力，面色无华，动则气喘，纳少便溏，不耐劳作，形寒肢冷，易感冒，舌紫暗，舌下静脉瘀血，脉细涩或结代。本期治疗关键应抓住正虚、血瘀，选补益肺脾肾、活血化瘀、兼祛余邪方药，使病情稳定于缓解阶段，并促使肺、心功能逆转。可以补气活血丸为基本方，并辨证加减：黄芪、丹参各30g，太子参、仙灵脾、巴戟天、白术、三七各15g，山楂、益母草各24g，枸杞、桃仁、黄芩、法半夏各10g。阴虚加沙参、生地各15g；阳虚甚加制附片10～15g；痰热加鱼腥草、蒲公英各15～30g。本方功可益气温肾、活血化瘀兼清热化痰。按此比例制丸，每次服10g，每日3次，每年应服6个月左右。根据冬病夏治的原则，宜5～7月开始服用。或为汤剂，每日1剂，1个月为1疗程，停10天再服，共服3～5个疗程，连服3年以上。

（2）临床用药经验点滴：由于体质因素，发病时令及感邪轻重之差异，肺心病临床见症复杂多样，治疗颇为棘手。因此，临证中辨证结合辨病治之，并就有关见症的处理简述如下。

1）关于感染：肺心病感染是急性加重之主因，其病理性质为正虚邪实，病涉肺、心、脾、肾、肝等多脏。然而，痰热壅肺，壅遏肺气，肺失肃降是其急性发作的主要病理机制。因此，肃肺化痰是其基本治则，拟方千金苇茎汤、小陷胸汤、葶苈大枣泻肺汤、定喘汤等出入化裁，药用桑白皮、葶苈子泻肺；金荞麦、鱼腥草、黄芩、银花等清热；薏苡仁、冬瓜仁、全瓜蒌、鲜竹沥、大贝母等化痰。

2）关于咳喘：肺心之咳喘大多邪实正虚，在肺为实，在肾为虚，痰浊（热）伏肺，肺肾两虚。治法大多在肃化痰热同时，参入当归、熟地、沙参、沉香、紫石英、款冬花、太子参等补中益肾纳气之品，以清上实下，标本同治，虚实兼顾。定喘要分虚实，实喘用苏杏二陈汤、苏子降气汤；虚喘用金水六君煎；治喘咳痰多，舌苔光而痰有咸味的，往往有效。若腹胀，便溏则用六君子汤。若痰浊（热）渐尽，以虚为主，可随症加入紫衣胡桃、五味子、坎脐、蛤蚧、钟乳石、冬虫夏草等。

3）关于治痰：痰既是肺心之病理产物，又是其致病因素，因此，肺心辨痰施治，亦为常法。痰黄量多者，宜予千金苇茎汤、麻杏石甘汤加银花、黄芩、鱼腥草等。树胶液状稀痰，听诊为湿性啰音者，宜小青龙汤加生石膏。稠痰，喉中痰鸣，听诊为干性啰音者，宜射干麻黄汤。咯吐泡沫痰而脉数心悸者，宜麻杏石甘汤，瓜蒌薤白半夏汤及生脉散治之。痰胶粘难出，量多，咳逆倚息，时时唾浊，不得平卧者，可用葶苈大枣泻肺汤合《金匮》皂荚丸主之。痰多而滑可用皂角、半夏、陈胆星；消痰用白芥子、莱菔子、雪羹汤（海蜇头、荸荠）；豁痰用枳实、郁金、远志。

4）关于喘肿：肺心在后期及肺、脾、心、肾诸脏，上见喘息不平，下则肢体蔓延，病情重笃，图效颇难。治以温补心肾之阳，利体内潴留之水湿，暖中土而化浊阴，以真武汤合麻杏石甘汤加减。浮肿甚者加用猪苓、茯苓、泽兰、泽泻等，兼见颈脉动甚，唇紫，肝大腹水者以真武汤、越婢汤加活血、利水之品治之。若喘促，并伴冷汗，面苍，喘坐喘息不能平卧者，急予独参汤、参附汤等，或予以强心、利尿之剂治之。

（六）西医治疗

1. 一般治疗　停止吸烟，控制职业性或环境污染，避免或防止粉尘、烟雾及有害气体吸入。

2. 控制支气管肺感染　呼吸道感染是肺心功能衰竭的主要诱因之一。因此，控制呼吸道感染是处理肺心病急性发作期的重要环节。临床常用的抗生素包括 β 内酰胺类（青霉素、头孢菌素）、大环内酯类、氨基糖甙类、氟喹诺酮类等都是可选择的药物。抗生素使用原则是：足量、联合、交替及针对痰或气道分泌物培养的病源菌。并警惕双重感染。

3. 保持呼吸道通畅

（1）支气管扩张剂：①抗胆碱能药物：主要品种是溴化异丙托品，剂量为 $40 \sim 80\mu g$（每喷 $20\mu g$），每天 $3 \sim 4$ 次。②β2 受体激动剂：主要有沙丁胺醇、沙丁胺醇等制剂，短期定量雾化吸入，数分钟内开始起效，$15 \sim 30$ 分钟达到峰值，持续疗效 $4 \sim 5$ 小时。剂量 $100 \sim 200\mu g$（每喷 $100\mu g$），每 24 小时不超过 $8 \sim 12$ 喷。③氨茶碱：是最为常用的药物，但对重笃患者以静脉给药为宜。剂量 $0.25 \sim 0.8 mg/kg$，有效浓度为 $10\mu g/ml$。

（2）糖皮质激素：肺心急性加重期或合并呼吸衰竭时，可考虑糖皮质激素，采用短程疗法为宜，一般以五日为宜，通常用地塞米松或氢化可的松为多。

（3）祛痰药：祛痰药主要有两类：黏液溶解剂可使粘蛋白破坏，痰液调节剂通过改变粘蛋白合成以减少黏稠度。乙酰半胱胺酸除具有黏液动力学作用外，尚有抗氧化作用，口服有一定效果。盐酸溴环己胺醇是另一种祛痰制剂，属于黏膜润滑剂类祛痰剂，具有调节和平衡黏液和浆液的分泌能力，增加浆液分泌，改善纤毛运动，还能刺激表面活性物质的形成。每片段 30mg，每次 1 片，日 3 次，饭后吞服，长期治疗可减为每日 2 次，每次 1 片。

4. 纠正缺氧和 CO_2 潴留

（1）氧气疗法：缺氧是造成呼吸衰竭的重要因素，因此纠正缺氧是治疗的重要环节之一，但在吸氧过程中应注意几个问题。①吸氧的浓度与流速：慢性呼吸衰竭患者的呼吸中枢对 CO_2 刺激的敏感性已降低，其兴奋性依靠低氧状态来维持。如单纯给氧，尤其是高浓度、高流量吸氧，反而抑制了呼吸中枢。缺氧现象虽能短暂改善，但 CO_2 潴留更加严重，最后导致呼吸性酸中毒和肺性脑病。所以现仍主张低浓度（24% ~28%）、低流量（1.0 ~2.0L/min）持续给氧。吸入氧浓度可按下列公式推算：实际吸 O_2 浓度% = 21 + 4 × O_2 流量 L/min。急性 I 型呼吸衰竭吸入 O_2 浓度短期内可提高强度 60% ~80%。②给氧途径：很多鼻管法、鼻塞法、后咽部导管法、口罩法等，但一般多采用前二者。主要优点是简便易行，没有痛苦，基本能达到低浓度、低流量给氧的要求。③氧的温度与湿度：吸入氧气的温度要保持在于 37℃，湿度 80% 左右，近于生理上的要求。

（2）呼吸兴奋剂的使用：呼吸衰竭的患者，由于持续吸入较高浓度氧或 CO_2 严重潴留。镇静剂使用不当及肺性脑病等引起的呼吸中枢抑制均应考虑给予呼吸中枢兴奋剂。常用者有：①尼可刹米：直接兴奋延髓中枢，使呼吸加深加快，改善通气。常用剂量 4 ~8 支

（1.5～3.0g），溶于5%葡萄糖500ml内静脉点滴。总量不得超过于5g/日。副作用：恶心呕吐，颜面潮红，面肌抽搐等。②回苏灵：对呼吸中枢有较强的兴奋作用，与尼可刹米可以交替使用，剂量8～16mg肌肉或静脉给药。

（3）气管插管及气管切开：①适应证：肺性脑病或其早期，经过控制给氧、呼吸兴奋剂等积极治疗无效，$PaCO_2$继续升高，PaO_2继续下降；痰液滞留不易排出，严重呼吸困难等均应考虑插管或气管切开。如病情变化急剧，来不及切开者应立即行气管插管。估计病情短期不能恢复者，以气切开为妥。②优点：气管插管或切开，便于给氧与辅助呼吸；利于气管内直接用药湿化和吸痰；减少气道阻力，减少无效腔。缺点：护理或消毒隔离不当，易于继发感染。

（4）机械通气

1）使用呼吸机的指征

a. 自主呼吸仍不能维持肺泡通气，造成严重缺O_2和/或$PaCO_2$不断上升，即将发生肺性脑病或已发生肺性脑病患者。

b. 急性呼吸衰竭当短期吸入高浓度O_2（80%～100%），PaO_2仍达不到45mmHg或仍持续下降。

c. 呼吸频率＞40次/分或＜5次/分，或自主呼吸微弱伴意识障碍者。

2）人工呼吸机的选择：人工呼吸机种类很多，需根据不同病情选择使用。

5. 酸碱平衡与电解质紊乱的处理

（1）呼吸性酸中毒：关键在于积极改善通气，促使CO_2排出。三羟基氨基甲烷（THAM）是较有效的药物。该药是一种有机氨缓冲剂（弱的有机碱），与CO_2结合后形成重碳酸盐，使$PaCO_2$降，pH值上升。剂量：7.2g（3.6%溶液）加在5%葡萄糖300ml内静脉滴注。

（2）代谢性酸中毒：单纯代谢性酸中毒首选药物是$NaHCO_3$。当合并呼吸性酸中毒时不宜使用。因$NaHCO_3$分解后形成更多的CO_2又不能由肺排出，反而加重呼吸性酸中毒。（$NaHCO_3 \rightarrow Na^+ + HCO_3^-$，$HCO_3^- + H^+ \rightarrow H_2CO_3 \rightarrow H_2O + CO_2$）所以仍以选用THAM治疗为妥。

（3）代谢性碱中毒：代谢性碱中毒主要由低钾、低氯所致。所以应积极补充氯化钾、谷氨酸钾、精氨酸、氯化铵等。

6. 心力衰竭之治疗　呼吸衰竭并发肺心病心力衰竭时，治疗原则以用利尿剂为主，强心剂为辅。利尿剂的使用以缓慢利尿为原则，同时给予电解质的补充，否则极易造成电解质的紊乱。

需要使用强心剂时，应选用短制剂如西地兰、地高辛等。由于呼吸衰竭缺氧严重，洋地黄制剂颇易中毒，一般自小剂量开始，为常规剂量的60%左右。

7. 营养疗法　肺心病患者，由于能量的大量消耗和食欲不振，热量补充不足，多数伴有严重的营养不良。如并发呼吸衰竭势必形成恶性循环。致使呼吸肌疲劳，成为呼吸肌"泵"衰竭的原因。是导致呼吸衰竭的因素之一。所以肺心病或其他原因引起的慢性呼吸衰竭患者的营养治疗已成为当今的重要课题。

四、预防与康复

（1）肺心病是多种慢性肺系疾病后期转归而成，重视治疗原发疾病，防止经常感冒、咳嗽，酿成慢性咳喘，是阻止形成本病的关键。既病之后，每逢发作时，应立即治疗，以免病情加重。

（2）加强护理，防止变证：由于本病重证易生变端，故护理上宜加小心，认真观察病情，如老年体弱，痰多涌盛者，宜经常轻拍患者胸背，促使排痰，或揉按天突、丰隆等穴，以豁痰利气。昏迷患者宜注意口腔清洁，勤翻身擦背，注意吸痰，防止窒息。

（3）注意饮食及生活调摄：肺心病患者饮食以清淡为宜，禁忌辛辣生冷及过于甜咸之品；有水肿者应注意休息，进低盐或无盐饮食；忌饮酒吸烟及避免接触刺激性气体，注意冷暖适宜，秋冬季节气候骤变时，尤需避免感受外邪。

（4）增强体质，扶正固本：肺心病缓解期，宜根据病情，选择气功、太极拳、体育运动等适当方式，加强锻炼，增强体质。常服扶正固本药物，提高机体抗病能力，防止病情发展。

（常建华）

第十五节　心脏神经官能症

心脏神经官能症是由于高级神经功能失调引起的心脏血管以及呼吸和神经系统症状为主要表现的临床综合征，又称神经性血循环衰弱症。临床主要表现为胸闷、气短、心悸、心前区疼痛、眩晕等，多在劳累或精神紧张时发作或加重。其发病多见于 20～40 岁的青壮年女性，更年期时患病率较高。脑力劳动者发病率相对较高一些。

根据心脏神经官能症的发病特点和临床表现，归属于中医的"心悸"、"郁症"、"脏躁"范畴。

一、发病机制

（一）中医学认识

中医认为，心脏神经官能症的病因往往与情志失调、忧思过度、郁怒愤懑、所欲不遂、劳心过度等相关。病机除心脏本身气血阴阳失调外，和肝、脾、肾的功能失调有关。心气虚、心阳不振，无力推动血行可致血流不畅成瘀血；心阴虚、心血虚，则心失所养；过劳或精神刺激、情志不舒，使肝气郁滞，郁久化火，进而导致肝火炽盛，木火扰心；或肝气郁结，气滞血瘀，心脉瘀阻；或肝郁伤脾，思虑劳累均可使脾失健运，蕴湿生痰，痰郁化热，痰热扰心；或肝郁抑脾，气血生化乏源，心失所养，神失所藏而致心神不安；或肝郁化火伤阴，累及于肾，致肾阴不足，心阳独亢而出现水不制火之心悸、失眠等心肾不交的征象。病程常迁延日久，难于治愈。总之，本病病因多为七情所伤，病位在心，与肝、脾、肾有关，初期多为实证，久则多为虚实夹杂之证。

（二）西医学认识

西医学对心脏神经官能症的病因认识目前还不清楚，但相当一致的意见认为，它是一种由于神经功能紊乱而引起的循环功能失调为主的疾病。心血管系统受神经内分泌系统的调节，其中神经系统调节起主要作用，高级神经中枢通过交感神经和迷走神经控制并调节心血管系统的正常活动。当中枢神经系统功能失调时，心血管系统的功能发生紊乱，产生一系列交感神经紧张力过高的表现。本病主要发生于精神神经比较敏感脆弱的人，和遗传有一定的关系，对周围环境过于敏感，过分思虑多愁多忧，心情不够开朗，精神压力大。主要诱因有过度用脑，劳碌伤神，休息和睡眠不足，精神创伤，医务人员言语不当，有意无意地暗示疾病，或手术及药物的不良作用，致使患者思想包袱过重或某些一般疾病缠身不能正确对待，久之则造成官能性疾病等。

二、诊断

（一）诊断标准

源自《实用内科学》人民卫生出版社，1998 年第 10 版。

1. **症状** 症状繁多易变，一度好转后容易复发，少数病程可达数年至十余年之久。症状常在受惊、情绪激动或久病后首次出现，入睡前、欲醒和刚醒时，或体位突然改变时，以及情绪波动等状态下最易发作，过度劳累或情绪改变可使之加重。心血管系统最常见的症状是心悸、心前区痛、气短或过度换气；此外，尚有乏力、头晕、多汗、易激动、双手震颤、失眠多梦等一般神经系统的症状。

2. **体征** 可无异常。可有紧张的表情，手掌汗多，两手颤抖，体温有时略升高，血压轻微升高且易波动。心率增快，心搏强有力和心音增强，可能伴有心前区 1~2 级柔和的收缩期杂音，或胸骨左缘第二、三肋间 2 级左右的收缩期杂音，偶有期前收缩。

3. **心电图** 常有窦性心动过速，部分患者并可见 ST-T 波改变。大多表现为 ST 段 J 点压低或水平样下移，和/或 T 波低平、双相或倒置。ST-T 波改变主要局限于 II、III、aVF 或 $V_4 \sim V_6$ 导联，且较易改变，时而消失，时而加重。心率增快常使 ST-T 波异常加重，而心率减慢时，ST-T 波可完全恢复正常。双倍二阶梯或活动平板运动负荷试验阳性者亦不少见。普萘洛尔等 β 受体阻滞剂大多能使心率减慢，症状减轻或消失，心电图 ST-T 波改变恢复正常，并使运动负荷试验转为阴性。

某些器质性心脏病的起始可无明显客观证据，且器质性心脏病亦可与心脏神经官能症同时存在，或后者发生在前者的基础上，因此诊断时宜慎重地全面考虑。必要时定期随访，观察病情发展后再下结论。

（二）鉴别诊断

本病当与心绞痛、甲状腺功能亢进、病毒性心肌炎、二尖瓣脱垂综合征等相鉴别。

1. **冠心病心绞痛** 由于心脏神经官能症患者常有胸痛，在少部分患者中，特别是年龄较大者，可能不易根据一般的临床的检查做出正确的诊断，而需要较特殊的检查方法，如心电图负荷试验、核素心肌显像，甚至冠状动脉造影等检查来做鉴别诊断。

2. **甲状腺功能亢进** 某些患者以心悸为主要症状，同时有易惊、紧张，体检有心动过速、手颤等，应考虑甲状腺功能亢进的诊断。心血管神衰患者甲状腺功能测定如 T_3、T_4、PBI，以及吸^{131}碘试验均属正常，不难鉴别。

3. **病毒性心肌炎** 病毒性心肌炎的胸闷、心动过速、心律失常等症状与心脏神经官能症相似，但本病多于上呼吸病毒或肠道感染后发病，血清有关病毒感染的抗体滴度增高，可资鉴别。

4. **二尖瓣脱重综合征** 常可听到收缩期喀喇音和收缩期杂音，而超声心动图检查多可做出确切的诊断。

近年来的临床发现了"β受体功能亢进综合征"体质，平素多表现为心血管系统的高动力循环状态，易兴奋，心率较快，心音强而有力，有时听到第四心音，心排血量增加。这些现象应用β受体阻滞剂治疗后往往得到缓解。可以认为β受体功能亢进综合征是心脏神经官能症的一种特殊表现。

三、治疗

（一）中医治疗

本病辨证应以虚实为纲。虚证以心脾气虚为基础，可兼有阳虚、阴虚与血虚，治疗分别予以益气、温阳、滋阴、养血，兼以安神。实证以气滞为主，可兼有火热、痰浊、瘀血，治疗分别予以疏肝理气、泻火、化痰、活血，兼以安神。虚实夹杂者，则当权衡其主次，相应施治。

1. 辨证论治

（1）肝气郁结证：主证：心悸胸闷，胸部胀痛或闷痛，痛无定处，善太息，遇情志不畅则加重，舌淡红，苔薄白，脉弦。

证候分析：肝失条达，气滞心胸，血运失和故心悸胸闷，胸部胀痛或闷痛；气走无着故痛无定处；气郁不舒故善太息；遇情志不畅则气机郁滞更甚，故使其加重；舌淡红，苔薄白，脉弦为气滞之象。

治法：疏肝理气。

方药：柴胡舒肝散加减。醋柴胡 10g，枳壳 10g，香附 10g，白芍 10g，郁金 12g，陈皮 10g，川芎 10g，合欢花 12g。

方解：柴胡、枳壳、香附、郁金、陈皮舒肝理气止痛；川芎活血行气止痛；白芍养血柔肝；合欢花舒肝解郁。

加减：气郁化火，症见心悸阵作，烦躁口苦，头痛目赤，舌红苔黄者，加栀子 9g，丹皮 9g；气滞血瘀，症见心痛时作，舌质紫暗或有瘀斑者，加丹参 20g，赤芍 12g。

（2）心胆气怯证：主证：心悸气短，善惊易恐，坐卧不安，少寐多梦，重者怔忡不宁，不能自主。舌淡苔薄白，脉细数或弦细。

症候分析：心气虚弱，不能固摄自持，故心悸气短；胆气虚，则善惊易恐，坐卧不安，少寐多梦；心胆气怯甚者，则怔忡不宁，不能自主；舌淡苔薄白，脉细数或弦细，均为心胆气怯之象。

治法：益气养心，镇惊安神。

方药：安神定志丸加减。党参 25g，生龙齿 15g（先煎），茯苓 15g，茯神 15g，石菖蒲 12g，酸枣仁 12g，生牡蛎 15g（先煎），远志 6g。

方解：党参补益心气；龙齿、牡蛎镇惊宁心；茯苓、茯神、石菖蒲补气益胆安神；酸枣仁安心神，养肝血；远志安神定志。

加减：兼心血不足，症见心悸头晕，面色不华，乏力，舌淡脉细者，加当归 12g，龙眼肉 30g，黄芪 15g；胆怯明显，闻声易惊者，增生龙牡用量各 30g，加磁石 30g（先煎）。

（3）阴虚火旺证：主证：心悸不宁，胸中烦热，耳鸣颧赤，潮热盗汗，失眠多梦，手足心热，舌红少苔，脉细数。

证候分析：阴虚火旺，虚火扰心，故见心悸不宁，胸中烦热，失眠多梦；虚火上炎外蒸，故见耳鸣颧赤，潮热盗汗，手足心热；舌红少苔，脉细数均为阴虚内热之象。

治法：滋阴降火，镇心安神。

方药：黄连阿胶汤加减。阿胶 10g（烊化），黄连 6g，鸡子黄 1 枚（或用夜交藤 30g代），生地 30g，白芍 30g，黄芩 9g，牡蛎 30g（先煎），磁石 30g（先煎）。

方解：方用黄连、黄芩直折上炎之相火，阿胶、生地补阴养血，鸡子黄佐芩、连于泻火中补心血，白芍补阴兼敛阴，牡蛎、磁石镇心安神。

加减：心阴虚明显，症见心胸灼痛，口干心烦，加柏子仁 15g，五味子 9g，麦冬 15g；心肾不交，失眠明显者，加肉桂 2g（后下），炒枣仁 15g；肾阴虚火旺，兼见腰膝酸软者，加知母 10g，黄柏 10g，首乌 15g。

（4）阴阳失调证：主证：心悸，失眠，咽干口燥，头晕耳鸣，腰膝酸软，时而畏冷，时而轰热汗出，自汗，盗汗。舌苔薄，脉细。

证候分析：肾阴不足，不能上交于心，心火独亢，扰乱心神，故见心悸，失眠；热盛津伤，津不上承，故咽干口燥；肾阴、肾阳不足，肾府失养，故腰膝酸软；肾精亏耗，髓海亏虚，故头晕耳鸣；阴阳失调，阳虚甚则畏冷，阴虚甚则轰热汗出；阳气虚失于固摄则自汗；阴虚内热迫津液外泄则盗汗；舌苔薄，脉细均为阴阳失调之证。本证多发于 40 岁以上的女性，常于更年期同时存在。

治法：益阴扶阳。

方药：二仙汤合二至丸加减。仙茅 9g，仙灵脾 9g，巴戟天 9g，知母 9g，黄柏 9g，当归 12g，女贞子 12g，旱莲草 12g，熟地 12g。

方解：仙茅、仙灵脾、巴戟天温补肾阳，女贞子、旱莲草、熟地补肾阴，当归养血，缓急，知母、黄柏滋肾阴，清相火，诸药相合，则使肾阴肾阳平衡，诸症自消。

加减：肾阴虚明显，有内热者，减少仙茅、仙灵脾、巴戟天之量至 3g，而加重知母、黄柏之量至 12g，并加生地 12g，百合 12g，黑山栀 9g；阳虚甚，症见畏冷明显，五更泻者，减知母、黄柏量各至 3g，并加鹿角霜 15g，菟丝子 15g，锁阳 9g；阴阳失调，心神不宁，失眠多梦者，加炒枣仁 30g，柏子仁 15g。

以上各证型中，如气郁化火或阴虚火旺灼津为痰，痰浊化热，症见胸闷痰多，口苦，苔黄腻者，加黄连 9g，制半夏 9g，竹茹 12g，或合用黄连温胆汤加减；心悸明显者，加生龙骨 30g，生牡蛎 30g，磁石 30g（均先煎）。失眠明显者，加合欢花 12g，夜交藤 30g，朱远志 6g。

（二）中成药

（1）生脉饮：适应证：用于本病以气阴两虚为主证者。

用法：每次 20ml，口服，每日 2～3 次。

（2）天王补心丹：适应证：用于本病以心肾不交，阴虚火旺为主证者。

用法：大蜜丸，每次 1 丸，口服，每日 2～3 次。

（3）朱砂安神丸：适应证：用于本病以心火偏亢，阴血不足为主证者。

用法：每次 1 丸，口服，每日 1～2 次。

（4）磁朱丸：适应证：用于本病证属水不济火，心阳偏亢而致心肾不交者。

用法：每次 6g，口服，每日 2 次。

（5）柏子养心丸：适应证：用于本病证属心气不足，心血亏虚者。

用法：每次6g，口服，每日2~3次。

（6）七叶神安片：适应证：用于本病证属心火偏亢兼血瘀者。

用法：每次1~2片（50mg/片），口服，每日3次。

（7）枕中健脑液：适应证：用于本病以心肾不交为主证者。

用法：每次1支，口服，每日2~3次。

（8）越鞠丸：适应证：用于本病以气机郁滞为主证者。

用法：每次6~9g，口服，每日2~3次。

（9）逍遥丸：适应证：用于本病以肝郁血虚，肝脾不和为主证者。

用法：每次6g，口服，每日2~3次。

（10）百草安神片：适应证：用于本病以心虚胆怯为主证者。

用法：每次2~3片，口服，每日3次。病重可在睡眠前加服1~2片。

（11）刺五加注射液：适应证：用于本病以心胆气虚为主证者。

用法：每次40~60ml加入5%或10%葡萄糖注射液或生理盐水200~300ml中静滴，每日1次，15天为一疗程。

（三）专病方

（1）血府逐瘀汤加减方：当归、生地、桃仁、红花、赤芍、川芎各10g，柴胡、桔梗各6g，牛膝15g，枳壳10g。上药水煎2次，取汁300ml，每次服用150ml，每日2次，早、晚饭后服。治疗34例，痊愈22例，显效9例，无效3例，总有效率91%。适用于心脏神经官能症。证属气机不畅，心血瘀阻者。

（2）瓜蒌薤白半夏汤加味方：瓜蒌15g，薤白、半夏、陈皮、香附、枳壳各12g，大枣6个，炙甘草6g。煎服法同上，日1剂。治疗36例，痊愈25例，显效6例，有效3例，无效2例，总有效率95%。适用于心脏神经官能症。证属脾虚肝郁，痰浊壅塞者。

（3）活血安神汤：丹参、生地、郁金各15g，川芎、枳壳、白芍、远志、茯苓、柏子仁各12g，柴胡、炙甘草各9g，五味子10g，龙骨24g。煎服法同上，日1剂，10天为1疗程。治疗28例，治愈18例，好转10例。适用于心脏神经官能症。证属肝郁气滞血瘀者。

（4）四逆散加减：柴胡20~40g，白芍24~30g，枳实20~30g，郁金12~20g。以上为基本方。若胸闷或胸胁胀痛为主，加香附、佛手、檀香、苏梗等；胸痛部位固定，呈针刺样，加三棱、莪术、延胡索，或合桃红四物汤；气滞痰阻者，合二陈汤；肝郁化火者，加黄连、栀子、蒲公英、白蒺藜、生地；失眠明显，加生龙骨、生牡蛎，酸枣仁、琥珀粉。煎服法同上，日1剂，每7天为1疗程。治疗40例，治愈32例，占80%；有效6例，占15%；无效2例，占5%。适用于心脏神经官能症。证属肝郁气滞者。

（5）温胆汤：陈皮10~12g，朱茯苓15~20g，枳实、竹茹、制胆南星、石菖蒲各10g，远志、煅龙牡、全瓜蒌、法半夏各10~20g，炙甘草、黄连各6g，琥珀末4g（冲服）。日1剂，水煎服，15日为1疗程。治疗35例，治愈29例，好转6例。适用于心脏神经官能症。证属痰热内扰者。

（6）参麦龙磁汤：太子参15~30g，麦冬15g，五味子6g，淮小麦30g，甘草6g，大枣7枚，丹参15g，百合15g，生龙骨30g，生牡蛎30g，磁石30g，水煎服，日1剂。心悸甚者加生铁落30g；梦多心烦者加景天三七30g，柏子仁12g；苔少口干者加石斛15g，天花粉

30g；若心率不快，舌不红者用党参15g易太子参，去龙骨、牡蛎、磁石，加仙灵脾12g。临床应用多例，对心脏神经官能症疗效颇为满意。适用于心脏神经官能症。证属心气心阴不足者。

（7）百麦安神饮：百合30g，淮小麦30g，莲肉15g，夜交藤15g，大枣10g，甘草6g。上药冷水浸泡半小时，加水至500ml，煮沸20分钟，滤汁，存入暖瓶内，不计次数，代茶饮。适用于心脏神经官能症。证属心阴不足，虚热内扰或气阴两虚、心律失常者。

（8）定心合剂：太子参20g，茯苓20g，茯神15g，合欢皮20g，夜交藤20g，佛手片10g，绿梅花15g，柴胡10g，炒黄芩10g，川黄连5g，莲肉12g，莲心12g，黄柏10g，丹参10g，川芎6g。水煎服，日1剂。临床疗效满意。适用于心脏神经官能症。证属肝郁化火，心肝火旺者。

（9）百合地黄汤：百合50g，生地20g，生龙骨20g，生牡蛎50g，远志15g，寸冬15g，五味子15g，茯苓20g，陈皮15g，甘草10g，竹茹15g。水煎服，日1剂。临床疗效满意。适用于心脏神经官能症。证属阴虚阳浮、神不归舍者。

（四）针灸

（1）体针：主穴：取神门、内关、三阴交。配穴：头昏、头痛取风池、太阳；失眠多梦取心俞、太冲；记忆力减退取百会、足三里；精神萎靡灸关元；心悸取郄门、心俞。用平补平泻法，留针30分钟，每日1次。

（2）耳针：取心、神门、皮质下、交感、内分泌。每次2～3穴，或以王不留行籽贴压。

（五）临证要点

（1）关于病因病机：心脏神经官能症常见的致病原因是情志内伤。由于体质素虚，或肝气郁结，或忧思恼怒，或多愁自悲，或所欲不遂等因素导致脏腑阴阳气血失调渐成此疾。本病病机主要有虚实两方面，初起多为实证，主要是情志所伤致肝失条达，疏泄失司，气郁气滞。气郁日久化热化火，火热内郁或郁火上逆，燔灼三焦，火热伤阴耗血可致阴血亏虚或阴虚火旺之候；肝郁气滞，血行不畅，可致血瘀证。本证的形成有因个性，亦有因外界因素的影响，病位主要在肝。虚证多为素体较弱，或后天失调，体质低下，正气不足，加之思虑伤脾，劳碌伤心伤神，心神失养所致，病位主要在心、脾。久病失于调治，久延不愈，导致肾气不足，阴阳失调；亦有因房事、手淫等，致肾阴亏损，不能上济心火，心肾不交，则心慌失眠。

（2）关于治法方药：由于本病病机以肝郁火盛夹以心之气阳亏虚，实中夹虚为多，故治疗以疏肝解郁，清肝泻火，镇潜肝阳为主，兼以益心气，助心阳，化痰活血。疏肝解郁理气药常选用北柴胡、枳壳、制香附、陈皮、郁金，理气而不耗气，防变他证。肝郁化火，常可犯胃，治疗时应注意清肝而不败胃，药用栀子、丹皮，不宜使用大寒过凉之品。如火热伤阴，舌红少苔者，药可加用沙参、麦冬、生地等。由气滞而致血瘀者，非瘀结胁下，故用药不宜过峻，宜活血而不宜破血，药可用桃仁、红花、当归、川芎、赤芍、牛膝等活血行瘀之品。对心脾两虚者，重点在补益气血以养心神，若气血亏虚较甚者，可与八珍汤、人参养营汤等合用。脾虚健运能力差，运用补益药时不要碍脾，应在处方中佐以少量醒脾运脾之品，如归脾汤原方中的木香之类。对心肾不交者，应以滋阴清热为重点，佐以养心安神，其引火归元的肉桂用量宜轻，一般 3~6g，且宜用上桂，可以为末冲服。对痰热内扰者，应以清心化痰为重，治标之药以重镇安神为宜，如琥珀粉、磁石、龙骨、珍珠母、朱砂之类，一般不选用五味子、酸枣仁、夜交藤之类养心安神药物，因这类药物具有酸收敛邪之功，不利于化痰清热。

（3）关于生活指导：本病是一种官能性疾病，而非器质性心脏病，故指导重点应调理情志，保持心情愉快，尤应防止惊恐恼怒。针对原因予以心理疏导，消除顾虑，生活有规律，不宜饥饱过度或过食肥甘生冷及辛辣、香燥之品，忌烟酒浓茶。起居有节，劳逸有度，节欲，排除杂念，避外邪。适当运动，如太极拳、散步、八段锦等，并应注意营养，随证施补，药疗与食疗相结合。

（六）西医治疗

1. 心理治疗　在本病的治疗中心理治疗占有不可取代的重要位置，其目的是消除患者的焦虑与不安。包括个别心理治疗，认识与行为治疗，生物反馈疗法。生物反馈疗法是通过反馈仪使生理反应如肌肉张力、心率或手指温度等向自身显示，启发和训练患者对这些生理反应的控制力，有助于减轻紧张与焦虑。

2. 体育疗法　内容因人而异，如散步、徒手操、太极拳、印度的瑜伽等，对于减轻症状、改善患者体力有益。

3. 药物治疗

（1）苯二氮䓬类：

咪哒唑仑 7.5~15mg，临睡前口服。

氟西泮 15~30mg，睡前服。

阿普唑仑 0.4~0.8mg，每日 1~2 次，或临睡前，口服。

硝基安定 5~10mg，睡前服。

艾司唑仑 1~2mg，睡前服。

（2）抗抑郁药物：

丙咪嗪从每晚 25mg 开始，逐日增加 25mg，直至每天 100~150mg。

马普替林　初始剂量每日 75mg，分 1~3 次服用，可逐日增量 25mg，直至每天 150mg。

诺米芬辛从初始剂量 25mg，每日 2 次开始，在 7~10 日中逐渐增至 50~200mg。大多数患者每日 75~100mg 疗效满意。

（3）β 受体阻滞剂：

本类药物适用于交感神经兴奋者，如心率快、震颤、出汗等。

普萘洛尔 10~20mg，每日 3 次。

美托洛尔 25~50mg，每日 2 次。

阿替洛尔 6.25~12.5mg，每日 2 次。

四、预防与康复

（1）加强个人心理素质的修养，保持良好的心境，避免情志内伤。

（2）养成良好的睡眠习惯，睡前避免烟、酒、茶、咖啡、电视等的刺激。

（3）加强活动和体育锻炼，体能消耗有利于睡眠和情志舒畅。

（4）注意生活起居，避风寒，慎外感。

（5）可辅以气功、音乐等疗法促进恢复。

（6）饮食疗法

1）莲子心 30 个，水煎，酌放少许盐，睡前服。

2）百合 30g，瘦猪肉 200g，切块，共煮烂熟，加盐调味，喝汤食肉。

3）干桂圆肉 200g，洗净，置酒瓶内，人白酒 400ml，密封瓶口，每日震摇 1 次，半月后可食用。每日 2 次，每次 10～20mL。

其他如娱乐疗法、音乐疗法等，使患者自得其乐，解除忧郁，获得身心健康。

五、小结

近年来中医药治疗心脏神经官能症取得了很大进展，疗效颇佳，对病因病机、辨证分型、治疗方法的认识大率相同，有利于临床工作。心脏神经官能症本身无器质性病变，但可与器质性心脏病同时存在或在器质性心脏病的基础上发生，故应根据临床表现及实验室检查来判断心血管病变的严重程度，以及官能症所占据的成分。尽管本病是一种官能性疾病，但患者的痛苦较大，易反复，治疗上有一定困难，所以应该认真对待。中医药治疗本病具有一定的优势，应充分发挥中医药在调整机体功能方面的巨大作用，挖掘名老中医丰富经验，以给心脏神经官能症的临床、带来新方药，从而进一步提高本病的治愈率、有效率。

（杨　宁）

第九章

呼吸系统疾病

第一节　肺脓肿

肺脓肿是由多种病因所引起的肺化脓性感染，伴有肺组织炎性坏死、脓腔形成。临床表现为高热、咳嗽和咳大量脓臭痰。其致病菌多为金黄色葡萄球菌、化脓性链球菌、革兰阴性杆菌和厌氧菌等。因感染途径不同，可分为吸入型、血源性和继发性三种。病程在3个月以内者为急性肺脓肿；若病情未能控制，病程迁延至3个月以上者则为慢性肺脓肿。

本病多发生于青壮年，男多于女。临床主要表现为高热、咳嗽、胸痛及咯大量脓臭痰。根据其证候特征，系属于中医"肺痈"范畴。

一、病因病理

外邪犯肺是肺脓肿形成的主要原因；而正气虚弱，或痰热素盛、嗜酒不节、恣食辛热厚味等，致使湿热内蕴，则是易使机体感邪发病的内在因素。

由于风热之邪袭肺，或风寒郁而化热，蕴结于肺，肺受邪热熏灼，清肃失司，气机壅滞，阻滞肺络，致使热结血瘀不化而成痈；继而热毒亢盛，血败肉腐而成脓；脓溃之后，则咳吐大量脓臭痰。若热毒之邪逐渐消退，则病情渐趋改善而愈；但若误治或治疗措施不力，迁延日久，热毒留恋不去，则必伤及气阴，形成正虚邪实的病理状态。

二、诊断

（一）临床表现

1. 病史　往往有肺部感染或异物吸入病史。

2. 症状　常骤起畏寒、发热等急性感染症状。初多于咳或有少量黏液痰，约1周后出现大量脓性痰，留置后可分为三层，下层为脓块，中层为黏液，上层为泡沫，多有腥臭味；炎症累及壁层胸膜可引起胸痛，且与呼吸有关。病变范围大时可出现气促。有时还可见有不同程度的咯血。

3. 体征　肺部体征与肺脓肿的大小和部位有关。初起时肺部可无阳性体征，或患侧可闻及湿啰音；病变继续发展，可出现肺实变体征，可闻及支气管呼吸音；肺脓腔增大时，可出现空瓮音；病变累及胸膜可闻及胸膜摩擦音或呈现胸腔积液体征。血源性肺脓肿大多无阳性体征。慢性肺脓肿常有杵状指（趾）。

（二）实验室检查

急性肺脓肿血白细胞总数达（20~30）×10⁹/L，中性粒细胞百分率在90%以上，核明显左移，常有中毒颗粒。慢性患者的血白细胞可稍升高或正常，红细胞和血红蛋白减少。血源性肺脓肿时，血培养可检出致病菌。

（三）特殊检查

1. X线检查 早期多呈大片浓密模糊浸润阴影，边缘不清，或为团片状浓密阴影，分布在一个或数个肺段。当肺组织坏死、肺脓肿形成后，脓液经支气管排出后，则脓腔病灶内可出现空洞及液平，脓腔内壁光整或略有不规则。恢复期脓腔逐渐缩小、消失，最后仅残留纤维条索阴影。慢性肺脓肿脓腔壁增厚，内壁不规则，有时呈多发性，周围有纤维组织增生及邻近胸膜增厚，肺叶收缩，纵隔可向患侧移位。血源性肺脓肿，病灶分布在一侧或两侧，呈散在局限炎症，或边缘整齐的球形病灶，中央有小脓腔和气液平。炎症吸收后，亦可能有局灶性纤维化或小气囊后遗阴影。肺部CT则能更准确定位及区别肺脓肿和有气液平的局限性脓胸，发现体积较小的脓肿和葡萄球菌肺炎引起的肺气囊，并有助于作体位引流和外科手术治疗。

2. 细菌学检查 痰涂片革兰染色，痰、胸腔积液和血培养，以及抗菌药物的药敏试验，有助于确定病原体和指导选择抗菌药物。

3. 气管镜检查 有助于明确病因和病原学诊断，并可用于治疗。如有气道内异物，可取出异物使气道引流通畅。还可取痰液标本进行需氧和厌氧菌培养。经支气管镜对脓腔进行冲洗、吸引脓液、注入抗菌药物等，可以提高疗效与缩短病程。

三、鉴别诊断

（一）细菌性肺炎

早期肺脓肿与细菌性肺炎在症状和X线改变往往相似，有时甚难鉴别。一般而言，细菌性肺炎高热持续时间短，起病后2~3天，多数病人咯铁锈色痰，痰量不多，且无臭味，经充分和有效的治疗后体温可于5~7天内下降，病灶吸收也较迅速。

（二）空洞性肺结核

本病常有肺结核史，全身中毒症状不如肺脓肿严重，痰量也不如肺脓肿多，一般无臭味，且不分层。X线显示空洞周围炎症反应不明显，常有新旧病灶并存，同侧或对侧可有播散性病灶，痰检查可找到结核菌，抗结核药物治疗有效。

（三）支气管肺癌

本病多见于40岁以上，可出现刺激性咳嗽及痰血、多无高热，痰量较少，无臭味，病情经过缓慢；X线表现为空洞周围极少炎症，可呈分叶状，有细毛刺，洞壁厚薄不均，凹凸不平，少见液平，肺门淋巴结可肿大；血检白细胞总数正常，痰中可找到癌细胞。

四、并发症

本病的并发症有支气管扩张、支气管胸膜瘘、脓气胸、大咯血及脑脓肿等。

五、临证要点

肺脓肿系邪热郁肺，肺气壅滞，痰热瘀阻所致。初期为表邪不解，热毒渐盛，治疗宜在辛凉解表的基础上，酌情配合清热解毒类药以冀截断邪热传里。若热毒炽盛，痰瘀互结不化，酿成脓肿，甚而脓肿溃破，咳吐大量脓臭痰时，则须采用苦寒清解之品，佐以化痰祛瘀利络，以直折壅结肺经热瘀之邪；如肺移热于大肠，出现腑气不通，大便秘结，但正气未虚者，可予通腑泄热治之。至于肺脓肿后期或转变为慢性者，往往存在正气虚弱而余热未清的病理状况，此时应注意扶正，宜益气养阴以复其元，清热化痰以清余邪，切不可纯用补剂，以免助邪资寇，使之死灰复燃。

六、辨证施治

（一）邪热郁肺

主症：畏寒发热，咳嗽胸痛，咳而痛甚，咳痰黏稠，由少渐多，呼吸不利，口鼻干燥。舌苔薄黄，脉浮滑而数。

治法：疏风散热，清肺化痰。

处方：银翘散加减。

银花30g，连翘30g，淡豆豉9g，薄荷6g（后下），甘草6g，桔梗12g，牛蒡子9g，芦根30g，荆芥穗6g，竹叶9g，败酱草30g，鱼腥草30g，黄芩12g。

肺脓肿病初多表现为表热实证，与上呼吸道感染以及肺炎早期的症状颇相类似，往往甚难鉴别。在临床上，此时采用银翘散或桑菊饮以清热散邪至为合拍。但要注意，本病乃属大热大毒之证，不能按一般常法治疗。因此，在应用银翘散时，宜适当加入败酱草、鱼腥草、黄芩等清热解毒药物以增强消炎防痈的作用。邪热亢盛，极易伤阴耗液，方中芦根具有清热生津之功，用量宜重，以新鲜多汁者为佳，干者则少效；淡竹叶能清心除烦，也属必不可少之品。此外，如咳嗽较剧者，可加桑白皮、杏仁、枇杷叶、浙贝；胸痛明显者酌加广郁金、瓜蒌皮、丝瓜络；食欲较差者，加鸡内金、谷麦芽、神曲等以醒脾开胃。根据笔者经验，若痰量由少而转多，发热持续不退者，有形成脓肿之可能，应重用鱼腥草，以鲜者为佳，剂量可加至45～60g；也可酌加丹皮、红藤，此乃治疗肠痈之要药，移用于治疗肺脓肿，颇有异曲同工之妙。

（二）热毒血瘀

主症：壮热不退，汗出烦躁，时有寒战，咳嗽气急，咳吐脓痰，气味腥臭，甚则吐大量脓痰如沫粥，或痰血相杂，胸胁作痛，转侧不利，口干舌燥。舌质红绛，舌苔黄腻，脉滑数。

治法：清热解毒，豁痰散结，化瘀排脓。

处方：千金苇茎汤合桔梗汤加减。

鲜芦根30～45g，冬瓜仁15～30g，鱼腥草30g，桔梗15g，甘草5g，生苡仁30g，桃仁10g，黄芩15g，黄连5g，银花30g，金荞麦30g，败酱草30g，桑白皮12g。

肺脓肿发展至成脓破溃阶段，其实质乃为邪热鸱张、血败瘀阻所致。因而必须重用清热解毒药物，若热势燎原，病情重笃者，可每日用2剂，日服6次，待病情基本控制，肺部炎性病变明显消散，空洞内液平消失，才可减轻药量，否则病情易于反复。同时，为促使脓痰能尽快排出，桔梗一药非但必不可少，而且剂量宜大，可用至 15～30g，即使药后略有恶心等不良反应也无妨。此药开肺排脓化痰之力较强，为历代医家屡用屡验的治疗肺痈要药。但用时要注意的是，对于脓血相兼者，其用量以 9～12g 为宜；脓少血多者，6g 已足矣；纯血无脓者则慎用或禁用，以免徒伤血络。此外，对因热结腑实，大便秘结者，可加大黄、枳实以通里泄热；咳剧而胸痛难忍者，酌加杏仁、浙贝、前胡、广郁金、延胡索、川楝子以理气镇痛、化痰止咳；呼吸急促、喘不得卧者则加甜葶苈、红枣以泻肺平喘；高热神昏谵语者．加服安宫牛黄丸以开窍醒神；血量较多时常加三七及白及研末冲服。

值得一提的是，本方中所用的金荞麦一药，即蓼科植物之野荞麦，具有清热解毒、润肺补肾、活血化瘀、软坚散结、健脾止泻、收敛消食、祛风化湿等多种功效。据中国医科院药物研究所等单位的研究结果，认为本品系一种新抗感染药，有抗炎解热、抑制血小板聚集以及增强巨噬细胞吞噬功能等作用。它虽然不能直接杀菌，但可通过调节机体功能，提高免疫力，降低毛细血管通透性，减少炎性渗出，改善局部血液循环，加速组织再生和修复过程，从而达到良好的治疗效果。南通市中医院以该药制成液体剂型，先后经临床验证达千余例，疗效满意；近年并提取出其有效成分——黄烷醇，制成片剂应用于临床，也同样有效。笔者的实践结果表明，以本药配合败酱草、鱼腥草、黄芩、黄连等药组方，对增强解毒排脓及促进炎性病灶的吸收，比单用金荞麦则更胜一筹。

（三）正虚邪恋

主症：身热渐退，咳嗽减轻，脓痰日少，神疲乏力，声怯气短，自汗盗汗，口渴咽干，胸闷心烦。舌质红，苔薄黄；脉细数无力。

治法：益气养阴，扶正祛邪。

处方：养阴清肺汤合黄芪生脉饮、桔梗杏仁煎加减。

黄芪 15～30g，麦冬 12g，太子参 15～30g，大生地 15～30g，玄参 12g，甘草 6g，浙贝9g，丹皮 12g，杏仁 9g，桔梗 9g，百合 12g，银花 30g，金荞麦 30g，苡仁 30g。

肺脓肿在发展过程中最易耗气伤阴，尤其在大量脓痰排出之后，此时邪势虽衰，但正虚渐明，亟须采用益气养阴之剂，临床常常选用养阴清肺汤合黄芪生脉饮等。以扶其正气，清其余热。用药时宜注意的是，补肺气不可过用甘温，以防助热伤阴；养肺阴则不可过用滋腻，以防碍胃困脾。益气生津选用太子参或绞股蓝为宜，养阴则以玉竹、麦冬、百合、沙参为妥。但须指出，本病不宜补之过早，只有在热退、咳轻，痰少、且有明显虚象时，方可适当进补。同时，在扶正之时，不可忘却酌用祛邪药物，故方中合用桔梗杏仁煎以及适当选用金荞麦、银花等清热解毒、宣肺化痰、利气止咳之品。只有这样，才能达到既防余热留恋，又可振奋正气的作用。另外，对于病后自汗、盗汗过多者，可加用炒白术、防风、浮小麦、稽豆衣以固表敛汗；如低热不退者，可加青蒿、地骨皮、炙鳖甲、银柴胡等以清虚热；脾虚纳呆、便溏、腹胀者，酌加炒白术、茯苓、扁豆、鸡内金、神曲、谷麦芽等开胃运脾类药，以生金保肺。

七、西医治疗

（一）控制感染

急性肺脓肿大多数为厌氧菌感染，因此，早期的一线治疗首选青霉素 G，一般可用 240

万~1 000 万 U/d，对于轻症患者，静脉青霉素，甚至口服青霉素或头孢菌素常可获痊愈。但随着细菌耐药的出现，尤其是产生 β－内酰胺酶的革兰阴性厌氧杆菌的增多，青霉素 G 的治疗效果欠佳，甚至治疗失败。而用甲硝唑（0.4g，每日 3 次口服或静脉滴注）辅以青霉素 G，对严重厌氧菌肺炎是一种有效选择。甲硝唑对所有革兰阴性厌氧菌有很好的抗菌效果，包括脆弱杆菌和一些产 β－内酰胺酶的细菌。甲硝唑治疗厌氧性肺脓肿或坏死性肺炎时，则常需与青霉素 G（或红霉素）连用。青霉素 G 对某些厌氧性球菌的抑菌浓度需达 8μg/ml，故所需治疗量非常大（成人需 1 000 万~2 000 万 U/d），因此目前青霉素 G、氨苄西林、阿莫西林不再推荐单独用于中重度厌氧性肺脓肿或坏死性肺炎的治疗。同时即作痰菌培养以及药物敏感试验，然后根据细菌对药物的敏感情况应用相应的抗生素。头孢西丁、羧基青霉素（羧苄西林、替卡西林）和氧哌嗪青霉素对脆弱菌属、一些产 β－内酰胺酶的拟杆菌、大多数厌氧菌及肠杆菌科细菌有效。头孢西丁对金黄色葡萄球菌有效，而哌拉西林对铜绿假单胞菌有很好抗菌活性，亚胺培南、美洛培南对所有厌氧菌都有较好抗菌活性，β－内酰胺/β－内酰胺酶抑制剂，如替卡西林/克拉维酸、氨苄西林/舒巴坦对厌氧菌、金黄色葡萄球菌和很多革兰阴性杆菌有效，氯霉素对大多数厌氧菌包括产 β－内酰胺酶的厌氧菌有效，新一代喹诺酮类药物对厌氧菌具有较好抗菌活性。治疗疗程基本为 2~4 个月，须待临床症状及 X 线胸片检查炎症病变完全消失后才能停药。

血源性肺脓肿多为葡萄球菌和链球菌感染，可选用耐 β－内酰胺酶的青霉素或头孢菌素，如氨苄西林舒巴坦、哌拉西林/舒巴坦、头孢哌酮/舒巴坦钠等。若为耐甲氧西林的葡萄球菌，应选用万古霉素 1~2g/d 分次静滴，或替考拉宁首日 0.4g 静滴，以后 0.2g/d，或利奈唑胺 0.6g 每 12 小时 1 次静滴或口服。对于肺炎克雷伯杆菌或其他一些兼性或需氧革兰阴性杆菌，氨基糖苷类抗生素治疗效果肯定。因庆大霉素耐药率的升高，目前较推荐使用阿米卡星，半合成青霉素、氨曲南、β－内酰胺/β－内酰胺酶抑制剂亦有较好抗菌疗效。复方磺胺甲噁唑和新一代喹诺酮对很多非厌氧革兰阴性杆菌有效，常用于联合治疗。在重症患者，特别是免疫抑制患者，β－内酰胺类抗生素和氨基糖苷类抗生素组合，也是一种不错的选择。亚胺培南、美洛培南基本能覆盖除耐甲氧西林金黄色葡萄球菌以外的大部分细菌，故亦可选择。

（二）痰液引流

1. 祛痰剂　化痰片 500mg，每日 3 次口服；或氨溴索片 30mg，每日 3 次口服；或吉诺通胶囊 300mg，每日 3 次餐前口服；必要时应用氨溴索注射液静脉注射。

2. 支气管扩张剂　对于痰液较浓稠者，可用雾化吸入生理盐水以湿化气道帮助排痰，也可以采用雾化吸入氨溴索、异丙托溴铵、博利康尼等化痰及支气管舒张剂，以达到抗炎化痰的目的，每日 2~3 次。

3. 体位引流　按脓肿在肺内的不同部位以及与此相关的支气管开口的方向，采用相应的体位引流。每日 2~3 次，每次 10~15 分钟。同时，可嘱患者做深呼吸及咳嗽，并帮助拍背，以促使痰液之流出。但对于体质十分虚弱及伴有严重心肺功能不全或大咯血的患者则应慎用。

4. 支气管镜　经支气管镜冲洗及吸引也是引流的有效方法。

5. 经皮肺穿刺引流　主要适用于肺脓肿药物治疗失败，患者本身条件不能耐受外科手术、肺脓肿直径 >4cm，患者不能咳嗽或咳痰障碍不能充分的自我引流，均质的没有痰气平面的肺脓肿，CT 引导下行经皮肺穿刺引流可增加成功率，减少其不良反应。

（三）其他

1. 增强机体抗病能力　加强营养，如果长期咯血，出现严重贫血时可少量间断输注同型红细胞。

2. 手术治疗　肺脓肿病程在 3 个月以上，经内科治疗病变无明显好转或反复发作者；合并大咯血有危及生命之可能者；伴有支气管胸膜瘘或脓胸经抽吸、引流和冲洗疗效不佳者；支气管高度阻塞使感染难以控制或不能与肺癌、肺结核相鉴别者，均需外科手术治疗。对病情重不能耐受手术者，可经胸壁插入导管到脓腔进行引流。术前应评价患者一般情况和肺功能。

八、饮食调护

（1）进食前宜以淡盐水漱口，清洁口腔。

（2）宜食清淡蔬菜、豆类和新鲜水果，如菊花脑、茼蒿菜、鲜萝卜、黄豆、豆腐、橘子、枇杷、梨、核桃等；多吃薏苡仁粥，常饮芦根或茅根汤以助排脓；禁食一切辛辣刺激物品，如葱、胡椒、韭菜、大蒜及烟、酒；忌油腻荤腥食物，如黄鱼、虾子、螃蟹等。

（3）宜少吃多餐，可用下列食谱。

早餐：赤小豆粥、酱豆腐、煎鸡蛋。

加餐：牛奶、南瓜子。

午餐：米饭、猪肺萝卜汤、菊花脑炒鸡蛋。

加餐：薏苡仁粥、梨子。

晚餐：汤面（肉丝、青菜）。

（李海刚）

第二节　肺间质纤维化

肺间质纤维化（PIF）是由已明或未明的致病因素通过直接损伤或有免疫系统介入，引起的肺泡壁、肺间质的进行性炎症，最后导致肺间质纤维化。常见的已知病因为有害物质（有机粉尘、无机粉尘）吸入，细菌、病毒、支原体的肺部感染，致肺间质纤维化药物的应用，以及肺部的化学、放射性损伤等。未明病因则称为特发性间质性肺炎（IIPs），可分 6 种亚型，其中以特发性肺间质纤维化（IPF）为最常见。此外，还继发于其他疾病，常见的有结缔组织病、结节病、慢性左心衰竭等。

PIF 的临床表现均因病变累及肺泡间质而影响肺换气功能，故引起低氧血症的临床表现，有病因或有原发病的 PIF 应归属原发病中介绍，故本文仅介绍病因未明的 PIF 即 IIPs。

中医古籍中无本病病名，有关本病的认识，散见于肺痿、肺胀、上气、咳喘、胸痹、肺痨、虚劳等病证的记载中。

一、病因病理

肺为五脏六腑之华盖，肺气与大气相通，肺气通于鼻，在空气中的有机粉尘、无机粉尘（二氧化硅）、石棉、滑石、煤尘、锑、铝及霉草尘、蔗尘、棉尘、真菌、曲菌、烟雾、气溶胶、化学性气体及病毒、细菌等，经鼻咽部吸入肺中，肺为娇脏，受邪而致发病。如宋代孔平钟《孔氏谈苑》曰："贾谷山采石人，末石伤肺，肺焦多死"。

气候急剧变化也是本病致病原因。节气应至而未至，干燥寒冷或闷热潮湿的气候变化常使人有"非时之感"或温疫之邪相染，经口鼻而入，首先犯肺而致病。

皮毛者，肺之合也，肺主皮毛。风、寒、燥、暑之邪常在肌表皮毛汗孔开泄、卫气不固之时侵袭人体。许多农药、除草剂等有毒物质经皮肤吸收入血液中，"肺朝百脉"，直接损其肺脏而发病。

肺与其余四脏相关作用，心肝脾肾有病，或受邪时亦可损于肺而发病。如有毒农药、细胞毒性药物、免疫抑制剂、磺胺类、神经血管活性药物、部分抗生素可损伤脾之运化、肝之疏泄，致使化源不足，肺失所养而致病。其中一部分药物还可损及肾精、骨髓，使脾肾功能低下，引起骨髓造血低下，自身免疫功能异常，精血亏耗，使肺之功能异常而发病。

肾为先天之本，本病的发生与先天禀赋关系密切，已经观察到本病有家族遗传因素，具有同种白细胞抗原相对增多的特征。有人研究发现组织与细胞毒性组织特异性抗体相结合，引起细胞和组织的损伤及免疫复合物的沉着，经各种炎细胞、肺泡巨噬细胞、T淋巴细胞等免疫系统的介入，发生肺泡炎和纤维化的形成。而以上这些免疫异常的形成与个体素质、先天禀赋有着内在的密切关系。本病病理主要有燥热、痰瘀、痰浊及津亏。

（一）燥热伤肺

多见于先天禀赋不足，肾气亏虚者。因吸入金石粉尘及有毒物质，常以其燥烈之毒性直接伤及肺脏本身，"金石燥血，消耗血液"（李木延），除伤其阴津外，由于气道干燥，痰凝成块不易咳出而郁于内，生热生火。又因先天肾亏，阴津不能蒸腾自救，燥痰郁阻更伤于肺。故见干咳、喘急、低热、痰少、胸闷诸症，劳作时则更剧。

（二）气亏津伤

气根于肾主于肺，肾气亏虚而气无所根，燥热伤肺，肺气不足而气无所主。肺肾气虚而不能保津，阴津亏耗，精液枯竭又不能养气，气亏津伤而肺脏失养，纤维增生或缩小而成肺痿，或膨胀而为肺胀。肺肾皆虚，呼气无力，吸气不纳，故胸闷气急，呼吸浅促，口咽干燥，舌红苔少，脉细弱而数。

（三）痰瘀互结

肺气亏虚则血行无力，阴虚血少则血行涩滞，故气滞血瘀。肺肾亏虚，脾失肺之雾露、肾之蒸腾，输布津液上不能及肺，下不能与肾，津液停聚，燥邪瘀热，煎熬成痰，痰阻脉络，使瘀更甚，痰瘀互结，故唇舌色黯，手足发绀，痰涎壅盛而气息短促。

（四）痰浊内盛

久病脾肾亏虚，以致饮停痰凝，痰湿内聚，脉道受阻，肺气不达，不能"朝百脉"升清降浊，血气不能相合，脏腑失养，五脏衰竭，清气不得升，浊气不得降，故喘满、气急、发绀、烦躁，痰盛甚者，阳衰阴竭，痰浊内阻，清窍不明，气阴两衰，内闭外脱。

二、诊断

（一）临床表现

1. 症状　IIPs 均为病因不明，以进行性呼吸困难，活动后加重为其临床特征。急性型常有发热，干咳、起病后发展迅速的胸闷、气急，类似 ARDS 的病情，1～2 周即发生呼衰，1～2 个月可致死亡。慢性型隐匿起病，胸闷、气短呈进行性加重，初期劳累时加重，后期则静息时亦然。病程常数年。当继发感染后则咳吐痰液、喘急、发热、或导致呼吸衰竭。

2. 体征 呼吸急促、发绀、心率快，两肺底听及弥漫性密集、高调、爆裂音或有杵状指。慢性型可并发肺心病，可有右心衰竭体征，颈静脉充盈，肝大、下肢浮肿。

（二）辅助检查

1. 肺活检 可采用纤维支气管镜进行肺活检。本病初期病变主要在肺泡壁，呈稀疏斑点状分布；增生期则肺组织变硬，病变相对广泛；晚期肺组织皱缩实变，可形成大囊泡。

2. 胸部 X 线检查 早期可无异常，随病变进展肺野呈磨砂玻璃样，逐渐出现细网影和微小结节，以肺外带为多，病变重时则向中带、内带发展。且细网状发展为粗网状、索条状，甚至形成蜂窝肺，此期肺容积缩小，膈肌上升，可并有肺大疱。

3. 肺功能检查

呈限制性通气功能障碍，肺活量下降，弥散功能减退，$P(A-a)O_2$ 增大，低氧血症，运动后加重，早期 $PaCO_2$ 正常或降低，晚期可增加。

4. 血气检测 IIPs 主要表现为低氧血症，或并有呼吸性碱中毒，PaO_2、$SaO_2\%$ 降低的程度和速度与病情严重程度呈正相关，可作为判断病情严重程度、疗效反映及预后的依据。

（三）临床诊断要点

1. 临床表现

（1）发病年龄多在中年以上，男：女≈2：1，儿童罕见。

（2）起病隐袭，主要表现为干咳、进行性呼吸困难，活动后明显。

（3）本病少有肺外器官受累，但可出现全身症状，如疲倦、关节痛及体重下降等，发热少见。

（4）50% 左右的患者出现杵状指（趾），多数患者双肺下部可闻及 velcro 音。

（5）晚期出现发绀，偶可发生肺动脉高压、肺心病和右心功能不全等。

2. X 线胸片（高千伏摄片）

（1）常表现为网状或网状结节影伴肺容积减小。随着病情进展，可出现直径多在 3～15mm 大小的多发性囊状透光影（蜂窝肺）。

（2）病变分布：多为双侧弥漫性，相对对称，单侧分布少见。病变多分布于基底部、周边部或胸膜下区。

（3）少数患者出现症状时，X 线胸片可无异常改变。

3. 高分辨 CT（HRCT）

（1）HRCT 扫描有助于评估肺周边部、膈肌部、纵隔和支气管，血管束周围的异常改变，对 IPF 的诊断有重要价值。

（2）可见次小叶细微结构改变，如线状、网状、磨玻璃状阴影。

（3）病变多见于中下肺野周边部，常表现为网状和蜂窝肺，亦可见新月形影、胸膜下线状影和极少量磨玻璃影。多数患者上述影像混合存在，在纤维化严重区域常有牵引性支气管和细支气管扩张，和（或）胸膜下蜂窝肺样改变。

4. 肺功能检查

（1）典型肺功能改变为限制性通气功能障碍，表现为肺总量（TLC）、功能残气量（FRC）和残气量（RV）下降。一秒钟用力呼气容积/用力肺活量（FEV1/FVC）正常或增加。

（2）单次呼吸法一氧化碳弥散（DLCO）降低，即在通气功能和肺容积正常时，DLCO也可降低。

（3）通气/血流比例失调，PaO_2、$PaCO_2$ 下降，肺泡.动脉血氧分压差［P（A－a）O_2］增大。

5. 血液检查

（1）IPF 的血液检查结果缺乏特异性。

（2）可见红细胞沉降率增快，丙种球蛋白、乳酸脱氢酶（LDH）水平升高。

（3）出现某些抗体阳性或滴度增高，如抗核抗体（ANA）和类风湿因子（RF）等可呈弱阳性反应。

6. 组织病理学改变

（1）开胸/胸腔镜肺活检的组织病理学呈 UIP 改变。

（2）病变分布不均匀，以下肺为重，胸膜下、周边部小叶间隔周围的纤维化常见。

（3）低倍显微镜下呈"轻重不一，新老并存"的特点，即病变时相不均一，在广泛纤维化和蜂窝肺组织中常混杂炎性细胞浸润和肺泡间隔增厚等早期病变或正常肺组织。

（4）肺纤维化区主要由致密胶原组织和增殖的成纤维细胞构成。成纤维细胞局灶性增殖构成所谓的"成纤维细胞灶"。蜂窝肺部分由囊性纤维气腔构成，常常内衬以细支气管上皮。另外，在纤维化和蜂窝肺部位可见平滑肌细胞增生。

（5）排除其他已知原因 ILD 和其他类型的 IIP。

三、鉴别诊断

（一）嗜酸性粒细胞性肺疾病（eosinophilic lung disease，ELD）

包括单纯性、慢性、热带型、哮喘性或变应性支气管肺曲菌病、过敏性血管炎性肉芽肿、特发性嗜酸细胞增多综合征等类型，影响多为肺实质嗜酸细胞癌浸润，部分并有肺间质浸润征象，亦常为弥漫性阴影故需鉴别，主要依据 ELD 的临床病情和周围血 BAL 中嗜酸性粒细胞增加 >10%。

（二）外源性过敏性肺泡炎（HP）

HP 的影像亦为弥漫性肺间质炎、纤维化征象，其和 nPs 影响相似，不能区别，主要依据 IIPs 病因不明，HP 则有过敏源（如鸟禽、农民肺等）接触，BAL 中淋巴细胞增高（常至 0.3~0.7），治疗需脱离过敏源接触，否则 GC 不能阻止病情。

（三）郎格罕组织细胞增多症（LCH）

以往称为肺嗜酸细胞肉芽肿、组织细胞增多症，好发于中青年，累及肺者为 LCH 细胞浸润，发病过程可分为三期：细胞期（细胞浸润），增殖期（肺间质纤维化）、纤维化期（细支气管阻塞形成囊泡），肺影响呈弥漫性，早期为小结节，继之纤维化和囊泡，胸片特征为常不侵犯肋膈角部位。其和 nPs 的鉴别为 LCH 具有弥漫性囊泡的特征。

（四）肺结节病

肺结节病可分为4期。Ⅰ期肺门、纵隔淋巴结肿大，Ⅱ期淋巴结肿大并间质性肺炎，Ⅲ期肺间质纤维化，Ⅳ期蜂窝肺。Ⅱ、Ⅲ、Ⅳ期时需和IIPs鉴别，常依据结节病有Ⅱ、Ⅲ、Ⅳ期相应的影像发展过程，有时需依据病理。

（五）结缔组织病

类风湿关节炎，进行性系统硬化症、皮肌炎和多发性肌病、干燥综合征等为全身性疾病，可伴有肺间质纤维化。可依据结缔组织病的临床表现如关节畸形、皮肤肌肉炎症、口腔干燥等病情和相应的自身免疫抗体相鉴别。

（六）药物性肺间质病

抗肿瘤化疗与免疫抑制剂如博莱霉素、氮芥类、百消安、环磷酰胺、甲氨蝶呤、巯基嘌呤、丝裂霉素、甲基苄肼等均可引起肺间质病变。苯妥英钠、异烟肼、肼屈嗪当引起不良反应时可伴有肺间质损害。胺碘酮、呋喃妥因、青霉胺等也可引起肺间质病变，可依据有关应用药物史作鉴别。

（七）尘肺

石棉肺是因吸入多量石棉粉尘引起广泛弥漫性肺间质纤维化及胸膜增厚。痰内和肺组织中可查到石棉小体。矽肺是因吸入多量游离二氧化硅粉尘、煤尘引起，影响以结节性肺纤维化为特征。均有职业接触史为特点。

四、并发症

本病常因呼吸不畅引起阻塞性肺气肿和泡性肺气肿，甚至发生气胸。合并慢性感染时易形成阻塞性肺炎、支气管扩张、慢性肺化脓症。累及胸膜时常有胸膜增厚，随病情进展可导致肺心病。合并肺癌者也不少见，多发于明显纤维化的下叶，多为腺癌、未分化细胞癌及扁平细胞癌。

五、临证要点

（一）首辨气阴亏虚、五脏气衰

本病以本虚为其病理基础，急进型多以气阴两亏并见，阴亏甚者必耗其气，气虚者必伤其阴，益气养阴为急重型治疗大法，非益气不能统摄阴津，不保阴津血液而气无所主。病缓者应辨其五脏虚损，初病者胸闷、气短、咽干口燥、纳少腹胀、汗出量多，病属脾肺气虚。病久者胸闷如窒，胸痛彻背，胸胁疼痛，口苦烦躁，目眩耳鸣，心悸不寐，腰膝酸软，则以心、肝、肾亏虚多见。

（二）明辨在气在血，掌握轻重缓急

本病虽与外感疾病不同，但多数也有先入气分，后入血分，新病在气，久病入血的规律。但急重型（急性间质性肺炎）发展迅速，症状明显，患者多痛苦异常，胸闷如窒，行走气短，口干咽燥，乏力汗出，这时治疗非常关键，应早期配合应用西药肾上腺皮质激素，用大剂的益气养阴之品，有效地控制病情发展，不然病情会迅速恶化，导致功能衰竭。但对缓进型患者，养阴补血、滋填肝肾、化瘀祛痰为治疗大法，对中型、轻型患者，单纯中药治

疗往往有效，但要以症状、体征、肺功能的客观指标为依据，密切观察病情，必要时仍需中西医结合治疗。

（三）急以养阴清热，缓以活血化瘀

重症患者以痰、瘀、热毒为标，以气阴两亏为本。邪毒甚者，可用银花、连翘、蒲公英、生地、沙参、黄芩、丹参、栀子、芦根、玄参、柴胡、陈皮、川贝、浙贝、桔梗、甘草。气阴两亏为主者则投人参、西洋参、童参、麦冬、沙参、五味子、生地、川贝、陈皮。缓进期气虚津亏血瘀，应重在益气活血化瘀，在辨证治疗基础上加入丹参、当归、生地、赤芍、桃仁、红花等。

六、辨证施治

适用于各种病因及病因不明所致的肺间质纤维化及肺泡炎的治疗。

（一）肺阴亏虚，燥热伤肺

主症：干咳无痰，胸中灼热、紧束感、干裂感，动则气急，胸闷，胸痛，乏力，气短，或有五心烦热，夜不得寐，或有咽干口渴，唇干舌燥。舌红或舌边尖红，苔薄黄而干或无苔，甚者舌红绛有裂纹，脉细或细数。

治法：益气养阴，止咳化痰。

处方：五味子汤。

红参12g（慢火单炖1小时）（或党参、北沙参各30g），麦冬15g，五味子9g，川贝母12g，陈皮6g，生姜3片，大枣3枚。

本证是本类疾病最常见的临床证候，可见于本病的各种临床病种，以肺阴亏虚为主要病理机制，投以五味子汤养阴止咳化痰，既顾其阴虚之本，又兼管其干咳之症。若舌红苔少或无苔干裂者，可加鲜生地60g、鲜石斛30g、肥玉竹15g；伴身热、咳嗽、咽干、便结者，可予以清燥救肺汤；胃中灼热、烦渴者，予沙参麦冬汤；五心烦热、夜热早凉、舌红无苔者，予以秦艽鳖甲汤；伴腰膝酸软者，予以百合固金汤；如有低热干咳，痰少带血丝鲜红者，改用苏叶、黄芪、生地、阿胶、白茅根、桔梗、麦冬、贝母、蒲黄、甘草加三七粉冲服。

（二）肺脾气虚，痰热壅肺

主症胸闷气急，发热，咽部阻塞憋闷，喉中痰鸣，咯吐黄浊痰，难以咯出，胃脘灼热，纳可。舌红苔黄厚或腻，脉弦滑数。

治法益气开郁，清热化痰。

处方涤痰汤加味。

全瓜蒌15g，枯黄芩12g，党参12g，姜半夏12g，桔梗12g，云苓15g，橘红12g，贝母12g，石菖蒲9g，竹茹3g，甘草3g，生姜3片，大枣3枚。

本型多见于慢性病继发感染者，以痰热壅肺为主，故以清热化痰治疗。兼胸脘痞满者加薤白12g；伴呛咳、咽干、脉细数者改用贝母瓜蒌散加沙参、杏仁；伴咽部红肿者再加蝉衣、僵蚕、银花、连翘、薄荷。

（三）脾肺肾亏，痰浊内阻

主症：胸中窒闷，咳吐痰涎或痰黏难咯，脘腹胀闷，腰膝酸软，乏力，纳呆食少或腹胀泄泻。舌淡或黯红，苔白或白腻，脉滑或沉。

治法：健脾益肾，化痰止咳。

处方：金水六君煎加味。

清半夏 12g，云苓 12g，当归 12g，陈皮 9g，党参 9g，苍术 9g，白术 9g，紫苏 9g，枳壳 9g，生、熟地各 12g，生姜（煨）3 片，大枣（擘）5 枚。

本证多见于慢性进展、迁延难愈者，以痰浊内蕴为主要表现，化痰为主要治则。若咳嗽重者加浙贝母、杏仁、桑白皮；喘鸣、咳痰清稀伴腰背胀痛者改用小青龙汤；伴腰膝酸软，下肢浮肿，咳嗽痰多，腹胀者予以苏子降气汤；病久咳嗽夜甚，低热者用紫菀茸汤（人参、半夏、炙甘草、紫菀、冬花、桑叶、杏仁、贝母、蒲黄、百合、阿胶、生姜、水牛角粉）。

（四）气虚阴亏，痰瘀交阻

主症：胸痛隐隐或胸胁掣痛，胸闷，焦躁善怒，失眠心悸，面唇色黯，胃脘胀满，纳少，乏力，动则气短。舌黯红，苔黄或有瘀斑，脉沉弦或细涩。

治法：益气养阴，化瘀止痛。

处方：血府逐瘀汤加味。

当归 15g，生地 18g，党参 12g，桃仁 12g，赤芍 12g，柴胡 9g，枳壳 9g，川芎 12g，牛膝 9g，红花 9g，桔梗 9g，炙甘草 6g。

本型多见于晚期患者，以气虚阴亏为主，但其病理已呈肺痿，有瘀血内阻，故治用活血化瘀。伴咳嗽气急者，可加沙参 12g、浙贝 9g、瓜蒌 18g；胃脘疼痛，干呕者可加香附 12g、焦山栀 9g、苏叶 9g；胃脘疼甚者，加丹参 18g、砂仁 9g；咽干善饮者，加麦冬 15g、芦根 30g、木蝴蝶 6g。

（五）五脏俱虚，气衰痰盛

主症：干咳气急，喘急气促，短气汗出，动则喘甚，心悸、憋闷异常，胸痛如裂，羸弱消瘦。舌红或红绛，少苔或无苔，脉细弱或细数。

治法：益气养阴，利窍祛痰。

处方：三才汤加味。

人参（慢火单炖 1 小时）15g，天门冬 30g，生地黄 60g，川贝母 12g，桔梗 6g，菖蒲 9g。

本证已是本病的晚期表现，已有呼衰等垂危见症，当以益气养阴救逆为主。兼口干甚，舌红绛无苔干裂者加鲜石斛、鲜芦根、鲜玉竹；骨蒸潮热、盗汗者加秦艽、鳖甲、青蒿、知母，人参改用西洋参；病情较缓者可用集灵膏（生地、熟地、天冬、麦冬、人参、枸杞）；如纳呆乏力，舌淡苔白，脉沉者改用香砂六君子汤；病情危重，大汗淋漓，精神萎靡，口开目合，手撒遗尿，脉微欲绝者，急用独参汤，取红参 30g 或野山参 15g 单炖喂服。

七、西医治疗

（一）肾上腺糖皮质激素

IIPs 的发病涉及类证和免疫反应所致肺损伤，产生大量促纤维化生长因子导致纤维化，而 GC 对炎性和免疫反应有抑制作用，但对纤维化则失去有效作用，因此要采取早期用药、控制病情最小剂量、长期维持用药的方法，以求有效控制病情的进展。使用该药的依据是患者肺部炎症进展（复查肺部 X 片炎症进展或者患者呼吸困难明显加重伴剧烈阵发咳嗽或者肺底部爆裂音），这证明患者自身产生肾上腺皮质激素已不能控制肺部非特异性炎症，需要加用外源性药物治疗，但大剂量用药会造成自身肾上腺皮质功能迅速衰退，常对患者病情不利，甚至使部分患者病情加重，笔者看到许多案例都是因为大剂量冲击治疗导致。通过多年临床治疗数百例患者的治疗，摸索出以下用药原则，使患者临床病控率提高，介绍如下，以临床供参考。

1. 剂量　对缓慢隐匿进展（前后肺部 CT 片对照观察）无显著临床症状者建议给甲泼尼龙片 4mg/d 或泼尼松 5mg/d，晨顿服，并按随访病情变化予以调整剂量。对有近期肺部炎症进展者（依据临床表现为阵咳或呼吸困难加剧，近期肺部 CT 片有病变轻度进展者）根据病情给予甲泼尼龙片 4～8mg/d，每日 2 次，或泼尼松 5～10mg/d，每日 2 次。病情较重者（平地走动即感呼吸困难者）则根据病情适当加大剂量，甲泼尼龙片 12mg/d，每日 2 次，或泼尼松 15mg/d，每日 2 次，对严重者或 AIP、IPF 急性加重患者采用静脉冲击治疗（甲泼尼龙注射液 40～80mg/d，每日 2～3 次）。

2. 疗程　原则上开始用较大剂量，如中度或较重病情口服泼尼松 15～30mg/d（其他制剂可折换相应剂量），待病情缓解后则减为维持剂量，连续用药 3 个月至半年，根据患者改善程度持续减药至停用。严重病人或 IPF 急性加重（AE～IPF）病人、AIP 病人静脉给药冲击治疗 5～10 天后，改甲泼尼龙片 12mg/d，每日 2～3 次或泼尼松 15mg/d，每日 2～3 次，渐依据病情减至维持量。连续用药 6 个月至 1 年后根据临床肺功能评价、胸部 X 线、肺功能检查明显改善者即可继续减量至停药。部分患者需要用药 2～3 年以上才能随病情改善继续减量至停药。

3. 合并用药

（1）百令胶囊 2g，每日 3 次。

（2）中药辨证用药参照以上辨证论治方法，每日 1 剂。

（3）假如病情需要静脉给肾上腺糖皮质激素时，需要同时与低分子肝素 5 000U 皮下注射，每日 1 次，防止激素长期使用导致的动静脉血栓形成，应观察凝血指标。

（4）钙片和止酸剂可防止骨质疏松、胃肠道不良反应等。

（5）对于肺部炎症进展明显者，常同时用 3 组中草药静脉给药——清热剂（苦参碱、穿心莲）、活血剂（丹参、川芎）、益气剂（参麦、参芪），可有效缓解患者病情的进展。

（二）免疫抑制剂

仅用于泼尼松疗效差者，可并用环孢素 A、环磷酰胺、硫唑嘌呤等。

（三）抗纤维化药物

纤维化的发生初为炎细胞浸润释放细胞因子和炎性递质及生长因子等而致纤维化细胞增殖，胶原形成及基质沉积，至晚期为纤维化，故治疗应针对发病机制，吡非尼酮（pirfenidone）能抑制炎细胞因子，因而阻断纤维化的早期阶段，同时能抑制肺成纤维化细胞增殖、减少胶原合成、细胞外基质沉积，还能抑制巨噬细胞产生加重肺组织炎症损伤的血小板衍生生长因子（PDGF），并可能有类似自由基清除作用，故此药具有抗纤维化作用。剂量 20～40mg/kg，每日 3 次（最大剂量 3 500mg/d），有改善肺功能、稳定病情、减少急性发作等作用。

1. 疗效判定

（1）反应良好或改善

1）症状减轻，活动能力增强。

2）X 线胸片或 HRCT 异常影像减少。

3）肺功能表现 TLC、VC、DLCO、PaO_2 较长时间保持稳定。以下数据供参考：TLC 或 VC 增加≥10%，或至少增加≥200ml；DLCO 增加≥15% 或至少增加 3ml/（min·mmHg）；SaO_2 增加 >4%；心肺运动试验中 PaO_2 增加≥4mmHg（具有 2 项或 2 项以上者认为肺生理功能改善）。

（2）反应差或治疗失败

1）症状加重，特别是呼吸困难和咳嗽。

2）X 线胸片或 HRCT 上异常影像增多，特别是出现了蜂窝肺或肺动脉高压迹象。

3）肺功能恶化。以下数据供参考：TLC 或 VC 下降≥10% 或下降≥200ml；DLCO 下降≥15% 或至少下降≥3ml/（min·mmHg）；SaO_2 下降≥4%，或运动试验中 P（A－a）O_2 增加≥4mmHg（具有 2 项或 2 项以上者认为肺功能恶化）。

疗效评定多数患者接受治疗 3 个月至半年以上。

4）疗效尚不能肯定的药物

a. N－乙酰半胱氨酸（NAC）和超氧化物歧化酶（SOD）能清除体内氧自由基，作为抗氧化剂用于肺纤维化治疗。NAC 推荐大剂量（1.8g/d）口服。

b. γ 干扰素、甲苯吡啶酮、前列腺素 E2 以及转化生长因子等细胞因子拮抗剂，对胶原合成有抑制作用。

c. 红霉素具有抗炎和免疫调节功能，对肺纤维化治疗作用是通过抑制 PMN 功能来实现的。主张小剂量（0.25g/d）长期口服，但应观察不良反应。

2. 并发症的处理

（1）低氧血症：予氧疗，需要时高浓度氧吸入，但要注意氧中毒，并注意给氧的温度、湿度以利于气体在肺泡中的交换。晚期常并有二氧化碳潴留，故应注意控制性给氧，并用血气分析或血氧饱和度仪监测，氧疗效果不佳时，要注意气道痰栓、酸碱失衡、呼吸肌疲劳等，请参阅"呼吸衰竭"。

（2）继发感染：因糖皮质激素的应用，继发感染常见，应及时选用适当的抗生素，有条件者应根据痰培养药敏情况用药，要静脉给药，足量，短疗程，联合用药。

（3）心力衰竭：晚期病人常并发心力衰竭，应及时予以适当治疗和配合中医辨证治疗以缓解病情。

八、饮食调护

急重期患者饮食应清淡，多食新鲜富含汁液的水果、蔬菜，口咽干燥患者可予果汁，如梨汁、萝卜汁、藕汁及西瓜等。缓解期患者应少食海鲜、羊肉等发物，但要保持每日饮食有鲜猪肉、禽蛋及水果、蔬菜等。忌暴饮暴食。

（李海刚）

第三节　结核性胸膜炎

结核性胸膜炎系由结核杆菌侵入胸膜腔所引起的胸膜炎症。本病往往继发于肺结核，且多数伴有胸腔积液，为临床常见病。

根据本病发热、胸痛、气急等主要临床表现，系属于中医"悬饮"、"胁痛"、"水结胸"、"瘰"等范畴。

一、病因病理

本病多由于素体正气不足、饮食劳倦或久病体虚而致痨虫感染，侵犯肺胸，初则伤及肺阴，灼津生热，邪热内结而发病；如痨虫感染日久，阴损及阳，由肺及脾，甚则累及于肾，以致肺失输布、脾失运化、肾失气化，进而影响水液代谢，遂使水湿停聚成饮，积于胸胁而使病情进一步加重，形成本虚标实之候。

二、诊断

（一）临床表现

1. 病史　常有结核接触史，或肺及其他器官的结核病史。

2. 症状　起病时常有轻中度发热、干咳及其他结核毒性症状。干性胸膜炎主要症状为胸痛，多发生于胸廓扩张度最大的部位，如腋侧胸下部。疼痛性质为剧烈尖锐的针刺样痛，深呼吸及咳嗽时更甚，浅呼吸、平卧和患侧卧位，胸痛可减轻，故呼吸常急促表浅。渗出性胸膜炎起始时有胸痛，待渗液增多时，壁层与脏层胸膜分开，胸痛即减轻。大量胸腔积液者可出现气急、胸闷，积液愈多，症状也愈明显。急性大量渗出性积液时可有端坐呼吸、发绀。

急性结核性脓胸毒性症状重，伴有支气管胸膜瘘时，则咳出大量脓痰（即脓性胸腔积液），有时呈血性。慢性者多不发热，但贫血及消瘦较明显。

3. 体征　患侧呼吸运动受限制，呼吸音减低。干性及少量渗出性胸膜炎腋侧下胸部常有恒定的胸膜摩擦音，吸气及呼气期均可闻及，听诊器紧压胸壁时摩擦音增强，咳嗽后摩擦音不变；渗出性胸膜炎胸腔积液量较多时病侧呼吸运动度减弱，叩诊浊音，听诊呼吸音减低或消失；大量渗液时气管、心脏移向健侧。

（二）实验室检查

1. 血象　一般无明显异常。有时白细胞数可稍增多；血沉增快。

2. 胸水　胸腔积液一般呈草黄色、透明或混浊的液体，少数也可呈淡红或深褐色的血性液体，含大量纤维蛋白，放置后形成胶冻样凝块。

胸腔积液 pH 在 7.30 ~ 7.40（鲜有超过 7.40），但大约有 20% 的患者 < 7.30，大约 80% ~ 85% 的胸腔积液中糖 > 3.33mmol/L（60mg/dl），大约 15% 的患者 < 1.67mmol/L（30mg/dl）。比重 1.018 以上，蛋白定量 >30g/L，镜检有核细胞 100 ~ 1 000/mm³，病程前 2 周，分类以中性粒细胞为主，后转为淋巴细胞。结核性脓胸的脓液性状和普通脓胸相似，胸腔积液中白细胞总数 10 000 ~ 15 000/mm³ 或更多，以中性粒细胞为主，pH < 7.2，糖 <

1.11mmol/L（20mg/ml），乳酸脱氢酶（LDH）＞1 000IU/L。一般腺苷脱氨酶（ADA）＞70IU/L 高度怀疑结核性胸膜炎，ADA＜40IU/L 作为除外诊断。ADA 诊断结核性胸膜炎的敏感性 47.1%～100%，特异性 0～100%，差异主要在于不同的检测方法和临界值的设定。在发达国家，由于发病率低，ADA 的阳性预测值只有 15%，而在结核高发的发展中国家，其敏感性和特异性可高达 95% 和 90%。γ - 干扰素（IFN - γ）其敏感性在 78%～100%，特异性在 95%～100%。许多研究显示 IFN - γ 要优于 ADA。其他可以引起胸腔积液 IFN - γ 增高的疾病是血液系统肿瘤和脓胸。

胸腔积液离心沉淀后行涂片检查结核菌的阳性率在 5% 以下，胸腔积液培养的阳性率在 12%～70%，绝大多数的报道在 30% 以下。

3. 痰培养　传统认为结核性胸膜炎痰抗酸杆菌检查阳性率很低，但有研究表明即使胸片没有发现病灶的结核性胸膜炎，导痰后痰结核杆菌培养的阳性率也高达 55%。

（三）特殊检查

1. X 线检查　可见肋膈角变钝，或上肺外周有增厚的胸膜影。中等量积液时可见中下部肺野呈一片均匀致密影，上缘呈弧形向上，外侧升高，患者仰卧后积液散开，可见整个肺野亮度降低。大量积液时，患侧全为致密阴影，仅肺尖尚透亮。胸膜若有粘连，可形成包裹性积液。

2. 超声波检查　B 超探测胸腔积液远较 X 线灵敏，可测出肋膈角少量积液，并可估计胸腔积液的深度和积液量，提示积液穿刺部位，对包裹性积液的穿刺尤其重要。可提示穿刺部位、深度、范围等，此外对鉴别胸膜肥厚也有帮助。

3. CT 检查　CT 是发现胸腔积液最敏感的方法，可以发现极少量的积液，并能鉴别胸膜增厚和包裹性积液，对鉴别包裹性积液和肺内或纵隔巨大囊性肿块较 X 线和 B 超优越。

4. PCR　用 PCR 方法检测胸腔积液中结核分枝杆菌的 DNA，可以检出至少 20 个结核分枝杆菌，一系列的研究表明敏感性在 20%～90%，特异性在 78%～100%，主要和胸腔积液中结核分枝杆菌的数量和检测的技术有关。用 PCR 检测胸膜活检组织，可达 90% 的敏感性和 100% 的特异性。

5. 经皮胸膜活检　曾经是诊断结核性胸膜炎的金标准，活检胸膜组织表现为肉芽肿性炎症、干酪样坏死、抗酸染色阳性，胸膜活检有 50%～97% 显示为肉芽肿，组织培养分枝杆菌的阳性率在 39%～80%。胸膜活检显示为肉芽肿的其他疾病有结节病、真菌感染、类风湿关节炎、诺卡菌病，诊断时需要排除。

6. 胸腔镜　是诊断不明原因胸腔积液的最好方法，典型结核性胸膜炎可以看到壁层胸膜黄白色的小结节，胸膜面红肿充血，并可见纤维渗出粘连。通过胸腔镜活检可以进行病理检查和结核分枝杆菌的病原检查。

三、鉴别诊断

（一）肋间神经痛

疼痛沿神经走向分布，常有感觉减退或过敏，在脊柱旁点、腋中线肋间及胸骨旁区有压痛点，一般无发热、咳嗽及胸膜摩擦音。此与干性胸膜炎不同，易于鉴别。

（二）流行性肌痛

由柯萨奇 B 病毒所引起。起病有乏力、胸痛、发热、食欲减退，偶有腹泻等肠道症状；

胸痛常急起，随呼吸、咳嗽而加剧，可放射至颈、肩及上腹部，胸部肌肉可有压痛；X 线检查常无异常发现或仅有肋膈角变钝。此可与干性胸膜炎进行鉴别。

（三）风湿性疾病引起的胸腔积液

系统性红斑狼疮、类风湿关节炎合并胸腔积液时，起病也以发热为主，胸腔积液为渗出性积液，多以淋巴细胞为主，胸腔积液 ADA 增高，容易与结核性胸膜炎混淆。但风湿性疾病一般有关节、皮肤和全身表现，引起胸腔积液一般为双侧，胸腔积液的量在中等以下，多发生于风湿性疾病的活动期，随着风湿性疾病的控制胸腔积液可以消退，SLE 患者胸腔积液中抗核抗体多阳性，类风湿关节炎胸腔积液中糖很低或无糖是其特征。

（四）肺炎旁胸腔积液（parapneumonic effusion）

40% 的肺炎患者可以并发胸腔积液称为肺炎旁胸腔积液，肺炎旁胸腔积液一般同时有肺炎的急性起病症状，全身症状明显，血白细胞常常增多。胸腔积液检查细胞计数 5000 ~ 10 000/mm^3，中性粒细胞 90% 以上，胸腔积液 pH 和葡萄糖常常降低，LDH 通常较高，部分患者的胸腔积液呈脓性，胸腔积液涂片或培养有助于诊断。

（五）癌性胸腔积液

癌性胸腔积液肺部恶性肿瘤、乳腺癌、淋巴瘤、消化道和妇科肿瘤常可转移至胸腔引起胸腔积液，多缓慢起病，通常无发热，胸腔积液增长速度较快，转移至壁层胸膜可以有持续性胸痛。胸腔积液常呈血性，胸腔积液中红细胞数多超过 10 万/mm^3，胸腔积液内肿瘤标志如癌胚抗原 CEA 部分增高，胸腔积液 ADA 和 IFN - γ 低。胸腔积液引流后胸部 CT 检查多可以发现肺内的转移性结节和纵隔淋巴结肿大，其他部位转移也可以有相应的病史和症状以资鉴别。胸腔积液离心沉淀发现恶性细胞可确诊。

四、并发症

广泛应用抗结核药物治疗以来，肺结核管道播散的并发症，如喉、肠结核已很少见。肺内空洞及干酪样病变靠近胸膜部位破溃时，可引起结核性脓气胸。渗出性胸膜炎的胸水如未及时治疗，亦可逐渐干酪化甚至变为脓性，成为结核性脓胸。

五、临证要点

本病系因正气虚弱而被痨虫所感染，侵蚀肺叶胸膜，导致气虚阴亏，饮停胸胁，表现本虚标实之证，故益气养阴、化痰逐饮为基本治则。如胸痛剧烈，则常须配合疏肝理气、通络化瘀之品。

六、辨证施治

（一）痰热结胸

主症：恶寒发热，胸胁疼痛，干咳少痰，呼吸稍粗，口苦纳呆。舌苔薄黄而糙，质红，脉弦数或滑数。

治法：清热化痰，疏肝散结。

处方：小柴胡汤合小陷胸汤加减。

柴胡 6 ~ 9g，黄芩 12g，黄连 4.5g，太子参 15g，甘草 6g，全瓜蒌 12g，竹沥半夏 9g，桑白皮 12g，地骨皮 12g，平地木 30g，炙百部 12g。

本型多见于干性胸膜炎阶段或渗出性胸膜炎初期，胸腔积液量较少的患者，此时以小柴胡汤和解少阳，疏肝散结；小陷胸汤清热化痰，理气宽胸，并能加强其散结消瘀的作用。方中加用桑白皮、地骨皮，目的在于泻肺散邪；配伍平地木、百部，对于有结核病者，能起到较好的抗痨止咳效果。此外，若见胸胁疼痛较甚时，可酌加广郁金 12g、延胡索 15g；咳嗽、痰黏或咯痰不畅者，加用桔梗 9g、杏仁 9g、浙贝 9g；食欲较差者，加鸡内金 9g；邪热偏盛而伤阴者，可去半夏，加麦冬 12g、玉竹 12g、石斛 15g。

（二）饮停胸胁

主症：胸胁疼痛或疼痛逐渐减轻，转侧或咳嗽可使之加剧，肋间胀满，气短息促，动则更甚。苔薄，质淡红，脉弦滑。

治法：泻肺逐饮，健脾利水。

处方：葶苈大枣泻肺汤合五苓散加减。

葶苈子 15g，红枣 15～30g，白术 9g，茯苓 15g，猪苓 12g，泽泻 12g，太子参 15～30g，车前草 15g，平地木 30g，桑白皮 12g，丹参 15～30g。

本型多见于渗出性胸膜炎胸腔积液量较多的患者。对此，临床常选用《金匮要略》所载治疗饮证的葶苈大枣泻肺汤为主方，合五苓散之健脾利水以加强其利水逐饮的功效。方中加上车前草、平地木、桑白皮、丹参等品，不仅有抗痨止咳作用，而且还可起到通络、祛瘀、利肺、化饮的良好效果。一般而言，对于年老体弱多病的患者，治以标本兼顾。但对于青壮年体质尚可的患者，则以泻肺逐饮攻邪为主，可酌加控涎丹 1.5～2g。每日清晨空腹一次，连用 3～7 天。此方对胸水虽少，但胸痛顽固者亦可使用。若症见神疲肢倦、气短较甚者，酌加黄芪 30g、党参 15g；心悸、肢寒者，宜加附子、桂枝、干姜以温阳利水。

（三）气阴两虚

主症：胸痛、咳嗽、气急等症状基本消失，唯有体力虚弱，或时有自汗、盗汗，懒言声低。舌质淡，苔薄白，脉细弱。

治法：益气养阴，健脾补肺。

处方：沙参麦冬汤合四君子汤加减。

沙参 15g，麦冬 12g，甘草 6g，玉竹 15g，桑叶 9g，扁豆 9g，生黄芪 30g，党参 15g，白术 9g，茯苓 12g，山药 15g，天花粉 12g。

此多属于结核性胸膜炎恢复期阶段。此时饮消邪去，正气未复，故往往表现气阴两虚、肺脾俱亏，治疗应根据"损者益之"、"虚者补之"的原则，采用沙参麦冬汤以补肺养阴，四君子汤以健脾益气，这对促使病体的早日康复能起到较好的作用。如有自汗、盗汗较甚者，可酌加浮小麦 15g、稽豆衣 6～12g、牡蛎 30g；胃纳欠馨者，加鸡内金 12g、山楂肉 15g。

七、西医治疗

（一）抗结核治疗

一旦诊断为结核性胸膜炎，应进行正规抗结核治疗，如不经治疗，65% 的患者在 5 年内发展为活动性肺结核，部分患者甚至可能进展为结核性脓胸。抗结核治疗的方案参照痰菌阳性的肺结核方案，可以用 2HRZE（S）/4HR，或 $2H_3R_323E_3/4H_3R_3$。由于结核性脓胸腔内药物浓度远较血液中为低，结核分枝杆菌在较低浓度下可能诱导耐药，因此结核性脓胸可以考虑脓腔内注入对氨基水杨酸钠 4～8g、异烟肼 400～600mg 或链霉素 0.5～1g。

（二）胸腔穿刺抽液

胸腔抽液有助于减少纤维蛋白沉着和胸膜增厚，使肺功能免遭损害。一般主张大量胸腔积液时及早进行，每周抽液 2～3 次，直至胸腔积液完全吸收，以减少胸膜粘连及肥厚。也有报道一旦诊断明确，胸腔置入猪尾导管，一次性把胸腔积液引流干净，可以减少胸膜粘连。结核性脓胸须反复胸穿抽脓，或置管冲洗，一般每周抽脓 2～3 次，每次用 0.9% 氯化钠溶液或 2% 碳酸氢钠溶液冲洗脓腔。

另外注意抽液速度不宜过快，首次量不宜超过 800ml，以免造成急性循环衰竭、休克或肺水肿。大量抽液及应用激素治疗者应适当补充氯化钾。

（三）激素治疗

一般泼尼松 20～30mg/d，分 3 次口服。体温正常、全身毒性症状消除、胸腔积液吸收或明显减少时，逐渐减量至停用，疗程约 4～6 周。但由于国内结核性胸膜炎的诊断许多时候仅仅是临床诊断，需要通过抗结核治疗反应来确认诊断，糖皮质激素的应用尤需慎重。

（四）对症治疗

咳嗽剧烈者可口服棕色合剂 10ml，每日 3 次口服。胸痛剧烈者可口服可待因 30mg。

八、饮食调护

1. 日常饮食及禁忌　结核性胸膜炎与肺结核一样，是一种慢性消耗性疾病，需要高热量、高蛋白性饮食，同时还要进食含有丰富维生素及微量元素的新鲜蔬菜、水果、豆制品、牛奶、禽蛋、鱼类等食物。忌用辣椒、姜葱等辛烈刺激、动火伤津食物，并须戒烟戒酒及少吃肥甘厚味。

2. 要注意劳逸结合　休息要充分，忌饮浓茶、咖啡等兴奋性饮料，以避免影响睡眠，不利于疾病的早日康复。

（李海刚）

第四节　慢性阻塞性肺疾病

慢性阻塞性肺疾病（COPD）是一种具有气流受限特征的可以预防和治疗的疾病，气流受限不完全可逆、呈进行性发展，与肺部对香烟烟雾等有害气体或有害颗粒的异常炎症反应有关。COPD 主要累及肺脏，但也可引起全身（或称肺外）的不良效应。

COPD 是呼吸系统疾病的常见病和多发病，患病率和死亡率均居高不下。目前居全球死亡原因的第 4 位，世界银行/世界卫生组织公布，至 2020 年 COPD 将位居世界疾病经济负担的第 5 位。在我国，COPD 同样是严重危害人民身体健康的重要慢性呼吸系统疾病。近期对我国 7 个地区 20245 位成年人群进行调查，COPD 患病率占 40 岁以上人群的 8.2%，其患病率之高十分惊人。

根据 COPD 的主要临床表现特点，应当归属于咳嗽、喘证、肺胀范畴。COPD 的形成是一个反复迁延的过程，因此，COPD 的咳嗽当属内伤咳嗽范畴，当疾病急性加重时，应属内伤基础上的外感咳嗽。当病情逐渐发展，肺功能进一步损伤，患者出现气促、喘息时，诊断为喘证。疾病进一步发展，病理表现有肺气肿出现，或临床有肺心病表现时，当属中医肺胀范畴。

一、病因病理

慢性阻塞性肺疾病的形成与吸烟、环境污染、感染及机体遗传因素等有关。肺主气，司呼吸，又主皮毛，宣行卫阳之气，以清肃下降为顺，壅塞为逆。如各种原因使肺气宣降失常，即可出现咳嗽、咳痰、气急、胸闷、喘息等症。肺朝百脉，气为血帅，气行血行。若久咳肺气虚弱，则无力辅心运血，致心脉瘀阻、呼吸不畅、肺气壅塞，形成痰瘀阻肺、气道壅塞所致的肺气肿。肺气虚是慢性阻塞性肺疾病发生和发展的内在条件，吸烟、六淫外邪是导致慢性阻塞性肺疾病发生和发展的主要外因，痰瘀内阻贯穿慢性阻塞性肺疾病病程始终。痰瘀阻肺、气机不利是慢性阻塞性肺疾病的基本病机。本病虽然表现一派肺系症状，但本质与脾、肾关系颇为密切，尤其以肾阳不足为关键。先天禀赋不足或后天失养，而致脾肾亏虚，肺气根于肾，肾虚失于摄纳，动则气促；脾土为肺金之母，脾土虚弱，不能生肺金，则卫气不足，肺卫不密，易感外邪，脾虚损肺，肺虚失于宣肃，肺气上逆而久咳不愈，甚至咳而兼喘。"久病必瘀"，病久经脉瘀阻，痰浊瘀血互结，导致疾病缠绵难愈，反复发作。综上所述，慢性阻塞性肺疾病的根本在于本虚标实，本虚涉及五脏六腑，而集中体现在肺、脾、肾三脏虚损；标实多为痰瘀、六淫外邪等。

二、诊断

（一）临床表现

1. 病史 COPD 患病过程应有以下特征。

（1）吸烟史：多有长期较大量吸烟史。

（2）职业性或环境有害物质接触史：如较长期粉尘、烟雾、有害颗粒或有害气体接触史。

（3）家族史：COPD 有家族聚集倾向。

（4）发病年龄及好发季节：多于中年以后发病，症状好发于秋冬寒冷季节，常有反复呼吸道感染及急性加重史。随病情进展，急性加重愈渐频繁。

（5）慢性肺源性心脏病史：COPD 后期出现低氧血症和（或）高碳酸血症，可并发慢性肺源性心脏病和右心衰竭。

2. 症状

（1）慢性咳嗽：通常为首发症状。初起咳嗽呈间歇性，早晨较重，以后早晚或整日均有咳嗽，但夜间咳嗽并不显著。少数病例咳嗽不伴咳痰。也有部分病例虽有明显气流受限但无咳嗽症状。

（2）咳痰：咳嗽后通常咳少量黏液性痰，部分患者在清晨较多；合并感染时痰量增多，常有脓性痰。

（3）气短或呼吸困难：这是 COPD 的标志性症状，是使患者焦虑不安的主要原因，早期仅于劳力时出现，后逐渐加重，以致日常活动甚至休息时也感气短。

（4）喘息和胸闷：不是 COPD 的特异性症状。部分患者特别是重度患者有喘息；胸部紧闷感通常于劳力后发生，与呼吸费力、肋间肌等容性收缩有关。

（5）全身性症状：在疾病的临床过程中，特别在较重患者，可能会发生全身性症状，如体重下降、食欲减退、外周肌肉萎缩和功能障碍、精神抑郁和（或）焦虑等。合并感染时可咳血痰或咯血。

3. 体征　COPD 早期体征可不明显。随疾病进展，常有以下体征。

（1）视诊及触诊：胸廓形态异常，包括胸部过度膨胀、前后径增大、剑突下胸骨下角（腹上角）增宽及腹部膨凸等；常见呼吸变浅，频率增快，辅助呼吸肌如斜角肌及胸锁乳突肌参加呼吸运动，重症可见胸腹矛盾运动；患者不时采用缩唇呼吸以增加呼出气量；呼吸困难加重时常采取前倾坐位；低氧血症者可出现黏膜及皮肤发绀，伴右心衰竭者可见下肢水肿、肝脏增大。

（2）叩诊：由于肺过度充气使心浊音界缩小，肺肝界降低，肺叩诊可呈过度清音。

（3）听诊：两肺呼吸音可减低，呼气相延长，平静呼吸时可闻干性啰音，两肺底或其他肺野可闻湿啰音；心音遥远，剑突部心音较清晰响亮。

（二）实验室检查

低氧血症，即 $PaO_2 < 55mmHg$ 时，血红蛋白及红细胞可增高，血细胞比容 > 55% 可诊断为红细胞增多症。并发感染时痰涂片可见大量中性粒细胞，超敏 C 反应蛋白（CRP）增高，痰培养可检出各种病原菌，常见者为肺炎链球菌、流感嗜血杆菌、卡他摩拉菌、肺炎克雷白杆菌。

（三）特殊检查

1. 肺功能检查　肺功能检查是判断气流受限的客观指标，其重复性好，对 COPD 的诊断、严重程度评价、疾病进展、预后及治疗反应等均有重要意义。气流受限是以 FEV1 和 FEV1/FVC 降低来确定的。FEV1/FVC 是 COPD 的一项敏感指标，可检出轻度气流受限。FEV1 占预计值的百分比是中、重度气流受限的良好指标，它变异性小，易于操作，应作为 COPD 肺功能检查的基本项目。吸入支气管舒张剂后 FEV1/FVC% < 70% 者，可确定为不能完全可逆的气流受限。呼气峰流速（PEF）及最大呼气流量 - 容积曲线（MEFV）也可作为气流受限的参考指标，但 COPD 时 PEF 与 FEV1 的相关性不够强，PEF 有可能低估气流阻塞的程度。气流受限可导致肺过度充气，使肺总量（TLC）、功能残气量（FRC）和残气容积（RV）增高，肺活量（VC）减低。TLC 增加不及 RV 增加的程度大，故 RV/TLC 增高。肺泡隔破坏及肺毛细血管床丧失可使弥散功能受损，一氧化碳弥散量（DLCO）降低，DLCO 与肺泡通气量（VA）之比（DLCO/VA）比单纯 DLCO 更敏感。深吸气量（IC）是潮气量与补吸气量之和，IC/TLC 是反映肺过度膨胀的指标，它在反映 COPD 呼吸困难程度甚至反映 COPD 生存率上具有意义。作为辅助检查，不论是用支气管舒张剂还是口服糖皮质激素进行支气管舒张试验，都不能预测疾病的进展。用药后 FEVI 改善较少，也不能可靠预测患者对治疗的反应。患者在不同的时间进行支气管舒张试验，其结果也可能不同。但在某些患者（如儿童时期有不典型哮喘史、夜间咳嗽、喘息表现），则有一定意义。

2. 胸部 X 线检查　X 线检查对确定肺部并发症及与其他疾病（如肺间质纤维化、肺结核等）鉴别有重要意义。COPD 早期 X 线胸片可无明显变化，以后出现肺纹理增多、紊乱等非特征性改变；主要 X 线征为肺过度充气：肺容积增大，胸腔前后径增长，肋骨走向变平，肺野透亮度增高，横膈位置低平，心脏悬垂狭长，肺门血管纹理呈残根状，肺野外周血管纹理纤细稀少等，有时可见肺大疱形成。并发肺动脉高压和肺源性心脏病时，除右心增大的 X 线征外，还可有肺动脉圆锥膨隆，肺门血管影扩大及右下肺动脉增宽等。

3. 胸部 CT 检查　CT 检查一般不作为常规检查。但是，在鉴别诊断时 CT 检查有益，高分辨率 CT（HRCT）对辨别小叶中心型或全小叶型肺气肿及确定肺大疱的大小和数量，有很高的敏感性和特异性，对预计肺大疱切除或外科减容手术等的效果有一定价值。

4. 血气检查　当 FEV1 <40% 预计值时或具有呼吸衰竭或右心衰竭的 COPD 患者均应做血气检查。血气异常首先表现为轻、中度低氧血症。随疾病进展，低氧血症逐渐加重，并出现高碳酸血症。呼吸衰竭的血气诊断标准为静息状态下海平面吸空气时动脉血氧分压（PaO_2）<60mmHg 伴或不伴动脉血二氧化碳分压（$PaCO_2$）增高 >50mmHg。

三、鉴别诊断

（一）支气管哮喘

早年发病（通常在儿童期），以发作性喘息为特征，发作时两肺可闻及哮鸣音；每日症状变化快；夜间和清晨症状明显；也可有过敏性鼻炎和（或）湿疹史；哮喘家族史；气流受限大多可逆，症状经治疗后可缓解或自行缓解。某些患者可能存在慢性支气管炎合并支气管哮喘，在这种情况下，表现为气流受限不完全可逆，从而使两种疾病难以区分。

（二）充血性心力衰竭

听诊肺基底部可闻细啰音；胸部 X 线片示心脏扩大、肺水肿；肺功能测定示限制性通气障碍（而非气流受限）。

（三）支气管扩张症

大量脓痰，常反复咯血；常伴有细菌感染；粗湿啰音、杵状指；X 线胸片示肺纹理粗乱或呈卷发状，高分辨 CT 可见支气管扩张、管壁增厚。

（四）肺结核

所有年龄均可发病；可有午后低热、乏力、盗汗等结核中毒症状；X 线胸片示肺浸润性病灶或结节状空洞样改变；细菌学检查可确诊。

（五）闭塞性细支气管炎

发病年龄较轻，且不吸烟；可能有类风湿关节炎病史或烟雾接触史、CT 片示在呼气相显示低密度影。

（六）弥漫性泛细支气管炎

大多数为男性非吸烟者；几乎所有患者均有慢性鼻窦炎；X 线胸片和高分辨率 CT 显示弥漫性小叶中央结节影和过度充气征；红霉素治疗有效。

四、并发症

（一）慢性呼吸衰竭

常在 COPD 急性加重时发生，其症状明显加重，发生低氧血症和（或）高碳酸血症，可具有缺氧和二氧化碳潴留的临床表现。

(二) 自发性气胸

如有突然加重的呼吸困难，并伴有明显的发绀，患侧肺部叩诊为鼓音，听诊呼吸音减弱或消失，应考虑并发自发性气胸，通过 X 线检查可以确诊。

(三) 慢性肺源性心脏病

由于 COPD 肺病变引起肺血管床减少及缺氧致肺动脉痉挛、血管重塑，导致肺动脉高压、右心室肥厚扩大，最终发生右心功能不全。

五、临证要点

慢性阻塞性肺疾病是慢性疾病，不同的阶段往往存在不同的证候类型，随着病情的不断进展，往往可以将其归入"咳嗽"、"喘证"、"肺胀"范畴。对于本病的治疗，应在辨证的前提下，抓住慢性阻塞性肺疾病各个不同阶段的主要矛盾。发作时以控制症状为主，根据病邪的性质，分别采取祛邪宣肺（辛温、辛凉），降气化痰（温化、清化），温阳利水（通阳、淡渗），活血祛瘀，甚或开窍、息风、止血等法；缓解时以培元固本为重，根据 COPD 的病理特点以及中医"气血相关"理论，慢性阻塞性肺疾病稳定期核心病机为肺肾两虚，气虚血瘀。故当以益气活血，补肾固本为主，兼顾润肺止咳，化痰平喘。正气欲脱时则应扶正固脱，救阴回阳。虚实夹杂者，应扶正与祛邪共施，根据标本缓急，扶正与祛邪当有所侧重。

六、辨证施治

(一) 痰浊壅肺证

主症：咳嗽痰多，色白黏腻或成泡沫，短气喘息，稍劳即著，怕风易汗，脘痞纳少，倦怠乏力，舌质偏淡，苔薄腻或浊腻，脉小滑。

治法：化痰止咳，降气平喘。

处方：二陈汤合三子养亲汤加减。

半夏9g，陈皮6g，茯苓12g，苏子12g，白芥子6g，莱菔子6g，甘草3g，厚朴6g，杏仁9g，白术9g，桃仁6g，广地龙9g，红花6g。

慢性阻塞性肺疾病患者反复感受外邪，邪犯于肺，肺失肃降，而滋生痰浊。同时由于长期反复发作，脾、肾二脏亦受累，水湿运化失常，致聚湿生痰。慢性阻塞性肺疾病患者多素嗜烟，烟雾熏蒸清道，灼津成痰，痰浊内伏，壅阻肺气，病情迁延不愈，导致肺气胀满，不能敛降。肺气日虚，久病累及脾肾，脾失健运，痰浊内生。痰浊贯穿慢性阻塞性肺疾病的始终，既是病理产物，更是致病因子，若不清除，将造成恶性循环，因此宣肺化痰需贯穿于整个治疗过程。二陈汤是历代医家广泛应用于脾虚生痰、肺虚贮痰等证的久用不衰的名方。方中半夏、陈皮燥湿化痰；茯苓、甘草、白术健脾和中；由苏子、白芥子、莱菔子组成的三子养亲汤，是临床常用于化痰降气平喘的著名古方；加上厚朴燥湿行气，化痰降逆；杏仁降气平喘。由于痰浊日久夹瘀，故需酌加地龙、桃仁、红花等以活血祛瘀，宣通气道。

(二) 痰热郁肺证

主症：咳逆喘息气粗，烦躁，胸满，痰黄或白，黏稠难咳。或身热微恶寒，有汗不多，溲黄，便干，口渴舌红，舌苔黄或黄腻，边尖红，脉数或滑。

治法：清肺化痰，降逆平喘。

处方：越婢加半夏汤或桑白皮汤加减。

麻黄5g，石膏12~30g，半夏9g，生姜3g，甘草3g，大枣6g，黄芩12g，葶苈子9g，贝母9g，桑白皮15g，野荞麦根30g，三叶青20g，鱼腥草30g。

本型常见于慢性阻塞性肺疾病急性加重期，该期总是热痰多于寒痰，即使外感邪气，无论寒邪抑或热邪均易入里化热，与痰胶着，至咳嗽咳痰加重，故不必过于拘泥分型辨治，尤应加大清肺化痰止咳力度，尽快控制肺部感染，保持呼吸道通畅，以防痰与外邪胶恋不解，而致疾病加重。故治疗以清肺化痰为主，方中麻黄、石膏辛凉配伍，宣肺散邪，清泄肺热；鱼腥草、黄芩、葶苈子、贝母、桑白皮、三叶青、野荞麦根等清热解毒类药并用，更好地起到化痰平喘之功；甘草、大枣扶正祛邪。

（三）痰蒙神窍证

主症：神志恍惚，谵妄，烦躁不安，撮空理线，表情淡漠，嗜睡，昏迷，或肢体瞤动，抽搐，咳逆喘促，咳痰不爽，苔白腻或淡黄腻，舌质黯红或淡紫，脉细滑数。

治法：涤痰开窍，息风平喘。

处方：涤痰汤、安宫牛黄丸或至宝丹加减。

半夏9g，茯苓15g，橘红6g，胆南星9g，竹茹9g，枳实6g，甘草3g，石菖蒲9g，党参15g，黄芩12g，桑白皮15g，葶苈子9g，天竺黄6g，浙贝9g，钩藤9g，全蝎3g，红花6g，桃仁6g。

本型多见于慢性阻塞性肺疾病发展至呼吸衰竭或肺性脑病时。处方涤痰汤中半夏、茯苓、甘草、竹茹、胆南星清热涤痰；橘红、枳实理气行痰除壅；菖蒲芳香开窍；人参扶正防脱，并能提高血氧水平，兴奋呼吸肌，降低二氧化碳潴留。加安宫牛黄丸或至宝丹清心开窍醒脑，此两者常用于各种昏迷患者，其效甚佳，是传统的经典名方，前人有"糊里糊涂牛黄丸，不声不响至宝丹"之说。若痰热内盛，身热，烦躁，谵语，神昏，舌红苔黄者，加黄芩、桑白皮、葶苈子、天竺黄以清热化痰。若痰热引动肝风而有抽搐者，加钩藤、全蝎、羚羊角粉凉肝息风。唇甲发绀，瘀血明显者，加红花、桃仁活血祛瘀。

（四）阳虚水泛证

主症：面浮，下肢肿，甚则一身悉肿，腹部胀满有水，心悸，咳喘，咯痰清稀，脘痞，纳差，尿少，怕冷，面唇青紫，苔白滑，舌胖质黯，脉沉细。

治法：温肾健脾，化饮利水。

处方：五苓散合防己黄芪汤加减。

茯苓15g，猪苓15g，泽泻12g，白术9g，桂枝6g，防己12g，黄芪20g，车前草15g，桑白皮15g，葶苈子9g，炙苏子12g，当归12g，川芎9g，野荞麦根30g，三叶青15g，虎杖20g，杏仁9g。

慢性阻塞性肺疾病发展至后期，多引起肺动脉高压，以致慢性肺源性心脏病的发生，该阶段的病机与"虚、瘀、水"有关。故治以益气活血和通阳利水并用。多年来于临床中，笔者常以五苓散合防己黄芪汤加减投治，此方对利水消肿，改善心功能、纠正肺心病、心力衰竭患者颇具效验，且无西药利尿剂的不良反应。处方中茯苓甘淡，利小便以利水气，是制水除湿之要药；猪苓甘淡，功同茯苓，通利水道，其清泄水湿之力，较茯苓更捷，两药配伍，利水之功尤佳；泽泻甘寒，利水渗湿泄热，善泄水道，化决渎之气，透达三焦蓄热，为利尿之第一佳品，猪苓、茯苓、泽泻三药淡渗利水以利小便。佐以白术苦甘而温，健脾燥湿利水，乃培土制水，少量桂枝辛温通阳，既能解太阳之表，又能温化膀胱之气，调和营卫，通阳利水。防己黄芪汤擅益气祛风，健脾利水。防己大苦辛寒，祛风利水，与黄芪相配，利水力强而不伤正，臣以白术甘苦温，健脾燥湿，既助防己以利水，又助黄芪以益气。此外，可选用车前草、桑白皮、葶苈子等配伍黄芪泻肺平喘，利水消肿，能起到"上开下达"、通调水道的作用，炙苏子降气化痰，止咳平喘，当归、川芎一动一静，补血调血，以增加利尿效果，野荞麦根、三叶青、虎杖合杏仁共奏苦降泄热、化痰止咳之功。肢肿唇绀消退后，则重用益气、健脾、补肾之药以扶正固本，巩固疗效。

（五）肺肾气虚证

主症：呼吸浅短难续，声低怯，活动后喘息，甚则张口抬肩，倚息不能平卧，神疲乏力；咳嗽，痰白如沫，咯吐不利，胸闷，心慌，形寒汗出，腰腿疲软，头晕耳鸣，舌淡或黯紫，脉沉细无力，或有结代。

治法：补肺纳肾，降气平喘。

处方：补虚汤合参蛤汤加减。

人参20g，黄芩20g，茯苓15g，甘草6g，蛤蚧3g，五味子6g，干姜3g，半夏9g，厚朴9g，陈皮6g，当归12g，川芎9g，桃仁6g，麦冬12g。

本型多见于慢性阻塞性肺疾病晚期甚至并发呼吸衰竭时，年老体虚，肺肾俱不足，体虚不能卫外是六淫反复乘袭的基础，感邪后正不胜邪而病益重，反复罹病而正更虚，如是循环不已，促使肺胀形成。方中用人参、黄芪、茯苓、甘草补益肺脾之气；蛤蚧、五味子补肺纳肾；干姜、半夏温肺化饮；厚朴、陈皮行气消痰，降逆平喘。还可加桃仁、川芎、水蛭活血化瘀。若肺虚有寒，怕冷，舌质淡，加桂枝、细辛温阳散寒。兼阴伤，低热，舌红苔少，加麦冬、玉竹、知母养阴清热，如见面色苍白，冷汗淋漓，四肢厥冷，血压下降，脉微欲绝等喘脱危象者，急加参附汤送服蛤蚧粉或黑锡丹补气纳肾，回阳固脱。

（六）肺络瘀阻证

主症：咳嗽，咳痰，气急，或气促，张口抬肩，胸部膨满，憋闷如塞，面色灰黯，唇甲发绀，舌质黯或紫或有瘀斑、瘀点，舌下瘀筋，脉涩或结代。

治法：益气活血，润肺止咳。

处方：保肺定喘汤。

党参15g，生黄芪15g，丹参10g，当归10g，麦冬10g，熟地10g，仙灵脾10g，地龙15g，桔梗6g，生甘草6g。

慢性阻塞性肺疾病迁延不愈，久则肺气不足，无力推动心之血脉，心血运行不畅而瘀阻，即由肺病累及于心，而致肺心同病，导致慢性肺源性心脏病，后者的形成的关键在于气虚血瘀，因此疾病发展和预后均与气血相关。根据"气血相关"学说，在慢性阻塞性肺疾病稳定阶段，应于清热化痰、宣肺止咳的同时，予以酌加活血化瘀药物，可选用保肺定喘汤（王会仍经验方）。以党参、生黄芪补益肺气、健脾助运，当归、丹参活血化瘀，四者益气活血，共为君药；熟地、麦冬滋阴养肺为臣药，君臣相伍，共奏益气活血养阴之效，气足则血行，阴滋则血运，瘀化则脉道通畅，从而使慢性阻塞性肺疾病气虚血瘀这一关键的病理环节得到改善；地龙性寒、味咸，能清热化痰，舒肺止咳平喘，仙灵脾性温、味辛，温肾纳气，两者一阴一阳以燮理阴阳；桔梗开宣肺气、宣通气血、利咽喉、祛痰排脓，甘草润肺止咳，补益肺脾，而为佐使。诸药相伍，既能益气活血养阴，又能化痰利咽平喘，宣通气血，且能兼顾脾肾，清肺化痰止咳，综合起到调补肺肾，益气活血化痰作用，切中慢性阻塞性肺疾病的病理环节，具有良好的扶正固本以祛邪疗效。本验方经临床与实验研究已证明对慢性阻塞性肺疾病具有令人鼓舞的良好作用。

七、西医治疗

（一）稳定期治疗

1. 禁烟　教育和劝导患者戒烟；避免或防止粉尘、烟雾及有害气体吸入。

2. 支气管舒张药　包括短期按需应用以暂时缓解症状，及长期规则应用以减轻症状。

（1）β_2 受体激动剂：主要有沙丁胺醇、特布他林等，为短效定量雾化吸入剂，持续疗效 4~5 小时，每次剂量 100~200μg，24 小时内不超过 8~12 喷。主要用于缓解症状，按需使用。福莫特罗为长效定量吸入剂，作用持续 12 小时以上。福莫特罗吸入后 1~3 分钟起效，常用剂量为 4.5~9μg，每日 2 次。本类药应用可能出现头痛、心悸，偶见急躁、不安、失眠、肌肉痉挛。甲状腺功能异常，或严重心血管疾病及肝、肾功能不全、糖尿病者应慎用。目前认为治疗 COPD，不推荐单用，宜与吸入性激素联合使用。

（2）抗胆碱药：主要短效制剂有异丙托溴铵气雾剂，定量吸入时开始作用时间比沙丁胺醇等短效 β_2 受体激动剂慢，但持续时间长，维持 6~8 小时，剂量为 40~80μg，每天 3~4 次。长效制剂噻托溴铵，其作用长达 24 小时以上，吸入剂量为 18μg，每天 1 次。运用抗胆碱药可能出现口干、便秘或尿潴留，对有前列腺增生、膀胱颈梗阻和易发闭角型青光眼的患者，宜慎用或禁用。

（3）茶碱类药物：缓释型或控释型茶碱每天 1 次或 2 次口服可达稳定的血浆浓度，对 COPD 有一定效果。

3. 糖皮质激素　长期规律的吸入糖皮质激素较适用于 FEV1 < 50% 预计值（Ⅲ级和Ⅳ级）并且有临床症状以及反复加重的 COPD 患者。这一治疗可减少急性加重频率，改善生活质量。联合吸入糖皮质激素和 β_2 受体激动剂，比各自单用效果好，目前已有布地奈德/福莫特罗、氟地卡松/沙美特罗两种联合制剂可供选择，可与噻托溴铵联合使用，效果更好。

4. 祛痰药　常用药物有盐酸氨溴索（ambroxol）、乙酰半胱氨酸等。

5. 长期家庭氧疗（LTOT）　COPD 稳定期进行长期家庭氧疗对具有慢性呼吸衰竭的患者可提高生存率。对血流动力学、血液学特征、运动能力、肺生理和精神状态都会产生有益的影响。长期家庭氧疗应在Ⅳ级即极重度 COPD 患者应用，具体指征是：①$PaO_2 \leqslant 55mmHg$ 或动脉血氧饱和度（SaO_2）≤88%，有或没有高碳酸血症。②PaO_2 55~60mmHg，或 SaO_2 < 89%，并有肺动脉高压、心力衰竭水肿或红细胞增多症（血细胞比容 > 55%）。长期家庭氧疗一般是经鼻导管吸入氧气，流量 1.0~2.0L/min，吸氧持续时间 > 15h/d。长期氧疗的目的是使患者在海平面水平，静息状态下，达到 $PaO_2 \geqslant 60mmHg$ 和（或）使 SaO_2 升至 90%。

6. 康复治疗　包括呼吸生理治疗，肌肉训练，营养支持、精神治疗与教育等多方面措施。

7. 手术治疗　包括肺大疱切除术、肺减容术、肺移植术等。

（二）急性加重期治疗

急性加重是指咳嗽、咳痰、呼吸困难比平时加重或痰量增多或成黄痰；或者是需要改变用药方案。

（1）确定 COPD 急性加重的原因及病情严重程度，最多见的急性加重原因是细菌或病毒感染。

（2）根据症状、血气、胸部 X 线片等评估病情的严重程度，并根据病情严重程度决定门诊或住院治疗。

（3）支气管舒张药药物同稳定期：短效 β_2 受体激动剂较适用于 COPD 急性加重期的治疗。若效果不显著，建议加用抗胆碱能药物（为异丙托溴铵，噻托溴铵等）。对于较为严重的 COPD 加重者，可考虑静脉滴注茶碱类药物。$\beta2$ 受体激动剂、抗胆碱能药物及茶碱类药物联合应用可获得更大的支气管舒张作用。

（4）控制性氧疗：氧疗是 COPD 加重期住院患者的基础治疗。无严重并发症的 COPD 加重期患者氧疗后易达到满意的氧合水平（$PaO_2 > 60mmHg$ 或 $SaO_2 > 90\%$）。但吸入氧浓度不宜过高，需注意可能发生潜在的 CO_2 潴留及呼吸性酸中毒，给氧途径包括鼻导管或 Venturi 面罩。

（5）抗生素：当患者呼吸困难加重，咳嗽伴有痰量增多及脓性痰时，应根据 COPD 严重程度及相应的细菌分层情况，结合当地区常见致病菌类型及耐药流行趋势和药物敏感情况尽早选择敏感抗生素。如对初始治疗方案反应欠佳，应及时根据细菌培养及药敏试验结果调整抗生素。如给予 β 内酰胺类/β 内酰胺酶抑制剂；第二代头孢菌素、大环内酯类或喹诺酮类。如门诊可用头孢唑肟 0.25g 每日 3 次、头孢呋辛 0.5g 每日 2 次、左氧氟沙星 0.4g 每日 1 次、莫西沙星或加替沙星 0.4g 每日 1 次；较重者可应用第三代头孢菌素如头孢曲松钠 2.0g 加于生理盐水中静脉滴注，每天 1 次。住院患者当根据疾病严重程度和预计的病原菌更积极的给予抗生素，一般多静脉滴注给药。如找到确切的病原菌，根据药敏结果选用抗生素。抗菌治疗应尽可能将细菌负荷降低到最低水平，以延长 COPD 急性加重的间隔时间。长期应用广谱抗生素和糖皮质激素易继发深部真菌感染，应密切观察真菌感染的临床征象并采用防治真菌感染措施。

（6）糖皮质激素：COPD 加重期住院患者宜在应用支气管舒张剂基础上，口服或静脉滴注糖皮质激素，推荐口服泼尼松 30～40mg/d，连续 7～10 天后逐渐减量停药。也可以静脉给予甲泼尼龙 40mg，每天 1 次，3～5 天后改为口服。

（7）机械通气：机械通气，无论是无创或有创方式都只是一种生命支持方式，在此条件下，通过药物治疗消除 COPD 加重的原因使急性呼吸衰竭得到逆转。

1）无创性机械通气：COPD 急性加重期患者应用 NIPPV 可降低 $PaCO_2$，减轻呼吸困难，从而降低气管插管和有创呼吸机的使用，缩短住院天数，降低患者病死率。

2）有创性机械通气：在积极应用药物和 NIPPV 治疗后，患者呼吸衰竭仍进行性恶化，出现危及生命的酸碱失衡和（或）神志改变时宜用有创性机械通气治疗。病情好转后，根据情况可采用无创机械通气进行序贯治疗。

（8）其他治疗措施：注意维持液体和电解质平衡；注意补充营养；对卧床、红细胞增多症或脱水的患者，需考虑使用肝素或低分子肝素；注意痰液引流，积极排痰治疗（如刺激咳嗽，叩击胸部，体位引流等方法）；识别并治疗伴随疾病（冠心病、糖尿病、高血压等）及并发症（休克、弥漫性血管内凝血、上消化道出血、肾功能不全等）。

八、饮食调护

（1）避免用辛辣刺激性食物，不宜过酸过咸，有过敏史者，忌食海腥发物及致敏性食物。慢性阻塞性肺疾病急性加重期阶段，饮食宜清淡、并多饮水；或食牛奶、蛋汤、馄饨、蛋羹等流质、半流质饮食。

（2）注意饮食摄入充足，以提高患者自身免疫能力，减少疾病复发率。

（3）保持居室空气清新，忌烟戒酒，避免烟尘、异味及油烟等理化因素刺激。

（4）预防感冒，逐渐加强耐寒锻炼，秋冬季节要注意保暖御寒，及时加衣被，防止忽冷忽热，外出时应戴口罩；缓解期要注意劳逸适度，适当锻炼身体以增强体质。

（李海刚）

第五节　睡眠呼吸暂停低通气综合征

睡眠呼吸暂停低通气综合征（sleep apnea hypopnea syndrome，SAHS）是指各种原因导致睡眠状态下反复出现呼吸暂停和（或）低通气，引起低氧血症、高碳酸血症、睡眠中断，从而使机体发生一系列病理生理改变的临床综合征。其主要临床表现为形体肥胖，睡眠时打鼾且鼾声不规律、呼吸及睡眠节律紊乱，反复出现呼吸暂停及觉醒，或患者自觉憋气，夜尿增多，白天嗜睡，乏力，睡不解乏，晨起头痛、口干，注意力不集中，记忆力下降，性格异常等。

根据睡眠过程中呼吸暂停时胸腹呼吸运动的情况，临床上将睡眠呼吸暂停综合征分为中枢型（CSAS）、阻塞型和混合型，中枢型指呼吸暂停过程中呼吸运动消失，阻塞型指呼吸暂停过程中呼吸运动仍然存在，混合型指一次呼吸暂停过程中前半部分为中枢型特点，后半部分为阻塞型特点。三种类型中以阻塞型最常见，目前把阻塞型和混合型两种类型统称为阻塞型睡眠呼吸暂停低通气综合征（OSAHS）。

中医虽无"睡眠呼吸暂停低通气综合征"的病名，但根据其临床表现当属中医学"鼾眠"、"嗜睡"、"嗜卧"、"但欲寐"、"鼻鼾"范畴。相似记载最早可见于东汉时期张仲景所著的《伤寒论·辨太阳病脉证并治第一》，"风温为病，脉阴阳俱浮，自汗出，身重，多眠睡，鼻息必鼾，语言难出。"

一、病因病理

根据现代中医观点SAHS的发生，系先天禀赋异常，后天调摄失当所致。其发病机制往往与下列因素有关。

（一）先天禀赋异常

如先天性鼻中隔偏曲、下颌后缩、小颌畸形、巨舌等上气道解剖结构异常，导致气道不畅，呼吸不利而暂停，具有一定的家族史。

（二）饮食不当

SAHS患者多有肥胖。随着生活水平的提高，肥胖者日渐增多。《脾胃论》曰："能食而肥……油腻，厚味，滋生痰涎"。嗜食酒酪肥甘、膏粱厚味，使脾失健运，不能运化与转输水谷精微，聚湿生痰，痰湿血脂聚集，以致体态臃肿。痰湿上阻于气道，壅滞不畅，痰气交阻，肺气不利，入夜益甚，使肺主气、司呼吸功能失常，出现鼾声如雷、呼吸暂停等症状。痰湿浊脂壅塞，则致血脉痹阻，痰、湿、气、瘀血交阻，互为因果，更是加重病情，而并发肺动脉高压、右心衰竭、冠心病、红细胞增多症与血栓形成等。

（三）嗜烟成性

熏蒸清道，灼津成痰，上阻咽喉，肺失宣降，气机升降失常，痰气搏击气道而作鼾，甚至呼吸暂停。

（四）外感六淫

感受风温热邪伤阴耗气，灼津成痰，咽喉肿胀壅塞，气血痹阻；或感受风寒湿之邪，引动痰湿，均将诱发或加重本病。

（五）体虚病后

素体虚弱，或病后体虚，或劳倦内伤，损伤脏腑功能。心主神明，统帅元神；肺主气，司呼吸，肺气通于鼻。"肺为气之主肾为气之根，肺主出气，肾主纳气，阴阳相交呼吸乃和"。心阳不振，失却主神明统帅作用；肺气虚弱，失于宣降，肾亏摄纳无权，呼吸失却均匀调和，则夜间打鼾、呼吸表浅甚至呼吸暂停。或肺脾肾虚，脾不能转输水湿，肺不能发散津液，肾不能蒸化水液，而致阴津水液凝聚成痰，壅遏肺气。

总的说来，SAHS属本虚标实，主要病理因素为痰湿、血瘀、气滞。主要病机为痰湿内阻或痰热内壅，气滞血瘀，肺脾肾虚，心阳不足，尤以脾失健运，肺气不利为关键。一般来说，在病变早期，脾虚痰湿内生，上阻肺气，肺气壅滞；进而导致气滞血瘀，复加肺脾气虚，血瘀益甚，病情得以进展；日久损及肾阳、心阳，失去推动、温煦作用，而见胸中窒闷、心悸怔忡、阳痿、夜尿频多或遗尿等；晚期可阳损及阴，阴阳俱损，甚至痰蒙神窍而昏迷。

二、诊断

（一）临床表现

1. 病史　常有打鼾、憋醒，白天出现疲劳、嗜睡、精神行为异常等表现。

2. 症状

（1）白天症状：主要表现为嗜睡、乏力、睡不解乏、晨起头痛、注意力不集中、精细操作能力下降，记忆力下降等，约有10%的患者可以出现性欲减低，甚至阳痿，部分可以出现烦躁、抑郁、焦虑等个性变化。其中以嗜睡最为常见，轻者表现为日间工作或学习时间困倦、困睡，严重时吃饭、与人谈话时即可入睡。

（2）夜间症状：打鼾为主要症状，其鼾声多不规则，高低不等，并与呼吸暂停间歇交替出现，夜间出汗较多，睡眠行为异常（包括恐惧、惊叫、呓语、夜游、幻听等），部分患者有夜尿增多甚至遗尿，严重者可出现呼吸暂停后憋醒，常伴有翻身，四肢不自主运动甚至抽搐，或突然坐起，感觉心慌、胸闷等。

3. 体征　CSAS可有原发病的相应体征；OSAHS的体征有肥胖（BMI指数＞28），颈围＞40cm，鼻甲肥大，鼻中隔偏曲，下颌短小，下颌后缩，悬雍垂肥大，扁桃体和腺样体肥大，舌体肥大等。

（二）实验室检查

1. 血常规　病程时间长，血中红细胞计数及血红蛋白含量可有不同程度的增加。

2. 血气分析　病情严重者可以出现低氧血症、高碳酸血症及呼吸性酸中毒。

（三）特殊检查

1. 胸片　早期可以没有异常表现，后期并发高血压、肺动脉高压及冠心病等疾病时，可以出现心影增大，肺动脉段突出等表现，

2. 肺功能检查　并发肺心病、呼吸衰竭时，可以出现不同程度的通气功能障碍。

3. 心电图　伴有高血压、冠心病时，可出现心室肥厚、心肌缺血或心律失常表现等变化。

4. 多导睡眠图（PSG）　PSG 是诊断 SAHS 的金标准，当睡眠呼吸暂停低通气指数≥5次/小时则可确诊。它不仅可判断其严重程度，还可全面定量评估患者的睡眠结构，睡眠中呼吸紊乱、低血氧情况，以及心电、血压的变化。呼吸暂停是指睡眠过程中口鼻呼吸气流完全停止 10 秒以上；低通气是指睡眠过程中呼吸气流强度（幅度）较基础水平降低 50%以上，并伴有血氧饱和度较基础水平下降≥4%或微醒觉；睡眠呼吸暂停低通气指数是指每小时睡眠时间内呼吸暂停加低通气的次数。

三、鉴别诊断

（一）单纯性鼾症

有明显的鼾声，PSG 检查无气道阻力增加，无呼吸暂停和低通气，无低氧血症。

（二）上气道阻力综合征

气道阻力增加，PSG 检查反复出现 α 醒觉波，夜间醒觉＞10 次/小时，睡眠连续性中断，有疲倦及半天嗜睡，可有或无明显鼾声，无呼吸暂停及低氧血症。

（三）发作性睡病

半天过度嗜睡，发作性猝倒，PSG 检查睡眠潜伏期＜10 分钟，入睡后 20 分钟内有快速眼动时相出现，无呼吸暂停和低氧血症，多次小睡潜伏时间试验检测平均睡眠潜伏期＜8 分钟，有家族史。

（四）不宁腿综合征和睡眠中周期性腿动综合征

患者主诉多为失眠或白天嗜睡，多伴有醒觉时的下肢感觉异常，PSG 监测有典型的周期性腿动，每次持续 0.5～5 秒，每 20～40 秒出现 1 次，每次发作持续数分钟到数小时。通过详细向患者及同床睡眠者询问患者睡眠病史，结合体检和 PSG 监测结果可以予以鉴别。

四、并发症

SAHS 可以并发高血压病、冠心病、心律失常、脑血管病、肺心病、呼吸衰竭、精神异常（包括抑郁、焦虑、躁狂性精神病等）、糖尿病、性功能障碍等。

五、临证要点

SAHS 的发生多为先天禀赋异常，后天调摄失当所致，属本虚标实之证，其主要病理因

素为痰湿、痰热、血瘀、气滞，主要病机为痰湿内阻或痰热内壅，气滞血瘀，肺脾肾虚，心阳不足，尤以脾失健运，肺气不利为关键。一般来说，在疾病早期以痰湿内阻，气滞血瘀多见，故治疗上以健脾化痰、活血化瘀及疏理气机为主；若病程日久，病情得以进展，日久损及肾阳、心阳，治疗上则需温阳补肾之剂，同时仍需活血、理气、化痰。无论以实证为主，或以虚证为主，均须运用活血化痰开窍之品如石菖蒲、郁金、胆南星等。

SAHS 的治疗需辨证与辨病相结合，根据西医的病因分型来予以处方，可取得更好的疗效。西医认为，中枢型患者睡眠呼吸驱动停止，其临床多表现为脏腑功能的减弱，中医辨证以气虚、阳虚为主，因此治疗上则以扶正为主，或益气，或温阳，兼以祛邪。阻塞型患者，其呼吸驱动存在，但伴有上呼吸道阻塞，临床上多表现为标实的一面，或以痰象为主，或以瘀象为著，或痰瘀并见，故治疗上则以祛邪为主，或化痰，或祛瘀，或化痰祛瘀并重，辅以扶正。混合型患者，兼有上述两型的特点，其临床表现也大多为本虚标实并见，因此，治疗上应扶正祛邪并重。但所有患者均存在着肺气壅滞，气机不利，因此，疏利气机当贯穿治疗始终。

六、辨证施治

（一）痰湿内阻，肺气壅滞

主症：睡眠时鼾声阵作，时断时续，与呼吸暂停间歇交替出现，夜间常常自觉憋气而醒。形体多肥胖，白天神疲乏力，睡不解乏，伴胸闷，咳吐白痰，喜食油腻之物，纳呆呕恶，头昏肢沉，记忆力减退，舌体胖大，舌质淡红，苔白厚腻，脉弦滑。

治法：健脾化痰、顺气开窍。

处方：二陈汤化裁。

制半夏 10g，陈皮 9g，茯苓 15g，甘草 5g，党参 15g，白术 10g，苍术 10g，石菖蒲 12g，郁金 12g，旋覆花 9g，代赭石 15g，桔梗 6g，杏仁 10g，苏子 12g，川朴 10g，浙贝 15g。

本证型临床最常见，多见于肥胖者、发病初期。痰饮之治必重在培土燥湿，二陈汤燥湿化痰、理气和中，善治痰证，被后世称为"祛痰之通剂"，本方中加入四君子汤以益气健脾，以助化痰；石菖蒲，具有化痰开窍、化湿和胃、醒神益智等作用，为涤痰开窍之要药。研究表明石菖蒲对中枢神经系统有双向调节作用，对脑组织和神经细胞有很好的保护作用，因其含有多种解痉平喘成分，从而具有祛痰止咳平喘的作用。刘薇等采用健脾化痰法治疗轻度 OSAHS 患者，结果发现治疗组用药后嗜睡、疲倦、头痛及总积分下降，呼吸紊乱指数和氧减指数明显下降。若痰湿郁而化热，症见口黏，口苦，痰黄或质黏咳，佐以黄连、黄芩、胆南星、鲜竹沥等；若咽中如有炙脔，胸胁满闷显著，可用半夏厚朴汤；若多食则脘腹胀满，昏昏欲睡者，可佐以鸡内金、山楂、米仁等。

（二）痰浊壅塞，气滞血瘀

主症：睡眠时打鼾，鼾声如雷且不规律，呼吸节律紊乱，夜寐不实，易憋气而醒。形体多肥胖，白天表现为神疲嗜睡，睡不解乏，健忘，胸膈满闷，咳痰白稀，头重如蒙，面色晦黯，口唇发绀，舌质黯紫或有瘀点，舌底络脉迂曲增粗，脉细滑或涩。

治法：理气化痰、活血开窍。

处方：涤痰汤合血府逐瘀汤加减。

制半夏10g，茯苓15g，陈皮9g，甘草5g，石菖蒲12g，胆南星6g，郁金12g，白芥子12g，桔梗6g，党参15g，枳实12g，红花9g，桃仁12g，当归12g，丹参20g。

痰湿是本病发病的最主要病理因素之一，痰邪贯穿于本病的始终，然而随着疾病迁延，势必导致气血瘀滞，"久病入络"亦可产生瘀血，故治疗过程中需要适当加入活血化瘀之品。血府逐瘀汤出自《医林改错》，为活血化瘀法的代表方剂，被广泛应用于临床。彭文以益气活血法为主治疗儿童鼾症40例，结果总有效率达85%。若痰浊郁而化热，症见痰黄或质黏难咳，苔黄腻，脉滑数，佐以黄芩、鲜竹沥、竹茹、鲜芦根等；如神倦乏力，少气懒言，气虚症状明显者，佐以党参、白术等。

（三）肺脾肾亏，痰瘀交阻

主症：睡眠时鼾声阵作，鼾声响亮，夜寐不实，时时憋醒。晨起头痛，白日嗜睡，睡不解乏，胸中窒闷，咳吐痰涎，气息短促，神倦乏力，健忘，腰膝酸软，伴夜间遗尿或夜尿频多，性功能减退，面唇色黯，舌紫或有瘀斑，苔薄润，脉沉或细涩。

治法：益肾健脾、祛瘀除痰。

处方：金水六君煎化裁。

当归12g，熟地15g，陈皮9g，制半夏10g，茯苓15g，黄芪15g，太子参15g，石菖蒲12g，胆南星6g，郁金12g，丹参20g，地龙12g，白芥子12g，枳实12g，仙灵脾12g，甘草6g。

本证型多见于老年人、发病后期，往往伴有肺功能明显受损，白天也可有血气分析指标的异常。同时，并有腰膝酸软，畏寒肢冷等肾阳不足表现者，可酌情加用肉桂、川牛膝、菟丝子、补骨脂等；而兼瘀象较重者，则重用活血祛瘀之品，加桃仁、红花、川芎等；若伴有脾气急躁，性情忧郁者，可佐以制香附、醋柴胡等。

（四）心肾两虚，阳气不足

主症：眠时有鼾声，鼾声不响，时断时续，与呼吸暂停间歇交替出现，夜寐不实而时时憋醒。白天表现为嗜睡，睡不解乏，哈欠频频，举止迟钝，神疲懒言，动则气促息短，面色㿠白，畏寒肢冷，头昏健忘，胸闷，夜尿频多，小便清长，腰膝酸软，性功能减退，舌质淡胖，苔白滑，脉沉。

治法：补益心肾、温阳开窍。

处方：金匮肾气丸加味。

熟附子5g，桂枝6g，熟地15g，山药15g，萸肉12g，茯苓15g，泽泻12g，石菖蒲15g，远志6g，麦冬12g，郁金12g，仙灵脾12g，黄芪15g，党参15g，五味子6g，桔梗6g。

本证型多见于CSAS病人或老年OSAHS病人发病后期。如有阴虚内热之象，可改用麦味地黄丸化裁；若见口唇发绀，舌黯红或有瘀点，可佐以紫丹参、当归、广地龙、虎杖等。

七、西医治疗

（一）CSAS的治疗

CSAS临床上较少见，治疗包括原发病的治疗、呼吸兴奋药物治疗（阿米三嗪、乙酰唑胺和氨茶碱等）、氧疗及辅助机械通气等。

（二）OSAHS的治疗

1. 一般治疗　减肥、戒烟酒、侧位睡眠、抬高床头以及避免服用镇静剂、白天避免过度劳累等。

2. 氧疗　低流量控制性吸氧能预防低氧的并发症。

3. 药物治疗　疗效不肯定，可试用乙酰唑胺、甲羟孕酮等治疗。抗抑郁药普罗替林（10mg，1～2次/天），可抑制 REM 睡眠期。莫达非尼有改善白天嗜睡作用，应用于接受 CPAP 治疗后嗜睡症状改善不明显的患者，有一定的疗效。长期服用药物最好用多导睡眠图检查核实疗效，并注意避免药物不良反应。近期有文献报道，药物对 OSAHS 无效，目前已不主张使用。

4. 机械治疗

（1）经鼻持续气道正压通气治疗（CPAP）：此法是目前治疗中重度 OSAHS 患者的首选方法，CPAP 犹如一个上气道的空气扩张器，可以防止吸气时软组织的被动塌陷，并刺激颏舌肌的机械感受器，使气道张力增加。可单独作为一种疗法，也可和外科手术配合使用。

（2）双水平气道内正压治疗：使用鼻（面）罩呼吸机时，在吸气和呼气相分别给予不同的压力，更符合呼吸的生理过程，增加了治疗的依从性。

（3）自动调压智能呼吸机治疗：根据患者夜间气道阻塞程度的不同，呼吸机送气压力随之变化。疗效及耐受性可能优于 CPAP 治疗，但费用贵，难以普及。

（4）各种口腔矫治器治疗：睡眠时戴用专用矫治器可以抬高软腭，牵引舌主动或被动向前，以及下颌前移，达到扩大口咽及下咽部，改善呼吸的目的，但对重症患者无效。

（5）手术治疗：手术是治疗 OSAHS 的基本方法，手术治疗的目的在于减轻和消除气道阻塞，防止气道软组织塌陷。选择何种手术方法要根据气道阻塞部位、严重程度、是否有病态肥胖及全身情况来决定。常用的手术方法有以下几种。

1）扁桃体、腺样体切除术：这类手术仅用于青春期前有扁桃体、腺样体增生所致的儿童患者。一般术后短期有效，随着青春发育，舌、软腭肌发育后，仍然可复发。

2）鼻腔手术：对鼻中隔偏曲、鼻息肉或鼻甲肥大引起鼻气道阻塞者，可行鼻中隔成形术，鼻息肉或鼻甲切除，以减轻症状。

3）舌成形术：有舌体肥大、巨舌症、舌根后移、舌根扁桃体增大者，可行舌成形术。

4）腭垂、软腭、咽成形术：此手术是切除腭垂过长的软腭后缘和松弛的咽侧壁黏膜，将咽侧壁黏膜向前拉紧缝合，以达到缓解软腭和口咽水平气道阻塞的目的，但不能解除下咽部的气道阻塞，因此一定要选好适应证。

5）激光辅助咽成形术：利用激光进行咽部成形术，局部麻醉，可以门诊进行，降低了手术风险。

6）正颌外科：常用的方法有下颌前移术、颏前移术、颏部移、舌骨下肌群切断悬吊术及双颌前移术等，要严格掌握手术适应证，对高龄患者、重度肥胖、有全身脏器功能不良者，手术危险性很大，故应非常谨慎。

八、饮食调护

肥胖引起的阻塞性睡眠呼吸暂停综合征的患者，首选治疗为控制体重，而控制体重以限制饮食和增加体力活动为主。饮食上宜高蛋白，减少高脂肪、高胆固醇，限制总热量的摄入；宜多吃蔬菜和水果、瘦肉、鸡蛋、鱼类、豆类，少吃猪油、黄油、奶油、油酥点心、肥鹅、烤鸭、肥肉、花生、核桃及油炸食物。限制高胆固醇食物，如动物肝、脑、鱼子、蛋黄等。戒饮酒和咖啡。有饥饿感时，可供给低热量蔬菜如芹菜、冬瓜、南瓜等，以增加饱食感，减少热量的吸收。适当给予蛋白质如瘦肉、鱼虾、脱脂奶、豆制品等。

（李海刚）

第六节 呼吸衰竭

呼吸衰竭是由于各种疾病导致的呼吸功能障碍，使气体交换不能满足组织或细胞代谢的需要，多是肺吸入的空气含氧低和肺内气体交换及气体输送障碍引起，以患者在静息状态下，呼吸大气压空气时，动脉血氧分压（PaO_2）低于8kPa（60mmHg），动脉二氧化碳分压（$PaCO_2$）高于6.67kPa（50mmHg）作为诊断条件。

呼吸衰竭有急性和慢性之分。急性呼吸衰竭是原来肺功能正常，由于突发原因引起呼吸中枢及呼吸运动的周围神经、肌肉病变、胸部外伤、气道及肺疾病所致的呼吸功能突然发生衰竭。慢性呼吸衰竭则是原有慢性呼吸系统疾病如慢性阻塞性肺病（COPD）、尘肺等所致肺功能减退、低氧及二氧化碳潴留，且呈渐进性加重。平时患者机体能代偿适应，多能胜任轻体力劳动及日常生活，这时称为代偿性慢性呼吸衰竭，一旦由于呼吸道感染或其他原因引起肺功能减退加重，使代偿丧失，即可出现严重的机体缺氧和二氧化碳潴留，称为失代偿性慢性呼吸衰竭。临床上将缺氧不伴二氧化碳潴留者称为Ⅰ型呼吸衰竭，伴有二氧化碳潴留者称为Ⅱ型呼吸衰竭。本病以喘急、发绀、神昏为主要临床表现，其有关内容见于中医古籍中有关"喘证"、"哮病"、"心悸"、"水肿"、"上气"、"肺胀"及"神昏"、"闭脱"、"痉厥"等病症的记载中。

一、病因病理

急性呼吸衰竭常为时令之邪、瘟疫相染。"温邪上受，首先犯肺，逆传心包"（叶天士《外感温热篇》）。临床所见：SARS、人禽流感、甲型HIN1流感致重症肺炎导致急性呼吸窘迫综合征，流行性脑炎、脑脊髓膜炎等；外感疾病引起的中枢性呼吸衰竭；类固醇肌病、重症肌无力和周围神经病变引起的呼吸机麻痹；外伤、重创、金石所伤、头部外伤、多发性骨折以及胸肋部、大腿、躯干部挤压伤引起的"挤压综合征"等所致急性呼吸窘迫综合征（ARDS），产伤、失血过多、恶露不尽、肺栓塞、呼吸道梗阻、窒息引起急性呼衰（如《症因脉治》："临产去血过多，荣血暴竭，卫气无主，此名孤阳无阴；若恶露不行，上冲肺胃，又名恶血攻心，二者皆令人喘也"），以及肺脏本身损伤、气道灼伤、真心痛发作（心病及肺）均可导致热、毒、痰、瘀上迫于肺，致使气机逆乱，痰阻瘀痹，脉络不通，神明失养而见喘促、发绀、神昏、狂躁、痰涌等诸症。如《重订严氏济生方》："将理失宜，六淫所伤，七情所盛，或因坠堕惊恐，渡水跌仆，饱食过伤，动作用力遂使脏气不和，荣卫失其常度，不能随阴阳出入以成息，促迫于肺，不得宣通而为喘也。"慢性呼吸衰竭常是在慢性咳喘病的基础上发展而来。有长期咳嗽、吐痰、喘息发作病史，肺、脾、肾三脏亏虚，水饮停聚成痰、成饮，故常见咳嗽、憋喘，病久者痰量愈增；痰饮阻塞气道，肺气失宣，故见喘息、胸闷，动则气急；气道壅塞，肺气失宣，血气不能相合，痰饮阻络，脉道瘀滞，水道不通，故见口唇、面颊、趾指紫黯；重者人迎处青筋暴露，舌下紫脉显露，胁下癥瘕积聚，下肢浮肿。由于体虚无力抗邪而易反复外感，常因外感风邪、时疫或情志因素、饮食不节而使痰饮内停或内聚生热，而见痰黄量多，咳喘加重，重者痰瘀交阻，心脉失养，热痰上扰神明，故见发绀更重、心悸、神昏。如《杂病源流犀烛》曰："喘因虽多，而其原由未有不由虚者，元气衰微，阴阳不接续，最易汗脱而亡，一时难救。古人言诸般喘症，皆属恶候是也……若不接续，即见鼻扇唇青，掀胸抬肚，张口摇肩等状，脉亦不续，无神即死。"

二、诊断

呼吸衰竭是气道阻塞，肺泡通气不足，肺内气体弥散障碍，通气/血流比例失调，静—动脉分流等导致的缺氧，伴有或不伴二氧化碳潴留，及由此产生的酸碱平衡失调，电解质紊乱，神经精神障碍与心力衰竭，临床病情以呼吸困难、发绀、神志障碍为主要表现。

（一）症状与体征特点

1. 呼吸　急性呼衰常为端坐气急，烦闷异常，张口抬肩，呼吸常为深大而急促，如出现呼吸浅慢，节律不整，呼吸停顿常为呼吸中枢受累表现。慢性呼衰则呼吸常浅快，"三凹征"阳性，常取端坐或跪卧，胸腹式交替呼吸，胸腹矛盾呼吸（赫窝征，Hoover征）阳性。

临床常见慢性阻塞性肺病，膈肌下降，收缩无力，吸气时由于胸腔负压，膈肌反向移动，致腹壁内陷，呼气时腹壁外凸，提示膈肌疲劳、膈肌萎缩、无力，当伴有CO_2潴留（呼吸性酸中毒，呼酸）时则呼吸改变为：$PaCO_2 > 6kPa$（45mmHg）、$< 8kPa$（60mmHg），呼酸越重，呼吸越深大，呈正相关。但$PaCO_2 > 8kPa$则呼吸不再深大，$PaCO_2 > 10.7kPa$（80mmHg）则转为呼吸抑制（CO_2麻醉状态），故呼酸程度不同时其呼吸征象不同。

2. 发绀　皮肤、黏膜因缺氧而苍白，随缺氧加重，唇舌、趾指由红润变为黯红，急性呼衰唇舌多为红绛、黯红色，慢性呼衰则多为黯紫色，称为发绀。此时动脉血还原血红蛋白$\geq 5g/dl$，故伴有贫血，则发绀可不明显。Ⅱ型呼衰由于CO_2潴留致皮肤潮红、多汗、结膜充血、水肿、四肢多温可和发绀并存。

3. 神志障碍　由于脑组织耗氧量大，急性呼衰多伴有神志障碍。当$PaO_2 < 8kPa$（60mmHg）时，急性呼衰多因急性脑缺氧而表现烦躁、无意识的活动，甚至狂躁。重度缺氧可引起脑水肿，颅内压升高，如$PaO_2 < 2.67kPa$（20mmHg）脑细胞不能摄氧，可发生不可逆性损害。慢性呼衰患者由于适应和代偿，PaO_2多在$\leq 4.67 \sim 5.3kPa$（35 $\sim$ 40mmHg）出现意识障碍，如有CO_2潴留（$PaCO_2 > 8kPa$时，多有神志障碍），其临床多表现嗜睡、昏睡、多语、答非所问等。

4. 体征　低氧、高碳酸血症，并发感染、充血性心衰均可使心率增快，急性缺氧8 $\sim$ 4kPa（60 $\sim$ 30mmHg），慢性缺氧5.33 $\sim$ 2.67kPa（40 $\sim$ 20mmHg）可致心律失常，低于2.67kPa可致心搏骤停。CO_2潴留常可使血压上升、脉压增大，严重低氧血症可使血压下降，甚至出现休克。由COPD引起的慢性呼衰患者胸部查体，可见肋间隙增宽，桶状胸，呼吸动度减弱，叩过清音，呼吸音减低，双肺低调或（和）高调干啰音，肺底湿啰音。急性呼衰者多有原发病的体征特点。

5. 床边简易监护方法

（1）血氧：取动脉血（勿进气泡）肉眼观测，若动脉血颜色黯于正常动脉血，红于正常静脉血示轻度缺氧（约8kPa、60mmHg）提示肺功能不良；若动脉血色和正常静脉血一样，示重度缺氧（约5.3kPa、40mmHg），提示预后不良。取静脉血（勿进气泡）肉眼观测，静脉血与正常静脉血颜色相似，提示心功能好，组织供氧好。若静脉血明显黯于正常静脉血，则示心功能不良或周围循环衰竭，组织明显缺氧。

（2）尿量：饮水不足则尿量少，饮水多则尿量多，是由于血浆渗透压中枢调节抗利尿激素（ADH）分泌所致，由于慢性呼吸系统疾病导致胸膜腔内压升高，回心血量减少，低血压、脱水等病情增剧时，可促使ADH分泌增高，而使尿量减少。另外，尿液量还受循环功能影响，心衰、休克时肾灌注量减少而尿量减少，循环改善后则尿量增加。尿量也受肾功能影响，肾功能差时尿少，且尿比重固定，血糖、电解质也能影响尿量，呼衰时病情复杂，故应全面考虑。

（3）指氧仪：是一种简易的经皮血氧饱和度测定，可判断缺氧程度，当pH正常、PaO_2 60mmHg以上时 SaO_2 为90%，故常以 SaO_2 90%作为判断病情好转或恶化的检测标准。

（二）临床监测及实验室检查有关指标

1. 反映血氧状况的有关指标

（1）动脉血氧分压（PaO_2）：指动脉血液内混合气总压力中氧单独所占的压力，在接近海平面地区，吸空气时正常值为 10.7～13.3kPa（80～100mmHg），通常随年龄增加而下降，75岁健康人 PaO_2 可低至 9.33～10.0kPa（70～75mmHg）。PaO_2 是反映动脉血氧的敏感指标，可作为低氧血症分级依据。轻度缺氧 PaO_2 6.67～8.53kPa（50～64mmHg），中度缺氧 PaO_2 5.3～6.53kPa（40～49mmHg），重度缺氧 PaO_2 ≤5.3kPa（40mmHg以下）。

（2）动脉血氧饱和度（SaO_2）：血红蛋白能够结合氧的最大量称为氧容量。血红蛋白实际结合氧的量称为血红蛋白氧含量，它所占氧容量的百分数即为血红蛋白氧饱和度（简称血氧饱和度）正常人 SaO_2 为 95.5%～98.0%，从氧的解离曲线可看出，轻度缺氧时血氧饱和度的变化幅度极小，直至氧分压降低到氧解离曲线陡直部分时才急剧下降，因此，SaO_2 能敏感地反映中度或重度缺氧但不能敏感反映轻度缺氧的程度。

（3）动脉血氧含量（CaO_2）：指血液中氧的总量，包括血红蛋白的氧含量和血液物理溶解的氧量。CaO_2 除与 SaO_2 有关外，与血红蛋白（Hb）的多寡更有直接关系，如Hb11g%时其结合氧量为 11×1.34（每克Hb结合1.34ml O_2）×0.95（SaO_2%）=13.965ml，再加上游离氧 95×0.003（PaO_2×0.003）=0.285ml，故每百毫升血含氧14.35ml，仅相当于静脉血含量，而Hb15g%则 CaO_2 为19.8975ml，故贫血时有低氧血症。血红蛋白和 SaO_2 均正常者，CaO_2 约20ml%，CaO_2 下降可造成组织缺氧。

（4）血氧饱和度50%时氧分压（P50）：正常值为3.55kPa（26.6mmHg）。P50是反映氧解离曲线的位置，也就是反映血红蛋白亲和力增减的一种方法。P50大于正常值表示氧解离曲线右移，血红蛋白在肺毛细血管中氧合不全，但向组织放氧增加，具有代偿意义。P50小于正常值说明氧解离曲线左移，虽有利于肺部氧和血红蛋白结合，但妨碍氧在组织中的释放，若患者有低氧血症，则P50的减低会加重组织缺氧。

2. 反映肺通气状况的指标

（1）动脉二氧化碳分压（$PaCO_2$）：指动脉血混合气总压力中二氧化碳单独所占的压力，不受年龄影响，正常值 4.67～6.0kPa（35～45mmHg）。$PaCO_2$ 的高低与肺泡通气量成反比，在肺泡通气量4L/min之前尤其如此，因此测定 $PaCO_2$ 是临床评价肺通气状态最简单、最确实的指标。

（2）潮气量及肺活量：潮气量正常值约为10ml/kg，肺活量正常值女（3 000±400）ml，男（4 000+600）ml，当潮气量小于5ml/kg，肺活量低于15ml/kg，应给予辅助呼吸。监测通气量能较早发现由于通气障碍所致的血气变化，使用呼吸流量流速仪床边测定，如每分钟最大肺泡通气量不足 4L［肺泡通气量 = （潮气量 – 无效腔量）×呼吸次数/分］，会在静息下出现低氧血症和高碳酸血症。

（3）生理无效腔与潮气量的比值（VD/VT）：应用何氏气体分析仪或红外线光谱仪测呼出气的 CO_2 浓度（PECO_2），再计算出呼出气的 PCO_2（PECO_2），用重复呼吸法测肺泡 CO_2 浓度（FACO_2），再计算出肺泡 PCO_2（PACO_2），则 VD/VT = （PACO_2 – PECO_2）/PACO_2，正常 VD/VT 为 0.33~0.45，当 >0.6 需机械通气。

（4）肺顺应性：系指单位压力所引起的肺容量变化。正常全胸肺顺应性为 0.1 L/cmH_2O，计算公式：肺顺应性 = 潮气量 ÷ （最大吸气压 – 呼气终末压），正常为 0.2L/cmH_2O。由于食管内压测定较难，一般多采用胸肺顺应性，使用呼吸机患者，给予不同的潮气量，气道内压力峰值随潮气量的增加而上升，可获得顺应性曲线，由于呼吸动作连续，反映为动态胸肺顺应性。在气流停止时所得的为静态顺应性。当肺水肿、肺不张、肺炎、肺纤维化、肺表面活性物质减少时，肺顺应性降低，使动态静态曲线均右移，如仅动态曲线右移，提示气道阻力增加，见于支气管痉挛或分泌物潴留等。未用呼吸机的呼衰患者可通过呼吸次数、潮气量、肺活量的测定来估价通气能力。

（5）呼吸肌功能测定：应用单向活瓣测定最大吸气压（PImax）和最大呼气压（PEmax）以评价呼吸肌功能，男 PImax 最低值 7.25kPa，PEma 最低值 9.67kPa，女 PImax 最低值 4.84kPa，PEmax 最低值 7.74kPa。PImax 小于最低值的 30% 易出现呼衰，或需辅助呼吸，并为机械通气能否撤机的指标。而 PEmax 可评价咯痰能力的指标，两指标亦可评价呼吸肌疲劳。

3. 反映组织供氧状况的指标

（1）混合静脉血氧分压（PvO_2）：PvO_2 可判断输送氧和组织供氧，因为 PvO_2 是测定动脉血经组织细胞代谢后，由静脉回入右心形成的混合静脉血的 PO_2（PvO_2），正常 PvO_2（mmHg）=45.6 – 0.19×年龄（岁）+2.8，PvO_2 降低可判断组织细胞缺氧，亦可提示心功能差。由于此测定需行心导管故应用不广泛，亦可按简易公式推算：PvO_2（mmHg）= 1.0325PvO_2 – 0.898，其和心导管测定值 r = 0.915，呈高度相关，而为临床实用。

（2）动脉血乳酸：正常值 0.4~1.3mmol/L，当持续大于 5mmol/L，血 pH 常小于 7.25，可诊断高乳酸血症和组织缺氧指标。另外，乳酸/丙酮酸大于 9~15 为组织缺氧，有人也观察到（PvO_2）在 28mmHg 以下时，绝大多数病例有高乳酸血症，且均死亡。临床上亦可用阴离子间隙（AG）来判断，当增大到 25~45mmol/L 可考虑为血乳酸增高［$Na^+ + K^+$ – （$Cl^- + HCO_3^-$）= AG］。

4. 反映肺内分流的指标

（1）静脉 – 动脉分流：当静脉血流经通气不良的肺泡，不能有效的动脉化，与已动脉化的血相混则形成动 – 静脉分流，一般以分流量和心排出量之比（QS/Qt）表示，正常（3.65 + 1.69）%，如肺疾病（如肺不张等肺泡通气不良）而致静 – 动脉分流增加。

（2）氧合指数（PO_2/FiO_2）：用以判断肺换气功能，氧合指数的正常值 >400，如 ARDS 病人急性呼衰的诊断标准中氧合指数 ≤26.7kPa（200mmHg），以往特发性肺间质纤维化急性加重（AE – IPF）病人急性呼衰的诊断标准中氧合指数 ≤30kPa（225mmHg），均表示肺内分流量增加。

（3）肺内分流和解剖分流：静息状态成人每分钟肺通气（V）4L，和肺循环（Q）量 SL，V/Q=0.8。如呼吸病变使 V 降低则不能使流过肺血液的 Hb 充分氧合，应属右至左的分流，此时 PaO_2 降低，而有 $P（A-a）O_2$ 增大。此时如吸纯氧 20 分钟可使 $P（A-a）O_2$ 值恢复，称为肺内分流；如吸纯氧后 $P（A-a）O_2$ 仍高则属解剖分流，正常人分流量3%~5%以下，故吸纯氧后 $P（A-a）O_2$ 不应超过 $16×5=90mmHg$，故超过 $90mmHg$ 应属解剖分流。可帮助鉴别低氧血症是否原发于肺疾病，以及分流的程度。

5. 反映酸、碱、水电解质失衡的实验指标及判定方法

（1）$PaCO_2$（动脉血二氧化碳分压）：$PaCO_2$ 值可反映呼吸性因素对酸、碱的影响，$PaCO_2>45mmHg$ 为呼吸性酸中毒，$PaCO_2<35mmHg$ 为呼吸性碱中毒。

（2）HCO_3^-（碳酸氢根离子）：表示血浆中 CO_2 的结合形式，占 CO_2 总量的95%，代表了体内缓冲碱的一个重要部分。实际测得血 HCO_3^- 的量称为实际碳酸氢（AB），在 38℃，$PCO_2 5.3kPa$，$SaO_2 100\%$ 条件下测得血浆中所含 HCO_3^- 的量称为标准碳酸氢（SB）。SB 排除了呼吸因素，健康者 SB 近于 AB，正常值为 21~27mmol/L，平均值为 24mmo/L。AB<SB，提示呼碱，AB>SB 提示有 CO_2 潴留；AB=SB 均低于正常为代酸，均高于正常为代碱。

（3）CO_2CP（二氧化碳结合力）：表示在 $PCO_2 5.3kPa$ 下，25℃时血清、血浆或全血所能结合的 CO_2 量，正常值（50~70）vol%，或 22~31mmol/L，受呼吸和代谢因素的影响。CO_2CP 减低提示代酸或呼碱；CO_2CP 升高提示代碱或呼酸。

（4）BB（缓冲碱）：代表具有抗酸能力的一组阴离子，在血浆中的 BB，主要是 HCO_3^-（24mmol/L）和血浆蛋白（17mmol/L），正常值为 41mmol/L，全血 BB 还包括血红蛋白（6.3mmol/L）。及少量磷酸盐（1mmol/L），正常值 48.3mmol/L。由于 BB 含量受电解质、pH 及血红蛋白的影响，所以又以标准条件（pH 7.40、$PCO_2 5.3kPa$）气体平衡后，测得血浆或全血的缓冲碱值称为正常缓冲碱（NBB）。BB 增高为代碱，降低为代酸。

（5）BE（剩余碱）：是实际 BB 与正常 BB 的差数。在 38℃，$PCO_2 5.3kPa$ 条件下，使 1 升血液 pH 滴定至 7.4 时所需的酸或碱量的 mmol 量，用酸滴定者为正常值，代表剩余碱，用碱滴定者为负值，代表缺失碱，正常值为 ±3mmol/L。BE>3 为代碱，<3 为代酸。

（6）pH（酸碱度）：指溶液内氢离子浓度的负对数，血流 pH 实际上是指没有分离血细胞的血浆 pH。正常值为 7.35~7.45，平均值为 7.40。pH 最大范围为 6.8~7.9，超出这个范围生命就不生存。

（7）呼吸性酸碱紊乱的判定：呼吸性酸碱的改变主要是 H_2CO3（$H_2CO_3=CO_2+H_2O$，亦 $=PaO_2×0.03$），阻塞性通气功能减退引起体内 CO_2 潴留，使 H_2CO_3 上升，HCO_3^-/H_2CO_3 比值小于 20，称为呼酸；如呼吸过度引起体内 CO_2 排出过多（如肺间质纤维化、肺水肿等）则使 H_2CO_3 减少，使 HCO_3^-/H_2CO_3 的比值大于 20，称为呼碱。在呼酸或呼碱发生后，肾脏即通过 HCO_3^- 吸收和排泌使（HCO_3^-/H_2CO_3）比值逐步恢复到 20，当 HCO_3^-/H_2CO_3 已有恢复，尚未达到 20 时，称为部分代偿，已达到 20 则称为完全代偿。部分代偿和完全代偿已有 HCO_3^- 的升高。称为慢性代偿性呼酸，如呼酸发生时间尚短，尚未能代偿时称为急性呼酸，一般肾脏代偿时间，2~4 天部分代偿，5~7 天完全代偿。呼碱则相反，由于 H_2CO_3 呼出过多，使 $HCO_3^-/H_2CO_3>20$，亦有肾脏代偿排出 HCO_3^-，发生部分、完全代偿和急、慢性呼

碱。呼碱时常有呼吸浅而减少，CO_2 排出，使 HCO_3^-/H_2CO_3 恢复。呼吸性酸、碱紊乱常并有代谢性酸、碱紊乱，构成二重性，甚至三重性，其判断应依据以下几点：

1）判定合并代碱：①实测 HCO_3^- > 预计 HCO_3^-。②实测 HCO_3^- > 40mmol/L。③潜在 HCO_3^- > 预计 HCO_3^-。有以上三项之一即为合并代碱。

2）判定合并代酸：① AG［血 Na^+ － （Cl^- + HCO_3^-）］> 16mmol/L。②实测 HCO_3^- < 预计 HCO_3^-。有此二项之一即为合并代酸。

注：潜在 HCO_3^- = 实测 HCO_3^- + ΔAG（ΔAC = AG － 16）。预计 HCO_3^- 的计算公式：

a. 急性呼酸 HCO_3^- 预计值（mmol/L）= ［24.7 × PCO_2（mmHg）］ ÷ ［0.77 × PCO_2（mmHg）+ 8］

b. 慢性呼酸 HCO_3^- 预计值（mmol/L）= ［24.7 × PCO_2（mmHg）］ ÷ ［0.3 × PCO_2（mmHg）+ 26.8］

③急性呼碱 HCO_3^- 预计值（mmol/L）= 24 － 0.2［40 － PCO_2（mmHg）］④慢性呼碱 HCO_3^- 预计值（mmol/L）= 24 － 0.5［40 － PCO_2（mmHg）］

（8）血清电解质测定：呼吸衰竭常伴有酸、碱失衡及水、电解质的紊乱，酸、碱失衡与电解质之间有相互影响的关系。血清钾正常值增高见于肾衰、酸中毒及补钾过多，降低见于应用利尿剂、激素及碱中毒。血清钠正常值增高见于高钠饮食及大量肾皮质激素的应用等。降低见于非钠高渗液应用、低钠饮食及利尿剂应用、大汗、呕吐及泄泻、抗利尿激素（ADH）分泌过多。尿钠排出不减少（> 20 ~ 30mmol/L）。血清氯化物正常值增高见于呼碱及代酸，降低见于呼酸及代碱。血清钙（正常值 2.2 ~ 2.7mmol/L）碱中毒时可降低。血清镁（正常值 0.8 ~ 1.2mmol/L）利尿剂及糖皮质激素长期应用可使其降低。

6. 其他

（1）Hb（血红蛋白）：长期慢性缺氧患者因继发性红细胞增多而常常增高。

（2）WBC + DC（白细胞计数及分类）：呼衰时并有肺部感染时，革兰阳性球菌感染，WBC 计数常增高，N（中性粒细胞）多在 80% 以上，严重时有核左移或细胞浆内中毒性颗粒，而革兰阴性杆菌感染，WBC 则可正常、降低或增高。老年患者感染，WBC 总数可不高或减低，但常有中性粒细胞升高。

（3）痰液检查：痰量增多，特别是黄色或黄绿色脓性痰，常是感染严重，涂片作革兰染色检查，有时可初步判断病原菌，但应作痰培养，同时作药敏测定，作为选用抗生素的依据。

（4）X 线检查：床边摄片可判断呼吸衰竭病人的病因。如 ARDS、左心衰竭及肺部炎症、肺间质纤维化等均有其 X 线特征。

7. 急性呼吸窘迫综合征（ARDS）诊断标准　ARDS 为临床较常见的急性呼衰的一种类型，其诊断标准如下。

（1）具有可引起 ARDS 的原发疾病：包括肺部疾病如误吸、重症肺部感染（包括流感病毒与肺包虫病等）；肺外伤、栓塞（脂肪或羊水）和毒类气体吸入（光气与烟雾）等；肺外疾病如外伤、败血症、各种原因的休克、体外循环、大量输库存血、急性胰腺炎、DIC 以及长期高浓度氧（> 70%）吸入等。

（2）呼吸系统症状：呼吸频数（> 28 次/分钟）或呼吸窘迫。

（3）血气分析：低氧血症，$PaO_2/FiO_2 < 26.7kPa$（200mmHg）。

（4）胸部 X 线征象：包括肺纹理增多，边缘模糊影或大片阴影等肺间质或肺泡性病变。

（5）排除慢性肺疾病和左心衰竭。

凡具备以上 5 项或（1）、（2）、（3）、（5）项者可诊断。

三、鉴别诊断

（一）水电解质失衡引起的神志异常

1. **低钠血症**　有钠摄入不足或排出过多致低钠血症的病史，表现倦怠、头晕、厌食、定向力消失、视力模糊、肌肉痉挛，需和肺性脑病鉴别，肺性脑病则有 PaO_2 下降、PCO_2 升高，但两病也可同时并存。

2. **低氯血症**　有氯摄入不足或排出过多致低氯血症，血氯降低常并有 HCO_3^- 升高，即低氯碱中毒。再有躁动不安或多语、神志模糊、错乱等低氯临床表现需和肺性脑病鉴别，飞行脑病则有 PaO_2 降低和 $PaCO_2$ 升高，但两病亦可并存。

（二）脑血管病

脑血管病伴意识障碍者，尤其原有 COPD 病人，常需和肺性脑病鉴别，肺性脑病均有 PaO_2 降低、$PaCO_2$ 升高，故可鉴别，但两病可并存。

（三）心源性哮喘

有心脏病史，可因劳累引起，大多有夜间突然发作者性呼吸困难、憋喘，呈端坐体位，肺听诊哮鸣音、水泡音，血气分析 PaO_2 下降，但 $PaCO_2$ 正常或降低，心电图有 ST－T 改变，心脏 B 超检查可作鉴别。

（四）与其他内科常见病昏迷鉴别

如肝昏迷有肝病史，A/G 比例失调、腹水等，尿毒症有肾病史，BUN、肌酐明显升高，糖尿病昏迷有血糖、酮体增高等。

四、并发症

呼吸衰竭是以呼吸功能严重障碍所致 PaO_2 降低、$PaCO_2$ 增高的临床综合征，常常合并以下病症：

（一）低氧血症

严重低氧血症可致中枢神经、循环、肝、肾等功能不全或衰竭，常为主要死亡原因。

（二）呼吸性酸、碱紊乱

由于呼吸功能障碍引起呼吸性酸、碱紊乱，常并有代谢性和多重性酸、碱紊乱，表现为呼吸、神志、精神的改变及 pH、CO_2CP、HCO_3^-、CO_2 的改变。

（三）肺性脑病

慢性呼吸道疾病最常见的是慢支、慢阻肺、肺心病引起的慢性Ⅱ型呼衰，严重时可表现精神及神经系统障碍、脑疝，其发病除低氧损及脑组织外，CO_2 潴留为关键，急性 CO_2 潴留致脑脊液 pH（CSF－pH）降低所致，正常 CSF－pH 为 7.311＋0.026，当 CSF－pH <

7.259 则引起意识障碍，即肺性脑病，此时观察脑电图出现慢波。

（四）低渗血症

由于低盐饮食，发热、出汗及利尿剂、肾上腺皮质激素的应用，可导致血电解质含量减少而引起晶体渗透压降低，且呼衰患者又易发生抗利尿激素分泌增高，致水潴留而引起晶体稀释性减少，均能发生低渗血症（血浆渗透压低于 280mmol/L）。

（五）消化道出血

慢性呼衰并发上消化道出血多是由胃肠道严重缺氧引起，亦为常见病死原因。其临床特点为顽固性腹胀、呕血、黑便、血气分析有重度低氧血症。

（六）DIC

多见于重度呼衰，由于缺氧、感染、酸中毒引起，特点是有多系统出血倾向，实验室检查血小板计数低于 $100 \times 10^9/L$，凝血酶原时间延长 3 秒以上，纤维蛋白原定量 2g/L 以下，鱼精蛋白副凝试验阳性（3P 试验阳性）。

五、临证要点

呼吸衰竭以痰浊、瘀血、毒邪为实，以肺、脾、肾三脏亏损为虚。急以邪实，缓以本虚，故救急之法在于益气泄浊、逐瘀、解毒，特别是对于那些既往无慢性咳喘病史的急性呼衰，活血化瘀，清热解毒、通里泄浊、祛痰平喘为其治疗大法，而对于有慢性咳喘病史慢性呼衰发作期急当益气养阴，固其肺气，敛其阴津，病情缓解后才以培补脾肾，调补延年。

呼吸衰竭病情重笃、多变，救治要掌握主动。必须用药在病发之前，须细心观察病情变化，审变求因（大体有四：①痰量增多变黄为邪毒炽盛；②呼吸深快为毒邪瘀血壅盛，呼吸急促而浅为肺气绝；③下肢浮肿尿少者为肾气亏，或为肺脾肾亏虚所致；④脉来疾促不调，心悸为心气绝），一旦心中明了，即投以重剂，以救其急。

呼吸衰竭病情复杂，常常虚实夹杂，瘀血、痰浊并见，易见其实而常蔽其虚、犯虚虚实实之忌。久病多虚，急症多实，慢性呼衰急性发作者虽以喘急胸闷、咳痰多见，但常是心、肺之气虚欲绝的表现，急以大剂参麦味救其心肺之气，常可收到正复邪安之效。如一味克伐，祛痰清热，待胃气衰败之后，再救已晚。

在多年的急症抢救中，笔者体会，中药湿化吸入对神昏痰阻不能吸出者有较好疗效。中药灌肠对神昏服药困难、特别是大便不通者有显著疗效，但这些治疗要尽可能及时，因晚期重症低氧血症会使脏器功能衰败，药物不能正常进入人体作用于组织器官，效果非常差。

六、辨证施治

（一）痰浊蒙蔽

主症：昏睡不醒，呼之不应或呼之可应，随之即睡，喘促痰鸣，呼吸气粗，面唇青紫，高枕卧位，咳吐黄脓痰量多，或有下肢高度浮肿，小便量少，舌黯紫，苔白或黄腻，脉滑。

治法：涤痰开窍醒神。

处方：菖蒲郁金汤、涤痰汤加减。

石菖蒲 6g，郁金 9g，南星 9g，天竺黄 12g，川贝母 12g。

水煎两次共取 500ml 左右，重者冲服羚羊角粉 3g，或安宫牛黄丸 1 丸。

本型多为慢性呼衰较晚期患者，常有长期不正确用氧史、反复发作史，血气分析多在pH7.28、$PaCO_2$68Torr以上、$PaO_2$40Torr范围，表明患者有二氧化碳潴留和中度缺氧，其中不少患者由于用氧使二氧化碳潴留明显，缓解期也在70Torr以上，急性期可高达120Torr左右。说明患者肺通气不良，有气道的阻塞及痰栓，因此改善通气、祛痰、兴奋呼吸是治疗关键。另外，低氧血症造成高黏血症，右心衰竭所致的肝大、下肢浮肿在本型也较为常见，活血化瘀可以使其改善，亦可使肺循环改善，使肺通气/血流比例失调情况得以改善。方用石菖蒲醒神开窍，用胆星、天竺黄、川贝母祛除痰饮，郁金行气活血，羚羊角平肝清热。如发绀、肝大者加丹皮、赤芍、桃仁活血化瘀；如下肢浮肿明显加益母草、田基黄、泽兰叶活血清热利水消肿；如痰多色黄、发热者加金银花30g、连翘15g、黄芩12g；如有抽搐、眠差、烦躁者加酸枣仁30g、钩藤18g。

（二）风火痰躁扰

主症：喘促气急，憋闷异常，张口抬肩，气短难续，呼吸表浅急促，坐卧不宁，甚者烦乱狂躁，肢体抽搐，咳吐黄痰，黏而难咯，口唇多无发绀。或有浮肿、小便频少，舌淡红或黯、苔黄腻而干，脉弦滑。

治法：清热祛痰、平肝息风。

方药：天麻钩藤饮合涤痰汤加减。

羚羊角粉3g（冲服），石决明30g，炒黄芩12~30g，山栀9~15g，胆南星9~12g，天麻12g，化橘红9g，云苓12g，重者冲服紫雪丹3g。

本型多见于Ⅰ型呼衰或成人窘迫综合征（ARDS），早期常常不伴有二氧化碳潴留，血气分析多在pH7.38，$PaCO_2$45Torr、$PaO_2$35Torr范围。临床监测可见P（A-a）O_2增大，肺顺应性降低，PvO_2降低，肺内分流增加。HCO_3^-下降，中性粒细胞增高，早期床边胸片可见肺间质炎症表现，而随之常呈双肺弥漫性云雾状阴影。上型以热毒痰瘀为重，易动肝风，故治疗以清热祛痰平肝为主，常在上方基础上加入大剂银花、连翘、公英、地丁、败酱及生地、赤芍、丹皮、玄参、紫草等清热解毒凉血之品，有高热、神昏者加水牛角。方中羚羊角、石决明、天麻、黄芩、山栀清肝热，解毒邪、平肝风；胆南星、橘红、云苓清热化痰，本方应早用，一旦发现以上特点征象即可用，重剂应用效果较好。狂躁者要慎用镇静药物，因可以抑制呼吸，羚羊角粉冲服有一定效果，可用至9g。由于急性缺氧造成上消化道出血、急性肾衰、尿少甚至尿闭，可查到尿量少而比重低1.010，尿素氮急剧升高，这时患者发绀较明显，止血剂及止血中草药作用不好的原因是组织缺氧不能改善，相反活血化瘀中草药及滴注复方丹参液、川芎嗪有一定效果，这对患者血黏度增高，凝血机制亢进，出现DIC、急性肺栓塞有一定治疗及预防作用，当然这时重要的是改善组织缺氧情况。

（三）痰热腑实

主症：神志恍惚或昏睡，面唇紫黯，呼吸浅促，痰喘气急，咳吐黄痰，口干不喜饮，腹胀而大便不通，小便黄少，或有下肢浮肿，舌黯苔黄腻，脉弦滑。

治法：清肺化痰通腑。

方药：承气汤加瓜蒌。

全瓜蒌30g，黄芩12g，半夏9g，生大黄9~15g，厚朴9g，枳实9g。

本型患者以急性呼吸衰竭及慢性呼吸衰竭急性发作多见，血气分析多在pH 7.3、$PaCO_2$

54Torr、$PaCO_2$ 45Torr 范围。亦是急性呼衰治疗中有效的方法之一。方中全瓜蒌、黄芩、半夏清热泻肝，祛痰；大黄、厚朴、枳实同用泻热通腑，本方对中毒性肺炎、中毒性休克、感染、ARDS 导致的急性呼衰有较好的疗效，使毒素、细菌、代谢产物从大便排出，对病情的缓解是很有利的。已有人发现呼衰时血氨水平升高，因此对这些患者不管是否有无大便秘结均可应用。"肺与大肠相表里"，灌肠给药方法对昏迷患者有特别重要的意义，有时灌肠后随黑色污便的排出，神昏即转清醒；但要注意浓煎，量要在150ml 以下，肛管插入要尽可能深一些，一般要大于20cm，尽可能保留时间长一些。伴有高热者可加入大剂量清热解毒、凉血药物。

（四）痰盛气衰

主症：面色、唇甲黯淡，神疲倦卧或昏不知人，呼之睁眼而反应差，呼吸微弱浅促，喉中痰鸣但无力咳痰，小便失禁，四肢厥冷，舌淡或淡紫少苔，或舌红绛少苔，脉沉弱或细数无力。

治法：益气养阴，涤痰开窍。

方药：生脉饮合涤痰汤、菖蒲郁金汤化裁。

人参或西洋参9～15g 或各15～30g，麦冬30g，五味子9g，黄芪15g，胆星9g，石菖蒲9g，郁金9g，天竺黄9g，化橘红9g，醒神散6g，日3次冲服（羚羊角粉1.5g，石菖蒲9g，郁金9g，天竺黄6g，黄芩6g，栀子6g，黄连6g，人工牛黄0.25g，冰片0.25g）。

本型患者多是慢性阻塞性肺病、肺心病呼吸衰竭及其他类型呼衰并有左心衰竭者，血气分析多在 pH7.35、$PaCO_2$ 60Torr、PaO_2 50Torr 范围，特点是在几十年咳喘病史基础上又发病较长时间，由于纳少、体衰、呼吸微弱、缺氧，全身器官心、脑、肾均受累，故患者处于明显衰竭状态，既有呼吸衰竭又有心力衰竭、低氧血症、呼吸性酸碱紊乱、低渗血症、呼吸肌疲劳，这类患者在急症室及呼吸科较为常见，临床治疗非常棘手，抢救及时非常重要。据临床观察，服本方的当天患者精神及神志即有较明显好转。方中人参益气，西洋参益气养阴，重症患者要同用，量要大，慢火浓煎100～150ml 左右，其他药物同煮，生脉散加黄芪益气养阴生津，如伤阴较重者可加生地30～60g，胆星、郁金、石菖蒲、天竺黄、化橘红有涤痰开窍之效。慢性呼衰危候多见气脱，本方益气养阴涤痰开窍有很好临床疗效，重要的是本方要在脱证之前投药效果更好，常可使患者病情迅速好转。

（五）肺肾气虚

主症：喘急、胸闷，动则加重，静坐息卧时如常人，清晨咳吐黏痰数口，每因遇冷风、活动及异常气味而引起阵咳，伴有喘急、哮鸣，口唇、两颊紫黯，舌黯苔黄或白滑，脉沉。

治法：培补肺肾，健脾化痰。

方药：肺肾固本方（自拟）。

黄芪15～30g，党参15g，云苓9g，白术9g，半夏9～12g，陈皮9g，生熟地各15～30g，枸杞子12g，鹅管石30g，川贝9g，杏仁9g，当归9g，甘草3g。

本型患者为慢性呼衰缓解期，或在发作症状较轻时应用，亦可在急性发作期应用，但要有有效抗生素控制炎症。本方用六君子汤加黄芪健脾肺之气，用生熟地、枸杞子、鹅管石补肾，用川贝、杏仁化痰止咳，用当归行气解瘀，补中有消，药性平和临床应用得心应手，长期服用可增强体质，短期应用改善症状，不失为慢性呼衰治疗中的有效方剂。

七、西医治疗

（一）保持呼吸道通畅

1. 湿化气道　鼓励饮水，蒸汽吸入，雾化吸入，静脉输液均可达到湿化气道作用，长期吸氧患者要用恒温湿化瓶。

2. 辅助排痰　湿化气道痰液可变稀，另外，可应用氨溴索、吉诺通、痰易净、必嗽平，或 α - 糜蛋白酶雾化吸入可使痰液变稀，和刺激咳嗽排痰，环甲膜穿刺置导管每次注入生理盐水 3～5ml 亦可稀释痰液刺激排痰，对重症患者由于排痰无力可改变体位行引流排痰，可五指并用略弯曲成碗状叩击其胸背部排痰。痰能否排出是抢救成功的关键，痰阻气道经上述处理仍不能排出的患者要积极经口鼻插管吸引，亦可用纤维支气管镜吸引排痰，如上述方法未能解决，则应考虑气管插管或气管切开。

3. 控制呼吸道感染　抗生素使用要联合应用，要足量、静脉给药，一般在 2～3 天内起效，如使用 5 天后效果欠佳者要考虑更换。应做痰培养，最好用 1%～3% 双氧水漱口 3 次后取其脓性痰送检。

4. 扩张支气管　氨茶碱 0.25g 加 50% 葡萄糖注射液 20～40ml 中缓慢推注 20 分钟，有心功能不全者，推速更宜减慢。推注时或推注后需注意患者有无恶心、呕吐、心律失常等不良反应，浓度过高或推注过快可致心室颤动、脑缺氧性惊厥。慢阻肺呼衰维持量为 0.4mg/（kg·h）。支气管哮喘持续状态呼衰者维持量可增高致 0.8mg/（kg·h）。另外可用地塞米松 2.5～10mg 或氢化可的松 150～200mg 静滴，好转后减量或改为泼尼松口服，在较短时间内撤除。

（二）氧疗

通常予低流量鼻管持续给氧即可达到 PaO_2 50～60mmHg，如达不到者则增加给氧浓度。

（三）机械通气

呼吸功能不能维持生存的急、慢性呼衰病人，有重度发绀、呼吸困难、痰阻气道、意识障碍，参考以下肺功能作为机械通气的适应证：包括呼吸频率 >30 次/分，或 <10 次/分，每分钟通气量 >10L，潮气量 <15ml/kg，功能残气量占预计值 <50%，PImax <20cmH_2O，吸空气 PaO_2 <50mmHg，PaO_2/FiO_2 <200mmHg，吸空气 P（A－a）O_2 >50mmHg，VD/VT >0.6，急性呼衰 $PaCO_2$ >55mmHg，应结合临床病情。急性呼吸窘迫综合征患者可采用大功率定容型呼吸器，采用低潮气量，通常为 5～8ml/kg，可降低肺泡压而防止肺泡过度扩张，因而减少炎症介质释放，以获得保护性通气的效果。并给予适宜的呼气终末正压呼吸（PEEP）供氧，因 PEEP 的作用能防止气道过早闭合，有助于肺泡复张，降低肺泡压和间质静水压间的梯度而减少毛细血管膜的通透性，因而能有效地提高功能残气量，增加弥散量，改善 V/Q，减少肺内右至左分流。适宜的 PEEP 压力能防止自发性气胸和不影响回心血量、心排量，有效改善缺氧。神经肌肉病变的呼衰患者使用呼吸器有时可达数年，用定压型呼吸器以维持稳定的通气量，但需注意加湿及根据 $PaCO_2$、PaO_2 调节吸氧浓度（FiO_2）。COPD 等慢性呼衰患者可选用定压或定容型呼吸器，要根据 PaO_2、$PaCO_2$ 调节 FiO_2、吸/呼时比，通气量和压力；对一些长期咳喘反复发作呼吸肌疲劳的慢阻肺老年患者慢性呼吸衰竭，今年我们采取高频通气鼻塞供氧方法，取得了较好疗效。方法是正确联接高频喷射型呼吸机，采用压力

$0.5kg/cm^2$，频率 60～100 次/分钟，吸/呼时比 1/（3～4）。联结 HZ－Ⅱ 恒湿氧气湿化瓶中加"金钟益肺液"（主要成分：石菖蒲、郁金、银花、紫苏叶等）鼻塞供氧，经治疗后 2 小时患者即有呼吸困难较明显改善，血气分析监测证明 PaO_2SaO_2 的恢复有明显效果，且无撤机困难，使用简便易行，为基层医院抢救可采用的方法。

（四）呼吸兴奋剂的应用

氧疗同时予呼吸兴奋剂可使部分患者避免使用呼吸机。尼可刹米 0.375g/每支，2 支静脉推注，也可以静脉推注 2 支后，4～6 支加入 500ml 液体中静脉滴注。不良反应有：出现焦虑、烦躁不安、心动过速或心律不齐，甚至抽搐、癫痫样发作。山梗菜碱每支 3mg，每次 3～10mg 肌内注射、静脉推注均可，主要作用于颈动脉化学感受器，但作用较弱。二甲弗林每支 8mg，每次 8mg，静脉缓慢推注，主要兴奋中枢神经和呼吸中枢，作用是尼可刹米的 100 倍，其过量可引起肌肉震颤、惊厥。氨苯噻唑每次 100mg，每日 3～4 次口服，也可 100～150mg 肌注或缓慢静推，作用与尼可刹米相似。巴豆丙酰胺每次 400mg，日三次，也可 4 小时一次静脉注射，每次 225mg，与尼可刹米相似，特点是治疗量可增加呼吸深度，不影响频率。多沙普仑 0.7mg/kg，静脉注射，2 分钟达最大呼吸效应，作用持续 5～10 分钟，可使需氧量减至最小，可减少 CO_2 潴留，其兴奋呼吸作用较强，但剂量过大时可引起胃肠道反应、尿潴留以及焦虑、心率加快、血压升高，甚至出现心律失常，慢阻肺患者可使肺动脉压增高，气道阻塞增重，并用拟交感胺、单胺氧化酶抑制剂，可明显加重心血管不良反应，故此药常不用于高血压、冠心病。此外，安眠药中毒所致呼衰，可用贝美格 50mg 加入 5% 葡萄糖注射液 500ml 中静滴，重症患者可静推，每 3～5 分钟注射 50mg 直至病情改善。有人认为呼吸兴奋剂对慢性呼衰患者因能兴奋全身骨骼肌，增加呼吸功与氧耗量，无助于肺性脑病的恢复。笔者认为对神志不清、呼吸较浅的呼吸衰竭患者可短期适当地用呼吸兴奋剂，但应注意气道通畅及配合氧疗。

（五）改善心功能

呼吸衰竭由于原发病情和低氯血症、高碳酸血症影响心功能，或并存肺心病，或冠心病病人心功能差，心功能差亦影响血气交换和运输，因而亦使呼衰加重，故应改善心功能，肺心病常因呼吸衰竭和肺感染等使心功能不全加重，故重点纠正呼衰和控制感染，如冠心病引起心功能差则应重点纠正心功能不全。

（六）纠正酸碱平衡失调

通常呼酸时应将血 pH 纠正到 7.3，呼碱则应将 pH 降至 7.40，通常可进行呼吸调整，必要时可补酸、碱液体予以纠正。

（七）纠正水电解质紊乱

低钠时，补钠量（mmol）＝（140－血 Na 实测值）×20% 千克体重，常予 3% 氯化钠注射液静脉缓滴，抗利尿激素增高者，同时限水；高钠时限钠入量，用呋塞米、双氢克尿噻、螺内酯排钠，输液用低钠液，补水量（ml）＝（血钠值－140）×体重×2；低钾时，尿量 >40ml/h 每日补钾 6g，血钾 <2mmol/L 每日补 10g；高钾时，用 25% 葡萄糖注射液 400ml＋胰岛素 50U 静脉滴注，5% 碳酸氢钠溶液 50～100ml 静脉缓慢推注，1～2 小时重复，5% 氯化钙 50～60ml 分次静脉推注。

（八）高黏血症治疗

①肝素 100mg 加入 250ml 液体内，每次静滴 60ml，每日 4 次，可应用 5~7 天。②复方丹参注射液 20ml 加入 5% 葡萄糖注射液静滴日 1 次，用 7~10 天。③川芎嗪注射液 800mg 加入 5% 葡萄糖注射液静滴，日 1 次。④低分子右旋糖酐 500ml 静滴日 1 次。⑤酚妥拉明 10mg 加入 5% 葡萄糖注射液 250ml 中静滴，日 1 次，7~10 天。⑥放血疗法：血细胞比容 > 60vol%，每次放血 300ml，降低血细胞比容 2~3vol%，酌情间隔后再放血，使血细胞比容在 50~55vol% 之间。

（九）肺脑治疗

主要依靠改善肺通气治疗，如已有意识进行性恶化，呼吸节律频率明显异常、头晕胀疼、瞳孔改变、颅内压增高、脉缓、呕吐、视盘水肿，应及时脱水治疗，20% 甘露醇 100~250ml 静滴 1~2 次，地塞米松 5~10mg 1~2 次，呋塞米 20mg 静推，1~2 次/日。

（十）支持疗法

营养对慢性呼吸衰竭非常重要，经上述治疗效果不佳的全身衰竭患者要及时给予①新鲜全血 200ml 缓慢输入；②血浆蛋白 100~150ml 缓慢输入；③支链氨基酸 500ml 静滴日 1 次或隔日 1 次，5~10 天，肺脑有明显支链氨基酸/芳香氨基酸比值降低，对肺脑及呼吸肌疲劳均有一定改善作用；④胃、肠内外营养液的选用，如佳维体 30~50ml，日 3 次。

（十一）上消化道出血的治疗

出现上消化道出血常是低氧血症较严重的表现，因此积极改善低氧血症是根本性治疗，此外，口服糖皮质激素，氨茶碱及氯化钾片可成为诱发原因应考虑停药，出血量大要禁食，血止后进少量流质，可用奥美拉唑 40mg 加入 5% 葡萄糖注射液 250ml 静滴；积极输新鲜全血；酚磺乙胺 250mg 肌注，日 2 次；卡巴克络 10mg 肌注，日 2 次；胃肠内外营养液的选用。

（十二）DIC 的治疗

呼衰并发 DIC 者并不少见，要注意早期诊断、早期治疗。肝素 5 000U 皮下注射，日 1~2 次，可抑制微血栓形成，防止血小板，凝血因子被消耗，恢复正常凝血功能，用药时可用试管法观察凝血时间，以 20~30 分钟为宜，若出血好转，应及时减量后停药，一般给药 3~5 天。若需输血时，每 200ml 中加入肝素 30~50mg。肝素过量可引起自发性出血，可用鱼精蛋白治疗，每 1mg 鱼精蛋白可对抗 1 单位肝素。肝素停药后予双嘧达莫 0.1g、日 3 次，阿司匹林 0.5g、日 3 次，低分子右旋糖酐 500ml 静脉滴注、日 1 次。以继续防止微血栓形成，降低血黏度，改善微循环。

目前，我们习惯使用尿激酶 20 万单位静脉滴注连续 5~7 天，临床效果显著，且尚未见一例因此出血者。

（十三）关于使用肾上腺皮质激素及镇静剂问题

由于糖皮质激素有抗过敏、缓解支气管痉挛、减少渗出、减轻细胞水肿、改善通气功能作用，在急性呼衰及肺性脑病时可考虑应用。但应注意有溃疡病，糖尿病及高血压病史者禁用。一般以 5~10mg 地塞米松加入 5% 葡萄糖注射液中滴注 3~5 天后停药，如 ARDS 要大剂量应用甲泼尼龙注射液 120mg 或氢化可的松 200mg 静注，每 8 小时 1 次，连用 2 天。通常用镇静剂后会抑制呼吸，故应禁用。

八、饮食调护

重症期：对间歇使用辅助呼吸器的病人，待人工辅助呼吸或吸氧的间歇期，给予流质或半流质饮食，如果汁、藕粉、菜泥、面条等，少量多餐给病人喂食，尽量通过饮食来补充静脉输入水、盐和热量不足部分。持续吸氧不能进食者，给予米汤、牛奶、瘦肉汤等鼻饲。有发热、咳大量脓痰者，指导其选择具有清热化痰、平喘止咳之功效的药粥，如梨粥、竹蔗茅根粥、罗汉果粥、薏仁粥等，清淡爽口，制作简单，病人易于接受。在心功能耐受的情况下，鼓励病人多饮水，补充充足的水分，使痰液易于咳出，减少并发症。

好转期：指导病人逐步增加食物中蛋白质及纤维素，食物以软而易消化的半流质为主。可选用稀肉粥、馒头、面包、软饭、肉丸、鲜鱼、新鲜蔬菜及水果等，每天 5~6 餐，早晨和夜间加饮豆浆或牛奶一杯，以供给充足的热量和多种维生素，逐步纠正负氮平衡。对应用利尿剂的患者，指导其增加食物中的钠，鼓励其进食橘子、番茄、香菇排骨汤等含钾多的食物，将氯化钾口服液加入果汁中同服，可减轻患者不适反应。

康复期：指导患者进普食，选用鸡、鱼、瘦肉、蛋等优质蛋白和含纤维素的青菜和水果。食物宜软、烂、清淡可口，不宜过咸、过油腻，食物品种多样化要精粗搭配。指导患者有计划地增加营养，不要盲目追求营养及补品，防止消化不良。

（李海刚）

第七节　成人呼吸窘迫综合征

成人呼吸窘迫综合征（ARDS）是一种急性、进行性、缺氧性呼吸衰竭。可见于临床各科，包括内、外、妇科和儿科的多种原发疾病的抢救或医治过程中。其主要病理生理改变为肺的微循环障碍、毛细血管壁通透性增加及肺泡群萎陷，导致通气/血流比例失调，肺内分流量增加。临床表现为呼吸频数、严重的呼吸困难和不易缓解的低氧血症。如不给予有效的治疗，缺氧持续，可危及患者生命。属于中医"喘证"的范畴。

引起本病的常见病因有休克、严重创伤、大手术后、烧伤、严重感染、体外循环、输液过量、异型输血、脂肪或羊水栓塞等。中医对此也早有类似记载，认为伤损、产后、温病、失血、痈疽等，均可导致喘逆的发生，且多表现为虚实夹杂的病理变化。

一、辨证施治

ARDS 所致的喘证，一般多属于本虚标实或虚实夹杂。虚主要为肺肾气血虚亏，实则多为瘀血、水湿或热毒等壅滞肺气。由于其病因、病程及各自体质状况的不同，治当根据具体病情进行辨证论治。

（一）热毒犯肺

主症：发热汗出，喘促气急，烦躁不安，面赤鼻扇，甚或神昏谵语。舌质红，苔黄燥，脉滑数。

治法：清热解毒，涤痰平喘。

处方：黄连解毒汤合千金苇茎汤加减。

黄连5g，山栀9g，黄芩12g，甘草6g，银花30g，连翘15g，竹叶9g，芦根30g，生石膏30g，知母9g，鱼腥草30g，桑白皮12g，甜葶苈12g，前胡9g。

本型为阳明热盛，肺气壅遏所致，故以黄连解毒汤合千金苇茎汤以清肺泻火，涤痰降逆。如便闭尿涩者，可加生大黄9g、全瓜蒌12g、车前草30g、茯苓15g；神昏谵语较重者，可用安宫牛黄丸，日服2次，每次1粒或用紫雪丹0.9~1.5g，分次口服。

（二）气虚血瘀

主症：因外伤、手术、产后等造成张口抬肩，喝喝喘急，气短难续，或胁痛唇青，恶露不行。舌质黯，苔薄白，脉弦细或结代。

治法：益气活血，祛瘀生新。

处方：二味参苏饮加减。

党参30g，黄芪30g，苏木15g，麦冬12g，五味子6g，当归12g，茯苓12g。

此系损伤、产后，或血虚失运，瘀血内留而致气血运行受阻，肺气不利之见症，方以二味参苏饮益气行滞，加黄芪、当归、丹参、麦冬、五味子以增强其益气养血、祛瘀生新之功。此外，也可选用中成药参麦注射液加丹参注射液静滴。

（三）肺肾两虚

主症：喘促难平，呼多吸少，动则更甚，神疲乏力，甚则汗出肢冷，唇青。舌淡，苔薄白；脉沉细。

治法：益肺补肾，固本培元。

处方：生脉散合右归丸加减。

党参30g，黄芪30g，麦冬12g，五味子6g，生熟地各15g，怀山药15g，山萸肉9g，杜仲12g，菟丝子12g，杞子12g，当归12g，肉桂5g，制附子9g。

此型多为大出血或急性重症导致肺肾两虚，下元不固所出现的临床症状，故此时以生脉饮益气养阴，上以治肺；并以右归丸补肾助阳，下以固本纳气。方中加用黄芪伍当归，有补气养血之功，对大出血所致的ARDS，则更为适用。

二、成人呼吸窘迫综合征的中西医研究

在ARDS的发生与发展过程中，缺氧严重而且难以纠正，因而往往容易导致体内各重要器官，如脑、肾、心、肝等发生不同程度的组织损害及功能障碍而使病情进一步加重，故迅速纠正缺氧，是抢救ARDS患者的当务之急。西医此时的主要治疗措施就是给氧，初期可用鼻导管给氧，如无效或病情危重者，则用人工呼吸机械通气，在P（A−a）O_2高于40kPa（300mmHg）、QS/QT大于15%时，须考虑采用呼气末正压通气（PEEP）。根据近年的临床报道，中医益气活血剂如生脉饮加丹参、川芎或采用中成药参麦注射液加丹参注射液进行静脉滴注，对各种原因引起的低氧血症有一定疗效，因此对ARDS所致的低氧血症，在给氧的同时，配合上述中药的治疗，对纠正其严重低氧状态，可能有较好的作用。

急性感染性疾病所致的ARDS，选用西药抗生素控制炎症，效果较好；但如能及早结合中医治疗，根据其邪热深入发展的程度，分别选用人参白虎汤合泻心汤或清营汤加减等清热解毒方药，以起到"菌毒并治"的作用。此外，若属里、热、实证者，可选用增液承气汤或大承气汤加减以清里攻下。实践证明，这对减轻呼吸困难及促进一般情况的好转也有一定

裨益。

在 ARDS 病程中，如失治或治疗不当，常易发生肺水肿，在控制液体人量，保持体液负平衡及输入晶体液、应用强心利尿剂等的同时，配合中医宣肺利水之剂，选用宣肺渗湿汤加减进行治疗，对消除肺水肿，促进疾病恢复有一定作用。

肺微循环障碍是 ARDS 的基本病理生理改变，西医在治疗中，多采用酚妥拉明、低分子右旋糖酐及肾上腺皮质激素，予以扩张肺内血管、降低肺静脉压及改善微循环，近年已主张配合中医活血化瘀之品，如注射复方丹参注射液或川芎嗪注射液，认为能加强消除肺瘀血，增加肺血流，提高肺通气及换气功能等效果。

（李海刚）

第八节　矽肺

矽肺系由于长期吸入含有游离二氧化矽的粉尘而引起的一种职业病，主要表现为肺内广泛结节性纤维化。起病较缓慢，早期多无明显症状，病情发展则逐渐发生全身衰弱及呼吸功能减退，甚至导致心力衰竭或大咯血而死亡。在中医文献中散见于"肺痿"、"喘咳"、"虚劳"等病证。

关于本病的发病机制，中医认为系由于"石末伤肺"所致。金石燥烈，耗阴伤肺，日久而致肺之气阴亏虚，遂出现气短、胸闷、干咳等肺系症状；此外，石末阻塞肺络，气血运行受阻，导致气滞血瘀，宣降失司，也是形成本病的重要机制之一。同时，肺虚之后，外邪更易侵袭，故常出现外感及痰湿阻肺的证候，久之则进而累及脾肾。

一、辨证施治

（一）阴虚燥咳

主症：咳嗽无痰或痰黏黄量少，咯而不爽，口干舌燥，常感气急，五心烦热，或面色红赤。舌红苔薄，脉弦细或细数。

治法：养阴清肺，润燥止咳。

处方：百合固金汤化裁。

百合 15g，麦冬 12g，玄参 12g，大生地 15～30g，丹皮 12g，地骨皮 12g，当归 12g，白芍 12g，甘草 6g，桑白皮 12g，川贝母 9g，沙参 15g。

本方具有养阴清热、润肺止咳的作用，对矽肺并发肺结核或咯血的患者尤为适用。如盗汗较甚者，可加牡蛎 30g、稽豆衣 15g、浮小麦 15g；大便干结者加麻仁 12g、当归 12g、瓜蒌仁 12g；咯血量多者，酌加仙鹤草 30g、茜草炭 12g、白茅根 30g；气急明显者可加五味子 5g、胡桃肉 12g。

（二）气虚血瘀

主症：咳嗽气短，痰少而黏，胸闷胸痛，声低懒言，神疲乏力。舌质紫黯，苔薄白，脉弦细或细软。

治法：益气活血，化痰祛瘀。

处方：生脉散合瓜蒌薤白半夏汤加减。

太子参 30g，黄芪 30g，麦冬 12g，五味子 6g，瓜蒌皮 12g，薤白 9g，姜半夏 9g，丹参 15g，降香 6g（后下），当归 12g，牡蛎 30g（先煎），海藻 30g。

本方以生脉饮加黄芪、当归、丹参、降香以益气活血、化瘀生新，而以瓜蒌皮、薤白、半夏以利气宽胸、温阳散结，加牡蛎、海藻以加强其软坚散结、化痰止痛作用。如胸痛、气急较甚者，可酌加广郁金 12g、桑白皮 12g、苏子 9g、延胡索 12g；痰少口干，有伤阴现象者，酌加沙参 15g、玉竹 15g、知母 9g。

（三）脾肾两虚

主症：咳嗽痰少，胸闷倦怠，短气息促，动则更甚，纳差便溏，腰膝酸软，肢冷面青，时而自汗。舌质淡，苔薄白，脉沉细。

治法：健脾化痰，补肾纳气。

处方：六君子汤合金匮肾气丸加减。

党参 30g，白术 9g，茯苓 15g，甘草 6g，陈皮 6g，姜半夏 9g，熟地 15g，山萸肉 9g，怀山药 15g，泽泻 12g，肉桂 5g，制附子 9g，五味子 6g，胡桃肉 12g。

矽肺晚期者多表现为脾肾两虚证候，因此用六君子汤以健脾化痰，金匮肾气丸以补肾纳气。如有肢肿者，酌加黄芪 30g、防己 12g、车前草 15g；如有唇甲青紫者可加丹参 15g、当归 12g、川芎 9g。

二、矽肺的中西医研究

本病强调防重于治。一般都主张中西医结合治疗，认为这对于阻止及延缓病变进展、改善患者体质及保护呼吸功能有一定作用。据一些文献报告，西药克矽平、磷酸喹哌及从中药防己中提取出来的汉防己甲素对早期矽肺的防治有较好效果，可供临床选用。

矽肺者容易并发慢性支气管炎、支气管痉挛、肺部感染、肺结核、大咯血等。因此，必须根据其不同情况分别择优选药，目前比较一致的看法是，对控制炎症及抗结核菌效果，应首选西药，但中医对增强机体免疫功能及止咳化痰方面不仅具有一定优势，而且对减轻某些西药多引起的不良反应也有一定作用，故两者结合，可以取长补短，有助于提高本病的临床疗效。

（李海刚）

第九节　肺痈

一、概述

肺痈是肺叶生疮，形成脓肿的一种病证，属内痈之一。其临床特征为发热、咳嗽、胸痛、略吐腥臭脓血浊痰。

现代医学所指的多种原因引起的肺组织化脓症，如肺脓肿、化脓性肺炎、肺坏疽，以及支气管扩张继发感染等疾病，均可参照本篇辨证论治，其中，肺脓肿的临床表现与肺痈更为贴近。

二、临床表现

发病多急，常突发高热，咳嗽胸痛，初期咳少量黏液痰，溃脓期即病后 10 天左右，咯吐多量黄绿色脓痰或脓血痰，气味腥臭。并多伴有精神不振、乏力、食欲减退等全身感染中毒症状。

三、鉴别诊断

肺痈应注意与下列病证作鉴别。

1. 风温　由于肺痈初期与风温极为类似，故应注意区别。风温起病多急，以发热、咳嗽、烦渴，或伴气急胸痛为特征，与肺痈初期颇难鉴别。但肺痈之振寒、咯吐浊痰明显，喉中有腥味。风温经正确及时治疗后，多在气分解除，如经一周后身热不退，或热退而复升，应进一步考虑肺痈之可能。

2. 痰饮　痰饮咳嗽见弛有咳逆倚息，咳痰量多等症，易与肺痈相混，但痰饮咳嗽起病较缓，痰量虽多，然无腥臭脓痰，亦非痰血相兼，且痰饮咳嗽的热势不如肺痈亢盛。

3. 肺痿　肺痿、肺痈同属肺部疾患，症状也有相似之处，两者虽同为肺中有热，但肺痈为风热犯肺，热壅血瘀，肺叶生疮，病程短而发病急，形体多实，消瘦不甚，咳吐脓血腥臭，脉数实；肺痿为气阴亏损，虚热内灼，或肺气虚冷，以致肺叶萎缩不用，病程长而发病缓，形体多虚，肌肉消瘦，咳唾涎沫，脉数虚。两者一实一虚，显然有别。《金匮要略心典》："肺痿、肺痈二证虽同，惟胸中痛，脉滑数，唾脓血，则肺痈所独也。比而论之，痿者萎也，如草木之萎而不荣，为津烁而肺焦也，痈者壅也，如土之壅物而不通，为热聚而肺瘫也。故其脉有虚实不同，而其数则一也。"若肺痈久延不愈，误治失治，痰热壅结二焦，熏灼肺阴，可转成肺痿。《外科正宗》："久嗽劳伤，咳吐痰血，寒热往来，形体消削，咯吐瘀脓，声哑咽痛，其候传为肺痿。"

4. 肺疽　《外科精义》："其肺疮之候，口干喘满，咽燥而渴，甚则四肢微肿，咳嗽脓血，或腥臭浊沫，胸中隐隐微痛者，肺疽也。"即把肺痈亦称之谓肺疽。因此，肺痈、肺疮、肺疽有时可视为一义。然《中国医学大辞典》："肺疽：①此证生于紫宫、玉堂二穴，属仃脉之经，十日可刺，脓水黄白色者可治，如无脓或渐大旁攻，上硬下虚，自破流水不绝，咳唾引痛者，不治。②因饮酒或食辛热之物而吐血者之称。治详伤酒吐血条。"即把位于紫宫、玉堂穴之疮疡和伤酒或食辛热饮食物所致之吐血亦称之谓肺疽，与称谓肺疽之肺痈，当不难区别。

四、辨证论治

（一）辨证要点

1. 掌握病性　本病为热毒瘀结于肺，成痈酿脓，故发病急，病程短，属于邪盛证实。临床以实热证候为主要表现。

2. 辨别病期　根据病程的先后不同阶段和临床表现，辨证可分为初期、成痈期、溃脓期、恢复期以作为分证的依据。

（二）分证论治

1. 初期

主症：恶寒、发热、咳嗽、胸痛、咳则痛甚，呼吸不利，咯白色黏沫痰，痰量日渐增多，口干鼻燥。舌苔薄黄或薄白，脉象浮数而滑。

治法：疏风散热，宣肺化痰。

方药：银翘散加减。

金银花18g，连翘15g，芦根20g，竹叶10g，荆芥10g，薄荷6g（后下），瓜蒌仁15g，鱼腥草30g，甘草6g。水煎服。

头痛者，可加菊花、桑叶、蔓荆子等以疏风热，清头目；内热转甚者，可加石膏、炒黄芩以清肺热，或可加鱼腥草以加强清热解毒之力；咳甚痰多者，可加杏仁、桑白皮、冬瓜子、枇杷叶、贝母以化痰止咳；胸痛呼吸不利，可加瓜蒌皮、广郁金、桃仁以活血通络，化瘀止痛；喘甚者，可加用麻杏石甘汤以清肺平喘。

2. 成痈期

主症：身热转甚，时时振寒，继则壮热不退，汗出烦躁，咳嗽气急，胸满作痛，转侧不利，咳吐黄稠脓痰，气味腥臭，口干咽燥。舌质红苔黄腻；脉滑数或洪数。

治法：清热解毒，化瘀散结，泄肺逐痰。

方药：苇茎汤合如金解毒散加减。

苇茎30g，冬瓜仁20g，薏苡仁20g，桃仁12g，桔梗12g，黄芩12g，黄连10g，栀子10g，鱼腥草30g，红藤30g，蒲公英20g，瓜蒌仁18g，甘草6g。水煎服。

咳痰黄稠，酌配桑白皮、瓜蒌、射干、竹茹等清化之品；咳而喘满，咯痰稠浊量多，不得卧者，合葶苈大枣泻肺汤泄肺逐痰；咯脓浊痰，腥臭味严重者，可合用犀黄丸；胸痛甚者，可加乳香、没药、郁金、赤芍药、丹参等活血散结，通络定痛；烦渴甚者，可加石膏、知母、天花粉清热保津；便秘者，可加大黄、枳实荡涤积热。

3. 溃脓期

主症：咳吐大量脓痰，或如米粥，或痰血相兼，腥臭异常，有时咯血，胸中烦满而痛，甚则气喘不能平卧，有热面赤，烦渴喜饮。舌质红或绛，苔黄腻，脉象滑数或数实。

治法：清热解毒，化瘀排脓。

方药：加味桔梗汤加减。

桔梗15g，薏苡仁20g，川贝母12g，金银花18g，白及12g，鱼腥草30g，野荞麦根30g，败酱草20g，黄芩12g，甘草6g。水煎服，每日1剂。若咯血者，可加牡丹皮12g，三七末3g，紫珠草30g，藕节20g。伤津者，加沙参15g，麦冬12g，天花粉18g。气虚者，加黄芪18g。

4. 恢复期

主症：身热渐退，咳嗽减轻，咯吐脓血痰日渐减少、臭味亦减，痰液转为清稀，食纳好转，精神渐振；或见胸胁隐痛，难以久卧，短气，自汗盗汗，低热，午后潮热，心烦，口燥咽干，面色不华，形体消瘦，精神萎靡，或见咳嗽，咯血脓血痰日久不净，或痰液一度清稀而复转臭浊，病情时轻时重，迁延不愈。舌质红或淡红，苔黄或薄黄；脉细或细数无力。

治法：益气养阴，润肺化痰，扶正托邪。

方药：沙参麦冬汤加减。

北沙参18g，麦冬15g，玉竹15g，天花粉12g，桑叶12g，桔梗12g，薏苡仁18g，冬瓜仁 20g，百合 18g，川贝母 10g，甘草 6g。水煎服。

若低热者，加青蒿 15g，白薇、地骨皮各 12g。咯痰腥臭脓浊者，加鱼腥草 30g，败酱草 20g。

五、其他疗法

简验方：

（1）鲜薏苡根。适量、捣汁，温热服，一日 3 次，或加红枣煨服，可下臭痰浊脓。

（2）丝瓜水。丝瓜藤尖（取夏秋间正在生长的），折去一小段，以小瓶在断处接汁，一夜得汁若干，饮服。

（3）白及 30g，生蛤壳 45g，怀山药 30g，共研细末，一日 2 次，每次 3g，开水送服。

（4）白及 120g，浙贝 30g，百合 30g，共研细末，早、晚各服 6g。

前二方用于溃脓期，后二方用于恢复期。

六、预防与调摄

凡属肺虚或原有其他慢性疾患，肺卫不固，易感外邪者，当注意寒温适度，起居有节，以防受邪致病；并禁烟酒及辛辣炙煿食物，以免燥热伤肺。一旦发病，则当即早治疗，力求在未成脓前得到消散，或减轻病情。

肺痈患者，应做到安静卧床休息，每天观察记录体温、脉象的变化，咳嗽情况，咳痰的色、质、量、味，注意室温的调节，做好防寒保温。在溃脓后可根据肺部病位，予以体位引流；如见大量咯血，应警惕血块阻塞气道，或出现气随血脱的危症，当按"咯血"采取相应的调摄措施。

饮食宜清淡，多食蔬菜，忌油腻厚味。高热者可予半流质。多吃水果，如橘子、梨、枇杷、莱菔等，均有润肺生津化痰的作用。每天可用苡米煨粥食之，并取鲜芦根煎汤代茶。禁食一切辛辣刺激及海腥发物，如辣椒、葱、韭菜、黄鱼、鸭蛋、虾子、螃蟹等。吸烟、饮酒者一律均须戒除。

七、病案选录

邹××，男，56 岁，1972 年 10 月 24 日初诊。

病史：发热、咳嗽、吐脓痰约一周。患者过去有慢性咳嗽史，西医诊为支气管扩张。一周前感冒后病情加重，咳嗽，吐脓性痰，量多，有恶臭味，伴发热（38.6～39.2℃）、口干、右胸痛。曾服四环素、土霉素等无效。脉滑数，苔薄黄腻。

辨证施治：痰热壅肺，蕴而成痈。治以清热化痰，解毒化瘀之法。

处方：银花 15g，连翘 24g，鱼腥草 30g，蒲公英 30g，黄芩 9g，瓜蒌 12g，陈皮 9g，半夏 9g，茯苓 12g，薏苡仁 24g，桃仁 9g，赤芍 12g，甘草 6g。

二诊：服药二剂，咳嗽轻，吐痰少，发热、胸闷，口干等症状有所好转。脉滑而不数。照原方续服。

三诊：又服上方四剂，病情显著好转，体温正常，咳嗽轻，痰量又较前减少，亦无明显腥臭味，偶感胸痛，舌苔薄白，脉弦。

原方去蒲公英，加丹参 12g。后以此方为基础，随证化裁，共服 20 余剂，病愈。

（李海刚）

第十节　肺胀

一、概述

肺胀是多种慢性肺系疾患反复发作，迁延不愈，导致肺气胀满，不能敛降的一种病证。临床表现为胸部膨满，憋闷如塞，喘息上气，咳嗽痰多，烦躁，心悸，面色晦暗，或唇甲发绀，脘腹胀满，肢体浮肿等。其病程缠绵，时轻时重，经久难愈，严重者可出现神昏、痉厥、出血、喘脱等危重证候。

根据肺胀的临床证候特点，与西医学中慢性支气管炎合并肺气肿、肺源性心脏病相类似，肺性脑病则常见于肺胀的危重变证，可参考本节内容进行辨治。但由于本病是临床常见的慢性疾病，病理演变复杂多端，还当与咳嗽、痰饮（支饮、溢饮）等互参，注意与心悸、水肿（喘肿）、喘厥等病证的联系。

二、诊断依据

（1）有慢性肺系疾患病史多年，反复发作，时轻时重，经久难愈。多见于老年人。

（2）临床表现为咳逆上气，痰多，胸中憋闷如塞，胸部膨满，喘息，动则加剧，甚则鼻扇气促，张口抬肩，目胀如脱，烦躁不安，日久可见心慌动悸，面唇发绀，脘腹胀满，肢体浮肿，严重者可出现喘脱。

（3）常因外感而诱发：其他如劳倦过度、情志刺激等也可诱发。

三、相关检查

1. X线检查　胸廓扩张，肋间隙增宽，肋骨平行，活动减弱，横膈降低且变平，两肺野透亮度增加，肺血管纹理增粗、紊乱，右下肺动脉干扩张，右心室增大。

2. 心电图检查　表现为右心室肥大的改变，电轴右偏，顺钟向转位，出现肺型P波等。

3. 血气分析检查　可见低氧血症或合并高碳酸血症。

4. 血液检查　红细胞和血红蛋白可升高，全血黏度和血浆黏度可增加。白细胞总数可增高，中性粒细胞增加。后期可有肝、肾功能的改变，血清电解质紊乱。

四、鉴别诊断

肺胀与哮病、喘证：肺胀与哮病、喘证均以咳而上气、喘满为主症，有其类似之处。区别言之，肺胀是多种慢性肺系疾病日久积渐而成，除咳喘外，尚有心悸，唇甲发绀，胸腹胀满，肢体浮肿等症状；哮是呈反复发作性的一个病种，以喉中痰鸣有声为特征；喘是多种急慢性疾病的一个症状，以呼吸气促困难为主要表现。从三者的相互关系来看，肺胀可以隶属于喘证的范畴，哮与喘病久不愈又可发展成为肺胀。此外，肺胀因外感诱发，病情加剧时，还可表现为痰饮病中的"支饮"证。凡此俱当联系互参，掌握其异同。

五、辨证论治

（一）辨证要点

辨证总属标实本虚，但有偏实、偏虚的不同，因此应分清其标本虚实的主次。一般感邪时偏于邪实，平时偏于本虚。偏实者须分清痰浊、水饮、血瘀的偏盛。早期以痰浊为主，渐而痰瘀并重，并可兼见气滞、水饮错杂为患。后期痰瘀壅盛，正气虚衰，本虚与标实并重。偏虚者当区别气（阳）虚、阴虚的性质，肺、心、肾、脾病变的主次。早期以气虚为主，或为气阴两虚，病在肺、脾、肾；后期气虚及阳，甚则可见阴阳两虚，病变以肺、肾、心为主。

（二）治疗原则

治疗应抓住治标、治本两个方面，祛邪与扶正共施，依其标本缓急，有所侧重。标实者，根据病邪的性质，分别采取祛邪宣肺。降气化痰，温阳利水，甚或开窍、息风、止血等法。本虚者，当以补养心肺、益肾健脾为主，或气阴兼调，或阴阳两顾。正气欲脱时则应扶正固脱，救阴回阳。

（三）分证论治

1. 痰浊壅肺证

主症：胸膺满闷，短气喘息，稍劳即著，咳嗽痰多，色白黏腻或呈泡沫，畏风易汗，脘痞纳少，倦怠乏力，舌暗，苔薄腻或浊腻，脉小滑。

证机概要：肺虚脾弱，痰浊内蕴，肺失宣降。

治法：化痰降气，健脾益肺。

方药：苏子降气汤合三子养亲汤加减。二方均能降气化痰平喘，但苏子降气汤偏温，以上盛兼有下虚，寒痰喘咳为宜；三子养亲汤偏降，以痰浊壅盛，肺实喘满，痰多黏腻为宜。

常用药：苏子、前胡、白芥子化痰降逆平喘；半夏、厚朴、陈皮燥湿化痰，行气降逆；白术、茯苓、甘草运脾和中。

痰多，胸满不能平卧，加葶苈子、莱菔子泻肺祛痰平喘；肺脾气虚，易出汗，短气乏力，痰量不多，酌加党参、黄芪、防风健脾益气，补肺固表。

若属外感风寒诱发，痰从寒化为饮，喘咳，痰多黏白泡沫，见表寒里饮证者，宗小青龙汤意加麻黄、桂枝、细辛、干姜散寒化饮；饮郁化热，烦躁而喘，脉浮，用小青龙加石膏汤兼清郁热；若痰浊夹瘀，唇甲紫暗，舌苔浊腻者，可用涤痰汤加丹参、地龙、桃仁、红花、赤芍、水蛭等。

2. 痰热郁肺证

主症：咳逆，喘息气粗，胸满，烦躁，目胀睛突，痰黄或白，黏稠难咯，或伴身热，微恶寒，有汗不多，口渴欲饮，溲赤，便干，舌边尖红，苔黄或黄腻，脉数或滑数。

证机概要：痰热壅肺，清肃失司，肺气上逆。

治法：清肺化痰，降逆平喘。

方药：越婢汤加半夏汤或桑白皮汤加减。前方宣肺泄热，用于饮热郁肺，外有表邪，喘咳上气，目如脱状，身热，脉浮大者；后方清肺化痰，用于痰热壅肺，喘急胸满，咳吐黄痰或黏白稠厚者。

常用药：麻黄宣肺平喘；黄芩、石膏、桑白皮清泄肺中郁热；杏仁、半夏、苏子化痰降气平喘。

痰热内盛，胸满气逆，痰质黏稠不易咯吐眷，加鱼腥草、金荞麦、瓜蒌皮、海蛤粉、大贝母、风化硝清热化痰利肺；痰鸣喘息，不得平卧，加射干、葶苈子泻肺平喘；痰热伤津，口干舌燥，加天花粉、知母、芦根以生津润燥；痰热壅肺，腑气不通，胸满喘逆，大便秘结者，加大黄、芒硝通腑泄热以降肺平喘；阴伤而痰量已少者，酌减苦寒之味，加沙参、麦冬等养阴。

3. 痰蒙神窍证

主症：神志恍惚，表情淡漠，谵妄，烦躁不安，撮空理线，嗜睡，甚则昏迷，或伴肢体瞤动，抽搐，咳逆喘促，咳痰不爽，苔白腻或黄腻，舌质暗红或淡紫，脉细滑数。

证机概要：痰蒙神窍，引动肝风。

治法：涤痰，开窍，息风。

方药：涤痰汤加减。本方可涤痰开窍，息风止痉，用于痰迷心窍，风痰内盛，神志昏蒙或嗜睡，痰多，肢体相动者。

常用药：半夏、茯苓、橘红、胆星涤痰息风；竹茹、枳实清热化痰利膈；菖蒲、远志、郁金开窍化痰降浊。另可配服至宝丹或安宫牛黄丸以清心开窍。

若痰热内盛，身热，烦躁，谵语，神昏，苔黄舌红者，加葶苈子、天竺黄、竹沥；肝风内动，抽搐，加钩藤、全蝎，另服羚羊角粉；血瘀明显，唇甲发绀，加丹参、红花、桃仁活血通脉；如皮肤黏膜出血，咯血，便血色鲜者，配清热凉血止血药，如水牛角、生地、丹皮、紫珠草等。

4. 阳虚水泛证

主症：心悸，喘咳，咳痰清稀，面浮，下肢浮肿，甚则一身悉肿，腹部胀满有水，脘痞，纳差，尿少，怕冷，面唇青紫，苔白滑，舌胖质黯，脉沉细。

证机概要：心肾阳虚，水饮内停。

治法：温肾健脾，化饮利水。

方药：真武汤合五苓散加减。前方温阳利水，用于脾肾阳虚之水肿；后方通阳化气利水，配合真武汤可加强利尿消肿的作用。

常用药：附子、桂枝温肾通阳；茯苓、白术、猪苓、泽泻、生姜健脾利水；赤芍活血化瘀。

若水肿势剧，上凌心肺，心悸喘满，倚息不得卧者，加沉香、黑白丑、川椒目、葶苈子、万年青根行气逐水；血瘀甚，发绀明显，加泽兰、红花、丹参、益母草、北五加皮化瘀行水。待水饮消除后，可参照肺肾气虚证论治。

5. 肺肾气虚证

主症：呼吸浅短难续，声低气怯，甚则张口抬肩，倚息不能平卧，咳嗽，痰白如沫，咯吐不利，胸闷心慌，形寒汗出，或腰膝酸软，小便清长，或尿有余沥，舌淡或黯紫，脉沉细数无力，或有结代。

证机概要：肺肾两虚，气失摄纳。

治法：补肺纳肾，降气平喘。

方药：平喘固本汤合补肺汤加减。前方补肺纳肾，降气化痰，用于肺肾气虚，喘咳有痰者；后方功在补肺益气，用于肺气虚弱，喘咳短气不足以息者。

常用药：党参（人参）、黄芪、炙甘草补肺；冬虫夏草、熟地、胡桃肉、脐带益肾；五味子收敛肺气；灵磁石、沉香纳气归原；紫菀、款冬、苏子、法半夏、橘红化痰降气。

肺虚有寒，怕冷，舌质淡，加肉桂、干姜、钟乳石温肺散寒；兼有阴伤，低热，舌红苔少，加麦冬、玉竹、生地养阴清热；气虚瘀阻，颈脉动甚，面唇发绀明显，加当归、丹参、苏木活血通脉。如见喘脱危象者，急用参附汤送服蛤蚧粉或黑锡丹补气纳肾，回阳固脱。病情稳定阶段，可常服皱肺丸。

六、预防调护

（1）原发病的治疗。

（2）防止经常感冒、内伤咳嗽迁延发展成为慢性咳喘，是预防形成本病的关键。

（3）既病之后，更应注意保暖，秋冬季节，气候变化之际，尤需避免感受外邪。

（4）一经发病，立即治疗，以免加重。

（5）平时常服扶正固本方药增强正气，提高抗病能力，禁烟酒，忌恣食辛辣、生冷、咸、甜之品。

（6）有水肿者应进低盐或无盐饮食。

（李海刚）

第十一节　肺痿

一、概述

肺痿，系咳喘日久不愈，肺气受损，津液耗伤，肺叶痿弱，临床表现以气短，咳吐浊唾涎沫，反复发作为特点。

大凡各种原因所致的慢性咳嗽，如现代医学的慢性支气管炎、支气管扩张症、慢性肺脓肿后期、肺纤维化、肺不张、肺硬变、矽肺等，经久不愈，咳唾稠痰、脓痰或涎沫，或痰中带血丝，咯血者，均可参照本病辨证论治。

二、临床表现

咳吐浊唾涎沫，虚热者痰黏而稠，不易咯出，容易咯血；虚寒者吐涎沫，痰清稀而量多。有肺脏内伤久咳，或痰热久嗽，或肺痨久咳，或肺痈日久，或寒哮日久等病史。

三、鉴别诊断

1. **肺痿与肺痈**　肺痿与肺痈同属肺脏疾患，但肺痿以咳吐浊唾涎沫为主症；而肺痈以咳则胸痛、吐痰腥臭，甚则咳吐脓血为主症。《医门法律》说："肺痈者，肺气壅而不通也；肺痿者，肺气衰而不振也。"一般说，肺痈为实证，或虚实夹杂为主，肺痿则纯属虚；肺痈脓痰腥臭，肺痿浊痰不臭，虚热肺痿虽亦咯吐黄痰浊痰，或咳唾脓血，但痰浊脓血不腥；肺痈发病急，病势凶，形体不瘦，肺痿发病缓，病程长，形体消瘦。肺痈失治久延，可转为肺痿。肺痈脉数而实，肺痿脉数而虚。《医宗金鉴》说："肺痿得之于热亡津，虚邪也，故脉数虚；肺痈得之于热毒蓄结，实邪也，故脉数而实。"

2. **肺痿与劳嗽**　劳嗽与肺痿都存在程度不同的肺脏器质性和功能性病变，但肺痿不同于劳嗽的病理改变，二者有轻重因果关系。一般说，肺痿较劳嗽更为严重，是在劳嗽的基础上进一步恶化而形成。临床表现二者都有口干舌燥、痰中带血，骨蒸盗汗，气短，喘促，语声低怯，皮毛干枯，神疲消瘦，失精亡血，脉虚数等，为阴虚内热，鉴别要点就在于有无浊唾涎沫及气息张口抬肩。一般说，劳嗽未恶化到肺痿病理阶段，不出现浊唾涎沫之症状；劳嗽虽然可以出现呼吸困难，气短，但其程度没有肺痿严重，待劳嗽发展成肺痿时，呼吸就更加困难，不得不借助于张口抬肩来进行呼吸。临床见有劳嗽后期可转为肺痿重疾。

3. 涎沫与饮痰　肺痿写痰饮病之临床表现不难区别，仅就咳吐涎沫与饮痰而言，一般肺燥津伤之轻者，则发为无痰之干咳，然肺燥深重津气伤极而叶萎者，则发为"吐白沫"之肺痿，这种白沫的特点是中间不带痰块，胶黏难出，伴口燥咽干，白沫之泡，小于粟粒，轻如飞絮，结如棉球，有时粘在唇边，吐而不爽，与痰饮病咳吐之饮痰，痰液成块，或虽色白粘连成丝，但口咽一般不燥，较易咯出，显然有别。肺痿咳吐之浊唾涎沫与痰饮病之饮痰，乃一燥一湿，一虚一实，有如水之与火，冰之与炭，不可混为一谈。

四、辨证论治

（一）辨证要点

1. 辨寒热　虚热肺痿是阴液不足，虚热内生；虚寒肺痿是用气耗伤，肺中虚冷；两者容易辨认。唯虚热肺痿日久，阴损及阳，可见气阴两虚，或出现寒热夹杂现象。寒热夹杂者，应当辨其阴虚内热为主，或是气伤虚冷为主，施治方可中的。如虚寒肺痿仍按虚热论治，必将进一步耗伤阳气，反使病情加重，不可不慎。

2. 辨兼证　肺痿病位主要在肺，肺阴不足可以同时有肾阴不足，证见潮热盗汗，手足心热，腰痛膝软，足跟疼痛等；肺气不足可以同时有脾气虚损，证见全身乏力，纳少腹胀，大便溏稀，四肢沉重等。在辨证中均宜分辨。

（二）分证论治

1. 肺燥津伤，虚热肺痿

主症：咳吐浊唾涎沫，其质黏稠，不易咯出，胶黏唇边，吐不清爽，长丝不断，或涎沫中带有血丝，或咳甚则咯血，血色鲜红，咳声不扬，语声低怯，甚则音嘎，气急喘促，咽干口燥，潮热盗汗，形体消瘦，皮毛干枯，可兼肾阴亏损或心阴不足等见症。舌质红，津少而干；脉象虚数。

治法：滋润生津，益气养阴，清金救肺。

方药：麦门冬汤加减。

党参15g，麦冬12g，法半夏10g，山药18g，玉竹15g，石斛12g，甘草6g。水煎服，每日1剂。

如阴虚燥热较盛、虚热表现比较明显，可用清燥救肺汤（桑叶、石膏、杏仁、甘草、麦冬、人参、阿胶、炒胡麻仁、炙枇杷叶）以清热润燥。津伤甚者，再加沙参、玉竹养其肺津；潮热明显，可加银柴胡、地骨皮等以清虚热。平时可常服琼玉膏调理（生地黄汁、茯苓、人参、白蜜）。

2. 肺中虚冷，虚寒肺痿

主症：咳吐涎沫，其质清稀量多，口不渴，形寒气短，神疲乏力，不思饮食，尿频数或遗尿不禁，夜尿次数较多，舌质淡苔薄白，舌体胖嫩，脉虚弱。

治法：温肺散寒，益气生津。

方药：甘草干姜汤加味。

炙甘草 9g，干姜 12g，党参 15g，白术 12g，茯苓 12g，黄芪 12g，大枣 5 枚。水煎服，每日 1 剂。

阴虚血少气弱者，可选用炙甘草汤以益气养血滋阴（炙甘草、人参、桂枝、生姜、阿胶、生地黄、麦冬、火麻仁、大枣），往往可收到比较好的效果。

五、其他疗法

简验方：

（1）百合 30g 煮粥，每日一次，适用于虚热肺痨。

（2）银耳 15g，冰糖 10g。同煮内服，适用于虚热肺痨。

（3）紫河车一具，研末，每日一次，每服 3g，适用于虚寒肺痨。

六、预防与调摄

由于肺痨是因久咳引起，积极预防咳嗽反复发作，对预防肺痨有积极的意义，除了外感咳嗽及时治疗外，平时还需要做到以下几点：

（1）要加强锻炼，增强体质，提高机体的抗病能力。

（2）要戒烟，减少对呼吸道的刺激，也可减轻咳嗽的发作。

（3）避免过食黏腻肥甘之品，以免助痰生湿，加重病情。

（4）改善环境卫生，消灭烟尘等空气污染，对预防咳嗽有重要意义。

（李海刚）

第十二节　肺痨

一、概述

肺痨是指以咳嗽、咯血、潮热、盗汗及身体逐渐消瘦为主要临床表现的一种具有传染性的慢性虚弱性肺系病证。病轻者诸症间作，重者则每多兼见。西医所称的肺结核可参考本篇辨证论治。

二、病因病机

肺痨的致病因素，主要有两个方面，外则痨虫传染，内伤则正气虚弱，两者多互为因果。痨虫蚀肺，肺阴耗损，可致阴虚火旺，或气阴两虚，甚则阴损及阳，其病理性质主要在于阴虚。

（一）感染"痨虫"

"痨虫"传染是形成本病的主要病因，因直接接触本病患者，导致"痨虫"入肺，侵蚀肺脏而发病。如探病、酒食、看护患者或与患者朝夕相处，都是导致感染的条件。

（二）正气虚弱

或由于先天禀赋不足，小儿发育不良，抗病能力低下，"痨虫"乘虚入侵。或因酒色过度，耗伤精血，元气受伤；或劳倦太过，忧思伤脾，脾虚肺弱，痨虫入侵而发病。或因大病、久病后身体虚弱，失于调治；或外感咳嗽，经久不愈；或胎产之后失于调养，气血不足等，皆易致"痨虫"入侵。还可因生活贫困，或厌食挑食，饮食营养不足，终致体虚不能抗邪而感染"痨虫"。

肺痨之病机特点以阴虚为主。肺喜润恶燥，痨虫蚀肺，肺体受损，首耗肺阴，而见肺阴亏损之候，继则肺肾同病，兼及心肝，导致阴虚火旺；或因肺脾同病，导致气阴两伤，甚则阴损及阳，而见阴阳两虚之候。

三、临床表现

初期仅感疲劳乏力、干咳、食欲不振、形体逐渐消瘦。病重者可出现咳嗽、咯血、潮热、颧红、盗汗、形体明显消瘦等主要临床表现。且有与肺痨患者长期密切接触史。

四、相关检查

X线检查可早期发现肺结核，X线摄片大多可见肺部结核病灶。活动性肺结核痰涂片或结核菌培养多呈阳性。听诊病灶部位呼吸音减弱或闻及支气管呼吸音及湿啰音。红细胞沉降率增快、结核菌素试验皮试呈强阳性有助于诊断。

五、鉴别诊断

1. 虚劳　肺痨与虚劳的共同点是都有正气虚表现，而主要区别在于肺痨为痨虫侵袭所致，主要病变在肺，具有传染性，以阴虚火旺为其病机特点，以咳嗽、咯血、潮热、盗汗、消瘦为主要临床症状；而虚劳则由多种原因所导致，病程较长，病势缠绵，一般不具有传染性，可出现五脏气、血、阴、阳亏虚的虚损症状，是多种慢性虚损证候的总称。

2. 肺痿　肺痨与肺痿两者病位均在肺，但肺痿是多种慢性肺部疾患所导致的肺叶痿弱不用。在临床上肺痿是以咳吐浊唾涎沫为主要症，而肺痨是以咳嗽、咯血、潮热、盗汗为特征。肺痨后期亦可致肺痿。

3. 肺胀　以咳嗽、咳痰、气喘、浮肿四大主症为特征，其中气喘不续症状最为显著，多为久咳、哮证等肺系疾病演变而成，而肺痨以咳嗽、咯血、潮热、盗汗、消瘦为主要临床症状。

六、辨证论治

（一）辨证要点

初期仅感疲劳乏力、干咳、食欲不振、形体逐渐消瘦。病重者可出现咳嗽、咯血、潮热、颧红、盗汗、形体明显消瘦等主要临床表现。且有与肺痨患者长期密切接触史。

（二）分证论治

肺痨的病变部位主要在肺，临床以肺阴亏损为多见，如进一步演变发展，则表现为阴虚火旺，或气阴耗伤，甚至阴阳两虚。病久多及脾肾，临床上以咳嗽、咯血、潮热、盗汗四大主要症状为特点。

肺痨的治疗当以补虚培元和治痨杀虫为原则。根据体质强弱分别主次，尤需重视增强正气，以提高抗病能力。调补脏器重点在肺，同时注意补益脾肾。治疗大法应以滋阴为主，火旺者兼以降火，合并气虚、阳虚者，则当同时兼顾。杀虫主要是针对病因治疗，如《医学正传·劳极》指出"一则杀其虫，以绝其根本，一则补其虚，以复其真元"的两大治则。

1. 肺阴亏损

主症：干咳少痰，咳声短促，或痰中带血丝，血色鲜红，胸部隐痛，午后自觉手足心热，或盗汗，皮肤干灼，口干咽燥，苔薄，舌边尖红，脉细或兼数。

证候分析：阴虚肺燥，肺失滋润，其气上逆，故咳；虚火灼津，故少痰；肺损络伤，则痰中带血，血色鲜红，胸部隐痛；阴虚内热，故午后手足心热，皮肤干灼；肺阴耗伤，则口干咽燥；苔薄质红，脉细数属阴虚之候。

治法：滋阴润肺。

方药：月华丸（《医学心悟》）。本方功能补虚杀虫，滋阴镇咳，化痰止血。方中沙参、麦冬、天冬、生地、熟地滋阴润肺；百部、獭肝、川贝润肺止嗽，兼能杀虫；桑叶、白菊花疏风清热，清肺止咳；阿胶、三七有止血和营之功；茯苓、山药健脾补气，以资气血生化之源。若咳频而痰少质黏者，可加甜杏仁与方中川贝共奏润肺化痰止咳之功，并可配合琼玉膏（《洪氏集验方》）以滋阴润肺；痰中带血丝较多者，加白及、小蓟、仙鹤草、白茅根等和络止血；若低热不退者可酌配银柴胡、地骨皮、功劳叶、青蒿、胡黄连等以清热除蒸；若久咳不已，声音嘶哑者，可加诃子皮等以养肺利咽，开音止咳。

2. 虚火灼肺

主症：呛咳气急，痰少质黏，或吐痰黄稠量多，咯血，血色鲜红，午后潮热，骨蒸，五心烦热，颧红，盗汗量多，心烦口渴，失眠，急躁易怒，或胸胁掣痛，男子遗精，女子月经不调，形体日渐消瘦，舌红而干，苔薄黄或剥，脉细数。

证候分析：肺病及肾，肺肾阴伤，虚火内灼，炼津成痰，故呛咳气急，痰少质黏，或吐痰黄稠量多；虚火灼伤血络，则咯血，血色鲜红；肺病及肾，不能输津滋肾，致肾水亦亏，水亏火旺，故骨蒸，潮热，盗汗，五心烦热；肝肺络脉不和，故见胸胁掣痛；心肝火盛，则心烦失眠，易怒；肾阴亏虚，相火偏旺，扰动精室，则遗精；冲任失养，则月经不调；阴精耗伤以致形体日渐消瘦；舌红而干，苔薄黄而剥，脉细数均为阴虚燥热内盛之象。

治法：滋阴降火。

方药：百合固金汤（《医方集解》）合秦艽鳖甲散（《卫生宝鉴》）加减。百合固金汤功能滋养肺肾，用于阴虚阳浮，肾虚肺燥之证。用百合、麦冬、玄参、生地、熟地滋阴润肺，止咳生津；当归活血养血；白芍柔润滋阴；桔梗、贝母、甘草清热化痰止咳；合鳖甲、知母滋阴清热；秦艽、柴胡、地骨皮、青蒿清热除蒸；另可加龟甲、阿胶、五味子、冬虫夏草滋养肺肾之阴，培其本元；百部、白及补肺止血，抗结核杀虫。若火旺较甚，热势明显者，酌加胡黄连、黄芩苦寒泻火、坚阴清热；痰热蕴肺，咳嗽痰黄稠浊，酌加桑白皮、花粉、知母、马兜铃、鱼腥草等清化痰热；咯血较著者，加黑山栀、丹皮、紫珠草、大黄炭、地榆炭等凉血止血；血出紫黯成块，伴胸胁刺痛者，可酌加三七、茜草炭、蒲黄、郁金等化瘀和络止血；盗汗甚者可选乌梅、煅牡蛎、麻黄根、浮小麦等养阴止汗。

3. 气阴耗伤

主症：咳嗽无力，气短声低，咳痰稀白量多，或痰中带血，午后潮热，伴有畏风寒，自汗、盗汗，纳少神疲，便溏，面色㿠白，颧红，舌质淡、边有齿痕，苔薄，脉细弱而数。

证候分析：肺脾同病，阴伤气耗，清肃失司，肺不主气而为咳，气不化津而成痰，肺虚络损，痰中带血；阴虚内热则午后潮热，盗汗，颧红；阴虚日久而致气虚，气虚不能卫外，故畏风，自汗；脾虚不健，则纳少神疲，便溏；舌质淡、边有齿痕，苔薄，脉细弱而数均为气阴两虚之候。

治法：益气养阴。

方药：保真汤（《十药神书》）加减。本方功能补气养阴，兼清虚热。药用人参、黄芪、白术、茯苓、大枣、炙甘草补肺益脾，培土生金；天冬、麦冬、五味子滋阴润肺止咳；熟地、生地、当归、白芍以育阴养荣，填补精血；地骨皮、银柴胡清退虚热；黄柏、知母滋阴清热；陈皮、生姜运脾化痰。亦可加白及、百部以补肺杀虫。若夹有湿痰者，可加姜半夏、橘红、茯苓等燥湿化痰；咯血量多者可酌加蒲黄、仙鹤草、三七等，配合补气药，以补气摄血；咳嗽痰稀者，可加紫菀、款冬花、苏子温润止嗽；有骨蒸、盗汗等伤阴症状者，可加鳖甲、牡蛎、乌梅、地骨皮、银柴胡等补阴配阳，清热除蒸；如纳少腹胀、大便溏薄者，酌加扁豆、薏苡仁、莲子肉、山药等甘淡健脾。

4. 阴阳虚损

主症：咳逆喘息，少气，咳痰色白有沫，或夹血丝，血色暗淡，潮热，盗汗，自汗，声嘶或失音，面浮肢肿，心慌，唇紫，形寒肢冷，或见五更泄泻，口舌生糜，大肉尽脱，男子滑精阳痿，女子经少、经闭，舌质光淡隐紫，少津，脉微细而数，或虚大无力。

证候分析：肺痨日久，阴伤及阳，出现阴阳两虚，肺、脾、肾三脏并损的证候。肺不主气，肾不纳气，故咳喘少气，咳痰色白；咳伤血络则痰中带血，血色暗淡；阴伤则潮热盗汗；阴伤声道失润，金碎不鸣而声嘶；脾肾两虚则见浮肿，肾泄；病及于心，则心慌，唇紫；虚火上炎，则口舌生糜；卫虚则形寒自汗；精气衰竭，无以充养形体、资助冲任之化源，故女子经少、经闭，大肉尽脱；命门火衰，故男子滑精、阳痿；舌脉均为阴阳俱损之象。

治法：滋阴补阳。

方药：补天大造丸（《医学心悟》）加减。本方温养精气，培补阴阳。方中用人参、黄芪、白术、山药、茯苓以补肺脾之气；白芍、当归、枣仁、远志养血宁心；枸杞、熟地、龟甲培补阴精；鹿角、紫河车助真阳而填精髓。另可酌加麦冬、阿胶、五味子滋养肺肾。若肾虚气逆喘息者，配钟乳石、冬虫夏草、诃子、蛤蚧、五味子等摄纳肾气以定喘；心悸者加丹参、远志镇心安神；五更泄泻者配用煨肉豆蔻、山茱萸、补骨脂以补火暖土，并去地黄、阿胶等滋腻碍脾的药物。

七、其他疗法

（一）针灸治疗

1. 基本处方　膏肓、肺俞、膻中、太溪、足三里。

膏肓功擅补肺滋阴；肺俞、膻中属前后配穴法，可补肺止咳；太溪补肾水以滋肺阴；足三里疗诸劳虚损。

2. 加减运用

（1）肺阴亏损证：加肾俞、复溜、三阴交以养阴润肺。诸穴针用补法，膏肓、肺俞可用灸法。

（2）虚火灼肺证：加尺泽、阴郄、孔最以滋阴清热、凉血止血。诸穴针用平补平泻法，膏肓、肺俞可用灸法。

（3）气阴耗伤证：加气海、三阴交以益气养阴。诸穴针用补法，膏肓、肺俞可用灸法。

（4）阴阳虚损证：加肾俞、脾俞、关元以填补精血、温补脾肾。诸穴针用补法，膏肓、肺俞可用灸法。

（5）胸痛：加内关以理气宽胸。诸穴针用平补平泻法。

（6）心烦失眠：加神门以养心安神。诸穴针用平补平泻法。

（7）急躁易怒：加太冲以疏肝理气。诸穴针用平补平泻法。

8. 面浮肢肿　加关元、阴陵泉以温肾健脾利水。诸穴针用平补平泻法，关元可用灸法。

（二）耳针疗法

取肺区敏感点、脾、肾、内分泌、神门，每次取双耳穴 2~3 穴，毫针刺法，留针 15~20 分钟，隔日 1 次，10 次为 1 个疗程。

（三）穴位敷贴法

（1）取穴。颈椎至腰椎旁膀胱经第一侧线。

（2）药物。五灵脂、白芥子各 15g，甘草 6g，大蒜 15g。

（3）方法。五灵脂、白芥子研末，与大蒜同捣匀，入醋少量，摊纱布上，敷于颈椎至腰椎旁膀胱经第一侧线上，保持 1~2 小时，皮肤有灼热感则去之，7 日 1 次。

八、预防及预后

肺痨是一种慢性传染性疾病，长期以来一直威胁着人类健康。结核病的传染源主要是痰涂片检查阳性的肺结核排菌患者，传染途径是经呼吸道传染。结核病传染的程度主要受结核患者的排菌量、咳嗽症状以及接触的密切程度等因素的影响。预防或减少发生结核病的措施首先就是不要受结核菌感染，不受结核菌感染就不会发生结核病。因此及时发现和彻底治疗结核患者，消灭传染源，是控制结核病在人群中流行的最有效和最重要的方法。如能在人群中及时发现并彻底治疗传染源，则能保护健康人减少或免受结核菌的传染，从而使受结核菌感染的人群和发生结核病的人明显减少。

新生儿应进行疫苗注射结核病患者，尤其是排菌患者应尽量减少出现在公共场所，避免对着他人咳嗽、打喷嚏，在患病期间最好不结婚、生育，以免把病菌传染给对方或加重病情，应待肺结核病情稳定后再结婚、生育。肺结核患者一旦确诊必须进行全程规律化疗，这种方法能治愈 90% 以上新发的肺结核患者。对长期与排菌患者密切接触且结核菌素试验呈强阳性人群也主张用异烟肼预防性化疗六个月。卡介苗接种是预防儿童粟粒型肺结核和结核性脑膜炎的有效方法，所以对新生儿应该按计划免疫程序进行卡介苗接种，以提高对结核病的免疫能力。

做好宣传工作，预防疾病的传播流行。痰是结核杆菌最集中的地方，对痰的处理，是防止结核病传播的重要手段之一。最科学简便的方法是把吐在纸上，包好，然后烧掉。或在痰盒中装少量石灰，能杀死结核菌。

做到"无病早防，有病即查，查出必治，治必彻底"，并且向广大群众进行防痨宣传，使广大群众掌结核病的防治知识。定期集体肺部检查，对新生儿接种卡介苗，是预防结核病发生的重要措施。

九、病案选录

郭××，女，20岁，1976年3月25日初诊。

病史：咳嗽，发热两个多月，伴精神不振，身软乏力，食欲减退，口苦乏味，吐痰不多，两颧潮红，午后发热，体温在 37.4~38.3℃，夜间盗汗，有时心悸，睡眠不实，停经一个多月，血沉 38mm，胸透为浸润型肺结核，注射链霉素有反应。现仅服雷米封，但症状不减。脉沉弦数，舌质红，苔薄。

辨证施治：肺阴不足，阴虚火旺，肺失清肃，虚热内生。治以滋阴清热之法。

处方：沙参 12g，生地 12g，黄芩 9g，夏枯草 15g，连翘 15g，麦冬 12g，丹皮 6g，地骨皮 12g，百部 12g，甘草 6g。

二诊：服上方六剂，精神佳，咳嗽轻，痰少，仍低热，纳呆。上方加麦芽 24g，银柴胡 9g。

三诊：服药十剂，症状明显好转，精神好，食欲增，体温降低，37.2~37.5℃。原方加赤芍 12g，银柴胡 9g。

四诊：又服十剂，一般情况好转，体重增加，身不发热，体温正常，盗汗也不明显。仍以上方化裁，共服四十余剂，病情稳定，60多天后复查血常规、血沉均属正常，5个月后胸部透视病灶已趋硬结。

（李海刚）

现代中医
诊疗基本功与临床

（下）

王锦鹏等◎主编

吉林科学技术出版社

第十章　泌尿系统疾病

第十章

泌尿系统疾病

第一节 慢性肾衰竭

慢性肾衰竭是由多种慢性疾病造成的肾单位严重损伤，基本功能丧失，使机体在排泄代谢废物和调节水、电解质、酸碱平衡等方面出现紊乱的临床综合征。临床上以慢性肾炎、肾盂肾炎、肾小动脉硬化、肾结核引起者最为常见，肾前性及肾后性疾病引起的较少见。根据肾小球滤过率（GFR）把肾功能受损的程度分为3期，即肾功能不全代偿期、氮质血症期和尿毒症期。临床表现轻重不一，前两期除原发病症状外，多无特异见症，只有当进入尿毒症期时，才有贫血、胃肠道、呼吸道以及神经精神系统症状，但为时已晚，因此对本病要特别重视早期发现，及时治疗。根据慢性肾衰竭临床表现，中医常按"关格"、"癃闭"、"溺毒"等病证进行辨治。

一、病因病理

本病系在其他慢性病，特别是慢性肾病的基础上发展而成。病位在肾，且常累及心、肝、脾、胃等脏腑。脾肾亏虚、湿毒内停是其发病的基础病理，外感六淫、饮食失节、劳倦、房事等则是其常见的诱发因素，其病机演变不外虚实交错变化。初期多为脾肾气虚或气阴两虚，水湿不化，证情尚轻；继则气伤及阳，阴伤及血，导致阴阳气血俱虚，湿浊益甚，气滞血瘀，气机逆乱升降失常，最后湿浊酿毒，夹瘀堵塞三焦，夹痰蒙蔽心窍，化火伤阴劫液，深入营血；或引动肝风，或上凌心肺，阴竭阳亡，危象毕至。

二、诊断

由于慢性肾衰竭病情进展缓慢，加之肾脏具有较强的代偿能力，故早期不易诊断，易于忽略。对有慢性肾炎史者，应提高警惕，争取早期诊断。本病临床表现较为复杂，涉及各系统。如疲乏无力、食欲不振、恶心呕吐、表情淡漠、头晕头痛以及常见的高血压、贫血等，晚期可出现广泛性出血倾向、谵妄抽搐、严重电解质紊乱、少尿甚至无尿等危险征象。根据肾功能受损的程度，临床上将本病分为：

（一）肾功能代偿期

肌酐清除率（Ccr）50~80ml/min，血肌酐（Scr）133~177μmol/L（1.6~2.0mg/dl），大致相当于CKD2期。

（二）肾功能失代偿期

肌酐清除率（Ccr）20～50ml/min，血肌酐（Scr）186～442μmol/L（2.1～5.0mg/dl），大致相当于 CKD3 期。

（三）肾功能衰竭期

肌酐清除率（Ccr）10～20ml/min，血肌酐（Scr）451～707μmol/L（5.1～7.9mg/dl），大致相当于 CKD4 期。

（四）尿毒症期

肌酐清除率（Ccr）＜10ml/min，血肌酐（Scr）≥707μmol/L≥8.0mg/dl），大致相当于 CKD5 期。

其他实验室指标可出现：红细胞计数常在 $2 \times 10^{12}/L$（$2 \times 10^{6}/mm^{3}$）以下，为正常细胞正色素性贫血。尿比重降低并固定于 1.010，酚红排泄率极度下降，B 超双肾可见肾实质明显萎缩。

此外，对慢性肾衰竭还必须做出病因诊断，主要依据病史、体检及必要的实验室检查以查明病因。确定病因对于治疗和预后的判断颇为重要。在进行诊断时应注意以下几点。

（1）某些病人的慢性肾脏疾病呈隐匿经过，当这种病人因急性应激反应状态（如外伤、感染等）致原处于代偿期或失代偿期的肾功能迅速恶化，显示出尿毒症表现，这时尿毒症易为上述诱发疾病所掩盖而被漏诊，有时还会认为是突然发生的急性肾衰竭，应注意区别。

（2）当慢性肾衰竭病人以厌食、恶心、贫血、乏力、神经精神系统症状为主诉时，如果不仔细询问病史，未想到慢性肾衰竭的可能，则往往误诊或漏诊，以致得不到及时治疗。

（3）肾脏病患者，短期内出现症状加重，肾功能急剧恶化，应寻找其原因和可逆因素，不能单凭肾功能测定结果，草率诊断为终末期尿毒症。

（4）当诊断有疑时，应行肾脏 B 超检查，了解肾脏体积大小，如果病肾已萎缩，支持终末期的诊断；如果双肾大小正常，甚至增大，除多囊肾外，应及时行肾穿刺活检，了解肾脏病理改变及其损害程度，以及采取积极的治疗措施。

三、鉴别诊断

（一）高血压脑病

高血压脑病亦有呕吐、昏迷、抽搐等表现，但发生迅速，血压剧增，可伴有暂时性瘫痪、失语及失明等，而血尿素氮、肌酐、二氧化碳结合力等检查多正常。

（二）糖尿病酮症酸中毒

糖尿病酮症酸中毒可有食欲不振、恶心、嗜睡及昏迷等表现，可根据糖尿病史、血糖增高、尿酮体、尿糖阳性等与本病鉴别。

（三）再生障碍性贫血

再生障碍性贫血病人以贫血、鼻衄、皮肤瘀斑为主要表现者易与本病混淆。但慢性肾衰竭多有肾脏病史，血压高，血白细胞多不减少，进一步查尿及血液化学检查易鉴别。

四、并发症

（一）感染

慢性肾衰竭病人全身抵抗力下降，容易并发上呼吸道感染、肺炎、胸膜炎、腹膜炎等多种感染，但其感染症状不典型，往往容易漏诊。

（二）心血管系统疾病

慢性肾衰竭时，常并发心血管系统病变，其中以心包炎及心衰为常见。心功能不全及心律失常亦是本病的重要致死原因。

1. 高血压　60%～80%病例属于容量依赖型，10%属肾素依赖型。前者合并心、脑并发症少。后者对限制水钠、利尿和透析超滤的降压疗效不佳，易并发心、脑并发症。高血压的发生使肾功能进一步恶化。

2. 心包炎　发生率为40%～50%，多为纤维素性心包炎，心包液含蛋白且白细胞增多，患者可有低热、胸痛，常可闻及心包摩擦音，胸片及超声心动图显示心包积液征象。

3. 心衰　水、钠潴留引起心力衰竭、肺水肿、高血压、贫血、动脉粥样硬化及血管钙化使心衰加重。早期无明显症状，仅有体重增加、水肿、血压升高等水、钠潴留症状，进而肝大、压痛、颈静脉充盈，肝静脉回流征阳性，继而发展至明显的心衰、肺水肿表现。

（三）消化系统疾病

由于氨和其他代谢产物的化学刺激，消化系统疾病出现较早而且普遍，病人常以恶心、呕吐、食欲不振等消化系统症状来就诊，经仔细询问检查始发现为慢性肾衰竭。常见的消化系统疾病有口腔炎、胃及十二指肠溃疡、消化道出血等。

（四）血液系统疾病

贫血与出血较常见。贫血的严重程度与肾功能损害的程度基本一致。出血表现多为皮下瘀斑、鼻衄、牙龈出血、黑便等，这是因为尿毒症时，血小板功能较差，加上酸中毒时毛细血管脆性增加等原因所致。

（五）神经系统疾病

神经系统常受累，约占65%。起病表现为周围神经传导速度减慢的症状，如双下肢不适感、麻木、烧灼、蚁行感、胀感等。后期可发生尿毒症脑病、不安、思维不集中、记忆力下降、易激动或抑郁、常失眠，重者嗜睡或呈木僵状态，晚期可出现惊厥、癫痫、扑翼样震颤或痉挛。

（六）肾性骨病

主要有肾陛佝偻病、肾性软骨病、骨质疏松、纤维素性骨炎，以及骨硬化症等。其原因主要有活性维生素 D_3 合成减少，继发性甲状旁腺功能亢进，酸碱平衡失调等因素。

五、临证要点

（一）扶正祛邪法是治疗肾衰竭的根本法则

慢性肾衰竭的基本病理为脾肾衰败，水湿、湿热、瘀血内蕴是病机的关键；其演变过程是因实致虚，继而在虚的基础上产生实邪。治疗时应标本兼顾。因此，扶正祛邪法应是治疗肾衰竭的根本法则，具体应用时可根据情况，急则治其标，缓则治其本，或标本并重，扶正祛邪兼施。一般单纯扶正或祛邪则均不利于本病的治疗。

（二）扶正应根据实际情况有所侧重

慢性肾衰竭由久病迁延而来，往往正气衰败，其正虚以脾肾为主，后期涉及五脏俱虚。因此，扶助正气在本病治疗过程中必须贯彻始终。强调治疗时应维护肾气和其他内脏功能，以求增一分真阳，多一分真阴。至于正虚一般初期多为气阴两虚，继则气伤及阳，阴伤及血，导致阴阳两虚，营血亏虚，在具体治疗时须根据不同情况选用益气养阴、温补脾肾、补气养血等法。

（三）重视调理脾胃

疾病发展到慢性肾衰竭阶段，临床脾胃虚弱症状如食欲不振、恶心呕吐等出现得早而且普遍，况且脾胃为后天之本、气血生化之源，脾胃虚弱，更导致肾气不足。故此，调理脾胃为治疗本病重要的一环，所谓有胃气则生，无胃气则死，慢性肾衰竭也不例外。

（四）扶正与祛邪应把握轻重缓急

由于脏腑虚损，导致水湿、湿热、瘀血的产生，而这些病理产物又耗损正气、伤害脏腑，只有阻断这一恶性循环，才可防止疾病的进一步发展及恶化。因而在治疗慢性肾衰竭时，必须在扶正的同时注意祛邪，邪祛正始能安，祛湿泄浊、清热利湿解毒、活血化瘀之法最为常用。当表现为邪毒内盛，出现呕恶、尿闭、嗜睡、昏迷惊厥、出血等危重证候时，又当急则治标，采用泄浊开窍、息风止血等法，待病情缓解后再扶正祛邪兼顾。在应用祛邪法时，要注意衰其大半而止，不可一味攻伐，导致正气更衰。

六、辨证施治

（一）脾肾气（阳）虚

主症：面色㿠白，倦怠乏力，气短，纳少，腹胀，腰膝酸痛，畏寒肢冷，便溏溲少，夜尿频多。舌质淡，边有齿痕，苔薄白或腻，脉沉细。

治法：益气健脾补肾。

处方：香砂六君子汤合仙茅、仙灵脾化裁。

生黄芪30g，党参20g，云苓15g，白术15g，木香10g，陈皮10g，仙茅10g，仙灵脾10g，半夏10g，补骨脂15g，菟丝子15g。

此型常见于慢性肾衰竭早期，临床以正虚为主，邪实之象不明显。治疗用药注重扶持正气，然而补气不可壅中留邪，温肾亦不可过用温燥，免伤阴血，更不可早投寒凉以攻下，以损伤阳气，加重病情。

若阳虚水气不化出现周身浮肿，腰以下肿甚，按之没指，当参以肾气丸之意，加入桂枝、车前子、牛膝、大腹皮；水气势甚，凌心射肺出现喘咳、心悸、端坐、胸闷痛者，可加入葶苈子、苏子、白芥子以泻肺逐饮；食少纳呆，加山楂、焦三仙以消食化滞；易感冒者，可合用玉屏风散益气固表；合并外感时，宜先治外感，可用参苏饮加减治疗，然后再图根本。

（二）脾肾气阴两虚

主症：面色少华，气短乏力，腰膝酸软，手足心热，口干唇燥，大便稀或干，尿少色黄，夜尿清长。舌淡有齿痕，脉象沉细。

治法：益气养阴。

处方：参芪地黄汤加减。

党参15g，生芪30g，熟地20g，山药15g，枸杞子15g，山萸肉15g，云苓15g，泽泻10g，白芍15g，当归15g，白花蛇舌草30g，双花20g，佛手10g。

此型在慢性肾衰竭中较常见，虽以气阴两虚为本，但多易招致风热外袭，故治疗用药时，除以益气养阴为主外，须合用清热解毒之品，防其热化，否则病邪更为缠绵。另外，熟地等滋腻壅滞之品用量不宜太大，方中可适当佐以行气宽中之品。

方中参芪合六味地黄汤益气养阴，有阳生阴长之妙；归、芍、枸杞助阴血；白花蛇舌草、双花清热解毒利湿；加入佛手一味，既可杜绝大队滋阴之壅滞，又可助脾胃以运化，以升清降浊。

若是脾虚为主者，见面色少华，纳呆腹满，大便溏薄等，可配用香砂六君子丸以益气健脾；以肾气虚为主，症见腰酸膝软，小便清长者，配以金匮肾气丸；若系肾阴不足，五心烦热或盗汗，小便黄赤者，合用知柏地黄丸以滋阴清热；外感风热者，见咽喉肿痛或发热，加入双花、连翘、玄参等清热解毒之品；气阴不足，心慌气短者，合用参脉饮以益心气，养心阴。

（三）肝肾阴虚

主症：手足心热，头晕耳鸣，目涩咽干，腰膝酸软，便干，尿少色黄。舌质红苔少，脉细数。

治法：滋阴补肾。

处方：一贯煎加减。

北沙参15g，麦冬15g，生地20g，当归15g，白芍15g，枸杞子15g，女贞子15g，旱莲草15g，丹皮10g，丹参10g，柴胡10g，生牡蛎20g（先煎）。

此型患者常伴有高血压，治疗时必须及时控制高血压的发展，减轻高血压对肾脏的损伤。

方中用沙参、麦冬、生地、枸杞、女贞子、旱莲草滋补肝肾之阴液；当归、白芍养血以柔肝；柴胡、丹皮以疏肝气，清肝火；牡蛎潜阳。诸药合用，补中有泻，泻中寓补，相辅相成，补虚而不碍邪。临床若以头晕胀痛、心烦易怒等肝阳上亢为主症者，则以天麻钩藤饮加减；若以肝血不足为主者，则须用四物汤合逍遥散加减。

（四）阴阳两虚

主症：神疲乏力，畏寒肢冷，腰膝酸软，手足心热，小便黄赤。舌质淡，体胖大有齿痕，脉象沉细。

治法：阴阳并补。

处方：金匮肾气丸加减。

熟地20g，山药15g，山茱萸10g，云苓10g，泽泻10g，丹皮10g，附子10g，桂枝10g，菟丝子15g，淫羊藿15g。

此型患者，阴阳俱伤，病情较重，变化多端，治疗用药必须慎重，防止过用峻猛及苦寒败胃之剂，且已有浊邪内生，变证蜂起，辛散燥烈之品竭阴伤阳，犯之则阴阳离决，生命危殆，故当慎之。

方中六味地黄汤补肾之阴，桂、附、淫羊藿、菟丝子温补肾阳。诸药合力，虽温而不燥，补而不腻，阳生阴长，平衡相济。

（五）脾胃虚弱，湿浊阻滞

主症：面色淡黄，体倦无力，形体消瘦，腹胀纳差，泛恶呕吐，便秘或溏。舌质淡，苔薄腻，或厚腻，脉沉细无力。

治法：健脾养血，化浊和胃。

处方：归芍六君子汤合厚朴温中汤加减。

当归15g，白芍15g，党参20g，白术15g，云苓15g，陈皮15g，砂仁6g，厚朴15g，草果仁10g，川军6g，冬瓜皮20g，槟榔15g。

此证常见于慢性肾衰竭的氮质血症期。此时本虚标实，虚实夹杂，治疗必须虚实兼顾，应恰当地处理好正虚与邪实的关系。

方中以四君子汤益气健脾，资气血生化之源；归、芍养营血；陈皮、砂仁、厚朴、草果仁化浊和胃理气；川军、槟榔泻浊通腑；冬瓜利水，使湿浊之邪从小便而去。大黄通导之力较强，此时正气虽不足，但方中有四君子汤扶助正气，故适量用之无妨。全方补泻兼施，补不碍邪，攻不伤正，共奏健脾养血，化浊和胃之功。若气血不足明显，表现为头晕体倦、心慌气短等症，应去川军、槟榔、草果仁、冬瓜皮，加熟地、枸杞、菟丝子补益精血。

（六）秽浊中阻，化热上逆

主症：头昏，胃脘胀痛，纳呆腹胀，口干，恶心呕吐，心烦失眠，便秘，口臭，口有氨味，小便清白。舌胖色淡，质灰少津，苔厚腻，脉弦数或弦滑。

治法：通腑化浊，祛湿清热。

处方：燥湿化浊汤加减。

草果仁12g，醋制大黄10g，半夏10g，藿香15g，槟榔12g，茵陈20g，黄芩10g，陈皮10g，苏梗10g。

本方以草果仁、半夏、藿香燥湿化浊；大黄、槟榔通腑降浊；黄芩、茵陈苦寒泄热。若湿重于热，症见周身困重乏力，面色淡黄，纳呆腹满，恶心欲吐，可用三仁汤加减，宣畅气机，利湿清热。尿毒症出现精神症状，呈半昏迷或昏迷状态，牙龈溃破，舌淡等，可加入清热解毒之剂。若湿热痰浊，蒙蔽心包，症见神昏谵语，语无伦次，烦躁不安，或喉中痰鸣，大便不爽，小便短少黄赤，舌红，苔黄厚腻，少津，脉弦滑者，可用菖蒲郁金汤加僵蚕，清热解毒，豁痰开窍。

（七）邪热入血，血瘀络阻

主症：面色晦暗，精神萎靡，皮肤瘙痒，恶心呕吐，头痛心烦，口干，口唇紫黯，尿少或清长，便秘，甚至烦躁不宁。舌质紫，有瘀斑，脉弦滑。

治法：清热解毒，活血化瘀。

处方：解毒活血汤加减。

葛根30g，桃仁15g，红花15g，连翘20g，赤芍15g，丹参15g，生地15g，丹皮15g，大黄10g，川连10g，枳壳15g，佛手10g。

本型常见于慢性肾衰竭的后期，邪浊壅盛，正气匮乏，若不急挫其势，危证立至，治疗用药更须小心，最好采用中西医结合治疗。方中用桃红、红花、当归、枳壳、赤芍、生地，取桃红四物汤之义，活血养血；易川芎为枳壳，取行气除胀消痞之功。益母草善活血祛瘀，既助桃红四物之力，又具利尿消肿之功。柴胡、葛根，清透邪热，升发阳气，鼓舞脾肾之气上升。连翘清透疏泄，使邪毒出；半枝莲、白花蛇舌草，清热解毒，利水消肿。综观全方，既可活血祛瘀，又有较强的清热宣透、利湿化浊之功，使湿浊瘀尽散。

若湿热瘀毒壅结，可加大黄；若出现恶心，纳差，苔厚腻，可加草果仁；若面色晦暗或黧黑，皮肤瘙痒，或舌有瘀斑，可加丹参。

七、西医治疗

（一）一般治疗

在肾功能不全或代偿期，应积极治疗原发病，防止发展成为尿毒症。在氮质血症期除应积极治疗原发病外，要减轻工作量，避免受凉、受湿和过劳，防止感冒，不使用损害肾脏的药物，并给予良好的医疗监护。已出现尿毒症症状的病人，应休息和治疗。

（二）饮食疗法

食物要易于消化，富含维生素，保证供给足够的热量，采用优质低蛋白饮食，每天蛋白质的摄入量应少于35g，以禽蛋及乳类为主，辅以肉类、鱼类。主食最好采用小麦淀粉，以减少非必需氨基酸的摄入。

（三）必需氨基酸疗法

慢性肾衰竭时，血浆必需氨基酸减少，非必需氨基酸增多，血非蛋白浓度因而上升。可利用非蛋白氮合成蛋白质，降低血尿素氮，纠正负氮平衡。

（四）纠正酸中毒

轻度酸中毒 [CO_2CP 在 15.7～20mmol/L（35～44ml/dl）之间] 者可通过纠正水、电解质平衡失调来得到改善，亦可加用碳酸氢钠，每日 4～8g，分 2～4 次口服。当 $CO_2CP <$ 13.5mmol/L（30ml/dl）时应静脉补碱，可按以下公式：5% $NaHCO_3$（ml）=（正常 CO_2CP - 测得之 CO_2CP）×0.5×体重（kg），首次给予1/2量，然后根据 CO_2CP 测定进行调整。应注意纠酸不宜过快，以免引起低钙抽搐。

（五）纠正水、电解质平衡失调

1. 脱水和低钠血症　有明显失水者，应静滴5%葡萄糖盐水或10%葡萄糖注射液，一般一次 1 000～2 000ml，有严重高血压、显著水肿、心功能不全或少尿者，应适当限制水分。低钠血症时可给予生理盐水或乳酸钠。

2. 低钾和高钾血症　低钾者口服氯化钾或枸橼酸钾，必要时可静滴氯化钾。高钾者，11.2%乳酸钠溶液 60～100ml，静推；或5%碳酸氢钠溶液 40～100ml 静推，或25%葡萄糖注射液250ml加普通胰岛素20单位静滴，必要时进行透析治疗。

3. 低钙和高磷血症　低钙者口服葡萄糖酸钙或乳酸钙，发生低钙抽搐时应静注10%葡萄糖酸钙溶液或5%氯化钙溶液 10～20ml。高磷血症者口服碳酸钙 0.5～1.0g，每日 2 次，口服氢氧化铝凝胶10ml，每天 3 次。

（六）对症治疗

1. 消化系统症状　恶心呕吐者，可用爱茂尔、甲氧氯普胺、氯丙嗪。呃逆可用阿托品，腹泻较重者，可用小檗碱等。

2. 神经系统症状　烦躁、失眠、惊厥等可用镇静剂如地西泮、氯氮、水合氯醛、氯丙嗪；昏迷、谵妄等可选用至宝丹、苏合香丸、安宫牛黄丸等。

3. 循环系统症状　高血压者联合应用 2～3 种降压药，如甲基多巴、肼屈嗪、硝苯地平等。对于肾素型高血压可用琉甲丙脯酸。胍乙啶、美卡拉明、帕吉林等因能降低肾血流量，不宜使用。须注意不宜将血压降至正常水平或以下，以免肾血流量剧降而加重肾功能不全。若合并心衰，可用洋地黄或毒毛花苷 K 纠正，但用量宜小，约为常用量的一半剂量或以上。

4. 血液系统症状　优质蛋白饮食、必需氨基酸、铁剂、叶酸等，对长期摄入量不足所致之贫血治疗有效。近年来应用重组人红细胞生成素（EPO）治疗肾性贫血取得进展。当血红蛋白 <50g/L （<5g/dl）时需输入新鲜血液，每次 200ml。若有出血，应用止血剂，如卡巴克洛、酚磺乙胺、氨甲苯酸等有一定效果。消化道出血时可用去甲肾上腺素 8mg 加入 100ml 0.9% 氯化钠注射液中分次口服止血，或口服三七粉 3g，云南白药 0.5g。

5. 肾性骨病　用氢氧化铝凝胶降磷，每次 15ml，每日 3 次口服。以乳酸钙补钙，每次 2g，每日 3 次口服。补充维生素 D_2 或维生素 D_3：40 万～60 万单位肌注，1～2 周 1 次。注射 1～2 次后，可以维生素 D 剂口服维持。

（七）透析疗法

尿毒症患者经保守治疗无效，血肌酐 ≥770μmol/L （8.0mg/dl）或内生肌酐清除率 <10%；或血钾 >6.5mmol/L （6.5mEq/L），即应进行透析治疗。

（八）肾移植

肾移植的适应证。

（1）慢性肾衰竭其内生肌酐清除率 <10%。

（2）内生肌酐清除率 >10%，但并发顽固的严重高血压、多发性神经病变以及继发性甲状旁腺功能亢进等。

（3）年龄 <50 岁，无重要脏器如心、肺、肝、脑等以及下泌尿道的重要病变者。

（4）病变局限于肾脏本身者。

八、饮食调护

慢性肾衰竭患者大多数食欲低下，全身状况差，故饮食应清淡易消化，待脾胃功能改善，食欲增加后，方可渐进补益之品。在治疗过程中，自始至终须注意尽量少食植物蛋白类食物，如豆制品、坚果类。食用一定量的高质量的动物蛋白如牛奶、鱼、肉及蛋类，并应适当补充新鲜蔬菜和瓜果，以增加机体的营养。有水肿和高血压者应采用低盐或无盐饮食。

（刘大伟）

第二节　狼疮肾炎

系统性红斑狼疮是一种自身免疫性结缔组织疾病，病变累及多系统，而肾脏为主要受累器官，称之为狼疮肾炎，为继发性肾小球疾病中最常见的一种。主要病变在肾小球，也常累及肾小管和间质，系由免疫复合物在肾脏沉积而引起，肾脏病变的严重程度直接影响系统性红斑狼疮的预后。

因本病病机复杂，见症繁多，故中医无相应的病名和系统的论述。可依据不同见症，于温毒发斑、阴阳毒、水肿、悬饮、痹病、惊悸、虚劳诸门中寻求辨证论治。

中医认为本病以阴虚火旺为本，以热毒炽盛为标。因本病多发生在育龄妇女，此时月经、妊娠、哺乳均伤阴液，加之过度劳累、七情内伤、房事不节，以致肾阴亏损，虚火内动，此为内因。外因则以烈日曝晒，使人感受火毒之邪。热毒炽盛与体内阴虚火旺之虚火相搏，毒火相煽，销铄津液，迫血妄行而见发斑、衄血、尿血；邪热伤心，心阴内耗，邪热伤肝而见肝阴不足，或肝肾阴虚之候。阴病及阳，阴亏日久，可致肾阳不足，气虚日久，也致脾阳不足，脾肾阳虚则水湿泛滥；继而气阴两虚，阴阳两虚，或夹瘀血、湿热、痰浊，则成虚实夹杂之证。

临床上凡见不规则发热，蝶形或盘状红斑，关节疼痛肿胀，伴心、肝、神经精神系统损害，贫血，血沉增快，血小板减少，γ球蛋白升高，抗核抗体阳性，补体 C_4、C_1 与 C_3 一致性下降者，可诊断为系统性红斑狼疮。在此基础上再有持续性尿蛋白（＋）以上，或镜下红细胞 >10 个/高倍镜，或管型尿和肾损害者，即可诊断为狼疮肾炎。肾组织活检对本病诊断和治疗有帮助。

一、辨证施治

本病以阴虚火旺为本，以热毒炽盛为标，故治疗大法总以滋阴降火、清热解毒为主，而辅以凉血止血、活血化瘀。活动期或热毒炽盛，或虚火浮动，或水湿停聚，总以祛邪为主，而注意时时固护阴液；缓解期或肝肾阴虚，或气阴不足，总以扶正为主，而注意勿忘清热、治瘀以祛邪。同时要辨证与辨病相结合，以中西医优化选择，取得良好疗效。

（一）热毒炽盛

主症：高热不退，面颊部蝶形红斑，或周身皮下瘀斑，吐血、衄血、尿血，心悸，烦渴欲冷饮，大便秘结，甚则神昏谵语，肢体抽搐，或见关节酸痛红肿，肢体浮肿。舌质红绛，苔黄，脉洪大而数。

治法：清热解毒，凉血止血。

处方：犀角地黄汤加味。

水牛角90g，生地30g，丹皮15g，赤芍15g，银花30g，生石膏30g，知母12g，紫草15g，白花蛇舌草30g，大黄15g。

本型多见于急性活动期，系热毒炽盛，迫血妄行，内陷心包，气血两燔之证，病情危重，变化急骤，宜急投大剂清热解毒、气血两清之剂，故以犀角地黄汤为清解血分热毒之主方，水牛角、紫草凉血祛斑．生石膏、知母、银花、白花蛇舌草为清解阳明气分热毒之主药，生大黄一泻阳明实热燥结，二泻血分热毒瘀积。如高热不退者可用清开灵注射液（10ml）静脉滴注，有时可迅速退热，并有清心开窍之功效；若神昏谵语为热陷心包，可用安宫牛黄丸、紫雪散、至宝丹，或用清开灵增大剂量静脉滴注；若肢体抽搐为热动肝风，可加羚羊粉3g（分2次送服）、钩藤20g、僵蚕12g、全蝎10g；若关节红肿热痛，可用宣痹汤加减。

银花藤 30g，桑枝 30g，滑石 12g，防己 15g，蚕沙 15g，络石藤 20g，苡仁 15g，海桐皮 15g，牛膝 12g。

（二）肝肾阴虚

主症：长期低热盗汗，面部烘热，手足心热，腰膝酸软或疼痛，眼干目涩，发脱齿摇，大便干结。舌光红或光滑无苔，脉细数。阴虚火旺则见尿赤、灼热，尿血；阴虚肝阳上亢则见头晕，目眩，耳鸣。

治法：滋补肝肾，养阴清热。

处方：二至丸合六味地黄丸加减。

丹参 30g，女贞子 10g，旱莲草 11g，生地 25g，丹皮 10g，山药 12g，茯苓 10g，泽 10g，首乌 30g，龟甲 30g，鳖甲 30g，青蒿 15g。

本型多见于缓解期，系水肿退后，阴液耗伤，或热毒之邪，灼伤阴液，而致肝肾阴虚，肝阳上亢，虚火浮动，虽病势渐趋平缓，而炭火未熄，仍有再燃之机。方以六昧、至滋补肝肾之阴；首乌、龟甲、鳖甲滋肝阴而潜肝阳；丹参活血养血，其性清凉；青蒿配鳖甲入于阴分，透热外出。若肝阳上亢，头晕耳鸣，可加菊花 10g、僵蚕 10g、生石决 30g、磁石 15g；若长期低热，可加白薇 15g、地骨皮 12g、银柴胡 10g。若阴虚火旺，迫血妄行，见尿赤、血尿、尿道灼热者，则多见于本病的轻度或中度活动期（亚急性期），此时当以凉血止血为主，滋阴清热为辅，方以小蓟饮子合知柏地黄丸化裁。

小蓟 30g，炒蒲黄 10g，麦冬 10g，生地 25g，丹皮 10g，云苓 12g，泽泻 10g，知母 10g，川柏 10g，山药 10g，茅根 30g，益母草 30g。

（三）脾肾亏损

主症：周身浮肿，面色苍白，疲乏无力，腰膝酸软，畏寒肢冷，纳呆腹胀，泄清便溏。舌淡体胖有齿痕，质黯，脉沉细。

治法：温补脾肾，调气活血。

处方：益肾培脾汤。

黄芪 30g，党参 15g，白术 10g，山药 12g，茯苓 15g，猪苓 15g，丹参 30g，首乌 30g，黄精 10g，益母草 30g，大腹皮 15g。

本证多见于肾病综合征，一派脾肾阳虚、水湿泛溢之征。本应温阳利水，方用真武、实脾之类；但狼疮肾炎中的肾病综合征，不同于原发性肾小球疾病，就在于它以阴虚为本，常在一派肾虚见症的掩盖下，有一两个阴虚发热、气滞血瘀见症，如耳鸣、咽赤、舌黯、脉涩等，若连用桂、附、姜刚燥之品，极易伤阴化热，而气滞血阻。故以益气健脾，参、芪、术、山药为主，而以首乌、黄精平补肝肾为辅，以猪苓、茯苓利水消肿为佐，大腹皮、丹参、益母草调气行血为使。若阳虚较显也只宜加仙茅、仙灵脾、菟丝子、巴戟天等温润之品，以求稳妥有效。

（四）气阴两虚

主症：神疲乏力，少气懒言，恶风易感，低热盗汗，五心烦热，口干纳少，腰酸，脱发，大便先干后溏。舌红，苔薄白，脉细弱。

治法：益气养阴。

处方：黄芪地黄汤、大补元煎加减。

黄芪30g，党参15g，生地25g，山萸肉12g，山药12g，麦冬10g，当归10g，丹参10g，首乌10g，女贞子10g。

本证多见于缓解期。既有气虚见症，又有阴虚见症，若进一步发展，可致阴阳两虚。故以黄芪、党参、山药健脾益气，生地、山萸、麦冬、首乌、女贞子养阴，当归、丹参养血活血。气阴不足之中常夹瘀血、痰浊，故常合用桃红四物汤、泽兰、益母草、山甲、水蛭以活血化瘀，加半夏、陈皮、胆星、瓜蒌以化痰清热。

二、狼疮肾炎的中西医研究

（一）重视中西医结合

狼疮肾炎属疑难病症，单纯中医和西医治疗效果均不理想，而中西医结合使疗效显著提高，据近年报道有效率在83.9%～97%之间，较国内外报告单纯西医之疗效为高。中西医结合的优点在于减少激素和细胞毒药物的不良反应及骨髓抑制，巩固疗效防止复发。

（二）狼疮肾炎的中药选择

狼疮肾炎轻度肾损害，仅有少量蛋白尿，或镜下血尿，而系统性红斑狼疮症状不明显，24小时尿蛋白定量1～2g，这类病人病理多为系膜性或局灶增生性狼疮肾炎所引起，可先给中药治疗，如昆明山海棠100～200mg，每日3次，或雷公藤提取物片40～60mg，每日3次，1个月为一疗程；可使尿蛋白减少，血尿好转，同时不良反应也少。

（三）狼疮肾炎活动期中药作为配合治疗是必要的

狼疮肾炎活动期，西药的应用是必要的，包括激素、细胞毒药物、抗凝疗法、血浆置换疗法等，此阶段可应用中药配合，以使病人顺利接受西药的治疗。

活动期主要表现为：血中免疫球蛋白增高，抗核抗体滴度升高，免疫复合物阳性，各项补体下降，血及尿FDP增高。病理可见肾小球局灶性坏死，基膜"铁丝圈"样改变。电镜下内皮下及系膜区电子致密物质沉积较多，见核染色质碎片及苏木紫小体等。

西药治疗：激素常需大剂量，泼尼松40～80mg/d，3～6个月后逐渐减至最小维持量。必要时可用冲击疗法，即在上述基础上，加甲泼尼龙静脉滴注1g/d，共3天，可使临床症状迅速缓解，血液内免疫复合物可转阴。细胞毒药物仍以环磷酰胺为首选，因其能选择性地作用于B淋巴细胞，抑制体液免疫，防止肾组织纤维化。目前认为环磷酰胺冲击疗法较单用激素疗效好。具体用法为：8～12mg/kg加0.9%氯化钠注射液100ml静脉滴注，滴注时间不少于1小时，连用2天，每2周1次，累积总剂量≤150mg/kg，每隔3个月以冲击治疗1次，同时口服左旋咪唑50ml，每日3次，每周3天，用至6个月。抗凝疗法运用于C_3补体明显降低者，用肝素75～100ml/d，连续3周为一疗程，可重复一疗程。急进性狼疮肾炎，在激素和环磷酰胺冲击疗法的基础上，有条件者可应用血浆置换疗法。

中药治疗：临床辨证热毒炽盛型多属急性活动期，应以清热解毒、凉血止血、活血化瘀，方用犀角地黄汤、清瘟败毒饮等，可退热化斑，同时可以防止因大量激素引起的药物性Cushing综合征。阴虚内热型多为轻度或中度活动期，应以养阴清热，方用青蒿鳖甲散、清营汤等，又何首乌一名红内消，对内脏之毒热有消散作用，滋肝肾对顽固性发热颇有效验，故为方中必用之药。脾肾阳虚型有不同程度的浮肿，多为肾病综合征，应以温阳利水，行气化瘀，参考肾病综合征有关方药辨证论治，但需注意此时虽有阳虚见症，但发生在系统性红斑狼疮，亦往往多阴阳寒热夹杂，宜选用仙灵脾、菟丝子等温和之品，非必要时不应轻投桂附辛燥之品。

（四）狼疮肾炎的缓解期应以中药治疗为主

狼疮肾炎的缓解期应以中药治疗为主，而以维持量的激素和环磷酰胺长期应用为辅。缓解期中医辨证多属肝肾阴虚、气阴两虚和气虚血瘀型，应分别予以滋补肝肾、益气养阴、益气活血之法。其中许多中药具有调节免疫功能的作用，如益气药黄芪、党参、白术有提高免疫功能的作用；养阴药生地、玄参、麦冬有延长抗体生长期的作用；活血化瘀药丹参、赤芍、红花有免疫促进和免疫抑制的双向调节作用；清热解毒药如白花蛇舌草具有刺激网状内皮系统，增加白细胞吞噬功能的作用。长期应用上述药物能逐渐改善机体免疫状态，不仅有利于递减激素，而且可使患者的激素和环磷酰胺的维持量降低。

（五）祛邪的重点在于清热解毒

热毒之邪为本病的致病因素，故祛邪的重点在于清热解毒，这是本病主要治则之一，常用药物如银花、连翘、白花蛇舌草、土茯苓、生石膏、半边莲、半枝莲、重楼、紫草、鬼箭羽等。此外热毒最易伤阴，故时时以护阴为要。笔者临床常用之通用方，是以加减玉女煎合四妙勇安汤化裁而成。方中生地、麦冬、玄参、首乌养阴清热，以滋少阴之不足；生石膏、知母、甘草、银花清热解毒，以泻阳明之有余；当归、牛膝以活血通络，根据不同阶段辨证化裁灵活应用，常能取得良好的效果。

（刘大伟）

第三节　过敏性紫癜性肾炎

过敏性紫癜是一种毛细血管变态反应性疾病，多见于 6~7 岁以上儿童及青年，临床上以皮肤紫斑而血小板不减少为特点，基本病变为皮肤、关节和消化道的广泛性血管炎。绝大部分的肾内毛细血管受累，但临床上只有少数出现肾小球损害症状，且以成人为多，称为过敏性紫癜性肾炎；是由于血循环中可溶性免疫复合物（包括 IgA 和 IgG）通过激活补体旁路，在肾脏内沉积引起的一种免疫复合物性肾炎。此外，补体和血小板活化，抗凝、细胞因子和生长因子等都可能在发病机制中起一定的作用。

过敏性紫癜属中医"阳斑"、"瘀斑"、"葡萄疫"等病范畴，紫癜性肾炎则与"水肿"、"尿血"相关。

中医认为过敏性紫癜的发生，是素有血热内蕴，复感风湿热毒之邪，热毒相合，侵扰血络；或禀性不耐之体，食入鱼腥辛辣，或因虫咬，或因磺胺、止痛药、抗菌药及某些中药过敏，则热毒内蕴，扰动血络，迫血妄行，外溢于皮肤则发紫癜，流注经筋则关节痛，结聚于胃肠则腹痛，内渗于肾脏则尿血。热毒之邪不仅动血，更易伤阴，肾阴亏损则虚火妄动。病延日久，内伤脾肾，脾虚气弱，统摄无权，肾气亏损，封藏失职，皆致精血流失，进而气虚血滞，脉络痹阻，以致蛋白尿、血尿迁延难愈，反复发作，而肾功能逐渐减退。

临床上见低热伴上呼吸道感染，皮肤紫癜，严重腹痛，甚则便血，膝踝关节剧痛，局部斑块样水肿。血小板正常。受累部位组织学检查有过敏性血管炎表现，并能除外其他过敏性血管炎或肉芽肿性血管炎，可诊为过敏性紫癜。在此基础上伴有不同程度的肾损害症状，则为过敏性紫癜性肾炎。临床可以表现为血尿，伴有蛋白尿，多发生在皮肤紫癜后 1 个月内；有的仅是症状性的尿异常；有些患者可呈急性肾炎表现。部分患者在急性期内尚可出现肾病综合征，严重者可出现急进性肾炎，病变迁延不愈可转变为慢性肾小球肾炎。

尿常规以血尿最常见，或伴有蛋白尿，若肉眼血尿则表明肾小球滤过膜损害严重，肾病综合征时血浆蛋白之降低较蛋白尿更为显著，尿 FDP 升高，血小板正常，血沉稍快。血清 IgA 升高，可伴有 IgC、IgM、C3 升高。免疫复合物阳性，冷球蛋白阳性。

一、辨证施治

本病以脾肾两虚为本，以血热妄行为标，风湿热毒兼而为患。在急性期多血热妄行，当急则治其标，以清热解毒凉血为主；慢性期多气阴两虚或阴虚火旺，当益气养阴为主，清热凉血为辅；恢复期多脾肾两虚，当扶正培本，以健脾补肾为主。在发病过程中，祛风、化湿、清解之法，可随证选用，而活血化瘀之法则贯穿于本病之始终。

（一）风热伤络

主症：初起发热，微恶风寒，烦渴咽疼，继则皮肤紫癜，甚则血尿。舌质红，苔薄黄，脉浮数。

治法：祛风清热，凉血散瘀。

处方：银翘散加减。

银花 20g，连翘 15g，薄荷 6g，荆芥 10g，牛蒡子 10g，生地 12g，白茅根 30g，麦冬 10g，竹叶 10g，甘草 6g。

素有血热，外受风邪，风热伤络，故初见低热、上呼吸道感染之表现，1~3 周之后，皮肤出现斑点状出血性皮疹，甚则尿血，故以辛凉平剂之银翘散加减，以荆芥、薄荷、牛蒡子祛风散邪，银花、连翘、竹叶清热，生地、麦冬、茅根凉血散瘀。在发斑以前以辛凉解表为主，发斑、尿血出现之后，则重在凉血散瘀，减荆芥、薄荷，增蝉衣、僵蚕；尿血加小蓟、生侧柏；腹痛便血加白芍、生地榆；若夹湿热，则见口苦而黏，胸脘痞闷，渴不欲饮，舌苔黄腻，应以清热利湿，佐以活血化瘀，方用三仁汤、四妙散、大橘皮汤等，如丹参、泽兰、马鞭草、益母草等。

（二）血热妄行

主症：发热咽喉肿痛，下肢大片紫癜，色红而密，关节肿疼，肉眼血尿或镜下血尿明显，烦躁不安，口干喜凉饮。舌质红绛，苔薄黄或黄腻，脉滑数。

治法：清热解毒，凉血散瘀。

处方：犀角地黄汤合小蓟饮子。

水牛角 30g，生地黄 30g，丹皮 12g，赤芍 15g，小蓟 30g，藕节 10g，蒲黄 10g，银花 30g，连翘 15g，玄参 15g。

血热妄行多为紫癜性肾炎之急性期，热毒炽盛，病情较重，出血倾向亦重，故以犀角地黄汤清热凉血以治紫癜，小蓟饮子凉血散瘀以治血尿。本方治过敏性紫癜及其他肾外症状效果较好；而对严重肾损害疗效欠佳，常需结合激素、环磷酰胺及抗凝疗法中西医结合治疗。此外本病皮肤紫癜为多形性，虽可以中医"阳斑"等辨证，但毕竟与温病发斑不同，虽有血热妄行，但并无温病之传变过程，故单按阳毒发斑的清化方药来治疗，效果往往不够理想。考虑本病除血热妄行之外，常夹风邪，其发病急，变化多，常有瘙痒等症状，因此在清热凉血中，加入蝉衣、防风、白蒺藜、地肤子、僵蚕、鹿衔草等具有一定抗过敏作用的祛风药，往往能提高疗效。

（三）阴虚火旺

主症：紫癜渐退，镜下血尿，口干咽燥，五心烦热，头晕目眩，腰膝足软，大便干结。舌质红少津，脉细数。

治法：滋养肝肾，凉血和络。

处方：知柏地黄丸、二至丸。

知母10g，黄柏10g，生地25g，丹皮10g，茯苓10g，山萸肉12g，山药12g，泽泻10g，女贞子15g，旱莲草15g。

过敏性紫癜3周后开始减退，尿血也转为镜下血尿，或有轻度浮肿、高血压，若病情不能自行缓解，则转入慢性期，因热毒迫血最易伤阴，故出现肝肾阴虚，相火妄动，灼伤血络之证，方以二至丸、六味地黄丸滋养肝肾之阴，知柏降浮游之相火。镜下血尿宜加茜草、生侧柏、赤芍、益母草、白茅根、琥珀、三七等散瘀之品；气阴两虚，气短乏力，自汗盗汗者，可加黄芪、太子参、冬虫夏草、麦冬、稽豆衣等；轻度浮肿可加冬瓜皮、赤小豆、车前子；头晕目眩，血压轻度或一过性升高，可加桑叶、菊花、钩藤、生石决。

（四）脾肾两虚

主症：紫癜消退，神疲乏力，面色萎黄，少气懒言，纳差便溏，腰酸膝软，浮肿，蛋白尿较多。舌淡有齿痕，脉沉缓无力。

治法：健脾补肾，益气摄血，佐以活血通络。

处方：补中益气汤、归脾汤、参芪地黄汤。

生黄芪15g，党参12g，白术10g，升麻10g，柴胡10g，当归10g，茯苓10g，桂圆肉10g，木香3g，陈皮6g，仙鹤草30g。

过敏性紫癜性肾炎，紫癜消退，热势已衰，脾肾受损，气不摄血，精血流失，而脉络痹阻。健脾益气，当以补中益气汤，重在益气而升清；血不归经，则以归脾汤，重在益气而摄血；肾气亏损，当以参芪地黄汤，重在益气补肾；脉络痹阻，当以桂枝茯苓丸，重在活血通络。此外，镜下血尿可加仙鹤草、三七、藕节；蛋白尿可加芡实、金樱子；浮肿明显，可用防己茯苓汤合当归芍药散，以健脾益气，活血利水；症状消失，病情缓解，可服人参归脾丸及六味地黄丸，以巩固疗效，达到根本治愈。

二、过敏性紫癜性肾炎的中西医研究

过敏性紫癜性肾炎，儿童大多数可在起病后数月自然缓解，而成人则有半数不能缓解，故须积极治疗。一般患者应以中药治疗为主，辅以抗过敏西药治疗，但应尽量避免应用抗生素及阿司匹林等药物。中医药治疗，在急性期常表现为热毒炽盛，迫血妄行，脉络瘀阻之证，应以清热解毒，凉血活血为主，少佐祛风抗敏之品，常选用水牛角、生地、丹皮、赤芍、紫草、大黄、银花、连翘、大青叶、茅根、益母草、白花蛇舌草、败酱草、鱼腥草、荠菜花、防风、蝉蜕、僵蚕、鹿衔草等。慢性期常表现为阴虚火旺之证，应以滋阴降火，凉血和络为主，常选用生地、麦冬、玄参、知母、川柏、丹皮、枸杞子、女贞子、旱莲草等。恢复期常表现为脾肾两虚之证，应以健脾补肾为主，佐以清热化湿，调气活血，常选用黄芪、党参、白术、山药、当归、山萸肉、阿胶、龟甲、鳖甲等。如此分阶段辨证论治灵活加减，意在增强或调整免疫功能，减少和防止免疫复合物之沉积，俾病情趋向缓解，以达根本治愈之目的。

（一）活血化瘀为本病的重要治则

过敏性紫癜性肾炎皮肤紫癜经久不退，或血尿持续存在，迁延难愈，均属久病入络，瘀血阻滞，法当活血化瘀。缪希雍活血三法之首，即"宜行血不宜止血"，"行血则血循经络，不止自止，止血则凝，血凝则发热恶食，病日痼矣"。因此，活血化瘀为本病的重要治则，无论何种原因引起之出血，也当寓止血于化瘀之中，而不宜早投收敛固涩止血之品，以防止血留瘀变生他患。活血化瘀之中，除常用之丹参、桃红四物之类外，顽固病例必要时也可选用煅花蕊石、三棱、莪术、土鳖虫、山甲、水蛭等破血逐瘀之品。现代药理证实，活血化瘀药可以改善循环，增加外周血流量，抑制损伤性免疫反应，以扫除病损处的瘀血凝滞及代谢障碍，通过增加毛细血管张力，减低毛细血管通透性，从而减少或防止血液外渗。

（二）肾损害严重时的中西医结合治疗

过敏性紫癜性肾炎起病较急，大量蛋白尿持续存在，其尿蛋白的选择性差，肾功能不全；或急性肾炎综合征与肾病综合征同时存在，伴持续性高血压者，均表明肾损害严重，预后较差。肾脏活组织检查也常显示病变严重，新月体形成增多，此时单纯应用中药疗效不佳，应及早应用激素加免疫抑制剂治疗。单纯激素对皮肤损害及肾损害的恢复均无明显疗效，即使应用大剂量或冲击疗法亦不一定有效，但对关节肿痛及胃肠症状有益。加用免疫抑制剂环磷酰胺、硫唑嘌呤或苯丁酸氮芥等，意在阻断抗原抗体结合，减少免疫复合物在肾脏的沉积，必要时可参照应用环磷酰胺冲击疗法，配以益气养阴、清热凉血、活血化瘀之剂。有时能改善病情。如新月体形成并迅速增多者，则预示急进性肾炎之发生，应及时加用抗凝疗法，常规使用肝素及血小板拮抗剂如双嘧达莫等，有条件可使用血浆置换疗法，病情稳定后，可继续应用活血化瘀中药治疗。有肾衰竭，可应用血液透析，或参考慢性肾衰竭有关方药辨证论治。

（刘大伟）

第四节　糖尿病肾病

糖尿病肾病（diabetic nephropathy，DN）是糖尿病（diabetic mellitus，DM）最常见的并发症之一，又称糖尿病肾小球硬化症。糖尿病肾病是在糖尿病病程中出现的以蛋白尿、血尿、高血压、水肿、肾功能不全等肾脏病变为特征的总称。临床上以糖尿病患者出现持续性蛋白尿为主要标志，其肾脏病理改变以肾小球系膜区无细胞性增宽或结节性病变，肾小球毛细血管基底膜增厚为特征；是糖尿病代谢异常引起肾小球硬化造成的肾功能损害和障碍，也是糖尿病最常见而又最难治的微血管并发症。它可以增加心血管事件的发生率与死亡率，是糖尿病患者致残与死亡的重要因素之一。美国肾脏病基金会（National Kidney Foundation）于2007年2月公布了《糖尿病及其慢性肾脏病的临床实践指南》。其中指出既往常用的"糖尿病肾病"这一专业术语应由"糖尿病肾脏疾病"（diabetic kidney disease，DKD）所替代。

随着糖尿病患病率的逐年增加，糖尿病肾病的患病率亦呈增加趋势，它的危害巨大，不积极治疗，最终可发展为终末期肾衰竭（end stage renaldiease，ESRD）。糖尿病肾病发病机制比较复杂，至今尚不完全清楚，与遗传因素、高血糖相关代谢紊乱、高血压以及吸烟、血脂异常、饮食中蛋白质摄入的数量和种类等多种因素相关。最近的研究发现高血压、糖尿病肾病家族史、心血管病家族史与 1 型糖尿病肾病的发生有关，大多数 1 型糖尿病病人终身不发展为肾病，而大多数有微量白蛋白尿的病人在以后的 5～10 年内进展为肾病。现代医学对临床糖尿病肾病主要采取对症治疗，如限制蛋白质的摄入，严格控制血糖、血压，调脂，利尿，改善微循环，保护肾功能等，临床效果往往不满意，仍然不能有效阻止肾功能的下降。近年来，不少学者应用中西医结合治疗糖尿病肾病取得良好的临床疗效，中医和中西医结合治疗糖尿病肾病有着重要的临床意义。

古医籍中虽未见有明确的关于糖尿病肾病的病名记载，但依据其临床表现及病机特点，可以归纳到中医的"肾消"、"消渴"、"水肿"、"水病"、"胀满"、"尿浊"、"关格"、"虚劳"、"肾劳"等范畴。中医认为消渴病病机较为复杂，早期多为气阴两虚，瘀血阻络，肾失封藏；日久则脾肾俱损，阴阳两虚，兼夹瘀血和水湿，水湿潴留可以泛溢肌肤，导致水肿的发生；病变晚期，肾阳衰败，水湿泛滥，浊毒内停，上凌心肺，可出现心悸、咳喘不得平卧、尿少、尿闭等。肾消病位主要在肺脾肾三脏（尤其是肾脏），关乎心、肝、胃、三焦等脏器。其病理性质属本虚标实、虚实夹杂，本虚以气阴两虚为主，标实以气滞、血瘀、水湿、浊毒结滞脉络为主。

本病的病因常因恣食肥甘，醇酒辛辣，胃中积热伤津；或情志失调，郁而化热；或禀赋不足，五脏柔弱；房劳过度，肾精暗耗。以上皆阴津亏损，燥热偏盛，病在肺胃肾，尤以肾为主。且以阴虚为本，燥热为标。盖肺为水之上源，主敷布津液，燥热伤肺，则津液不能敷布，而水液直趋下行，故口渴引饮，小便频数，饮一溲一；胃肠结热是消渴病的重要病机。阳明胃为水谷之海，燥热灼伤胃津，胃火炽盛，故消谷善饥；燥热伤肾，气化失司，固摄无权，而使精微下注，故尿频多而浑浊如脂膏。是以病之初期阴虚而热盛，日久则不仅伤阴，气亦暗耗，而为气阴两虚，后期则阴损及阳，致阴阳两虚。糖尿病肾病多为病之后期，故肾气亏损，阴阳两虚，水液不能蒸化，反而泛溢肌肤，发为水肿；精微不得固藏，反而下注，则为蛋白尿；肝阳上亢则头痛眩晕，血压升高；久病入络，由气及血，则瘀血阻络。正虚、血瘀、水湿三者交结不解，导致水肿、关格、肾风、厥脱诸证丛生，是为坏病而预后不良。

一、诊断

（一）诊断标准

（1）有确切的糖尿病病史。

（2）尿白蛋白排泄率（UAER）：3 个月内连续尿检查 3 次 UAER 介于 20～200g/min（28.8～288mg/24h），且可排除其他引起 UAER 增加的原因者，可诊断为早期糖尿病肾病。

（3）持续性蛋白尿：尿蛋白 >0.5g/24h 连续 2 次以上，并能排除其他引起尿蛋白增加的原因者，可诊断为临床糖尿病肾病。临床凡糖尿病患者，病程较长，尿白蛋白排泄率、尿蛋白定量异常，或出现水肿、高血压、肾功能损害，或伴有糖尿病性视网膜病变，都应考虑到糖尿病肾病诊断。

（二）糖尿病肾病分期标准

Ⅰ期：为糖尿病初期，又称肾小球高滤过期。①肾体积增大 20%，肾小球滤过率增加 40%，肾血浆流量增加，GFR > 150ml/min。②尿微量白蛋白阴性。③肾脏组织学仅有肾小球肥大或无改变。④血压正常。

Ⅱ期：又称间断微量白蛋白尿期。①Ⅰ期的超滤状态依然存在，GFR 仍 ≥ 150ml/min。②无临床蛋白尿，尿微量白蛋白排泄率（UAER）正常，但运动后有 UAER 升高。③肾小球结构损害：病程 18～24 个月出现基底膜轻度增厚，2～3 年肾小球系膜基质开始增加，3.5～5 年肾小球基底膜增厚明显。④无高血压。⑤约 30% 患者眼底可见视网膜微血管瘤、硬性渗出等。

Ⅲ期：又称持续微量白蛋白尿期（隐匿性肾病期或早期糖尿病肾病）。①初期 GFR 可以增加，后期降低。②本期初期 UAFR 在 20～70g/min，白蛋白排出呈间歇性，可由高血压、高血糖、运动、尿路感染和蛋白负荷增加而促进或诱发，随病情发展 UAER 升高并逐渐固定，后期 UAER 在 70～200g/min，尿常规蛋白多阴性。③肾小球基底膜电荷屏障损伤。白蛋白排出增加。④初期血压正常，后期血压升高。⑤糖尿病性视网膜病变的发生率和严重度随尿白蛋白排出增加而显著增高和加重。

Ⅳ期：又称临床糖尿病肾病期或显性蛋白尿期。①本期大多数患者 GFR 下降，下降速度约为每月 1ml/min，蛋白尿越严重，肾功能障碍越严重。②本期尿蛋白持续存在，UAER ≥ 200～300μg/min（300～500mg/d），24 小时尿蛋白 > 0.5g，UAER 升高速度为每年 2500ml/min，肾病综合征常见，在血浆白蛋白水平还高于其他原因肾病时就出现水肿，低白蛋白血症时水肿严重，且对利尿剂反应差。③本期有典型病理改变，多表现为弥漫性肾小球硬化，K－W 结节样硬化仅见于一半的患者。④高血压多见，80%～90% 的 2 型糖尿病肾病和 60% 的 1 型糖尿病肾病合并高血压。⑤常合并其他微血管并发症。

Ⅴ期：又称终末肾衰竭期或尿毒症期。①GFR < 10ml/min，出现尿毒症表现，但肾脏体积多无缩小。②蛋白尿不随 GFR 下降而减少，反随肾功能减退而增加，但亦可因肾小球进行性损害而减少。③本期病理为肾硬化症。④本期特点是肾衰竭的同时存在多种严重并发症，尤其是 2 型糖尿病患者合并高血压、严重高血脂、冠心病、脑血管病、糖尿病足溃疡等。

二、辨证施治

本病早期多见阴虚热盛，中期以气阴两虚为主，晚期多脾肾阳虚；若阴阳两虚，浊阴上逆，厥脱窍闭，则已进入本病之终末期，且本病宜早期治疗，抓住病机，准确辨证，恰当而稳妥用药，标本兼顾，并注意辨证分型、各型之间的转化和内在联系，只宜微调，而对虚弱患者不宜峻补强攻，以免犯虚虚实实之戒，贻误病情。

（一）主证

1. 阴虚热盛　主症：口渴多饮，多食善饥，尿频量多，大便干结；或两目干涩，五心烦热，腰酸膝软；或头痛头胀，眩晕耳鸣。舌红少苔，脉象细数。

治法：养阴清热。

处方：玉女煎加减。

生石膏 30g，知母 12g，麦冬 15g，生地 30g，川连 10g，天花粉 30g，山药 30g，牛膝 10g，玄参 30g，太子参 15g，沙参 15g。

阴虚热盛为糖尿病肾病之早期，消渴症状明显而肾损害较轻，表现肾阴不足而肺胃热盛。故以生石膏、知母、川连清肺胃之热，生地、山药、牛膝、玄参滋补肾阴，沙参、麦冬、天花粉生津止渴。此方改善"三多"症状效果好，但降低血糖效果不理想，故在症状改善之后，应根据辨证，增人益气健脾、补肾固精之品，才能使血糖趋于下降，疗效巩固。随着病情的发展，热势已减，消渴症轻，而肾损害逐渐加重，可出现尿微量白蛋白阳性，或伴有血压升高。出现目涩、腰酸、烦热等肝肾阴虚证，和头痛眩晕等肝阳上亢证的表现，应分别给予滋补肝肾的六味地黄丸、二至丸，以及养阴平肝的三甲复脉汤，杞菊地黄丸加天麻、钩藤、僵蚕等。经过一段时间治疗，随着糖尿病的改善，血压下降，蛋白尿减少，肾损害可以得到改善。糖尿病肾病为全身微血管的病变，应用玉女煎加减，不仅可改善糖尿病肾病早期的临床症状，并对微血管的病变有明显的改善作用。借鉴系统性红斑狼疮的研究结论，针对糖尿病肾病微血管病变的治疗，也可选择应用四妙勇安汤加减治疗。并可配合鬼箭羽、益母草、泽兰、丹参、凌霄花、苏木等活血化瘀药物。

2. 脾虚不摄　主症：面色㿠白，倦怠乏力，活动后尤甚，尿频量少，纳少脘胀，大便不畅或溏薄。舌淡或胖嫩，舌有齿痕，苔白滑或腻，脉细弱或见沉细。

治法：健脾益气摄纳。

处方：参苓白术散加减。

党参 20g，茯苓 20g，炒白术 20g，扁豆 10g，陈皮 15g，山药 30g，炙甘草 6g，莲子 15g，砂仁 6g，炒薏苡仁 30g，生黄芪 20g，桔梗 15g。

本型主要见于糖尿病肾病早期，临床以微量白蛋白尿、轻微水肿等为主，临床主要表现为脾气亏虚，摄纳无权，精微泄漏。因此，治疗当以健脾益气摄纳为主，用参苓白术散加减治疗。方中以党参、白术健脾摄纳，运化水谷精微以补后天，濡养诸脏；茯苓、扁豆健脾化湿；山药、炒薏苡仁健脾利湿；砂仁、桔梗升肺气，健脾气，以助祛湿；莲子补中清利。全方合用，共奏健脾益气利湿，化浊固涩，以助摄纳之功。

3. 气阴两虚　主症：神疲乏力，气短自汗，盗汗，易于感冒，手足心热，口渴喜饮，腰膝酸软，大便燥结。舌红少苔，舌体胖大有齿痕，脉沉细。

治法：益气健脾，养阴滋肾。

处方：参芪地黄汤、大补元煎加减。

生黄芪 30g，党参 15g，生地 30g，山萸肉 15g，山药 30g，苍术 15g，玄参 30g，麦冬 15g，枸杞子 15g，地骨皮 30g，生龙骨、生牡蛎各 30g。

糖尿病病情迁延日久，不仅伤阴，也会耗气，即既有气虚见症，又有肾阴亏损的见症。糖尿病肾病肾损害逐渐加重，出现明显蛋白尿者，以气阴两虚型多见。故以黄芪、党参益气，苍术、山药健脾，生地、山萸肉、枸杞、麦冬滋补肾阴，玄参、地骨皮清虚热，生龙牡则益肾固精。其中黄芪配山药、苍术配玄参又是祝谌予用于降糖的两对主药，地骨皮重用也有良好的降糖作用。如兼见瘀血，舌质紫黯或见瘀斑，可加葛根、丹参、赤芍、川芎、红花、益母草、凌霄花、泽兰等。其中葛根不仅能生津止渴，而且因其含有葛根黄酮而具有很好的活血化瘀作用，葛根配丹参又为治疗糖尿病方中活血化瘀的主药。若夹水湿，可加冬瓜皮、赤小豆、车前子、防己。本方根据祝谌予经验对药增减而成，临床确有降糖及改善一般肾损害之功效，但须较长时间服用，且服法采取多量频服的方法较好。

4. 脾肾阳虚　主症：神疲乏力，面色㿠白，少气懒言，畏寒肢冷，口淡不渴，腰背冷痛，下肢浮肿，纳少便溏。舌淡胖嫩有齿痕，脉沉细弱。

治法：温补脾肾。

处方：真武汤加味。

川附子 15g，炒白术 10g，云苓 15g，生姜 2 片，白芍 12g，党参 15g，生黄芪 30g，熟地 15g，山茱萸 10g，川牛膝 15g，木香 6g，干姜 6g，桑白皮 20g，泽泻 15g，仙茅 15g，汉防己 15g，桂枝 10g。

脾肾阳虚，水湿潴留，常有浮肿，大量蛋白尿，低蛋白血症，或伴血脂升高，为糖尿病后期之肾病综合征，预后多不良。此时水肿多比较严重，且有许多患者伴有血压升高，其血浆蛋白降低较蛋白尿之丢失更为明显，这可能由于蛋白除通过肾脏漏出外，还有胃肠道丢失蛋白质等可能，因而其水钠潴留较其他疾病引起的肾病综合征更为严重，对利尿剂的反应也差。补充人血白蛋白也鲜能起到应有的利尿效果。此时患者的水肿多肿胀而较硬，皮色晦暗或兼瘀斑，或见肌肤甲错，多兼见瘀血的表现。此时应用中药温肾利水之真武汤，同时加参芪补气健脾，加陈皮、木香行气运脾，令脾气健运，气行水行，另可加炙水蛭 10～15g，常可令水肿消除，而蛋白尿也明显减少。若用水蛭粉，则每天用 2g，温水送服或装胶囊口服即可。也可加用冬虫夏草 2g，单独水煎或装胶囊服用。待水肿消退，阳虚内寒渐消，脾肾气虚仍在，此时可改用五子衍宗丸合补中益气汤，以健脾固肾巩固疗效，可加金樱子、芡实、沙苑子等。

5. 阴阳两虚　主症：面色黧黑，畏寒肢冷，神疲乏力，口干欲饮，腰膝酸软，夜尿多，大便干或稀，甚则可见水肿，气急，恶心，神昏。舌胖质红，脉沉细数。

治法：温补肾阳，佐以滋阴。

处方：金匮肾气丸、济生肾气丸、秘元煎加减。

茜草根 30g，川牛膝 15g，杜仲 20g，党参 20g，黄芪 30g，附子 15g，熟地 25g，山茱萸 12g，山药 12g，茯苓 10g，泽泻 10g，枸杞子 15g，仙茅 15g，仙灵脾 15g，鹿角霜 15g。

阴阳两虚型多为糖尿病肾病之后期或终末期，阴虚及阳而致阴阳两虚，既有阳虚见症，又有阴虚见症。严重时则兼浊阴上逆，虚阳上浮，亡阳欲脱之势，当此之时，虽有口干、腰酸、舌红等阴虚表现，但仍应以温阳固脱为主，少佐滋阴，切不可过用寒凉，以免阴寒益增，亡阳虚脱，而致阴阳离决。如症情平稳见恶心呕吐，则为浊邪上逆，胃失和降，可用温胆汤或苏叶黄连汤。若患者口中有尿味、皮肤瘙痒，可用大黄复方口服，或同时应用大黄牡公汤（由大黄、牡蛎、公英组成，协和医院方）水煎剂灌肠，以泻浊解毒。大黄一药是降浊之要药。无论单、复方水煎服，还是以复方灌肠，药后大便次数以每日 2～3 次为妥，通润为度，勿使大泻，以免损伤正气。

（二）兼证

1. 水不涵木，肝阳上亢　主症：口干欲饮，心烦失眠，尿频，便秘，急躁易怒，面红目赤，心悸怔忡，头晕目眩。舌红，苔黄，脉弦数。

治法：平肝潜阳，滋补肝肾。

处方：天麻钩藤饮、扶桑丸加减。

白芍 15g，杭菊花 30g，石决明 20g，天麻 15g，钩藤 15g，茺蔚子 15g，葛根 20g，川芎

10g，桑叶 15g，茯苓 15g，泽泻 10g，密蒙花 15g，珍珠母 30g，代赭石 15g。

本兼证多见于糖尿病肾病患者合并高血压者，多在气阴两虚、阴虚热盛的基础上，肾阴虚，水不涵木，导致肝的阴血亦不足，肝阳上亢，出现头晕目眩、面红目赤、急躁易怒等肝阳上亢的表现。本型应标本兼治或急则治标，在益气养阴或滋补肝肾之阴的基础上，再配以平肝潜阳的治法，用天麻钩藤饮、扶桑丸加减治之。或先以天麻钩藤饮治疗，肝阳上亢症状缓解后，再以滋补肝肾缓治其本。

2. 血瘀证　主症：肢体麻木或刺痛，或有胸痹心痛，或头痛经久不愈，痛如针刺而有定处，或见心悸怔忡，夜卧不宁，唇甲紫黯，或见肢体不遂。舌下脉络青紫或舌有瘀斑瘀点，苔薄，脉涩滞。

治法：活血化瘀，通络搜剔。

处方：桃红四物汤、大黄䗪虫丸或桃核承气汤加减。

桃仁 15g，红花 10g，生地 15g，当归 15g，赤芍 10g，川芎 10g，牛膝 15g，酒军 6g，桂枝 10g，土鳖虫 15g，地龙 20g，茜草 25g，凌霄花 15g，益母草 15g，泽兰 20g。

久病入络可加鬼箭羽 30g、穿山甲 6g、水蛭 10g。

本型兼证多见于Ⅳ～Ⅴ期糖尿病肾病患者，在脾肾气阴两虚或肝肾阴虚兼水湿的基础上，久病入络，肾络瘀阻，从而出现瘀水互结的病理改变。近年来吕仁和教授提出肾"微型癥瘕"学说，因此临床上应重视活血化瘀、通络散结法的应用。本型患者多数有水肿的表现，同时，此型水肿的特征有瘀血的特点，患者舌下脉络青紫或见舌面的瘀斑、瘀点。在肾穿刺病理上，多存在弥漫结节型肾小球硬化的病理改变，属中医瘀血、瘀热的范畴。因此，在治疗上应予活血通络、逐瘀搜剔、利水的治则，方用桃红四物汤、大黄䗪虫丸或桃核承气汤加减治之。或可用血府逐瘀汤、抵挡丸、下瘀血汤、桂枝茯苓丸等加减治疗。瘀血严重者可应用炙水蛭、地龙、土鳖虫、穿山甲、全蝎等虫类通络搜剔之品，亦可合用血竭、鬼箭羽等破血逐瘀的中药。其中鬼箭羽为朱良春、周仲瑛二位国医大师所常用。鬼箭羽除了有活血化瘀的作用之外，还有祛风除湿和降低血糖的作用。临床研究证实，鬼箭羽能减轻糖尿病肾病肾小球的硬化，是治疗糖尿病肾病的有效药物。

3. 湿热证　主症：胸脘腹胀，纳谷不香，时有恶心，身倦头胀，四肢沉重，大便秘结。舌质红体胖，苔黄腻，脉弦滑数。

治法：清热利湿，疏利三焦。

处方：四妙散或小柴胡汤合苏叶黄连汤加减。

柴胡 15g，黄芩 12g，苏叶 15g，黄连 6g，半夏 6g，砂仁 6g，熟大黄 12g，通草 6g，厚朴 10g，炒白术 12g，茵陈 15g，茯苓 15g，苍术 12g，黄柏 10g，牛膝 15g，生薏苡仁 15g。

本型兼证多见于糖尿病肾病出现湿热内蕴时，湿热在肝胆，出现口苦，烦躁易怒，两胁胀痛，目红赤，可用小柴胡汤加减；湿热在中焦，可用黄连平胃散加减，出现恶心、呕吐可合用苏叶黄连汤加竹茹、炙杷叶；湿热下注，四妙散为主；湿热弥漫三焦，可用三仁汤加减；燥热不解者，用增液汤加葛根、天花粉、石斛；便秘者加生大黄、番泻叶；结热不除，选用生石膏、寒水石；如患者水肿严重，皮肤绷急光亮，按之凹陷易复，尿少赤涩，大便干结，舌红苔黄，脉数有力，属湿热弥漫三焦，三焦水湿不运而水湿泛滥，故患者既有水肿的征象，同时又有三焦水湿化热，湿热壅盛的表现，治当清利三焦湿热，方用己椒苈黄丸合柴苓汤加减治之，也可应用疏凿饮子加减治疗。己椒苈黄丸能清热利湿，通利二便，配合柴苓汤疏利少阳三焦，使水湿得祛，水肿能除。商陆、椒目利水之力较宏。

三、糖尿病肾病的中西医研究

糖尿病肾病的现代治疗模式，学者们众说纷纭，意见尚不统一，概括而言其总的防治方案可归纳为以下"五字"：一是"早"：早期诊断，早期介入干预性防治；二是"管"：主要指糖尿病饮食的自控管理；三是"控"：控制血糖、血脂、血压及各种危险因素；四是"保"：保护肾功能，阻止或延缓其病理恶化进程；五是"治"：治疗早期糖尿病肾病、临床糖尿病肾病和晚期糖尿病肾病的肾功能损伤及各种并发症。实施糖尿病肾病防治措施的时机和水平直接影响其预后，一旦出现蛋白尿，单靠控制血糖是难以阻止糖尿病肾病的发展恶化的。

综合方法治疗是目前的共识，其中包括中医辨证论治在内的中西医结合等综合措施，其中尤以血管紧张素转化酶抑制剂（ACEI）和血管紧张素Ⅱ受体拮抗药（ARB）的使用受到广泛重视，循证医学已证实 ACEI 和 ARB 在糖尿病肾病患者控制高血压、减少蛋白尿、延缓肾功能损害进展中的作用，众多研究表明，ACEI 能有效降低血压，扩张肾小球出球小动脉，缓解肾小球囊内压，并可降低尿微量白蛋白排泄缓解早期糖尿病肾病的高滤过状态，阻止或延缓临床糖尿病肾病及肾衰竭到来。

（一）中西药结合有效控制血糖

糖尿病早期即开始饮食及药物治疗以控制好高血糖，是阻止糖尿病肾病发生及发展的重要措施。若血糖不能得到严格的控制，就无法预防糖尿病肾病发生及延缓其进展。对于糖尿病肾病的治疗，中西医均认为积极稳妥地控制糖尿病能减缓肾脏病变的发展。临床观察发现糖尿病患者血糖被有效地控制后，尿蛋白排出量有明显下降，同时由于脂质代谢紊乱的减少，也有利于延缓肾动脉硬化的发生，减轻肾脏损害。无论是否存在 CKD，糖尿病患者血糖控制的目标为糖化血红蛋白（HbA1c）<7.0%。糖尿病肾功能不全时更易发生低血糖，且多无典型表现，可以仅有意识淡漠，局限性肢体瘫痪，抽搐，甚至昏迷等。因此，血糖的控制水平应根据患者的受教育程度、年龄、是否可经常检测血糖和对低血糖的自我救护能力等情况综合考虑后再做出恰当的决定。

一旦确诊为糖尿病肾病，为避免口服抗糖尿病药物对肾脏的不良影响，一般主张应使用胰岛素控制血糖，如有困难且 GFR 尚高于 30ml/min 者，也可使用格列苯酮，因其主要从胆道排泄，仅 5% 由肾脏排泄。临床观察其能够安全用于糖尿病肾病中度蛋白尿期。其次是格列吡嗪，因其代谢产物活性弱，故不易发生低血糖反应，比较安全。另外，诺和龙对肾脏无损伤，格列美脲可以用于轻度肾功能不全的患者。对于血肌酐水平高、对口服降糖药不敏感并已有肾功能不全的患者，应使用胰岛素制剂。肾功能不全的糖尿病肾病患者，应用胰岛素时应监测血糖，及时调整剂量以免发生低血糖。UKPDs 证明，多次胰岛素注射能够更好地控制血糖，可以显著地减少糖尿病的微血管并发症。

中药可配合用于糖尿病肾病血糖的控制，根据祝谌予、朱则如的经验，治疗本病早期，降血糖宜重用苍术、玄参，降尿糖宜重用黄芪、山药。晚期浮肿明显者常用防己黄芪汤或桂附地黄汤加减以温补脾肾，利水消肿。临床辨证应用玉女煎、玉泉丸、金匮肾气丸等方药，均能不同程度地降低血糖，而且安全稳妥有效，适宜常服，且不易发生低血糖。

（二）糖尿病合并高血压应重视控制血压

高血压使糖尿病肾病的发病率增加 4 倍，因此，合并高血压者，要积极控制血压，以延缓肾脏损害的进展及恶化。糖尿病肾病血压水平应控制在 125/75mmHg。UKPDs 结果亦表明高血压和糖尿病应同时治疗。根据肾脏损害程度不同，给予不同的降压要求。降压药物首选 ACEI 类、ARB 类，其次是 β 受体阻滞剂、钙拮抗剂及利尿剂等。另外，有实验证明，ACEI 类及 ARB 类不仅降低系统高血压而间接降低肾小球内"三高"状态，而且具有非肾小球血流动力学的效应，可有效地减少蛋白尿和保护肾脏。糖尿病患者从出现尿微量白蛋白起，无论有无高血压，即可服用 ACEI 类及 ARB 类，保护肾功能，减缓其进展，有益于糖尿病的治疗，同时也有助于降低心脑血管事件的发生。

（三）控制好血脂是防治糖尿病肾病发生发展的必要措施

高脂血症（高胆固醇、高甘油三酯等）是肾功能恶化的因素之一，控制好血脂的各项指标是防治糖尿病肾病发生发展的必要措施。目前选用较多的是他汀类，现代研究表明，他汀类可从多个角度保护肾脏的结构和功能。除了降脂外，还可抑制单核细胞趋化因子基因的表达，减少纤维化因子的产生，从而延缓糖尿病肾病进程。

终末期肾衰竭期的特殊治疗除降血糖等治疗外，同其他肾病所致的 ESRF 一样，都需进行肾脏替代疗法：血液透析、腹膜透析及肾移植。

（四）以气阴两虚和阴阳两虚为多

糖尿病以阴虚为本，燥热为标。治疗大法总以滋阴为主，清热为辅。但糖尿病肾病多为后期，临床辨证以气阴两虚和阴阳两虚为多。以肺气虚，津液不布，饮水虽多终不得用；脾气虚弱，虽胃强能食，但肢软无力；肾气虚，肾泻大便不固而量多，此皆以气虚为本，治当以补气为主，有阴虚者，宜益气养阴。近年来更注重益气药的应用，如人参、红参、黄芪、党参等。药理研究证实，人参的主要成分是人参皂苷，能明显降低血糖，促进肝糖原的分解，增强和促进糖酵解作用。人参又有调节脂代谢作用，人参皂苷 Rb_2 可使血中总胆固醇及低密度脂蛋白胆固醇显著下降。

（五）中药活血化瘀的治疗优势

糖尿病肾病患者，由于糖代谢和脂质代谢的紊乱，使血液黏度增高，纤维蛋白溶解降低，尤其是出现肾病综合征时，往往呈高凝状态和血管内凝血现象。常规使用抗凝疗法，予以肝素治疗，容易引起视网膜出血，导致视力下降，或引起其他出血倾向，此时应根据久病入络的理论，在益气养阴、温阳补肾方药中，加入中药活血化瘀治疗，可避免肝素的不良反应。同时在糖尿病肾病的后期常合并冠心病、脑梗死、静脉炎、下肢血栓形成、糖尿病足溃疡、肾衰竭等，其中也多兼夹瘀血阻滞，在辨证论治的基础上，适当加用活血化瘀、软坚散结中药，则不仅治疗糖尿病肾病，也可使上述并发症同时得到改善。常用的活血化瘀、软坚散结中药有：鬼箭羽、益母草、泽兰、丹参、地龙、水蛭、土鳖虫、凌霄花、刘寄奴、丹皮、当归、桃仁、茜草、川芎、赤芍、穿山甲、全蝎等，可酌情选用。

糖尿病肾病是由于代谢紊乱引发的涉及多方面的全身性疾病，因此其治疗相较复杂，宜具体情况具体分析，而施以不同的个性化治疗。

（刘大伟）

第五节　前列腺癌

一、概述

前列腺癌在欧美是最常见的男性恶性肿瘤之一，占第二位。在美国前列腺癌发病率占第一位，死亡率仅次于肺癌。中国、日本、印度等亚洲国家前列腺癌发病率远低于欧美，但有增长趋势。前列腺癌发病率正在增长，但死亡率变化不多，原因是诊断技术的提高，发现了过去临床上不易发现的潜伏癌，另一方面人口老龄化，平均寿命延长也增加了发生前列腺癌的机会。

前列腺癌的发病机制尚不明确，但年龄因素显而易见，近期研究提示：前列腺癌尚存在家族因素，前列腺癌患者直系亲属的前列腺癌易感性高于正常人群；脂肪摄入过多特别是动物脂肪的过多摄入，会影响前列腺癌的发病率，这也是东西方前列腺癌发病率存在明显差异的原因之一；在美国的亚洲移民发病率明显高于亚洲人的调查结果提示环境因素也有一定影响。睾酮及雌激素、催乳素水平的改变均被认为是潜在的致病因素，另外输精管切除术、职业性金属镉接触似乎都与疾病的发生有关。

前腺癌自然病程的研究认为，前列腺潜伏癌发展为临床癌需经过 11 ~ 12 年。生存率方面，早期局限性前列腺癌的 5 年生存率可超过 90%，随着病程、生存率逐渐下降，总体 5 年生存率为 40% ~ 50%。

前列腺癌可归属于中医学"癃闭"、"血尿"等范畴，中医学认为前列腺癌的发生是肾气亏虚、瘀血阻滞、膀胱湿热蕴结。湿热与痰瘀交结于会阴而致病。其根本在于肾之阴阳亏损，气血虚弱，湿热痰瘀夹杂。概因房事不节，过食膏粱厚味，饮食失宜，情志不调等所致肾、肝、脾、肺、膀胱等脏器功能失调而发病。

二、诊疗要点

（一）诊断依据

1. 临床表现

（1）症状：多数前列腺癌早期病变局限无症状，少数可有早期排尿梗阻症状，晚期可出现一些特异性症状。

1）局部表现：局部症状包括尿道梗阻和肿瘤局部扩散对周围组织结构的影响。当肿瘤增大至阻塞尿路时，可出现与良性前列腺增生相似的膀胱颈梗阻症状。表现为逐渐加重的尿流缓慢、尿频、尿急、尿流中断、排尿不尽、排尿困难。癌引起排尿困难和血尿常属晚期，局限性病变引起的梗阻常急性发生并不断加重，是由于外腺病变侵入内腺使其在排尿时顺应性下降所致。尿路梗阻症状刚出现时不论患者本人还是医生都易忽视，尿流率轻度下降，PSA 轻度升高，常在 18 ~ 20 个月内出现急性尿潴留。文献报道约 40% 的前列腺癌患者以急性尿潴留为首发症状。当病变范围广泛侵犯尿道膜部时可产生尿失禁，侵犯包膜及其附近神经周围淋巴结时，压迫神经可引起局部疼痛，压迫坐骨神经可引起下肢放射性疼痛。直肠受压时可出现排便困难，当肿瘤沿淋巴结转移致输尿管受压阻塞时，可有腰痛、肾积水表现，双侧者可出现少尿、肾衰。前列腺导管癌及移行细胞癌常出现无痛性血尿伴尿频、排尿困难，当肿瘤侵及精囊时可有血精。

2）远处转移症状：骨转移是前列腺癌的常见症状，部分患者是以转移灶的症状就医，而无前列腺局部原发症状。任何骨骼均可被侵犯，骨盆和腰椎骨是早期转移最常见的部位，其次为胸椎、肋骨和股骨。骨转移症状表现为持续性骨痛，静卧时更为明显，可引起病理性骨折，甚至截瘫。其他转移症状可有皮下转移结节、肝肿大、淋巴结肿大，下肢淋巴回流受阻时出现下肢浮肿，脑转移时致神经功能障碍，肺转移时可出现咳嗽、咳血、胸痛等。晚期患者可出现食欲不振、消瘦、乏力及贫血等表现。

（2）体征：认真、仔细地直肠指诊对前列腺癌的诊断和分期有重要意义。检查时要注意前列腺大小、外形、有无不规则结节、腺体扩展程度、中央沟情况、腺体活动度、硬度及精囊情况等。前列腺癌早期，患者常无症状，前列腺癌最常见起病部位为外周带、经直肠指诊容易摸到结节，可以是清楚的单个结节，也可成团块状，坚硬如石。

2. 辅助检查

（1）前列腺特异性抗原（PSA）：PSA 升高可能有前列腺癌，但 PSA 为前列腺特异性抗原，非前列腺癌特异性抗原。为提高 PSA 对前列腺癌的鉴别诊断能力，许多学者提出了不同的 PSA 指数对其进行校正。

1）游离 PSA 与总 PSA 的比值（F/T）：当总 PSA 水平在 $4 \sim 10 \text{ng/ml}$ 之间时 F/T 对鉴别前列腺病变的良恶性、减少不必要的活检具有重要意义。若 F/T 比值在 $0.1 \sim 0.25$ 之间，应行穿刺活检；若 F/T 比值大于 0.25 时，则前列腺癌的可能性极小，小于 10%；若 F/T 比值小于 0.1 时，则前列腺癌的可能性极大，大于 80%，应行穿刺活检。

2）PSA 速度（PSAV）：是指 PSA 水平的年平均升高速度。正常情况下，PSA 随着年龄的增长而缓慢线形升高。前列腺癌患者的 PSA 变化是突然升高，PSAV 突然加快。前列腺癌与 BPH 的 PSAV 之间有着本质的差别，分别为 2.18ng/（$\text{ml} \cdot \text{A}$）和 0.48ng/（$\text{ml} \cdot \text{A}$）。有人提出以 PSAV 值 0.75ng/（$\text{ml} \cdot \text{A}$）作为鉴别良恶性的参考指标。

3）PSA 密度（PSAD）：是指单位体积前列腺组织的 PSA 含量，为 PSA 值与前列腺体积之比值。对于 PSA 水平为 $4 \sim 10 \text{ng/ml}$ 的患者，PSAD 可显著减少恶性病变的漏诊率。由于 PSAD 受 B 超测量的前列腺体积影响甚大，其临床应用有一定局限性。

（2）前列腺酸性磷酸酶（PAP）：特异性及敏感性均较差。其他血清学检查包括碱性磷酸酶、乳酸脱氢酶及癌胚抗原等，由于缺乏敏感性及特异性，临床仅作为参考。

（3）B 超检查：超声检查是无创性检查方法，可较早发现前列腺内的结节样改变，有助于前列腺癌的早期诊断及连续观察治疗效果。超声检查可经腹部、尿道及直肠进行，尤以经直肠检查效果最佳。前列腺癌超声检查的典型表现为前列腺外周带的低回声占位。目前超声检查是前列腺癌诊断及分期的重要手段。

（4）前列腺系统活检：在超声引导下经直肠或会阴行前列腺系统活检以成为临床常规检查方法。对血清 PSA 水平大于 10ng/ml，或在 $4 \sim 10 \text{ng/ml}$ 之间，而 F/T 比值降低，或直肠指诊或前列腺 B 超、CT 或 MRI 提示异常的患者均应行穿刺活检。系统活检可帮助了解肿瘤的范围、估计肿瘤 Gleason 评分及确定前列腺尖部或膀胱颈部肿瘤的位置，避免手术切缘阳性。

（5）同位素骨扫描：可发现前列腺癌的骨转移灶，其可比 X 线片早约 $3 \sim 6$ 个月发现骨转移灶，但假阳性率较高。

（6）X 线检查：可发现肺及骨骼转移灶：骨骼转移灶的典型征象是成骨性破坏，骨小梁消失，有时也有溶骨性改变。最常见的转移部位是骨盆和腰椎，其次是胸椎、肋骨和股骨。

（7）CT 或 MRI：2 种方法都能显示前列腺与周围组织结构的解剖关系，不能作为定性诊断，而仅能作分期诊断。一般认为 MRI 较 CT 更有诊断价值，分期更为准确。最新的直肠内 MRI 线圈检查技术增加了 MRI 对前列腺癌的敏感度。有报告认为，MRI 发现骨转移灶要早于骨扫描约 6 个月。

（8）腹腔镜的应用：对怀疑存在淋巴结转移的患者行腹腔镜淋巴结活检术，大大提高了前列腺癌临床分期的准确性。

3. **诊断标准**　前列腺癌的诊断包括分期和组织学类型，主要依据前列腺活组织检查或前列腺手术标本的病理学检查及其他影像学检查。影像学检查可为前列腺癌的分期提供依据。

病理分级：前列腺癌为腺癌，75% 起源于外周带，20% 起源于移行带，5% 起源于中央带。主要有 4 种组织学分级系统，包括 Cleason 系统、Gaeta 系统、Mayo clinic 系统及 Mostofi 系统，而以 Glea - son 系统应用最为推荐。它以肿瘤腺体的分化程度及腺体基质的生长方式为依据，细胞学特点对分级无影响。它将主要原发病变区分为 1～5 级，将次要的病变区也分为 1～5 级，1 级分化最好，5 级分化最差，两者级数相加就是组织学评分所得分数，应为 2～10 分。评分为 2～4 分属高分化，5～7 分为中分化，8～10 分为低分化。评分越高，肿瘤恶性程度越高，预后越差。有研究证实 Gleason 评分为 8～10 分时，肿瘤为非激素依赖性的比率较大。

4. **TNM 分期**（AJCC2002）见（表 10 - 1）。

表 10 - 1　TNM 分期

原发肿瘤（T）
T_X 原发癌不能评价
T_0 无原发肿瘤证据
T_1 不能被扪及和影像发现的临床隐匿肿瘤
T_{1a} 偶发肿瘤体积 ≤ 所切除组织体积的 5%
T_{1b} 偶发肿瘤体积 > 所切除组织体积的 5%
T_{1c} 穿刺活检发现的肿瘤（因 PSA 升高）
T_2 局限在前列腺内的肿瘤
T_{2a} 肿瘤限于单叶的 1/2
T_{2b} 肿瘤超过单叶的 1/2，但限于该单叶
T_{2c} 肿瘤侵犯两叶
T_3 肿瘤突破前列腺包膜
T_{3a} 肿瘤侵犯包膜外（单侧或双侧）
T_{3b} 肿瘤侵犯精囊
T_4 肿瘤固定或侵犯精囊以外的其他临近组织结构，如肿瘤侵犯膀胱颈、尿道外括约肌、直肠、肛提肌和（或）盆壁
区域淋巴结（N）
N_x 局域淋巴结不能评价
N_0 无局域淋巴结转移
N_1 区域淋巴结转移

续 表

远处转移（M）
M_x 远处转移无法评估
M_0 无远处转移
M_1 有远处转移
M_{1a} 有区域淋巴结以外的淋巴结转移
M_{1b} 骨转移
M_{1c} 其他器官组织转移

5. 鉴别诊断

（1）前列腺结核：有前列腺硬结，似与前列腺癌相似。但患者多年龄轻，有生殖系统其他器官，如精囊、输精管、附睾结核性病变，或有泌尿系结核症状，如尿频、尿急、尿痛及尿道内分泌物、血精等。结核结节为局部浸润，质地较硬。尿液、前列腺液、精液内有红细胞、白细胞。X 线平片可见前列腺钙化阴影。前列腺活组织检查，可见典型的结核病变等；而癌肿结节有坚硬如石之感，且界限不清，固定。

（2）前列腺结石：前列腺有质地坚硬的结节，与前列腺癌相似。但前列腺结石做直肠指诊时，前列腺质韧，扪及结石质硬，有捻发感，血 PSA 检查一般为正常。盆腔摄片可见前列腺区结石阴影。

（3）非特异性肉芽肿性前列腺炎：直肠指诊时，前列腺有结节，易和前列腺癌相混淆。但癌结节一般呈弥散性，高低不平，无弹性。而前者的硬结发展较快，呈山峰样突起，由上外向下内斜行，软硬不一，但有弹性。X 线片和酸性磷酸酶、碱性磷酸酶正常，但嗜酸性细胞明显增加。抗感染治疗 1~2 个月，硬结变小。前列腺硬结穿刺活组织检查，镜下有丰富的非干酪性肉芽肿，充满上皮样细胞，以泡沫细胞为主，周围有淋巴细胞、浆细胞、嗜酸性细胞；腺管常扩张、破裂、充满炎症细胞。

（4）前列腺增生症：前列腺增生症亦可出现与前列腺癌相似的症状。但前列腺呈弥散性增大，表面光滑、有弹性、无硬结；酸性磷酸酶、碱性磷酸酶无变化，血清 PSA 正常或略高；超声检查前列腺增大，前列腺内光点均匀，前列腺包膜反射连续，与周围组织界限清楚。

（5）前列腺肉瘤：与前列腺癌症状相似。但前列腺肉瘤发病率以青年人较高，其中小儿占 1/3；病情发展快，病程较短；直肠指诊检查前列腺肿大，但质地柔韧，软入囊性；多伴有肺、肝、骨骼等处转移的临床症状。

（6）前列腺软斑病：可有排尿困难、前列腺肿大及前列腺硬结。但前列腺软斑病常有发热、血尿、尿培养有大肠埃希菌生长；抗生素治疗效果明显；前列腺活组织检查可发现软斑细胞和 M-G 小体。

（二）辨证要点

1. 血瘀证 除前气虚列腺癌特有的症状外，伴小便滴沥，尿细如线，点滴而下甚或不通，小腹作痛或身痛，舌淡暗可有齿痕，脉细或涩。

2. 湿热蕴结证 伴腰腹胀满，疼痛，小便不利，舌质红，苔黄腻，脉弦滑。

3. 脾肾两虚证 小便不畅或滴沥不通，尿无力，面色㿠白，腰膝酸软，神疲气短，食少，腹胀，便秘，舌淡胖，脉细无力。

（三）治疗常规

1. 辨证治疗

（1）血瘀证

治法：散瘀、益气、解毒、除湿。

方药：①前列消瘕汤

蛇莓 9g　生薏苡仁 15g　三棱 9g　白花蛇舌草 10g

莪术 9g　黄芪 10g　当归 10g　黄精 15g

女贞子 10g

②膈下逐瘀汤加减

当归尾 6g　赤芍 10g　桃仁 10g　红花 6g

丹参 15g　王不留行 9g　败酱草 15g　生薏苡仁 15g

猪苓 10g　黄芪 10g

（2）湿热蕴结证

治法：清热、利湿、散瘀。

方药：八正散加减。

白木通 6g　瞿麦 9g　金钱草 15g　萹蓄 10g

败酱草 15g　黄柏 9g　白茅根 10g　白花蛇舌草 9g

丹参 15g　泽兰 10g　昆布 6g

（3）脾肾亏虚证

治法：健脾益肾。

方药：六君子汤加减。

陈皮 10g　半夏 9g　党参 10g　茯苓 15g

白术 10g　厚朴 10g　山萸肉 6g　生地黄 10g

2. 西医治疗　前列腺癌的治疗必须因人而异，治疗方法须与患者的预期寿命、社会关系、家庭及经济状况相适应。目前仅手术和放疗有希望治愈前列腺癌，且只适于数量有限的患者，很多疗法仅仅是姑息性的。仅能缓解症状。但由于前列腺癌患者自然病程较长，肿瘤生长速度相对较慢，老年人预期寿命较短等，疾病的缓解对许多患者意味着治愈。下面以ABCD 分期系统为依据，简述各期肿瘤的治疗方法。

（1）前列腺癌的各种西医治疗方法

1）密切随访观察：低危前列腺癌不接受积极治疗引起的副作用的患者，定期复查血PSA 水平及相应的影像学检查及 DRE，以确定患者病变是否有进展。

2）内分泌治疗：前列腺癌分为激素依赖性及非激素依赖性两类，两者分别约占 90% 及10% 左右。早期的雌激素治疗曾因有比较严重的并发症，而不主张长期应用，近来有学者发现乙烯雌酚及二磷酸乙烯雌酚具有阻断癌细胞周期，诱发癌细胞凋亡的作用，尤其对雄激素非依赖性癌细胞更为明显，所以有重新评价乙烯雌酚的趋势。目前普遍接受的首选内分泌治疗是最大雄激素阻断疗法，即药物去势（LHRH 激动剂）或手术去势（切除睾丸）加服抗雄激素药物。其次是单纯去势疗法，药物去势患者必须同时加服 1 个月抗雄激素药物，以避免睾酮水平反跳致病情恶化。再其次是单独使用抗雄激素药物。

3）放射治疗：放疗可达到治愈前列腺癌目的，国内外均有较广泛应用。放疗包括内放射治疗、外放射治疗及姑息性放疗等。近年来内放射治疗越来越受重视。

4）化学治疗：主要是作为晚期前列腺癌，即非激素依赖性前列腺癌的辅助治疗，疗效欠佳。

5）手术治疗：包括根治性及姑息性手术等。对晚期肿瘤患者为解除其膀胱颈部梗阻可行姑息性的经尿道电切术，目的仅在于缓解梗阻症状，改善患者的生存质量，无治愈意义。对临床分期为 $T_1 - T_{2c}$ 期患者均可行根治性前列腺切除术，其中包括保留神经的根治术、扩大的根治术等，手术途径可经耻骨后，经会阴开放手术及经腹腔镜下根治切除术，但手术限于预期寿命大于 10 年的患者。

6）低温疗法：近来低温前列腺切除在欧美屡有报道，手术中通过一个冰冻状态的探子搔抓于前列腺体表面，使前列腺组织瞬间冷冻坏死，达到前列腺切除的目的。这项技术手术创伤小、出血少、技术难度低、较安全，但设备要求较高，且切除范围较经典前列腺切除术有差距，还有膀胱出口处冻伤、术后排尿不畅、性功能减退和直肠损伤等并发症，其可行性有待进一步研究。

7）同位素治疗：目前临床同位素治疗主要用于前列腺癌晚期患者的骨痛治疗，较流行的是 ^{89}Sr，^{89}Sr 可释放纯 β 射线，半衰期为 50 天，进入体内主要浓聚于骨转移灶成骨/破骨细胞反应区发射射线，正常骨组织吸收极少，约 50% 患者可缓解骨痛，维持 3 ~ 6 个月。其他有 ^{153}Sm、^{186}Re。注意本疗法于治疗后 8 周可出现血小板减少等不良反应。

（2）内分泌治疗具体方法：目前多数学者认为内分泌治疗以最大雄激素阻断效果最佳，依不同内分泌治疗疗效由强至弱并结合患者的易接受程度依次排列为：LHRH 激动剂 + 抗雄激素药物 – 睾丸切除术 + 抗雄激素药物 – 单用 LHRH 激动剂（需加用 1 个月抗雄激素药物以避免血清睾酮反跳致病情恶化） – 睾丸切除术 – 单用抗雄激素药物。

三、疗效评定

1. 客观疗效判定标准

（1）完全缓解（CR）：血清 PSA 下降至正常值以下（即 <4ng/ml），持续超过 1 个月。

（2）部分缓解（PR）：PSA 下降到治疗前数值的 50%，持续 1 个月以上。

（3）无变化（NC）：PSA 下降不足 50%，或下降虽超过 50%，但持续不足 1 个月。

（4）恶化（PD）：PSA 较治疗前升高。

2. 生存质量评定　采用欧洲肿瘤研究与治疗组织（EORTC）制定的 EORTC QOL 评分量表进行评价。治疗后较治疗前减少 10 分及 10 分以上者为提高，升高 10 分及 10 分以上者为降低，其余为稳定。

四、中医诊疗进展

前列腺癌是男性常见的恶性肿瘤，在美国发病率为男性肿瘤的第一位，在我国近年的发病率及死亡率也有逐年上升的趋势。中医药治疗前列腺癌的研究虽然在起步阶段，但已经出现了可喜的趋势。尤其对于雄激素非依赖型的前列腺癌，抗雄治疗及放化疗效果不良。

有报道显示中药在治疗雄激素非依赖型的前列腺癌有可喜的疗效。中药枸杞子 50% 乙醇提取物中分得单体化合物莨菪亭，并证明有显著的抑制前列腺癌 PC – 3 细胞增殖活性；

中药制剂"消肝散结冲剂"标准化组合后作抗肿瘤实验研究，结果表明其对前列腺癌细胞株 LnCap，PC - 3 有明显的抑制增殖、诱导凋亡和协同放疗的作用；采用中药鸦胆子油乳液局部或静脉注射治疗中晚期前列腺癌 33 例，结果前列腺癌体积缩小，血清 PSA 降低，收到较好疗效。

由于对雄激素非依赖型的前列腺癌无很好的治疗方法，国外对中医药对前列腺癌的治疗作用也越来越重视。在美国，对 1996 年上市的中药复方"PC - SPES"以及近年来的"Equiguard"进行了大量的基础及临床研究，均显示了良好的疗效。因此我们相信，随着中医药治疗前列腺癌的临床、基础研究的不断深入，中药对前列腺癌的治疗将有所突破。需要强调指出，对于各期前列腺癌患者，应以西医规范内分泌治疗或手术治疗为主；中医药在前列腺癌治疗中起辅助作用，其目标主要以改善患者临床症状，提高患者生活质量。

（邹　迪）

第六节　前列腺增生症

一、概述

前列腺增生症（BPH）是老年男性中的一种常见病，也称良性前列腺增生，是一种常见的良性肿瘤。其病因仍不清楚，但是睾丸激素和和老龄是 BPH 发生的必要前提。临床表现包括 3 个方面，即症状、增大的前列腺和膀胱出口梗阻。

中医学没有前列腺增生症的病名，但根据其主要表现认为属于"癃闭"范畴。

二、诊疗要点

（一）诊断依据

1. 临床表现

（1）症状：多发生于 50 岁以上，主要为下尿路梗阻表现。早期为尿频、夜尿增多、进行性排尿困难和尿潴留，是 BPH 主要的临床表现。也可出现血尿、充溢性尿失禁、泌尿系感染、膀胱结石、肾功能损害等并发症。由于排尿困难，长期依靠增加腹压帮助排尿，可引起腹股沟疝、痔和脱肛等病变。

（2）体征：有尿潴留时，下腹部膨隆，耻骨上区可触及充盈的膀胱；直肠指诊检查，表面光滑，质地中等硬度，有弹性，中央沟变浅或消失。

大小分度及估重：Ⅰ度，腺体达正常的 2 倍，估重为 20～25g；Ⅱ度，腺体为正常的 2～3 倍，中央沟可能消失，重约 25～50g；Ⅲ度，腺体为正常的 3～4 倍，直肠指诊刚可触及前列腺底部，中央沟消失，重约 50～70g；Ⅳ度，腺体超过正常 4 倍，指诊已不能触及腺体底部，一侧或两侧侧沟消失，重约 75g 以上。

2. 辅助检查

（1）尿常规：一般前列腺增生患者尿液分析均在正常范围内。由于长期尿潴留影响肾功能，肌酐、尿素氮升高；合并尿路感染时，尿常规检查有红细胞、白细胞、脓细胞。

（2）血清前列腺特异抗原（PSA）：如前列腺有结节或体积过大应查血清 PSA，同前列腺癌相鉴别。

（3）B超：可测出前列腺大小和突入膀胱腔内情况，可测定残余尿量多少，还可发现膀胱内病变，如憩室、结石和肿瘤等以及肾、输尿管是否积水。

（4）残余尿量测定：可以采用导尿管导尿或超声检查来测定残余尿量，正常不大于5ml，前列腺增生时，残余尿量增加。

（5）尿动力学检查：尿流率测定可检查下尿路有无梗阻和梗阻的程度。尿动力学同时还可了解膀胱逼尿肌和后尿道梗阻情况。

（6）膀胱镜检查：可直接观察前列腺是否增大，侧叶增生及其增大程度，还可发现膀胱继发病变，如小梁、憩室或感染等，以及并发结石和肿瘤等。

（7）泌尿道X线检查：腹部平片可观察膀胱结石；排泄性尿道造影可判断尿路梗阻及肾功能情况；膀胱造影可观察膀胱颈部或底部受压变形；尿道造影可显示前列腺尿道段的狭窄等。

（8）CT、MRI检查：可发现前列腺增生的腺体部分，能将其与正常腺体区分开。用于诊断和与前列腺癌相鉴别。

3. 诊断标准

（1）年龄、病史：50岁以上，有下尿路症状病史。

（2）症状：可见尿频、夜尿增多、进行性排尿困难，或出现尿潴留、充溢性尿失禁等下尿路梗阻症状。也可出现血尿、泌尿系感染、膀胱结石、肾功能损害等并发症。

（3）直肠指诊：发现前列腺体积增大，边缘清楚，表面光滑，质地柔韧而有弹性，中央沟变浅或消失。

（4）B超：盆腔超声提示前列腺体积增大，重量>20g。

（5）尿流率测定：尿量>150ml，最大尿流率<15ml/s。

凡具备（1）～（4）项或兼（5）项者，即可诊断为前列腺增生症。

4. 鉴别诊断

（1）神经源性膀胱：可引起排尿困难、尿潴留或泌尿系感染等，与前列腺增生相似的症状。但神经源性膀胱患者常有明显的神经系统损害的病史和体征，如下肢感觉和运动障碍、便秘、大便失禁、会阴部感觉减退或消失、肛门括约肌松弛、收缩能力减弱或消失。直肠指诊前列腺并不增大。尿流动力学检查具有较高的鉴别诊断价值。膀胱测压逼尿肌无反射、无收缩等。

（2）膀胱颈挛缩：有膀胱颈梗阻之症状。多见于青壮年，直肠指诊和B超检查，前列腺不增大。膀胱镜检查可见膀胱颈部后唇抬高，三角区与膀胱颈的距离变短，尿道内口变形。

（3）尿道狭窄：有排尿困难、尿流细或尿潴留等症状。但有尿道损伤、尿道感染的病史；直肠指诊前列腺不增大，且明显向上移位；尿道探子检查，狭窄处尿道探子受阻；膀胱尿道造影检查能显示狭窄。

（4）前列腺癌：可有排尿困难等相似症状，但直肠指诊前列腺部位多可触及质地坚硬、无弹性的结节；血清PSA可增高；前列腺活组织检查可以发现癌细胞；B超检查示前列腺增大，包膜反射不连续，界限不清。

（5）前列腺结石：直肠指诊前列腺增大，有尿频、排尿困难等症状。指诊检查时可扪及质地坚硬的结节，有结石摩擦感；盆腔X线片可见前列腺部位有结石阴影。

（6）膀胱癌：膀胱颈附近的膀胱癌，临床表现为膀胱出口梗阻，常有排尿困难等症状。但患者多有无痛性血尿，尿液脱落细胞检查可以发现癌细胞。膀胱镜检查可以直接看到肿瘤的部位、大小、数目及肿瘤浸润程度，如同时取活组织检查，可明确肿瘤性质。

（二）辨证要点

1. 湿热下注证　小便灼热黄赤，滴沥不爽，甚或突然闭塞不通，少腹急满胀痛，口苦口黏，或小便不通，大便秘结，舌质红，苔黄腻，脉滑数或濡数。

2. 膀胱瘀阻证　小便滴沥难行，或尿如细线，或阻塞不通，少腹急满胀痛，舌质紫暗，或有瘀点瘀斑，脉弦或涩。

3. 脾虚气陷证　小便欲解不得，小腹下坠，排尿无力，或尿失禁，神倦气短，身倦乏力，气少声低，食欲不振，或气坠肛脱，舌质淡，苔白，脉象弱而无力。

4. 肾阳衰微证　小便频数，或排出无力，淋漓不爽，尿液澄清，面色㿠白，神疲倦怠，腰酸腿软，畏寒肢冷，或头晕耳鸣，舌质淡，苔白，脉沉细。

（三）治疗常规

1. 辨证治疗

（1）湿热下注证

治法：清利湿热，通闭利尿。

方药：八正散合导赤散加减。

萹蓄9g　瞿麦9g　车前子9g^{包煎}　木通6g

生地黄10g　大黄3～9g^{后下}　山栀10g　滑石10g

甘草6g　竹叶9g

加减：若兼尿痛加海金沙15g、石韦15g；血尿加白茅根30g、地榆10g；尿脓加生薏苡仁15g、蒲公英30g；小便不通，少腹急满胀痛，加穿山甲10g、石菖蒲15g、沉香3g。

（2）下焦瘀阻证

治法：行瘀散结，通利小便。

方药：代抵挡丸加减。

当归15g　穿山甲10g　桃仁10g　生大黄6g^{后下}

川牛膝15g　红花6g　肉桂6g　琥珀粉4g^{冲服}

沉香2g^{后下}　生地黄20g　萹蓄10g　瞿麦10g

石菖蒲10g

加减：尿血鲜红或伴有血块者，加三七粉3g、白茅根30g、大蓟15g、小蓟15g、地榆10g。本方不宜久服，中病即止，一旦小便通利，即以扶正为本。

（3）中气不足证

治法：补气升阳，淡渗利湿。

方药：补中益气汤加减。

黄芪15g　党参12g　白术12g　炙甘草5g

当归10g　陈皮10g　升麻6g　柴胡6g

桂枝6g　猪苓10g　茯苓10g　泽泻10g

川牛膝15g　车前子10g^{包煎}

加减：伴尿痛、溲赤便秘者，加木通 9g、火麻仁 15g；伴腰膝酸软、头晕耳鸣者，加熟地黄 15g、龟板 6g、肉桂 6g。

（4）肾阳衰微证

治法：温补肾阳，化气利水。

方药：济生肾气丸加减。

熟地黄 20g　山药 10g　山萸肉 15g　牡丹皮 10g

茯苓 15g　泽泻 10g　川牛膝 15g　车前子 10g^{包煎}

麦冬 10g　肉苁蓉 10g　制附片 6g　肉桂 6g

黄芪 15g　生大黄 6g^{后下}　砂仁 6g　益智仁 10g

加减：若脾虚气弱加黄芪 15g、白术 10g；腰酸肢冷者加续断 20g、巴戟天 15g、鹿角 30g；小便不通，加沉香 3g、穿山甲 10g、石菖蒲 15g。

2. 西医治疗

（1）临床等待观察：不是所有的临床前列腺增生患者均需选择药物或手术治疗。可以采取观察等待的方法，通过简单的行为和生活指导，如：减少总的水摄入量或减少睡前水的摄入量，减少含酒精及咖啡因等刺激物的饮品等，来改善症状。定期（一般 1 年）进行评估和检查，了解症状和病情发展情况。

（2）α肾上腺素受体阻滞剂：主要解决前列腺、膀胱颈处平滑肌张力，减轻排尿阻力。常同时降低血压。

1）兼有 α_1 和 α_2 肾上腺素受体阻滞剂：以酚苄明为代表，每次 10mg，每日 1~2 次，对症状和尿流率均可明显改善，但副作用体位性低血压、头晕发生率在 30% 左右，目前常选择 α_1 受体阻滞剂。

2）α_1 受体阻滞剂：分为短效和长效 2 种。短效如哌唑嗪，每次 1mg，每日 2~3 次；阿夫唑嗪 2.5mg，每日 2~3 次。长效以特拉唑嗪应用较广，夜间睡前服用，起始 1mg 每晚连服 4 天，如无明显头晕、体位性低血压，可每晚 2mg，有时可用每晚 5mg。在长效 α_1 受体阻滞剂中又有 α_{1A} 选择性阻滞剂坦索罗辛，0.2mg 每晚 1 次，其副作用更少，效果好。

（3）5α-还原酶抑制剂：目前应用最广的是非那雄胺，是一种 Ⅱ 型 5α 还原酶抑制剂，在前列腺内阻止睾酮转变为双氢睾酮，可以使前列腺缩小。该药作用时间缓慢，一般在服药 2~3 个月之后见效，且需终身服用为其缺点。此外，应用此药后 PSA 可下降一半。常用剂量 5mg，每日 1 次。另外一种 5α-还原酶非竞争性抑制剂爱普列特，对 Ⅰ 型、Ⅱ 型酶均有作用，明显降低血清以及前列腺内的 DHT。常用量为 10mg/d，分 2 次口服。主要不良反应有消化道不适、食欲减退、头晕、失眠、性欲下降、射精量减少等，总副反应发生率不超过 40%，也可引起血清 PSA 水平下降。

（4）植物药：目前尚缺乏植物药对治疗机制的准确和完善的研究，其长期疗效有待进一步观察。目前常用的有舍尼通，能够阻止睾酮转变为双氢睾酮及抑制白三烯，每次 1 粒，每日 2 次口服，疗程为 3~6 个月。另外美洲锯叶棕榈植物（伯泌松）和非洲臀果木（通尿灵）也有临床应用。

（5）手术治疗：经尿道前列腺电切术（TURP）适用于绝大多数良性前列腺增生需手术治疗者，其手术效果至今仍被视为金标准。其他的手术还有经尿道前列腺切开术和开放性前列腺摘除术。

（6）微创治疗：微创治疗前列腺增生有一定的局限性，仍不能完全代替电切或开放手术。目前一般认为微创治疗的适应证为年老体弱、不能耐受较大手术的高危患者，不大于中度的前列腺腺体，前列腺中叶无明显增生等。包括气囊扩张、前列腺支架、微波热疗、经尿道前列腺针刺消融术、高能聚焦超声、激光治疗、经尿道前列腺电气化术等。

三、疗效评定

（1）临床控制：主要症状消失，国际前列腺症状评分（IPSS 评分）降低 90% 以上；前列腺体积缩小 20% 以上。

（2）显效：主要症状消失，IPSS 评分降低 60% ~89%；前列腺体积稍有缩小。

（3）有效：主要症状部分减轻，IPSS 评分降低 30% ~59%。

（4）无效：主要症状无变化。

四、中医诊疗进展

前列腺增生症既是常见病，又是难治病。随着人类预期寿命的延长，患有 BPH 的男性很可能继续增多。患了 BPH 之后，多数患者呈进行性进展，严重影响老年人的生活质量。

BPH 目前治疗方法主要有 2 类：即手术治疗和药物治疗，手术治疗应严格掌握手术适应证；药物治疗主要包括西药治疗（α 受体阻滞剂、5α - 还原酶抑制剂）和中医中药治疗。α 受体阻滞剂可使前列腺平滑肌松弛，减少功能性梗阻症状；5α - 还原酶抑制剂可抑制前列腺继续增生，改善尿路梗阻症状。中医中药治疗改善 BPH 患者或 BPH 术后患者临床症状、提高其生活质量方面发挥重要作用。

近年来中医学在 BPH 诊疗方面形成了自己独特的理论认识，积累了丰富的经验。该病病因病机的主要为：肾虚、血瘀、湿热。年老体衰、肾气亏虚是本病的发病基础；瘀血、湿热是相关的病理因素。前列腺增生之纤维肌肉腺瘤样增生韧块与中医学之"癥"、"积"相通，血瘀当是其致病的重要环节。BPH 患者多见尿频、尿急等尿路刺激症状；文献研究显示，约 90% 以上的 BPH 患者合并前列腺炎，充分展现湿热在该病发病中的重要地位。因此，BPH 的中医治疗基本治法是补肾益气、活血化瘀、清热利湿。研究已显示，中医中药可降低 BPH 患者的 IPSS 评分，提高其最大尿流率，减少残余尿量，提高其生活质量；同时能使部分较大的前列腺体积缩小，这些研究显示了中医药在 BPH 治疗中的作用和优势。

（邹　迪）

第七节　淋证

一、定义

淋证是指由于肾虚，膀胱湿热，气化失司导致，以小便频急，滴沥不尽，尿道涩痛，小腹拘急，痛引腰腹为主要临床表现的一类病证。

二、病因病机

病机关键：湿热蕴结下焦，肾与膀胱气化不利。

1. 膀胱湿热　多食辛热肥甘之品或嗜酒过度，酿成湿热，下注膀胱，或下阴不洁，湿热秽浊毒邪侵入膀胱，酿成湿热，或肝胆湿热下注皆可使湿热蕴结下焦，膀胱气化不利，而见热淋、血淋、石淋、膏淋诸证。

2. 肝郁气滞　恼怒伤肝，肝失疏泄或气滞不宣，郁于下焦，致肝气郁结，膀胱气化不利，发为气淋。

3. 脾肾亏虚　久淋不愈，湿热耗伤正气，或劳累过度，房事不节，或年老、久病、体弱，皆可致脾肾亏虚，发为气淋、膏淋、血淋、劳淋等。

总之，淋证的病位在肾与膀胱，且与肝脾有关。其病机主要是肾虚，膀胱湿热，气化失司。肾与膀胱相表里，肾气的盛衰，直接影响膀胱的气化与开合。淋证日久不愈，热伤阴，湿伤阳，易致肾虚；肾虚日久，湿热秽浊邪毒容易侵入膀胱，引起淋证的反复发作。因此，肾虚与膀胱湿热在淋证的发生、发展及病机转化中具有重要的意义。淋证有虚有实，初病多实，久病多虚，初病体弱及久病患者，亦可虚实并见。实证多在膀胱和肝，虚证多在肾和脾。

三、诊断与鉴别诊断

（一）诊断

1. 发病特点　多见于已婚女性，每因疲劳、情志变化、不洁房事而诱发。

2. 临床表现　小便频急，滴沥不尽，尿道涩痛，小腹拘急，痛引腰腹，为各种淋证的主症，是诊断淋证的主要依据。根据各种淋证的不同临床特征，确定不同的淋证。病久或反复发作后，常伴有低热、腰痛、小腹坠胀、疲劳等症。

3. 理化检查　尿常规、尿细菌培养、X线腹部摄片、肾盂造影、双肾及膀胱 B 超、膀胱镜。

（二）鉴别诊断

1. 癃闭　二者均可见小便短涩量少，排尿困难。但癃闭以排尿困难，全日总尿量明显减少，点滴而出，甚则小便闭塞不通为临床特征，排尿时不痛，每日小便总量远远低于正常，甚至无尿排出；而淋证以小便频急、滴沥不尽、尿道涩痛、小腹拘急、痛引腰腹为特征，排尿时疼痛，每日小便总量基本正常。

2. 尿血　二者均可见小便出血，尿色红赤，甚至尿出纯血等症状。尿血多无疼痛之感，虽亦间有轻微的胀痛或热痛；而血淋则小便滴沥而疼痛难忍。其鉴别的要点是有无尿痛。《丹溪心法·淋》曰："痛者为血淋，不痛者为尿血。"

3. 尿浊　二者均可见小便浑浊。但尿浊排尿时尿出自如，无疼痛滞涩感；而淋证小便频急，滴沥不尽，尿道涩痛，小腹拘急，痛引腰腹。以有无疼痛为鉴别要点。

四、辨证论治

（一）辨证要点

1. 辨明淋证类别　由于每种淋证都有不同的病机，其演变规律和治法也不尽相同，在此需要辨明淋证类别。辨识的要点是每种淋证的各自特征。起病急，症见发热，小便热赤，尿时热痛，小便频急症状明显，每日小便可达数十次，每次尿量少者为热淋；小便排出沙石或尿道中积有沙石，致排尿时尿流突然中断，尿道窘迫疼痛，或沙石阻塞于输尿管或肾盂中，常致腰腹绞痛难忍者为石淋；小腹胀满明显，小便艰涩疼痛，尿后余沥不尽者为气淋；尿中带血或夹有血块，并有尿路疼痛者为血淋；淋证而见小便浑浊如米泔或滑腻如脂膏者为膏淋；久淋，小便淋沥不已，时作时止，遇劳即发者为劳淋。

2. 辨虚实　在区别各种不同淋证的基础上，还需辨识证候的虚实。一般而言，初起或在急性发作阶段，因膀胱湿热、沙石结聚、气滞不利所致，尿路疼痛较甚，小便浑浊黄赤者，多为实证；淋久不愈，尿路疼痛轻微，溺色清白见有肾气不足、脾气虚弱之证，遇劳即发者，多属虚证。气淋、血淋、膏淋皆有虚、实及虚实并见之证，石淋日久，伤及正气，阴血亏耗，亦可表现为正虚邪实并见之证。

3. 辨标本缓急　各种淋证之间可以相互转化，也可以同时并存，所以辨证上应区别标本缓急。一般是本着正气为本，邪气为标；病因为本，证候为标；旧病为本，新病为标等标本关系进行分析判断。以劳淋转为热淋为例，从邪与正的关系看，劳淋正虚是本，热淋邪实为标；从病因与证候的关系看，热淋的湿热蕴结膀胱为本，而热淋的证候为标，根据急则治标，缓则治本的原则，当以治热淋为急务，从而确立清热通淋利尿的治法，先用相应的方药，待湿热渐清，转以扶正为主。同样在石淋并发热淋时，则新病热淋为标，旧病石淋为本，如尿道无阻塞等紧急病情，应先治热淋，后治石淋，治愈热淋后，再治石淋。

（二）治疗原则

实则清利，虚则补益，是治疗淋证的基本原则。实证有膀胱湿热者，治宜清热利湿；有热邪灼伤血络者，治宜凉血止血；有沙石结聚者，治宜通淋排石；有气滞不利者，治宜利气疏导。虚证以脾虚为主者，治宜健脾益气；以肾虚为主者，治宜补虚益肾。

（三）分证论治

1. 热淋　小便频急短涩，尿道灼热刺痛，尿色黄赤，少腹拘急胀痛或有寒热，口苦，呕恶，或腰痛拒按，或有大便秘结，苔黄腻，脉滑数。

病机：湿热毒邪，客于膀胱，气化失司，水道不利；盖火性急迫，故溲频而急；湿热壅遏，气机失宣，故尿出艰涩，灼热刺痛；湿热蕴结，故尿黄赤；腰为肾之府，若湿热之邪侵于肾，则腰痛而拒按；上犯少阳，而见寒热起伏，口苦呕恶；热甚波及大肠，则大便秘结；苔黄腻，脉滑数，均为湿热为病之象。

治法：清热利湿通淋。

方药：八正散。大便秘结，腹胀，重用生大黄，加枳实；腹满便溏，去大黄；伴见寒热，口苦，呕恶，用小柴胡汤；湿热伤阴，去大黄，加生地、牛膝、白茅根；小腹胀满，加乌药、川楝子；热毒弥漫三焦，入营入血，用黄连解毒汤合五味消毒饮；头身疼痛，恶寒发热，鼻塞流涕，加柴胡、金银花、连翘。

2. 石淋　实证者尿中时夹沙石，小便艰涩或排尿时突然中断，尿道窘迫疼痛，少腹拘急，或腰腹绞痛难忍，痛引少腹，连及外阴，尿中带血，舌红，苔薄黄；虚证者病久沙石不去，可伴见面色少华，精神委顿，少气乏力，舌淡边有齿印，脉细而弱，或腰腹隐痛，手足心热，舌红少苔，脉细带数。

病机：湿热下注，化火灼阴，煎熬尿液，结为沙石，瘀积水道，而为石淋；积于下则膀胱气化失司，尿出不利，甚则欲出不能，窘迫难受，痛引少腹；滞留于上，则影响肾脏司小便之职，郁结不得下泄，气血滞涩，不通则痛，由肾而波及膀胱、阴部；沙石伤络则尿血；沙石滞留，病久耗气伤阴，但终因有形之邪未去，而呈虚实夹杂之证。

治法：实证宜清热利湿，通淋排石；虚证宜益肾消坚，攻补兼施。

方药：石韦散。排石，加金钱草、海金沙、鸡内金；腰腹绞痛，加芍药、甘草；尿中带血，加小蓟、生地、藕节；尿中有血条血块，加川牛膝、赤芍、血竭；小腹胀痛，加木香、乌药；兼有发热，加蒲公英、黄柏、大黄；石淋日久，用二神散合八珍汤；阴液耗伤，用六味地黄丸合石韦散；肾阳不足，用金匮肾气丸合石韦散。

3. 气淋　实证表现为小便涩痛，淋漓不宜，小腹胀满疼痛，苔薄白，脉多沉弦；虚证表现为尿时涩滞，小腹坠胀，尿有余沥，面白不华，舌质淡，脉虚细无力。

病机：肝主疏泄，其脉循少腹，络阴器，绕廷孔；肝郁气滞，郁久化火，气火郁于下焦，或兼湿热侵袭膀胱，壅遏不能宣通，故脐腹满闷，胀痛难受，小便滞涩淋漓，此为实证；年高体衰，病久不愈或过用苦寒、疏利之剂，耗气伤中，脾虚气陷，故小腹坠胀，空痛喜按；气虚不能摄纳，故溲频尿清而有余沥，小便涩滞不甚，是属气淋之属虚者。

治法：实证宜利气疏导，虚证宜补中益气。

方药：实证用沉香散，虚证用补中益气汤。胸闷胁胀，加青皮、乌药、小茴香；日久气滞血瘀，加红花、赤芍、川牛膝；小便涩痛，服补益药后，反增小腹胀满，加车前草、白茅根、滑石；兼血虚肾亏，用八珍汤倍茯苓加杜仲、枸杞、怀牛膝。

4. 血淋　实证表现为小便热涩刺痛，尿色深红或夹有血块，疼痛满急加剧，或见心烦，舌苔黄，脉滑数；虚证表现为尿色淡红，尿痛涩滞不明显，腰酸膝软，神疲乏力，舌淡红，脉细数。

病机：湿热下注膀胱，热伤阴络，迫血妄行，以致小便涩滞而尿中带血；或心火炽盛，移于小肠，热迫膀胱，血热伤络，故血与溲俱下，血淋乃作；若热甚煎熬，血结成瘀，则溲血成块，色紫而黯，壅塞膀胱，见小腹急满硬痛，舌苔黄，脉滑数，均为实热表现；若素体阴虚，或淋久湿热伤阴，或素患痨疾，乃至肾阴不足，虚火亢盛，损伤阴络，溢入膀胱，则为血淋之虚证。

治法：实证宜清热通淋，凉血止血；虚证宜滋阴清热，补虚止血。

方药：实证用小蓟饮子，虚证用知柏地黄丸。热重出血多，加黄芩、白茅根，重用生地；血多痛甚，另服参三七、琥珀粉；便秘，加大黄；虚证，用知柏地黄丸加旱莲草、阿胶、小蓟、地榆；久病神疲乏力，面色少华，用归脾汤加仙鹤草，泽泻，滑石。

5. 膏淋　实证表现为小便浑浊如米泔水，置之沉淀如絮状，上有浮油如脂，或夹有凝块，或混有血液，尿道热涩疼痛，舌红，苔黄腻，脉濡数；虚证表现为病久不已，反复发作，淋出如脂，小便涩痛反见减轻，但形体日渐消瘦，头昏无力，腰酸膝软，舌淡，苔腻，脉细弱无力。

病机：下焦湿热，阻于络脉，脂液失其常道，流注膀胱，气化不利，不能分清泌浊，因此尿液混浊如脂膏，便时不畅，属于实证；病久肾气受损，下元不固，不能摄纳脂液，故淋出如脂，伴见形瘦乏力，腰膝酸软等虚象。

治法：实证宜清热利湿，分清泄浊；虚证宜补虚固涩。

方药：实证用程氏萆薢分清饮，虚证用膏淋汤。小腹胀，尿涩不畅，加乌药、青皮；小便夹血，加小蓟、蒲黄、藕节、白茅根；中气下陷，用补中益气汤合七味都气丸。

6. 劳淋 小便不甚赤涩，但淋漓不已，时作时止，遇劳即发，腰酸膝软，神疲乏力，舌质淡，脉细弱。

病机：淋证日久或病情反复，邪气伤正，或过用苦寒清利，损伤正气，转为劳淋；而思虑劳倦日久，损伤心脾肾诸脏，正气益虚，遂使病情加重；肾虚则小便失其所主，脾虚气陷则小便无以摄纳；心虚则水火失济，心肾不交，虚火下移，膀胱失约，劳淋诸证由之而作。

治法：健脾益肾。

方药：无比山药丸。小腹坠胀，小便点滴而出，可与补中益气汤同用；面色潮红，五心烦热，舌红少苔，脉细数，可与知柏地黄丸同用；低热，加青蒿、鳖甲；面色少华，畏寒怯冷，四肢欠温，舌淡，苔薄白，脉沉细者，用右归丸或用鹿角粉 3g，分 2 次吞服。

五、其他

1. 单验方

（1）生白果 7 枚，去壳去心存衣，捣碎；用豆浆 1 碗，煮沸，放入白果，搅匀即可食用，每日 1 次。适用于淋证的虚证。

（2）生鸡内金粉、琥珀末各 1.5g，每日 2 次吞服。适用于石淋。

（3）金钱草 6g，水煎代茶饮，每日 1 剂饮用。适用于石淋。

（4）大小蓟、白茅根、荠菜花各 30～60g，水煎服，每日 1 剂口服。适用于血淋及膏淋。

（5）菟丝子 10g，水煎服，每日 3 次口服。适用于劳淋。

（6）冬葵子为末，每次 5g，每日 3 次口服。适用于气淋。

2. 中成药

（1）热淋清颗粒；每次 4g，每日 3 次开水冲服。适用于热淋。

（2）八正合剂：每次 15～20ml，每日 3 次口服。适用于热淋、石淋。

（3）尿感宁冲剂：每次 15g，每日 3～4 次口服。适用于热淋。

（4）金钱草冲剂：每次 1 袋，每日 3 次冲服。适用于石淋。

（5）三金片：每次 5 片，每日 3 次口服。适用于各种淋证。

（6）清开灵注射液 40～60ml，加 5% 葡萄糖注射液或 0.9% 氯化钠注射液 250ml，每日 1 次静点。适用于淋证热毒较甚，热象明显者。

3. 针刺

主穴：肾俞、膀胱俞、京门、照海、天枢。

配穴：中级、三焦俞、阴陵泉、阳陵泉、交信、水道、足三里。

手法：中强刺激，留针 15～30 分钟，每日 1～2 次。适用于治疗肾结石、输尿管上段结石，促进通淋排石，缓解疼痛。

（刘大伟）

第八节　癃闭

一、定义

癃闭是指由于肾和膀胱气化失司而导致小便量少，点滴而出，甚则小便闭塞不通为主症的一种病证。其中又以小便不利，点滴而短少，病势较缓者称为"癃"；以小便闭塞，点滴不通，病势较急者称为"闭"。

二、病因病机

病机关键：膀胱气化不利。

1. 湿热蕴结　中焦湿热不解，下注膀胱或肾热移于膀胱，膀胱湿热阻滞，导致气化不利，小便不通，而成癃闭。

2. 肺热气壅　肺为水之上源，热壅于肺，肺气不能肃降，津液输布失常，水道通调不利，不能下输膀胱；又因热气过盛，下移膀胱以致上、下焦均为热气闭阻，而成癃闭。

3. 脾气不升　劳倦伤脾，饮食不节或久病体弱，致脾虚而清气不能上升，则浊阴就难以下降，小便因而不利。

4. 肾元亏虚　年老体弱或久病休虚，肾阳不足，命门火衰，所谓"无阳则阴无以生"，致膀胱气化无权，而溺不得出；或因下焦积热，日久不愈，津液耗损，导致肾阴不足，所谓"无阴则阳无以化"，也可产生癃闭。

5. 肝郁气滞　七情内伤，引起肝气郁结，疏泄不及，从而影响三焦水液的运行及气化功能，致使水道的通调受阻，形成癃闭。

6. 尿路阻塞　瘀血败精或肿块结石，阻塞尿路，小便难以排出，因而形成癃闭。

总之，本病的病位，虽在膀胱，但与三焦、肺、脾、肾的关系最为密切，上焦之气不化，当责之于肺；中焦之气不化，当责之于脾；下焦之气不化，当责之于肾。肝郁气滞，使三焦气化不利，也会发生癃闭。此外，各种原因引起的尿路阻塞，均可引起癃闭。

三、诊断与鉴别诊断

（一）诊断

1. 发病特点　多由忧思恼怒，忍尿，压迫会阴部，过食肥甘辛辣及饮酒、贪凉、纵欲过度等引发本病。多见于老年男性或产后妇女及手术后患者。常有淋证、水肿病病史。

2. 临床表现　以排尿困难，排尿次数可增多或减少，全日总尿量明显减少，排尿无疼痛感觉，点滴而出或小便闭塞不通，点滴全无为临床特征。

3. 理化检查　肛门指诊、B超、腹部X线摄片、膀胱镜、肾功能检查。

（二）鉴别诊断

1. 淋证　二者均属膀胱气化不利，故皆有排尿困难，点滴不畅的证候。但癃闭则无刺痛，每天排出的小便总量低于正常，甚则无尿排出，癃闭感受外邪，常可并发淋证；而淋证小便频数短涩、滴沥刺痛，欲出未尽，每天排出小便的总量多为正常，淋证日久不愈，可发展成癃闭。《医学心悟·小便不通》："癃闭与淋证不同，淋则便数而茎痛，癃闭则小便短涩而难通。"

2. 关格　二者均可见小便量少或闭塞不通。但关格常由水肿、淋证、癃闭等经久不愈发展而来，是小便不通与呕吐并见的病证，常伴有皮肤瘙痒，口有尿味，四肢抽搐，甚或昏迷等症状；而癃闭不伴有呕吐，部分患者有水蓄膀胱之症候，但癃闭进一步恶化，可转变为关格。

3. 水肿　二者均可表现为小便不利，小便量少。但水肿是指体内水液潴留，泛滥肌肤，引起头面、眼睑、四肢浮肿，甚者胸、腹水，并无水蓄膀胱之症候；而癃闭多不伴有浮肿，部分患者还兼有小腹胀满膨隆，小便欲解不能或点滴而出的水蓄膀胱之证。

四、辨证论治

(一) 辨证要点

1. 细审主证

(1) 小便短赤灼热、苔黄、舌红、脉数者属热；若口渴欲饮、咽干、气促者，为热壅于肺；若口渴不欲饮，小腹胀满者，为热积膀胱。

(2) 时欲小便而不得出，神疲乏力者属虚；若老年排尿无力，腰膝酸冷，为肾虚命门火衰；若小便不利兼有少腹坠胀、肛门下坠，为中气不足。

(3) 若尿线变细或排尿中断，腰腹疼痛，舌质紫暗者，属浊瘀阻滞。

2. 详辨虚实　癃闭有虚实的不同，因湿热蕴结、浊瘀阻塞、肝郁气滞、肺热气壅所致者，多属实证；因脾气不升、肾阳不足、命门火衰、气化不及州都者，多属虚证。若起病急，病程较短，体质较好，尿道窘迫，赤热或短涩，苔黄腻或薄黄，脉弦涩或数，属于实证。若起病缓，病程较长，体质较差，尿流无力，舌质淡，脉沉细弱，属于虚证。

(二) 治疗原则

癃闭的治疗应根据"六腑以通为用"的原则，着眼于通，即通利小便。但在具体应用时，通之之法，又因证候的虚实而各异。实证治宜清湿热，散瘀结，利气机而通利水道；虚证治宜补脾肾，助气化，使气化得行，小便自通。同时，还要根据病因，审因论治，根据病变在肺、在脾、在肾的不同，进行辨证论治，不可滥用通利小便之品。此外，尚可根据"上窍开则下窍自通"的理论，用开提肺气法，开上以通下，即所谓"提壶揭盖"之法治疗。

(三) 分证论治

1. 膀胱湿热　小便点滴不通或量少而短赤灼热，小腹胀满，口苦口黏，或口渴不欲多饮，或大便不畅，舌质红，苔黄腻，脉沉数。

病机：湿热壅积于膀胱，故小便不利而热赤，甚则闭而不通；湿热互结，膀胱气化不利，故小腹胀满；湿热内盛，故口苦口黏；舌质红，苔黄腻，脉沉数或大便不畅，均因下焦湿热所致。

治法：清热利湿，通利小便。

方法：八正散。舌苔厚黄腻，加苍术、黄柏；心烦、口舌生疮糜烂，合导赤散；大便通畅，去大黄；口干咽燥，潮热盗汗，手足心热，舌尖红，用滋肾通关丸加生地、车前子、牛膝。

2. 肺热壅盛　小便不畅或点滴不通，咽干，烦渴欲饮，呼吸急促或咳嗽，舌红，苔薄黄，脉数。

病机：肺热壅盛，失于肃降，不能通调水道，下输膀胱，故小便点滴不通；肺热上壅，气逆不降，故呼吸急促或咳嗽；咽干，烦渴，舌红，苔薄黄，脉数，都是里热内郁之征。

治法：清肺热，利水道。

方药：清肺饮。心烦，舌尖红或口舌生疮等症，加黄连、竹叶；大便不通，加杏仁、大黄；头痛、鼻塞、脉浮，加薄荷、桔梗。

3. 肝郁气滞　小便不通或通而不爽，胁腹胀满，多烦善怒，舌红，苔薄黄，脉弦。

病机：七情内伤，气机郁滞，肝气失于疏泄，水液排出受阻，故小便不通或通而不爽；胁腹胀满，为肝气不舒之故。脉弦，多烦善怒，是肝旺之象；舌红，苔薄黄，是肝郁化火之势。

治法：疏利气机，通利小便。

方药：沉香散。肝郁气滞症状较重，合六磨汤；气郁化火，苔薄黄，舌质红，加丹皮、山栀。

4. 尿道阻塞　小便点滴而下或尿如细线，甚则阻塞不通，小腹胀满疼痛，舌质紫暗或有瘀点，脉细涩。

病机：瘀血败精阻塞于内或瘀结成块，阻塞于膀胱尿道之间，故小便点滴而下或尿如细线，甚则阻塞不通，小腹胀满疼痛，舌质紫暗或有瘀点，脉涩，都是瘀阻气滞的征象。

治法：行瘀散结，清利水道。

方药：代抵当丸。瘀血现象较重，加丹参、红花；病久面色不华，加黄芪、丹参；小便不通，加用金钱草、海金沙、鸡内金、冬葵子、瞿麦。

5. 脾气不升　时欲小便而不得出或量少而不爽利，气短，语声低微，小腹坠胀，精神疲乏，食欲不振；舌质淡，苔薄白，脉细弱。

病机：清气不升则浊阴不降，故小便不利；中气不足，故气短语低；中气下陷，升提无力，故小腹坠胀；脾气虚弱，运化无力，故精神疲乏，食欲不振；舌质淡，脉弱细，均为气虚之征。

治法：升清降浊，化气利水。

方药：补中益气汤合春泽汤。舌质红，加补阴益气煎；兼肾虚证候，加用济生肾气丸。

6. 肾阳衰惫　小便不通或点滴不爽，排出无力，面色㿠白，神气怯弱，畏寒怕冷，腰膝冷而酸软无力，舌质淡，苔白，脉沉细而弱。

病机：命门火衰，气化不及州都，故小便不通或点滴不爽，排出无力；面色㿠白，神气怯弱，是元气衰惫之征；畏寒怕冷，腰膝酸软无力，脉沉细而弱，都是肾阳不足之征兆。

治法：温阳益气，补肾利尿。

方药：济生肾气丸。兼有脾虚证候，可合补中益气汤或春泽汤同用；形神委顿，腰脊酸痛，宜用香茸丸。

五、其他

1. 单验方　生大黄 12g，荆芥穗 12g，晒干后（不宜火焙，否则药力减弱）共研末，分2 次服，每间隔 4 小时用温水调服 1 次，每日 2 次。适用于癃闭之肺热壅盛证。

2. 中成药

（1）参麦注射液 60ml，加 5% 葡萄糖注射液或 0.9% 氯化钠注射液 100ml，每日 1 次静点。适用于癃闭气阴两虚证。

（2）注射用红花黄色素氯化钠注射液 100ml，每日 1 次静点。适用于癃闭之血瘀阻络证。

3. 针灸

选穴：足三里、中极、三阴交、阴陵泉。

刺法：反复捻转提插，强刺激。体虚者，灸关元、气海。

（刘大伟）

第九节 遗精

一、定义

遗精是指不因性交而精液自行泄出，甚至频繁遗泄的病证。有梦而遗者，名为梦遗；无梦而遗，甚至清醒时精自滑出者，名为滑精，是遗精的两种轻重不同的证候。此外中医又有失精、精时自下、漏精、溢精、精漏、梦泄精、梦失精、梦泄、精滑等名称。

二、病因病机

本病病因较多，病机复杂，但其基本病机可概括为两点。一是火热或湿热之邪循经下扰精室，开合失度，以致精液因邪扰而外泄，病变与心肝脾关系最为密切；二是因脾肾本身亏虚，失于封藏固摄之职，以致精关失守，精不能闭藏，因虚而精液滑脱不固，病变主要涉及脾肾。

1. **肾虚不藏** 恣情纵欲：青年早婚，房事过度或少年频犯手淫，导致肾精亏耗。肾阴虚者，多因阴虚火旺，相火偏盛，扰动精室，使封藏失职；肾气虚者，多因肾气不能固摄，精关失约而出现自遗。

2. **君相火旺** 劳心过度：劳神太过，心阴暗耗，心阳独亢，心火不能下交于肾，肾水不能上济于心，心肾不交，水亏火旺，扰动精室而遗。

3. **气不摄精** 思虑过度，损伤心脾，或饮食不节，脾虚气陷，失于固摄，精关不固，精液遗泄。

4. **湿热痰火下注** 饮食不节，醇酒厚味，损伤脾胃，酿湿生热或蕴痰化火，湿热痰火，流注于下，扰动精室，亦可发生精液自遗。

综上所述，遗精的发病机制，主要责之于心、肝、脾、肾四脏。且多由于房事不节，先天不足，用心过度，思欲不遂，饮食不节等原因引起。

三、诊断与鉴别诊断

（一）诊断

每星期两次以上或一日数次，在睡梦中发生遗泄或在清醒时精自滑出，并有头昏、耳鸣、精神萎靡、腰酸腿软等症状，即可诊断为遗精。

（二）鉴别诊断

1. **生理性溢精** 一般未婚成年男子或婚后长期分居者，平均每月遗精 1~2 次或虽偶有次数稍增多，但不伴有其他症状者，均为生理性溢精。此时无需进行治疗，应多了解性知识，消除不必要的紧张恐惧心理。病理性遗精则为每星期两次以上，甚则每晚遗精数次。

2. **早泄** 早泄是男子在性交时阴茎刚插入阴道或尚未进入阴道即泄精，以致不能完成正常性交过程。其诊断要点在于性交时过早射精。而遗精则是在非人为情况下频繁出现精液遗泄，当进行性交时，却可能是完全正常的。其诊断要点在于非人为情况下精液遗泄，但以睡眠梦中多见。有时临床上两者可同时并存。

3. 小便尿精　小便尿精是精液随尿排出或排尿结束后又流出精液，尿色正常而不混浊，古人将本症归于"便浊"、"白浊"、"白淫"、"淋浊"等疾病门中。其诊断要点是精液和尿同时排出或尿后流出精液。多因酒色无度、阴虚阳亢、湿热扰动精室、脾肾气虚等引起。

4. 尿道球腺分泌物　当性兴奋时尿道外口排出少量黏稠无色的分泌物。其镜下虽偶见有精子，但并非精液，故要与遗精相鉴别。

5. 前列腺溢液　某些中青年，因纵欲、酗酒、禁欲、手淫等，致使前列腺充血，腺泡分泌增加，腺管松弛扩张，在搬重物、惊吓、大便用力时，腹压增加，会阴肌肉松弛，会有数量不等的白色分泌物流出，称为前列腺溢液，亦称前列腺漏。

四、辨证论治

（一）辨证要点

1. 审察病位　一般认为用心过度或杂念妄想，君相火旺，引起遗精的多为心病；精关不固，无梦遗泄的多为肾病；故前人有"有梦为心病，无梦为肾病"之说。但还须结合发病的新久以及脉证的表现等，才能正确地辨别病位。

2. 分清虚实　初起以实证为多，日久则以虚证为多。实证以君相火旺及湿热痰火下注，扰动精室者为主；虚证则属肾虚不固，脾虚气不摄精，封藏失职。若虚而有热象者，多为阴虚火旺。

3. 辨别阴阳　遗精属于肾虚不藏者，又当辨别偏于阴虚，还是偏于阳虚。偏于阴虚者，多见头昏目眩，腰酸耳鸣，舌质红，脉细数；偏于阳虚者，多见面白少华，畏寒肢冷，舌质淡，脉沉细。

4. 洞察转归　遗精的发生发展与体质、病程、治疗恰当与否有密切关系。病变初期及青壮年患者多为火盛或湿热所致，此时若及时清泻则可邪退病愈；遗精日久必耗伤肾阴，甚则阴损及阳，阴阳俱虚，此时可导致阳痿、早泄、男子不育等。故对遗精日久不愈、有明显虚象或年老体衰者，治疗又当以补血为主。若治疗后遗精次数减少，体质渐强，全身症状减轻，则为病势好转，病将痊愈之象。

（二）治疗原则

遗精的基本病机包括两个方面，一是火邪或湿热之邪，扰及精室；二是正气亏虚，精关不固。治疗遗精切忌只用固肾涩精一法，而应该分清虚实，实证以清泻为主；虚证方可补肾固精。同时还应区分阴虚阳虚的不同情况，而分别采用滋养肾阴及温补肾阳的治法。至于虚而有热者，又当予以养阴清火，审证施治。

（三）分证论治

1. 心肾不交　每多梦中遗精，次日头昏且晕，心悸，精神不振，体倦无力，小便短黄而有热感。舌质红，脉细数。

病机：君火亢盛、心阴暗耗，心火不能下交于肾、肾水不能上济于心，水亏火旺，扰动精室，致精液走泄；心火偏亢，火热耗伤心营，营虚不能养心则心惊；外不能充养肌体，则体倦无力，精神不振；上不能奉养于脑，则头昏且晕；小便短黄而有热感，乃属心火下移小肠，热入膀胱之征；舌质红，脉细数，均为心营被耗，阴血不足之象。

治法：清心滋肾，交通心肾。

方药：三才封髓丹加黄连、灯芯草之类。方中天门冬补肺，地黄滋肾，金水相生也；黄柏泻相火，黄连、灯芯草清心泻火，俾水升火降，心肾交泰，则遗泄自止。若所欲不遂，心神不安，君火偏亢，相火妄动，干扰精室，而精液泄出者，宜养心安神，以安神定志丸治之。

2. 肾阴亏虚　遗精，头昏目眩，耳鸣腰酸，神疲乏力，形体瘦弱。舌红少津，脉弦细带数。

病机：恣情纵欲，耗伤肾阴，肾阴虚则相火妄动，干扰精室，致使封藏失职，精液泄出；肾虚于下，真阴暗耗，则精气营血俱不足，不能上承，故见头昏、目眩；不能充养肌肉，则形体瘦弱，神疲乏力；腰为肾之府，肾虚则腰酸；肾开窍于耳，肾亏则耳鸣；舌红少津，脉弦细带数，均为阴虚内热之象。

治法：壮水制火，佐以固涩。

方药：知柏地黄丸合水陆二仙丹化裁。方中知母、黄柏泻火，丹皮清热，地黄、山药、山茱萸、芡实、金樱子填精止遗。若遗精频作，日久不愈者，用金锁固精丸以固肾摄精。

3. 肾气不固　滑精频作，面白少华，精神萎靡，畏寒肢冷。舌质淡，苔白，脉沉细而弱。

病机：病久不愈，阴精内涸，阴伤及阳，以致下元虚惫，气失所摄，相关因而不固，故滑精频作；其真阴亏耗，元阳虚衰，五脏之精华不能上荣于面，则面白少华，精神萎靡，畏寒肢冷；舌淡、苔白，脉沉细而弱，均为元阳已虚，气血不足之征。

治法：补肾固精。

方药：偏于阴虚者，用六味地黄丸，以滋养肾阴；偏于阳虚者，用《济生》秘精丸和斑龙丸主之。前方偏于温涩，后者温补之力尤胜。

4. 脾虚不摄　遗精频作，劳则加重，甚则滑精，精液清稀，伴食少便溏，少气懒言，面色少华，身倦乏力。舌淡，苔薄白，脉虚无力。

病机：脾气亏虚，精失固摄，而见遗精频作；劳则更伤中气，气虚不摄，精关不固，则见滑精；频繁遗滑，故精液清稀；脾气亏虚，不能化成气血，心脉失养故心悸，气短，面色无华；脾虚气陷，无力升举故食少便溏，少气懒言；舌淡苔薄白，脉虚无力，均为脾气亏虚之象。

治法：益气健脾，摄精止遗。

方药：妙香散合水陆二仙丹或补中益气汤加减。方中人参、黄芪益气健脾生精；山药、茯苓健脾补中，兼以安神，远志、辰砂清心调神；木香调气；桔梗升清；芡实、金樱子摄精止遗。若以中气下陷为主可用补中益气汤加减。

5. 肝火偏盛　多为梦中遗泄，阳物易举，烦躁易怒，胸胁不舒，面红目赤，口苦咽干，小便短赤。舌红，苔黄，脉弦数。

病机：肝胆经绕阴器，肾脉上贯肝，两脏经络相连，如情志不遂，肝失条达，气郁化火，扰动精室，则引起遗精；肝火亢盛，则阳物易举，烦躁易怒，胸胁不舒；肝火上逆则面红目赤，口苦咽干；小便短赤，舌红苔黄，脉来弦数，均为肝火偏盛之征。

治法：清肝泻火。

方药：龙胆泻肝汤为主。方中龙胆草直折肝火，栀子、黄芩清肝，柴胡疏肝，当归、生地滋养肝血，泽泻、车前子、木通导湿热下行，肝火平则精宫自宁。久病肝肾阴虚者，可去木通、泽泻、车前子、柴胡等，酌加何首乌、女贞子、白芍等滋养肝肾之品。

6. 湿热下注　遗精频作或尿时有精液外流，口苦或渴，小便热赤。苔黄腻，脉濡数。

病机：湿热下注，扰动精室，则遗精频作，甚则尿时流精；湿热上蒸，则口苦而渴；湿热下注膀胱，则小便热赤；苔黄腻，脉濡数，均为内有湿热之象。

治法：清热化湿。

方药：猪肚丸。猪肚益胃，白术健脾，苦参、牡蛎清热固涩，尚可酌加车前子、泽泻、猪苓、黄柏、萆薢等，以增强清热化湿之力。

7. 痰火内蕴　遗精频作，胸闷脘胀，口苦痰多，小便热赤不爽，少腹及阴部作胀。苔黄腻，脉滑数。

病机：痰火扰动精室，故见遗精频作；痰火郁结中焦，故见胸闷脘胀，口苦痰多；痰火互结下焦，故见小便热赤不爽，少腹及阴部作胀；苔黄腻，脉滑数，均为痰火内蕴之征。

治法：化痰清火。

方药：猪苓丸加味。方中半夏化痰，猪苓利湿。还可加黄柏、黄连、蛤粉等泻火豁痰之品。如患者尿时不爽，少腹及阴部作胀，为病久夹有瘀热之征，可加败酱草、赤芍以化瘀清热。

（刘大伟）

第十节　阳痿

一、定义

阳痿是指青壮年男子由于虚损、惊恐或湿热等原因，致使宗筋弛纵，引起阴茎萎软不举或临房举而不坚的病证。

二、病因病机

病机关键：宗筋弛纵。

1. 命门火衰　多因房劳过度，或少年频犯手淫，或过早婚育，以致精气虚损、命门火衰，引起阳事不举。

2. 心脾受损　思虑忧郁，损伤心脾，则病及阳明冲脉，而胃为水谷气血之海，以致气血两虚，宗筋失养，而成阳痿。

3. 恐惧伤肾　恐则伤肾，恐则气下，渐至阳痿不振，举而不刚，而导致阳痿。

4. 肝郁不舒　肝主筋，阴器为宗筋之汇，若情志不遂，忧思郁怒，肝失疏泄条达，则宗筋所聚无能。

5. 湿热下注　湿热下注，宗筋弛纵，可导致阳痿，经所谓壮火食气是也。

总之，就临床所见，本病以命门火衰较为多见，而湿热下注较为少见，所以《景岳全书·阳痿》说："火衰者十居七八，火盛者，仅有之耳。"主要病位在宗筋与肾，与心、肝、脾关系密切。

三、诊断与鉴别诊断

（一）诊断

1. 发病特点　多有房事太过，久病体虚或青少年频犯手淫史，常伴有神疲乏力，腰酸膝软，畏寒肢冷或小便不畅，滴沥不尽等症。

2. 临床表现　青壮年男子性交时，由于阴茎不能有效地勃起，无法进行正常的性生活，即可诊断本病。

3. 理化检查　血、尿常规，前列腺液，夜间阴茎勃起试验，阴茎动脉测压等检查。同时排除性器官发育不全或药物引起的阳痿。

（二）鉴别诊断

1. 早泄　二者均可出现阴茎萎软，但早泄是指在性交之始，阴茎虽能勃起，但随即过早排精，排精之后因阴茎萎软遂不能进行正常的性交。阳痿是指性交时阴茎不能勃起，二者在临床表现上有明显差别，但在病因病机上有相同之处。若早泄日久，可进一步导致阳痿的发生。

2. 生理性机能减退　二者均可出现阳事不举，但男子八八肾气衰，若老年人而见阳事不举，此为生理性机能减退，与病理性阳痿应予以区别。

四、辨证论治

（一）辨证要点

1. 辨别有火无火　阳痿而兼见面色㿠白，畏寒肢冷，阴囊阴茎冷缩或局部冷湿，精液清稀冰冷，舌淡，苔薄白，脉沉细者，为无火；阳痿而兼见烦躁易怒，口苦咽干，小便黄赤，舌质红，苔黄腻，脉濡数或弦数者，为有火。其中以脉象和舌苔辨证为主。

2. 分清脏腑虚实　由于恣情纵欲、思虑忧郁、惊恐所伤者，多为脾肾亏虚，命门火衰，属脏腑虚证；由于肝郁化火，湿热下注，而致宗筋弛纵者，属脏腑实证。

（二）治疗原则

阳痿的治疗主要从病因病机入手，属虚者宜补，属实者宜泻，有火者宜清，无火者宜温。命门火衰者，温补忌纯用刚热燥涩之剂，宜选用血肉有情温润之品；心脾受损者，补益心脾；恐惧伤肾者，益肾宁神；肝郁不舒者，疏肝解郁；湿热下注者，苦寒坚阴，清热利湿，即《素问·脏气法时论》所谓"肾欲坚，急食苦以坚之"的原则。

（三）分证论治

1. 命门火衰　阳事不举或举而不坚，精薄清冷，腰酸膝软，精神萎靡，面色㿠白，头晕耳鸣，畏寒肢冷，夜尿清长，舌淡胖，苔薄白，脉沉细。

病机：恣情纵欲，耗损太过，精气亏虚，命门火衰，故见阳事不举，精薄清冷；肾精亏耗，髓海空虚，故见头晕耳鸣；腰为肾之府，精气亏乏，故见腰酸膝软，精神萎靡；畏寒肢冷，舌淡胖，苔薄白，脉沉细，均为命门火衰之象。

治法：温补下元。

方药：右归丸合或赞育丹。阳痿日久不愈，加韭菜籽、阳起石、仙灵脾、补骨脂；寒湿，加苍术、蔻仁；气血薄弱明显，加人参、龟甲胶、黄精。

2. 心脾受损　阳事不举，精神不振，夜寐不安，健忘，胃纳不佳，面色少华，舌淡，苔薄白，脉细弱。

病机：思虑忧郁，损伤心脾，病及阳明冲脉，而阳明总宗筋之会，气血亏虚，则可导致阳事不举，面色少华，精神不振；脾虚运化不健，故胃纳不佳，心虚神不守舍，故夜寐不安；舌淡，脉细弱，为气血亏虚之象。

治法：补益心脾。

方药：归脾汤。肾阳虚，加仙灵脾、补骨脂、菟丝子；血虚，加何首乌、鹿角霜；脾虚湿滞，加木香、枳壳；胃纳不佳，加神曲、麦芽；心悸失眠，加麦冬、珍珠母。

3. 恐惧伤肾　阳痿不举或举而不坚，胆怯多疑，心悸易惊，夜寐不安，易醒，苔薄白，脉弦细。

病机：恐则伤肾，恐则气下，可导致阳痿不举或举而不坚；情志所伤，胆伤则不能决断，故见胆怯多疑；心伤则神不守舍，故见心悸易惊，夜寐不安。

治法：益肾宁神。

方药：大补元煎或启阳娱心丹。肾虚明显，加仙灵脾、补骨脂、枸杞子；惊悸不安，梦中惊叫，加青龙齿、灵磁石。

4. 肝郁不舒　阳痿不举，情绪抑郁或烦躁易怒，胸脘不适，胁肋胀闷，食少便溏，苔薄，脉弦。

病机：暴怒伤肝，气机逆乱，宗筋不用则阳痿不举。肝主疏泄，肝为刚脏，其性躁烈，肝气郁结，则情绪抑郁或烦躁易怒；气机紊乱则胸脘不适，胁肋胀闷；气机逆乱于血脉，则脉象弦。

治法：疏肝解郁。

方药：逍遥散。肝郁化火，加丹皮、山栀子；气滞日久，而见血瘀证，加川芎、丹参、赤芍。

5. 湿热下注　阴茎萎软，阴囊湿痒臊臭，睾丸坠胀作痛，小便赤涩灼痛，肢体困倦，泛恶口苦，舌苔黄腻，脉濡数。

病机：湿热下注，宗筋弛纵，故见阴茎萎软；湿阻下焦，故见阴囊湿痒，肢体困倦；热蕴于内，故见小便赤涩灼痛，阴囊臊臭；苔黄腻，脉濡数，均为湿热内阻之征。

治法：清热利湿。

方药：龙胆泻肝汤。大便燥结，加大黄；阴部瘙痒，潮湿重，加地肤子、苦参、蛇床子。

五、其他

1. 单验方　牛鞭1根，韭菜子25g，淫羊藿15g，将牛鞭置于瓦上文火焙干、磨细；淫羊藿加少许羊油，在文火上用铁锅炒黄（不要炒焦），再和韭子磨成细面；将上药共和混匀。每晚用黄酒冲服1匙或将1匙粉用蜂蜜和成丸，用黄酒冲服。

2. 中成药

（1）参附注射液20～40ml，加5%葡萄糖注射液或0.9%氯化钠注射液100ml，每日1次静点。适用于阳虚重症。

（2）参麦注射液60ml，加5%葡萄糖注射液或0.9%氯化钠注射液100ml，每日1次静点。适用于阳痿气阴两虚证。

（3）六味地黄丸：每次1丸，每日2次口服。适用于阳痿之肝肾阴虚证。

（4）逍遥丸：每次1丸，每日2次口服。适用于阳痿之肝气郁结证。

（5）龙胆泻肝丸：每次1丸，每日2次口服。适用于阳痿之肝经湿热证。

3. 针灸

（1）针刺选穴：关元、中极、太溪、次髎、曲骨、阴廉。

刺法：针刺得气后留针，并温针灸 3～5 壮。

（2）灸法：取会阴、大敦、神阙，艾条温和灸与雀啄灸交替使用。

（3）耳针：取耳穴肾、皮质下、外生殖器，以 0.6cm×0.6cm 胶布中央粘上王不留行籽贴于上述 3 穴，然后用指稍加压。两耳交替进行，每周 2 次，10 次为 1 个疗程。

（刘大伟）

第十一节　水肿

一、定义

水肿是因感受外邪、饮食失调或劳倦内伤，导致脏腑功能失调，使气化不利，津液输布失常，出现体内水液潴留，泛溢于肌肤，引起以头面、眼睑、四肢、腹背等局部甚至全身浮肿为临床表现的一类病证。

二、病因病机

人体水液的运行，有赖于脏腑气化，诸如肺气的通调、脾气的转输、肾气的蒸腾等等。由于外邪的侵袭，或脏腑功能失调，或脏气亏虚，使三焦决渎失职，膀胱气化不利，即可发生水肿。

（一）病因

1. 风邪外袭　肺为水之上源，主一身之表，外合皮毛，最易遭受外邪侵袭，一旦为风邪所伤，内则肺气失宣，不能通调水道，下输膀胱，以致风遏水阻，风水相搏，流溢于肌肤，发为水肿。

2. 风湿相搏　风湿伤人，可以导致痹证，若痹证不已，反复感受外邪，与脏气相搏，脏气受损，不能化气行水，亦可发生水肿。可见风湿相搏之为肿，即可发为痹，痹证不差，复感外邪发为水肿；也可因风湿搏结不散，胀急为肿。

3. 疮毒内犯　诸痛痒疮皆属心火，疮毒内攻，致津液气化失常，也是形成水肿的常见病因。

4. 气滞血瘀　气的升降出入失常，不能温煦和推动血的运行，致血液不能正常运行，瘀血内停，瘀滞于身体某一部位，导致局部肿胀，形成水肿。

5. 饥馑劳倦　由于兵戎战祸，或因严重天灾，生活饥馑，饮食不足，或因脾虚失运，摄取精微物质的功能障碍，加之劳倦伤脾，也是水肿发病的常见原因。

（二）病机

关于水肿的病机，历代医家多从肺、脾、肾三脏加以阐述分析，其中以《景岳全书·肿胀》论述扼要。如云："凡水肿等证，乃肺脾肾三脏相干之病。盖水为至阴，故其本在肾；水化于气，故其标在肺；水惟畏土，故其制在脾。今肺虚则气不化精而化水，脾虚则土不制水而反克，肾虚则水无所主而妄行。"说明肺肾之间，若肾水上泛，传入肺，而使肺气不降，失去通调水道的功能，可以促使肾气更虚，水邪更盛；相反，肺受邪而传入肾时，亦能引起同样结果。同时，肺脾之间，若脾虚不能制水，水湿壅甚，必损其阳，故脾虚的进一步发展，必然导致肾阳亦衰；如果肾阳衰微，不能温养脾土，则可使水肿更加严重。因此，肺、脾、肾三脏与水肿之发病，以肾为本，以肺为标，而以脾为制水之脏，实为水肿病机的关键所在。此外，水肿的病机与心、肝两脏也密切相关。如《奇效良方》说："水之始起也，未尝不自心肾而作。"肝主疏泄和藏血，肝气郁结可导致血瘀水停，发展为水肿。

三、诊断与鉴别诊断

（一）诊断

1. 发病特点　水肿一般先从眼睑开始，继则延及头面、四肢以及全身。亦有先从下肢开始，然后及于全身者。

2. 临床表现　凡具有头面、四肢、腹背，甚至全身水肿临床表现者，即可诊断为水肿。若水肿病情严重者，可见胸闷腹胀、气喘不能平卧等症状。

（二）鉴别诊断

鼓胀：鼓胀是因腹部膨胀如鼓而命名。以腹胀大、皮色苍黄、脉络暴露为特征。其肿肢体无恙，胀唯在腹；水肿则不同，其肿主要表现为面、足，甚者肿及全身。

四、辨证论治

（一）辨证要点

1. 辨外感内伤　水肿有外感和内伤之分，外感常有恶寒，发热，头痛，身痛，脉浮等表证；内伤多由内脏亏虚，正气不足或反复外感，损伤正气所致。故外感多实，内伤多虚。不过外感日久不愈，其病亦可由实转虚；内伤正气不足，抗病能力下降，也容易招致外感。

2. 辨病性　辨水肿应分清寒热，察明虚实。阳水属热属实，阴水属寒属虚，临床上除单纯的热证和寒证外，往往是寒热兼夹，较难辨识。一般而言，青少年初病或新感外邪，发为水肿，多属实证；年老或久病之后，正气虚衰，水液潴留，发为水肿者，多以正虚为本，邪实为标。

3. 辨病位　水肿有在心、肝、脾、肺、肾之分。心水多并见心悸、怔忡；肝水多并见胸胁胀满；脾水多并见脘腹满闷食少；肺水多并见咳逆；肾水多并见腰膝酸软，或见肢冷，或见烦热。同时结合其他各脏脉证特点，综合分析，以辨明其病位。

4. 辨兼夹证　水肿常与痰饮、心悸、哮喘、鼓胀、癃闭等病证先后或同时出现，且部分患者往往还可见到多种兼证。临床时则应分清孰主孰从，以便在论治时正确处理好其标本缓急。

5. 辨病势　就是辨别疾病的发展趋势。如病始何脏，累及何脏；是脾病及肾还是肾病及脾；是气病及水还是水停导致气滞；是正复邪退还是正衰邪盛等。这些对治疗和预后都有重要意义。

（二）治疗原则

水肿的治疗，《内经》提出的"开鬼门"、"洁净府"、"去菀陈莝"三条基本原则，对后世影响深远，一直沿用至今。其具体治法，历代医家都有补充发展，现将常用的治法分述如下：

1. 利尿法　是治疗水肿病最基本、最常用的方法。常与发汗、益气、温化等法合并运用。

2. 发汗法　适用于面部水肿初起而又有肺气不宣表现的患者或水肿而兼有表证的患者。本法的使用要适可而止，同时要注意与其他治法配合应用。

3. 健脾益气法　本法并非专用于脾脏水肿，实则五脏水肿均可使用。临床上常与利尿法同用。

4. 温化法　适用于阳虚水肿，常与利尿法同用。

5. 育阴利水法　适用于口燥咽干，舌红少苔，小便黄少，脉细数，或阴虚阳亢，头目眩晕的阴虚水肿患者。

6. 燥湿理气法　适用于脾虚不运，腹胀苔腻的患者，也常与利尿法同用。气行则水行，气降则水降，畅通三焦，有助于利尿。

7. 清热解毒法　适用于发热，口渴，咽喉肿痛或身上生疮的水肿患者，常与利尿法同用。

8. 活血化瘀法　适用于有瘀血的水肿患者。

9. 泻下逐水法　适用于全身严重水肿，体实病急，诸法无效，二便不通，可用本法，治标缓急。

10. 扶正固本法　适用于水肿消退，机体正气未复的患者。本法的应用，要注意处理好扶正与祛邪的关系。一般说来，水肿的消退，不等于余邪已尽，病根已除，因此不宜立即放弃祛邪这一治疗环节，而转入纯补之法。如过早补阳则助长热邪，过早补气补阴则助长湿邪，均可引起水肿复发。在水肿消退后的余邪未尽阶段，宜用祛邪而不伤正、扶正而不碍邪的和法治疗，待余邪已尽，再根据气、血、阴、阳的偏损情况，合理进行调补善后。

（三）分证论治

1. 肺水

（1）风邪遏肺：先见眼睑及颜面浮肿，然后延及全身。兼见恶风、发热、咳嗽或咽部红肿疼痛，小便不利。舌苔薄白，脉浮。

病机：风邪犯肺，阻遏卫气，故恶寒发热、咽痛微咳；风邪外袭，肺失宣发，风水相搏，水郁气结，不能通调水道，下输膀胱，故小便不利；先见头面浮肿，逐渐导致全身水肿。

治法：疏风解表，宣肺行水。

方药：越婢加术汤加减。方用麻黄、生姜宣肺解表以行水；白术健脾制水；石膏清肺胃之郁热；大枣、甘草补益肺脾，使中焦健旺，营卫调和，结散阳通，微微汗出，风水随汗而解，小便自利，肿自消失。若口不渴，为肺胃之郁热不甚，去石膏，加茯苓皮、冬瓜皮以利小便；恶寒无汗脉浮紧，为风寒外束皮毛，去石膏加羌活、防风、苏叶发汗祛风；咳嗽喘促不得卧，为风水阻闭肺气，加杏仁、陈皮、苏子、葶苈子以利气行水；咽喉肿痛，为风邪郁结咽喉所致，去生姜，加牛蒡子、射干、黄芩、板蓝根清肺经郁热。

（2）痰热壅肺：头面四肢或全身水肿，咳嗽，痰色黄稠，胸闷气促，身热口渴，小便黄。舌苔黄，脉滑数。

病机：本证多为外邪入里化热而成。痰热壅肺，津液气化失常，不能下输膀胱，浸溢肌肤，发为水肿；痰热郁肺，窒塞胸中，故咳嗽胸闷气促；肺热内盛，故痰色黄稠；身热、口渴、小便黄、舌苔黄腻、脉滑数，为痰热之征象。

治法：清金化痰，利尿消肿。

方药：清金化痰汤合《千金》苇茎汤。方中黄芩、知母、苇茎、桑白皮清热宣肺；陈皮、桔梗、瓜蒌仁理气化痰；麦门冬、贝母、甘草润肺止咳；茯苓、薏苡仁、冬瓜仁健脾渗湿消肿；桃仁逐瘀行滞，可增强桔梗、瓜蒌仁等之宣肺效果。故两方合用有清热宣肺、豁痰止咳、渗湿消肿之效。肺热壅盛，咳而喘满，咳痰黏稠不爽，去陈皮，加石膏、杏仁、鱼腥草等泻肺清热。

（3）肺气虚寒：头面或四肢浮肿，气短乏力，面色苍白，形寒畏冷，咳声无力，痰质清稀。舌淡苔白，脉虚细。

病机：肺为水之上源，肺气虚寒，不能通调水道，水液潴留，故头面四肢浮肿；肺气虚寒，上不能敷布津液于百脉，下不能温运于四肢，故气短乏力，形寒畏冷；肺气失于宣化，留而为饮，故咳吐清稀之痰；舌淡苔白，脉细弱，为虚寒之象。

治法：温阳散寒，宣肺行水。

方药：苓甘五味加姜辛半夏杏仁汤。方中干姜、细辛、半夏温化肺中寒痰；杏仁、茯苓宣肺利水；五味子收敛肺气；甘草调中益气。

2. 脾水

（1）脾胃气虚：头面或四肢水肿，时肿时消，食欲欠佳，倦怠乏力，少气懒言，面白不华或大便稀溏。舌淡苔少，脉缓弱。

病机：脾胃气虚，运化失常，水湿浸溢肌肤，故见头面四肢水肿；脾胃为后天之本，脾虚食少，化源不足，故倦怠乏力，少气懒言，面色不华，舌质淡白，脉微弱，脾虚失运，水湿下注，故大便稀溏。

治法：补益脾胃，渗湿消肿。

方药：参苓白术散。方以人参、山药、莲子、扁豆健脾益气；茯苓、白术、薏苡仁健脾渗湿消肿；砂仁运脾化湿；甘草调中和胃；桔梗宣肺升提。

若水肿而大便稀溏，食少短气，时有肛坠，感冒时作，舌淡苔少，脉虚弱，为中气下陷之征，当补中益气，升阳举陷，用补中益气汤。

（2）脾阳不足：眼睑或全身浮肿，脘腹胀闷，腰以下肿甚，食少便溏，小便短少，面色萎黄，神倦肢冷。舌淡，苔白滑，脉沉缓。

病机：本证多由脾胃气虚发展而成。眼胞属脾，脾虚水湿运化迟缓，故眼胞先肿；脾阳虚弱，水湿停滞，故脘腹胀闷、小便短少不利；脾虚不能消磨水谷，输布精微，营养全身，故面色萎黄、神倦肢冷、食少便溏；舌淡苔白、脉沉缓，为阳气虚弱、阴邪内盛所致。

治法：温脾行水。

方药：实脾饮。方用附子片、干姜、白术、厚朴、草果、茯苓温运脾阳；槟榔、木瓜、木香理气行水；生姜、甘草、大枣补中温胃。脾胃阳气健旺，气化水行，则肿胀自消。腹胀大，小便短少，为水湿内盛，原方去大枣、甘草，加桂枝、猪苓、泽泻通阳化气以行水；气短便溏，为中气大虚，加党参、黄芪以益气；咳喘不思食，为脾阳困惫，水气上泛，去大枣、甘草，加砂仁、陈皮、紫苏叶运脾利气。

3. 心水

（1）心气虚弱：下肢或全身水肿，心悸怔忡，心掣气短，胸中憋闷。舌质淡，苔薄白，脉细弱或结代。

病机：心居膈上，心气贯于宗脉，若心气不足，运行无力，水邪伏留而为水肿。心气虚则心脉运行不畅，故见心悸怔忡，心掣气短，胸中憋闷；舌质淡，苔薄白，脉细弱或结代等均为心气虚衰的表现。

治法：补益心气。

方药：归脾汤。本方既可治疗心脾两虚，亦可用于心气虚弱之水肿。方中人参、黄芪、白术、炙甘草补益心气；当归、龙眼肉、茯神、酸枣仁、远志等养心血、安心神；少佐木香行气，使补而不滞。水肿较甚，加猪苓、泽泻、车前子利尿消肿；心悸失眠，加合欢花、柏子仁养心安神。

（2）心阳不振：心阳不振除有心气虚弱的证候外，还可见形寒肢冷、咳喘上逆、全身肿满等证。心阳虚衰严重时，则可见大汗淋漓，四肢逆冷，脉微欲绝。

病机：心阳鼓动血脉，运行全身，故亦有化气行水之功。心阳不足，心脉运行受阻，水不化气，上逆则咳喘，外溢而为水肿。心阳衰微不能温煦四肢百骸，故形寒肢冷；心阳外脱，则大汗淋漓；阴阳之气不相顺接，则脉微欲绝。

治法：温通心阳，化气行水。

方药：真武汤。方中附子辛温大热，强心、温阳、散寒；茯苓、白术健脾利水，导水下行；生姜温散水气；芍药敛阴和阳。水肿甚者，加猪苓、泽泻、葶苈子；心气虚，胸闷气短甚者，加人参、黄芪；汗多者，加龙骨、牡蛎、浮小麦。心阳外脱，汤剂不能及时起效，应改用参附注射液静脉注射。

（3）心血瘀阻：下肢或全身水肿，气短而咳逆，脘腹胀闷疼痛，胁下有痞块。舌质瘀暗，口唇发绀，脉结代。

病机：心血瘀阻，多由心气虚或心阳不振演变而来或相互兼见，同时心血瘀阻，亦可加重心气、心阳之虚衰，两者可互为因果。故心血运行瘀阻，气化行水之功失权，上逆而喘咳，水肿加重，脘腹胀闷疼痛等症出现。胁下痞块、舌紫唇青，则属一般瘀血所具有的临床征象。

治法：活血化瘀。

方药：桃红四物汤合四苓散。方中桃红四物汤养心血、化瘀血；四苓散健脾利水消肿。兼心气虚者，加附子、桂枝等。

此外，发于心脏的水肿，若阴阳气血均有亏损，主症表现为水肿、心动悸、脉结代，可用炙甘草汤治之。

4. 肾水

（1）膀胱停水：全身或头面水肿，烦渴饮水，水入即吐，脐下悸动，小便不利，或外有表证，头痛发热。苔白脉数。

病机：肾合膀胱，故本证属于肾水的一种证型。膀胱气化失常，水蓄于内，津液不能上承，故口渴饮水，因内有停水，故水入即吐；膀胱为太阳之府，太阳表证与膀胱停水最易同时而作，形成外有表证、内有膀胱停水之证。

治法：化气行水。

方药：五苓散。方中桂枝化气行水；白术健脾燥湿；泽泻、茯苓、猪苓甘淡渗湿，畅利水道。

（2）下焦湿热：头面与双足浮肿，甚至全身浮肿，纳呆，五心烦热，身热不扬，小便赤涩，尿色黄浊。舌苔白黄，脉数。

病机：肾合膀胱，同属下焦，下焦感受湿热，湿遏热郁，肾与膀胱失开阖、气化之职，水液泛溢，则出现头面、双足甚至全身浮肿。纳呆、五心烦热、身热不扬、尿黄、舌黄、脉数为湿热阻滞之象。

治法：清热除湿，利水消肿。

方药：通苓散。方以车前子、木通、茵陈、瞿麦清热除湿；以四苓散利尿消肿。腰痛甚，小便混浊，为浊湿阻滞尿道，去白术，加黄柏、苍术、土茯苓、萆薢解毒除湿；小便带血，为热伤阴络，加茅根、生地、小蓟清热止血；面热、头眩、失眠、腰酸、脉弦数，为湿热日久伤及肾阴，肝阳偏旺，加菊花、钩藤、石决明镇肝潜阳。

（3）肾阳不足：周身浮肿，腰痛膝软，畏寒肢冷，小便不利或夜尿特多，舌质淡白，两尺脉弱。若阳复肿消，则可呈现面目微肿，头昏耳鸣，少寐健忘，遗精盗汗等阴虚之候。

病机：人体水液的气化、输布，主要由肾阳的蒸腾、推动来完成，若肾阳虚衰，则水液的气化失常，出现周身浮肿、腰痛膝软、小便不利或夜尿特多等症；畏寒肢冷、舌质淡白、脉虚弱均为阳虚之候。

治法：温肾行水。

方药：《济生》肾气丸。本方为《金匮》肾气丸加牛膝、车前子而成，有温补肾阳、化气行水之力。本证水肿，除济生肾气丸之外，《金匮》肾气丸和真武汤亦属常用方药，当因证选用。

（4）浊邪上逆：肿满不减或肿消之后，出现神情淡漠，嗜睡不食，甚则神志昏迷，恶心欲吐或呕吐清涎，头晕头痛，胸闷肢冷，神疲面白，少尿或无尿。舌淡苔腻，脉细弱。

病机：浊阴内盛，上扰神明，轻则嗜睡不食，甚则神昏谵语；浊阴不降，清阳不升，胃气上逆，则恶心呕吐，头晕头痛，苔腻；阴寒内盛，阳气不能外达，则四肢逆冷。本证候多为水肿经久不愈或肿虽消，浊毒未清，肾气衰败，演变而成的危急重症。

治法：化浊降逆。

方药：温脾汤加减。方中附子片、党参温阳益气化湿；陈皮、茯苓、厚朴、生大黄化湿导浊下行。若阴阳俱虚，出现恶心呕吐、神志不清、面色不华、呼吸微弱、汗出肢冷、二便自遗、舌淡苔腻、脉微欲绝，应回阳救脱、益气敛阴，方用生脉散合《济生》肾气丸。

若内热较甚，身热呕吐，神昏谵语，鼻衄或牙龈出血，舌质红，苔黄燥，脉数有力，治宜清热凉血，降逆和胃止呕，方用黄连温胆汤合犀角地黄汤加大黄。

5. 肝水（气滞水停）：胁肋满痛，脘腹痞满，肢体或全身水肿，纳食减少，嗳气不舒，面色、爪甲淡白无华，小便短少。舌淡，脉弦。

病机：肝失疏达，则气滞水停，胁肋胀满；肝木侮土，运化呆滞，故食少嗳气；脾病则气血的化源不足，故面色爪甲㿠白；舌质淡、脉弦为肝郁气滞之征。

治法：疏肝理气，除湿散满。

方药：柴胡疏肝散合胃苓汤。前方疏肝解郁，理气止痛；胃苓汤燥湿散满，利水消肿。若胁腹胀满较甚，可佐入木香、香附、青皮、谷芽、麦芽等健脾理气之品；气病及血而见胁肋刺痛、舌有瘀点、脉细涩者，可加桃仁、红花、䗪虫、丹参、郁金等活血散瘀；倦怠乏力，少气懒言，气虚较甚者，加党参、黄芪、黄精以益气；畏寒、肢冷、便溏阳虚者，加附子片、干姜、补骨脂等以温阳；口苦，小便黄，为气郁化热，加茵陈、虎杖、黄连等清热利湿。

五、其他

（1）木香散：木香、大戟、牵牛子各等份，研为细末，每次用糖开水冲服 3~6g。此方多用于体实病实之证，一般以一泄为宜。

（2）大枣 150g，锅内入水，以上没四指为度；用大蓟并根苗 30g，煮熟为度。去大蓟吃枣，分 4~6 次服，每日 2~3 次。

以上两方，均用于消肿，使用时要注意攻补兼施，中病即止。

（3）卢氏消肿方：牵牛子 130g，红糖 125g，老姜 500g，大枣 62g。共研细末，泛丸，分 3 日服完，每日 3 次，食前服。本方能促使水邪从肠道排出，对于肾病水肿，消肿效果较好。

（4）益母草，晒干，125g，加水 800ml，煎至 300ml，去渣分 4 次服，隔 3 小时服 1 次。小儿酌情减量。本方用于肾病水肿，小便不通，尿血等。

（5）福寿草（又名冰凉花）碾成粉剂，每次服 25 毫克，每日 1~3 次。用于心水肿蛮有效。但使用时要严格掌握剂量，过量可出现恶心呕吐，多汗，腹痛，头昏眩晕，视物不清，心慌等中毒症状。

（6）商陆 15g，绿豆 30~50g，煮熟去商陆，常服。本方适用于有热象的水肿患者，但应注意毒副反应的发生，一般不宜长用。

（7）加味鲤鱼汤，鲤鱼 1 条（约 500g），生姜 31g，葱 62g，炖汤不放盐，喝汤吃鱼。本方适用于气血虚弱患者，对邪浊上逆之肾水慎用。

（8）鳝鱼 500g，鲜薤白 120g，炖汤不放盐，喝汤吃鱼。本方适用于气血虚弱患者，对邪浊上逆之肾水慎用。

（9）黄芪 30~60g，煎服每日 1 剂。有利尿消肿，消除蛋白尿作用。

（10）益肾汤：当归、川芎、赤芍、红花各 10~15g，丹参 15g，桃仁 9g，益母草、金银花、白茅根、板蓝根、紫花地丁（或蒲公英）各 30g，水煎服。适用于肾炎水肿，有出血倾向等符合有瘀血表现者。本方在消除蛋白和恢复肾功能方面有一定疗效。

（11）清热解毒方：金银花、连翘、射干、赤芍、玄参、地肤子、白茅根、白鲜皮、玄参、蚤休、蒲公英。适用于水湿内蕴，郁久化热；或外感风热毒邪；或服温燥药与激素后，出现湿热表现，如咽喉干痛，唇舌干红，苔黄腻，面部或皮肤出现红色皮疹者等有一定疗效。

（刘大伟）

第十二节　关格

一、定义

关格是以小便不通、呕吐不止为主要临床表现的病证。小便不通名曰关，呕吐不止名曰格，两者并见名曰关格。关格一般起病较缓，此前多有水肿、淋证、癃闭、消渴等慢性病史，渐进出现倦怠乏力，尿量减少，纳呆呕吐，口中气味臭秽及多种复杂兼症。晚期可见神昏、抽搐、出血、尿闭、厥脱等危候。

另有所述以大便不通兼有呕吐而亦称为关格者，不属本篇讨论范围。

二、病因病机

关格是小便不通、呕吐和各种虚衰症状并见的病证，此由多种疾病发展到脾肾衰惫，浊邪壅塞所致。临证表现为本虚标实，寒热错杂，三焦不行，进而累及其他脏腑，终致五脏俱伤，气血阴阳俱虚。

1. 脾肾阳虚　水肿病程迁延，水湿浸渍或饮食不调，脾失健运，湿浊内困，以致脾阳受损，生化无源；或因劳倦过度，久病伤正，年老体虚，以致肾元亏虚，命门火衰，肾关因阳微而不能开。脾肾俱虚，脏腑失养，故见神疲乏力，面色无华，纳呆泛恶，腰膝酸软，尿少或小便不通。脾肾阳气衰微，气不化水，阳不化浊，则湿浊益甚。末期精气耗竭，阳损及阴，而呈阴阳离决之势。

2. 湿浊壅滞　脾肾虚损，饮食不能化为精微，而为湿浊之邪。湿浊壅塞，三焦不利，气机升降失调，故上而吐逆，下而尿闭。若属中阳亏虚，阳不化湿，湿浊困阻脾胃，则肢重乏力，纳呆呕恶，腹胀便溏，舌苔厚腻。若湿浊久聚，从阳热化，湿热蕴结中焦，胃失和降，脾失健运，则脘腹痞满，纳呆呕恶，口中黏腻或见便秘。浊毒潴留上熏，则口中秽臭或有尿味。湿浊毒邪外溢肌肤，症见皮肤瘙痒或有霜样析出。湿浊上渍于肺，肺失宣降，肾不纳气，则咳逆倚息，短气不得卧。

3. 阴精亏耗　禀赋不足，素体阴虚或劳倦久病，精气耗竭，阳损及阴，以致肾水衰少，水不涵木；水不济火，心肾不交；心脾两虚，水谷精微不化气血，则面色萎黄，唇甲色淡，心悸失眠；肝血肾精耗伤，失于滋养，则头晕耳鸣，腰膝酸软；阴虚火旺，虚火扰动，则五心烦热，咽干口燥。肾病日久累及他脏，乃至关格末期阴精亏耗，浊毒泛溢，五脏同病。肾病及肝，肝肾阴虚，虚风内动，则手足搐搦，甚则抽搐；肾病及心，邪陷心包，心窍阻闭，则胸闷心悸或心胸疼痛，甚则神志昏迷。

4. 痰瘀蒙窍　脏腑衰惫，久病入络，因虚致瘀或气机不畅，血涩不行，阻塞经脉，加之湿邪浊毒内蕴，三焦壅塞，气机逆乱，以致痰浊瘀血上蒙，清窍闭阻，神机失用，则神昏谵语，烦躁狂乱或意识蒙眬。

5. 浊毒入血　痰瘀痹阻，脉络失养，络破血溢；或湿浊蕴结，酿生毒热，热入营血，血热妄行，以致吐衄便血。此乃脾败肝竭，关格病进入危笃阶段。

6. 毒损肾络　失治误治，未能及时纠偏，酿生浊毒；或久服含毒药物，以致药毒蓄积，侵及下焦，耗损气血，危害肾络，进而波及五脏。

三、诊断与鉴别诊断

（一）诊断

1. 发病特点　患者多有水肿、淋证、癃闭、消渴等基础病史，渐进出现关格见症。部分患者亦可由于急性热病、创伤、中毒等因素而突然致病。

关格一般为慢性进程，但遇外感、咳喘、泄泻、疮疡、手术等诱因引发，可致病情迅速进展或恶化。

2. 临床表现　关格临床表现为小便不通、呕吐和各种虚衰症状并见，兼症极为复杂。一般而言，关格前期阶段以脾肾症状为主，后期阶段则渐进累及多脏，出现危候。

早期阶段：在原发疾病迁延不愈的基础上，出现面色晦暗，神疲乏力。白天尿量减少，夜间尿量增多。食欲不振，恶心欲呕，晨起较为明显，多痰涎或有呕吐。部分患者可有眩晕、头痛、少寐。舌质淡而胖，边有齿印，舌苔薄白或薄腻，脉沉细或细弱。

中末期阶段：早期阶段诸般症状加重乃至恶化，恶心呕吐频作，饮食难进，口中气味臭秽，甚至有尿味。尿量减少，甚至少尿或无尿。或见腹泻，一日数次至十数次不等，或有便秘。皮肤干燥或有霜样析出，瘙痒不堪，或肌肤甲错，甚则皲瘪凹陷。或有心悸怔忡，心胸疼痛，夜间加重，甚至不可平卧。或胸闷气短，动则气促，咳逆倚息，面青唇紫，痰声辘辘。或有肢体抖动抽搐，甚至瘛疭。或有牙宣、鼻衄、咯血、呕血、便血、皮肤瘀斑、月经不调。或烦躁不宁，狂乱谵语，意识蒙眬。或突发气急，四肢厥逆，冷汗淋漓，神志昏糊，脉微欲绝等等。本证阶段患者脉象以沉细、细数、结或代为主。

（二）鉴别诊断

1. 走哺　走哺以呕吐伴有大小便不通利为主症，相似于关格。但走哺一般先有大便不通，继之出现呕吐，呕吐物多为胃中饮食痰涎或带有胆汁和粪便，常伴有腹痛，最后出现小便不通。故属实热证，其病位在肠，与关格有本质的区别。两者相比，关格属危重疾病，预后较差。

2. 转胞　转胞以小便不通利为临床主要表现或有呕吐等症。但转胞为尿液潴留于膀胱，气迫于胞则伴有小腹急痛，其呕吐是因水气上逆所致，一般预后良好。

四、辨证论治

（一）辨证要点

1. 判断临床分期　关格病的早期表现以虚证为主，脾肾气虚、脾肾阳虚或气阴两虚表现较为突出，由于原发病变不同及个体差异，部分患者可见阴虚证。此时兼有浊邪，但并不严重。把握前期阶段对疾病预后至关重要，须有效控制病情，延缓终末期进程。否则阳损及阴，浊邪弥漫，正气衰败。关格后期阶段虚实兼夹，病变脏腑已由脾肾而波及心、肺、肝诸脏，浊邪潴留，壅滞三焦，病趋恶化，以致出现厥脱等阴精耗竭、孤阳离别之危象。

2. 详审原发病证　根据临床普遍规律，脏腑虚损程度与原发疾病密切相关。原发病为本，继发病为标，不同病因对脏腑阴阳气血构成不同程度的损伤，寒化伤阳，热化伤阴，至病变晚期由于机体内在基础不一，从而呈现不同的证候趋向。如：水肿反复发作而致关格者，多以脾肾阳虚为主，很少单纯属于阴虚；淋证迁延而致关格者，由于病起于下焦湿热，湿可化热，热可伤阴，故常有阴虚见症。关格由癃闭发展而致者，转归差异很大。癃闭病因复杂，或外因感受六淫疫毒，或内因伤于饮食情志劳倦以及砂石肿物阻塞尿路，湿热、气结、瘀血阻碍为病，涉及三焦。一般而言，渐进起病的虚性癃闭而致关格者，多以气虚、阳虚见证为先，其余者往往阴阳俱虚、寒热错杂。消渴的病机基础是肺燥、胃热、肾虚交互为病，病程经久，耗气伤阴，致关格阶段多属气阴两伤，阴阳俱虚。

3. 区别在气在血　关格早期阶段病在气分，后期阶段病入血分。分辨在气在血须脉症互参，其中最重要的有两点：一是兼夹风寒、风热、寒湿、湿热等各种诱发因素，病在上焦肺卫和中焦脾胃者，多在气分。可伴有发热、恶寒，或咽喉干痛，咳嗽痰黄，或尿痛淋漓，或泄泻腹胀等等。若病及心肝，则多属血分。二是不论有否外邪，凡见各种出血症状，表明病在血分，可使气血更虚，脾肾耗竭。

4. 明辨三焦病位 关格病情危重，证候复杂，辨察三焦病位是论治的关键问题。本病后期由于浊邪侵犯上中下三焦脏腑各有侧重，预后不同。浊邪侵犯中焦为关格必见之证，症状又有浊邪犯胃、浊邪困脾之别。病在上焦心肺，临床表现为气急，倚息不能平卧，呼吸低微，心悸胸痛，甚则神昏谵语。浊邪侵犯下焦肝肾，临床以形寒肢冷，四肢厥逆，烦躁不安，抽搐瘛疭为特点。

在关格的后期阶段，根据三焦病位可预察转归。偏于阳损者，多属命门火衰，不能温运脾土，故先见脾败，后见肝竭；偏于阴损者，多属肾阴枯竭，肝风内动，故先见肝竭，而后见脾败。至于心绝和肺绝等多数见于脾败或肝竭之后。浊邪侵犯上焦下焦，则关格病进入危重阶段，时时均可产生阴阳离决之象。

（二）治疗原则

1. 治主当缓，治客当急 本病脾肾衰惫为其本，浊毒内聚为其标。前者为主，后者为客。脏腑虚损为渐进过程，不宜竣补，而需长期调理，用药刚柔相兼，缓缓图之。湿浊毒邪内蕴，宜及时祛除继发诱因，尽力降浊排毒，以防发生浊毒上蒙清窍，阻塞经脉，入营动血或邪陷心包之变。

2. 虚实兼顾，把握中焦 关格是补泻两难的疾病。根据病程演变规律，早期宜侧重补虚，兼以化浊；后期阶段，浊邪弥漫，正气衰败，治疗宜虚实兼顾，用药贵在灵活。本病临床累及三焦脏腑虽有侧重，但浊毒壅滞中焦则贯彻病程始终，故把握中焦为治疗要务。上下交损，当治其中。其时患者尽管正气虚衰，若强用补益亦难以受纳，且更易助长邪实，加重病情。故调理脾胃，化浊降逆，缓解呕恶，增进饮食，才能为下一步治疗提供条件。

（三）分证论治

1. 脾阳亏虚 纳呆恶心，干呕或呕吐清水，少气乏力，面色无华，唇甲苍白，晨起颜面虚浮，午后下肢水肿，尿量减少，形寒腹胀，大便溏薄，便次增多。舌质胖淡，苔薄白，脉濡细或沉细。

病机：脾阳不振，气血生化无源，气不足则少气乏力；血不足则面色无华，唇甲苍白；中运失健，湿浊内生，则尿少水肿，腹胀便溏；浊邪上逆，则恶心呕吐；脉濡细，苔薄舌质淡为脾阳虚的征象。

治法：温中健脾，化湿降浊。

方药：温脾汤合吴茱萸汤。方中附子、干姜温运中阳，人参、甘草、大枣益气健脾，大黄降浊，吴茱萸温胃散寒，下气降逆，生姜和胃止呕。本方为补泻同用之法，适用于脾胃虚寒，浊邪侵犯中焦，以致上吐下闭者。大黄攻下降浊是权宜之计，以便润为度，防止久用反伤正气。此外，人参的选用应注意原发病的内在基础，如关格由水肿发展而来，以红参为宜；若关格的本病为淋证、癃闭、血尿、肾痨，为阴损及阳，兼有湿热者，选用白参较为适当。阳虚水泛而为水肿者，治宜健脾益气，温阳利水，化裁黄芪补中汤或防己黄芪汤，以人参、黄芪益气补中，白术、苍术、防己健脾燥湿，猪苓、茯苓、泽泻、陈皮利水消肿，甘草和中。其中，生黄芪益气利水而无壅滞中满之弊，治疗水肿较为适宜。脾虚湿困而泛恶者，可用理中丸加姜半夏、茯苓利湿和胃。若湿抑中阳较著，可加用桂枝，师《金匮要略》防己茯苓汤法。

2. 肾阳虚衰　腰酸膝软，面色晦滞，神疲肢冷，下肢或全身水肿，少尿或无尿，纳呆泛恶或呕吐清冷。舌质淡如玉石，苔薄白，脉沉细。

病机：下元亏损，命门火衰，脏腑失于温煦濡养，则腰酸膝软，面色晦滞，神疲肢冷，舌淡，脉沉而细；肾阳衰微，气不化水，阳不化浊，则湿浊潴留，壅塞水道，泛滥肌肤而为水肿；肾关因阳微而不能开，则少尿或无尿。

治法：温补肾阳，健脾化浊。

方药：《济生》肾气丸化裁。方中肉桂、附子温补肾阳，地黄、山药、山茱萸滋养脾肾，茯苓、丹皮、泽泻、车前子、牛膝化湿和络，引药下行。肾阳亏损而水肿较重者，选用真武汤。兼有中焦虚寒者，配伍干姜、肉豆蔻、吴茱萸温运中阳。呕吐明显者，加用生姜、半夏。肾阳虚衰者，往往肾阴亦亏，在应用温肾药时，应了解关格病的原发疾病以及肾阴、肾阳虚损的情况。若原发疾病有湿热伤阴基础乃至阴损及阳，温肾药物宜选用淫羊藿、仙茅、巴戟天等温柔之品或选用右归饮，寓温肾于滋肾之中。若肾脏畸形，命火衰微，水湿潴留于肾，以致肾脏肿大，腹部癥积者，治宜温补肾阳，同时配伍三棱、莪术、生牡蛎、象贝母等活血祛瘀软坚之品。

3. 湿热内蕴　恶心厌食，呕吐黏涎，口苦黏腻，口中气味臭秽，脘腹痞满，便结不通。舌苔厚腻，脉沉细或濡细。

病机：脾胃受损，纳化失常，湿浊内生，壅滞中焦。湿浊困脾，则脘腹痞满，纳呆厌食，舌苔厚腻，脉沉细或濡细；浊邪犯胃，胃失和降，故恶心呕吐；湿浊化热，则口苦黏腻，口中气味臭秽，便结不通。

治法：清化湿热，降逆止呕。

方药：黄连温胆汤化裁。方用陈皮、半夏、竹茹、枳实、茯苓、黄连清化湿热，配用生姜降逆止呕。浊邪犯胃，和胃降逆化浊法的常用方剂尚有小半夏汤、旋覆代赭汤等，后者降逆止呕的作用较强。亦可加大黄通导腑气，使浊邪从大便而出。

4. 肝肾阴虚　眩晕目涩，腰酸膝软，呕吐口干，五心烦热，纳差少寐，尿少色黄，大便干结。舌淡红少苔，脉弦细或沉细。

病机：阴精亏耗，肾水衰少，水不涵木，肝肾失于滋养，则眩晕目涩，腰酸膝软，纳差少寐，舌淡红少苔，脉弦细或沉细；阴虚火旺，虚火扰动，则五心烦热，咽干口燥，尿少色黄，大便干结。

治法：滋养肝肾，益阴涵阳。

方药：杞菊地黄丸化裁。方用地黄、山茱萸滋养肝肾，山药补脾固精，茯苓、泽泻渗湿，丹皮凉肝泄热，枸杞子、菊花滋补肝肾，平肝明目。肝肾阴虚，肝阳偏亢，易引动肝风，可配伍钩藤、夏枯草、牛膝、石决明平肝潜阳，降泻虚火，以防虚风内动。本病兼夹湿热浊毒，用药不宜滋腻，以免滞邪碍胃。

5. 肝风内动　头痛眩晕，手足搐搦或肢体抽搐，纳差泛恶，尿量减少，皮肤瘙痒，烦躁不安，甚则神昏痉厥癫痫，尿闭，舌抖或卷缩，舌干光红或黄燥无津，脉细弦数。

病机：关格末期，肾病及肝，肝肾阴虚，肝阳上亢，则头痛眩晕，舌干光红或黄燥无津，脉细弦数；浊毒阻闭心窍，则舌抖卷缩；浊毒泛溢，虚风内动，则肢体搐搦，皮肤瘙痒；阴分耗竭，阴不敛阳，阳越于外，故见烦躁不安，甚则神昏痉厥。

治法：平肝潜阳，息风降逆。

方药：镇肝息风汤化裁。方用龙骨、牡蛎、代赭石镇肝降逆；龟板、芍药、玄参、天门冬柔肝潜阳息风；牛膝引气血下行以助潜降；合茵陈、麦芽清肝舒郁。若出现舌干光红，抽搐不止者，宜用大定风珠，方用地黄、麦门冬、阿胶、生白芍、麻仁甘润存阴；龟板、鳖甲、牡蛎育阴潜阳；五味子配甘草，酸甘化阴，滋阴息风。

6. 痰瘀蒙窍　小便短少，甚则无尿，胸闷心悸，面白唇暗，恶心呕吐，痰涎壅盛或喉中痰鸣，甚则神志昏蒙，气息深缓。舌淡苔腻，脉沉缓。

病机：脏腑衰惫，浊毒壅塞，气机逆乱，瘀血阻滞经脉，以致痰浊瘀血上蒙，清窍闭阻，神机失用，则诸症蜂起。

治法：豁痰化瘀，开窍醒神。

方药：涤痰汤化裁。本方适用于痰瘀蒙窍而偏于痰湿者，方中半夏、陈皮、茯苓健脾燥湿化痰；胆南星、竹茹、石菖蒲化痰开窍。若属痰瘀蒙窍而偏于痰热者，用羚羊角汤。该方以羚羊角、珍珠母、竹茹、天竺黄清化痰热；石菖蒲、远志化痰开窍；夏枯草、丹皮清肝凉血。以上二方化瘀力稍嫌不足，宜酌情配伍丹参、赤芍、蒲黄、桃仁、三七等化瘀之品。痰瘀浊毒内盛，上蒙清窍而致神昏者，治宜利气开窍醒神。可用醒脑静或清开灵静脉滴注或鼻饲苏合香丸。关格进入神昏危笃阶段，小便不通，治以开窍急救时，尤应注意禁用含毒药物，以免药毒蓄积，危害肾脏。

7. 浊毒入血　烦躁或神昏谵语，尿少或尿闭，呕吐臭秽，或见牙宣、鼻衄、咯血、呕血、便血、皮肤瘀斑，或有发热，大便秘结。舌干少津，脉细弦数。

病机：关格病进入危笃阶段，肾病及心，邪陷心包，或脾败肝竭，浊毒入营动血，络破血溢，以致吐衄便血，烦躁神昏。

治法：解毒化浊，宁络止血。

方药：犀角地黄汤、清宫汤化裁。适用于痰浊化热，热入血分而致鼻衄、咯血等出血证。组方宜以水牛角、生地黄、赤芍等解毒清热、凉血止血为主药或酌情配合应用至宝丹或紫雪丹。治疗血证，要掌握"治火、治气、治血"基本原则，酌情选用收敛止血、凉血止血、活血止血药物。严密观察病情变化。

8. 阳微阴竭　周身湿冷，面色惨白，胸闷心悸，气急倚息不能平卧或呼吸浅短难续，神昏尿闭。舌淡如玉，苔黑或灰，脉细数，或结或代，或脉微细欲绝或沉伏。

病机：肾者元气之根，水火之宅，五脏之阴非此不能滋，五脏之阳气非此不能发。肾阳衰微，阳损及阴，阴耗血竭，阴不敛阳，虚阳浮越，终至阳微阴竭，气脱阳亡，阴阳离决。

治法：温扶元阳，补益真阴。

方药：地黄饮子化裁。方用附子、肉桂、巴戟肉、肉苁蓉、地黄、山茱萸温养真元，摄纳浮阳；麦门冬、石斛、五味子滋阴济阳；石菖蒲、远志、茯苓开窍化浊。若出现呼吸缓慢而深，肢冷形寒，汗出不止，命门耗竭者，急宜温命门之阳，参附注射液静脉滴注。若正不胜邪，心阳欲脱，急用参麦注射液静脉滴注敛阳固脱。

凡浊邪侵犯上焦心肺或下焦肝肾，为关格进入末期危重阶段，口服药物无法受纳者，应采用中西医结合的方法进行抢救。

五、其他

1. 单方验方

（1）冬虫夏草：临床一般用量 3～5g，水煎单独服用或另煎兑入汤剂中，亦可研粉装胶囊服用。20 日为一个疗程，连服 3～4 个疗程。

（2）地肤子汤：地肤子 30g，大枣 4 枚，加水煎服，每日 1 剂，分 2 次服完。具有清热利湿止痒功效，适用于关格皮肤瘙痒者。

2. 针灸治疗　主要选穴为中脘、气海、足三里、三阴交、阴陵泉、肾俞、三焦俞、关元、中极、内关。每次选主穴 2～3 个，配穴 2～3 个。可根据病情需要选择或增加穴位。虚证用补法，实证用泻法，留针 20～30 分钟，中间行针 1 次，每日针刺 1 次，10 次为一个疗程。

3. 灌肠疗法　降浊灌肠方：生大黄、生牡蛎、六月雪各 30g，浓煎 200～300ml，高位保留灌肠。2～3 小时后药液可随粪便排出。每日 1 次，连续灌肠 10 日为一个疗程。休息 5 日后，可再继续一个疗程。适用于关格早中期。

4. 药浴疗法　药浴方：由麻黄、桂枝、细辛、附子、红花、地肤子、羌活、独活等组成。将药物打成粗末，纱布包裹煎浓液，加入温水中，患者浸泡其中，使之微微汗出，每次浸泡 40 分钟，每日 1 次，10～15 日为一个疗程。

（刘大伟）

第十一章

妇科疾病

第一节　子宫内膜异位症

子宫内膜异位症（简称内异症）是指具有生长功能的子宫内膜组织，出现在子宫腔被覆黏膜以外的部位（不包括在子宫肌层）而引起的病症。因其病变绝大多数出现在盆腔内的器官或组织，如卵巢、子宫、膀胱、直肠、子宫韧带或盆腔的腹膜面，故临床称盆腔子宫内膜异位症。内异症也有发生在盆腔以外部位，如脐、膀胱、气管、肺、胃等，分别称脐内异症、膀胱内异症……但较少见。本病多发生于 25 ~ 45 岁生育年龄妇女。绝经后或两侧卵巢切除后，异位内膜组织可萎缩吸收，妊娠或抑制卵巢功能的药物可阻止此病的发展，故内异症是一种激素依赖性疾病。

Roktansky 于 1860 年首次发现本病，至 20 世纪 20 年代开始逐渐受到医学界的重视，通过住院患者手术中发现的内异症而报告的医院发病率为 0.8% ~ 50.1%，20 世纪 70 年代以后，由于腹腔镜的临床应用，使内异症的诊断水平得到提高，由其他指征而进行腹腔镜检查的内异症发生率有报道为 1.3% ~ 52.9%。近年来随着人们对本病认识的提高以及诊断方法的改进，内异症的发病率有逐年上升的趋势，但无症状内异症的存在以及内异症常合并盆腔炎症、子宫肌瘤、子宫腺肌病等，容易掩盖了内异症的诊断，估计内异症的临床发病率应较报道的数字为高。

由于本病发生的原因尚未清晰，所以至今仍未有很满意的治疗方法，虽然有过内异症自然消退的文献报道，但根据临床观察的结果，目前所有的治疗方法大多数只能使患者的症状缓解，难以得到根治，因此本病遂成为妇科难治之症。

中医学没有内异症相对应的病名，但其临床表现可属于痛经、月经失调、不孕和癥瘕等范畴。

一、病机

中医学对内异症的病机研究认为，随经血流溢及种植入盆腔或盆腔以外的子宫内膜可认为是"离经之血"，离经之血即是瘀血，瘀血留滞少腹，蓄之坚牢，当瘀血阻凝冲任气血运行，则出现《医林改错》所描述的病证"少腹积块疼痛，有积块不疼痛，或疼痛而无积块，或少腹满痛"和《血证论》指出的"瘀血或壅而成熟，或变成痨，或结为癥，或刺痛"。这些描述与内异症的经痛、性交痛、慢性盆腔疼痛、盆腔痛性结节、卵巢巧克力囊肿、经行发热、经行头痛等临床表现相似，因此离经之血所形成的瘀血被认为是内异症的重要发病机制。

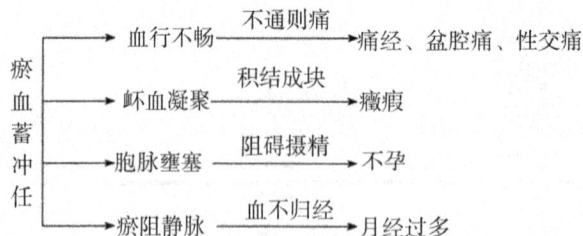

图 11 - 1　内异症的中医病机

西医学对内异症的发病机制至今仍未清晰了解，对内膜异位转移和生长发展的机制最早期主要有两种学说。一是经血将子宫内膜经输卵管送入盆腔种植，如卵巢、盆腔腹膜等，当种植部位和子宫内膜具有继续生长的条件，就有可能发生内异症，剖宫手术后继发的腹壁切口内异症、盆腔腹膜面的内异症都可以用这一学说加以解释；或子宫内膜经淋巴或静脉在盆腔或盆腔以外播散种植，如肺、皮肤等；二是异位内膜可能由具有高度化生潜能的卵巢表面上皮或盆腔腹膜上皮化生而来。除上述理论外，研究还认为在免疫功能失调和亚临床腹膜炎症的背景下，可发生异位内膜病灶。亦有研究指出内异症的发生可能受多因素遗传的影响。

10 余年来，内异症的基础研究更加深入和广泛，在病因学上提出一些新的理论，如"内膜细胞决定论"研究表明，只有在位内膜细胞发生、生长、分化异常的背景下，溢流入盆腔或向盆腔外播散才能发生异位生长。也有研究表明，子宫内膜基底层存在具有无限增殖潜能和多能分化能力的干/祖细胞，当这些具有增殖和分化潜能的干细胞逆流入盆腔，也可发生异位生长。这些理论将有利于临床诊断方法的创新和治疗方法的探索。

异位子宫内膜获得生存的机会以后，它和在位子宫内膜一样，接受来自机体的生殖内分泌的影响，发生内膜细胞和间质的增生－出血－再增生－再出血的周期性变化，最终在机体的不同部位形成内异症病灶。最常见为卵巢内膜异位囊肿（又称卵巢巧克力囊肿），约80%患者病变累及一侧卵巢，两侧卵巢累及者约占50%，囊肿可以为单个或多个，其特点是囊内充满巧克力浆样浓稠的液体，多数与子宫或盆腔组织发生粘连。盆腔腹膜的异位内膜病灶则表现为紫红色、火焰样，或白色、无色透明的、形态多样的结节，或颗粒状病灶。内异症多伴有盆腔组织器官程度不一的粘连，常使子宫后倾后屈、固定、输卵管扭曲粘连等盆腔组织结构的异常改变。此外，内异症患者盆腔内异位内膜病灶的病理生长和发展过程中，激活了盆腔局部免疫系统并引起了一系列效应，研究表明内异症患者盆腔液中巨噬细胞的数量增多并且活性显著增高，活化的巨噬细胞分泌干扰生殖活动的细胞因子，如白细胞介素－1通过激活淋巴细胞介导免疫和炎症反应，干扰下丘脑－垂体－卵巢功能，导致内分泌功能紊乱；白细胞介素－6调节芳香化酶活性影响卵巢激素的合成和分泌；前列腺素分泌的升高，导致生殖障碍和痛经等。上述有关盆腔组织结构的改变和生殖功能的异常，导致月经失调、不孕、痛经、慢性盆腔痛等症状和盆腔包块的产生。

近代进行了不少有关瘀血致内异症的机制研究，大多数运用中西医结合研究血瘀证的方法，采用甲皱微循环、血液流变学、子宫动脉血流动力学和血凝谱测定等方法。研究结果表明内异症患者的血液呈现浓、黏、凝、聚的特征，有研究更指出重度内异症的血凝状态比中、轻度内异症更高。前列腺素在体液中含量的高低与生殖活动有着密切的关系。研究表明内异症患者的痛经、经行头痛、不孕和月经不调与前列腺素的合成和分泌异常有关。β－内啡肽是一种神经内分泌激素，血清β－内啡肽水平与痛阈的高低相关，有研究结果提示有盆腔疼痛及痛经的内异症患者的血浆β－内啡肽水平较正常妇女降低。

近年来，随着细胞生物学、分子生物学、酶学等技术发展，不少细胞因子如血管内皮生长因子、白细胞介素、细胞色素P450等也引入内异症发病机制的研究，有研究显示内异症的发生、发展以及一系列的病理变化与上述细胞因子、酶有相关性，不少中药治疗内异症的机制研究也试图运用这些新科学技术进行更深层的研究，并已取得一些成绩，随着研究的深入各学科间的合作日益加强，相信内异症的研究将会取得更大的进展。

二、诊断

（一）病史

痛经史、不孕史、剖宫手术史、分娩时会阴创伤或手术史。

（二）临床表现

1. 继发性和渐进性痛经　痛经发生在经前1～2日，月经首日达到顶峰，部分患者疼痛可放射至腰骶部、肛门或会阴部，表现为肛门坠胀、里急后重感、疼痛可随月经量减少而减轻以至消失。亦有少数患者无痛经。

2. 下腹痛和性交不适　下腹疼痛多发生在下腹深部，也有两侧少腹部疼痛，非经时表现为固定部位的隐痛，行径时疼痛明显加剧。

3. 月经失调　多表现为月经先期、经量多或经期延长。

4. 不孕　约40%内异症患者并发不孕。

5. 其他　卵巢异位内膜囊肿破裂时，可引起急性腹痛；腹壁切口、脐、外阴等处内异症病灶可有渐进性的周期性疼痛；相应部位可扪及包块；肺、膀胱直肠等部位的内异症可出现周期性的咳血、尿血以及便血等相关症状。

（三）检查

1. 全身检查　可无特殊体征。或在脐或剖宫术后腹壁切口瘢痕处可触及逐渐增大的硬结，行经期压痛明显。

2. 妇科检查　子宫多呈后倾后屈位，与其周围组织粘连，盆腔内或阴道直肠膈有触痛性结节，或子宫旁有不活动的囊性包块；有时在子宫颈外口、阴道穹隆部有紫红色结节。

3. 辅助检查

（1）超声波检查：对卵巢子宫内膜异位囊肿和直肠阴道隔内异症的诊断有帮助。

（2）CT及MRI检查：本方法与超声波检查的临床意义基本相同，但检查费用较高。

（3）血清卵巢癌细胞表面抗原（CA125）水平测定：中、重度内异症患者CA125可能升高。临床研究表明卵巢恶性肿瘤CA125显著增高，子宫肌瘤和盆腔炎症患者的CA125也会高于正常，因此CA125仅可作为诊断内异症的参考。但内异症患者治疗后CA125水平下降，病变复发时CA125大都回升，因此有学者建议CA125可用于内异症治疗效果和病情复发的监测。

（4）腹腔镜检查：是目前诊断内异症的最佳方法，尤其是对"不明原因"的腹痛或不育者。本检查通过腹腔镜直接观察，可发现盆腔内各种类型的病灶，同时又可在直视下对可疑病变取活组织做病理检查和进行临床分期。

三、鉴别诊断

1. **卵巢恶性肿瘤** 囊性或混合性的卵巢恶性肿瘤有时易与卵巢内膜异位囊肿混淆，应做血沉、CA125、碱性磷酸酶或其他相关肿瘤指标测定，并结合影像学检查进行初步筛选，有恶性肿瘤可疑或包块发展迅速，伴有腹痛腹胀者，腹腔镜或剖腹探查可鉴别。

2. **子宫腺肌病** 本病与内异症均有渐进性痛经，但两者疼痛发生的时间有不同，前者除痛在行经期间，尚可发生在经行期甚至月经停止后的一段时间，妇科检查子宫呈均匀增大；后者痛经多发在经前 1~2 日和行经初期，经量减少疼痛也随之减轻、停止，子宫大小正常。影像学和腹腔镜检查可鉴别。但注意本病有时与内异症同时存在。

3. **盆腔炎** 盆腔炎症多有盆腔疼痛和盆腔粘连的临床表现，与内异症相似，但前者子宫旁组织多呈条索状增粗或片状增厚并有压痛，但无明显触痛的盆腔结节，既往有盆腔感染史，抗炎治疗有效。腹腔镜检查可鉴别。

四、临床分期

为评估疾病的严重程度、选择治疗方案、比较和评价不同疗法的疗效，可进行内异症的临床分期。内异症的分期法颇多，现多采用 1985 年美国生育学会（AFS）提出的"修正子宫内膜异位症分期法"。此分期法需经腹腔镜检查或剖腹探查确诊，并要求详细观察和记录内膜异位病灶的部位、数目、大小、深度和粘连程度，最后进行评分。

表 11-1 子宫内膜异位症的分期（修正的 AFS 分期法）

病灶	大小		粘连	范围		
	1cm	1~3cm	>3cm	<1/3 包入	1/3~2/3 包入	>2/3 包入
腹膜						
	1cm	1~3cm	>3cm	<1/3 包入	1/3~2/3 包入	>2/3 包入
浅	1	2	4			
深	2	4	6			
卵巢						
右浅	1	2	4	薄膜	1	2	4
右深	4	16	20	致密	4	8	16
左浅	1	2	4	薄膜	1	2	4
左深	4	16	20	致密	4	8	16
输卵管						
右				薄膜	1	2	4
				致密	4	8	16
左				薄膜	1	2	4
				致密	4	8	16
直肠						

续 表

病灶	大小	粘连	范围
宫陷凹		部分	全部
闭塞		4	40

五、辨证分析

内异症以瘀为主要的病因，根据临床研究结果显示内异症常见证候有气滞血瘀、瘀热互结、痰瘀互结、寒凝血瘀、气虚血瘀和肾虚血瘀等。治疗应遵照"必伏其所主而先其所因"的原则，在活血化瘀的基础上兼理气、凉血、化痰除湿、温阳、补气或补肾之法。由于瘀血致病变化多端，瘀血壅阻经脉可令脉道不畅不通，也可致血无法循经而妄行，变生内异症诸多证候，因此选药组方时宜注意以下原则：活血化瘀不动血，散结消瘀不破血，调经止血不敛涩，通调经脉以助孕，补血慎用益精药，益气少用壅补剂，务使祛邪不伤正，扶正不留瘀。此外，根据经期和非经期的不同生理、病理变化，结合内异症患者的主要病症采用周期用药，标本兼治。

（一）气滞血瘀证

工作、生活过度紧张或精神创伤，恼怒抑郁，致气行不顺，气逆则血逆，经血逆流泛于脉外；或剖宫手术，伤损胞脉胞络，血溢脉外，离经之血蓄而成瘀，阻碍气血运行，气滞血瘀遂成内异症。

1. 临床证候　经前或经行期，小腹胀痛，经色紫暗有块，经行不畅，量或多或少，或月经期延长，经前乳房胀痛，胸胁胀满，烦躁易怒，舌暗红有瘀点或瘀斑，脉弦。

2. 辨证依据

（1）有精神创伤史、子宫手术史。

（2）经前或经行小腹胀痛，经色紫暗有块；经前乳房胀痛，经行之后逐渐消失。

（3）胸胁胀满，烦躁易怒以经前尤甚，舌暗红有瘀点或瘀斑。

3. 治疗原则　活血化瘀，理气调经。

方药：膈下逐瘀汤（方见闭经）去当归、川芎。

有卵巢子宫内膜异位囊肿者，加皂角刺、山慈姑；有月经延长者，去红花、桃仁，加蒲黄、三七、茜草；胸胁胀满甚者，加柴胡、白芍；盆腔痛性结节者，加莪术、三棱、土鳖虫。

（二）痰瘀互结证

素体痰盛或素体脾虚，劳力或运动过度，损伤脾气，水湿运化失调，痰湿结聚阻于胞脉胞络，气血受阻滞而成瘀，痰瘀结互遂成内异症。

1. 临床证候　经前或经期小腹疼痛，或无痛经，经期或提前或错后，经色暗红，质黏稠，经期延长，不孕，盆腔包块，胸闷纳呆，或有泄泻，舌胖或有齿痕有瘀点，苔厚腻，脉滑。

2. 辨证依据

（1）有过劳史。

（2）经前或经期小腹疼痛，或无痛经，月经或早或迟，或经期延长，色暗红，不孕，盆腔有包块。

（3）胸闷纳呆，或有泄泻，舌胖或有齿痕有瘀点，苔厚腻，脉滑。

3. 治疗原则　活血化瘀，消痰散结。

方药：三棱煎（《妇人大全良方》）。

三棱　莪术　青橘皮　制半夏　麦芽

痛经甚者，加乌药、延胡索；月经先后不定期者，加柴胡、白芍、香附；经期长者，加蒲黄、茜草；卵巢子宫内膜异位囊肿者，加皂角刺、山慈菇、土鳖。

（三）瘀热互结证

过食厚味辛辣之品或温补之剂，热积于内；或素体阳盛，阳盛则热，血被热灼成瘀，瘀热互结伤损胞脉、胞络，遂成内异症。

1. 临床证候　经前或经行期间小腹灼热疼痛，经色红有血块，量增多，或行经时间延长，非经时小腹隐痛不适，经行发热，阴道干涩，性交疼痛，口干咽痛，心烦失眠，小便黄，大便干结，舌红，苔黄，脉弦数。

2. 辨证依据

（1）有饮食不节史。

（2）经行小腹灼热疼痛，经色红有血块，非经时小腹痛，性交疼痛，经行发热。

（3）口干咽痛，心烦失眠，小便黄，大便结，舌红，苔黄，脉弦数。

3. 治疗原则　清热凉血，化瘀调经。

方药：血府逐瘀汤（方见月经前后诸证）去当归、川芎。

月经量多或经期长者，去红花，加地榆、槐花、蒲黄；经行头痛者，加葛根、天麻、蔓荆子；经行发热者，加水牛角、知母、制大黄；卵巢内膜异位囊肿者，加海藻、夏枯草；经痛甚者，加延胡索、三七；咽痛口干者，加玄参、天花粉、麦冬；大便干结者，加制大黄、火麻仁。

（四）寒凝血瘀证

过食生冷寒凉之品，寒积于内；或素体阳虚，阳虚生内寒；或经产之时，不慎为寒邪内侵，血为寒凝成瘀，寒瘀互结，伤损胞脉胞络，遂成内异症。

1. 临床证候　经前、经时小腹冷痛，得热则痛减，经行不畅，色暗红有血块，非经时小腹冷痛不适，性交疼痛，不孕，白带清稀，形寒肢冷，小便清长，大便溏薄，舌暗红有瘀点瘀斑，苔白，脉沉紧。

2. 辨证依据

（1）有饮食不节史或经产受寒史。

（2）经前、经时小腹冷痛，得热则痛减，经色暗红有血块，白带清稀，不孕。

（3）形寒肢冷，小便清长，大便溏薄，舌暗红有瘀点瘀斑，苔白，脉沉紧。

3. 治疗原则　温阳化瘀，散结调经。

方药：少腹逐瘀汤（方见痛经）。

大便溏薄者，去当归，加白术、茯苓；白带多者，加海螵蛸、樗白皮、艾叶；卵巢子宫内膜异位囊肿者，加三棱、莪术、土鳖。

（五）气虚血瘀证

素体虚弱，或久病之后耗伤气分，气虚无力运血令血行不畅成瘀，瘀血损伤胞脉胞络，遂成内异症。

1. 临床证候　经期小腹疼痛，喜揉喜按，经色淡红，质稀薄，量多或经期长，面色㿠，唇色淡白，神疲气短，小腹下坠，舌淡红，苔薄白，脉细弱。

2. 辨证依据

（1）病程较长，或有慢性病史。

（2）经期小腹疼痛，喜揉喜按，经色淡红，质稀薄。

（3）面色㿠，唇色淡白，神倦气短，舌淡红，苔薄白，脉细弱。

3. 治疗原则　补气活血，化瘀调经。

方药：理冲汤（《医学衷中参西录》）。

黄芪　党参　白术　山药　天花粉　知母三棱　莪术　鸡内金

痛经明显者，加乌药、木香；经量多，或经期长者，加三七、海螵蛸、艾叶。

（六）肾虚血瘀证

素体肾虚，房劳、坠胎、小产或产难损伤肾气，或久病缠绵，伤及肾气，肾气虚弱，不能温运胞脉胞络气血，血滞成瘀，遂成内异症。

1. 临床证候　经期小腹疼痛，喜热喜按，经色暗红，质稀薄，量增多或经期长，不孕，面色暗，眼眶黑，头晕耳鸣，腰酸下坠，夜尿多，大便溏，舌淡红，苔薄白，脉沉细尺弱。

2. 辨证依据

（1）有难产、坠胎小产史或慢性病史。

（2）经期小腹疼痛，喜热喜按，经色暗红，质稀薄，不孕。

（3）面色暗，眼眶黑，头晕耳鸣，腰酸下坠，夜尿多，大便溏，舌淡红，苔薄白，脉沉细尺弱。

3. 治疗原则　补肾益气，化瘀调经。

方药：归肾丸（方见月经先期）合桂枝茯苓丸（方见妊娠腹痛）。

行经时痛经明显者，加小茴香、乌药、木香；月经量多或经期长者，去当归、赤芍，加续断、蒲黄、三七；腰酸下坠甚者，去丹皮，加黄芪、升麻；大便溏薄者，去熟地、当归、桃仁，加白术、补骨脂。

六、其他疗法

（一）中成药

（1）桂枝茯苓胶囊：每次3粒，每日3次，开水送服，3个月为1个疗程，经期停服。用于各种证型的内异症。

（2）血府逐瘀口服液：每次1瓶，每日2～3次，开水送服，3个月为1个疗程，经期停服。用于瘀热互结的内异症。

（3）散结镇痛胶囊：每次3粒，每日3次，开水送服，3个月为1个疗程，经期停服。用于各种证型的内异症。

（二）外治

三棱 15g，莪术 10g，蒲黄 15g，五灵脂 10g，延胡索 15g，血竭 10g，赤芍 15g，加水 1 000ml 浓煎成 100ml，保留灌肠，每日 1 次，3 个月 1 个疗程，经期暂停。用于各种证型的内异症。

（三）西药

1. 避孕药

（1）醋酸炔诺酮，每次 5mg，每日 1 次，连服 6 个月。

（2）醋酸甲羟孕酮避孕针，每次 150ml，肌注，每月 1 次，连续 6 个月。

2. 达那唑　每日 200mg，每日 2～3 次，月经第 1 日开始服，连续 22 日，连续 6 个月经周期。

3. 孕三烯酮　每次 2.5mg，每日 1 次，月经第 1 日开始服，连续 22 日，连续 6 个月经周期。

4. 促性腺激素释放激素激动剂

（1）亮丙瑞林，每日 3.75mg，每隔 28 日 1 次，皮下注射，共 3～6 次。

（2）戈舍瑞林，每日 3.6mg，每隔 28 日 1 次，皮下注射，共 3～6 次。

以上药物可出现一些副作用，如避孕药可发生阴道不规则滴血，乳房胀，体重增加；达那唑可发生肝酶素升高；促性腺激素释放激素可发生潮热、阴道干燥、性欲减退及骨质丢失等绝经症状。

（四）手术

卵巢子宫内膜异位囊肿切除术，适用于囊肿破裂或囊肿直径大于 5cm，特别是迫切希望生育者；盆腔异位内膜病灶清除或破坏手术，适用于药物治疗后症状不缓解，局部病变加剧或生育功能仍未恢复者。以上两种手术能保留生育功能，但复发率可达 40% 左右。

盆腔内病灶清除及子宫切除术，保留一侧卵巢或部分卵巢，适用于 45 岁以下且无生育要求的重症者，此术式术后复发率约 5%。

子宫、两侧附件切除及盆腔内病灶清除术，适用于 45 岁以上的重症者。术后不予雌激素补充治疗者，几乎不复发。

七、转归与预后

内异症虽然是一种进展性疾病和有远处转移的恶性行为，但大多数预后良好。也有发生恶变的病例报道，但未见恶变率的报道。内异症恶变多见于卵巢子宫内膜异位囊肿，其次是阴道、直肠膈内异症。

八、预防与调护

（1）防止经血倒流：经期不做盆腔检查，如有必要应避免重力挤压子宫。如有阴道横隔、无孔处女膜、宫颈闭锁、宫颈管粘连等引起经血潴留的情况，应及时手术治疗，以免经血逆流入腹腔。

（2）做好避孕措施：避免人工流产手术操作所引起的内异症。

（3）月经来潮前禁止做各种输卵管通畅试验，以免将宫内膜推入腹腔。

（4）避免进入宫腔的经腹手术将子宫内膜带到子宫、腹壁切口上及播种在腹腔而引起内异症。

九、文献资料

罗元恺通过长期的临床研究认为气滞血瘀是内异症的重要病机，采用益母草、土鳖虫、桃仁、蒲黄、五灵脂等中药制成罗氏内异方口服液。王俊玲运用此方治疗内异症24例，并与达那唑对照治疗16例，两组疗效比较，总有效率无显著性差异，两组治疗后盆腔疼痛症状均明显改善，包块缩小，但中药对月经不调和不孕的改善明显优于西药组。在症状和体征改善的同时，两组治疗后血清 CA125 和子宫内膜抗体（EMAB）水平较治疗前明显下降，两组治疗前全血黏度、血浆比黏度、血沉、还原黏度、红细胞聚集指数、血沉、方程 K 值 6 项指标均高于正常值，经治疗后中药组 6 项指标均有下降，血浆比黏度、血沉、还原黏度、红细胞聚集指数有所下降，而全血黏度反有所升高；可见达那唑在改善血液流变学指数方面不如罗氏内异方。动物实验结果提示此方有改善微循环、抗抑抗原抗体反应，调节机体免疫力功能的作用，其疗效与达那唑相当，但无达那唑的副作用。杨洪艳等通过大鼠实验性子宫内膜异位症模型，从子宫内膜的超微结构水平上探讨罗氏内异方治疗内异症的机制，并与西药丹那唑的实验结果对照，结果中西药组异位内膜的组织形态有不同程度的凋亡细胞形态改变，其中以罗氏内异方组的变化最显著，罗氏内异方可能通过调节体内生物活性物质，加速异位内膜的凋亡而取得疗效。

常暖用韩冰以化瘀软坚之莪术、三棱、鳖甲、穿山甲、血竭与化痰散结之皂角刺、海藻、薏苡仁等药物组方的妇痛宁胶囊，治疗内异症54例，总有效率90.7%，痛经有效率93.2%，卵巢囊肿、盆腔包块、盆腔结节缩小，有效率分别为84.8%、85.7%和91.2%，8例并发不孕者有 4 例妊娠，占50%。动物实验表明妇痛宁在一定程度上影响异位内膜上皮细胞的代谢活动和分泌功能，使异位内膜上皮细胞萎缩，而对在位内膜无明显影响。

（张　越）

第二节　子宫腺肌病

当子宫内膜腺体及间质侵入子宫肌层时，称子宫腺肌病。以往称内在性子宫内膜异位症，而将非子宫肌层的子宫内膜异位症称外在性子宫内膜异位症以示区别。

子宫腺肌病多发生于40岁以上经产妇，约15%患者同时合并子宫内膜异位症，约半数患者合并子宫肌瘤。子宫腺肌病又常合并子宫内膜增生过长。

中医学没有子宫腺肌病的相应病名，依据其临床表现，可属于痛经、月经过多、经期延长和癥瘕、不孕等范畴。

一、病机

中医学认为侵入子宫肌层的子宫内膜，在子宫外肌壁间所发生的出血，属"离经之血"，亦即瘀血，瘀蓄子宫，气血运行失调则产生痛经、经血妄行诸证，癥瘕、不孕也由此而生。

异位种植在子宫肌层的子宫内膜，受卵巢激素的作用发生周期性增生和出血，在子宫肌壁间形成弥漫性分布的微囊腔；又刺激出血周围的子宫肌纤维增生，形成了弥漫型的子宫肌层病灶；少数异位子宫内膜在肌层中呈局限性生长，形成结节或团块，称子宫腺肌瘤，是局限型的子宫肌层病灶。弥漫型和局限型的子宫腺肌病的病理发展的结果，使子宫体积增大变硬，并产生一系列临床症状。

西医学认为多次妊娠和分娩对子宫壁的创伤和慢性子宫内膜炎可能是导致子宫腺肌病的原因之一，此外还与子宫肌层受高水平雌激素刺激有关。

二、诊断

（一）病史

有盆腔炎史、宫腔内手术史，或多胎妊娠分娩史。

（二）临床表现

（1）继发性和渐进性痛经。

（2）月经量增多、经期延长。

（三）检查

1. 妇科检查　子宫均匀性增大或有局限性结节隆起，质硬而有压痛，经期尤为明显。

2. 辅助检查

（1）超声波检查：对弥漫型子宫腺肌病的诊断有帮助。

（2）CT 及 MRI 检查：临床意义与超声检查相同。

（3）腹腔镜检查：对盆腔子宫内膜异位症及子宫肌瘤的鉴别诊断有帮助。

三、鉴别诊断

1. 盆腔子宫内膜异位症　本病与内异症都有进行性痛经，但两者痛经发生的时间不同可资鉴别；本病的子宫增大有压痛与内异症的子宫大小正常、无压痛也有助鉴别诊断，超声波、腹腔镜检查可作为辅助鉴别诊断手段。

2. 子宫肌瘤　结节型子宫腺肌病与子宫肌瘤的子宫体积都增大，并且质硬或子宫有结节状突起。但子宫腺肌病的子宫体有压痛，尤其是在经期；而子宫肌瘤大多数情况下是没有压痛的。超声波或腹腔镜检查有助鉴别诊断。

四、辨证分析

子宫腺肌病以瘀为主要病机，其证候以血瘀证为基础，结合患者的体质、感受病邪的不同而有气滞血瘀、寒凝血瘀、瘀热互结、气虚血或肾虚血瘀等证候，治疗以活血化瘀为基本原则，再佐以理气、温阳、清热、益气和补肾等。具体用药可参考盆腔子宫内膜异位症。经药物治疗效果不佳、长期剧烈痛经的患者，可做子宫切除术。

五、转归与预后

子宫腺肌病有恶变的报道，但未有大样本的临床研究报告，并且以绝经后的子宫腺肌病发生恶变的报道为多。

（张　越）

第三节　闭经的中西医结合治疗

一、西医部分

闭经是妇产科临床的一种常见症状，可以由多种原因引起，临床可分为原发闭经和继发闭经。原发闭经指女性年满 16 岁尚无月经来潮者或年满 14 岁而无第二性征发育者，约占5%；月经来潮后继之又停经 6 个月以上或停经 3 个周期者称为继发性闭经，约占 95%。一般妇女初潮年龄在 11～18 岁之间，平均年龄 13 岁，但与气候、环境、种族、经济与生活条件的影响有关。生理性闭经如妊娠期、哺乳期、青春期前、绝经后不属于本症。

（一）病因

1. 下丘脑性闭经　是最常见的闭经。主要原因包括神经精神因素、神经性厌食、大运动量、营养不良、全身慢性消耗性疾病、药物性（抗精神病药物、避孕药等）等。

2. 垂体性闭经　常见于垂体微腺瘤，产后大出血引起的垂体缺血缺氧坏死的席汉综合征。

3. 卵巢性闭经　单纯性性腺发育不良、特纳综合征、睾丸女性化、卵巢抵抗等是原发性卵巢性闭经的常见病因，而卵巢功能早衰是继发性闭经的常见原因。

4. 子宫性闭经　子宫内膜受到创伤后发生的粘连是最常见的病因，先天性子宫发育不全、始基子宫、子宫内膜结核、子宫内膜炎也可引起闭经。

5. 其他　甲状腺、肾上腺等内分泌器官功能异常也会引起闭经的发生。

（二）辅助检查

1. 激素检查　检测血中 FSH、LH、E_2、P 和 PRL 水平，了解卵巢以及垂体功能。

2. B 超检查　了解有无卵巢肿瘤、子宫卵巢发育情况、有无卵泡发育等。

3. 染色体检查　了解有无染色体异常，尤其是性染色体异常。

4. 输卵管碘油造影　了解子宫腔情况，有无宫腔粘连。

5. 腹腔镜、宫腔镜检查　了解腹腔内有无性腺、性腺发育情况、有无卵巢肿瘤等，有无宫腔内病变。

6. 肾上腺、甲状腺功能检查　测定 TSH、T_3、T_4、血皮质醇等。

7. CT、磁共振检查　对疑有垂体微腺瘤者，应行检查。

8. 孕激素试验　肌肉注射黄体酮或口服甲羟孕酮后，如有撤退性出血，表明体内有一定的雌激素水平，为孕激素试验阳性；否则为阴性。

9. 雌激素试验　对孕激素试验阴性者，服用雌激素 22 天，后 10 天加服孕激素，如有撤退性出血，为雌激素试验阳性；否则，为雌激素试验阴性，闭经原因系子宫性。

10. 垂体兴奋试验　对疑有垂体和下丘脑病变者，给予 LHRH，15～30 分钟后 LH 增高2～4 倍，即为有反应性，表明病变位于下丘脑；否则，为无反应性，病变位于垂体。

（三）诊断

1. 病史　应了解患者的月经状况，包括初潮年龄、月经周期、经期和经量等，智力发育状况；闭经前的生活状况，发病前可否有学习紧张、环境变迁、精神刺激、手术、疾病等诱因，闭经前有无月经周期、经期、经量的改变，有无溢乳、多毛、肥胖、头痛、视力改变及围绝经症状，接受过何种检查、何种治疗。对已婚妇女应了解其结婚年龄、避孕方法、有无口服避孕药史，有无流产、刮宫、产后大出血、哺乳史，有无感染史及不孕史。既往是否患过腮腺炎、结核、脑炎、脑膜炎，有无头部创伤、生殖器手术、减肥史及胃肠道疾病史。对原发闭经者，应了解其母在孕期的状况，包括患病和服药情况、有无有害物质接触史、放射性接触史等。

2. 体格检查　应注意全身发育、营养状况、智力发育、身高体重、第二性征发育，有无肥胖、多毛、溢乳等。外阴发育有无畸形、阴道、子宫、卵巢有无异常。

结合症状和体征，通过孕激素试验、雌激素试验、卵巢功能检查、血激素测定、垂体兴奋试验、甲状腺及肾上腺功能等检查，可明确诊断。闭经的诊断步骤如下：

（四）治疗

1. 一般治疗　避免精神紧张和过度劳累，加强营养，对服用避孕药后闭经和短期闭经者，可先观察 3～6 个月。

2. 对症治疗　宫腔粘连者可扩张宫腔，分离粘连，放置宫内节育器防粘连，使用雌孕激素调节宫内膜生长；对卵巢肿瘤或垂体肿瘤进行相应的手术治疗。

3. 内分泌治疗　可用雌孕激素替代治疗，常用己烯雌酚每日 0.5mg，连服 20 天，后 7 天加用甲羟孕酮，每日 8～10mg，停药后出现撤药性出血，连用 3～6 个周期。对有生育要求的患者，要给予促排卵治疗，如氯米芬、绝经期促性腺激素（HMG）、促性腺激素释放激素（GnRH）等。对高泌乳素血症患者，予溴隐亭治疗。

二、中医部分

闭经称为"女子不月"，"月事不来"。中医学通过天然药物内服、外用，并配合针灸、推拿、药膳等综合措施治疗闭经，对于改善全身症状，恢复自主性月经，调整卵巢功能和防止卵巢早衰等具有一定优势，并有疗效稳定、无不良反应等优点。

（一）病因病机

脏腑、气血、经络的正常生理活动是月经得以产生的生理基础，而肾气、天癸、冲任、胞宫几者之间的相互协调是产生月经和维持月经的周期性和规律性的主要环节，其中又以肾在月经产生与调节过程中发挥主导作用。以上任何一个环节发生功能性失调或器质性病变，严重者均可引起闭经。中医学对闭经的病因研究，概括起来，不外乎虚、实两类。

1. 虚证闭经　常因失血、劳损、脾虚、肾虚而致，因先天肾气不足，天癸迟至或不至，冲任不盛；或肝肾亏损，精血不足，胞失濡养；或脾胃虚弱，生化乏源，气血虚少；或久病失血，血海不满，冲任空虚，凡此皆无血可下，属于虚证。

2. 实证闭经　常因风冷、气郁、血滞、痰阻而致，因情志不畅，肝气郁结，气滞血瘀；或痰湿脂膜壅阻胞宫，冲任不通，胞脉阻隔，血不下行，此属实证。

此外，临床还有因各种慢性消耗性疾病如痨瘵、消渴病、虫积等使营阴暗耗，虚火灼伤阴精，精亏血少，冲任不充，血海干涸；或因妇产科手术不当，直接损伤冲任与胞宫而致闭经者。

总之，闭经的病因虽然复杂，但以虚、实为纲进行归类则可执简驭繁。其发病机理可概括为：虚证为精血不足，血海空虚，无血可下；实证为邪气阻隔，胞脉不通，血不下行。

（二）辨证施治

由于闭经是整体机能失调在妇科的病变反映，是多种病因导致的一个共同症状。因此，治疗闭经首先要解除心理负担，加强身体锻炼，合理安排饮食起居，消除机体其他慢性疾病，提高健康水平，然后针对病因进行治疗。

中医学治疗闭经按"血枯"、"血隔"为纲分为虚、实两大类分别辨证论治，属虚而血枯者治宜补虚通经，属实而血隔者治宜泻实通经，因他病（如癥瘕、虫证等）而致经闭者当先治他病，病愈则经自通。

现代中医妇科治疗闭经在继承传统理论和经验的同时，多结合现代医学的病因分类，再按中医学理论原则辨证求因，审因论治。由于闭经的病因复杂，病变涉及范围较广，病程较长，证型繁多，虚实兼夹，故在确定治疗方案时，既要抓住主要病机，又常需兼顾调养脏腑、气血和冲任。无论何证，均当分清标本缓急、虚实主次，做到补中有通，泻中有养，切忌急功近利而滥用猛攻峻伐之药或以通经见血为快。

1. 内治

（1）肾气不足证：年逾18周岁月经尚未初潮或初潮较晚而月经不调，周期时先时后或又闭经不行，体质素弱，腰膝酸软，第二性征发育不良；舌质偏淡，苔薄白，脉弱。

治疗原则：补肾运脾，理气调冲。

处方：通脉大生丸（《中医妇科治疗学》）。

菟丝子60g，杜仲30g，续断30g，桑寄生30g，紫河车30g，艾叶24g，茯苓24g，山药24g，制首乌24g，当归24g，砂仁15g，鹿角霜15g，台乌15g，肉苁蓉15g，枸杞子15g，荔枝核15g，车前仁6g。共研细末，混匀，炼蜜为丸，每丸重3g，每日早晚各服1丸，温开水送下。

偏肾阳虚而见形寒肢冷者，去车前子、鹿角霜，加巴戟天15g，鹿角片12g；胞宫虚寒，婚后久不受孕者加紫石英30g；倦怠乏力，少气懒言者加党参30g，或人参10g，黄芪30g。

（2）肝肾亏虚证：大病久病或产后、流产后月经停闭不行，头晕耳鸣，心悸怔忡，腰腿酸软，或潮热心烦，或形寒肢冷，面色无华，肌肤不润，阴中干涩；舌淡黯，苔薄白，脉沉细。

治疗原则：补肾填精，益肝养血。

处方：加减苁蓉菟丝丸（《中医妇科治疗学》）加紫河车、山萸肉、制首乌。

肉苁蓉30g，菟丝子30g，枸杞子30g，覆盆子30g，熟地黄30g，桑寄生30g，制首乌30g，当归15g，焦艾叶15g，山萸肉15g，紫河车10g。共研为细末，混匀，炼蜜为丸，如梧桐子大。每服6g，早晚各服1次，温开水送下。如改作汤剂，宜酌情减量。

证见失眠健忘者加石菖蒲10g，酸枣仁15g；面红潮热汗出者加女贞子30g，北五味子10g；五心烦热者加龟板15g，鳖甲15g，白薇18g；头晕耳鸣者加潼蒺藜15g，五味子10g；腰膝软弱无力者加杜仲30g，续断30g；形寒肢冷者加巴戟天15g，仙灵脾15g；毛发脱落，性欲淡漠者加鹿角片10g，黄精15g，紫河车用量加至15g。

（3）气血虚弱证：久病大病之后，或饮食劳倦损伤心脾，月经逐渐延后，量少色淡质薄，终至经闭不行，头晕眼花，失眠心悸，气短神疲，面色萎黄，形体瘦弱，毛发不泽；舌质淡，苔薄白，脉虚细。

治疗原则：益气养血，调补冲任。

处方：人参养营汤（《和剂局方》）。

人参 10g，陈皮 10g，黄芪 30g，熟地 12g，当归 12g，白芍 12g，白术 15g，茯苓 15g，炙远志 6g，五味子 6g，炙甘草 6g，桂心 3g（后下）。

头晕眼花者加潼蒺藜 15g，女贞子 15g；心悸怔忡者加酸枣仁 12g，柏子仁 12g；失眠梦多者加夜交藤 15g，石菖蒲 10g；继发于产后大出血者加紫河车 10g，鹿角片 10g，制首乌 20g。

（4）阴虚血燥证：月经量明显减少，渐至闭经；面红潮热，五心烦热，或骨蒸劳热，或咳嗽咯血，口干舌燥，形体消瘦，睡中盗汗；舌红少苔，脉细数。

治疗原则：养阴清热，补养冲任。

处方：河车大造丸（《医方集解》）加女贞子、制首乌、砂仁。

紫河车（研粉冲服）10g，人参 10g，干地黄 15g，女贞子 15g，制首乌 15g，龟板（打碎先煎）15g，黄柏 12g，天冬 12g，麦冬 12g，杜仲 12g，怀牛膝 12g，砂仁（后下）6g。以上为汤剂用量。

骨蒸劳热者加鳖甲 15g，银柴胡 12g；咳嗽咯血者加川贝母（研粉冲服）10g，炙百部 15g，白及 15g；口渴喜饮者加石斛 12g，玉竹 12g，百合 12g；睡中汗出者加生牡蛎 30g，牡丹皮 12g，地骨皮 12g。若为结核性子宫内膜炎所致闭经，当以抗结核治疗为主，再配合以上方药内服减轻症状。

（5）气滞血瘀证：月经由稀发量少渐至闭经，或突然经闭不行；少腹胀痛拒按，胸胁胀满，精神抑郁，心烦易怒；舌边紫黯或有瘀点，脉沉弦涩。

治疗原则：理气行滞，活血通经。

处方：血府逐瘀汤（《医林改错》）。

当归 12g，生地 12g，桃仁 12g，牛膝 12g，柴胡 12g，红花 10g，川芎 10g，枳壳 10g，桔梗 10g，赤芍 15g，甘草 6g。

胸胁及乳房胀痛者加青皮 10g，香附 10g，郁金 10g；少腹疼痛明显者加炒川楝子 10g，延胡索 10g；气郁化热，口干胁痛，带下色黄者加牡丹皮 12g，黄柏 12g；小腹冷痛，四肢不温者去生地、桔梗，加艾叶 10g，小茴 10g，台乌药 12g。

（6）痰湿阻滞证：月经由量少稀发而渐至闭经，形体肥胖，胸脘满闷，呕恶痰多，神疲体倦，或面足水肿，带下量多色白；舌质淡，苔白腻，脉弦滑。

治疗原则：燥湿化痰，活血调经。

处方：加味二陈汤（《沈氏尊生书》）合桂枝茯苓丸（《金匮要略》）。

法半夏 15g，茯苓 15g，当归 15g，赤芍 15g，川芎 10g，陈皮 10g，桂枝 10g，牡丹皮 10g，桃仁 12g，甘草 6g。以上为汤剂用量。

体形肥胖超重多者加生山楂 15g，海藻 15g，昆布 15g，草决明 12g，另需节制饮食；胸闷痰多者加全瓜蒌 10g，炙远志 6g；面足水肿者加白术 12g，泽泻 12g，猪苓 12g；带下量多色白者加白芷 10g，白果 10g，薏苡仁 30g；苔白厚腻者加苍术 10g，草蔻 10g；舌边瘀点紫黯者加茺蔚子 12g，川牛膝 12g，土鳖虫 10g。

2. 成药验方

（1）女金丹：每次 5g，每日 2～3 次，连服 2 月；或每月服 2 周，连服 3 月。

（2）乌鸡白凤丸：每次 6g，每日 2~3 次。

（3）紫河车胶囊：每次 3 粒，每日 2 次。

（4）益气维血颗粒：每次 10g，每日 3 次。

（5）普瑞八珍颗粒：每次 10g，每日 3 次。

3. 外治

（1）药物治疗

1）敷脐法

A. 香白芷 40g，小茴香 40g，红花 40g，当归 50g，益母草 60g，细辛 30g，肉桂 30g，延胡索 30g。

用法：上药共煎 2 次，取汁浓缩成稠状，混入适量体积分数为 95% 的乙醇浸泡的乳香没药液，烘干后研细末加樟脑备用。每次取 9g，用黄酒数滴拌成糯糊状，外敷脐中神阙穴或关元穴，用护伤膏固定。药干则调换 1 次。

功效主治：温经散寒，活血化瘀。适用于闭经，病经，产后腹痛，恶露不下，人流术后腹痛之寒凝血瘀证。

B. 蜣螂 1 只（焙干），威灵仙 10g（烤干）。

用法：2 药共研细末，填神阙穴，外用膏药或胶布贴盖，约 1 小时后去药。每日 1~2 次，连用 7~10 次为 1 个疗程。

功效主治：活血化瘀通经。适用于血瘀型闭经。

C. 麝香、龙骨、虎骨、蛇骨、木香、雄黄、朱砂、乳香、没药、丁香、胡椒、青盐、夜明砂、五灵脂、小茴香、两头尖各等份。

用法：麝香另研备用，余药共研细末，瓷罐贮藏，切勿泄气。用时麝香先放脐心，再用面粉做一圆圈套在脐周，然后装满适量药粉，外盖槐树皮或生姜片，用艾灸之，每岁 1 壮，间日 1 次，3 次为 1 个疗程。

功效主治：活血理气，化瘀通经。适用于实证闭经。

2）热熨法

A. 茺蔚子 300g，晚蚕沙 300g，大曲酒 100ml。

用法：先将前 2 药各 150g 放入砂锅中炒热，旋即以大曲酒 50ml 撒入拌炒片刻，将炒热的药末装入白布袋中，扎紧袋口热熨脐腹部。至袋中药冷，再取另一半药同法炒热再熨脐腹。连熨 2 次后，覆被静卧半天。每天 1 次，连用 3 天为 1 个疗程。

功效主治：活血通经。适用于实证闭经伴腰腹胀痛，头晕，周身乏力等症。

B. 绿矾 15g。

用法：将绿矾炒热，盛入布袋中，趁热熨敷脐腹部。

功效主治：破瘀消积。适用于实证闭经。

C. 益母草 30g，当归 30g，红花 30g，赤芍 30g，路路通 30g，五灵脂 15g，青皮 15g，炮甲珠 15g。

用法：上药共研粗末混匀，布包扎紧蒸热熨小腹部。每日 1 次，每次热熨 30 分钟，7 次为 1 个疗程。

3）敷贴法

A. 仙鹤草根 30g，香附子 6g。

用法：上药捣烂调饼，敷贴脐下小腹部。

功效主治：理气活血，化瘀通经。适用于气滞血瘀闭经。

B. 柴胡 12g，白术 10g，白芍 10g，当归 12g，茯苓 10g，薄荷 3g，三棱 6g，牛膝 20g。

用法：将上药研细末，调拌凡士林，然后外敷贴关元穴。

功效主治：同上。

加减法：虚证加香附 12g，陈皮 10g，牛膝 12g；实证加半夏 12g，红花 6g，桃仁 12g。

（2）针灸治疗

1）毫针疗法

A. 虚证闭经

取穴：取肝俞、脾俞、肾俞、膈俞、关元、足三里、三阴交。

配穴：腰膝酸痛加命门、腰眼、阴谷；潮热盗汗加膏肓俞、然谷；纳呆腹泻加天枢、阳陵泉、中脘；心悸怔忡加内关。

操作：针刺行补法，酌情用灸法。

B. 实证闭经

取穴：取中极、地机、三阴交、合谷、太冲、丰隆。

配穴：小腹胀满加气海、四满；胸脘闷胀加期门、支沟；小腹冷痛加灸关元、中极；白带量多加次髎。

操作：针刺行泻法，酌用灸法。

2）皮肤针疗法

部位：取腰骶部、脊柱两侧。

配穴：神疲乏力者加刺足三里、大椎；失眠、心悸、盗汗者加刺四神聪、风池、大椎及神庭。

操作：重点叩打带脉区、腹部、期门、三阴交、关元及有阳性物反应处。叩打顺序应由上而下，从外到里，中度刺激，头颈部可用轻度刺激。每日 1 次，连续治疗 10 天为 1 个疗程：

3）皮内针疗法

取穴：血海、足三里。

操作：先将穴位局部及针具消毒，然后将环柄型皮内针刺入穴位，沿皮刺入 0.5～1.0 寸深，针柄贴在皮肤上，用胶布固定，埋针 2～3 天，秋冬季节埋针时间可适当延长。7 次为 1 个疗程，疗程间隔 7 天。

注意：皮内针埋藏处应保持干燥、清洁，切勿沾水。

4）温针疗法

取穴：关元、肾俞、三阴交、曲骨、足三里。

操作：将毫针刺入穴位，得气后，取约 2cm 长艾卷 1 节套在针柄上，艾卷距皮肤 2～3cm。将艾卷下端点燃，待其燃尽，再留针 10 分钟左右，随后将针拔出。每日 1 次，10 次为 1 个疗程。

注意：此法适用于气滞血瘀及痰湿阻滞型闭经，虚证闭经偏寒者也可应用本法。

5）电针疗法

取穴：①关元配三阴交；②归来配足三里；③中极配血海。

操作：每次选穴1~2对，用毫针刺入。接通电针仪，以疏密波或断续波中度刺激。每次治15~20分钟，每日1次，10次为1个疗程，间隔5~7天进行下一个疗程。

6）子午流注针法

取穴：复溜、大都；阳辅、行间。

操作：对虚证闭经，应于午时补大都，戌时补复溜；对实证闭经则应于子时泻阳辅，丑时泻行间。间日1次，10次为1个疗程。

7）穴位注射疗法

处方：质量浓度为50g/L（5%）的当归注射液或100g/L（10%）的红花注射液。

取穴：肾俞、气海、三阴交、足三里、关元、中都。

操作：取以上注射液任一种，选穴2~3个，每穴注入1ml药液。每日1次，5次为1个疗程。间隔5~7天进行下一个疗程。适用于实证闭经。

8）耳针疗法

取穴：子宫、内分泌、卵巢、皮质下、肝、肾、脾、胃、三焦、脑点。

操作：每次选穴3~4个，毫针中等强度刺激，留针20~30分钟，间歇捻针2~3次。每日1次，两耳交替施治，10次为1个疗程。间隔5~6天开始下1个疗程。如月经来潮，还应继续治疗1~2个疗程，以巩固疗效。也可采用耳穴埋针或压丸法。

9）灸疗法

取穴：中极、关元、三阴交、肾俞、归来、气海、血海。

配穴：虚证闭经配肝俞、脾俞、膈俞、足三里。实证闭经配太冲、合谷、丰隆、内关、阴陵泉。

操作：

A. 艾条悬灸：取穴5~6个，每穴灸15~30分钟。

B. 隔药艾炷灸：于关元穴上放置胡椒饼加丁香粉、肉桂粉，然后以艾炷点燃灸之，每次灸6壮，每日1次，7次为1个疗程。中极穴用毫针刺入，得针感后出针，再以姜片隔艾炷灸3~5壮。余穴可直接用0.2cm厚鲜姜片用针穿刺数个小孔，置所选穴位上。再置黄豆粒大小艾炷于姜片上点燃。每次选3~4穴，每穴灸4~5壮，以施灸处皮肤红晕、温润为度。每日1次，10次为1个疗程，疗程间隔5天。

C. 灯火灸法：实证闭经用明灯爆灸法，每穴灸1壮，每次选穴4~5个；虚证闭经用明灯灼灸法，每穴灸1~2壮。均每天施灸1次，连续10~15次为1个疗程。施灸后应保持局部清洁，如发生小泡，可用甲紫药水涂搽。

D. 烟草灸法：取带脉区、腰骶部、关元、曲骨、足三里、血海。用香烟代替艾卷施灸。每穴灸7~10分钟，隔日1次，10次为1个疗程。此法主要用于实证闭经。

4. 其他疗法

（1）推拿疗法

1）常规按摩法

A. 小腹部操作：取关元、气海穴。用摩法、按法、揉法。

B. 下肢部操作：取血海、三阴交、足三里穴。用按法、揉法。

C. 腰背部操作：取肝俞、脾俞、肾俞穴。用一指禅推法、按法、揉法、滚法。

辨证加减：

（1）虚证闭经：横擦前胸中府、云门及左侧背部脾胃区，腰部肾俞、命门，以透热为度；直擦背部督脉，斜擦小腹两侧，以透热为度。

（2）实证闭经：肝气郁结证按揉章门、期门各半分钟，按、掐太冲、行间，以患者觉酸胀为度；斜擦两胁，以微热为度。寒凝血瘀证直擦背部督脉，横擦骶部，以小腹透热为度；按揉八髎，以局部温热为度。痰湿阻滞按揉八髎穴，以酸胀为度；横擦左侧背部及腰骶部，以透热为度。

2）耳穴按摩术

取穴：肝、肾、心、脾、内生殖器、内分泌、皮质下、神门。

操作：以直压或对压法强刺激 3~5 分钟，每日 3 次。

（2）药膳疗法

1）肝肾亏虚证

A. 鳖 1 只，瘦猪肉 100g（或白鸽 1 只）。共煮汤，调味服食。每日 1 次，每月连服数天。

B. 新鲜胎盘 1 个，洗净，瓦上焙干，研末，黄酒调服。每次 15g，每日服 2 次，每月服胎盘 1 个。

C. 常春果 200g，枸杞子 200g，好酒 1 500ml。将上药捣破，盛于瓶中，注酒浸泡 7 天后即可饮用。每次空腹饮 1~2 杯，每日 3 次。

2）气血虚弱证

A. 当归 30g，黄芪 30g，生姜 65g，羊肉 250g。将羊肉洗净切块，生姜切丝，当归和黄芪用纱布包好，共放瓦锅内加水适量炖至羊肉烂熟，去药渣，调味服食。每天 1 次，每月连服 5~7 天。

B. 墨鱼 1 条（重 200~300g），桃仁 6g。将墨鱼洗净切块，同桃仁共煮汤服食。每日或隔日 1 次，每月连服 5~6 次。

C. 鸡血藤 30g，白砂糖 20g，鸡蛋 2 枚。把鸡血藤、鸡蛋 2 味同煮至蛋熟，去渣及蛋壳，放入白糖，待白糖溶化即成。顿服，每日 1 次，连服数日。

3）气滞血瘀证

A. 鸡蛋 2 个，川芎 9g，红糖适量。加水同煮，鸡蛋熟后去壳再煮片刻去药渣，加红糖调味，吃蛋喝汤。每天 1 剂，每月服 5~7 剂。

B. 益母草 50~100g，橙子 30g，红糖 50g。水煎服。每日 1 剂，每月连服 5~7 剂。

C. 山楂 60g，鸡内金 9g，红花 9g，红糖 30g。水煎服。每日 1 剂，分 2 次服。每月连服 7 剂。

D. 红花 9g，黑豆 90g，红糖 60g。水煎服，每日 1 剂，分 2 次服，每月连服 7 剂。

4）痰湿阻滞证

A. 云苓 50g，红花 6g，红糖 100g。前 2 味水煎取汁，冲化红糖温服。每天 1 剂。每月连服 5~7 剂。

B. 鲤鱼头（或乌鱼）数个，陈酒适量。将鱼头洗净晒干，火上烧炭存性，研成细末，用陈酒送服。每次 15g，日服 3 次。

C. 薏苡仁 60g，炒扁豆 15g，山楂 15g，红糖适量。上药同煮粥食。每天 1 剂，每月连服 7~8 剂。

（三）预防与调摄

加强身体锻炼，增加营养，增强体质。积极治疗原发疾病及全身性慢性疾病。保持心情舒畅，保证充足的休息和睡眠。坚定信心，主动配合医生，坚持正规治疗。

（张　越）

第四节　痛经的中西医结合治疗

一、西医部分

凡在经期或在行经前后发生下腹部疼痛或伴腰骶部疼痛，严重者出现呕吐、面色苍白、手足厥冷等症状，影响生活及工作者称为痛经；常伴有头痛、乏力、头晕、恶心、呕吐、腹泻腹胀、腰骶痛等症状；是年轻女性的常见病症，分为原发性痛经和继发性痛经。前者指月经期腹痛但无盆腔器质性病变者，常见于初潮后 6~12 月；后者指生殖器有明显病变者，常常在月经初潮 2 年后出现，如子宫内膜异位症、盆腔炎、肿瘤等。痛经的发病年龄 16~18 岁达顶峰，30~35 岁以后逐渐下降，性生活的开始和分娩可降低痛经的发病率。此处主要介绍原发性痛经。

（一）病因

1. 子宫颈管狭窄　主要发生在月经来潮之前，可能经血外流受阻是痛经的原因。
2. 子宫发育不良　血管供应异常，导致组织缺血而发生疼痛。
3. 子宫位置异常　极度前屈或后屈时，子宫峡部成角，阻碍经血流出面发生痛经。
4. 精神神经因素　各种原因导致的精神紧张。
5. 内分泌因素　腹痛可能与黄体期孕酮升高有关。

（二）临床表现

原发性痛经常发生在年轻女性，30 岁后发生率开始下降，常在月经来潮前后出现，持续 48~72 小时，疼痛呈痉挛性，剧烈，有时需卧床休息。疼痛集中在下腹部，有时伴腰痛、恶心、呕吐、腹泻、头痛等，严重者还有面色苍白、四肢发冷甚至虚脱。

（三）诊断

原发痛经者首先要排除盆腔病变的存在，根据病史、详细的查体，尤其是妇科检查，可初步了解盆腔内有无粘连、肿块、结节或增厚。可做 B 超、腹腔镜、输卵管碘油造影、宫腔镜等检查，以排除子宫内膜异位症、子宫肌瘤、盆腔粘连、感染等疾病。

（四）治疗

1. 一般治疗　主要是对症，以止痛、镇静、解痉为主。可热敷下腹部，避免精神紧张，注意经期卫生。
2. 口服避孕药　妈富隆每日 1 次，可抑制子宫内膜生长，抑制排卵，缓解痛经。
3. 其他　前列腺素拮抗物，前列腺素合成酶抑制剂。

· 441 ·

二、中医部分

本病在中医学中也称为痛经，又称之为"月水来腹痛"、"经来腹痛"、"经行腹痛"等。根据痛经的原因不同，可将痛经分为原发性和继发性两种。

（一）病因病机

本病总由七情过激，肝郁气滞，或六淫中寒、热、湿邪搏结于血，或肝肾亏损，精血不足，或脾肾亏虚，冲任不盛所致，但其发病又与经期及行经前后冲任气血变化急骤的特殊生理以及体质因素有密切关系。归纳痛经的发病机理，则可分为虚和实两个方面。

1. 实证痛经　如气滞血瘀，寒湿凝滞，湿热壅阻等，均为邪气阻滞气机，使冲任血气运行受阻，经血泻而不畅，"不通而痛"。

2. 虚证痛经　如气血不足，肝肾亏损，脾肾两虚等，皆属脏气本虚，血海空乏，经血外泄以后血海更虚，使胞宫、胞脉失于濡养或温煦，"不荣而痛"。

（二）辨证施治

治疗痛经，首先应辨别证候属性，要根据疼痛发生的时间、性质、部位、程度，结合月经的期、量、色、质，素体情况以及全身兼证、舌脉征象等综合分析。治疗应分阶段进行，周期性调治，经期疼痛发作时应以调血止痛治标为主，平时疼痛缓解后仍应辨证求因治本。总以冲任气血调畅，胞宫、胞脉得到温养，疼痛彻底消失为目的。

1. 内治

（1）气滞血瘀证：经前或正值经期小腹胀痛拒按，伴胸胁、乳房胀痛，月经行而不畅，经色紫黯夹有血块，血块排出疼痛缓解；舌质紫黯有瘀斑或瘀点，脉弦或涩。

治疗原则：理气化瘀，调经止痛。

处方：膈下逐瘀汤（《医林改错》）。

桃仁 10g，红花 10g，川芎 10g，牡丹皮 10g，枳壳 10g，香附 10g，延胡索 10g，五灵脂（包煎）10g，当归 15g，赤芍 15g，乌药 12g，甘草 6g。

疼痛剧烈者加炙乳香 6g，炙没药 6g，或另以三七粉冲服，每次 3g；胸胁乳房胀痛明显者，加青皮 10g，郁金 10g；经行不畅，量少夹块者，加生蒲黄（包煎）15g，川牛膝 12g；月经量多者，加益母草 15g，炒蒲黄（包煎）15g，仙鹤草 15g；宫内膜呈片状排出不畅者，加血竭末 10g，土鳖虫 10g，川牛膝 12g；痛甚呕吐者加法半夏 12g，生姜计每次 1 小匙冲入药中同服。

（2）寒湿凝滞证：经前或行经期间，小腹坠胀冷痛，喜温熨拒揉按。月经量少，色紫黯或夹小血块，伴面色青白，四肢不温；舌黯淡，苔白润，脉沉紧。

治疗原则：温散寒湿，活血止痛。

处方：少腹逐瘀汤（《医林改错》）加苍术、藿香。

当归 15g，赤芍 15g，小茴香 10g，干姜 10g，延胡索 10g，川芎 10g，五灵脂（包煎）10g，生蒲黄（包煎）12g，没药（炙）6g，肉桂（后下）5g，苍术 12g，藿香 12g。

小腹坠胀冷痛甚者，加艾叶 10g，橘核 10g，乌药 10g；痛甚呕吐、四肢厥冷者，加法半夏 12g，生姜汁 1 匙冲服；肢体困重者加石菖蒲 10g，厚朴 10g；经行不畅血块多者，加牛膝 10g，泽兰 10g；大便溏薄者加草豆蔻（后下）8g，薏苡仁 30g。

（3）湿热蕴结证：平时小腹闷胀不适，经前及经期腹痛加剧，不喜揉按，得热反剧，月经量多或经期延长，经色深红质黏稠，平时带下黄稠或有臭气，或伴外阴及阴中灼热瘙痒，肢体倦怠，小便黄少；舌质红，苔黄腻，脉滑数或弦数。

治疗原则：清热除湿，活血止痛。

处方：清热调血汤（《古今医鉴》）去黄连，加红藤、败酱草、车前仁。

桃仁10g，红花10g，生地10g，牡丹皮10g，香附10g，莪术10g，川芎10g，延胡索10g，当归10g，赤芍15g，车前仁（包煎）15g，红藤30g，败酱草30g。

月经量多者去当归、莪术，加炒地榆20g，炒贯众20g；经血夹块者加益母草15g，蒲黄（包煎）15g；带下量多黄稠秽臭者，加椿根皮15g，黄柏15g，薏苡仁30g；舌苔黄腻，尿黄灼热者加茵陈15g，栀子10g，滑石30g。

（4）阳虚寒凝证：正值经期或经净前后小腹冷痛而喜揉按，得热痛减，月经延后量少，色淡质稀，形寒肢冷，腰膝酸冷，纳差腹胀，大便溏薄，或小便清长，夜尿频多；舌淡红，苔薄白，脉沉细迟。

治疗原则：温经散寒，暖宫止痛。

处方：艾附暖宫丸（《沈氏尊生书》）。

艾叶10g，香附10g，干生地10g，白芍10g，川芎10g，当归15g，黄芪15g，续断15g，肉桂（后下）6g，吴茱萸6g。

小腹冷痛喜热熨者加乌药10g，小茴香10g；腰脊冷痛者加制附片（先煎1小时）15g，巴戟天15g，枸杞15g；纳差便溏者加广木香10g，砂仁（后下）6g，补骨脂12g；月经稀薄量少者加菟丝子15g，枸杞子15g，鹿角片10g；夜尿频多者加益智仁10g，覆盆子10g。

（5）气血两虚证：正值经期或经净前后小腹绵绵作痛，或有空坠感，喜揉按，月经色淡质稀薄，头晕心悸，面色萎黄，神疲气短；舌淡红，苔薄白，脉细弱。

治疗原则：益气补血，调经止痛。

处方：归脾汤（《校注妇人良方》）加香附、鸡血藤。

人参10g，炒枣仁10g，广木香10g，生姜10g，大枣10g，炒黄芪30g，鸡血藤30g，炒白术12g，茯神12g，当归12g，桂圆肉12g，炒香附12g，炙远志6g，炙甘草6g。

小腹空坠，气短乏力者加柴胡10g，炙升麻10g；月经先期量多者加仙鹤草20g，炒艾叶12g；月经后期量少者加制首乌20g，鹿角胶（烊化冲服）12g；纳差腹胀者加砂仁（后下）8g，陈皮12g。

（6）肝肾不足证：经期或经净以后小腹绵绵而痛，腰膝酸软，头晕耳鸣，月经先后无定，量少色淡质稀，或有面红潮热，口干咽燥；舌质偏淡，苔少，脉细弱。

治疗原则：补益肝肾，调经止痛。

处方：调肝汤（《傅青主女科》）加制首乌、桑寄生、香附。

当归15g，白芍15g，山药15g，桑寄生15g，山萸肉12g，巴戟天12g，阿胶（烊化冲服）12g，制首乌20g，香附10g，甘草6g。

腰脊酸软而痛者加续断15g，杜仲15g，菟丝子15g；头晕耳鸣者加五味子10g，枸杞子15g，女贞子15g；面红潮热者加白薇15g，地骨皮12g；口干咽燥者加石斛12g，玉竹12g，麦冬12g；经量少者加菟丝子15g，桑葚子15g，黄精15g；大便秘结者加肉苁蓉15g，怀牛膝15g，胡麻仁15g。

2. 成药验方

（1）田七痛经胶囊：每次 3 粒，每日 3 次。

（2）沱牌妇康宁片：每次 3 粒，每日 3 次。

（3）痛经口服液：每次 10ml，每日 3 次。

（4）延胡索止痛片：每次 3 片，每日 3 次。

3. 外治

（1）药物治疗

1）热熨法

A. 食盐（研细）300g，生姜（切碎）120g，葱头 1 根（洗净）。

用法：上药用干净白布包裹，葱头改成葱白亦可，炒热熨腹部痛处阿是穴。

功效主治：温经散寒止痛。适用于虚寒性痛经。

B. 香附 12g，延胡索 10g，桂枝 8g，官桂 8g，木香 6g，鸡血藤 20g。

用法：上药共捣烂，炒热，布包裹，外敷小腹丹田穴，然后配合按揉或温灸。气滞血瘀证加桃仁 12g，赤芍 10g，加敷关元、命门穴；寒湿凝滞证加小茴香 12g，蒲黄 6g，加敷八髎穴、肚脐。

功效主治：温经散寒，行气止痛。适用于痛经气滞血瘀，寒湿凝滞证。

C. 老陈醋 9g，香附 30g（研末），青盐 500g。

用法：先将青盐炒爆，加入香附末拌炒半分钟，再将老陈醋均匀地洒入盐锅，随洒随炒，半分钟后起锅装入 10cm×18cm 的布袋中，趁热熨脐下。

功效主治：行气止痛。适用于气滞血瘀型痛经。

2）点滴法：肉桂 30g，公丁香 30g，樟脑（可用冰片代替）30g。

用法：上药共研细，以白酒 500ml 浸泡 1 月后去渣，置瓶中密闭备用。用时用滴管点滴舌面 5~10 滴，先含后咽。

功效主治：温经散寒，行气止痛。适用于寒湿凝滞型痛经。

3）发泡法：斑蝥 20g，白芥子 20g。

用法：上两药研极细末，用质量浓度为 500g/L（50%）的二甲基亚砜调成软膏状，贮瓶备用，用时取麦粒大小一团置于 2cm×2cm 的胶布中心，贴于中极或关元穴（两穴交替使用）。每于经前 5 天贴第一次，经潮腹痛时贴第二次。两个月经周期为 1 个疗程。

功效主治：适用于各型痛经。

注意事项：一般贴 3 小时揭去药膏，当时或稍后即出现水泡，避免擦破水泡，若不慎擦破，可用甲紫涂搽。注意局部清洁，一般不会感染，愈后不留瘢痕。

4）敷贴法

A. 丁香、肉桂、延胡索、木香各等份。

用法：上药共研末，过 100 目筛，和匀，贮瓶备用。于经前或疼痛发作时，取药末 2g 置胶布上，外贴关元穴。若疼痛不止，加贴双侧三阴交。隔日换药（夏季每日换药）1 次。每月贴 6 次为 1 个疗程。

功效主治：温经散寒，行气活血止痛。适用于寒湿凝滞和气滞血瘀型痛经。

B. 七厘散、香桂活血膏。

用法：于月经来潮时用七厘散少许撒于香桂活血膏上，外贴关元穴。每天换药 1 次。

功效主治：活血止痛。适用于实证痛经。

5）熨脐法：石菖蒲 30g，香白芷 30g，公丁香 10g，食盐 500g。

用法：前 3 味药研成细末，将食盐炒至极热，再将药末倒入炒片刻，起锅装入白布袋内，扎紧袋口。嘱患者仰卧床上，用药袋趁热熨脐部及小腹部疼痛处。待药袋不烫时，将其敷脐上，覆被静卧。若 1 次未愈，可再炒热后熨敷 1 次。

功效主治：温经散寒止痛。适用于寒湿凝滞型痛经。

6）熏脐法：白芷 6g，五灵脂 6g，青盐 6g。

用法：共研细末，将脐部用湿布擦净后放药末 3g 于脐上，上盖生姜 1 片，用艾炷点燃灸之，以患者自觉脐内有温暖感为度。每 2 天 1 次，腹痛时用，疼痛解除停用。

功效主治：活血化瘀，散寒行气止痛。适用于实证痛经。

7）敷脐法

A. 当归 50g，吴茱萸 50g，乳香 50g，没药 50g，肉桂 50g，细辛 50g，樟脑（研末）3g。

用法：先将当归、吴茱萸、肉桂、细辛共水煎 2 次，滤液浓缩成稠状，混入溶于适量体积分数为 95% 的乙醇的乳香、没药药液中，烘干后研细末加樟脑备用。于经前 3 天取药粉 3g，用黄酒数滴拌成糯糊状，外敷脐中，用护伤膏固定，药干则调换 1 次，经行 3 天后取下。每月 1 次，连续使用，治愈或仅有微痛为止。

功效主治：温经散寒止痛。适用于寒凝血瘀型痛经。

B. 五灵脂、蒲黄、香附、丹参、台乌药各等量。

用法：共研细末，混匀，瓶贮封好备用。用时取药末适量，以热酒调成厚膏状，摊于数层纱布上贴敷患者脐孔，外以胶布固定。每天换药 1 次，病愈停药。

功效主治：理气活血，止痛。适用于气滞血瘀型痛经。

8）塞耳法：用体积分数为 75% 的乙醇 50ml，或大蒜捣汁适量。

用法：用消毒棉球蘸药液塞耳孔中，5～30 分钟见效。

功效主治：活血行气止痛。适用于气滞血瘀型痛经。

9）坐药法：吴茱萸 9g，当归 9g，干姜 3g。

用法：上药共研极细末，用软绸布缝 1 个 6cm 左右长的绢袋，将药末装入袋中，一头留一根长线，经高压蒸汽消毒后纳入患者的阴道内，长线留在外面，24 小时取出。于经前使用 1～2 次，经期停用。

功效主治：温经散寒止痛。适用于寒凝血瘀型痛经。

（2）针灸治疗

1）毫针疗法

A. 气滞血瘀证

取穴：取气海、血海、三阴交、太冲、曲泉。

配穴：小腹痛而拒按加天枢、地机；胸闷加内关；胁痛加阳陵泉、光明。

操作：针刺用泻法，宜反复运针以加强针感，每天针 1～2 次，留针 20～30 分钟，或在腹痛缓解后出针，亦可加灸。

B. 寒湿凝滞证

取穴：取中极、水道、三阴交、地机。痛连腰骶加命门、肾俞。

配穴：痛剧加次髎、归来。

操作：针刺用平补平泻法，并用灸法。

C. 湿热蕴结证

取穴：取中极、次髎、阴陵泉、血海。

操作：针刺用泻法，不可灸。

D. 气血两虚证

取穴：取关元、气海、足三里、三阴交、脾俞。

操作：针刺行补法，并用灸法。

E. 肝肾不足证

取穴：取肝俞、肾俞、足三里、关元、照海。

配穴：头晕耳鸣加悬钟、太溪；腹痛加大赫、气海穴。

操作：针刺行补法，并用灸法。

2）皮肤针疗法

A. 虚证痛经

取穴：取肾俞、脾俞、关元、气海、中脘、照海、隐白、大敦、命门、夹脊（胸 11 ~ 骶 4）。

操作：痛时强刺激，缓解时中度刺激。每日 1 次。

B. 实证痛经

取穴：取三阴交、气海、合谷、居髎、腰眼、肝俞、地机、曲骨、八髎、夹脊（胸 11 ~ 骶 4）。

操作：同上。

3）电针疗法

取穴：关元、合谷、三阴交、气海、足三里、太冲。

操作：每次取穴 1 ~ 2 对，于经潮前 2 ~ 3 天开始治疗至不痛为止。选用 G6805 治疗仪，用疏密波，频率 30 次/min。针刺得气后通电约 30 分钟，每日 1 次。疼痛正剧者可选用连续波，输出频率 160 次/min，中等刺激。

4）温针疗法

取穴：关元、肾俞、三阴交、曲骨、足三里。

操作：用毫针刺入所选穴位，得气后取约 2cm 长艾卷 1 节，套在针柄上，艾卷距皮肤 2 ~ 3cm，从艾卷下端点燃，待其燃尽，再留针 10 分钟左右，每日 1 次，10 次为 1 个疗程，疗程间隔 5 ~ 7 天。此法尤其适用于寒凝血滞型痛经。

5）激光针疗法

取穴：关元、中极、足三里、三阴交、命门。

操作：用小功率氦 - 氖激光照射以上各穴。每穴照射 5 分钟。于经前 1 周开始，每日 1 次，10 次为 1 个疗程。

6）埋线疗法

取穴：三阴交、中极、关元。

操作：以 1cm 长消毒羊肠线埋植于三阴交或中极透关元。于经前或经后埋植，每个月经周期埋线 1 次，第 2 次可续用上次有效穴位，也可另选其他穴位。

7）中药注射法

处方：质量浓度为50g/L（5%）的当归注射液。

取穴：三阴交、内关。

用法：每次用该注射液2支，分别注射于双侧三阴交、内关穴。隔日1次，一般治疗3次后见效。以后3月，每月行经前10天内用此法治之，至痊愈。

8）艾灸疗法

取穴：关元、曲骨、三阴交、气海、中极、外陵。

操作：

A. 艾条温和灸：每次选穴3个，每穴施灸10～20分钟，每日1次。于经潮前3天起连续治疗5～6天为1个疗程。

B. 艾炷隔姜灸：每次选穴2～4个，每穴隔姜片灸5～10壮，艾炷如枣核或蚕豆大，每天1次。于经前疼痛明显时开始，连续治疗5～6次。

功效主治：艾灸疗法有温养冲任，补益气血的作用。适用于寒证与虚证痛经。

9）灯照疗法

设备：神灯治疗仪。

用法：照射患者腹痛部位，距离以患者能耐受热度为宜。每次照射30分钟，从痛经前1周开始，每次治疗10天，连用3个月经周期为1个疗程。

功效主治：温经养血止痛。适用于虚寒型痛经。

4. 其他疗法

（1）推拿疗法

1）常规按摩法

A. 腹部操作：取气海、关元。常用一指禅推法、摩法、揉法。

患者取仰卧位，医者坐于右侧，用摩法按顺时针方向在小腹部治疗，时间约6分钟。然后用一指禅推法或揉法在气海、关元治疗，每穴约2分钟。

B. 腰背部操作：取肾俞、八髎穴。常用一指禅推法、滚法、按法、擦法。

患者俯卧位，医者站于右侧，用滚法在腰部脊柱两旁及骶部治疗，时间约4分钟。然后用一指禅推法或按法施于肾俞、八髎穴，以酸胀为度，在骶部八髎穴用擦法施术，以透热为度。

2）实证痛经的特殊治疗方法：腰1或腰4（大部分在腰4）有棘突偏歪及轻度压痛者，对偏歪棘突用旋转复位或斜扳的方法予以纠正，直擦背部督脉及横擦腰骶部八髎穴，以透热为度。

在月经来潮前1周治疗2次，连续3个月，治疗6次为1个疗程。

3）药物加穴位按摩法

取穴：气海、关元。

药物：麝香风湿油。

操作：在2穴上各加麝香风湿油2～3滴，然后按摩3～5分钟，患者自觉小腹发热且内传，腹痛即止。此法通经活血，镇痛，适用于各型痛经。

（2）药膳疗法

1）生姜25g，花椒9g，红枣10个，红糖30g。月经来潮前煎水服，每日1剂，每剂煎

2 次分服，连服 3 ~ 5 天。适用于痛经寒凝血瘀证。

2）桂皮 6g，山楂肉 9g，红糖 50g。经潮前水煎温服，每天 1 次，连服 2 ~ 3 天。

3）益母草 30 ~ 60g，延胡索 20g，鸡蛋 2 个。加水同煮，鸡蛋熟后取出再煮片刻，去药渣，吃蛋饮汤。每天 1 剂，水煎 2 次分服，于经前连服 5 ~ 7 天。适用于痛经气滞血瘀证。

4）红花 100g，体积分数为 60%（60 度）的白酒 400ml，红糖适量。将红花放入细口瓶内，再加白酒浸泡 1 周，对入凉开水 10ml 和红糖少许调服。于经前连服 5 ~ 7 天，每天 2 次，每次 10ml。适用于痛经寒凝血瘀证。

5）肉苁蓉、大米、羊肉各适量。选用肉苁蓉嫩者，刮去鳞，用酒洗，煮熟后切薄片，与大米、羊肉同煮粥，调味服食，可常服。适用于妇女寒性痛经，不孕。

6）艾叶 10g，生姜 15g，鸡蛋 2 枚。以上 3 味同煮至蛋熟，每日 1 剂，连服 7 天。适用于经后寒瘀腹痛。

7）玉簪花 12g，红糖 45g，鸡蛋 3 枚。将玉簪花与鸡蛋同煮至蛋熟，去壳及药渣，入红糖搅匀即成，每日 1 剂，在行经前连服 3 ~ 5 剂。适用于气血瘀阻之痛经，月经不调。

（三）预防与调摄

经前、经期不宜淋雨、涉水，避免感冒，不宜参加游泳、剧烈运动和重体力劳动。经前、经期不宜进食寒凉生冷或辛辣香燥之品。经期注意保暖和多休息。

（张　越）

第五节　更年期综合征的中西医结合治疗

一、西医部分

更年期是妇女由生育功能旺盛走向衰退的过渡时期，卵巢分泌雌激素的功能减退直至消失，引起内分泌失调和自主神经功能紊乱的一系列症状，称为更年期综合征。一般发生在 41 ~ 65 岁之间，持续时间长短不一。年轻妇女切除双侧卵巢后、放疗或药物影响卵巢功能后，也可出现更年期综合征。由于自主神经功能紊乱，影响下丘脑 – 垂体 – 卵巢轴功能改变，出现潮热多汗、头晕、烦躁易怒、心悸失眠、水肿等，伴月经紊乱、生育能力和性活动能力下降。

（一）病因

卵巢功能衰退是引起一系列代谢变化和临床症状的主要因素，卵泡发育不全，黄体功能衰退；无排卵或无黄体形成。内分泌的变化主要为垂体促性腺激素（FSH）分泌增加，持续 5 ~ 10 年，然后开始下降，维持在低水平。绝经后雌激素水平降低，孕激素明显减少，催乳素、雄烯二酮均降低。

（二）临床表现

1. 月经紊乱　表现为月经周期、经期和经量异常，周期往往缩短，经期延长，而经量多少不一；或停经数月后阴道大量出血；或忽然停经，不再来潮。

2. 血管舒缩症状　表现为潮热、盗汗、心悸或"假性心绞痛"，影响睡眠。

3. 神经精神症状　出现头昏、头痛、失眠、耳鸣、压迫感、记忆力减退、判断力不准，甚至感觉异常、抑郁等。

4. 骨关节症状 骨质疏松症是更年期最常见的症状之一，常伴有肌肉及关节疼痛。

5. 其他 如尿频、尿痛、尿失禁、萎缩性膀胱炎；食欲下降、便秘、腹泻或腹痛。

（三）辅助检查

1. 妇科检查 外阴萎缩，阴道变短，黏膜皱襞消失，弹性差，黏膜色浅，常伴有出血点，子宫颈、子宫变小，卵巢不能扪及。

2. 其他检查 细胞学、血激素了解雌激素水平；骨密度检查了解有无骨质疏松；乳腺超声检查或 X 线检查了解乳腺情况。

（四）诊断

中老年妇女出现潮热盗汗、心悸、情绪不稳定等症状，伴有月经紊乱或停经，血中 FSH 增高而雌激素水平低下，在排除其他可能引起上述症状的疾病如精神创伤、过度劳累、高血压、甲状腺功能亢进、心绞痛后，可以诊断该病。

不足 40 岁的患者应询问家族史、卵巢手术或放化疗史。对于阴道不规则出血的患者，要行诊刮和内膜病检，排除子宫内膜息肉和子宫内膜癌。

（五）治疗

1. 有关知识的宣传 对患者进行更年期保健知识的宣传，解除恐惧心理和思想负担，适当地参加体力劳动和文娱活动，可使相当一部分患者无需药物治疗而平安度过更年期。

2. 药物控制 对症状较重的患者需药物控制，镇静药可选用地西泮、苯巴比妥、甲丙氨酯、奋乃静、多塞平（多虑平）等。调节自主神经功能可用谷维素、维生素 E 或复合维生素。

3. 激素替代疗法 常用的有雌孕激素联合周期治疗，每月用 21 天雌激素，最后 10 天加服孕激素，如倍美力 0.3 ~ 0.6mg/d，共 21 天，后 10 天加服甲羟孕酮 4mg，每日 2 次。对已行子宫附件切除术的患者，可用单一雌激素疗法。激素替代治疗必须严格掌握适应证和禁忌证，根据患者的具体情况决定用药方案，并坚持随访观察。

4. 局部用药 雌三醇栓、欧维婷等局部应用对老年性阴道炎、萎缩性阴道炎、性交困难者效果好。

二、中医部分

本病中医称之为"绝经前后诸症"，或"经断前后诸症"，古代医籍无此病名记载，但有关本病的病因病机、临床表现及治疗论述较多，分别见于"脏躁"、"百合病"、"年老血崩"等病症中。

（一）病因病机

1. 肾阴虚 经断前后，天癸渐竭，精亏血少，真阴不足，若素体阴虚，或多产房劳数伤于血，或忧愁思虑，营阴暗耗，或失血久病耗伤阴血，均可致肾阴亏虚。肾阴虚内热，阳失潜藏；肾水亏，不能上济心火，心肾不交；肾阴虚，水不涵木及阴虚血燥，肌肤失润等均可致本病发生。

2. 肾阳虚 经断前后，肾气渐衰，若素体阳虚，或早婚房劳多（流）产损伤肾气，或过用寒凉，均可重伤肾气，或致肾阳虚惫。肾气虚阳衰，脏腑经脉失于濡养，则可导致本病发生。

3. 肾阴阳两虚　经断前后，肾气渐衰，肾精渐亏，因肾为水火之宅，藏元阴而寓元阳，水火既济，阴阳调和，若阴阳平衡失常，或肾阴虚及阳或阳损及阴均可出现肾阴阳俱虚，致使本病发生。

4. 心肾不交　经断前后，肾精不足，不能上济心火，心火上炎，不能下交于肾，致心肾不交，致使本病发生。

5. 肾虚肝郁证　经断前后，肾阴虚精亏，水不涵木，加之平素性情急躁或抑郁，致肝失疏泄，气机不畅，气郁化火，或肝郁克伐脾土，则可导致本病发生。

（二）辨证施治

1. 内治

（1）肾阴虚证：经断前后，烘热汗出，头晕耳鸣，腰酸膝软，五心烦热，失眠多梦，口干咽燥；或月经紊乱，经量或多或少，经色鲜红，或皮肤干燥；瘙痒，或尿少色黄，大便干燥；舌红少苔，脉细数。

治疗原则：滋肾益阴，育阴潜阳。

处方：六味地黄丸（《小儿药证直诀》）加生龟板、生牡蛎、生龙骨、石决明。

熟地12g，山药12g，山茱萸12g，茯苓10g，牡丹皮12g，泽泻10g，龟板15g，生牡蛎20g，生龙骨20g，石决明15g。

若肝肾阴虚，精亏髓减血枯，兼见头晕健忘，腰背疼痛，骨节酸痛，齿摇发脱，治宜滋肾填精养血，方用左归丸（《景岳全书》）加减。

若阴虚肝郁兼见烦躁易怒或抑郁多虑，胸胁胀痛，治宜滋肾疏肝，方合逍遥散加减。

若阴虚血燥，皮肤瘙痒者选加荆芥12g，防风10g，蝉蜕6g，白蒺藜15g，制首乌20g，枸杞12g，白芍15g，当归10g等，养血润燥，疏风止痒。

若阴虚肝旺，肝阳上亢，症见头痛眩晕，耳鸣耳聋，面色红赤，舌红苔黄，脉弦有力，治宜育阴潜阳，镇肝息风，方用镇肝息风汤（《医学衷中参西录》）。

怀牛膝15g，生赭石15g，生龙骨20g，生牡蛎20g，生龟板15g，白芍15g，玄参15g，天冬15g，川楝子10g，生麦芽15g，茵陈10g，甘草5g。

若肾水不能上济心火，致心肾不交，兼见心悸怔忡，失眠多梦，心神不宁，甚至情志异常，治宜滋肾宁心安神，可兼服补心丹（《摄生秘剖》）。

生地12g，玄参15g，麦冬15g，天冬12g，党参15g，丹参15g，茯神12g，枣仁10g，远志8g，五味子15g，柏子仁12g，桔梗12g，当归10g，蜜丸，朱砂为衣。

（2）肾阳虚证：经断前后，头晕耳鸣，腰膝酸冷，形寒肢冷，或精神萎靡，面色晦暗；或月经紊乱，量时多时少，经色淡红，质稀薄；或带下清稀，小便频数或失禁，大便溏薄；舌质淡，苔薄白，脉沉细无力。

治疗原则：温肾扶阳。

处方：右归丸（《景岳全书》）。

熟地10g，山药15g，山茱萸10g，枸杞15g，杜仲12g，菟丝子15g，鹿角胶12g，当归12g，制附子10g，肉桂6g。

若肾阳虚不能温运脾土，致脾肾阳虚，兼见四肢倦怠，食少便溏，或面目肢体水肿，舌质淡胖，苔白，脉沉细缓，治宜温肾健脾，方用健固汤（《傅青主女科》）加补骨脂、仙灵脾、山药。

党参 20g，白术 12g，茯苓 12g，薏苡仁 24g，巴戟 15g，补骨脂 12g，仙灵脾 15g，山药 15g。

若腰背冷痛甚者，加川椒 6g，附子 10g，鹿角霜 15g，温通督脉；若月经量多，色淡质薄者，加补骨脂 12g，赤石脂 15g，温肾固冲止血。

（3）肾阴阳两虚证：经断前后，既见烘热汗出，头晕耳鸣，心烦失眠等肾阴虚证；又现畏寒肢冷，水肿便溏等肾阳虚之证；舌质淡红，苔白，脉沉细弱。

治疗原则：阴阳双补。

处方：二仙汤（《中医临床方剂手册》）。

仙茅 12g，仙灵脾 15g，当归 12g，巴戟 12g，黄柏 12g，知母 10g。

若腰背冷痛明显，加川椒 6g，鹿角胶 15g，续断 15g，杜仲 15g，温肾强腰；若纳少便溏，去当归，加山药 15g，白术 12g，茯苓 12g，健脾止泻。

（4）心肾不交证：绝经前后出现心悸怔忡，心烦不宁，失眠多梦，记忆力减退，腰膝酸软，健忘易惊，神志异常；舌红少苔，脉沉细或细数。

治疗原则：滋肾宁心，交通心肾。

处方：滋阴大补丸（《成方切用》）。

熟地 12g，山药 15g，枸杞 15g，杜仲 15g，肉苁蓉 15g，茯苓 15g，牛膝 12g，山萸肉 15g，巴戟天 12g，大枣 12g，石菖蒲 10g，小茴香 10g，炙远志 10g，五味子 10g。

心悸怔忡明显者，加丹参 15g，苦参 10g；失眠多梦，难以入睡者加柏子仁 10g，酸枣仁 10g；心烦不安，难以自制者，加黄连 6g，肉桂 3g；月经过多者，去牛膝，加续断 15g，煅龙骨 30g，煅牡蛎 30g。

（5）肾虚肝郁证：绝经前后出现面部潮红，烘热汗出，五心烦热，胸闷胁胀，烦躁易怒，情绪不稳，甚或无故悲伤；或纳差便溏；或月经紊乱，周期先后不定，经量或多或少；舌质红，苔薄白或薄黄，脉细弦或弦数。

治疗原则：滋肾益阴，疏肝清热。

处方：滋水清肝饮（《医宗己任篇》）。

熟地 12g，山药 15g，山萸肉 10g，牡丹皮 12g，白芍 15g，茯苓 12g，泽泻 10g，柴胡 12g，当归 10g，栀子 10g，大枣 10g。

潮热汗出，五心烦热甚者，加生龙骨 30g，生牡蛎 30g，白薇 15g，地骨皮 15g；胸闷胁胀，烦躁易怒者，加炒川楝子 12g，郁金 12g；纳差便溏者，去栀子、当归，加白术 10g，陈皮 10g，砂仁 6g；月经量多者，去当归、泽泻，加生地 15g，旱莲草 15g，炒地榆 15g，益母草 15g。

2. 成药验方

（1）更年女宝片：每日 3 次，每次 2~3 片。适用于阴虚肝旺，心血不足之证。

（2）琥珀安神丸：每次 1 丸，每日 2 次，口服。适用于心肾不交证。

（3）六味地黄胶囊：每次 2 粒，每日 3 次。适用于肾阴亏虚证。

3. 外治

（1）体针

主穴：肾俞、足三里、三阴交。

配穴：太冲、百会、膻中。

以补肝肾，强筋骨。腰痛甚配委中以止痛；心烦失眠，配内关、神门以镇静安神；外阴干涩瘙痒，配会阴以滋阴止痒；倦怠纳少，配脾俞、关元以健脾益气，平补平泻，留针20～30分钟。中间用小幅度捻转手法行针2次，每天针刺1次，连续6天，中间休息1天，4次为1个疗程。

（2）耳针：取内分泌、神门、交感、皮质下及心、肝、脾、肾。每次选3～4个穴位，隔日针刺1次，或耳穴埋王不留行籽，4次为1个疗程。

4. 其他疗法

（1）推拿疗法

1）胸腹部取穴：膻中、中脘、气海、关元、中极。

操作：患者仰卧位，医者坐其右侧，用右手一指禅推法分别施治于膻中、中脘、气海、关元、中极穴，每穴2～3分钟，接着用顺时针揉摩法施于胃脘部及下腹部，分别为5分钟。

2）腰背部取穴：厥阴俞、膈俞、肝俞、脾俞、肾俞、命门、背部督脉、背部膀胱经第一侧线。

操作：患者俯卧位，医者坐或立其体侧，用右手一指禅推法或拇指按揉法施于厥阴俞、膈俞、肝俞、脾俞、肾俞、命门穴，每穴2分钟。然后用小鱼际擦法擦背部督脉经和背部膀胱经第一侧线及肾俞、命门穴，以透热为度。

3）头面及颈肩部取穴：太阳、攒竹、四白、迎香、风池、肩井。

操作：患者坐位，医者随操作改变而变更体位，用拇指与食指对称拿风池及项部2分钟，五指拿顶（由前发际向后发际移动）5～10次，两拇指同时按揉太阳、攒竹、四白、迎香穴各半分钟，拇指按揉百会半分钟，拿肩井5～10次。

（2）药膳疗法

1）黑木耳30g，黑豆30g，焙干，共研末，每次服2～3g，每日1～2次。

2）枸杞百合粥：枸杞、百合各30～60g，大米适量，共煮粥食用。

3）核桃肉芡实莲子粥：核桃肉20g，芡实15g，莲子肉15g，大米适量。共煮粥食用。

4）山萸肉15g，糯米50g，红糖适量。以上3味同放入砂锅，加水适量，用文火熬粥，每晨空腹服下1剂，连服10天为1个疗程。

（三）预防与调摄

加强卫生宣传和保健措施，开展保健咨询门诊，使广大妇女了解更年期正常的生理过程，消除对更年期的顾虑及精神负担。定期检查，每半年至一年进行一次妇科检查及全身体格检查，包括防癌检查及必要的内分泌检查，积极防治更年期易患的身心疾病。注意劳逸结合，生活规律，防止过度疲劳和紧张，保持心情舒畅，随遇而安。适当参加体育锻炼，增强体质。维持适度的性生活，有利于心理和生理健康，以防止早衰。

（张　越）

第六节　异位妊娠的中西医结合治疗

一、西医部分

异位妊娠是指受精卵在子宫腔以外的部位着床。包括输卵管妊娠、卵巢妊娠、宫颈妊娠、腹腔妊娠和阔韧带妊娠。其中最常见的是输卵管妊娠。本节重点讨论输卵管妊娠。

（一）病因

造成输卵管妊娠的原因主要与输卵管本身病变有关。如输卵管炎症、输卵管手术、输卵管发育异常或功能失调。此外，与受精卵的游走以及可能与宫内节育器等有关。

（二）临床表现

与停经时间、受精卵着床部位以及有无流产或破裂等有关。

1. 症状　典型的输卵管妊娠通常有长短不一的停经、不同程度的腹痛和不规则阴道流血。

（1）停经：输卵管妊娠常常有6~8周的停经史。如受精卵着床于输卵管间质部，则停经时间较长。但也有部分患者无明显的停经史。

（2）腹痛：往往是患者就诊时的主诉。常表现为一侧下腹部隐痛、胀痛或撕裂样疼痛，可伴恶心、呕吐。部分患者可出现肛门坠胀感和肩胛部疼痛。

（3）阴道流血：一般量较少，可伴蜕膜碎片。

（4）其他：如输卵管妊娠破裂，腹腔内短时大量出血和腹痛，可导致患者昏厥甚至休克。如输卵管妊娠流产或破裂缓慢，可形成血肿与周围组织器官粘连形成包块，有时在腹部可扪及。

2. 体征

（1）贫血：多有贫血貌。贫血的程度与腹腔内出血量有关。

（2）腹部检查：可有压痛、反跳痛和（或）肌紧张，移动性浊音的阳性与否与内出血量有关。

（3）妇科检查：常常在阴道内发现咖啡色样分泌物或暗红色血液，子宫颈常有举痛和摇摆痛，子宫正常大小或稍大于正常、较软、可有漂浮感。在子宫的后方或一侧，可触及大小不一、边界不清的痛性包块。

（三）辅助检查

1. β-HCG测定　血β-HCG的特异性及敏感性极高，可明确妊娠，但不能判断是否一定是异位妊娠。

2. 超声检查　B型超声可明确宫内妊娠或异位妊娠。

3. 阴道后穹隆穿刺　阳性可明确腹腔内出血，但阴性并不能排除异位妊娠。

4. 腹腔镜检查　对明确异位妊娠具有极大价值。但对出现休克或疑有腹腔内大出血者，不适宜行腹腔镜检查。

（四）诊断

根据病史、临床表现和辅助检查，一般多可诊断。需注意的是异位妊娠临床表现千变万化，对生育年龄的妇女出现上述临床表现时，要时刻想到有发生异位妊娠的可能，应仔细全面的了解病史，做全面检查。临床需与急性阑尾炎、卵巢囊肿扭转、黄体破裂等鉴别。

（五）治疗

1. 手术治疗

（1）一侧输卵管切除术：适用于内出血伴休克的患者。在输血、输液、抗休克的同时，迅速打开腹腔，找到患侧输卵管，钳夹出血部位。如病情危重，可在局麻下就地打开腹腔，钳夹出血点。待患者血压上升后再进一步完成手术，并探查对侧输卵管。

（2）保守性手术：对有生育要求或对侧输卵管有病变或已被切除者，可行保守性手术，如切除病变段后端端吻合、输卵管切开取胚后再缝合等。

2. 非手术治疗　甲氨蝶呤全身用药（每日 0.4mg/kg，肌肉注射，连用 5 天）或在超声指引下直接将药物注入孕囊内。用药期间，应严密观察患者临床表现，监测血 β‒HCG。如血 β‒HCG 持续不降或升高、临床表现无好转，则应及时改变治疗方案。

二、中医部分

中医学古籍中无异位妊娠的名称，根据其临床表现，类属于"停经腹痛"、"少腹瘀血"、"宫外孕"及"癥瘕"的范畴。中医学对本病的认识，直到 20 世纪中叶以后，随着中西医结合的开展，才真正取得了突破。

（一）病因病机

异位妊娠的发病机理与患者素有少腹瘀滞，冲任不畅，或先天肾气不足，冲任失调有关。由于孕卵未能及时移行植入胞宫，而是在输卵管内着床发育，以致胀破胞脉胞络，阴血溢入少腹，从而发生血瘀‒血虚‒厥脱等一系列危急证候。

（二）辨证施治

异位妊娠的治疗原则总的是以手术治疗为主，其次是非手术治疗，包括中医药治疗和化学药物治疗。中医药治疗以活血化瘀，消癥杀胚为主，适用于未破损期病情较稳定，或已破损后包块型（陈旧性宫外孕），需要保留生育能力的年轻患者。对未破损期患者，最好能与杀胚西药联合应用，并在有输血、输液及急诊手术的条件和住院严密观察下用药治疗。

1. 内治

（1）未破损期：停经后或有早孕反应，或下腹一侧隐痛，双合诊可扪及一侧附件有软性包块，有压痛；尿妊娠试验阳性，脉弦滑。

治疗原则：活血化瘀，抗孕杀胚。

处方：宫外孕Ⅱ号方（山西医学院方）加蜈蚣、全蝎、紫草。

丹参 15g，赤芍 15g，桃仁 10g，三棱 6g，莪术 6g，紫草 10g，蜈蚣 1 条，全蝎 3g。

以上 8 味，前 6 味以水煎熬，后 2 味研粉，每日分 3 次用药水冲下。每日 1 剂，连服 7 剂为 1 个疗程。

用药后复查 β‒HCG 及 B 超。此法可与西药化疗同时进行，以提高杀胚效力。

（2）已破损期

1）休克型：停经短时间后突然一侧下腹剧痛，面色苍白，四肢厥冷，恶心呕吐，冷汗淋漓，血压下降或不稳定，或烦躁不安，脉微欲绝或细数无力。并有前述腹部及盆腔检查的典型体征。

治疗原则：益气固脱，活血祛瘀。

处方：生脉散（《内外伤辨惑论》）合宫外孕 I 号方（山西医学院方）。

人参 10g，麦冬 12g，五味子 8g，丹参 15g，赤芍 15g，桃仁 8g。

休克型患者，首先应立即输血、吸氧、补液，补足血容量，尽快纠正休克，同时配合中药积极抢救，并防止出现并发症。若四肢厥逆者，生脉散加制附片回阳救逆；冷汗淋漓者，加山萸肉敛汗涩精；出血尚未控制者，加三七粉化瘀止血。

2）不稳定型：停经短时间后突然一侧下腹剧痛，面色苍白，四肢厥冷，恶心呕吐，冷汗淋漓，血压下降或不稳定，或烦躁不安，脉微欲绝或细数无力。并有前述腹部及盆腔检查的典型体征。

治疗原则：活血祛瘀，益气养血。

处方：宫外孕 I 号方（见休克型）加党参、黄芪、当归。

丹参 15g，赤芍 15g，桃仁 10g，党参 20g，黄芪 20g，当归 10g。

用药期间，仍应严密观察病情变化，注意有无再次出血，做好抢救休克及手术准备。

3）包块型：腹腔血肿包块形成，腹痛已不明显，或有下腹坠胀及便意，阴道出血渐止，脉细涩。

治疗原则：破瘀消癥，软坚散结。

处方：宫外孕 II 号方（见未破损期）。

对于陈旧性宫外孕，为加快包块软化吸收，可选用消癥散结方（经验方）。

黄芪 30g，白术 12g，三棱 8g，莪术 8g，鸡内金 8g，炮甲珠 10g，丹参 15g，鸡血藤 30g，荔枝核 15g，天花粉 15g。

4）包块型兼腑实证：主要表现为腹胀便秘，胃脘不适，腹痛拒按，肠鸣音减弱或消失。

应分清寒热虚实兼夹多少而在包块型主方中适当加减，如属热邪腑实者，酌加大黄、芒硝、枳实、厚朴清热泻下，行气导滞；属寒热夹杂者，可于主方中酌加大黄、芒硝、肉桂；属寒邪腑实者，可酌用九种心痛丸（《金匮要略》）。

附片 9g，干姜 3g，人参 3g，吴茱萸 3g，狼牙草 3g，巴豆霜 3g。

2. 外治

（1）敷贴法

1）千年健 60g，追地风 60g，川椒 60g，续断 120g，赤芍 120g，归尾 120g，五加皮 120g，白芷 120g，桑寄生 120g，艾叶 500g，透骨草 250g，羌活 60g，独活 60g，血竭 60g，乳香 60g，没药 60g。

制法：上药共研极细末，每 250g 为 1 份，装入纱布袋中，封口备用。

用法：取纱布袋 1 个蒸 15 分钟，趁热外敷患处，每日 1～2 次，10 天为 1 个疗程。

功效主治：消癥散结。适用于陈旧性宫外孕包块表浅而界线清楚者。

2）麝香 0.06g，樟脑 6g，血竭 9g，自然铜 9g，松香 9g，银珠 9g。

制法：除麝香外，其他各药共为细末备用。

用法：将药面加热成糊状，根据包块大小，将药摊于布上加麝香，趁热贴于腹壁包块处，8 小时后可加热敷，3 天调换 1 次。腹壁有感染者禁用。

主治：陈旧性宫外孕。

（2）灌肠法

处方：蜈蚣2g，丹参15g，赤芍12g，怀牛膝10g，桃仁10g，当归10g，三棱10g，天花粉30g，天南星30g，紫草30g。

制法：水煎上药，浓缩成150ml，药温宜30～40℃。

用法：每次药量100～150ml，每日灌肠1次。在病情许可的条件下，如阴道流血不多，腹痛不甚明显时，可早晚各灌肠1次，灌肠后取膝胸卧式，抬高臀部，药液保留30分钟，使药液从肠道完全吸收。

经查尿妊娠试验阴性后，则上方去天花粉、蜈蚣、紫草，酌加化瘀理气散结之品，如乳香5g，没药5g，王不留行15g，昆布15g，海藻15g，延胡索10g，使包块吸收消散。

功效主治：活血化瘀，消癥杀胚，散结止痛。适用于治疗宫外孕。

（三）预防与调摄

育龄期妇女不准备生育期间，应切实采取避孕措施，避免多次人工流产。注意经期、产后以及妇科检查和治疗手术期间的清洁卫生，严格消毒和无菌操作。如患有生殖系统炎症或痛经等病时，应积极治疗原发疾病。

（张　越）

第七节　排卵障碍性不孕

排卵障碍是不孕症较常见的因素，多伴月经不调或闭经、崩漏，往往是生殖内分泌疾病的综合表现。

一、诊断

（一）无排卵

1. 病史　注意月经初潮年龄以及周期、经期和经量的情况，多数有月经稀发、周期紊乱、经量减少，甚或闭经、阴道不规则流血等病史。如属于继发性不孕，应注意有无产后出血、哺乳期过长等情况。如曾经避孕，要了解避孕方法，尤其是有无长期使用避孕药。如有子宫内膜异位症、子宫肌瘤等病史，要询问既往的治疗方法，如药物抑制排卵、介入治疗、手术治疗等都可能影响卵巢功能。

2. 临床表现　多数有月经的异常，包括月经后期、先期、先后无定期、月经过少、过多、闭经、崩漏等，也可以表现为月经基本正常但无排卵。

3. 检查

（1）基础体温：多数为单相型。滤泡黄素化未破裂综合征可表现为不典型双相。

（2）宫颈黏液：少或黏稠，不出现蛋清样的黏液，涂片未出现羊齿叶状结晶。

（3）生殖内分泌激素：月经周期2～5日测定早卵泡期基础值，如FSH升高表明卵巢储备能力下降；如FSH≥40IU/ml，伴E2低水平，表明卵巢功能衰退；如基础LH/FSH≥2，T升高，考虑为多囊卵巢综合征；PRL升高则属于高催乳素血症，应进一步检查是否垂体疾病。

（4）排卵监测：B超连续监测卵泡发育、成熟和排卵。优势卵泡直径应达到18mm以上，并有排卵的声像表现。如 LH 高峰后 2 日卵泡仍持续生长，而后逐渐缩小，应考虑为卵泡黄素化不破裂；如两侧卵巢均有超过 10 个直径在 10mm 以下的小卵泡，应考虑为多囊卵巢综合征。

（二）黄体不健

1. 病史　多数有月经频发、经期延长等病史，或有复发性流产史。

2. 临床表现　可有月经先期、月经过少或过多、经期延长，也可表现为月经后期，或周期、经期正常。

3. 检查

（1）基础体温：高温相持续时间 <12 日，或体温上升幅度 <0.3℃，或在高温相体温波动。黄体中期孕酮 <31.8mmol/L。

（2）激素测定：黄体中期血清 E_2、P 水平偏低。

（3）子宫内膜组织学检查：黄体中期子宫内膜呈分泌期腺体分泌不足，或较正常落后 2 日以上。

二、辨证分析

排卵障碍的病机主要是冲任损伤。多由肾虚、痰湿内阻、肝经郁火（或湿热）、肝气郁结（或肝郁肾虚）导致冲任损伤，胞宫功能失常，不能摄精成孕。治疗以调理冲任为大法，具体治法应根据辨证施以补肾益精，养血调经；或燥湿涤痰，活血调经；或清肝泄火，涤痰软坚；或疏肝解郁，养血调经；或补肾疏肝。通过调理冲任，调养胞宫以促排卵健黄体。

（一）肾虚证

肾为先天之本，元气之根，肾藏精主生殖；任主胞胎，任脉系于肾。禀赋不足，肾气亏损，或房事不节，久病伤肾，肾气暗耗，冲任虚衰，胞脉失养，不能摄精成孕；肾阳不足，命门火衰，冲任失于温煦，宫寒不孕；肾阴不足，精血亏损，胞失滋润，甚或阴虚火旺，血海蕴热，冲任失调而致不孕。

1. 临床证候　婚久不孕，月经初潮推迟，或经行紊乱或先后不定，量少色淡，或月经稀发，或闭经，腰脊酸痛，头晕目眩，神疲乏力，耳鸣，眼眶暗黑，舌淡红，苔薄白，脉细软。偏于阳虚则形寒肢冷，四肢欠温，少腹寒冷，或小便频，大便溏，舌淡胖，苔薄白，脉细软；偏于阴虚则兼咽干口燥，五心烦热，大便干结，舌红，苔薄或少苔，脉细数。基础体温呈单相，或虽双相但黄体不健，多见于子宫发育不良、排卵功能障碍的多囊卵巢综合征、卵巢发育不全、卵巢早衰、月经失调、月经稀发、闭经等病证。

2. 辨证依据

（1）先天肾气不足，冲任亏损病史。

（2）婚久不孕，月经失调，月经稀发，闭经，腰脊酸痛，头晕目眩，耳鸣乏力，眼眶暗黑。

（3）舌淡红，苔薄白，脉细软。

3. 治疗原则　补肾益精，养血调经。

方药：

（1）归肾丸（方见月经先期）合五子衍宗丸（《摄生众妙方》）。

菟丝子　覆盆子　五味子　枸杞子　车前子

偏于阳虚者，合右归丸（方见崩漏）；偏于阴虚者，合左归丸（方见崩漏）；子宫发育不良者，加紫河车、海马、龟甲等血肉有情之品，合当归、茺蔚子补肾活血以促排卵和助子宫发育。

（2）毓麟珠（《景岳全书》）去川椒，加仙灵脾。

人参　白术　茯苓　白芍　川芎　炙甘草　当归　熟地　菟丝子　杜仲　鹿角霜　川椒

（二）痰湿内阻证

寒湿外侵，困扰脾胃，劳倦内伤，或脾虚气弱，水湿内聚，蕴而化痰，或肾虚气化失司，痰湿内生，流注下焦，滞于冲任，壅阻胞宫，不能摄精成孕。

1. 临床证候　不孕，月经失调，稀发或稀少，甚则闭经，形体渐胖，肢体多毛，面色㿠白，胸闷纳减，喉中多痰，嗜睡乏力，头晕目眩，白带增多，大便不实，脉濡滑，舌淡略胖，苔白腻。多见于多囊卵巢综合征。

2. 辨证依据

（1）体胖痰多。

（2）不孕，月经稀发或稀少，甚则闭经，肢体多毛，嗜睡乏力。

（3）舌淡胖，苔白腻，脉濡滑。

3. 治疗原则　燥湿涤痰，活血调经。

方药：苍附导痰丸（方见闭经）加当归、川芎或黄芪、仙灵脾。

肾虚腰酸者，加熟地、山茱萸、川断、菟丝子、仙茅、巴戟天；多毛者，加玉竹、黄精、首乌；卵巢增大者，加皂角刺、浙贝母；嗜睡乏力者，加礞石、石菖蒲；形寒怕冷者，加熟附片、肉桂。

（三）肝经郁火（或湿热）证

素体肝火偏旺，或过食辛辣燥热助阳之品，或情志不遂，肝郁化火，火灼阴伤，冲任失调不能摄精成孕。

1. 临床证候　月经稀发或稀少，或闭经，或经行频发，经来难净，毛发浓密，面赤唇红，面部痤疮，性急易烦易怒，口干喜饮，大便干结，小便黄，舌尖边红，苔黄，脉弦数。

2. 辨证依据

（1）素体肝旺，或情志内伤史。

（2）月经稀发或稀少，或闭经，或经行频发。

（3）毛发浓密，面赤唇红，面部痤疮，性急易烦易怒，口干喜饮，大便干结，小便黄。

（4）舌尖边红，苔黄，脉弦数。

3. 治疗原则　清肝泻火，涤痰软坚。

方药：

（1）丹栀逍遥散（方见月经先期）选加浙贝母、皂角刺、夏枯草、郁金。

（2）龙胆泻肝汤（方见带下过多）。

（四）肝郁证

女子以血为本，肝主藏血，喜疏泄条达，冲脉隶属于肝，司血海，为机体调节气血的枢纽。肝血不足，冲任失养，或七情所伤，情志抑郁，暴怒伤肝，疏泄失常，气血不和，冲任不能相资而不孕。

1. 临床证候　婚久不孕，月经失调，先后不定，经量不多，或经行不畅，经前乳房胀痛，胸胁胀痛，或有溢乳，少腹胀痛，情志抑郁，多思善太息，舌暗红，苔薄白或微黄，脉弦。多见于经前期综合征、溢乳－闭经综合征、高催乳素血症、黄体不健等病证。

2. 辨证依据

（1）平素精神抑郁，或有情志创伤史。

（2）不孕，经前乳房胀痛，或胁肋少腹胀痛，月经不调，闭经，或溢乳。

（3）舌暗红，苔薄或薄微黄，脉弦。

3. 治疗原则　疏肝解郁，养血调经。

方药：开郁种玉汤（《傅青主女科》）加合欢皮、柴胡。

白芍　香附　当归　白术　丹皮　茯苓　天花粉

肝郁及肾，子病及母，发展为肝郁肾虚，可致开合失司，排卵功能障碍，尤多见黄体不健，治宜补肾疏肝调经，方选定经汤（《傅青主女科》）。

菟丝子　白芍　当归　熟地　山药　白茯苓炒芥穗　柴胡

三、其他疗法

（1）促排卵汤（《罗元恺论医集》）：菟丝子　巴戟天　仙灵脾　当归　党参　炙甘草枸杞子熟附子　熟地

罗元恺认为"检查如属无排卵者，多属以肾阳虚为主，而兼肾阴不足，治以温肾为主而兼滋阴，可于经净后服促排卵汤约12剂，以促进其排卵"。

（2）以调补肝肾为主的中药周期疗法，用于肝肾两虚之闭经。

第1阶段：滋补肝肾，养血调经方：菟丝子、党参、枸杞子、黄精、山茱萸、桑寄生、当归、白芍、川芎。从假设的月经第1日开始服，共7日。

第2阶段：补肾助阳方：上方加仙灵脾、锁阳、巴戟天、阳起石、肉苁蓉。月经第8日开始服，共7日。

第3阶段：补肾疏肝理气方：上方加柴胡、香附、郁金、佛手。月经第15日开始服，共7日。

第4阶段：通经活血方：当归、赤芍、川芎、丹参、鸡血藤、益母草、泽兰、牛膝。月经第22日开始服，共服7日。

（3）以"补肾－活血化瘀－补肾－活血调经"立法的中药周期疗法，用于肾虚夹瘀证。

1）肾阳衰惫，冲任虚损型

促卵泡汤：仙茅、仙灵脾、当归、山药、菟丝子、巴戟天、肉苁蓉、熟地。

促排卵汤：当归、丹参、茺蔚子、桃仁、红花、鸡血藤、续断、香附、桂枝。

促黄体汤：阿胶、龟板、当归、熟地、首乌、菟丝子、续断、山药。

活血调经汤：当归、熟地、丹参、赤芍、泽兰、川芎、香附、茺蔚子。

2）肾阴不足，冲任郁热型

促卵泡汤：女贞子、旱莲草、丹参、山药、菟丝子、熟地、肉苁蓉、首乌。

促排卵汤：丹参、赤芍、泽兰、熟地、枸杞子、桃仁、红花、薏苡仁、香附。

促黄体汤：丹参、赤芍、泽兰、熟地、枸杞子、熟地、首乌、肉苁蓉、菟丝子。

活血通经汤：丹参、赤芍、泽兰、熟地、茯苓、茺蔚子、当归、香附。

子宫发育不良者，加小剂量雌激素周期治疗。

用于排卵功能障碍、黄体功能不佳患者。

四、文献资料

（一）补肾药作用机制探讨

李超荆等通过对排卵障碍性不孕症的研究，认为排卵障碍离不开调整肾的阴阳，中医"肾主生殖"的理论与排卵机制之间有着内在的联系，并运用中西医结合的理论和观点，采用中药调整肾的阴阳、补肾化痰、清肝滋肾三法来诱发排卵，排卵率达80%。实验证实补肾中药能增强下丘脑－垂体－卵巢性腺轴的功能，巴戟天、菟丝子、肉苁蓉等补肾中药能增加垂体、卵巢、子宫的重量，提高垂体对下丘脑黄体生成激素释放激素（LH－RH）的反应，分泌更多的黄体生成激素（LH），又能提高卵巢 HCG/LH 受体功能，从而改善了内在的神经－内分泌调节功能。川断、菟丝子具有雌激素样活性，可使去卵巢的小鼠阴道上皮角化，子宫重量增加，证实补肾是诱发排卵的基础。桃仁、红花合用能明显增加大鼠卵巢－子宫静脉血中前列腺素（PGF2α）含量能诱发发育成熟的卵泡排卵，这是在中药补肾使卵泡成熟的基础上，再施以活血化瘀药物激发排卵的原理。符式硅的实验研究补肾阴药对去势鼠具有雌激素样反应，用壮肾阳药能使兔卵泡活跃，用补气养血、健脾益胃药能使黄体期基础体温上升，孕二醇升高，证实中药对卵泡发育和排卵调节是有作用的。华启夫等报道实验研究证实肾阳虚者生长卵泡数比对照组明显减少，用右归丸后的生长卵泡数与对照组无显著差异，说明肾阳虚可抑制生长卵泡发育，使用右归丸有促使初级卵泡生长发育的作用，故右归丸有促排卵作用，为治疗不孕症提供依据。

（二）针刺促排卵的作用机制研究

俞瑾等经临床研究针刺促排卵的作用，发现经过针刺后阴道脱落上皮细胞的伊红指数有双向变化，伊红指数中等水平者或虽低水平但经针刺后上升者排卵率较高，证明垂体－卵巢有一定功能者针刺后排卵效果好。动物实验也证明针刺家兔可诱发卵巢滤泡发育成熟，甚至排卵。针刺后皮肤温度上升者和血 β－内啡肽类物质高而针刺后可下降者并存者，排卵率显著增高，据此认为针刺作用可能是针刺穴位的刺激向中枢传递，通过对边缘系统脑内诸核团的影响，改变了一些不正常量的神经递质，内阿片肽类物质状态，并影响了下丘脑－垂体功能而使垂体前叶对促性腺激素的分泌趋于正常，也就调节了下丘脑－垂体－卵巢性腺轴功能而发生排卵。余运初通过实验发现针刺后血中黄体生成激素及孕酮（P）含量升高，针刺2～6小时后出现 LH 高峰，证实针刺可以激发排卵，其机制是通过下丘脑、垂体神经内分泌调节系统，引起 LH 高峰，导致排卵。

（三）中药成方对性腺轴的影响

李炳如、徐晋勋等对单味中药及中药成方的药理作用进行研究，发现单味菟丝子、肉苁蓉、巴戟天、仙茅、仙灵脾能使子宫、卵巢、垂体增重，使卵巢 HCG/LH 受体数目增加，提高垂体的兴奋性和反应性。党参、黄芪、当归、丹参、川芎、菟丝子、仙茅、仙灵脾、紫河车、蛇床子等单味中药含有较高的微量元素锌，有改善性腺功能的作用，应用含锌量较高的补肾药能提高 LH 与 P 的分泌，有健全黄体的功能，故对黄体不健、习惯性流产有防治作用。

促黄体汤（肉苁蓉、菟丝子、杜仲、山药、莲子、益智仁、紫石英）能诱发排卵后的家兔黄体对 HCG 的刺激反应迅速而强烈，使 P 分泌量增加，分泌高峰提前，使垂体前叶重量增加，实验证实本方能促进 LH 合成分泌增加，促进 P 分泌，提高和延长 P 分泌高峰。

（张　越）

第八节　输卵管性不孕

输卵管性不孕多因管腔粘连而导致机械性阻塞，或因盆腔粘连导致迂曲，或影响输卵管的蠕动功能和伞端的拾卵功能，使卵子无法与精子会合所致。输卵管因素引起的不孕症占女性不孕的 1/3。临床多见于慢性输卵管炎导致输卵管阻塞、输卵管结核、子宫内膜异位症或盆腔手术后输卵管粘连，以及输卵管发育不全等。

一、诊断

（一）病史

可有盆腔炎、结核病史，或有人工流产术、清宫术等宫腔操作史，或有痛经。

（二）临床表现

可有下腹疼痛，或腰骶疼痛，或肛门坠胀痛，在经行前后、劳累或性交后加重。或有带下异常、月经不调、痛经等。也有少数患者除不孕外，并无任何自觉症状。

（三）检查

1. 妇科检查　部分患者有子宫抬举痛、摇摆痛；子宫固定，或有压痛；附件可增粗、增厚，或有包块．并有压痛；或子宫直肠陷窝及宫骶韧带触及痛性结节。

2. 输卵管通畅试验　子宫输卵管造影或输卵管通液，或腹腔镜下输卵管通液检查，显示输卵管阻塞，或通而不畅，或迂曲、积液等。

二、辨证分析

输卵管阻塞的形成主要是瘀血阻滞，脉络闭阻不通，使两精不能相搏而致不孕。血瘀的形成，可因经期产后摄生不慎，感受寒邪，血遇寒凝而成瘀；或感受热邪，血受热灼而成瘀；或情志抑郁，肝气郁结，气滞血瘀；或先天禀赋不足，房劳多产伤肾气，气虚运血无力而成瘀；或因手术创伤，直接损伤胞宫、胞脉，使气血失和，聚而成瘀。由于病程较长，往往虚实夹杂。需根据月经、带下的情况，结合全身症状与舌脉辨证。

治疗大法以活血通络为主，可辅以外治，必要时配合手术治疗。

（一）气滞血瘀证

精神抑郁，肝郁气结，疏泄失常，胞络不通，血行不畅，冲任不能相资，以致不孕。

1. 临床证候　继发不孕，或婚久不孕，平时少腹胀痛或刺痛，月经先后不定期，经行不畅，经色紫暗夹血块，经前乳房胀痛，心烦易怒，精神抑郁，舌紫暗或有瘀斑瘀点，苔薄白，脉弦细。

2. 辨证依据

（1）素性抑郁。

（2）继发不孕或婚久不孕，月经先后不定期，少腹、乳房胀痛。

（3）心烦易怒，精神抑郁，舌紫暗或有瘀斑瘀点，苔薄白，脉弦细。

3. 治疗原则　理气疏肝，化瘀通络。

方药：膈下逐瘀汤（方见痛经）加路路通。

心烦易怒者，加郁金、合欢皮。

（二）寒凝瘀滞证

经期产后或流产后摄生不慎，感受寒邪，血遇寒凝而成瘀，瘀血阻滞冲任，精血不能相汇，以致不孕。

1. 临床证候　继发不孕或婚久不孕，月经后期量少，色暗，有血块，带下量多质稀，少腹冷痛，得温则舒，大便溏薄，小便清长，舌淡，苔薄白，脉沉细或沉滑。

2. 辨证依据

（1）经行产后摄生不慎，感受寒邪。

（2）继发不孕或婚久不孕，月经后期量少，色暗，有血块，少腹冷痛。

（3）带下量多质稀，大便溏薄，小便清长，舌淡，苔薄白，脉沉细或沉滑。

3. 治疗原则　温经散寒，祛瘀通络。

方药：少腹逐瘀汤（方见痛经）加鸡血藤、地鳖虫。

下腹冷痛者，加紫石英、乌药；带下量多者，加芡实、补骨脂。

（三）湿热瘀阻证

经行产后，摄生不慎，感受湿热邪气，湿热蕴结，或血受热灼而成瘀，瘀血阻滞，冲任不能相资，以致不孕。

1. 临床证候　婚久不孕，月经先期，或经期延长，量多质稠，色鲜红或紫红，夹有血块，带下量多色黄，少腹疼痛，经行尤甚，面红身热，口苦咽干，大便干结，小便短赤，舌红，苔薄黄或黄腻，脉弦数或滑数。

2. 辨证依据

（1）经行产后摄生不慎，房劳不洁。

（2）继发不孕或婚久不孕，月经先期，或经期延长，量多质稠，有血块，少腹疼痛。

（3）带下量多色黄，口苦咽干，大便干结，小便短赤，舌红，苔薄黄或黄腻，脉弦数或滑数。

3. 治疗原则　清热祛湿，活血调经。

方药：解毒活血汤（方见葡萄胎）加败酱草、薏苡仁、泽泻、皂角刺。

腹痛明显者，加川楝子、延胡索；大便干结者，加枳实、大黄。

（四）肾虚血瘀证

先天禀赋不足，或堕胎小产、房劳不节损伤肾气，气虚运血无力而成瘀，瘀血阻滞，精血不能相汇，以致不孕。

1. 临床证候　继发不孕，或婚久不孕，月经量多或淋漓不净，色淡暗，有血块，神疲乏力，腰膝酸软，面色晦暗，头晕目眩，时有少腹隐痛，舌淡，苔薄白，脉沉细。

2. 辨证依据

（1）先天禀赋不足，或多次堕胎小产，房劳不节。

（2）继发不孕或婚久不孕，月经量多或淋漓不净，色淡暗，有血块，时有少腹隐痛。

（3）腰膝酸软，面色晦暗，头晕目眩，舌淡，苔薄白，脉沉细。

3. 治疗原则　补肾益气，活血祛瘀。

方药：宽带汤（《傅青主女科》）加炮山甲、鸡血藤。

巴戟天　补骨脂　白术　人参　麦冬　熟地杜仲　肉苁蓉　白芍　当归　五味子　莲子

月经量多或淋漓不净者，加川断、鹿角霜；头晕目眩者，加制首乌、枸杞子。

三、其他疗法

（一）中成药

（1）桂枝茯苓胶囊，每次3粒，每日3次，经期停服。用于瘀血阻滞、寒湿凝滞者。

（2）大黄蟅虫胶囊，每次4粒，每日3次。经期停服。用于瘀血阻滞者。

（3）经带宁胶囊，每次3片，每日3次。用于湿热瘀阻者。

（二）外治

可采用中药保留灌肠、中药外敷、中药离子导入等方法（参见慢性盆腔炎）。

（1）复方丹参注射液20ml，加入5%葡萄糖注射液500ml，静滴，7～10日为1个疗程。

（2）清开灵注射液30ml，加入5%葡萄糖注射液500ml，静滴，每日1次，7～10日为1个疗程。

（三）西医治疗

（1）物理治疗：超短波、透热、离子透入等物理疗法，以促进局部血液循环，消除水肿，缓解组织粘连。

（2）输卵管内注药：用透明质酸酶1 500u、庆大霉素8万u、地塞米松5mg，加入生理盐水20ml，在150mmHg压力下，以每分钟1ml的速度经输卵管通液器缓慢注入。能减轻局部充血、水肿，抑制纤维组织形成，溶解或软化粘连，达到闭塞部位通畅的目的。于月经干净后2～3日开始，每周2次，连用2～3个周期。

（3）放射介入：在X线荧光屏下，将导管或微导丝经宫颈插入至输卵管阻塞部位做扩通。用于输卵管近端阻塞。

（4）腹腔镜手术：腹腔镜下做盆腔粘连松解，输卵管伞端造口；对散在的内膜异位灶做电凝。

（5）宫腹腔镜联合手术：对输卵管近端阻塞，在宫腹腔镜直视下做介入术及盆腔粘连松解术。

（6）显微外科手术：针对输卵管不同部位的阻塞，做输卵管伞端周围粘连分离术及造口术、输卵管端端吻合术、输卵管子宫植入术等。

（7）宫腔配子移植：将成熟卵子与经获能处理的精液及适量培养液用导管送入宫腔深部，即直接将配子移植在宫腔内受精、着床。

（8）体外受精与胚胎移植（IVF－ET）：即试管婴儿。将卵子和精子取出体外，在体外培养系统中受精，发育成胚胎后，将优质胚胎移植入宫腔内，让其种植、着床。

四、预防与调护

（1）注意经期卫生，严禁经期性生活，以防盆腔感染。

（2）应重视婚前教育，避免婚前妊娠，做好新婚夫妇的避孕指导及计划生育宣传工作，减少人工流产率。

（3）积极预防和早期治疗人工流产及分娩所致的生殖道感染。人工流产术前应严格检查生殖道分泌物的清洁度，术中应严格执行无菌操作，术后常规预防性应用抗生素。如有盆腔感染，则应及时彻底治疗，以降低输卵管阻塞继发不孕症的发生。

五、文献资料

（一）输卵管炎症是输卵管性不孕的主要原因

输卵管性不孕占不孕因素的 30% ~ 40%，已成为不孕原因的首位。除先天性因素外，输卵管阻塞都是由炎症和盆腔粘连引起，常见于经期性生活、分娩、流产、宫腔内手术及异物残留后，细菌经子宫颈或子宫内膜创面侵入机体，导致输卵管间质部炎症，进而发展为输卵管积水或结节性峡部输卵管炎而致不孕。

过去认为与不孕有关的感染其病原体主要是淋球菌和结核菌，近年来沙眼衣原体（CT）和支原体（主要是解脲支原体，UU）感染呈上升趋势。因其临床症状隐匿，易造成蔓延，形成盆腔炎。盆腔炎是输卵管病变的一个主要原因，而输卵管病变是不孕症的一个主要原因，因而 CT 和 UU 感染已成为输卵管阻塞的主要致病因素。CT 感染对女性生殖能力的影响已得到一致认同。CT 感染损伤颈管上皮，引起颈管黏液的屏障作用丧失，上行引起子宫内膜炎和输卵管炎。此外，CT 热休克蛋白（CHSP60）是一种免疫靶，可引起迟发性变态反应和自身免疫反应而致输卵管慢性炎症而不孕。UU 主要侵犯人体黏膜细胞，引起泌尿生殖道感染，由于其感染病程隐匿，临床表现轻或无症状，以致感染反复迁延呈进行性或不可逆的病理变化而致慢性生殖系统炎症病变。有关 CT 感染导致输卵管性不孕的机制报道较多，随着生殖免疫学的发展，感染与抗生殖抗体的相关性研究已成热点。梁占光等报道 CT 引起输卵管损伤涉及体液免疫、细胞免疫及其他因素。李海燕的研究发现无症状输卵管 CT 感染可使输卵管液中 $TNF-\alpha$ 和 IL-6 升高，其中 $TNF-\alpha$ 与输卵管损伤程度有关，$TNF-\alpha$ 越高，损伤越重。

（二）输卵管性不孕的危险因素

程玲等认为生殖器结核、阑尾炎、宫内节育器（IUD）避孕及人流是盆腔炎的诱因。人工流产不仅与输卵管阻塞的发生有关，而且流产次数与输卵管阻塞的发生成正比，人工流产致输卵管阻塞的原因主要是人流手术致人体抵抗力下降，宫颈黏液栓消失，多次人工流产增加了生殖道局部的感染与损伤，从而增加了病原微生物上行感染致输卵管粘连、阻塞的机会。阑尾手术史是输卵管性不孕的病因之一，特别是有阑尾穿孔引起盆腔腹膜炎者，对生育的影响更为不利。宫内节育器与发生盆腔炎之间的关系尚未有定论，但有较多的流行病学研究指出使用 IUD 较不使用者盆腔炎的相关危险性提高 2.5 ~ 7.3 倍。盆腔结核绝大多数首先感染输卵管，在我国绝大多数盆腔结核患者是因为不孕就诊而被发现，特别是原发性不孕。彭丽珊等指出相较其他类型输卵管炎症，结核性输卵管炎对输卵管的损害最严重，且多为两侧性、不可逆的改变，引起输卵管完全阻塞率高达 84.78%。

（三）　输卵管阻塞性不孕的病因病机及治疗

近年来输卵管阻塞性不孕的临床研究报道较多，大多数认为输卵管阻塞性不孕的根本因素在于"瘀"，以活血化瘀为治疗大法。来冬青认为输卵管阻塞主要由炎症引起，属少腹血瘀，治拟活血行滞、化瘀通络，自拟甲虫散（穿山甲、蜈蚣、水蛭、延胡索、皂角刺），研细末装入胶囊内服治疗，取得满意疗效。胡元明等以活血化瘀、清热利湿法组方，内服方选用蒲公英、败酱草、大红藤、皂角刺、穿山甲、桃仁、红花、路路通、甘草；外敷方为白花蛇舌草、皂角刺、乳香、没药、透骨消、羌活、红花、独活，用纱布包扎，放入蒸锅内蒸30 分钟后敷下腹两侧。王淑英等采用自拟通络助孕汤（桃仁、红花、当归、川芎、赤芍、黄芪、党参、香附、皂角刺、炮山甲）加减内服，同时配合康妇消炎栓（苦参、紫花地丁、蒲公英、紫草、芦荟等）肛塞，内外合治，疗效满意。

中西医结合治疗输卵管阻塞性不孕是比较理想的方案。管淑彩等使用自制化瘀促孕胶囊（桃仁、红花、鸡血藤、当归等 15 味）内服，联合西药宫腔输卵管注药法。徐艳兰采用平时内服由少腹逐瘀汤合二陈汤组成的中药，月经第 1～7 日静滴或肌注抗生素，月经干净3～7 日宫腔注药相结合的方法治疗。高锦清对西药组单用输卵管内注射药液；中西医组以化瘀消积为主、攻补兼施中药内服，以清热解毒、理气活血、散结止痛中药外敷，配合输卵管内注射药液。魏芸以西药组静滴氧氟沙星–甲硝唑，配合宫腔输卵管注药；中西药组宫腔输卵管注药（同西药组），配合中药外敷（大黄、丹皮、桃仁、冬瓜仁、侧柏叶、黄柏、泽兰、薄荷、芒硝）及中药灌肠（丹参、赤芍、三棱、莪术、乳香、没药、王不留行、败酱草、红藤、炮山甲）治疗。结果表明中西医结合治疗效果明显优于单纯西医或单纯中医治疗，可能与以活血化瘀为主的中药可改善盆腔血液循环，增加局部血供，起到抗组织增生、抗纤维化、抗炎等作用，并用宫腔输卵管加压通液，可冲化输卵管腔黏液栓，分离、松解粘连组织，药物直达病所，达到消除局部炎症，增强、巩固疗效的作用有关。

夏桂成认为慢性输卵管炎的治疗须注意扶正，补肾调周法是常用之法，应按照月经周期中四期特点论治。在长期的扶正治疗中，又须"扶正祛邪，改邪归正"。慢性炎症之邪是指正气的部分是长期与邪抗争中转化之邪。由于病证时间长，病情顽固，邪气入侵后，长期在盆腔稽留，与正气相对抗、相影响，逐渐使正气改变，转化为邪。即细胞变态、变质成为有害细胞，组织变形，纤维结缔组织增生明显，甚至出现硬化。通过扶正，让变形细胞重新改变过来，让变形的组织重新恢复起来，使纤维结缔组织增生减轻，硬化变形的组织软化，即所谓"改邪归正"，具体有滋阴养血、温中助阳、活血化瘀三法。

（王红峰）

第九节　免疫性不孕

女性卵巢功能正常、输卵管通畅，配偶精液正常而未受孕者，以往归于原因不明性不孕症。近 20 年来，对生殖免疫调节的研究发现与不孕相关的免疫学因素主要为抗精子抗体（ASAb）、抗透明带抗体（抗卵巢抗体）等。在原因不明性不孕症中相当大的部分属于免疫性不孕。

一、诊断

根据中国中西医结合学会妇产科专业委员会 1991 年制定的女性不孕症诊疗标准，凡符合不孕症的诊断，临床及各项检查除外排卵功能障碍、子宫内膜异位症、输卵管炎、子宫腺肌病、宫腔粘连等引起的不孕，血清或宫颈黏液 ASAb 阳性，或抗透明带抗体阳性，则可确诊为免疫性不孕。此外，性交后试验每高倍视野下宫颈黏液中有力前进的精子 <5 个；精子－宫颈黏液接触试验见与宫颈黏液接触面的精子不活动或活动迟缓，可作为参考指标。

（一）病史

应详细询问，了解有无经期性交、盆腔炎、宫颈炎病史，或配偶有生殖道炎症病史。

（二）临床表现

可有月经异常，带下异常，腰骶疼痛，或性交后出血。部分患者除不孕外，并无症状。

（三）检查

1. 妇科检查　部分患者有宫颈糜烂、息肉，接触性出血；子宫固定，抬举痛；两侧附件增厚或输卵管增粗、压痛等。

2. 实验室检查　凡是符合不孕症诊断的患者，在常规检查后未发现异常，已排除排卵障碍、输卵管阻塞、男性精液异常等情况，应做免疫学检查以了解有无免疫学因素存在。

（1）ASAb 测定：可采用酶联免疫法（ELISA）、免疫珠试验（IBT）、混合抗球蛋白试验（Mar test）、精子制动试验（SIT）等方法检测血清、宫颈黏液或男性精浆的 ASAb。目前多数医院采用 ELISA 法，并可以测定 Ig 类型，血清中主要是 IgG 和 IgM，宫颈黏液或男性精浆中主要是 IgG 和 IgA。

（2）抗卵巢抗体（AOAb）测定：采用 ELISA 法检测。但敏感度不高，未能定量，仅可作临床诊断的参考。

（3）性交后试验：排卵期性交后 2～8 小时取宫颈黏液涂片，每高倍视野下有 20 个活动精子属于正常。如活动精子 <5 个，则提示局部有免疫异常。

（4）精子－宫颈黏液接触试验：排卵期取宫颈黏液和配偶精液，分别置一滴于玻片，镜下观察，如在宫颈黏液接触面的精子不活动或活动迟缓，提示有免疫异常。

如宫颈有炎症，或黏液黏稠，或白带常规检查有白细胞等均不宜进行性交后试验或精子－宫颈黏液接触试验。

二、辨证分析

抗精子抗体是引起免疫性不孕的最常见的原因。女性 ASAb 的产生主要与免疫反应的个体差异、配偶精液中缺乏免疫抑制因子、生殖道感染及在生殖道黏膜损伤的情况下性交有关。ASAb 可引起精子凝集，降低精子的活动能力。IgA 类 ASAb 能使精子呈现"震颤现象"，从而抑制精子穿透宫颈黏液，并可能干扰精子获能，影响顶体酶的释放，阻碍顶体反应的发生。

抗卵巢/透明带抗体干扰生育的机制可能是封闭透明带上的精子受体，干扰精子与透明带的结合，影响精子穿透透明带；并使透明带变硬而影响着床。

免疫性不孕的辨证主要根据症状与舌脉，对没有明显症状的患者可根据月经、带下的表现进行辨证。

（一）邪瘀内结证

经期、产后血室正开，如不节房事，引致邪毒内侵，损伤血络，瘀毒内阻，冲任不畅，精不循常道，变为精邪，与血搏结，凝聚成瘀，阻滞冲任；或素有带下病，湿热蕴结，流注于肝经、冲任，使冲任不得相资，胎孕难成。

1. 临床证候　婚后不孕，或下腹胀坠，或腰骶酸痛，或带下量多，色黄质稠，或交接出血，口干，大便不爽或便秘，舌红，苔黄或腻，脉弦数。

2. 辨证依据

（1）有经期、产后不节房事，或宫颈炎、盆腔感染史。

（2）下腹胀坠，或腰骶酸痛，或带下量多，色黄质稠，或交接出血，口干，大便不爽或便秘。

（3）舌红，苔黄或腻，脉弦数。

3. 治疗原则　清热活血。

方药：龙胆泻肝汤（方见带下过多）加丹皮、地骨皮。

日久伤阴，肝阴不足，虚火亢盛，心烦失眠，渴不欲饮者，去当归，加沙参、旱莲草、白芍、郁金。

（二）阴虚夹瘀证

素体虚弱，或情志抑郁，五志化火，肾精耗损，冲任不充，胞脉失养，阴虚内热，灼伤精血，瘀热内结，使精不循常道，与瘀热相搏结，冲任不能相资，难以孕育。

1. 临床证候　月经先期，或经期延长，量少，色鲜红或紫暗，有小血块，口干咽燥，心烦失眠，舌边尖红，苔少，脉细数。

2. 辨证依据

（1）素体阴虚，或情志抑郁。

（2）月经先期，或经期延长，量少，色鲜红或紫暗，有小血块，口干咽燥，心烦失眠。

（3）舌边尖红，苔少，脉细数。

3. 治疗原则　滋阴降火，佐以活血。

方药：知柏地黄丸（方见月经后期）加丹参、郁金、甘草。

月经量少，经行不畅者，加益母草、桃仁；大便秘结者，加玄参、生地、桃仁。

肝肾阴虚，而瘀热不甚，治宜滋养肝肾，用五子衍宗丸（《证治准绳》）。

菟丝子　覆盆子　五味子　枸杞子　车前子

（三）脾虚夹湿证

素体脾虚，或脾肾气虚，水湿内蕴；或房事不节，湿邪乘虚而入，邪与血相搏结，形成湿浊、痰瘀，阻于冲任，不能摄精成孕。

1. 临床证候　月经量多，色淡暗，或经期延长，或腹痛隐隐，带下增多，色白黏稠，大便溏薄，神疲乏力，舌淡暗，苔薄白，脉细缓。

2. 辨证依据

（1）素体虚弱。

（2）月经量多，色淡暗，或经期延长，或腹痛隐隐，带下增多，色白黏稠，大便溏薄，神疲乏力。

（3）舌淡暗，苔薄白，脉细缓。

3. 治疗原则　升阳化湿，佐以活血。

方药：助阳抑抗汤（经验方）。

黄芪　党参　鹿角片　丹参　赤芍　白芍　茯苓　川芎　山楂

三、其他疗法

（一）外治

（1）复方黄柏液：将浸透药液的带线棉球置于宫颈处，保留 6~8 小时后自行拉出，每日 1 次，连续 10 日为 1 个疗程，经期停用。用于邪瘀内结证，合并宫颈炎者。

（2）博性康药膜：每次 1 片，纳入阴道，连续 10 日为 1 个疗程，经期停用。用于邪瘀内结证，合并宫颈炎者。

（二）隔绝疗法

性交时使用避孕套，避免精子抗原再次进入其免疫系统，使抗体效价逐渐下降。6 个月为 1 个疗程。用于 ASAb 阳性者。

（三）西医治疗

1. 西药　主要是免疫抑制剂治疗。常用皮质激素类，有中剂量、小剂量疗法以及局部用药法。

（1）中剂量疗法：脱氢可的松每日 40~60mg，内服，每 3~4 日减少 10mg，减至每日 5mg，再维持 3~5 日后停药。

（2）小剂量疗法：地塞米松每日 2~3mg，内服 9~13 周，再经过 7 周的逐渐减量后停药。或用强的松 5mg，每日 3 次，于排卵前内服 14 日。

（3）局部用药：泼尼松每日 10mg，阴道用药 3~6 个月，经期停用。用于宫颈黏液 AS-Ab 阳性者。

2. 辅助生育技术　可采取宫腔内人工授精（IUI）或体外受精 – 胚胎移植（IVF – ET）。

四、预防与调护

（1）避免经期、产后、宫腔手术后性生活。

（2）积极治疗宫颈炎、盆腔炎等生殖道感染，尤其是沙眼衣原体、支原体引起的感染。

（3）男性生殖道感染时应避免性交或使用避孕套。

五、文献资料

（一）抗精子免疫性不孕

精子具有抗原性。在人精液中可测出 30 多种抗原成分，包括精子膜抗原、顶体抗原、精子核抗原等。精子对于男性而言属于自身抗原。男性的血 – 睾屏障和曲细精管基底层的屏障作用使精子在发育过程中与免疫系统完全隔绝；精浆中存在有一些免疫抑制因子和酶，使女性的免疫系统对精子无法产生免疫应答。女性的阴道具有黏膜免疫系统，精子进入阴道后，仅有少于 5% 的精子能够进入宫腔，其余的在阴道黏膜表面被清除，使精子无法接触女性的免疫系统。因此虽然性交可被视为一个反复注入抗原的过程，但在正常情况下，女性生殖系统的免疫防御机制使其不会产生 ASAb。

当男性的血－睾屏障遭到破坏（如手术、外伤等），精子暴露于自身免疫系统，巨噬细胞在生殖道吞噬消化精子细胞，其携带的精子抗原启动免疫系统就会产生 ASAb。输精管结扎后，50%~60% 的受术者可产生高浓度的 ASAb，并持续数年。

女性的阴道和子宫颈在炎症、损伤等情况下，局部非特异性免疫反应增强，巨噬细胞进入生殖道吞噬消化精子细胞，其携带的精子抗原启动淋巴细胞，同时生殖道黏膜渗透性改变，增强精子抗原的吸收，且感染因子可能增强了机体对精子抗原的免疫反应，致生殖道局部及血清中出现 ASAb。子宫颈黏液内含有高浓度的 ASAb（以 IgA 为主），影响精子在女性生殖道的运行。

吴爱武等报道精液培养 UU 阳性的不育患者中血清 ASAb 阳性占 26.32%，而阴道分泌物 UU 培养阳性者血清 ASAb 阳性占 40.91%，两者与正常对照组比较有显著差异，说明生殖道感染是造成自身免疫和同种免疫的重要原因之一。秦进喜等指出人在有子宫内膜炎或生殖道异常情况下性交，一旦被精液抗原致敏后，即使以后在女性生殖道恢复正常时性交，也可引起所谓"二次免疫反应"，使女性体内不断地产生 ASAb。ASAb 既可同时存在于血清和生殖道分泌物之中，又可单独存在于血清或生殖道分泌物之中。姚亦德在检测 150 例不孕妇女宫颈黏液和血清的 ASAb 时发现，宫颈黏液 ASAb 阳性者 58 例，血清 ASAb 阳性 30 例，其中两者均阳性 20 例，总阳性率为 38.7%。从阴道到输卵管的黏膜均有浆细胞存在，并能产生 IgA；而血中的 ASAb 又可进一步提高生殖道局部的抗体效价，最终由于生殖道局部的 ASAb 而影响受孕。

在生殖道黏膜损伤时（经期、子宫出血、子宫内膜炎）性交，则增加精子及其抗原进入血液并与免疫活细胞接触的机会，产生 ASAb。此外，如果精子进入口腔或直肠（口交或肛交），由于口腔、直肠黏膜较薄而易受损伤，黏膜下的郎罕细胞有巨噬细胞的功能，能将精子抗原传入体内而产生免疫反应，也是女性产生 ASAb 的原因之一。此外，某些助孕技术如直接腹腔内人工授精可导致大量精子进入腹腔，被腹腔中的巨噬细胞吞噬后将精子抗原传递至盆腔淋巴内的辅助性 T 淋巴细胞，从而引发抗精子的免疫反应，使血清中出现暂时性的 ASAb 升高。

（二）抗卵巢/透明带免疫性不孕

人类卵巢中卵泡的发育始于胚胎时期。不同于男性生殖腺到青春期才开始有生精作用，女性新生儿出生时卵巢已有 15 万~50 万个卵泡。但原始卵泡（又称始基卵泡）中的卵母细胞也是从青春期才能逐渐发育为成熟卵泡，正常女性生育期的每个周期中仅有数个卵泡发育成熟，其中只有 1 个卵泡发生排卵。包裹在卵细胞表面的凝胶层为卵透明带，是卵子的保护层，具有特异性的抗原成分。由于透明带在胚胎期尚未形成，免疫系统未能对其建立起免疫耐受。青春期后，女性排卵后的卵细胞透明带或卵巢内闭锁卵泡的微量透明带物质，可成为自身抗原。

生殖道的炎症、手术损伤等可使透明带暴露于自身免疫系统，引起自身免疫反应。透明带抗体可能是导致不孕或卵巢早衰的免疫性因素。此外，卵巢颗粒细胞和卵泡膜细胞也有特异性抗原存在，一些自身免疫病患者可产生针对卵巢的特异性抗体，导致自身免疫性卵巢炎，轻者引起不孕，甚者可导致卵巢早衰。

（三）中医治疗研究进展

中医中药的治疗通过整体性的调节作用，既可提高被减弱的免疫稳定功能，又可消除有害的自身或同种免疫反应。

大量的临床观察和实验研究表明活血化瘀中药对体液免疫和细胞免疫有一定抑制作用，并对免疫性疾病有较好的疗效，如鸡血藤、丹参、红花等对已沉积的抗原抗体复合物有促进吸收的作用；益母草、穿山甲、水蛭、虻虫可抑制抗原抗体反应所致的病理损害；丹参、田七、郁金能消除血液中过剩的抗原，防止免疫复合物的产生；红花、川芎、丹皮、王不留行、芍药、桑枝等可提高人体淋巴细胞的转化率，增强细胞免疫功能；活血化瘀法的去瘀生新作用与免疫系统的自身稳定作用有相似之处，对自身免疫性疾病有普遍的治疗意义。

清热解毒药，如大黄、黄芩、白花蛇舌草、龙胆草等具有抑制免疫反应的作用。防风、防己、秦艽、威灵仙等有抗过敏、消炎、抑制过敏介质的释放和调节血管通透性的作用。甘草、田七、徐长卿等有激素样作用，能刺激垂体－肾上腺皮质系统并增强其作用，因而可抑制免疫反应。

滋阴凉血药，如生地、丹皮、女贞子、旱莲草、麦冬、玄参等可抑制免疫功能亢进，对抗变态反应性病变。熟地、首乌、山茱萸、枸杞子、丹参、牛膝、桃仁、炙鳖甲、丹皮、仙茅、仙灵脾、鹿角霜、紫河车、巴戟天、女贞子等通过调节下丘脑－垂体－性腺轴的功能而增强睾丸的生精功能，并通过促进微循环来消除覆盖在精子膜上的抗体，从而达到治疗免疫性不育的目的。

根据不同证候，免疫性不孕的治疗也不拘一法，在遣方用药时可参照中药的免疫药理，适当选用具有抑制抗体生成的药物。

李大金等用知柏地黄丸治疗 ASAb 和（或）透明带抗体阳性的免疫性不孕妇女 32 例，结果有 26 例抗体转为阴性，8 例获得妊娠，其妊娠均发生在抗体转阴后 1~9 个月。

姚石安等治疗免疫性不孕合并子宫内膜炎、输卵管炎或有人工流产史者，用知柏地黄汤加味（知母、黄柏、生地、玄参、田七、丹参、丹皮、泽泻、山药等）；肾虚瘀阻者用还精煎加减（菟丝子、首乌、当归、熟地、锁阳、丹参、熟地、丹皮、红花、石楠叶等）治疗。

罗颂平等以滋肾活血的助孕 1 号丸（菟丝子、女贞子、甘草、桃仁、当归等）治疗肾阴虚型免疫性不孕，经临床观察和动物实验对于消除 ASAb 和抑制抗体生成有确切的疗效。

夏桂成用滋阴抑抗汤（炒当归、赤芍、白芍、山药、山茱萸、甘草、钩藤、丹皮、地黄）与助阳抑抗汤（黄芪、党参、鹿角片、丹参、赤白芍、茯苓、川芎、山楂）交替使用，辨证加减。炎症者多兼有湿热血瘀，加败酱草、薏苡仁、五灵脂等。治疗免疫性不孕 50 例，服药 3 个月经周期为 1 个疗程。结果 ASAb 转阴 19 例，占 38%；妊娠 17 例，占 34%，合计有效率 72%。他认为免疫性不孕与阴阳消长的月节律有关，因而主张依据月经周期中阴生阳长及其转化的特定时期，在辨证论治的基础上，提高阴阳消长的水平，从而增强机体免疫功能的调节能力。从经后期到排卵期前，为阴长阶段，是滋阴养血的重要时期，宜用滋阴抑抗汤；经间排卵期，重阴转阳，精化气，宜在滋阴养血药中加助阳药及行气调血之品，促进排卵及受孕；排卵后，基础体温上升，阳长开始，渐至重阳，宜用助阳抑抗汤。

对合并生殖道炎症如宫颈糜烂、息肉、子宫内膜炎、输卵管炎的患者，应积极治疗炎症。应做衣原体、支原体和其他病原体检测，采取有针对性的治疗。

（王红峰）

第十节 心因性不孕

在不孕夫妇中，有10%～15%经各种临床及病理检查不能确定病因，社会心理因素在其发病及病程演变中起着重要的作用，则属于心因性不孕，具有可缓解和复发倾向。不孕患者存在着复杂的心理威胁和情绪紧张。不孕可导致精神情绪变化，反过来精神情绪的变化又影响受孕，如得不到心理治疗，不能控制自身感受和情感，则将进一步影响治疗的效果。

中医学认为女子的情绪状态与生育有很大的关系，《大生要旨》云："种子求嗣"，必须"毋伤于思虑，毋耗其心神，毋意弛于外而内虚，毋志伤于内而外驭……"《景岳全书·妇人规》也云："产育由于血气，血气由于情怀，情怀不畅则冲任不充，冲任不充则胎孕不受。"《济阴纲目·求子门》云："凡妇人无子，多因七情内伤，致使血衰气盛，经水不调……不能受孕。"陈修园在《女科要旨》云："妇人无子，皆由经水不调者，皆由内有七情之伤……"指出心理失调，肝气郁结，情志不达，冲任失和，则不能摄精成孕。《傅青主女科》云，"盖子母相依，郁必不喜，喜必不郁也。其郁而不能成胎者，以肝木不舒，必下克脾土而致塞……则胞胎之门必闭，精即到门，亦不得其门而入矣。"说明情绪不佳可致生殖功能紊乱，影响受精而致不孕。

一、诊断

（一）病史

详细询问病史，尤其注意社会生活因素、家庭、婚姻、性生活、有无精神刺激、环境变迁及其他原因。精神情绪稳定性以及涉及自主神经系统功能失调的某些陈诉，如肩酸、便秘、头重、潮红、蚁行感和皮肤症状等。

（二）临床表现

婚后多年不孕夫妇，常无明显症状，经系统检查，双方未发现器质性病变及生殖功能异常的，应详细询问，并用心理量表做生活事件的调查，可有下面临床心理特征。

1. 焦虑心理 不孕早期常紧张不安，消极焦虑。

2. 耻辱心理 因不能生子女感到自卑无能，被歧视耻笑，心情烦闷、抑郁、悲伤，羞于见人。

3. 绝望心理 对不孕的检查而未得出异常的诊断结果时，患者常有挫折感、失落感，或有绝望之念。

4. 性功能障碍 由于不孕，患者往往自认为在社交和性方面都是缺乏吸引力的、孤立无援的，所以常出现性欲下降、性反应能力和性快感降低等性功能障碍。

5. 假孕体验 主要在暗示性强或病症性格者中多见。可有妊娠反应、停经、腹部隆起，甚至自感胎动等，临床检查均正常。

（三）检查

1. 不孕症专科检查 生殖器官、排卵功能、输卵管、免疫功能等无异常。

2. 心理学试验 包括精神分析及脑电图、皮肤电阻反应以及指尖容积波形测定等其他检查。

3. 自主神经系统功能检查　包括眼球压迫试验、颈动脉压迫试验、自主神经张力测定以及肾上腺素、Mecholyl（乙酸胆碱前体，拟副交感神经剂及血管舒张剂）等药物试验。

二、辨证分析

心因性不孕的发病因素十分复杂，社会因素、心理因素与生物学因素往往交织在一起，共同起作用。社会压力、工作挫折、家庭关系紧张等生活事件对心身疾病起激发作用；人格特征、情绪状态和童年精神创伤等内在因素可影响患者对外部不良刺激的反应，从而导致心身障碍。

中医学认为情志与脏腑关系密切，情感活动是以五脏精气作为物质基础的。肝主疏泄，脾为气血生化之源，肾主生殖。抑郁忿怒，肝气郁结，疏泄失常，气血不和，冲任不能相资，以致不孕。反过来，婚久不孕的过度忧郁又往往是导致肝的疏泄功能失常，而加重不孕。忧思不解，损伤脾气，脾虚血少，血海不充，可致月经不调，乃至不孕。惊恐过度，肾气虚损，冲任失养，不成摄精成孕，而导致不孕。此外，肝郁日久，血行不畅，瘀血阻滞，两精不能结合，以致不孕。

（一）肝气郁结证

抑郁忿怒，肝郁气结，疏泄失常，气血不和，冲任不能相资，以致不孕。

1. 临床证候　经期先后不定，经来少腹胀痛，经行不畅，量少色暗，有小血块，经前乳房胀痛，胸胁不舒，精神抑郁，或烦躁易怒，舌质正常或暗红，苔薄白，脉弦。

2. 辨证依据

（1）素性抑郁。

（2）经期先后不定，经来少腹、乳房胀痛。

（3）精神抑郁，或烦躁易怒，舌质正常或暗红，苔薄白，脉弦。

3. 治疗原则　舒肝解郁，调经助孕。

方药：开郁种玉汤（方见排卵障碍性不孕）。

（二）脾虚血少证

忧思不解，损伤脾气，气血生化乏源，血海不充，可致闭经、崩漏、月经不调等，乃至不孕。

1. 临床证候　神疲乏力，食欲不佳，食后腹胀，月经不调，量或多或少，色淡质薄，带下量多，少腹下坠，头晕心悸，面色萎黄，四肢不温，大便溏薄，面目浮肿，下肢水肿，舌淡边有齿痕，苔薄白，脉虚弱。

2. 辨证依据

（1）忧思不解病史，或有闭经、崩漏、月经不调等病史。

（2）月经不调，量或多或少，色淡质薄，带下量多。

（3）纳呆神疲，面色萎黄，舌淡边有齿痕，苔薄白，脉虚弱。

3. 治疗原则　益气补血，健脾助孕。

方药：归脾汤（方见月经先期）。

（三）肾气不足证

悲伤、惊恐过度，肾气虚损，冲任失养，不成摄精成孕，而导致不孕。

1. 临床证候　月经后期，量少色淡，质稀，或月经稀发、闭经，面色晦暗，腰酸腿软，性欲淡漠，头晕耳鸣，精神疲倦，小便清长，大便不实，舌淡，苔白，脉沉细或沉迟。

2. 辨证依据

（1）惊恐过度病史，或有崩漏、闭经病史。

（2）月经后期，量少色淡，质稀，或月经稀发、闭经。

（3）面色晦暗，腰酸腿软，性欲淡漠，头晕耳鸣，精神疲倦，舌淡，苔白，脉沉细或沉迟。

3. 治疗原则　补肾益气，调经助孕。

方药：毓麟珠（方见排卵障碍性不孕）加紫河车、丹参、香附。

（四）瘀血阻滞证

肝郁日久，血行不畅，瘀血阻滞胞脉，两精不能结合，以致不孕。

1. 临床证候　月经后期，量少或多，色紫黑，有血块，经行不畅，或少腹疼痛，经时加重拒按，舌紫暗或有瘀点，脉细弦。

2. 辨证依据

（1）素性抑郁，情怀不畅病史。

（2）月经后期，量少或多，色紫黑，有血块，经行不畅，或少腹疼痛，经时加重拒按。

（3）舌紫暗或有瘀点，脉细弦。

2. 治疗原则　活血化瘀，调经助孕。

方药：少腹逐瘀汤（方见痛经）。

三、其他疗法

（一）针灸

（1）肾虚证取关元、气海、三阴交、足三里、肾俞，隔日1次。

（2）脾虚血少证取任脉、中极、关元、冲脉、大赫、三阴交、血海、脾俞，在行经第1日即埋针。有促排卵作用。

（3）瘀血阻滞证取关元、归来、水道、曲骨、三阴交、外陵，隔日1次。

（4）耳针取屏间、卵巢、子宫、肝、肾，每次2~4穴，每日1次，10日为1个疗程。

（二）心理治疗

心因性不孕涉及了人与社会，人与人，以及疾病和患者之间的关系，从调节心理和躯体的平衡入手，从身心两方面治疗，从而达到整体治疗的目的。

（1）建立良好医患关系：不孕妇女身心蒙受着极大的痛苦，表现为心情烦躁、焦虑、心神不定等。医院的环境、人际关系及作息时间都与家里不同，需要医生细心了解患者的心理活动和病情。在治疗中应同情和关怀患者，建立和谐、融洽的医患关系，仔细倾听她们的意见，给她们讲解性知识，预测排卵期。指导她们性交次数应适度，保持愉快情绪，消除因情绪引起的性功能障碍。

（2）夫妻同治：不孕是夫妇双方的问题，应对双方进行诊治。当夫妇一同就诊时，他们的焦虑可能会少些。医生和不孕夫妇一起讨论他们的期望，讲解有关疾病的发生、发展、经过和治疗前景，指导他们学会自我消除紧张状态，自我松弛，对待人生、对待婚姻和生育要有正确的态度，使他们在精神上得到安慰和情绪上的稳定。

（3）小组治疗：医生可与多名不孕夫妇共同讨论有关不孕的知识，并回答他们的各种疑问，鼓励他们之间相互交流各自的感受和治疗过程，减轻精神压力，帮助他们逐渐打破恶性心理循环。同时还应告诉他们做好心理准备，以便完成各项检查和治疗，以及可能的治疗失败。

（4）必要时给予暗示疗法、音乐疗法、催眠疗法、气功疗法及辅助用药，以调节心态、化解困境，减轻或消除各种心理症状。如在心情烦躁、忧郁时，可以欣赏优美抒情的轻音乐或喜爱的戏曲唱段，以消除紧张的情绪。也可以看戏、跳舞，到花丛中漫步或旅游等，改善生活环境，暂时忘掉生活中的烦恼。还可以做气功、打太极拳以及按摩等活动，以放松肌肉，缓解紧张的情绪，对神经内分泌紊乱所致的不孕颇有裨益。

（三）辅助用药

对处于应激状态以及自主神经系统功能失调的妇女，给予精神安定、镇静剂及自主神经阻断剂等有一定疗效，可于排卵期前后酌情服用精神安定、镇静药。

四、预防与调护

（1）培养健全的人格，增强心理应激的承受力和抗病能力。

（2）提供精神文明，讲社会公德，培养良好的人际关系，减少和缓解心理冲突，提高应激能力，以适应社会发展的需要。

（3）提高对心身健康的认识，增强心理素质，积极锻炼身体，增强机体免疫力。以理智应付突发事件，锻炼和提高心理应激的承受能力，避免心因性不孕的发生。

（4）加强体质和健康锻炼，加强营养，积极治疗全身慢性病灶。

五、文献资料

社会心理因素通过中枢神经系统、内分泌系统及免疫系统起中介作用而导致不孕。①通过神经系统起作用：当人们由于心理紧张而产生应激状态时，产生的情绪变化以冲动的形式通过大脑皮层影响交感和副交感神经的功能。自主神经兴奋性的改变可引起输卵管痉挛，拾卵发生障碍及影响卵子在输卵管内的运输；子宫的自主神经兴奋性的变化可影响受精卵的种植率。②通过神经内分泌系统起作用：心理创伤可导致儿茶酚胺的浓度改变，使促性腺激素（GnRH）分泌紊乱，结果导致排卵障碍。精神因素影响着中枢神经系统中多巴胺的浓度，认为 LH 的浓度降低是由多巴胺活性增高所致。慢性和急性精神紧张均可使催乳素浓度增高，高催乳素抑制 GnRH 分泌；卵泡液内高催乳素抑制正常卵泡的甾体激素合成，因而引起不孕。在精神紧张状态下所分泌的糖皮质激素释放因子通过对中枢的作用而抑制 LH 的释放。③通过免疫系统起作用：实验研究证明应激还可影响到免疫功能而导致不孕。

程凤先等应用症状自评量表（SCL-90）对不育妇女进行测评，结果表明不育组 SCL-90 得分明显高于对照组，其主要症状为抑郁、焦虑、敌对等。不育妇女的心理健康状况受社会支持的影响，不育妇女中农妇心理健康状况较城市妇女差。徐苓等对夫妇进行心理咨询调查，结果显示 80.0% 以上的夫妇承受着不育所致的各种心理压力，最普遍的心情是不甘认可。男方对这种精神压力的自我调节能力明显优于女方。农民和文化水平较低的不育夫妇心理压力更大。约 30.0% 的妇女表示不育检查和治疗过程本身也带来一定的精神紧张和心理负担。不育使 12.0% ~ 15.0% 的夫妇性生活受到影响。提出对要求治疗的不育夫妇除药物治疗外，精神上的同情理解及心理支持是不可忽视的。

宋爱琴等采用症状自评量表、Eysenck 个性问卷、社会支持评定量表和一般情况问卷对 86 名不育妇女进行调查，结果显示不育妇女的心理状况与其年龄、职业、文化程度、婚龄、不育年限、性生活满意程度及对待不育的态度等因素密切相关；心理状况的部分因子与就诊次数及就诊费用相关；心理状况也与不育妇女的个性及所得到的社会支持相关。陆亚文等采用不育妇女问卷、90 项症状清单、焦虑自评量表、Hamilton 抑郁量表及 Eysenck 个性问卷，对不育妇女的精神状况及个性进行测评，结果显示不育妇女中 83.8% 感到有精神压力，她们比对照组精神症状多，焦虑频度高，抑郁程度重；并有神经质和偏于内向的个性缺陷；情绪缺陷是不孕妇女求治的心理问题，部分人有自杀念头。影响最大的心理社会因素依次为①神经质；②生育观；③不育年限。提示矫正人格缺陷，加强社会宣传，改善生育观，是心理干预的重点。

各种环境改变或精神因素可能成为闭经的原因而致不孕，此类患者的尿中 17 - 酮类固醇和 17 - 羟类固醇值增高，而尿中促性腺激素值减低或正常。有时促性腺激素特别是促黄体激素（LH）分泌减少，患者可表现为无排卵性月经、稀发排卵。有学者对闭经患者给予 Mecholyl（一种似副交感神经剂及血管舒张剂）做试验，发现 226 例无排卵闭经中有异常反应者占 7.5%；52 例原发闭经者则与尿中促性腺激素值关系不大；而在交感神经反应性减低的患者中，尿 17 - 酮类固醇值增高者较多。估计 ACTH 分泌亢进可能与此型的自主神经系统功能失调有关。由此提出对闭经妇女应做各种心理学检查，一般认为有神经症倾向者为正常对照组的 2 倍，情绪不稳定以及对环境不适应者为正常对照组的 3 倍。

张韶珍等对 34 名不孕妇女和 10 例正常育龄妇女进行问卷调查，并测定其血浆 β - 内啡肽（β - EP）水平，结果显示不孕妇女有明显升高的焦虑、抑郁、烦恼，其心理压力因职业不同而有差异，不孕妇女血浆 β - EP 水平显著高于对照组。

张建伟等综述了心因性不孕的病因与治疗，认为紧张、抑郁等不良情绪和心理因素可通过内分泌 - 自主神经系统 - 性腺激素，引起停经、输卵管挛缩、宫颈黏液分泌异常等而导致不孕。其治疗包括精神心理治疗、中西药物治疗、生育指导，其中传统中医学有着非常丰富的心身医学思想，其一贯重视整体观念，强调辨证论治，认为补肾宁心为首选治则。

高月平认为不排卵大多与心因性因素有关，情绪可以通过下丘脑 - 垂体 - 卵巢轴，影响生育，破坏体内正常的内分泌环境，使神经介质如多巴胺、去甲肾上腺素等代谢紊乱，促性腺激素等内分泌异常，使排卵受到抑制，肝主疏泄具有调畅气机的功能，在氤氲"的候"之时，阴阳消长转化之机，卵子的排出有赖于肝的疏泄。所以在经间期都需在补肾调经的前提下，加入疏肝解郁、行气活血之品以促进排卵。

罗元恺认为精神因素可影响生殖功能，故不孕患者除药物调治外，兼辅以心理上的开导及设法获得舒适的环境是非常重要的。女子除调经外，最忌精神忧郁及思想紧张，愈是念子心切，却愈难孕育，必须心情舒畅，泰然处之，情意欢乐，才易成孕。故精神心理的调摄，极为重要。

健康的心理状态与受孕是彼此相依的，健全的心理状态则有利于肝气的条达，气血的流畅，并有益于胎儿的着床。一旦情志过激和抑郁，导致心理紧张，则可影响肝气的条达，气血的流畅，日久瘀阻胞脉胞络，而致不孕。因此保持情绪稳定，减轻心理压力，避免过度心理紧张，常处于无忧无虑的自我调节的平稳状态，是防止不孕发生的重要前提。

（王　丹）

第十二章

五官科疾病

第一节 耳胀耳闭

耳胀耳闭是指以耳内胀闷堵塞感及听力下降为主要特征的耳病。冬春季节多发，可见于任何年龄，但儿童发病率较高，是小儿常见的致聋原因之一。西医学的分泌性中耳炎、气压损伤性中耳炎等疾病可参考本病进行辨证施治。

一、耳胀耳闭的诊断

1. 病史与症状

（1）病史：可有上呼吸道感染病史。

（2）症状：以单侧或双侧耳内胀闷堵塞感为突出症状，可伴有不同程度的听力下降、自听增强或耳鸣，新发病者可有耳痛。耳内胀闷堵塞感在按压耳屏后可暂时减轻。鼓室有积液初起，卧位时听力可暂时改善；日久积液黏稠时，听力可不因头位变动而改变。耳鸣多为间歇性低音调声响，如机器声、风声，当打哈欠、擤鼻及头部运动时可有好转，且耳内可出现气过水声。

2. 局部检查　早期可见鼓膜充血、内陷，光锥缩短、变形或消失，锤骨柄向后上移位，锤骨短突明显向外突起。鼓室积液时鼓膜可呈淡黄、橙红或琥珀色，或呈油蜡状，若积液未充满鼓室，可透过鼓膜见到液平面或气泡影。病久者，可见鼓膜极度内陷、或粘连、或见灰白色斑块，或萎缩，鼓膜颜色可呈灰兰或乳白色，紧张部可有扩张的微血管。

3. 听力检查

（1）音叉试验：患耳任内试验（RT）：（-），韦伯试验（WT）：偏向患侧，施瓦巴赫试验（ST）：延长。

（2）纯音测听：多呈传导性耳聋，日久可呈混合性耳聋。

（3）声导抗测试：鼓室导抗图呈负压型（C型）或平坦型（B型）。

二、临床典型案例

沈某，男，33岁。诉双耳闷胀、听力下降1个月。患者1个月前感冒后出现右耳胀闷感，自服抗感冒药后，右耳胀闷不减，且出现左耳胀闷，双耳听力下降，伴左耳鸣，呈"嗡嗡"声。经多家医院诊治，症状无明显缓解。检查：双外耳道正常，鼓膜完整、内陷，

· 477 ·

呈橙黄色。鼻黏膜黯红肿胀，鼻腔无明显分泌物，鼻咽部检查未见新生物及异常分泌物。纯音测听双耳呈传导性耳聋；声导抗测试示双耳呈 B 型声导抗图。伴胸闷纳呆，腹胀便溏，肢倦乏力，面色不华，舌质淡红，边有齿印，苔薄白，脉细缓。

三、根据病例提出诊断与鉴别诊断、辨证、治疗

（一）诊断依据及鉴别诊断

本病例的诊断为何病？其诊断依据是什么？应该与哪些疾病进行鉴别？

1. 诊断依据　本病例的诊断为耳胀耳闭（分泌性中耳炎），其诊断依据如下

（1）有感冒病史，双耳胀闷堵塞感、听力下降、耳鸣。

（2）耳内镜检查鼓膜完整、内陷，呈橙黄色。

（3）纯音听阈测试示双耳呈传导性耳聋；声导抗测试示双耳呈 B 型声导抗图。

2. 鉴别　本病应与以下疾病相鉴别

（1）与脓耳相鉴别：耳胀耳闭和脓耳均可有耳内疼痛、听力下降、耳闷塞感和上呼吸道感染史，但是脓耳疼痛剧烈，且鼓膜充血明显，常有穿孔、耳流脓；耳胀耳闭则以耳内胀闷感为主，鼓膜内陷，可有积液征。

（2）与鼻咽癌引起的鼓室积液相鉴别：鼻咽癌发于咽隐窝者也可有耳内闷塞感、听力下降及耳鸣等表现。但耳胀耳闭多有上呼吸道感染史，且鼻咽部检查正常。而鼻咽癌多有回缩鼻涕带血，且在鼻咽部检查、EB 病毒检测及影像学检查中有阳性发现。

（二）辨证论治

1. 本病例辨证为脾虚湿困证，其辨证要点为　耳内胀闷堵塞感，日久不愈，伴听力下降，耳鸣，呈"嗡嗡"声。鼓膜完整、内陷，呈橙黄色。伴胸闷纳呆，腹胀便溏，肢倦乏力，面色不华；舌质淡红，边有齿印，苔薄白，脉细缓。

2. 耳胀耳闭的其他常见证型

（1）风邪袭耳证：其辨证要点为：耳内作胀或微痛，耳鸣如闻风声，自听增强，听力减退，常欲轻按耳门以减耳部不适。鼓膜微红、内陷或有液平面，鼓膜穿刺可抽出积液。全身可伴有表证，舌质淡红，苔白，脉浮。

（2）肝胆蕴热证：其辨证要点为：耳内胀闷堵塞感，耳内微痛，耳鸣声响如机器声，自听增强，重听；鼓膜内陷，周边轻度充血，若见液平面，鼓膜穿刺可抽出黄色较黏稠的积液；烦躁易怒，口苦口干；舌红、苔黄，脉弦数。

（3）气血瘀阻证：其辨证要点为：耳内胀闷阻塞感，日久不愈，甚则如物阻隔，听力减退明显，日渐加重，耳鸣如蝉或嘈杂声，鼓膜内陷明显，甚则粘连，或鼓膜增厚、萎缩、有灰白色沉积斑；舌质淡黯，舌边有瘀点，脉细涩。

（三）治疗

本病的发生与肺、脾、肝三脏功能失调有关。初期多为实证，多属风邪侵袭，经气痞塞，或肝胆湿热，上蒸耳窍；病久则多为虚实夹杂证，多属脾虚失运、湿浊困耳，或邪毒滞留，气血瘀阻。临诊应辨证内治与外治相结合，并注意通窍法的运用。

1. 本病的中医辨证论治

（1）风邪袭耳证：治以疏风散邪，宣肺通窍。用荆防败毒饮加减。风热外袭者；可用

银翘散加减。头痛甚者加桑叶、菊花；咳嗽咽痛加前胡、杏仁、板蓝根之类；耳胀堵塞甚者加石菖蒲，以加强散邪通窍之力；中耳积液多者加车前子、木通以清热利湿。

（2）肝胆蕴热证：治以清泻肝胆，利湿通窍。用龙胆泻肝汤加减。耳堵闷甚者可加苍耳子、石菖蒲。

（3）脾虚湿困证：治以健脾利湿，化浊通窍。用参苓白术散加减。中耳积液多者可加泽泻、藿香；肝气不舒，心烦胸闷者，选加柴胡、白芍、香附，以疏肝理气通窍；脾虚甚者，加黄芪以补气健脾。

（4）气血瘀阻证：治以行气活血，通窍开闭。用通窍活血汤加减。可加柴胡、石菖蒲以助调理气机而散上部之邪；若瘀滞兼脾虚明显，见少气纳呆，舌质淡，脉细缓，可用益气聪明汤，或补中益气汤配合通气散加减；若兼肝肾阴虚，见咽干口燥、大便干结、手足心热，可用耳聋左慈丸合通气散加减；若偏于肾阳虚，用金匮肾气丸合通气散加减。

2. 本病的其他中医治疗方法

（1）中成药治疗：①防风通圣丸、川芎茶调散，适用于耳胀耳闭风邪袭耳证。②龙胆泻肝丸、当归龙荟丸，适用于耳胀耳闭肝胆蕴热证。③香砂养胃丸、二陈丸，适用于耳胀耳闭脾虚湿困证。④丹七片，适用于耳胀耳闭气血瘀阻证。

（2）外治法：①滴鼻法：使用具有疏风消肿、通窍作用的药液滴鼻，使鼻窍及耳窍通畅，减轻堵塞，并促使耳窍积液的排出。②鼓膜按摩法：以食指插入外耳道口，轻轻摇动数次后，突然拔出，重复10次；或以两手掌心稍用力加压于外耳道口后，突然移开，反复20次。③咽鼓管吹张：可做捏鼻鼓气法自行吹张。

（3）穴位疗法：①体针：耳周取听宫、听会、耳门、翳风；远端可取合谷、内关，用泻法。脾虚者加灸足三里、脾俞、伏兔等穴；肾虚加刺三阴交、关元、肾俞，用补法或加灸。②耳针：取内耳、神门、肺、肝、胆、肾等穴位埋针，或用王不留行子贴压，经常用手轻按贴穴。③穴位注射：取耳门、听宫、听会、翳风等做穴位注射，药物可选用丹参注射液、当归注射液等。④穴位磁疗：在翳风、听宫等穴贴磁片，或加电脉冲，以疏通经络气血。

（4）其他治疗：如激光、红光、超短波、微波治疗等。

3. 本病的西医治疗　以加强病因治疗，改善咽鼓管通气引流功能，清除鼓室积液是本病的治疗原则。

（1）局部治疗：①滴鼻：可用减充血剂如呋麻液和含有激素的抗生素滴鼻液交替滴鼻，以利于咽鼓管咽口开放，通气引流。②咽鼓管吹张：可选择捏鼻鼓气吹张法，或金属导管吹张法。③鼓膜按摩：可用鼓气耳镜按摩。④鼓膜穿刺（图12-1）：急性期鼓室积液明显者，可行鼓膜穿刺抽液，有利于迅速改善听力，缩短疗程。久治不愈，或反复发作者，可行鼓膜切开置管术。

（2）全身治疗：治疗原发病：积极治疗邻近器官病变，如腺样体肥大、鼻窦炎、鼻炎、鼻咽炎等。抗生素的应用：早期可选用合适的抗生素，一般可用青霉素类、头孢菌素类或大环内酯类等药物，有助于病变的消退。抗变态反应药物的应用：必要时选择抗组胺药如扑尔敏、西替利嗪等，以抑制变态反应。激素的应用：急性期可适当应用皮质类固醇药如泼尼松、地塞米松等。黏液促排剂：如标准桃金娘油，可稀化黏液并改善纤毛活性，有利于纤毛的排泄功能。

（3）手术治疗：耳胀耳闭病程久，中耳积液过于黏稠不易排出者，可考虑做鼓膜置管术。邻近部位病变的手术治疗，如腺样体切除术、鼻中隔矫正术、鼻息肉切除术、扁桃体切除术等。

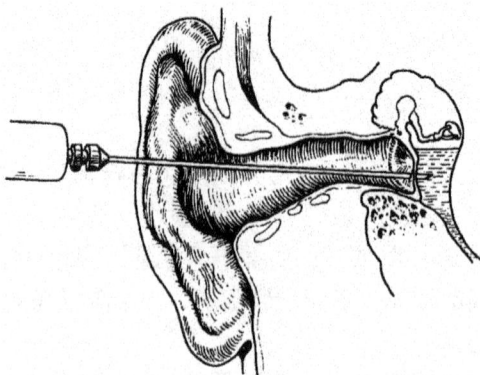

图 12 - 1　鼓膜穿刺术

（四）本病的转归与预后

本病若能早期正确治疗，一般预后良好；若失治误治，病情迁延，将成为难治之病。

（五）预防与调护

耳胀耳闭病程迁延，反复发作者，可致鼓膜与鼓室内壁粘连，发展为粘连性中耳炎、鼓室硬化症等。

其预防与调护为：①积极防治上呼吸道疾病是预防本病发生的关键；②患伤风鼻塞、鼻窒、鼻渊等鼻病时，应使用滴鼻药，以保持鼻腔及咽鼓管通畅；③擤鼻方法应正确，不宜用力过度，以免邪毒窜入耳窍；④本病一旦发生，应当及早彻底治疗，以免迁延难治；⑤进行宣传教育，提高家长及教师对本病的认识，以加强对儿童听力的观察。有条件的地区，对10岁以下儿童定期行声导抗检测。

（曹丽华）

第二节　脓耳

脓耳是指以鼓膜穿孔、耳内流脓、听力下降为主要特征的耳病。可发生于任何季节，夏季发病率较高，急性脓耳好发于婴幼儿及学龄前儿童。脓耳严重者可引起脓耳变证，甚至危及生命。西医学的急、慢性化脓性中耳乳突炎等病可参考本病进行辨证施治。

一、脓耳的诊断

1. 病史与症状

（1）病史：初发病者大多有外感病史，或有鼓膜外伤、污水入耳史；病久者有耳内反复流脓史。

（2）症状：新病者，以耳痛逐渐加重，听力下降，耳内流脓为主要症状。全身可有发热、恶风寒、头痛等症状。小儿急性发作者，症状较重，可见高热，并伴有呕吐、泄泻或惊厥。鼓膜穿孔流脓后，全身症状迅速缓解。病久者，主要表现为耳内反复流脓或持续流脓、听力下降。

2. 局部检查

（1）鼓膜检查：新病者，初起可见鼓膜松弛部、锤骨柄及周边部的血管呈放射状充血，继之鼓膜弥漫性充血。穿孔前，鼓膜向外膨出，标志消失。穿孔多位于紧张部，初始甚小，可见脓液从该小孔搏动性流出（灯塔征），随后穿孔可逐渐扩大。病久者，鼓膜紧张部或松弛部常可见大小不等的穿孔。

（2）乳突部触诊：急性期可有轻度触压痛。

3. 特殊检查　纯音听力测试多为传导性耳聋，少数为混合性耳聋，程度轻重不一。

4. 实验室检查　早期鼓膜穿孔前，血常规检查中白细胞总数明显偏高，鼓膜穿孔后或慢性者，血常规可正常。

5. 影像学检查　颞骨 X 线或 CT 摄片可提示鼓室、乳突密度增高或骨质破坏。

二、临床典型案例

王某，女，29 岁，诉左耳疼痛、流脓 1 天。患者 5 天前感冒，鼻塞、流涕，未曾服药。1 天前出现左耳内疼痛，呈跳痛感，放射至左侧头部；伴发热、口苦、咽干、大便秘结，小便黄。6 小时前左耳流出脓血性分泌物后耳痛、头痛消除，发热消退。耳部检查见鼓膜弥漫性充血、膨隆，紧张部见"灯塔征"，有血性脓液呈搏动性溢出；左侧乳突有轻度压痛；鼻黏膜充血肿胀，鼻底部见黄脓涕；纯音测听左耳呈传导性耳聋。中耳 CT 示左耳乳突气房微混浊，间隔不清。舌质红，苔黄，脉滑数。

三、根据病例提出诊断与鉴别诊断、辨证、治疗

（一）诊断依据及鉴别诊断

本病例的诊断为何病？其诊断依据是什么？应该与哪些疾病进行鉴别？

1. 本病例的诊断为脓耳（急性化脓性中耳炎），其诊断依据如下。

（1）有感冒病史，左耳剧烈疼痛、流脓。

（2）耳内镜检查见鼓膜呈现弥漫性充血、穿孔、溢脓，有"灯塔征"。

（3）中耳 CT 示左耳乳突气房微混浊，间隔不清。

2. 本病应与以下疾病相鉴别

（1）与耳疮、耳疖相鉴别：脓耳、耳疮和耳疖都可有耳内疼痛、流脓，发热，传导性耳聋表现。但脓耳可表现为多种形式的鼓膜穿孔，而耳疮和耳疖则没有鼓膜穿孔。另外，由于耳疮外耳道皮肤的充血肿胀、耳疖外耳道局部的充血隆起，可有耳郭牵拉痛或耳屏压痛，而脓耳则没有。

（2）与大疱性鼓膜炎相鉴别：大疱性鼓膜炎和脓耳都有耳内剧痛、流血性分泌物，后耳痛迅速缓解，以及传导性耳聋表现。但大疱性鼓膜炎只是鼓膜上皮层的破溃，没有穿孔。

（3）与耳胀耳闭相鉴别：耳胀耳闭和脓耳都有耳内疼痛、耳闷塞感和上呼吸道感染史，但脓耳疼痛剧烈，且鼓膜充血明显，有穿孔，耳胀耳闭则以耳内胀闷感为主，鼓膜呈现内陷，可有积液征。

（二）辨证论治

1. 本病例辨证为肝胆火盛证　其辨证要点为：耳痛、耳流脓色黄带血，鼓膜红赤较甚且外突、或紧张部穿孔，听力下降，伴发热、面红目赤，口苦咽干，胸胁胀痛，舌红苔黄，脉弦数有力。

2. 脓耳的其他常见证型

（1）风热外侵证：其辨证要点为：耳内作胀、疼痛、鼓膜充血呈放射状或潮红，或紧张部小穿孔，听力下降，伴发热恶寒、头痛鼻塞，舌质红，苔薄白或薄黄，脉浮数等。

（2）脾虚湿困证：其辨证要点为：耳内流脓清稀不臭，缠绵日久，多呈间歇性发作，鼓膜中央性穿孔，听力下降，患者常兼见头重头胀，口淡不渴，肢倦，面色少华，纳差，便溏，舌淡苔白，脉缓弱等症。

（3）肾元亏损证：其辨证要点为：耳内流脓不畅，呈豆腐渣样，气味臭秽，日久不愈，鼓膜边缘性或松弛部穿孔，听力明显减退，全身可见头晕，神疲，腰膝酸软，舌淡红，苔薄白或少苔，脉细弱。

（三）治疗

脓耳的发病外因多由风热湿邪侵袭，内因多属肝、胆、脾、肾脏腑功能失调，与肺、肝、胆、脾、肾经关系比较密切。脓耳发病有急慢、虚实或虚实夹杂之分。脓耳初期多为实证、热证；病久则多为虚证或虚实夹杂证。急性脓耳以邪实为主，应辨证内治与外治相结合；慢、性脓耳多属正虚邪滞，常反复加重或症状缠绵难愈，临床上尤以外治更为重要，可收到事半功倍之效。

1. 本病的中医辨证论治

（1）风热外侵证：治以疏风清热，解毒消肿。用疏风清热汤加减。若耳痛较甚、鼓膜红赤肿胀者，为火热壅盛，可配合五味消毒饮，以加强清热解毒、消肿止痛之功。

（2）肝胆火盛证：治以清肝泻火，解毒排脓。用龙胆泻肝汤加减。若火热炽盛，耳窍内肿胀，流脓不畅者，可选用仙方活命饮加减，以清热解毒，消肿排脓。

（3）脾虚湿困证：治以健脾渗湿，补托排脓。用托里消毒散加减。若因清阳之气不得上达清窍，而见倦怠乏力，头晕头重者，可选用补中益气汤加减。若因脾虚失运，而见脓/液清稀量多、纳差、便溏者，可选用参苓白术散加减。若脓液多可加薏苡仁、冬瓜仁、车前子、地肤子等利湿排脓；若脓稠或黄白相兼，鼓膜红肿，为湿郁化热，可酌加鱼腥草、天花粉、野菊花、蒲公英等清热排脓。

（4）肾元亏损证：治以补肾培元，祛腐化湿。肾阴虚者，可用知柏地黄丸加减，常配伍鱼腥草、金银花、木通、夏枯草、桔梗等祛湿化浊药。若肾阳虚者，可用金匮肾气丸加减。若因湿热久困，腐蚀骨质，而见脓液秽浊，有臭味者，可加赤芍、皂角刺、穿山甲、马勃、桃仁、红花、乳香、没药、泽兰等活血排脓。

2. 本病的其他中医治疗方法

（1）中成药治疗：①龙胆泻肝丸，适用于脓耳肝胆火盛证；②补中益气丸、参苓白术散，适用于脓耳脾虚湿困证；③知柏地黄丸，适用于脓耳阴虚火旺证；④金匮肾气丸，适用于脓耳肾阳不足证。

（2）外治法：如清洁法、吹药法、滴耳法、涂敷法、滴鼻法等。①清洁法：可用3％双氧水清洁外耳道，也可用负压吸引法清除脓液，以便引流通畅，有助于药物直接作用于病灶。②滴耳法：选用具有清热解毒、消肿止痛作用的药液滴耳。③吹药法：用可溶性药粉吹布患处。先清除耳道积脓及残留的药粉，然后用喷粉器将药粉轻轻吹入，均匀散布于患处，一日1~2次，严禁吹入过多造成药粉堆积，妨碍引流。鼓膜穿孔较小或引流不畅时，应慎用药粉吹耳。④涂敷法：脓耳引发耳周局部红肿疼痛，可用紫金锭磨水涂敷，或如意金黄散调敷，以清热解毒，消肿止痛。⑤滴鼻法：脓耳患者常因鼻塞流涕导致病情加重，或迁延不愈，可用芳香通窍的滴鼻剂滴鼻。

（3）穴位疗法：①体针：实证脓耳，取翳风、听宫、听会、外关、阳陵泉等穴，每日1次；发热者，加刺合谷、曲池。虚证脓耳，取足三里、阳陵泉、侠溪、丘墟等穴，每日1次。②耳穴贴压：取神门、肝、胆、肺、肾、肾上腺等耳穴，用王不留行籽压贴，经常用手按压。③灸法：脓耳病久，体质虚寒者，选用翳风穴温和灸，每次约1分钟，灸至局部有热感，每天1次，亦可配合足三里艾灸。④放血法：取同侧耳垂或耳尖放血泻热，以止实证脓耳耳内剧痛。

3. 本病的西医治疗

（1）局部治疗：鼓膜穿孔前，以0.5%~1%麻黄素溶液滴鼻，保持鼻腔通气和咽鼓管引流通畅，并可用2%石炭酸甘油滴耳以减轻耳痛。鼓膜一旦穿孔，即应停用石炭酸甘油。鼓膜穿孔后，及时应用3%双氧水清洗外耳道脓液，然后滴用无耳毒性之抗生素滴耳剂。

（2）全身治疗：早期予以足量抗生素。一般可用青霉素类、头孢菌素类或大环内酯类等药物，疗程要够长。

（3）手术治疗：脓耳流脓停止，穿孔久不愈合者，应考虑做鼓膜贴补法、鼓膜修补术。脓耳患者，外耳道或中耳腔有肉芽或息肉堵塞，妨碍引流者，可用药物腐蚀或手术摘除，以利脓液排除。胆脂瘤型中耳炎者，应考虑做乳突根治术，以清除病灶，预防并发症。脓耳长期不愈，反复流脓及听力下降者，应考虑做鼓室成形术，在彻底清除病灶的基础上，重建鼓膜、听骨链的传音功能。

（四）转归与预后

脓耳若能及时合理治疗，一般预后良好；急性脓耳若失治则可迁延变为慢性脓耳；小儿急性脓耳，因其脏腑柔弱，形气未充，若热毒内陷，易致"黄耳伤寒"；脓耳"肾元亏虚证"失治或治不得法，可导致脓耳变证。

（五）预防与调护

脓耳脓液刺激外耳皮肤，可引起旋耳疮；脓耳腐肉蚀骨，破坏鼓室听骨链及神经，可引起耳鸣耳聋；脓耳变证可引发耳后附骨痈、脓耳面瘫、脓耳眩晕及黄耳伤寒等病。

其预防与调护为：①积极防治上呼吸道疾病，是预防本病发生的关键；②要采用正确的擤鼻涕方法，防止擤鼻用力过度，邪毒窜入耳窍诱发脓耳；③要采用正确的哺乳体位，防止乳汁误入婴儿咽鼓管，诱发脓耳；④戒除不良挖耳习惯，防止损伤鼓膜导致脓耳；⑤防止污水进入耳道；⑥合理地施行耳局部用药，保持脓液的引流通畅；⑦密切观察病情变化，若见剧烈的耳痛、头痛、发热和神志异常，提示有变证的可能，要及时处理；⑧注意饮食，少食引发邪毒的食物。

（曹丽华）

第三节　鼻窒

鼻窒是指以反复、交替、间歇或持续鼻塞、鼻甲肿大为主要特征的慢性鼻病。本病可发生于任何年龄。西医学的慢性鼻炎、药物性鼻炎等病可参考本病辨证施治。

一、鼻窒的诊断

1. 病史与症状

（1）病史多有伤风鼻塞反复发作病史。

（2）症状以鼻塞为主要症状，鼻塞呈交替性或间歇性，严重者可呈持续性。鼻涕多为黏液性或黏脓性，部分患者有嗅觉减退、头昏、头痛、咽部不适等症状。

2. 局部检查　早期可见鼻黏膜充血、肿胀，呈黯红或淡红色，肿胀以下鼻甲最为明显，用探针触之柔软、有弹性，对减充血剂收缩反应好；病程久者可见鼻黏膜黯红，下鼻甲肿大，呈桑葚样改变，触之硬而缺少弹性，对减充血剂反应不敏感。

二、临床典型案例

赵某，男，33岁。诉鼻塞反复发作2年余，加重1个月。患者2年前感冒后出现鼻塞，治疗后感冒症状消失，但时有鼻塞，夜间明显，呈体位性，未予以系统治疗，鼻塞明显时自行药店购药服用（具体不详）。1个月前感冒后出现鼻塞加重，自行用药，疗效不佳。刻下，患者症见持续性鼻塞，少量黏涕，嗅觉减退，时有头昏。检查见鼻黏膜慢性充血，呈黯红色，双侧下鼻甲肥大，下鼻甲前端呈桑葚样改变，下鼻道有白黏涕。舌质黯红，右侧舌体可见有瘀斑，苔薄黄，脉弦。

三、根据病例提出诊断与鉴别诊断、辨证、治疗

（一）诊断依据及鉴别诊断

1. 本病例的诊断为鼻窒（慢性鼻炎），其诊断依据如下。

（1）有感冒反复发作病史。

（2）鼻塞呈持续性，伴有嗅觉减退、头昏。

（3）局部检查见鼻黏膜黯红色，下鼻甲肥大，呈桑葚样改变。

2. 本病应与以下疾病相鉴别

（1）与鼻鼽（变应性鼻炎）相鉴别：鼻窒、鼻鼽都有鼻塞、流涕等症状。但鼻窒的鼻塞呈间歇性、交替性、或持续性，持续时间较长，鼻涕多为黏涕或黏脓涕，鼻黏膜多呈慢性充血状。而鼻鼽的鼻塞大多是来得快，消退也快，同时伴有鼻痒、喷嚏、大量清水样鼻涕，虽然严重者也可表现为持续性鼻塞，但是其鼻黏膜往往呈苍白水肿状。

（2）与鼻渊相鉴别：鼻窒、鼻渊都有鼻塞、流黏涕或黏脓涕的症状。但鼻窒以鼻塞为主症，鼻涕多集中于鼻底，或鼻涕在鼻腔内呈拉丝状，下鼻甲肿大；鼻渊以浊涕量多为主症，鼻涕来源于中鼻道或嗅裂，多为黏脓涕或脓涕，中鼻甲肿大，可伴有明显的嗅觉减退、头昏、头痛等症状。鼻窦影像学检查可帮助诊断。

（3）与鼻息肉相鉴别：鼻窒、鼻息肉均有鼻塞、流涕等症状。但鼻息肉鼻腔检查可见

中鼻道、嗅裂等处有表面光滑、灰白色或淡红色半透明的息肉样组织。

（二）辨证论治

1. 本病例辨证为气滞血瘀证　其辨证要点为：持续性鼻塞，黏涕，嗅觉减退，鼻黏膜黯红肥厚，下鼻甲肿大，表面呈桑葚状，触之硬实，缺少弹性，对血管收缩剂反应不敏感，舌质黯红或有瘀点，脉弦涩。

2. 鼻窒的其他常见证型

（1）肺经郁热证：其辨证要点为：鼻塞间歇性或交替性，鼻涕色黄量少，鼻黏膜色红，下鼻甲肿胀，表面光滑有弹性，伴有口干、咳嗽、黄痰，舌红，苔薄黄，脉数。

（2）肺脾气虚证：其辨证要点为：交替性鼻塞，鼻涕白黏，遇寒冷时症状加重，鼻黏膜淡红肿胀，可伴有自汗、恶风、咳嗽痰稀、少气懒言、倦怠乏力、纳呆便溏，舌淡，舌边有齿痕，苔白，脉弱。

（三）治疗

鼻窒的发病，外因反复感邪，内因肺、脾脏腑功能失调，导致鼻窍窒塞不通，治疗应以通鼻窍为大法，辨证施治。此外，在鼻窒的病程中存在不同程度的气滞血瘀，治疗应酌情参以行气活血。结合内、外治疗方法，可收到事半功倍之效。

1. 本病的中医辨证论治

（1）肺经郁热证：治以清热散邪，宣肺通窍。用黄芩汤或辛夷清肺饮加减。若鼻塞较重可加石菖蒲、路路通等；咳嗽痰黄稠可加栝楼、贝母、竹茹等。

（2）肺脾气虚证：治以补肺健脾，散邪通窍。用偏肺气虚者，可用温肺止流丹加减。偏脾气虚者，可用补中益气汤加减，若脾虚湿重者可用参苓白术散加减。鼻塞甚者可加苍耳子、辛夷、白芷、路路通等。

（3）气滞血瘀证：治以行气活血，化瘀通窍。用通窍活血汤加减。鼻塞甚者可加石菖蒲、辛夷、丝瓜络、路路通等。

2. 本病的其他中医治疗方法

（1）中成药治疗：①辛芩颗粒，适用于鼻窒肺经郁热证。②补中益气丸、参苓白术散、玉屏风散（或颗粒），适用于鼻窒肺脾气虚证。③桂枝茯苓丸、血府逐瘀口服液，适用于鼻窒气滞血瘀证。

（2）外治法：如滴鼻、吹鼻、超声雾化吸入、蒸汽吸入、下鼻甲注射等。①滴鼻：可用芳香通窍的中药滴鼻剂滴鼻。②雾化吸入：可用中药煎煮液雾化经鼻吸入。③下鼻甲注射：鼻甲肥大者，可选用当归、川芎、黄芪、复方丹参等注射液作下鼻甲注射，每次每侧注射1～2ml，5～7日1次，5次为1个疗程。

（3）穴位疗法：①体针：主穴：迎香、鼻通、印堂、上星。配穴：百会、风池、太阳、合谷、足三里。每次取主穴1～2个，配穴2～3个，针刺，实证用泻法，虚证用补法，每日1次。②耳穴贴压：取鼻、内鼻、肺、脾、内分泌、皮质下等耳穴，用王不留行籽压贴，经常用手按压。③灸法：取迎香、人中、印堂、百会、肺俞、脾俞、足三里等穴，温灸。适用于肺脾气虚证、气滞血瘀证。④穴位注射法：可选取合谷、足三里等穴，药物可选丹参注射液或红花注射液等。⑤穴位贴敷：肺脾气虚者可用附子、甘遂、麻黄等研粉，取少许撒在胶布上，贴敷于肺俞、脾俞、大椎等穴位。

（4）按摩疗法：可用食指于鼻梁两侧来回摩擦，或按揉迎香穴、鼻通穴。

（5）其他疗法：可酌情选用超短波理疗、射频、激光等治疗。

3. 本病的西医治疗　消除病因为治疗的关键因素。如积极治疗全身病变，矫正鼻腔畸形如鼻中隔偏曲，避免过度劳累等。

（1）局部治疗：①糖皮质激素鼻喷剂：作为一线治疗药物。②减充血剂：应用此类药物不宜超过 10 天，1~2 次/天为宜。儿童用药浓度应该降低。应杜绝使用滴鼻净。

（2）全身治疗：若患者炎症明显并伴有较多分泌物，可口服大环内酯类抗生素，按照常规剂量的一半，连续服用 1~3 个月。

（3）手术治疗：目的是缩小下鼻甲，增加鼻腔通气。可以采用保留下鼻甲黏膜的下鼻甲骨质切除或下鼻甲整体骨折外移，或做下鼻甲黏膜下的低温等离子消融术。

（四）转归与预后

鼻窒若能及时合理治疗，可获得痊愈，预后良好；若失治、擤鼻不当，可并发鼻渊、喉痹、耳胀耳闭等病。

（五）预防与调护

1. 鼻窒擤涕不当可以诱发鼻窦炎、中耳炎等疾病，鼻塞严重可以引起头痛、嗅觉减退等。

2. 其预防与调护为　①锻炼身体，增强体质，减少感冒的发生，积极防治伤风鼻塞，是预防本病发生的关键；②保持鼻腔清洁湿润，避免粉尘吸入；③要采用正确的擤鼻涕方法，防止擤鼻用力过度，预防并发症的发生；④避免长期使用鼻腔减充血剂。性鼻炎）以外，还有药物性鼻炎、萎缩性鼻炎等。

四、药物性鼻炎

药物性鼻炎是由于全身或局部用药引起的鼻黏膜持续性炎症。长期滥用局部减充血剂（血管收缩剂）是最常见的原因。常见的减充血剂可分为拟交感胺类（如麻黄碱）、咪唑啉类（如萘甲唑啉、羟甲唑啉、赛洛唑啉）。患者因长期使用减充血剂，结果疗效越来越差。患者的临床表现类似肥厚性鼻炎，表现为双侧持续性鼻塞，嗅觉减退，分泌物增加，伴有头痛、头晕等症状。检查见双侧鼻黏膜充血肿胀、肥厚，下鼻甲呈桑葚样变。婴幼儿使用萘甲唑啉（滴鼻净）可能引起面色苍白、血压下降、心动过缓、昏迷不醒甚至呼吸困难等中毒症状。在治疗中首先要停止使用减充血剂。使用糖皮质激素鼻喷剂，可以口服激素、抗组胺药、肥大细胞稳定剂等。

（曹丽华）

第四节　鼻鼽

鼻鼽是指以突然和反复发作鼻痒、打喷嚏、流清涕、鼻塞等为主要特征的鼻病。本病可常年发作，亦可呈季节性发作。好发于青壮年，有低龄化倾向，发病率有逐年增高趋势。西医学的变态反应性鼻炎、血管运动性鼻炎、嗜酸性粒细胞增多性非变应性鼻炎等疾病亦可以参考"鼻鼽"进行辨证论治。

一、鼻鼽的诊断

1. 病史与症状

（1）病史：部分病人有过敏史或家族史。

（2）症状：突然、反复发作的鼻痒、喷嚏频频、清涕如水、鼻塞。发作快，消失也快，多数患者症状消失后则如常人，部分病人伴有咽痒、眼痒、哮喘等症状。

2. 局部检查　鼻黏膜苍白、灰白、淡紫或色红，鼻甲水肿，鼻腔有较多水样分泌物。

3. 特殊检查变应原皮肤试验可呈阳性反应。

4. 实验室检查

（1）鼻分泌物涂片和（或）结膜刮片嗜酸性粒细胞检查阳性。

（2）血清 IgE 检测可呈阳性。

二、临床典型案例

路某，男，19 岁。主诉：鼻痒、喷嚏、流清涕反复发作 10 多天。2 周前患者在校复习应考，连续熬夜 3 天，随即每日晨起鼻痒难忍、喷嚏频频、清涕不止，伴咽痒、眼痒。至上午 9 时许自然缓解。鼻腔检查见黏膜色淡，双下鼻甲水肿，鼻腔内大量清水样分泌物。变应原皮肤点刺试验显示：户尘螨（＋＋＋＋）；狗毛皮屑（＋＋＋）。患者素来怕冷、动则汗出、神疲。舌质淡，苔白，脉弱。

三、根据病例提出诊断与鉴别诊断、辨证、治疗

（一）诊断依据与鉴别诊断

1. 本病例的诊断为鼻鼽（变应性鼻炎），其诊断依据如下。

（1）鼻痒、喷嚏、流清涕反复发作。

（2）发作快，消退亦快。

（3）鼻腔黏膜色淡，双下鼻甲水肿，鼻腔内大量清水样分泌物。

（4）变应原皮肤点刺试验显示：户尘螨（＋＋＋＋）；狗毛皮屑（＋＋＋）。

2. 本病应与以下疾病相鉴别

（1）与伤风鼻塞相鉴别：鼻鼽和伤风鼻塞都有鼻痒、喷嚏、流清涕、鼻塞症状。但鼻鼽病发作快，消退亦快，症状大多持续几分钟到十几分钟者或数小时；鼻腔检查鼻黏膜呈苍白、灰白、淡紫色，即使色红也多为黯红色；全身症状不明显。而伤风鼻塞症状持续，初起为风寒证，表现为鼻痒、喷嚏、流清涕、鼻塞，之后化热，喷嚏渐消，鼻涕亦由清涕转为黄脓涕，病程一般要持续 1 周左右；鼻腔检查鼻黏膜充血明显；且可伴有发热、恶寒、头痛、全身不适等表证。

（2）与鼻渊相鉴别：鼻鼽和鼻渊的鼻涕量都多，但是鼻鼽的鼻涕清稀，鼻渊则多为浊涕。鼻腔检查鼻鼽鼻黏膜呈苍白、灰白或淡紫色，鼻涕多位于总鼻道；而鼻渊鼻黏膜多呈红色，鼻涕多位于中鼻道，或嗅沟。此外，鼻鼽尚有发作快，消退亦快的发病特点；过敏原检查可呈阳性。鼻部的影像学检查有助于鉴别。

（二）辨证论治

1. 本病例辨证为肺气虚寒证　其辨证要点为：鼻痒，喷嚏频频，清涕如水，鼻塞，嗅

觉减退，畏风怕冷，自汗，气短懒言，语声低怯，面色苍白，或咳嗽痰稀。下鼻甲肿大光滑，鼻黏膜淡白或灰白，鼻道可见水样分泌物。舌质淡，舌苔薄白，脉虚弱。

2. 鼻鼽的其他常见证型

（1）脾气虚弱证：其辨证要点为：鼻痒，喷嚏突发，清涕连连，鼻塞，面色萎黄无华，消瘦，食少纳呆，腹胀便溏，四肢倦怠乏力，少气懒言。检查见下鼻甲肿大光滑，黏膜淡白，或灰白，可有水样分泌物。舌淡胖，边有齿痕，苔薄白，脉弱。

（2）肾阳不足证：其辨证要点为：清涕长流，鼻痒，喷嚏频频，鼻塞，面色苍白，形寒肢冷，腰膝酸软，神疲倦怠，小便清长，或见遗精早泄。检查见鼻黏膜苍白、肿胀，鼻道有大量水样分泌物。舌质淡，苔白，脉沉细。

（3）肺经伏热证：其辨证要点为：鼻痒，喷嚏频作，流清涕，鼻塞，常在闷热天气发作。全身或见咳嗽，咽痒，口干烦热。检查见鼻黏膜色红或黯红，鼻甲肿胀。舌质红，苔白或黄，脉数。

（三）治疗

鼻鼽的发生，往往是内因、外因合而致病，内有肺、脾、肾三脏功能失调，外有风寒异气侵袭。多为虚实夹杂证。阳气虚弱为本，外邪侵袭为标。临床总以虚寒证为多见，少数呈现肺经伏热证。即便是肺经伏热证，往往也是暂时现象，因其根本仍属阳气虚弱。治疗时，应标本同治，以调整脏腑功能为本，兼以祛风、止痒、收涩止涕。

1. 本病的中医辨证论治

（1）肺气虚寒证：治以温肺散寒，益气固表。方用温肺止流丹加减，亦可用玉屏风散合苍耳子散加减。鼻痒甚，可酌加僵蚕、蝉蜕；若畏风怕冷、清涕如水者，可酌加桂枝、干姜、大枣等。

（2）脾气虚弱证：治以益气健脾，升阳通窍。方用补中益气汤加减。若以鼻涕黏白量多为主者，亦可用参苓白术散加减，若腹胀便溏、清涕如水、点滴而下者，可酌加山药、干姜、砂仁等；若畏风怕冷，遇寒则喷嚏频频者，可酌加防风、桂枝等。

（3）肾阳不足证：治以温补肾阳，化气行水。方药：真武汤加减。若为脾肾阳虚者，亦可用附子理中汤加减，若喷嚏多、清涕长流不止者，可酌加乌梅、五味子；若遇风冷即打喷嚏、流清涕者，可加黄芪、防风、白术；兼腹胀、便溏者，可酌加黄芪、人参、砂仁。

（4）肺经伏热证：治以清宣肺气，通利鼻窍。方用辛夷清肺饮加减。亦可以用黄芩汤加减。

2. 本病的其他中医治疗方法

（1）中成药治疗：①玉屏风颗粒，适用于鼻鼽肺气虚寒证。②补中益气丸、参苓白术散，适用于鼻鼽脾气虚弱证。③辛芩颗粒，适用于鼻鼽肺经伏热证。④金匮肾气丸，适用于鼻鼽肾阳不足证。

（2）外治法：如滴鼻法、嗅法、吹鼻法、塞鼻法等。①滴鼻法：可选用芳香通窍的中药滴鼻剂滴鼻。②嗅法：可用白芷、川芎、细辛、辛夷共研细末，置瓶内，时时嗅之。③吹鼻法：可用碧云散吹鼻，亦可用皂角研极细末吹鼻。④塞鼻法：细辛膏，棉裹塞鼻。

（3）穴位疗法：①体针：选迎香、印堂、风池、风府、合谷等为主穴，以上星、足三里、禾髎，肺俞、脾俞、肾俞、三阴交等为配穴。每次主穴、配穴各选1~2穴，针用补法，留针20分钟。②耳穴贴压：选神门、内分泌、内鼻、肺、脾、肾等穴，以王不留行籽贴压以上穴位，两耳交替。③穴位注射：可选迎香、合谷、风池等穴，药物可选当归注射液、丹参注射液、或维生素 B_1、维丁胶性钙、胎盘组织液等，每次 1 穴（双侧），每穴 0.5~1ml。④穴位敷贴：可用斑蝥虫打粉，取少许撒于胶布，敷贴于内关或印堂穴，12~24 小时后取去（亦可视皮肤反应程度而定）。若有水疱可待其自然吸收，或可用注射器抽吸水疱。⑤穴位埋线：可用风池、合谷、迎香穴等，用 9 号腰穿针将可吸收羊肠线埋入相应穴位，隔 15 天进行 1 次，共计 2 次。

（4）按摩疗法：通过按摩以疏通经络，使气血流通，达到宣通鼻窍，祛邪外出的作用。方法：双手大鱼际互相摩擦至发热，自鼻根至迎香穴反复摩擦至局部觉热为度；或以两手中指在鼻梁两侧来回摩擦，每次 3 分钟，早晚各 1 次。

（5）鼻丘割治法：鼻腔局部喷 1% 地卡因，进行表面麻醉，在鼻内镜监视下，用合适的锐利器械分别刺入双侧鼻丘黏膜下 2~3mm，进行"#"形划痕、割治，每条割痕 6~8mm，一般一次治疗即可，必要时在间隔一定时间后可重复进行。

3. 本病的西医治疗

（1）避免疗法：避免接触致敏原是治疗策略的必要组成部分，应尽量避免接触或食用已明确的变应原。如花粉症患者可减少外出或迁移他地；对动物皮屑，羽毛过敏者，应避免接触宠物，禽鸟；对真菌、屋尘过敏者，应保持室内通风，干爽；对虾蟹过敏者，不再进食。

（2）药物治疗：药物治疗在变应性鼻炎治疗中占有重要地位。①抗组胺药：为组胺受体 Hl 拮抗剂。传统抗组胺药，如扑尔敏，赛庚啶，异丙嗪等，有嗜睡副作用；新型抗组胺药，如阿司咪唑，特非那定，氯雷他定等，其副作用小，对鼻痒，喷嚏，鼻分泌物多等症状有效。但不能过量用药，不能与酮康唑，伊曲康唑和红霉素合用。鼻内局部用抗组胺药，如立复汀（左卡巴斯汀）鼻喷剂。②肥大细胞稳定剂：色甘酸二钠、酮替芬之类，口服。③激素疗法：泼尼松 10mg，或地塞米松 0.5mg，每天 3 次，口服，不超过 1 周。④减充血剂：鼻内局部用麻黄素、肾上腺素等改善鼻腔通气。

（3）免疫治疗：亦称特异性脱敏疗法。此法可使机体产生大量特异性 IgG 封闭抗体，以阻抑变应原与 IgE 抗体的结合。用皮肤试验阳性的相应变应原浸液，以极低浓度开始少量皮下注射，逐渐增加浓度和剂量，经数月治疗后改为维持剂量。其安全性、变应原的安全性等问题仍需完善。

（4）手术治疗：鼻内选择性神经切断术。翼管神经，或筛前神经切断，可使鼻内副交感神经兴奋性降低，产生一定治疗作用。

（四）转归与预后

本病可控制症状：本病容易反复，部分病人可并发鼻窦炎、鼻息肉、过敏性咽炎、哮喘、分泌性中耳炎等疾病。

（五）预防与调护

（1）本病的发作除了与接触变应原有关外，尚与疲劳、受凉、进食冰冷、油炸食物等有关。

（2）其预防与调护为：①避免接触粉尘、动物皮毛、花粉等已知或可疑变应原；②避免进食生冷、油炸食品；③加强体育锻炼，增强体质；④常做鼻部按摩；⑤注意保暖、避免过度疲劳。

四、变应性鼻炎 ARIA 分类法（2008 年）（表 12 - 1）

依据	分型	标准
病程	间歇性变应性鼻炎	出现症状的时间少于 4 天/周
	持续性变应性鼻炎	出现症状的时间大于 4 天/周且总病程在 4 周以上
程度	轻度变应性鼻炎	症状不影响日常工作、学习、运动和生活（特别是睡眠）
	中重度变应性鼻炎	症状影响日常工作、学习、运动和生活（特别是睡眠）

五、变应性鼻炎的诊治原则和推荐方案

（中华医学会耳鼻咽喉科分会，2004 年，兰州）

1. 避免接触 致敏原　不论采用何种治疗都必须尽量做到少接触致敏原，虽然不可能完全避免，但其是治疗策略的必要组成部分。

2. 药物治疗　近年来由于高效、长效、安全的药物不断问世，使药物治疗在变应性鼻炎治疗中占有重要地位。

推荐用药方案。

（1）轻度变应性鼻炎：口服或鼻内局部应用抗组胺药和（或）鼻腔局部应用糖皮质激素，如症状改善不理想，可换用另一种抗组胺药或适当增加鼻腔局部应用糖皮质激素的次数。根据症状特点可短期（7 天以内）应用鼻腔局部减充血剂。儿童应用生物利用度较低的鼻内糖皮质激素药物，按药物推荐剂量内 1 次/日喷鼻；肥大细胞膜稳定剂可用于轻症患儿。

（2）中 - 重度变应性鼻炎：鼻腔局部应用糖皮质激素或鼻腔局部应用糖皮质激素 + 短期口服或鼻内局部应用抗组胺药。如果鼻黏膜高度水肿和（或）合并支气管哮喘，可考虑短期（7 ~ 10 天）应用口服糖皮质激素后改用鼻腔局部应用糖皮质激素。

（3）合并变应 - 性结膜炎：应用眼用抗组胺药或肥大细胞膜稳定剂滴眼。

（4）合并支气管哮喘：糖皮质激素支气管吸入，或口服白三烯拮抗剂等，严重哮喘发作时应请呼吸内科会诊。不提倡应用含地塞米松的滴鼻剂，也不提倡使用糖皮质激素长效制剂行鼻内或肌内注射。

对具有嗜睡反应的抗组胺药应注意给药时间和患者职业性质。对具有心脏毒性的抗组胺药应慎用，应严格按照推荐剂量处方，并注意其配伍禁忌。减充血剂的使用应注意药物性鼻炎的发生和对心血管的影响。

幼儿及儿童：有嗜睡反应的抗组胺药可影响患儿的学习能力。应考虑到某些糖皮质激素的使用可能对患儿生长发育会有影响。

孕妇：由于缺乏临床试验结果，应重视对药物的选择，按照推荐剂量使用肥大细胞膜稳定剂或生物利用度低的鼻内糖皮质激素。

3. 免疫治疗　应选用标准化的变应原疫苗或浸液进行特异性免疫治疗，坚持治疗 3 ~ 5 年通常有效。进行免疫治疗，应严格掌握适应证：①药物治疗效果不理想的患者；②合并支气管哮喘患者；③合并持续性咳嗽（特别是夜间咳嗽）的患者；④对多种致敏原呈阳性反应者。免疫治疗中应密切观察、监护患者，如出现不良反应时应及时减量，严重者停止

治疗。

4. 某些免疫调节剂和手术疗法（下鼻甲部分切除术） 可有一定疗效。

5. 其他疗法 需进行随机对照临床试验，以客观评定其疗效。

（曹丽华）

第五节 鼻渊

鼻渊是指以鼻流浊涕、量多不止为主要特征的鼻病。临床上常伴有头痛、鼻塞、嗅觉减退等症状，是鼻科的常见病、多发病之一。西医学的急、慢性鼻－鼻窦炎等可参考本病进行辨证施治。

一、鼻渊的诊断

1. 病史与症状

（1）病史：初发病者大多有外感、疲劳病史；病久者有鼻炎反复发作史。

（2）症状：鼻涕脓稠，量多不止，伴鼻塞、头昏、头痛、嗅觉减退、记忆力下降。头痛的部位常局限于前额、鼻根、颌面部及头顶部等，可有一定的规律性。症状可局限于一侧，也可双侧同时发生。

2. 局部检查 鼻黏膜充血肿胀，鼻甲肥大，中鼻道或嗅裂积脓涕。病久者可见中鼻甲息肉样变或生息肉。前额、颌面或鼻根等部位或有红肿及压痛。

3. 特殊检查 上颌窦穿刺冲洗可了解窦内有无脓液及其性质、量、气味等。

4. 实验室检查 急性鼻窦炎者，血常规检查中白细胞总数可偏高，也可正常，或慢性者，血常规可正常。

5. 影像学检查 鼻窦 X 线或 CT 摄片常显示窦腔模糊、密度增高及混浊，或可见液平面（图 12－2）。

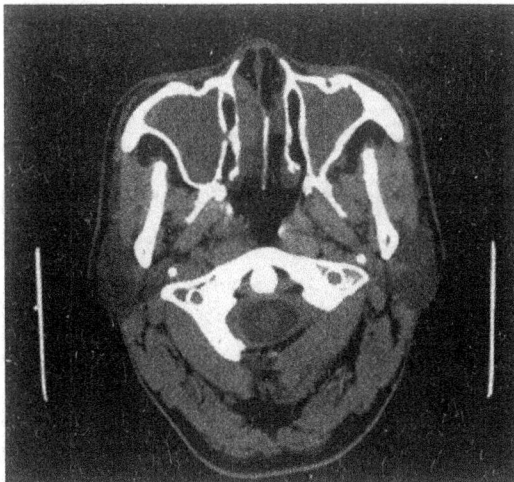

图 12－2 双侧上颌窦内密度增高影

二、临床 典型案例

陈某，女，46 岁。主诉：鼻塞、流脓涕 10 天，加重 1 天。伴头痛、发热。现病史：患者 10 天前因感冒，出现鼻塞，流涕，曾在外院就诊，先后予以滴鼻、口服药物（具体不详）等治疗，疗效不显。昨起鼻塞加重、黄脓涕增多，并出现发热、头痛左侧为甚，遂来就诊。鼻腔检查见鼻黏膜充血肿胀，双中、下鼻甲肿大，中鼻道、鼻底有较多脓性分泌物，左侧上颌窦压痛明显。鼻窦 X 线片示：双侧上颌窦黏膜增厚，左侧上颌窦有积液。全身伴有口苦，咽干，急躁易怒。舌质红，苔黄腻，脉弦数。

三、根据病例提出诊断与鉴别诊断、辨证、治疗

（一）诊断依据与鉴别诊断

1. 本病例的诊断为鼻渊（急、慢性鼻 – 鼻窦炎），其诊断依据如下。

（1）有感冒病史。

（2）有鼻塞加重、黄脓涕增多，并出现发热、头痛等症状。

（3）专科检查见鼻黏膜充血肿胀，双中鼻甲肿大，中鼻道、鼻底有较多脓性分泌物；左侧上颌窦压痛明显。

（4）鼻窦 X 线片示：双侧上颌窦黏膜增厚，左侧上颌窦有积液。

2. 本病应与以下疾病相鉴别

（1）与鼻窒相鉴别：鼻渊及鼻窒都有鼻塞症状。但是鼻窒以鼻塞为主要特征，其鼻塞逐渐加重，可表现为交替性、间歇性或持续性；鼻黏膜肿胀以下鼻甲肿胀为主，鼻涕黏稠、色黄量少；影像学检查鼻窦无阳性体征。而鼻渊则是以浊涕多为主要特征，其鼻塞不如鼻窒明显，常于擤鼻涕后鼻通气改善；鼻黏膜红肿，以中鼻甲肿胀为主，脓涕量多，常可见中鼻道和嗅沟积脓涕；影像学检查鼻窦有阳性体征。

（2）与鼻鼽相鉴别：鼻鼽和鼻渊的鼻涕量都多，但是鼻鼽的鼻涕清稀，鼻渊则多为浊涕。鼻鼽鼻黏膜呈苍白、灰白或淡紫色，鼻涕多位于总鼻道；而鼻渊鼻黏膜多呈红色，鼻涕多位于中鼻道或嗅沟。此外，鼻鼽尚有发作快，消退亦快的发病特点：过敏原检查可呈阳性。鼻部的影像学检查有助于鉴别。

（二）辨证论治

1. 本病例辨证为胆腑郁热证　其辨证要点为：鼻塞，流大量黄脓涕，鼻黏膜充血肿胀，双中、下鼻甲肿大，中鼻道、鼻底有较多脓性分泌物，左侧上颌窦压痛明显；伴发热、左侧头痛较重，口苦，咽干，急躁易怒。舌质红，苔黄腻，脉弦数。

2. 鼻渊的其他常见证型

（1）外邪袭肺证：其辨证要点为：鼻塞，鼻涕量多而白黏或黄稠，嗅觉减退，头痛，可兼有发热恶风，汗出，舌质红，舌苔薄白，脉浮。鼻黏膜充血肿胀，尤以中鼻甲为甚，中鼻道或嗅沟可见黏性或脓性分泌物。头额、眉棱骨或颌面部叩痛，或压痛。

（2）肺经蕴热证：其辨证要点为：鼻塞，鼻涕量多黄稠，嗅觉减退，头痛，可兼有汗出，咳嗽，痰多，舌质红，苔黄，脉数。检查见鼻黏膜充血肿胀，尤以中鼻甲为甚，中鼻道或嗅沟可见黏性或脓性分泌物。头额、眉棱骨或颌面部叩痛，或压痛。

（3）脾胃湿热证：其辨证要点为：鼻塞重而持续，鼻涕黄浊而量多，嗅觉减退，头昏闷，或头重胀，倦怠乏力，胸脘痞闷，纳呆食少，小便黄赤，舌质红，苔黄腻，脉滑数。检查见鼻黏膜红肿，尤以肿胀更甚，中鼻道、嗅沟或鼻底见有黏性或脓性分泌物，颌面、额头或眉棱骨压痛。

（4）肺气虚寒证：其辨证要点为：鼻塞或重或轻，鼻涕黏白，稍遇风冷则鼻塞加重，鼻涕增多，喷嚏时作，嗅觉减退，头昏，头胀，气短乏力，语声低微，面色苍白，自汗，畏风寒，咳嗽痰多，舌质淡，苔薄白，脉缓弱。检查见鼻黏膜淡红肿胀，中鼻甲肥大或息肉样变，中鼻道可见有黏性分泌物。

（5）脾气虚弱证：其辨证要点为：鼻涕白黏或黄稠，量多，嗅觉减退，鼻塞较重，食少纳呆，腹胀便溏，脘腹胀满，肢困乏力，面色萎黄，头昏重，或头闷胀。舌淡胖，苔薄白，脉细弱。检查见鼻黏膜淡红，中鼻甲肥大或息肉样变，中鼻道、嗅沟或鼻底见有黏性或脓性分泌物潴留。

（三）治疗

本病有虚证与实证之分。实证者起病急，病程短，多为热证，或为肺经风热，或为胆腑郁热，或为脾胃湿热。虚证者病程长，缠绵难愈，以肺虚、脾虚为多。但临床上纯粹虚证者极为少见，多表现为虚实夹杂之证。临诊须辨明疾病的寒、热、虚、实，病位归属，再结合全身兼症，方可药到病除。在用药时应注意通窍法的灵活运用，各型均可选加苍耳子、薄荷等芳香通窍之品，或配合运用苍耳子散。

1. 本病的中医辨证论治

（1）外邪袭肺证：治以疏风散邪，宣肺通窍。风热外袭者用银翘散加减，风寒侵袭者则以荆防败毒散加减。若鼻涕量多者，可酌加蒲公英、鱼腥草、栝楼等；若鼻塞甚者，可酌加苍耳子、辛夷等。

（2）肺经蕴热证：治以清宣肺脏，泻热通窍。用泻白散加减。若肺热甚，加黄芩、栀子以清泻肺热；若鼻塞，咳嗽痰多者，可酌加杏仁、紫菀、款冬花等；若鼻塞，涕多者，可酌加半夏、陈皮、苍耳子、辛夷等。

（3）胆腑郁热证：治以清泻胆热，利湿通窍。用龙胆泻肝汤加减，若以胆火炽盛证，可用当归龙荟丸或藿胆丸加减。若鼻塞甚者，可酌加苍耳子、辛夷、薄荷等；若头痛甚者，可酌加菊花、蔓荆子。

（4）脾胃湿热证：治以清热利湿，化浊通窍。用甘露消毒丹加减。若鼻塞甚者，可酌加苍耳子、辛夷等；若头痛者，可酌加白芷、川芎、菊花等；若鼻涕带血者，可酌加仙鹤草、白茅根、鱼腥草、蒲公英等。

（5）肺气虚寒证：治以温补肺脏，益气通窍。用温肺止流丹加减。临床应用时可加辛夷、苍耳子、白芷以芳香通窍。若头额冷痛，可酌加羌活、白芷、川芎等；若畏寒肢冷、遇寒加重者，可酌加防风、桂枝等；若鼻涕多者，可酌加半夏、陈皮、薏苡仁等；若喷嚏、流清涕者，可酌加黄芪、白术、防风等。

（6）脾气虚弱证：治以健脾利湿，益气通窍。用参苓白术散加减，若伴有清阳不升者，可用补中益气汤加减。若鼻涕浓稠量多者，可酌加陈皮、半夏、枳壳、栝楼等；若鼻塞甚者，可酌加苍耳子、辛夷花。

2. 本病的其他中医治疗方法

（1）中成药治疗：①双黄连口服液，适用于鼻渊外邪袭肺证。②辛芩颗粒，适用于鼻渊肺经蕴热证。③龙胆泻肝丸、鼻窦炎口服液、鼻渊舒口服液，适用于鼻渊胆腑郁热证。④补中益气丸、参苓白术散，适用于鼻渊脾气虚弱证。⑤玉屏风散，适用于鼻渊肺气虚寒证。⑥藿胆丸，适用于鼻渊脾胃湿热证。

（2）外治法：如滴鼻法、熏鼻法、蒸汽吸入、局部超短波或红外线照射等。①滴鼻法：用芳香通窍的中药滴鼻剂滴鼻，以疏通鼻窍，利于引流。②熏鼻法：用芳香通窍、行气活血的药物，如苍耳子散、川芎茶调散等，放砂锅中，加水2 000ml，煎至1 000ml，倒入合适的容器中，先令患者用鼻吸入热气，从口中吐出，反复多次，待药液温度降至不烫手时，用纱布浸药液热敷印堂、阳白等穴位，每日早晚各1次，每日1次，7日为1个疗程。

（3）穴位疗法：①体针：主穴：迎香、攒竹、上星、禾髎、印堂、阳白等；配穴：合谷、列缺、足三里、三阴交等；每次选主穴和配穴各1~2穴，每日针刺1次。②灸法：主穴：囟会、前顶、迎香、四白、上星等。配穴：足三里、三阴交、肺俞、脾俞、肾俞、命门等。每次选取主穴及配穴各1~2穴，悬灸至局部有炽热感、皮肤潮红为度。此法一般用于虚寒证。③穴位按摩：取迎香、合谷，自我按摩。每次5~10分钟，每日1~2次，或用两手大鱼际，沿两侧迎香穴上下按摩至发热，每日数次。

3. 本病的西医治疗　鼻渊的临床表现与西医学的鼻窦炎相似，根据病程鼻窦炎可分为急性鼻窦炎和慢性鼻窦炎，病程在3周以内的为急性鼻窦炎。二者的治疗原则存在较大的差异。

（1）急性鼻-鼻窦炎的治疗：治疗原则为控制感染；改善鼻腔的通气引流；根治病因，防止转为慢性。

1）药物治疗：①糖皮质激素：鼻内应用糖皮质激素具有消炎、减轻水肿的作用。②抗生素：包括青霉素类、头孢菌素类、磺胺类、大环内酯类、氟喹诺酮类等敏感药物，常规剂量，疗程不超过2周。明确为厌氧菌感染者，同时应用替硝唑或甲硝唑。③减充血剂：常用血管收缩剂与抗生素滴鼻剂滴鼻，以保持鼻腔引流通畅。也可用1%丁卡因加1%麻黄素混合液棉片，置于中鼻道前段最高处，每日1~2次，对引流和减轻头痛效果较好。在局部用药中，可加用皮质类固醇激素。④黏液促排剂：如标准桃金娘油，可稀化黏液并改善纤毛活性。

2）体位引流：目的是促进鼻窦内脓液的引流。

3）物理疗法：局部红外线照射、超短波透热和热敷等物理疗法，对改善局部血液循环，促进炎症消退及减轻症状均有帮助。

4）上颌窦穿刺冲洗：在全身症状消退和局部炎症基本控制后，可行上颌窦穿刺冲洗。此方法既有助于诊断，也可用于治疗。可每周冲洗1次，直至无脓液洗出为止。并可于冲洗后向窦内注入庆大霉素8万U，地塞米松5mg，或双黄连粉针剂等。

5）鼻窦置换疗法：适用于各鼻窦炎及急性炎症基本得到控制，而仍有多量脓涕及鼻阻塞者，以利鼻窦引流。

6）如为牙源性上颌窦炎应同时治疗牙病。

（2）慢性鼻-鼻窦炎的治疗：治疗原则为通畅鼻窦引流，去除病因。

1）药物治疗：①抗生素：有急性发作迹象或有化脓性并发症者，应全身给予抗生素治疗。②减充血剂：鼻腔应用血管收缩剂滴鼻，可以改善鼻腔通气，促进鼻窦引流。并司配合应用不同的抗生素滴鼻液。由于本病多与变态反应性因素有关，故滴鼻液中可适量加入类固醇类激素以及色甘酸钠等抗变态反应药物。

2）上颌窦穿刺冲洗术：适用于慢性上颌窦炎，每周 1～2 次，若连续多次穿刺冲洗无效；或冲出恶臭、多量溶水性脓，可考虑手术治疗。

3）鼻窦置换法：用负压吸引法，促进鼻窦引流，并将药液带入窦内，以达到治疗目的。本法尤适用于后组鼻窦炎及慢性全鼻窦炎者。

4）理疗：一般用超短波透热疗法，以辅助治疗。

5）手术治疗：①鼻腔病变的手术处理：即以窦口鼻道复合体为中心的鼻窦外围手术，如中鼻甲、下鼻甲部分切除术，鼻中隔偏曲矫正术，鼻息肉摘除术，以及咬除膨大的钩突与筛泡等。手术目的是解除窦口鼻道复合体区域的阻塞，改善鼻窦通气引流，促进鼻窦炎症的消退。②鼻窦手术：应在正规的保守治疗无效后方可采用。包括经典的鼻窦根治术和功能性鼻内镜手术两大类，鼻窦根治术主要用于牙源性上颌窦炎及霉菌性上颌窦炎或者有鼻窦肿瘤者，功能性鼻内镜手术就是通过鼻窦内镜直接开放鼻窦的开口，从而使鼻窦与外界相通，从而达到根治鼻窦炎的目的，现多趋向于开展鼻内镜手术。

（四）转归与预后

鼻渊若能及时合理治疗，一般预后良好；鼻渊病程迁延，则邪毒滞留，耗伤正气而演变为虚证。

（五）预防与调护

1. 鼻渊脓液向后流到咽部，可引起急慢性咽炎、扁桃体炎症；鼻渊日久，可引起耳胀、脓耳；小儿鼻渊如病情严重，可引发面部蜂窝组织炎、骨髓炎等病。

2. 其预防与调护为　①积极防治伤风鼻塞及喉痹、乳蛾、齿病等邻近组织器官病变，以防邪毒蔓延，相互影响；②锻炼身体，增强体质；③注意劳逸结合，不要过度劳累而使身体抗病能力下降；④少食辛辣厚味，戒烟限酒，以防热毒或湿热内生；⑤注意保持鼻腔通畅，以利鼻窦内分泌物排出；⑥要采用正确的擤鼻涕方法，以免邪毒窜入耳窍致病；⑦禁食辛辣刺激、引发邪毒的食物，戒除烟酒。

四、不同鼻窦炎的头痛特征

1. 急性上颌窦炎　前额部痛，晨起轻，午后重还可能有同侧面颊部胀痛或上列磨牙疼痛。面颊部或下眼睑可有红肿，面颊尖牙窝处也可有压痛。

2. 急性筛窦炎　一般头痛较轻，局限于内眦或鼻根部也可能放射至头顶部。鼻根部内眦处偶有红肿和压痛。

3. 急性额窦炎　前额痛，有明显的时间规律，晨起即感头痛，渐渐加重，午后减轻，至晚间全部消失，若炎症未消，次日又可同样发作。额窦区可呈局限性红肿，眶内上角（额窦底处）有压痛额窦前壁有明显叩痛。

4. 急性蝶窦炎　眼球深处疼痛，可放射到头顶部，还可引起早晨轻、午后重的枕部疼痛。

5. 慢性鼻－鼻窦炎　鼻塞轻重不等鼻涕量多，常为黏脓性或脓性，以病侧明显。慢性鼻－鼻窦炎不一定有头痛，若有，亦不如急性鼻－鼻窦炎严重。一般多属钝痛、闷痛。因此，在临床诊治中，应当根据各种鼻窦炎的不同表现而相互区别治疗。

（曹丽华）

第六节　鼻槁

鼻槁是以鼻内干燥、黏膜萎缩，甚至鼻腔宽大为主要特征的慢性鼻病。鼻槁发展缓慢，女性多见，生活于干寒地区和工作在干燥环境中的人发病较多。在月经期或怀孕期，以及秋冬季节症状更为明显。西医学的干燥性鼻炎、萎缩性鼻炎等病可参考本病进行辨证施治。

一、鼻槁的诊断

1. 病史与症状
（1）病史：可有长期的有害粉尘、气体刺激史，以及慢性鼻病、鼻特殊传染病史。
（2）症状：鼻内干燥，易出鼻血，鼻塞，嗅觉减退，鼻气腥臭，有脓涕鼻痂。
2. 局部检查　鼻黏膜干燥甚至萎缩，鼻甲缩小（尤其以下鼻甲为甚），鼻腔宽大，鼻道内可见有黄绿色或黑褐色脓痂覆盖，自幼发病者可影响鼻部发育，形成鞍鼻。

二、临床典型案例

刘某，女，34岁。因鼻腔干燥、多痂，伴嗅觉减退半年就诊。患者1年前工作调动至水泥厂工作，长期接触粉尘，半年前感觉鼻腔干燥疼痛，并逐渐加重，有多量痂皮，鼻涕秽浊，时有涕中带血，伴有嗅觉减退，鼻腔检查见鼻黏膜色红糜烂，鼻甲萎缩，涕痂秽浊，鼻气恶臭。舌红少苔，脉细数。

三、根据病例提出诊断与鉴别诊断、辨证、治疗

（一）诊断依据与鉴别诊断

1. 本病例的诊断为鼻槁（萎缩性鼻炎），其诊断依据如下。
（1）有长期有害粉尘接触史。
（2）鼻腔干燥疼痛、涕秽浊，并伴有嗅觉减退。
（3）鼻腔检查见鼻黏膜色红糜烂，鼻甲萎缩，涕痂秽浊，鼻气恶臭。
2. 本病应与以下疾病相鉴别
（1）与鼻窒相鉴别：鼻槁和鼻窒都有鼻塞。但是鼻槁是以鼻内干燥、黏膜萎缩，鼻腔宽大为主要特征，其鼻塞是由于鼻腔内痂皮堵塞，或因鼻黏膜萎缩，感觉迟钝，感觉不到空气的进入而产生"鼻塞"错觉。局部检查可见鼻内干燥、黏膜萎缩，下鼻甲缩小，有多量痂皮。而鼻窒的主要临床表现是鼻塞，可表现为间歇性、交替性鼻塞，反复发作，经久不愈，一般无鼻内干燥感。局部检查可见下鼻甲肿大或肥大，鼻腔内有液性分泌物积聚。
（2）与鼻渊相鉴别：鼻槁和鼻渊都有浊涕。但是鼻渊浊涕量多不止，其鼻涕的腥臭味只有患者自知，旁人闻不到，无鼻内干燥感，常伴有鼻塞，检查鼻腔多见中鼻甲肿大或息肉样变，中鼻道或嗅裂有分泌物引流或息肉，一般无痂皮覆盖。鼻槁早期鼻内干燥感，一般没有鼻涕，后期严重时才有脓涕，且有特殊的腥臭味，旁人可闻及而患者自己闻不出，检查鼻

腔见有较多黄绿色痂皮覆盖。

（二）辨证论治

1. 本病例辨证为肺肾阴虚证　其辨证要点为：鼻干较甚，鼻衄，嗅觉减退，咽干燥，干咳少痰，鼻黏膜色红糜烂，鼻甲萎缩，涕痂秽浊，鼻气恶臭，腰膝酸软，手足心热；舌红少苔，脉细数。

2. 鼻槁的其他常见证型

（1）燥邪犯肺证：其辨证要点为：鼻内干燥，灼热疼痛，涕痂带血，鼻黏膜充血干燥，或有痂块。咽痒干咳，舌尖红，苔薄黄少津，脉细数。

（2）脾气虚弱证：其辨证要点为：鼻内干燥，鼻涕黄绿腥臭，鼻黏膜淡黯，干萎较甚，鼻腔宽大，涕痂积留。头痛头昏，嗅觉失灵，常伴纳差腹胀，倦怠乏力，面色萎黄，唇舌色淡，脉缓弱。

（三）治疗

鼻槁的发病与燥邪、阴虚、气虚等有关，主要是津伤而致鼻窍失养。早期多是由于燥邪犯肺，肺津受损，可兼有实邪（燥邪）；后期则纯为虚证，与肺肾关系密切；也有部分患者与脾气虚弱关系密切。因此，本病以虚证为多，尤以阴虚证为多。早期鼻黏膜萎缩不明显者，以内治为主，并适当配合滴鼻，可以达到最佳效果。即使后期鼻黏膜明显萎缩者，只要坚持以内治为主，内外结合，也可以明显改善症状，提高生活质量。

1. 本病的中医辨证论治

（1）燥邪犯肺证：治以清燥润肺，生津润鼻。用清燥救肺汤加减。鼻衄者加白茅根、茜草根等凉血止血。

（2）肺肾阴虚证：治以滋补肺肾，润燥养鼻。用百合固金汤加减。若鼻衄加白茅根、旱莲草、藕节凉血止血；腰膝酸软者，加牛膝、杜仲补肾强腰。肺阴虚明显者，亦可选用养阴清肺汤加减。

（3）脾气虚弱证：治以健脾益气，祛湿排脓。用补中益气汤加减。鼻涕黄绿腥臭，痂皮量多者，加生薏苡仁、土茯苓、鱼腥草以清热利湿排脓；纳差腹胀，加砂仁、麦芽助脾运化。

2. 本病的其他中医治疗方法

（1）中成药治疗：①左归丸、知柏地黄丸，适用于鼻槁肺肾阴虚证。②补中益气丸、参苓白术丸，适用于鼻槁脾气虚弱证。

（2）外治法：如鼻腔冲洗、滴鼻法、蒸汽或超声雾化吸入、下鼻甲注射等。①鼻腔冲洗：用生理盐水或中药煎水冲洗鼻腔，以清除鼻内痂块，减少鼻腔臭气，每日 1～2 次。②滴鼻：宜用滋养润燥药物滴鼻，如用蜂蜜、芝麻油加冰片少许滴鼻，每日 2～3 次。③蒸气及雾化吸入：可用内服中药，再煎水，或用清热解毒排脓中药煎水，或用鱼腥草注射液，做蒸气或雾化吸入，每日 1～2 次。④下鼻甲注射：可选用当归注射液或丹参注射液做双下鼻甲注射，每侧 0.5～1ml，3～5 日注射 1 次。

（3）穴位疗法：①体针：取迎香、禾髎、足三里、三阴交、肺俞、脾俞等穴，中弱刺激，留针，10 次为 1 个疗程。②耳针：取内鼻、肺、脾、肾、内分泌等穴针刺，用王不留行籽贴压上述耳穴。③灸法：百会、足三里、迎香、肺俞等穴。悬灸至局部发热，呈现红晕为止，每日或隔日1次。④穴位埋线：可选足三里等穴。

3. 本病的西医治疗　总的来说，萎缩性鼻炎目前尚无特效治疗。

（1）局部治疗：①用3%高渗盐水每天进行鼻腔冲洗，清洁鼻腔，去除痂皮及臭味，可以刺激鼻黏膜增生。②复方薄荷滴鼻剂、植物油、鱼肝油、石蜡油等滴鼻，滑润黏膜，软化干痂，便于清除痂皮，改善鼻干的症状。③1%~3%链霉素液滴鼻，抑制细菌生长，减少黏膜糜烂，帮助黏膜生长。④复方雌二醇滴鼻剂，25%葡萄糖甘油滴鼻，有抑制鼻分泌物分解作用。⑤50%葡萄糖滴鼻，可促进黏膜腺体分泌。

（2）全身治疗：改善营养，改进生活条件。①维生素疗法：维生素A、维生素B_2、维生素C、维生素E对此病有一定疗效。②微量元素疗法：适当补充铁、锌等微量元素。③桃金娘油0.3g，每天2次。能稀释黏液，促进腺体分泌，刺激黏膜纤毛运动，并有一定的抗菌作用。

（3）手术治疗：病变较重，保守治疗效果不好者可行手术治疗。目的是缩小鼻腔，减少鼻腔通气量，减少鼻黏膜水分蒸发，减轻鼻腔干燥和结痂。主要方法有：①鼻腔黏－骨膜下埋藏术；②前鼻孔闭合术；③鼻腔外侧壁内移加固定术。

（四）转归与预后

鼻槁若能及时合理治疗，可减轻症状。鼻槁病程长，缠绵难愈。

（五）预防与调护

（1）鼻槁的分泌物刺激咽部，或因鼻塞而张口呼吸，可引起喉痹；病变波及咽鼓管，可引起分泌性中耳炎；年幼患者长期不愈，影响鼻部发育而造成外鼻畸形。

（2）其预防与调护为：①保持鼻腔清洁湿润，及时清除积留涕痂；②禁用血管收缩剂滴鼻；③加强营养，多食蔬菜、水果、动物肝脏及豆类食品，忌辛辣炙煿燥热之物，戒烟酒；④积极防治各种鼻病和全身慢性疾病；⑤加强卫生管理，注意劳动保护，改善生活与工作环境，减少粉尘吸入，在高温、粉尘多的环境，要采取降温、除尘通风、空气湿润等措施。

（曹丽华）

第七节　鼻衄

鼻衄即鼻出血，可由鼻部损伤引起，亦可因脏腑功能失调所致。鼻衄是鼻部或全身多种疾病的常见症状之一，是耳鼻喉科的常见急症。轻者仅涕中带血；重者出血不止，可危及生命。西医学的鼻出血可参考本病进行辨证论治。

一、鼻衄的诊断

1. 病史与症状

（1）病史：可有鼻外伤、鼻中隔病变、鼻部的炎症、肿瘤或全身各系统疾病等病史。

（2）症状：鼻中出血。多为单侧出血，亦可为双侧。出血量多少不一，轻者仅鼻涕中带血；较重者，渗渗而出或点滴而下；严重者，血涌如泉，口鼻俱出，甚至导致休克。反复出血可导致贫血。

2. 局部检查 在鼻镜下寻找出血部位。鼻腔任何部位均可出血，儿童和青少年患者以鼻中隔前下方的易出血区（梨氏区）最多见，中老年患者以鼻腔后部的吴氏鼻－鼻咽静脉丛较为多见。

3. 实验室检查 包括血常规检查，出凝血时间、血小板计数、肝肾功能等，对疑有血液病者应做凝血酶原时间、血块收缩试验、凝血因子等出凝血机制的检查。

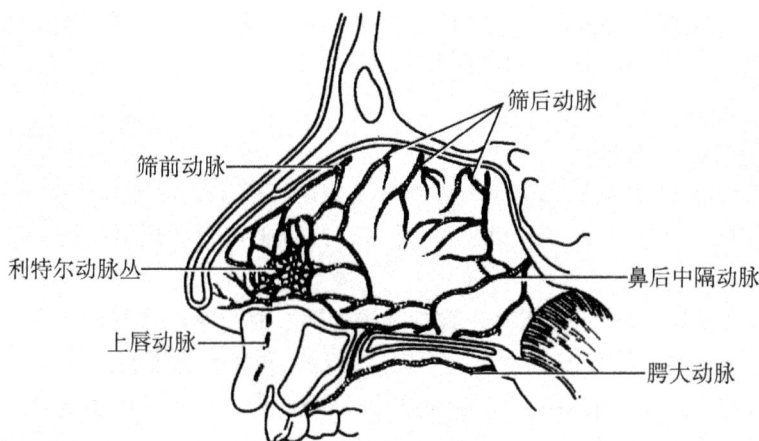

图 12－3 利特尔动脉丛

（四）影像学检查

鼻窦 CT、MRI 检查，可以了解鼻腔、鼻窦有无新生物导致出血。

二、临床典型案例

李某，男，39 岁。诉右鼻出血反复发作半个月。患者曾有血小板减少性紫癜史，现已治愈；半个月前因劳累过度，突然右侧鼻衄，量多色淡，经前鼻孔填塞后血止。之后的半个月内右鼻出血反复，量较前减少。伴头晕、汗出、乏力、心悸、失眠多梦。就诊时面色无华，少气懒言，双前臂可见黯红色小瘀点，按之不退色。鼻内镜检查见鼻黏膜色淡，右侧鼻底部可见淡红色血液潴留，右下鼻甲前端黏膜糜烂，少许渗血，余未见明显出血点。血常规及凝血功能检查未见明显异常；舌质淡，苔薄白，脉缓弱。

三、根据病例提出诊断与鉴别诊断、辨证、治疗

（一）诊断依据与鉴别诊断

1. 本病例的诊断为鼻衄（鼻出血），其诊断依据如下。

（1）有血小板减少性紫癜病史和过度劳累史。

（2）右鼻反复出血半个月。

（3）鼻内镜检查见右下鼻甲前端黏膜糜烂，少许渗血。

2. 本病应与以下疾病相鉴别

（1）与咯血相鉴别：咯血是咽喉、气管、支气管及肺部出血后，血液经口腔咯出，多伴有咳嗽，血液随咳嗽而出，痰血相兼。常见于肺结核、支气管扩张、肺癌、肺脓肿及心脏

病导致的肺瘀血等。可根据患者既往病史、体征及辅助检查鉴别。鼻腔检查无出血点。

（2）与呕血相鉴别：呕血是上消化道出血的主要表现之一，当大量呕血时，血液可经口鼻涌出，血中可夹有食物残渣。有胃、十二指肠溃疡，食道静脉曲张等上消化道疾病史，常伴有消化道疾病的其他症状，全身查体可有阳性体征，且鼻腔检查无出血点。

（二）辨证论治

1. 本病例辨证为脾不统血证　其辨证要点为：右鼻反复出血，鼻内镜检查见鼻黏膜色淡，鼻底部可见淡红色血液潴留，右下鼻甲前端黏膜糜烂，少许渗血；伴头晕、汗出、乏力、心悸，面色无华，少气懒言，失眠多梦；舌质淡，苔薄白，脉缓弱。

2. 鼻衄的其他常见证型

（1）肺经热盛证：其辨证要点为：鼻中出血，点滴而出，色鲜红，量不多，鼻黏膜干燥而红，有灼热感；兼有发热，咳嗽痰黄，鼻塞，或咽干口渴，尿黄；舌尖边红，苔薄黄，脉数。

（2）胃热炽盛证：其辨证要点为：鼻衄量多势猛，血色鲜红或深红，鼻内干燥；发热，烦渴引饮，汗出，口臭，大便秘结，小便短赤；舌红，苔黄，脉洪数。

（3）肝火上逆证：其辨证要点为：鼻衄多因郁怒而发，血量多，色深红，伴头痛烦躁，口苦咽干，胸胁苦满，面红目赤，舌质红，苔黄，脉弦数。

（4）心火亢盛证：其辨证要点为：鼻衄量多，来势突然，血色鲜红；面赤，心烦失眠，身热口渴，口舌赤烂疼痛；舌红，苔黄，脉数。甚者神昏谵语，舌质红绛，少苔，脉细数。

（5）肝肾阴虚证：其辨证要点为：鼻衄量少，色红，时作时止；伴口咽干燥，五心烦热，头晕眼花，耳鸣，心悸，失眠健忘；舌质干红少津，舌苔少，脉细数。

（三）治疗

鼻衄属于五官科急症，临床可分为虚实两证。实证者，多由火热气逆，迫血妄行而致，多属肺经风热、胃热炽盛、肝火上逆、心火亢盛等，发病较急，出血量较多，颜色鲜红或深红；虚证者，多因阴虚火旺或气不摄血，血溢脉外所致，多属肝肾阴虚或脾不统血，鼻衄常反复发作，时作时止，血色淡红，量多少不一，出血难止且病程较长。临床辨证论治应严格遵照"急则治其标，缓则治其本"的原则。对于休克的患者，应立即抢救处理。

1. 本病的中医辨证论治

（1）肺经热盛证：治以清泻肺热，凉血止衄。用黄芩汤加减，可加牡丹皮、白茅根、山栀炭等凉血止血。

（2）胃热炽盛证：治以清胃泻火，凉血止衄。用凉膈散加减；或犀角地黄汤加石膏、知母。或调胃承气汤合清胃散加减。热盛伤阴者，可加麦冬、天花粉、玄参等清热生津。

（3）肝火上逆证：治以清肝泻火，降逆止衄。用龙胆泻肝汤加减，鼻衄甚者，加羚羊角、代赭石清肝降逆。可酌情加水牛角、生石膏、黄连、竹茹、青蒿等以清泻上炎之火。

（4）心火亢盛证：治以清心泻火，凉血止衄。用泻心汤加减。伴神昏谵语者，予紫雪丹、安宫牛黄丸之类。

（5）肝肾阴虚证：滋补肝肾，养血止血。用知柏地黄汤加减。可酌情旱莲草、藕节、仙鹤草、阿胶等滋阴降火。

（6）脾不统血证：健脾益气，摄血止衄。用归脾汤加减，反复鼻衄而血虚者，可加阿胶养血补血。

2. 本病的其他中医治疗方法

（1）中成药治疗：①银翘散，适用于鼻衄肺经热盛证。②黄连上清丸，适用于鼻衄胃热炽盛证。③龙胆泻肝丸，适用于鼻衄肝火上逆证。④知柏地黄丸、六味地黄丸，适用于鼻衄肝肾阴虚证。⑤一清胶囊，适用于鼻衄心火亢盛证。⑥归脾丸、补中益气丸，适用于鼻衄脾不统血证。

（2）外治法：如冷敷法、压迫法、导引法、滴鼻法、吹鼻法等。①冷敷法：患者取坐位，以冷水浸湿的毛巾或冰袋敷于患者的前额或颈部。②压迫法：以手指紧捏一侧或两侧鼻翼10～15分钟，可达到止血目的，该法对鼻中隔利特尔氏区出血者，可直接压迫止血区而止血；或用手指掐压患者入前发际正中线1～2寸处。③导引法：令病人双足浸于温水中，或以大蒜捣烂，或以吴茱萸粉调糊敷于对侧足底涌泉穴上。④滴鼻法：以收敛止血的药物滴鼻。如香墨浓研，滴入鼻中。或以血管收缩剂滴鼻。⑤吹鼻法：选用收敛止血的药粉吹入鼻中，亦可将药粉放于棉片上，贴于出血处或填塞鼻腔而止血。药物有云南白药、血余炭、马勃、蒲黄、三七等。

（3）穴位疗法：①体针：实证鼻衄者，取手太阴肺经、手阳明大肠经、督脉经穴为主，毫针刺，以泻法为主，主穴取天府、合谷、大椎、上星。肺经风热者加尺泽、孔最；胃热炽盛者加内庭；肝火上亢者，加太冲、行间；心火亢盛者，加少冲、少泽；虚证鼻衄取足少阴肾经、足太阴脾经、足厥阴肝经穴为主。毫针刺，以补法为主。主穴取膈俞、气海、关元。肝肾阴虚、虚火上炎者，配太溪、涌泉；脾不统血者，配太白、足三里。②耳针：取内鼻、肺、胃、肾上腺、额、肝、肾等穴，每次2～3穴，捻转1～2分钟，每日1次。

3. 本病的西医治疗

（1）应急处理：对鼻出血患者，应立即采取止血措施，以防失血过多。

1）简易止血法：位于鼻中隔前段的出血，常为利特尔区出血，对轻度鼻衄者可采用指压法，用手指推挤鼻翼压迫鼻中隔；或用冷敷法，用冷毛巾湿敷前额、后颈部，促进血管收缩，制止或减少出血。亦可选用1%麻黄素棉片、1：1 000肾上腺素棉片，或以棉片裹云南白药粉填入鼻窍前段，压迫黏膜，收缩血管以止血。

2）烧灼止血法：对反复少量出血且能找到固定出血点者，可于血管收缩剂收缩止血后，选用30%硝酸银、纯石炭酸或50%三氯醋酸等酸性腐蚀药物，烧灼出血点。亦可用高频电刀局部电凝、激光烧灼以及微波辐射凝固等进行局部止血处理。

3）填塞止血法：对于出血较剧烈或出血面积较大，难以用简易方法止血时，可采用填塞止血法。这是最有效、最可靠的止血方法。填塞法分前鼻孔与后鼻孔填塞两种。在鼻黏膜收缩及表麻后，立即用凡士林纱条做前鼻孔或后鼻孔填塞止血，亦可以鼻用气囊填塞，其优点是操作简单，填塞后局部刺激反应轻。对于反复鼻出血或凝血机制障碍者，可先在出血部位敷以明胶海绵或凝血酶、中药止血粉等，再以凡士林纱条加压填塞，可收到较好的止血效果。填塞物一般留置2～3天，时间过长则有可能因继发感染而加重病情。

4）手术止血法：①血管结扎法：对于经过填塞法无法止血者，可采用血管结扎法。②鼻中隔手术：包括鼻中隔黏膜下分离术、鼻中隔划痕术等。

5）其他疗法：如硬化疗法、血管栓塞法、冷冻止血法或微波凝固治疗。

（2）药物治疗：①镇静剂：严重鼻衄者，常出现烦躁不安，可选用镇静剂以安定情绪，减缓出血。可选用地西泮、艾司唑仑等口服或肌注。②止血药：给予足量的维生素 C、K、P，以及适量的止血药如血凝酶、酚磺乙胺等，以改善凝血机制。③抗休克：出血量大者静脉补液以扩充血容量，必要时可输血，防止休克。④对因治疗：根据不同病因采取相应的对因治疗措施，如抗高血压、改善凝血机制等。必要时请相关学科会诊，协同治疗。

（四）转归与预后

鼻衄若能及时止血，其后针对病因进行全身调理，预后良好。反复出血或出血量多者可致贫血，甚至阴脱阳亡，危及生命。

（五）预防与调护

①首先应安抚患者情绪，使之镇静，必要时可予镇静剂；②采用坐位或半卧位，疑有休克者，可取仰卧低头位；③对于出血量多者，须注意观察患者的面色、神志、脉象和血压；④嘱患者勿将血液咽下，以免刺激胃部引起呕吐；⑤有活动性出血者应先止血，止血后再做必要的检查，寻找出血原因，必要时请其他科会诊；⑥鼻腔操作时动作应轻柔，避免造成新的出血点；⑦实证鼻衄者，应指导其平时多服清热凉血之品，忌食辛辣刺激的食物，以免资助火热，加重病情；虚证鼻衄者，平素应常服滋阴养血之品，忌食生冷的食物；⑧积极治疗可以引起鼻衄的各种疾病，防止鼻衄复发；⑨戒除经常用力擤鼻或挖鼻的习惯；⑩积极锻炼身体，预防感邪，并保持心情舒畅及大便通畅。

（曲亚楠）

第八节　喉痹

喉痹是指以咽痛或咽部不适，咽部肌膜红肿，喉底或有颗粒状突起为主要特征的咽部疾病，临床可分为实证与虚证。西医学的急性咽炎、慢性咽炎可参考本病进行辨证施治。

一、喉痹的诊断

1. 病史与症状

（1）病史：急性者多有外感病史，慢性者多有咽痛、咽部不适反复发作史。

（2）症状：急性者，以咽痛为主，吞咽时咽痛加重；慢性者，可出现咽干、咽痒、咽微痛、灼热感、异物感、哽哽不利等种种症状。

2. 局部检查　急性者见咽黏膜充血、肿胀，咽后壁淋巴滤泡增生，或见脓点，咽侧索红肿；慢性者见咽黏膜肥厚增生，咽后壁淋巴滤泡增生、或融合成团，或见咽黏膜干燥。

3. 实验室检查　急性者如为细菌感染，血常规检查或可有白细胞总数升高，中性粒细胞升高；慢性者血常规可正常。

二、临床典型案例

张某，女，19岁。诉咽痛1天。患者最近复习考试，颇感劳累，昨夜出现咽部毛糙感，喜清嗓，今晨感觉咽痛，吞咽时明显，咽部有灼热感；伴发热，怕风，头痛，全身酸痛，乏力；咽部检查见咽黏膜充血、肿胀，淋巴滤泡增生充血，有脓性渗出物附着；血常规检查示白细胞总数及中性粒细胞均升高。舌质红，舌苔薄黄，脉数。

三、根据病例提出诊断与鉴别诊断、辨证、治疗

（一）诊断依据与件鉴别诊断

1. 本病例的诊断为喉痹（急性咽炎），其诊断依据如下。

（1）咽痛 1 天。

（2）咽部检查见咽黏膜充血、肿胀，淋巴滤泡增生充血。

（3）血常规检查示白细胞总数及中性粒细胞升高。

2. 本病应与以下疾病相鉴别

（1）与乳蛾相鉴别：急性扁桃体炎和急性咽炎发病部位都在咽部，都有咽喉红肿疼痛。急性扁桃体炎病变部位以扁桃体为主，表现为扁桃体的充血肿胀，有脓性渗出，白细胞总数及中性粒细胞升高明显。而急性咽炎的病证相对较轻，病变部位以咽后壁为主，扁桃体无明显改变。

（2）与喉痈相鉴别：咽喉部脓肿病情严重，咽喉疼痛明显，可影响吞咽、言语，甚至影响呼吸，发热高，全身症状严重。而急性咽炎则病情较轻。

（二）辨证论治

1. 本病例辨证为风热外侵证　咽痛明显，吞咽时疼痛加重，咽黏膜色鲜红、肿胀，伴发热，恶风，头痛；舌苔薄黄，脉浮数。

2. 喉痹（急、慢性咽炎）的其他常见证型

（1）风寒外侵证：其辨证要点为：咽痛较轻，咽黏膜色淡红、肿胀；伴恶寒发热，头痛，身痛；舌质淡红，脉浮紧。

（2）肺胃热盛证：其辨证要点为：咽痛较剧，吞咽困难，发热，口渴喜饮，口气臭秽，大便秘结，小便黄赤，咽部黏膜红肿明显，喉底颗粒红肿，颌下有臖核；舌质红，苔黄，脉洪数。

（3）肺肾阴虚证：其辨证要点为：咽干明显，灼热疼痛，或咽部哽哽不利，干咳少痰，或痰中带血，手足心热，咽部黏膜黯红，或黏膜干燥少津；舌红少津，脉细数。

（4）脾胃虚弱证：其辨证要点为：咽喉哽哽不利或有痰粘着感，咽燥微痛，口渴不欲饮或喜热饮，易恶心，咽黏膜淡红或微肿，咽后壁淋巴滤泡较多，扁平状或融合成片，或有少许分泌物附着。伴倦怠乏力，少气懒言，胃纳欠佳，或腹胀．大便不调；舌质淡红边有齿印，苔薄白，脉细弱。

（5）脾肾阳虚证：其辨证要点为：咽部异物感，痰涎稀白，咽黏膜淡红；伴面色苍白，形寒肢冷，腰膝冷痛，腹胀纳呆，下利清谷，舌质淡嫩；舌体胖，苔白，脉沉细弱。

（6）痰凝血瘀证：其辨证要点为：病程长，反复发作，咽部异物感、痰粘着感，或咽微痛，痰黏难咯，咽干不欲饮，咽黏膜黯红，喉底颗粒增多或融合成片，咽侧索肥厚；舌质黯红，或有瘀斑瘀点，苔白或微黄，脉弦滑。

（三）治疗

喉痹有实证、虚证、虚实夹杂证之分。实证喉痹多由风邪侵袭，热毒内蕴所致；虚证喉痹多因脏腑功能失调，导致肺肾阴亏，或脾胃虚弱，或脾肾阳虚；虚实夹杂证多由痰瘀互结所致。风邪侵袭可分为风寒证与风热证，临床上风热外袭证相对多见。不论是风寒证还是风

热证，治疗均应宣肺达邪。热毒内蕴、肺胃热盛者，临证应注意灵活运用利咽药，还应关注大便通利情况进行辨证施治。虚证喉痹的治疗应以补虚为大法，宜温煦滋养、清宣调理。但是补阴须防滋腻伤脾，益气宜防温燥损阴。至于夹痰夹瘀者，因其属虚中夹实证，不可一味攻伐，伤其正气，治当化痰祛瘀，清利咽喉。临床上还可配合外治，可收到事半功倍之效。

1. 本病的中医辨证论治

（1）风热外侵证：治以疏风清热，利咽消肿。用疏风清热汤加减。可用蝉蜕、牛蒡子等兼具疏风清热、利咽止痛功效的药物，同时加入桔梗、前胡之属宣肺达邪。

（2）风寒外侵证：治以疏风散寒，宣肺利咽。可选用六味汤加味。

（3）肺胃热盛证：治以清热解毒，消肿利咽。用清咽利膈汤加减。如咽喉红肿疼痛，可酌加山豆根、板蓝根、锦灯笼等以苦寒泻热、消肿利咽；如咽喉疼痛，痰多黄稠者，宜加入栝楼仁、射干、天竺黄、前胡等，以清热除痰、散结利咽。若大便秘结，体质壮实者，宜加入大黄、玄明粉等泻火通便；体虚者，可加入栝楼仁、冬瓜仁以滑肠通便，使邪热从大便而去。

（4）肺肾阴虚证：治以滋养阴液，降火利咽。肺阴虚为主者，可选用养阴清肺汤加减。肾阴虚为主者，可选用六味地黄丸加减。

（5）脾胃虚弱证：治以益气健脾，升清利咽。用补中益气汤加减。

（6）痰凝血瘀证：治以祛痰化瘀，散结利咽。用贝母栝楼散加味。

（7）脾肾阳虚证：治以补脾益肾，温阳利咽。用附子理中汤加减。

2. 本病的其他中医治疗方法

（1）中成药治疗：①防风通圣丸、正柴胡颗粒，适用于喉痹风寒外袭证。②喉症丸，适用于喉痹风热外袭证。③六神丸、新癀片、牛黄解毒丸，适用于喉痹肺胃热盛证。④贝母瓜蒌散，适用于喉痹痰凝血瘀证。⑤补中益气丸，适用于喉痹脾胃虚弱证。⑥六味地黄丸、知柏地黄丸，适用于喉痹肺肾阴虚证。⑦金匮肾气丸、右归丸，适用于喉痹脾肾阳虚证。

（2）外治法：如含漱法、吹喉法、含服法、蒸气或雾化吸入法等。①含漱法：可用内服中药煎水含漱。②吹喉法：可用冰硼散（《外科正宗》）等吹喷于咽喉患部，以清热止痛利咽。③含服法：可含服咽立爽口含滴丸、清咽滴丸等，以清热生津利咽。④蒸气或雾化吸入法：可用内服之中药煎水，趁热吸入药物蒸气；或用中药液置入雾化器中进行雾化吸入。

（3）穴位疗法：①体针：主选合谷、内庭、曲池、足三里、肺俞、太溪等穴；配穴选尺泽、内关、复溜、列缺等。根据病情选用补法或泻法。②耳针：用耳针针刺或可用王不留行籽或六神丸贴压咽喉、肺、心、肾上腺、神门等耳穴。③灸法：主要用于脾胃气虚或阳虚者，取合谷、足三里、肺俞等穴，悬灸或隔姜灸。④穴位注射：可选丹参注射液、川芎注射液、或维生素 B_{12}，人迎、扶突、水突等穴进行注射。

（4）按摩：于喉结旁开 1~2 寸处，用食指、中指、无名指沿纵向平行线上下反复揉按。

（5）烙治法：可适用于喉底颗粒明显增多者。

3. 本病的西医治疗

（1）局部治疗：可用复方硼酸溶液或呋喃西林溶液等各种漱口液漱口。或碘喉片、杜灭芬片等含服。也可用抗生素加皮质激素进行超声雾化吸入治疗。

（2）全身治疗：对急性咽炎，可内服解热镇痛药物以对症治疗。若为细菌感染者，司予以抗生素治疗，多选用青霉素类、头孢菌素类药物。若为病毒感染者，可予以抗病毒药物治疗。

（3）其他治疗：对于慢性咽炎，见咽后壁淋巴滤泡、咽侧索增生比较明显的，可选用冷冻、激光、微波等治疗。

（四）转归与预后

实证喉痹若得到及时恰当的治疗，多可痊愈。虚证喉痹每多迁延，病情容易反复。

（五）预防与调护

（1）实证喉痹向周围直接蔓延，可引起乳蛾、喉瘖、喉风、耳胀耳闭等病；此外，还可引发水肿、心悸怔忡、痹证等全身疾病。虚证喉痹症候的轻重往往还与心理因素、颈椎病变、胃食管病变有一定的关联。

（2）其预防与调护为：①避免过食辛辣醇酒及肥甘厚味；②要注意保暖，防止感冒。要改善生活环境，保持室内通风良好，减少各种空气污染；③要注意劳逸结合，加强体育锻炼，提高身体抵抗力；④积极治疗鼻窒、鼻渊、龋齿、胃食道反流症等邻近器官疾病。

四、喉痹与胃病的关系

目前就"胃病与咽"相关性研究，较多的是喉咽反流病（laryngo pharyngeal reflux disease，IPRD）和胃食管反流病（gastroesophageal reflux disease，GERD）。GERD 是指胃十二指肠内容物反流至食管导致的烧灼感等症状，并可引起食管黏膜和食管以外的组织损害。LPRD 是指胃内容物反流上食管括约肌以上的咽喉部。由于咽喉部的黏膜缺少对于胃酸 - 胃蛋白酶的抗反流机制，与胃酸接触后黏膜表面就会损伤。病理性咽喉反流可表现为慢性咽喉炎。文献报道，耳鼻咽喉科门诊患者中有 10% 的人存在反流症状和体征，确 10% ~ 50% 的喉部不适的患者与胃食管病变有关。LPRD 的基本治疗方法与 GERD 相同，都须减轻体重，戒除饮酒、喝咖啡以及高脂肪餐等生活习惯。此外，IPRD 还要以内服胃酸分泌抑制剂为基本措施。目前国际上公认的首选药物为 PPI，其最佳治疗剂量是每日服用两次。PPI 的作用靶位是存在于壁细胞内的 $H^+ - K^+ - ATP$ 酶，它在胃酸的产生过程中起着关键作用。最近在人类尸体解剖中发现喉黏膜下的腺体内存在 $H^+ - K^+ - ATP$ 酶。PPI 类药物可能就是通过作用于人类喉部的这一腺体而起到治疗作用的。

（王　丹）

第十三章

历代医家对消渴病的诊治

第一节　历代医家论消渴病病因病机

一、《素问》

（一）通评虚实论

消瘅，脉实大，病久可治；脉悬小坚，病久不可治。

注：五脏之精气皆虚，转而为热，热则消肌肉，故为消瘅也。脉实大者，精血尚盛，故可治；脉悬小者，精气渐衰，故难治。

凡治消瘅仆击，偏枯痿厥，气满发逆，甘肥贵人则高粱之疾也。

（二）气厥论

心移寒于肺，肺消。肺消者，饮一溲二，死不治。

注：肺为金水之源，寒随心火消烁肺精，是以饮一溲二者，肺液并消，故为不治之死证。

心移热于肺，传为鬲消。

注：心肺居于膈上，火热移于肺金，则金水之液涸，是以膈上之津液耗竭而为消渴也。

（三）刺热

肾热病者，先腰痛胻酸，苦渴，数饮，身热。

注：腰者肾之府，故先腰痛。肾主骨，故胻酸。肾为水脏，津液不能上资，故苦渴数饮也。

（四）阴阳别论

二阳结谓之消。

注：二阳，阳明胃也。阳明气结，则水谷之津液不生，以致消渴为病。

（五）风论

饮酒中风，则为漏风……漏风之状，或多汗，常不可单衣，食则汗出，甚则身汗，喘息恶风，衣常濡，口干善渴，不能劳事。

注：津液内竭，故口干善渴。

（六）奇病论

帝曰：有病口甘者，病名为何？何以得之？岐伯曰：此五气之溢也，名曰脾瘅。夫五味入口，藏于胃，脾为之行其精气，津液在脾，故令人口甘也，此肥美之所发也。此人必数食甘美而多肥也。肥者令人内热，甘者令人中满，故其气上溢，转为消渴。治之以兰，除陈气也。

注：厚味令人内热，甘者主于留中，津液不能输布于五脏，而独留在脾，脾气上溢，发为口甘，内热不清，转为消渴。

（七）至真要大论

少阳之复……嗌络焦槁，渴饮水浆。

注：嗌络焦槁，肺金伤也。渴饮水浆，阳明胃金燥也。

太阳司天……善噫嗌干，甚则色炲，渴而欲饮。

注：此寒凌心火，逼其火气上炎也。

（八）气交变大论

岁水太过，寒气流行，邪害心火，民病……渴而妄冒。

注：脾气不能转输其津液，故渴。

二、《灵枢》

（一）五变

黄帝曰：人之善病消瘅者，何以候之？少俞答曰：五脏皆柔弱者，善病消瘅。黄帝曰：何以知五脏之柔弱也？少俞答曰：夫柔弱者，必有刚强。刚强多怒，柔者易伤也。黄帝曰：何以候柔弱之与刚强？少俞答曰：此人薄皮肤，而目坚固以深者，长冲直扬，其心刚。刚则多怒，怒则气上逆，胸中蓄积，血气逆留，腕皮充肌，血脉不行，转而为热，热则消肌肤，故为消瘅。

注：按本经有五脏之消瘅，有肌肉之消瘅。五脏之消瘅，滓液内消而消渴也。肌肉之消瘅，肌肉外消而消瘦也。精血少则逆气反上奔，故曰柔弱者必有刚强，谓五脏之精质柔弱，而气反刚强。是柔者愈弱，而刚者愈强，刚柔之不和也。

（二）本脏

心脆则善病消瘅热中……肺脆则苦病消瘅易伤……肝脆则善病消瘅易伤……脾脆则善病消瘅易伤……肾脆则善病消瘅易伤。

注：五脏主藏精者也，脆弱则津液微薄，故成消瘅。

（三）师传

中热消瘅则便寒，寒中之属则便热。

注：便者，更人之逆也。热者更之寒，寒者更之热耳。

（四）邪气脏腑病形

心脉……微小为消瘅，滑甚为善渴。

注：消瘅者，三消之证。心肺主上消，脾胃主中消，肝肾主下消。滑则阳气盛而有热，盛于上则善渴。

肺脉……微小为消瘅。

注：肺主精水之生原也。

肝脉……小甚为多饮，微小为消瘅。

注：小者血气皆少，少则木火盛也。

脾脉……微小为消瘅。

注：脾虚而不能为胃行其津液也。

肾脉……微小为消瘅。

注：精血不足也。

（五）五味论

黄帝曰：咸走血，多食之令人渴，何也？少俞曰：咸入于胃，其气上走中焦，注于脉，则血气走之。血与咸相得则凝，凝则胃中汁注之，注之则胃中竭，竭则咽路焦，故舌本干而善渴。血脉者，中焦之道也，故咸人而走血矣。

注：咸入于胃，其气上走中焦，注于脉者，咸性之上涌也，注于脉则走于血气矣。血者中焦之汁，奉心神而化赤，咸乃寒水之味，故血与咸相得则凝，凝则燥结，而胃中之汁以滋之。胃中汁竭，则咽路焦枯，故舌本干而善渴也。

三、《金匮要略》 汉·张仲景

（一）消渴篇

厥阴之为病，消渴，气上冲心，心中疼热，饥而不欲食，食即吐蛔，下之不肯止。寸口脉浮而迟，浮即为虚，迟即为劳；虚则卫气不足，劳则荣气竭。趺阳脉浮而数，浮即为气，数即消谷而大坚一作紧。气盛则溲数，溲数即坚，坚数相搏，即为消渴。

（二）血痹篇

男子面色薄者，主渴及亡血，卒喘悸，脉浮者，里虚也。

（三）肺痿篇

问曰：热在上焦者，因咳而为肺痿。肺痿之病，从何得之？师曰：或从汗出，或从呕吐，或从消渴，小便利数，或从便难，又被快药下利，重亡津液，故得之。

肺痿吐涎沫而不咳者，其人不渴，必遗尿、小便数。所以然者，以上虚不能制下故也。此为肺中冷，必眩、多涎唾，甘草干姜汤以温之。若服汤已，渴者，属消渴。

（四）痰饮篇

胸中有留饮，其人短气而渴，四肢历节痛，脉沉者有留饮。

先渴后呕，为水停心下，此属饮家，小半夏茯苓汤主之。

（五）水气篇

太阳病脉浮而紧……恶寒者，此为极虚发汗得之。渴而不恶寒者，此为皮水……然诸病此者，渴而下利，小便数者，不可发汗。

里水者，一身面目黄肿，其脉沉，小便不利，故令病水。假如小便自利，此亡津液，故令渴也，越婢加术汤主之。

夫水病人，目下有卧蚕，面目鲜泽，脉伏，其人消渴，病水腹大，小便不利，其脉沉绝者，有水，可下之。

问曰：病下利后，渴饮水，小便不利，腹满因肿者，何也？答曰：此法当病水，若小便自利及汗出者，自当愈。

问曰：黄汗之为病，身体肿，发热汗出而渴，状如风水，汗沾衣，色正黄如蘖汁，脉自沉，何从得之？师曰：以汗出入水中浴，水从汗孔入得之，宜芪芍桂酒汤主之。

（六）黄疸篇

脉沉，渴欲饮水，小便不利者，皆发黄。

疸而渴者，其疸难治。疸而不渴者，其疸可治。发于阴部，其人必呕；阳部，其人振寒而发热也。

（七）惊悸篇

病者如热状，烦满，口干燥而渴，其脉反无热，此为阴伏，是瘀血也，当下之。

（八）呕吐篇

先呕却渴者，此为欲解。先渴却呕者，为水停心下，此属饮家。呕家本渴，今反不渴者，以心下有支饮故也，此属支饮。

胃反，吐而渴欲饮水者，茯苓泽泻汤主之。

吐后渴欲得水而贪饮者，文蛤汤主之，兼主微风、脉紧、头痛。

下利，有微热而渴，脉弱者，今自愈。

下利，脉数而渴者，今自愈。设不差者，必清脓血，以有热故也。

四、《脉诀·脉忌》晋·王叔和

脾脉歌曰：脾脉实兼浮，消中脾胃虚；口干饶饮水，多食亦肌虚。

杂病歌曰：消渴脉数大者活，虚小病深厄难脱。

五、《小品方》晋·陈延之

内消之为病，皆热中所作也，小便多于所饮，令人虚极，短气。内消者，食物皆消作小便去，而不渴也。

六、《诸病源候论·消渴病诸候》隋·巢元方

（一）渴利后损候

夫渴利病后，荣卫虚损，脏腑之气未和，故须各宣畅也。

（二）内消候

内消病者，不渴而小便多是也。由少服五石，石热结于肾，内热之所作也。所以服石之人，小便利者，石性归肾，肾得石则实，实则消水浆，故利；利多不得润养五脏，脏衰则生诸病。由肾盛之时，不惜其气，恣意快情，致使虚耗，石热孤盛，则作消利，故不渴而小便多也。

（三）强中候

强中病者，茎长兴盛不痿，精液自出是也。由少服五石压石热住于肾中，下焦虚热，少

壮之时，血气尚丰，能制于五石，及至年衰，血气减少，肾虚不复能制精液。若精液竭，则诸病生矣。

七、《古今录验方·消渴论》 隋唐·甄权

论曰：消渴者，原其发动，此则肾虚所致。每发即小便至甜，医者多不知其疾，所以古方论亦阙而不言，今略陈其要。按《洪范》"稼穑作甘"以物理推之，淋汤、醋、酒作脯法，须臾即皆能甜也，足明人食之后，滋味皆甜，流在膀胱。若腰肾气盛，则上蒸精气，气则下入骨髓，其次以为脂膏，其次为血肉也，上其余别为小便，故小便色黄，血之余也。躁气者，五脏之气。咸润者，则下味也。腰肾既虚冷，则不能蒸于上，谷气则尽下为小便者也。故甘味不变，其色清冷，则肌肤枯槁也。犹如乳母，谷气上泄，皆为乳汁。消渴疾者，下泄为小便，此皆精气不实于内，则便羸瘦也。

注：此段原文为谢盘根辑校《古今录验方》（中国医药科技出版社 1986 年 8 月版）引用《外台秘要·卷十一·近效祠部李郎中消渴方一首》。经查阅文献，李郎中，原名李暄，曾撰《近效方》。此段原文应为《近效方·祠部消渴论方》一部分。故此段之文是否为《古今录验方》原文？留以待考。

又肺为五脏之华盖，若下有暖气，蒸即肺润；若下冷极，即阳气不能升，故肺干则热。故《周易》有否卦，乾上坤下，阳阻阴而不降，阴无阳而不升，上下不交，故成否也。譬如釜中有水，以火暖之，其釜若以板盖之，则暖气上腾，故板能润也；若无火力，水气则不上，此板终不可得润也。火力者，则为腰肾强盛也，常须暖将息。其水气即为食气，食气若得暖气，即润上而易消下，亦免干渴也。是故张仲景云：宜服此八味肾气丸，并不食冷物及饮冷水。今亦不复渴，比频得效，故录正方于后耳。

凡此疾与脚气，虽同为肾虚所致，其脚气始发于二、三月，盛于五、六月，衰于七、八月；凡消渴始发于七、八月，盛于十一月、十二月，衰于二月、三月，其故何也？夫脚气者，拥疾也；消渴者，宣疾也。春夏阳气上，故拥疾发，即宣疾愈也。秋冬阳气下，故宣疾发，即拥疾愈也。审此二者，疾可理也。又宜食者，每间五六日空腹一食饼，以精羊肉及黄雌鸡为臛，此可温也。故取下气不食肉、菜，食者宜煮牛膝、韭、蔓菁，又宜食鸡子、马肉，此物微拥，亦可疗宣疾也。拥之过度，便发脚气。犹如善为政者，宽以济猛，猛以济宽，随事制度，使宽猛得所，定之于心，口不能言也。

论消渴病有三：一渴而饮水多，小便数，有脂，似麸片甜者，皆是消渴病也；二吃食多，不甚渴，小便少，似有油而数者，此是消中病也；三渴饮水不能多，但腿肿，脚先瘦小，阴痿弱，数小便者，此是肾消病也，特忌房劳。

八、《千金方·消渴》 唐·孙思邈

凡积久饮酒，未有不成消渴，然则大寒凝海而酒不冻，明其酒性酷热，物无以加，脯炙盐咸，此味酒客耽嗜，不离其口，三觞之后，制不由己，饮啖无度，咀嚼鲊酱，不择酸咸，积年长夜，酣兴不解，遂使三焦猛热，五脏干燥，木石犹且焦枯，在人何能不渴？治之愈否，属在病者。若能如方节慎，旬月而瘳。不自爱惜，死不旋踵。方书医药，实多有效，其如不慎者何？其所慎者有三：一饮酒，二房室，三咸食及面。能慎此者，虽不服药而自可无他；不知此者，纵有金丹，亦不可救，深思慎之！

又曰：消渴之人，愈与未愈，常须思虑有大痈，何者？消渴之人，必于大骨节间发痈疽而卒，所以戒之在大痈也，当预备痈药以防之。

有人病渴利，始发于春，经一夏，服栝楼豉汁，得其力，渴渐瘥，然小便犹数甚，昼夜二十余行，常至三四升，极瘥不减二升也；转久便止，渐食肥腻，日就羸瘦，喉咽唇口焦燥，吸吸少气，不得多语，心烦热，两脚酸，食乃兼倍于常，故不为气力者。然此病皆由虚热所为耳。治法：栝楼汁可长将服以除热，牛乳杏酪善于补，此法最有益。

凡人生放恣者众，盛壮之时，不自慎惜，快情纵欲，极意房中，稍至年长，肾气虚竭，百病滋生；又年少惧不能房，多服石散，真气既尽，石气孤立，唯有虚耗，唇口干焦，精液自泄，或小便赤黄，大便干实，或渴而且利，日夜一石，或渴而不利，或不渴而利，所食之物，皆作小便，此皆由房室不节之所致也。

凡平人夏月喜渴者，由心旺也。心旺便汗，汗则肾中虚燥，故渴而小便少也。冬月不汗，故小便多而数也。此为平人之证也。名为消渴，但小便利而不饮水者，肾实也。《经》云：肾实则一消。消者，不渴而利是也。所以服石之人于小便利者，石性归肾，肾得石则实，实则能消水浆，故利；利多则不得润养五脏，脏衰则生诸病。张仲景云：热结中焦则为坚，热结下焦则为溺血，亦令人淋闭不通，明知不必悉患小便利，信矣。内有热者则喜渴，除热则止；渴兼虚者，须除热补虚则瘥矣。

九、《食医心鉴》 唐·昝殷

凡消渴有三，一曰消渴，二曰消中，三曰消肾。渴而饮水，小便多者，名曰消渴。吃食多，不甚渴，小便数，渐消瘦者，名曰消中。渴而饮水不绝，腿膝瘦弱，小便浊有脂液者，名曰消肾。此盖由积久嗜食咸酸，饮酒过度，无有不成消渴。然本草云：大寒凝海，惟酒则不冰。明其酒性酷热，物无以喻此之二味，酒徒耽嗜不离其口，酣醉之后，制不由己，饮啖无度，加以鲊酱不择咸酸，积长夜，酣饮不懈，遂使三焦猛热，五脏干燥，术石犹且焦枯，在人何能不渴？治之愈不愈，属在病者，若能如方节慎，旬月而瘳，不自爱惜，死不旋踵，方虽有效，其如不慎何？其所慎者有三：一酒、二房事、三咸酸面食。能慎此者，虽不服自可无他。不防此者，纵金丹不救，良可悲夫，宜深思之。

十、《太平圣惠方·三消论》 宋·王怀隐

三消者，本起肾虚，或食肥美之所发也。肾为少阴，膀胱为太阳。膀胱者，津液之腑，宣行阳气，上蒸入肺，流化水液，液连五脏，调养骨髓，其次为脂肤，为血肉，上余为涕泪，经循五脏百脉，下余为小便，黄者血之余也，燥者五脏之气，咸者润下之味也。腰肾冷者，阳气已衰，不能蒸上谷气，尽下而为小便，阴阳阻隔，气不相荣，故阳阻阴而不降，阴无阳而不升，上下不交，故成病矣。夫三消者，一名消渴，二名消中，三名消肾。此盖由少年服乳石热药，耽嗜酒肉荤辛、热面炙煿，荒淫色欲，不能将理，致使津液耗竭，元气衰虚，热毒积聚于心肺，腥膻并伤于胃府，脾中受热，水脏干枯，四体尪羸，精神恍惚，口苦舌干，日加躁渴。一则饮水多而小便少者，消渴也；二则吃食多而饮水少，小便少而赤黄者，消中也；三则饮水随饮便下，小便味甘而白浊，腰腿消瘦者，消肾也。斯皆五脏精液枯竭，经络血涩，荣卫不行，热气留滞，遂成斯疾也。

十一、《神巧万全方·三消方论》 宋·刘元宾

夫消渴者，有三般，一者消渴，二者消中，三者消肾。若饮水多者，小便又少，名曰消渴；若吃食多，不甚渴，小便数，消瘦，名曰消中；若渴饮水不绝，甚者腿膝瘦弱，小便浊，有脂液，名曰消肾。此盖由积久嗜食咸物炙肉，饮酒过度，皆成消渴。然大寒凝海，唯酒不冰，明其酒性酷热，物无以喻，如此之味，酒徒耽嗜不离其口，酣醉已后，制不由己，饮啖无度，加以醋酱不择酸咸，积年长夜，酣饮不休，遂使三焦猛热，五脏干燥，木石犹且焦枯，在人何能不渴？治之愈不愈，属在病者，若能如方节慎，旬日而瘳，不自保惜，死不旋踵。方虽效验，其如不慎者何？其所慎者有三：一酒、二房、三咸食热面，能慎此者，虽不服药，自可无他，不知此者，纵使金丹玉粒，亦不可救矣。

诊其脉数大者生，细小浮者死，又沉小者生，实大者死。病有口甘者，名之为何？何以得之？此五气之溢也，名曰脾瘅。夫五味入于口，藏于胃，脾之所为行其气液，在脾令人口甘，此肥美之所发，此人必数食甘美，上溢为消渴也。

又平人夏月喜渴者，由心王也。心王便汗，汗则肾中虚燥，故渴而小便少也；冬月不汗，故小便多而数也，此为平人之证也。名为消而不饮者，肾实也。《经》云：肾实则消而利是也。所以服石之人，于小便利者，石性归肾，肾得石则实，实则消水浆，故利；利多则不得润养，五脏衰则生诸病。张仲景云：热结上焦，则为坚；热结下焦，则为溺血，亦淋闭不通。明不必悉患小便利信矣。内有热者，则喜渴，除热止渴，补虚则差也。

十二、《活人书·伤寒渴证》 宋·朱肱

问渴曰：脉浮而渴，属太阳；有汗而渴，属阳明；伤风寒热，或发热恶风而渴，属少阳；自利而渴，属少阴。

切戒太阳证无汗而渴者，不可与白虎汤；阳明证汗多而渴者，不可与五苓散。曰：然则太阳病渴，终不可与白虎耶？曰：太阳证得汗后，脉洪大而渴者，方可与之也。曰：阳明病渴，终不可与五苓耶？曰：阳明证小便不利，汗少脉浮而渴者，方可与之。此皆仲景之妙法也。

凡病非大渴不可与水。若小渴咽干者，只小呷滋润之，令胃中和。若大渴烦躁甚，能饮一斗者，与五升饮之。若全不与，则干燥无由作汗，发喘而死。常人见因渴饮水得汗小渴，遂剧饮之，致停饮心下满结喘死者甚众，当以五苓散或陷胸丸与之。

若阳毒倍常躁盛大渴者，黑奴丸主之。

中暑伏热深，累取不差，其人发渴不已，酒蒸黄连丸主之。

十三、《圣济总录·三消统论》 宋徽宗赵佶敕编

消瘅者，膏粱之疾也。肥美之过，积为脾瘅，瘅病既成，乃为消中，皆单阳无阴，邪热偏盛故也。养生之士，全真炼气，济其水火，底于适平。若乃以欲竭其精，以耗散其真，所受乎天一者，既已微矣。复饫肥甘，或醉醇醴，贪饵金石以补益，引温热以自救，使热气熏蒸，虚阳暴悍，肾水燥涸，无以上润于心肺，故内外消铄，饮食不能滋荣。原其本则一，推其标有三。一曰消渴，以渴而不利，引饮过甚言之；二曰消中，以不渴而利，热气内消言之；三曰肾消，以渴而复利，肾燥不能制约言之。此久不愈，能为水肿痈疽之病，慎此者，

服药之外，当以绝嗜欲，薄滋味为本。

十四、《三因极一病证方论》宋·陈言

（一）消渴叙论

夫消渴，皆由精血走耗，津液枯乏，引饮既多，小便必利，寝衰微，肌肉脱剥，指脉不荣，精髓内竭。推其所因，涉内外与不内外，古方不原病本，但出禁忌，似属不内外因，药中乃用麻黄、远志，得非内外兼并，况心虚烦闷，最能发渴，风寒暑湿，病冷作热，入于肾经，引水自救，皆明文也。不知其因，施治错谬，医之大患，不可不知。

（二）三消脉证

渴病有三，曰消渴、消中、消肾。消渴属心，故烦心，致心火散蔓，渴而引饮。《经》云：脉软散者，当病消渴。诸脉软散，皆气实血虚也。消中属脾，瘅热成，则为消中。消中复有三，有寒中、热中、强中。寒中，阴胜阳郁，久必为热中。《经》云：脉洪大，阴不足，阳有余，则为热中；多食数溲，为消中；阴狂兴盛，不交精泄，则为强中。三消病至强中，不亦危矣。消肾属肾，盛壮之时，不自谨惜，快情纵欲，极意房中，年长肾衰，多服丹石，真气既丧，石气孤立，唇口干焦，精溢自泄，不饮而利。《经》云：肾实则消不渴，而小便自利，名曰消肾，亦曰内消。

（三）料简

或云：渴无外所因，且伤寒脉浮而渴，属太阳；有汗而渴，属阳明；自利而渴，属少阴；及阳毒伤寒，倍重燥盛而渴甚者；有中暑伏热，累取不差而渴者；有瘅毒气染寒热而渴者，得非外因。治法如伤寒论中，不复繁引。酒煮黄连丸，治中暑热渴，最妙。又有妇人产蓐，去血过多而渴者，名曰血渴，非三消类，不可不审。

十五、《简易方论·消渴》宋·黎民寿

渴疾有三，曰消渴，曰消中，曰消肾，分上中下焦而言之。夫三焦为无形之火，热内烁致精液枯乏，脏腑焦腐，饮有形之水，以浇沃欲其润泽也。若热气上腾，心虚受之，火气散漫而不收敛，胸中烦躁，舌赤如血，唇红如坏，渴饮水浆，小便频数，名曰消渴，属于上焦，病在标也。若热蓄于中，脾虚受之，伏阳蒸内，消谷喜饥，食饮倍常，不生肌肉，好饮冷水，小便频数，色白如泔，味甜如蜜，名曰消中，又曰脾消，属于中焦，病在水谷之海也。若热伏于下焦，肾虚受之，致精髓枯竭，饮水自救而不能消，饮水一斗，小便反倍，味甘而气不臊，阴强而精自走，腿膝枯细，渐渐无力，名曰消肾，又曰急消，属于下焦，病在本也。无形之火热日炽，有形之水饮日加，五脏乃伤，气血俱败，水气内胜溢于皮肤，则传为跗肿。火热内胜，流于分肉之间，必为痈肿疮疡，此皆病之深而多致不疗，良可悯哉！

十六、《仁斋直指方·消渴论》宋·杨士瀛

水包天地，前辈尝有是说矣。然则中天地而为人，水亦可以包润五脏乎？曰天一生水，肾实主之，膀胱为津液之腑，所以宣行肾水，上润于肺，故识者以肺为津液之脏，自上而下，三焦脏腑皆囿乎天一真水之中。《素问》以水之本在肾、末在肺者，此也。真水不竭，安有所谓渴哉！人惟淫欲恣情，酒面无节，酷嗜炙煿糟藏、咸酸酢醢、甘肥腥膻之属，复以

丹砂五石济其私，于是炎火上熏，腑脏生热，燥气炽盛，津液干焦，渴饮水浆而不能自禁矣！

渴之为病有三：曰消渴，曰消中，曰消肾，分上中下三焦而应焉。热气上腾，心虚受之，心火散漫，不能收敛，胸中烦躁，舌赤唇红，此渴引饮常多，小便数而少，病属上焦，谓之消渴。热蓄于中，脾虚受之，伏阳蒸胃，消谷善饥，饮食倍常，不生肌肉，此渴亦不甚烦，但欲饮冷，小便数而甜，病属中焦，谓之消中。热伏于下，肾虚受之，腿膝枯细，骨节酸疼，精走髓虚，引水自救，此渴水饮不多，随即溺下，小便多而浊，病属下焦，谓之消肾。自消肾而析之，又有五石过度之人，真气既尽，石气独留，而肾为之实，阳道兴强，不交精泄，谓之强中。消渴轻也，消中甚焉，消肾又甚焉，若强中则其毙可立待也。虽然，真水不充，日从事于杯勺之水，其间小便或油腻，或赤黄，或泔白，或渴而且利，或不渴而利，但所食之物，皆从小便出焉。甚而水气浸渍，溢于肌肤，则胀为肿满；猛火自炎，留于肌肉，则发为痈疽，此又病之深而证之变者也。

总前数者，其何以为执剂乎？吁！此虚阳炎上之热也。叔和有言：虚热不可大攻，热去则寒起，请援此以为治法。又曰：消渴证候，人皆知其心火上炎，肾水下泄，小便愈多，津液愈涸，饮食滋味，皆从小便消焉，是水火不交济然尔，孰知脾土不能制肾水，而心肾二者皆取气于胃乎？治法总要当服真料参苓白术散，可以养脾，自生津液，兼用好粳米煮粥，以脊肉碎细，入盐醋油酒、葱椒茴香调和，少顷粥熟，而后入，以此养肾，则水有所司。又用净黄连湿锉，入雄猪肚中密扎，于斗米上蒸烂，添些蒸饭，臼中杵粘，丸如桐子。每服百粒，食后米饮下，可以清心止渴。

十七、《严氏济生方·消渴论治》宋·严用和

消渴之疾，皆起于肾，盛壮之时，不自保养，快情纵欲，饮酒无度，喜食脯炙醯醢，或服丹石，遂使肾水枯竭，心火燔炽，三焦猛烈，五脏干燥，由是消利生焉。医经所载有消渴、内消、强中三证。消渴者多渴而利；内消者由热中所作，小便多，于所饮食物，皆消作小便，而反不渴，令人虚极短气；强中者茎长兴盛，不交精液自出，皆当审处，施以治法。大抵消渴之人，愈与未愈，常防患痈疾；其所慎者有三：一饮酒、二房室、三咸食及面，能慎此者，虽不服药而自可，不如此者，纵有金丹，亦不可救，深思慎之！

十八、《伤寒明理论·伤寒渴证》金·成无己

伤寒渴者，何以明之？渴者，里有热也。伤寒之邪，自表传至里，则必有名证随其邪浅深而见焉。虽曰一日在皮，二日在肤，三日在肌，四日在胸，五日在腹，六日入胃，其传经者，又有证形焉。太阳主气而先受邪，当一二日发头项痛而腰脊强者是矣。太阳传阳明，则二三日发身热，目疼鼻干，不得卧也。阳明传少阳，则三四日发胸胁痛而耳聋。此三阳皆受病，为邪在表而犹未作热，故不言渴。至四五日，少阳传太阴经，邪气渐入里，寒邪渐成热，当是时也，津液耗少，故腹满而嗌干。至五六日，太阴传少阴，是里热又渐深也，当此之时，则津液为热所搏，渐耗而干，故口燥舌干而渴。及至六七日，则少阴之邪，传于厥阴，厥阴之为病消渴，为里热已极矣。所谓消渴者，饮水多而小便少者是矣，谓其热能消水也。所以伤寒病至六七日而渴欲饮水，为欲愈之候，以其传经尽故也。是以厥阴病云：渴欲饮水，少少与之愈者是也。邪气初传入里，热气散漫，未收敛成热，熏蒸焦膈，搏耗津液，

遂成渴也。病人虽渴欲得饮水，又不可多与之。若饮水过多，热少不能消，故复为停饮诸疾。

《经》曰：凡得时气病，至五六日而渴欲饮水，饮不能多，勿多与也。何者？以腹中热尚少，不能消之，便更与人作病也。若大渴欲饮水，犹当依证与之，与之常令不足，勿极意也。言能饮一斗，与五升。又曰：渴欲饮水，少少与之，但以法救之。渴者宜五苓散；至于大渴欲饮水数升者，白虎加人参汤主之，皆欲润其燥而生津液也。凡得病反能饮水，此为欲愈之病，其不晓病者，但闻病饮水自瘥，小渴者，乃强与饮之，因成大祸，不可复救。然则悸动也，支结也，喘咳噎哕，干呕肿满，下利小便不利，数者皆是饮水过伤，而诊病之工，当须识此，勿令误也。

（窦莉莉）

第二节 历代医家论消渴病方证论治

一、《金匮要略·消渴小便利淋病脉证并治》 汉·张仲景

厥阴之为病，消渴，气上冲心，心中疼热，饥而不欲食，食即吐蛔，下之不肯止。

寸口脉浮而迟，浮即为虚，迟即为劳；虚则卫气不足，劳则荣气竭。趺阳脉浮而数，浮即为气，数即消谷而大坚。气盛则溲数，溲数即坚，坚数相搏，即为消渴。

男子消渴，小便反多，以饮一斗，小便一斗，肾气丸主之。

肾气丸方：干地黄八两 山药四两 山茱肉四两 泽泻三两 牡丹皮三两 茯苓三两 桂枝一两 附子炮，一两

上八味末之，炼蜜和丸梧子大。酒下十五丸，加至二十五丸，日再服。

脉浮，小便不利，微热，消渴者，宜利小便，发汗，五苓散主之。

渴欲饮水，水入则吐者，名曰水逆，五苓散主之。

五苓散方：猪苓三分，去皮 泽泻一两一分 白术三分 茯苓三分 桂枝二分，去皮

上五味为末。白饮和服方寸匕，日三服。多饮暖水，汗出愈。

渴欲饮水不止者，文蛤散主之。

文蛤散方：文蛤五两

上一味，杵为散。以沸汤五合，和服方寸匕。

淋之为病，小便如粟状，小腹弦急，痛引脐中。

趺阳脉数，胃中有热，即消谷引食，大便必坚，小便即数。

淋家不可发汗，发汗则必便血。

小便不利者，有水气，其人若渴，用栝楼瞿麦丸主之。

栝楼瞿麦丸方：栝楼根二两 茯苓三两 薯蓣三两 附子一枚 炮瞿麦一两

上五味，末之，炼蜜丸梧子大。饮服三丸，日三服。不知，增至七八丸，以小便利，腹中温为知。

小便不利，蒲灰散主之；滑石白鱼散、茯苓戎盐汤并主之。

蒲灰散方：蒲灰七分 滑石三分

上二味，杵为散。饮服方寸匕，日三服。

滑石白鱼散方：滑石 乱发烧 白鱼各二分

上三味，杵为散。饮服方寸匕，日三服。

茯苓戎盐汤方：茯苓半斤 白术二两 戎盐弹丸大，一枚

上三味，先将茯苓、白术煎成，入戎盐，再煎，分温三服。

渴欲饮水，口干舌燥者，白虎加人参汤主之。

白虎加人参汤方：知母六两 石膏一斤，碎，绵裹 炙甘草二两 粳米六合 人参三两

上五味，以水一斗，煮米熟汤成，去滓。温服一升，日三服。

脉浮，发热，渴欲饮水，小便不利者，猪苓汤主之。

猪苓汤方：猪苓去皮 茯苓 阿胶 滑石 泽泻各一两

上五味，以水四升，先煮四味，取二升，去滓，内胶烊消。温服七合，日三服。

二、《肘后方·治消渴小便多太数方》晋·葛洪

治卒消渴小便多方：桑根白皮，新掘，入地三尺者佳，炙令黄黑色，切，以水煮之，无问多少，但令浓。随意饮之无多少。亦可纳少粟米，勿与盐。

又方：浓煮竹根汁饮之，取差止。

又方：多作竹沥汁，饮之恣口，数日愈。忌面、炙肉。

又方：酒煎黄蘗汁，取性饮之。

又方：捣黄连，绢筛，蜜和。服三十丸，治渴延年。

又方：黄连末三斤 猪肚一枚，洗去脂末。取黄连末内猪肚中蒸之，一石米熟即出之，曝干，捣，丸如梧子。服三十丸，日再服。渐渐加之，以差为度。忌猪肉。

又方：黄连一斤，去毛 生地黄十斤。上二味捣，绞地黄取汁，渍黄连，出曝之燥，复内之，令汁尽，干捣之，下筛，蜜和，丸如梧子。服二十丸，日三服。亦可为散，以酒服方寸匕，日三服。尽更令作，即差止。忌猪肉、芜荑。

又方：黄连末一斤 生地黄汁二升 生栝楼汁二升 生羊脂三升（牛脂亦得）好蜜四升。上五味捣合，银锅中熬，成煎，可丸如梧子。饮汁送丸，日三服，加之十丸。主面黄，咽中干燥，手足俱黄，短气，脉如连珠，除热，止渴利。若苦冷而渴，差，即令别服温药。忌猪肉、芜荑。

又方：黄连末不限多少 生地黄汁 生栝楼汁 羊乳（无，即用牛乳及人乳亦得）。上四味，取三般汁乳和黄连末，任多少，众手捻为丸，如梧子大。麦饮服三十丸，渐加至四十丸、五十丸，日三服，主岭南山瘴气，兼风热毒气入肾中，变成寒热，脚弱虚满而渴。轻者三日愈，重者五日愈。若药苦难服，即煮麦饮汁下亦得。

又方：黄连六分 栝楼六分 汉防己六分 铅丹六分，研。上四味，捣筛为散。每食后取醋一合，水二合，和服方寸匕，日三服。主消渴，肌肤羸瘦，或虚热转筋，不能自止，小便数。服药后，当强饮水，须臾恶水，不复饮矣。

又方：栝楼根五两，薄切，炙。以水五升，煮取四升。随意饮之，良。

又方：栝楼根、浮萍等分。上二味捣筛，以人乳汁和为丸如梧子。麦饮服二十丸，日三服。三年病，三日差。

又方：铅丹、胡粉各二分 栝楼根、甘草各十分 泽泻、石膏、赤石脂、贝母各五分。上八味，冶，下筛。水服方寸匕，日三，壮人一七半。

又方：栝楼根一斤　知母六分　茯苓四分　铅丹一分　鸡膍胵中黄皮十四枚。上五味为散。饮服方寸匕，日三服。忌酒、生菜、肉。差后去铅丹，以蜜和之，以麦饮，长服勿绝，良。忌醋物。

又方：栝楼根八分　知母五分　麦门冬六分，去心　土瓜根四分　人参四分　苦参四分。上六味捣筛，以牛胆和为丸如小豆。服二十丸，日三服，麦粥汁下。未知，稍加至三十丸。咽干者加麦冬，舌干加知母，胁下满加人参，小便难加苦参，小便数加土瓜根。随患加之一分。

又方：破故屋瓦，煮之，多饮汁。

治消渴小便数：鹿角一具，炙令焦，捣筛。酒服方寸匕，日三服，渐加至一匕半。

又方：贝齿六分　茯苓　栝楼根各十分　铅丹一分　鸡膍胵中黄皮十四枚

上五味，治下筛，饮服方寸匕，日三。瘥后常服尤佳。禁酒、生菜、肉血，服药六日应。长服不绝，则去铅丹，以蜜丸之，用麦饮下。

治渴小便利复非淋方：小豆藿一把，捣取汁。顿服，日三。

又方：鸡肠草一把，熟捣，酒一升，渍一时，绞去滓，分再服。

又方：栝楼根方：麦门冬一两　土苽根二两　小麦二两　竹叶一把

水七升，煮取三升半，再服。

又方：黄柏一斤，㕮咀，酒一斗，煮三沸，去滓，恣饮便愈。

大渴，日饮数斗，小便亦数者，栝楼、汉防己、黄连、铅丹分等捣末。以苦酒水各一合，和服方寸匕，日三。服讫，当强饮水，须臾，恶之不复饮。

六物丸：又消渴内消，小便热中。

栝楼六分　麦门冬六分　知母五分　人参　土苽根　苦参各四分

捣下，以牛胆和为丸。服如小豆二十丸，溺下之，日三，不止，稍加之。咽干，加麦门冬；舌干，加知母；胁下满，加人参；小便难，加苦参；数者，加土苽根，随病所在，倍一分加之。

又方：石膏半斤，捣碎，以水一斗，煮取五升，稍饮五合。

斗门方治渴疾。用晚蚕沙焙干为末，冷水下二钱，不过数服。

秦运副云：有人消渴，引饮无度，或令食韭苗，其渴遂止。法要日吃三五两，或炒或作羹，无入盐，极效，但吃得十斤即佳，过清明勿吃，入酱无妨。

经验方缩小便。以颗块雄黄一两半，研如粉，干姜半两，切碎，入盐四大钱，同炒令干姜色黄，同为末，干蒸饼，入水为丸，如绿豆大。每服十丸至二十丸，空心，盐汤下。

三、《小品方·疗消渴方》晋·陈延之

枸杞汤：内消之为病，皆热中所作也，小便多于所饮，令人虚极，短气。内消者，食物皆消作小便去，而不渴也。

枸杞枝叶一斤　栝楼根三两　石膏三两　黄连三两　甘草三两

凡五物切，以水一斗，煮取三升。一服五合，日三。

又方：治小便多，昼夜数十起方。

小豆生藿一把

凡一物，捣绞取汁。顿饮三升便愈，亦治小儿利。

铅丹散：治消渴，止小便兼消中方。

铅丹二分 栝楼根十分 泽泻五分 石膏五分 赤石脂五分 白石脂五分 胡粉二分 甘草十分

凡八物，治下蓝。水服方寸匕，日三。不知稍增，年壮服一匕半。得病一年，服药一日愈，二年二日瘥。甚者夜二服，腹痛者减之。丸服亦佳，一服十丸。伤多令腹痛，勿用酒。

栝蒌丸：治日饮一石许方。

栝楼根三两 铅丹二两 葛根三两 附子一两

凡四物，治下蓝，蜜丸如梧子。饮服十丸，日三。

四、《古今录验方·消渴论及疗之方》隋唐·甄权

消渴方：庸医或令吃栝楼粉，往往经服之都无一效。又每至葚熟之时，取烂美者水淘去浮者餐之，候心胸间气为度，此亦甚佳。生牛乳暖如人体，渴即细细呷之亦佳。

八味肾气丸：张仲景云：足太阳者，是膀胱之经也。膀胱者，是肾之府也。而小便数，此为气盛。气盛则消谷，大便硬；衰则为消渴也。男子消渴，饮一斗水，小便亦得一斗，宜八味肾气丸主之。消渴人宜常服之。

干地黄八两 薯蓣四两 茯苓三两 山茱萸五两 泽泻四两 牡丹皮三两 附子三两，炮 桂心三两

上药捣筛，蜜和丸，如梧子大。酒下十丸，少少加，以知为度。忌猪肉、冷水、芜荑、胡荽、酢物、生菜。

辑校者谢氏注：八味肾气丸：原方无汤头名，为便于检索据消渴论补之。按《金匮要略·血痹虚劳病脉证并治第六》"虚劳腰痛，少腹拘急，小便不利者，八味肾气丸主之"，时未治消渴，甄权氏根据自己的临床实践，扩大治疗消渴证，谓之神方。实甄氏对医学之一大贡献。十九，少少加：《金匮要略》作"十五丸，加至二十丸，日再服。"

黄连知母丸：（辑校者谢氏注：黄连知母丸：原方无汤头名，当便于检索，据方义补）先服八味肾气丸讫，后服此药压之方。

黄连二十分，蜀者 苦参粉十分 干地黄十分 知母十分 牡蛎八分，熬 生麦门冬十二分，去心 栝楼七分，一方无，余及数分并同

上七味，捣筛，牛乳和为丸，如梧子大，并手作丸，曝干，油袋盛。用浆水或牛乳下，日再服二十丸，一方服十五丸。患重者，渴瘥后更服一年以来。此病特慎獐鹿肉，须慎酒、炙肉、咸物，吃素饼五日一顿，细切精羊肉勿著脂，饱食。吃羊肉须著桑根白皮食。一方云：瘥后须服此丸一载以上，即永绝根源。此病特忌房室、热面及干脯、一切热肉、粳米饭、李子等。若觉热渴，加至二十五丸亦得，定后还依前减。其方神效无比。余并准前方。忌猪肉、芜荑。《外台》卷十一

花苁蓉丸：论消渴病有三：一渴而饮水多，小便数，有脂，似麸片甜者，此是消渴病也；二吃食多，不甚渴，小便少，似有油而数者，此是消中病也；三渴饮水不能多，但腿肿，脚先瘦小，阴痿弱，数小便者，此是肾消病也。特忌房劳。若消渴者，倍黄连；消中者，倍栝楼；肾消者，加芒硝六分，服前件铅丹丸，得小便咸苦如常，后恐虚备者，并宜服此花苁蓉丸方。

花苁蓉八分 泽泻四分 五味子四分 紫巴戟天四分去心 地骨白皮四分 磁石六分，研冰淘去赤汁，干之，研入 人参六分 赤石脂六分，研入 牡丹皮五分 韭子五分，煮 龙骨五分，研入 甘草五分，炙 干地黄十分 禹余粮三分，研入 桑螵蛸三十枚，炙 栝楼四分

上十六味，捣筛，蜜和丸，如梧子。以牛乳空腹下二十丸，日再服。忌海藻、菘菜、胡荽、芜荑等物。《外台》卷十一

铅丹丸：主消渴，止小便数，兼消中方（《千金方》卷二十一第一作"铅丹散"，据上方"花苁蓉丸"论及山田业广校注及本方服法说明改）。

铅丹 胡粉各二分 栝楼根 甘草各十分 泽泻 石膏 赤石脂 白石脂各五分 黄连 分（此分量空白，因《千金方》方中缺此黄连，据"花苁蓉丸"论及山田业广校注补。其分量当根据病人身体素质、症状参考自定）

上九味，治下筛。水服方寸匕，日三。壮人一匕半。一年病者一日愈，二年病者二日愈。渴甚者夜二服，腹痛者减之。丸服亦佳，一服十丸。伤多令人腹痛。服此药了经三两日，宜烂煮羊肝肚，空腹服之，或作羹亦得，宜汤啖食之，候小便得咸，更即服苁蓉丸，兼煮散将息。《千金方》卷二十一

辑校者谢氏注：《外台》亦引录"铅丹散"，即"铅丹丸"。甄权氏曰："此方用之如神，已用经三十余载矣。"可见甄氏在治"消渴"病方面有其独到的经验。又方后收载文仲云："腹中痛者宜浆水（服），饮汁下之亦得。"又《备急》云："不宜酒下，用麦汁下之亦得。凡服者，服十丸，日再服，合一剂。救数人得愈。"等前人用药经验。

桑皮煮散方（辑校者谢氏注：原方无汤头名，为便于检索，据方义补）：服前丸渴多者，不问食前后服。

桑根白皮六分 薏苡仁六分 通草四分 紫苏茎叶四分 五味子六分 覆盆子八分 枸杞子八分 干地黄九分 茯苓十二分 菝葜十二分 黄芪二分

上十一味，捣，以马尾罗筛之。分为五贴，每贴用水一升八合，煎取七合，去滓，温服。忌酢物、芜荑。《外台》卷十一

麦冬菝葜汤（辑校者谢氏注：原方无汤头名，为便于检索，据方义补）：疗肾消，脚瘦细，小便数，赤色似血，虚冷者。又疗小便数多，不足日便一二斗，或如血色秘方。

麦门冬八两，去心 菝葜子三两 甘草一两，炙 干姜四两，炮 桂心二两 干地黄八两 续断二两

上七味，切，以水一斗，煮取二升五合，分为三服。忌海藻、菘菜、生葱、芜荑。《外台》卷十一

小麦汤：治消渴，日饮六七斗。

小麦一升 栝楼根切，一升 麦门冬一升

上三物，以水三斗，煮取一斗半，饮之。《医心方》卷十二

五、《千金方·消渴》 唐·孙思邈

凡积久饮酒，未有不成消渴，然则大寒凝海而酒不冻，明其酒性酷热，物无以加，脯炙盐咸，此味酒客耽嗜，不离其口，三觞之后，制不由己，饮啖无度，咀嚼鲊酱，不择酸咸，积年长夜，酣兴不解，遂使三焦猛热，五脏干燥，木石犹且焦枯，在人何能不渴？治之愈否，属在病者。若能如方节慎，旬月可瘳。不自爱惜，死不旋踵。方书医药，实多有效，其如不慎者何？其所慎者有三：一饮酒，二房室，三咸食及面。能慎此者，虽不服药而自可无他；不知此者，纵有金丹，亦不可救，深思慎之。

又曰：消渴之人，愈与未愈，常须思虑有大痈，何者？消渴之人，必于大骨节间发痈疽

而卒，所以戒之在大痈也，当预备痈药以防之。

有人病渴利，始发于春，经一夏服栝楼豉汁，得其力，渴渐瘥；然小便犹数甚，昼夜二十余行，常至三四升，极瘥不减二升也，转久便止。渐食肥腻，日就羸瘦，喉咽唇口焦燥，吸吸少气，不得多语，心烦热，两脚酸，食乃兼倍于常，故不为气力者。然此病皆由虚热所为耳。治法：栝楼汁可长将服以除热，牛乳杏酪善于补，此法最有益。

治消渴除肠胃热实方（《外台秘要》卷十一：宜服麦门冬丸，除肠胃热，实兼消渴方——编者注）：麦门冬 茯苓 黄连 石膏 葳蕤各八分 人参 龙胆 黄芩各六分 升麻四分 枳实五分 生姜屑 枸杞子 栝楼根各十分

上十三味为末，蜜丸如梧子大。以茆根、粟米汁服十丸，日二。若渴，则与此饮至足，大麻亦得。饮方如下。

茅根切，一升 粟米三合

上二味，以水六升煮取米熟，用下前药。

又方：栝楼根 生姜各五两 生麦门冬汁 芦根切，各二升 茅根切，三升

上五味，㕮咀，以水一斗，煮取三升，分三服。

茯神汤：治胃腑实热，引饮常渴，泄热止渴方。

茯神二两 栝楼根 生麦冬各五两 葳蕤 知母各四两 生地黄六两 小麦二升 大枣二十枚 淡竹叶切，三升

上九味，㕮咀，以水三斗，煮小麦、竹叶，取九升，去滓，下药，煮取四升，分四服。服不问早晚，但渴即进。非但只治胃渴，通治渴患热者。

猪肚丸：治消渴方。

猪肚一具，治如食法 黄连 粱米各五两 栝楼根 茯神各四两 知母三两 麦门冬二两

上七味为末，纳猪肚中缝塞，安甑中蒸极烂，乘热入药木臼中捣可丸，若硬与蜜和，丸如梧子大。饮服三十丸，日二，加至五十丸，随渴即服之。

施圆端效方：治三消渴饮水无度。

红粱谷米一两 麦门冬去心 黄连 知母 茯苓各半两 栝楼根二两

上为细末，装在猪肚内蒸熟，出药细切，同捣，丸如桐子大。每服五十丸，米饮下，食后，日进三服。至夜煎益智水吃，以代水液。

又方：栝楼根 麦门冬 铅丹各八分 茯神一作茯苓 甘草各六分

上五味，治下筛。以浆水服方寸匕，日三。

又方：黄芪 茯神 栝楼根 甘草 麦冬各三两 干地黄五两

上六味，㕮咀，以水八升，煮取二升半，去滓。分三服，日进一剂，服十剂佳。

浮萍丸：治消渴方。

干浮萍 栝楼根各等分

上二味为末，以人乳汁和丸如梧子。空腹饮服二十丸，日三。三年病者，三日愈。治虚热大佳。

治消渴，日饮水一石者方世医得效方治消渴虚热者大佳：铅丹二两 附子一两 葛根 栝楼根各三两

上四味为末，蜜丸如梧子。饮服十丸，日三。渴则服之。春夏减附子。

黄连丸：治渴方。

黄连 生地黄各一斤

上二味，绞地黄汁浸黄连，出曝燥，复纳汁中，令汁尽干，捣末，蜜丸如梧子。服二十丸，日三。食前后无拘。亦可为散，以酒服方寸匕。

栝楼粉：治大渴秘方。

深掘大栝楼根，厚削皮至白处止，寸切，水浸一日一夜，易水，经五日，取出，烂捣碎研之，以绢袋滤，如出粉法干之。水服方寸匕，日三四。亦可作粉粥乳酪中食之，不限多少，取瘥止。

又方：栝楼粉和鸡子曝干，更捣为末，水服方寸匕，日三。丸服亦得。

又方：水和栝楼散，服方寸匕。亦可蜜丸，如梧子大，服三十丸。

又方：取七家井索近桶口结，烧作灰，井华水服之，不过三服必瘥。

又方：浓煮竹根汁饮之，瘥止。

又方：渍豉汁，任性多少饮之。

夫内消之为病，当由热中所作也。小便多于所饮，令人虚极短气。夫内消者，食物消作小便也，而又不渴。贞观十年，梓州刺史李文博先服白石英久，忽然房道强盛，经月余渐患渴，经数日小便大利，日夜百行以来，百方治之，渐以增剧，四体羸惙，不能起止，精神恍惚，口舌焦干而卒。此病虽稀，甚可畏也。利时脉沉细微弱，服枸杞汤即效；但不能长愈，服铅丹散亦即减，其间将服除热宜补丸。

枸杞汤：治渴而利者方。

枸杞枝叶，一斤 黄连 栝楼根 甘草 石膏各三两

上五味，㕮咀，以水一斗，煮取三升。分五服，日三夜二。剧者多合，渴即饮之。

铅丹散：治消渴，止小便数，兼消中方。

铅丹 胡粉各二分 甘草 栝楼根各十分 白石脂 泽泻 石膏 赤石脂各五分

上八味，治下筛，水服方寸匕，日三，壮人服一匕半。一年病者一日愈，二年病者二日愈。渴甚者夜二服，腹痛者减之，丸服亦佳，每服十丸，伤多令人腹痛。

张文仲云：腹中痛者，宜浆水汁下之。《备急》云：不宜酒下，用麦汁下之亦得。《古今录验方》云：服此药了经三两日，宜烂煮羊肝肚，空腹服之，或作羹亦得，宜汤啖食之，候小便得成，更即服苁蓉丸，兼煮散将息。《肘后方》云：八物捣下筛，酒服方寸匕，日三，加至一匕半。消病一年，服一日愈，二年二日愈。渴甚者，服勿用酒，一剂下愈，数用良。服令人腹痛者，宜浆及饮水服，亦可以蜜丸，十服，差。

茯神丸方《集验》名宣补丸：治肾消渴，小便不利者。

茯神 黄芪 人参 麦冬 甘草 黄连 知母 栝楼根各三两 菟丝子三合 苁蓉四两 石膏 干地黄各六两

上十二味为末，以牛胆汁三合和蜜为丸，如梧子大。以茆根汤服三十丸，日二服，渐加至五十丸。

酸枣丸：治口干燥内消方。

酸枣一升五合 酢安石榴子干，五合 覆盆子 葛根各三两 栝楼根 茯苓各三两半 麦门冬四两 石蜜四两半 桂心一两六铢 乌梅五十枚

上十味为末，蜜丸。口含化，不限昼夜，以口中有津液为度，尽复取含，无忌。

治消中，日夜尿七八升者方：鹿角炙令焦末，以酒服五分匕，日三，渐加至方寸匕。

《经验良方》同

又方：葵根如五升盆大两束，以水五斗，煮取三斗，宿不食，平旦一服三升。

又方：沤麻汁，服一升佳。

强中之病，茎长兴盛，不交精液自出也。消渴之后，即作痈疽，皆由石热。凡如此等，宜服猪肾荠苨汤，制肾中石热也。又宜服白鸭通汤。

白鸭通汤：白鸭通五升，沸汤二斗半淋之，澄清取汁二斗 豉三升 栀子仁二十枚 麻黄八两 冷石二两 甘草五两 石膏三两

上七味，五之味㕮咀，以鸭通汁煮取六升，去滓，内豉三沸，分服五合。

猪肾荠苨汤方：猪肾一具 大豆一升 荠苨 石膏各三两 人参 茯神一本作茯苓 磁石绵裹 知母 葛根 黄芩 甘草 栝楼根各二两

上十二味，㕮咀，以水一斗五升，先煮猪肾、大豆取一斗，去滓，下药，煮取三升。分三服，渴乃饮之。下焦热者，夜辄合一剂，病势渐歇即止。

增损肾沥汤：治肾气不足，消渴，小便多，腰痛方。

羊肾一具 远志 人参 泽泻 桂心 当归 茯苓 龙骨 干地黄 黄芩 甘草 芎䓖各二两 五味子五合 生姜六两 大枣二十枚 麦门冬一升

上十六味，㕮咀，以水一斗五升，先煮羊肾，取一斗二升，次下诸药散，取三升，分三服。

治下焦虚热注脾胃，从脾注肺，好渴利方：竹叶切，三升 甘草三两 栝楼根 生姜各五两 麦门冬 茯苓各四两 大枣三十枚 小麦 地骨皮各一升

上九味，㕮咀，先以水三斗，煮小麦取一斗，去滓澄清，取八升，去上沫，取七升煮药，取三升，分三服。

治渴利虚热，引饮不止，消热止渴方：竹叶切，二升 地骨皮 生地黄切，各一升 栝楼根 石膏各八两 茯神一作茯苓 葳蕤 知母 生姜各四两 生麦门冬一升半 大枣三十枚

上十一味，㕮咀，以水一斗二升，煮取四升，分四服。

地黄丸：治面黄手足黄，咽中干燥，短气，脉如连珠，除热止渴利，补养方。

生地黄汁 生栝楼根汁各二升 生羊脂三升 白蜜四升 黄连一斤，为末

上五味，合煎令可丸，如梧子大。饮服五丸，日二，加至二十丸。若苦冷而渴，渴瘥即宜别服温药。

治渴小便数方：贝母六分，一本作知母 茯苓 栝楼根各四分 铅丹一分 鸡膍胵中黄皮十四枚

上五味，治下筛，饮服方寸匕，日三。瘥后常服尤佳。长服 不绝，则去铅丹，以蜜丸之，用麦饮下。

治渴利方：生栝楼根三十斤切，以水一石，煮取一斗半，去滓，以牛脂五合，煎取水尽，以温酒先食，服如鸡子大，日三。

治渴小便利，复非淋者：榆白皮二斤，切，以水一斗，煮取五升。每服三合，日三。

又方：小豆藿一把，捣取汁，顿服三升。

又方：取蔷薇根，水煎服之佳。

又方：三年重鹊巢，烧末，以饮服之。

又方：桃胶如弹丸大，含之咽津。

又方：蜡如鸡子大，以酢一升煮二沸，适寒温顿服之。

凡人生放恣者众，盛壮之时，不自慎惜，快情纵欲，极意房中，稍至年长，肾气虚竭，百病滋生；又年少惧不能房，多服石散，真气既尽，石气孤立，惟有虚耗，唇口干焦，精液自泄。或小便赤黄，大便干实；或渴而且利，日夜一石；或渴而不利；或不渴而利；所食之物，皆作小便，此皆由房室不节之所致也。

凡平人夏月喜渴者，由心旺也。心旺便汗，汗则肾中虚燥，故渴而小便少也。冬月不汗，故小便多而数也。此为平人之证也。名为肾渴，但小便利而不饮水者，肾实也。经云：肾实则消。消者，不渴而利是也。所以服石之人于小便利者，石性归肾，肾得石则实，实则能消水浆，故利；利多则不得润养五脏，脏衰则生诸病。张仲景云：热结中焦则为坚，热结下焦则为溺血，亦令人淋闭不通。明知不必悉患小便利，信矣。内有热者则喜渴，除热则止；渴兼虚者，须除热补虚则瘥矣。

治不渴而小便大利，遂至于死者方：牡蛎五两，以患人尿三升，煮取二升，分再服，神验。

治小便不禁，日便一二斗，或如血色方：麦门冬 干地黄各八两 干姜四两 蒺藜子 续断 桂心各三两 甘草一两

上七味，㕮咀，以水一斗，煮取二升五合，分三服。《古今录验方》云：治消肾，脚瘦细，小便数。

九房散：治小便多或不禁方。

菟丝子 黄连 蒲黄各三两 硝石一两 肉苁蓉二两

上五味，治下筛，并鸡膍胵中黄皮三两，同为散。饮服方寸匕，日三，如人行十里，更服之，日三。《千金翼方》有五味子三两，空腹服。

又方：鹿茸二寸 桂心一尺 附子大者三枚 泽泻三两 踯躅韭子各一升

上六味，治下筛。以浆水服五分匕，日三，加至一钱匕。

黄芪汤：治消中，虚劳少气，小便数方。

黄芪 芍药 生姜 桂心 当归 甘草各二两 大枣三十枚 黄芩 干地黄 麦门冬各一两

上十味，㕮咀，以水一斗，煮取三升。分三服，日三。

棘刺丸：治男子百病，小便过多，失精方。

棘刺 石龙芮 巴戟天各二两 厚朴 麦门冬 菟丝子 萆薢 葳蕤 柏子仁 干地黄 小草 细辛 杜仲 牛膝 苁蓉 石斛 桂心 防葵各一两 乌头三两

上十九味为末，蜜和，更捣五六千杵，丸如梧子大。饮下十丸，日三，加至三十丸，以知为度。

治消渴，阴脉绝，胃反而吐食者方：茯苓八两 泽泻四两 白术 生姜 桂心各三两 甘草一两

上六味，㕮咀，以水一斗，煮小麦三升，取汁三升，去麦下药，煮取二升半。每服八合，日再。

又方：取屋上瓦三十年者，碎如雀脑三升，东流水二石，煮取二斗，纳药如下方：

生白术 干地黄 生姜各八两 橘皮 人参 甘草 黄芪 远志各三两 桂心 当归 芍药各二两 大枣三十枚

上十二味，㕮咀，纳瓦汁中煮取三升。分四服，或单饮瓦汁亦佳。

治热病后虚热，渴，四肢烦疼方：葛根一斤 人参 甘草各一两 竹叶一把

上四味，㕮咀，以水一斗五升，煮取五升。渴即饮之，日三夜二。

骨填煎：治虚劳渴无不效方。

茯苓 菟丝子 当归 山茱萸 牛膝 五味子 附子 巴戟天 石膏 麦冬各三两 石韦 人参 苁蓉《外台》作远志 桂心各四两 大豆卷一升 天门冬五两

上十六味为末，次取生地黄、栝楼根各十斤，捣绞取汁，于微火上煎减半，便作数分纳药，并下白蜜二斤，牛髓一斤，微火煎令如糜。食如鸡子黄大，日三，亦可饮服之。

茯神散：治虚热，四肢羸乏，渴热不止，消渴补虚方。

茯神 苁蓉 葳蕤各四两 生石斛 黄连各八两 栝楼根 丹参各五两 甘草 五味子 知母 当归 人参各三两 麦蘖三升

上十三味，治下筛，以绢袋盛三方寸匕，水三升，煮取一升。日二服，一煮为一服。

枸杞汤：治虚劳，口中苦渴，骨节烦热，或寒者方。

枸杞根白皮切，五升 麦门冬三升 小麦二升

上三味，以水二斗，煮麦熟，药成去滓。每服一升，日再。

巴郡太守奏三黄丸：治男子五劳七伤，消渴，不生肌肉，妇人带下，手足寒热者方。

春三月黄芩四两 大黄三两 黄连四两

夏三月黄芩六两 大黄一两 黄连七两

秋三月黄芩六两 大黄二两 黄连三两

冬三月黄芩三两 大黄五两 黄连二两

上三味，随时加减，和捣，以蜜为丸如大豆。饮服五丸，日三。不知稍加至七丸，取下而已。服一月病愈。久服走逐奔马，常试有验。一本云：夏三月不服。

治热渴头痛壮热，及妇人血气上冲闷不堪者方。

茅根（切）二升，三捣，取汁令尽，渴即饮之。

治岭南山瘴，风热毒气入肾中，变寒热脚弱，虚满而渴方。

黄连不限多少　生栝楼根汁 生地黄汁 羊乳汁

上四味，以三汁和黄连末为丸，如梧子大。空腹饮服三十丸，渐加至四十丸，日三。重病五日瘥，小病三日瘥。无羊乳、牛乳，人乳亦得。若药苦难服，即煮小麦粥饮服之亦得，主虚热。张文仲云：黄连丸一名羊乳丸。

阿胶汤：治虚热小便利而多，或服石散人虚热，多由当风取冷患脚气，喜发动，兼消渴，肾脉细弱方。

阿胶二挺 麻子一升 附子一枚 干姜二两 远志四两

上五味㕮咀，以水七升，煮取二升半，去滓，纳胶令烊，分三服。说云：小便利多白，日夜数十行至一石，五日频服良。

六、《千金月令》 唐·孙思邈

主消渴方：施州黄连一大两，节促有毛者 栝楼根一大两，曝干

上捣罗为末，取仓黍米一升，淘泔煮作饭饮，调上件药末方寸匕服之，重者不过两服即差。

又取浮萍草汁服之。《肘后方》与《寿域神方》同。《玉机微义》用紫背浮萍捣汁，每

顿服半盏效。

七、《太平圣惠方》宋·王怀隐

(一) 治消渴诸方

夫消渴者,为虽渴而不小便是也。由少年服五石诸丸,积经年岁,石势结于肾中,使人下焦虚热,及至年衰,血气减少,不复能制于石,石势独盛,则肾为之燥,故引水而小便少也。其病变者多发痈疽,此由滞于血气,留于经络,不能通行,血气壅涩,故成痈脓也。诊其脉数大者生,细小浮者死;又沉小者生,实大者死。病有口甘者,名之为何?何以得之?此五气之溢也,名曰脾瘅。夫五味入于口,藏于胃,脾之所为行,其气液在脾,令人口甘,此肥美之所发。此人必数食甘美,上溢为消渴也。

麦门冬散方:治消渴,体热烦闷,头痛不能食。

麦门冬二两,去心 茅根二两,锉 栝楼根二两 芦根一两,锉 石膏二两 甘草一两,炙微赤,锉

上件药,捣粗罗为散。每服四钱,以水一中盏,入小麦一百粒,煎至六分,去滓,不计时候温服。

此方:治消渴不止,心神烦乱,宜服。

铁粉一两,细研 麦门冬二两,去心,焙 牡蛎一两,烧为粉 知母一两 黄连二两,去须 苦参二两,锉 栝楼根二两 金箔百片,细研 银箔二百片,细研

上件药,捣细罗为散,入铁粉等,同研令匀。每服不计时候,以清粥饮调下一钱。

黄丹散方:治消渴,心神烦闷,头痛。

黄丹三分,炒令紫色 栝楼根一两 胡粉一两 甘草一两,炙微赤,锉 泽泻半两 石膏一两,细研 赤石脂半两,细研 贝母半两,煨令微黄

上件药,捣细罗为散,入研了药令匀。不计时候,以清粥饮调服一钱。

此方:治消渴不止,宜服。

黄丹一两,炒令紫色 栝楼根一两 麦门冬二两,去心,焙 甘草二两,炙微赤,锉 赤茯苓一两

上件药,捣细罗为散,入黄丹研令匀。每服不计时候,以温水调下一钱。

又方:铅霜半两,细研 黄连半两,去须 栝楼根半两 人参半两,去芦头 黄丹半两,炒令紫色

上件药,捣细罗为散,入研了药令匀。不计时候,以温水调下半钱。

治消渴,心烦躁方:栝楼根一两 石膏二两 甘草一两,炙微赤,锉 柑子皮一两,汤浸,去白瓤

上件药,捣细罗为散。每服不计时候,煮大麦饮调下一钱。

赤茯苓煎方:治消渴,心神烦乱,唇口焦干,咽喉不利。

赤茯苓五两,为末 白蜜半斤 淡竹沥一小盏 生地黄汁一中盏

上件药,调搅令匀,以慢火煎成膏。每服不计时候,以清粥饮调下一茶匙。

此方:治消渴,吃水渐多,小便涩少,皮肤干燥,心神烦热,宜服。

密陀僧半两,细研 黄连半两,去须 滑石半两,细研 栝楼根半两

上件药,捣细罗为散,入研了药令匀。不计时候,用清粥饮调下一钱。

黄连散方：治消渴，润肺心。

黄连二两，去须，捣罗为末 生地黄汁三合 生栝楼汁三合 牛乳三合

上用三味汁相和，每服三合，不计时候，调下黄连末一钱。

又方：白羊肺一具，切，晒干 牡蛎二两，烧为粉 胡燕窠中草烧灰，一两

上件药，捣细罗为散。每于食后，以新汲水调下二钱。

黄连丸方：治消渴久不瘥，体瘦心烦。

黄连半两，去须 黄芪半两，锉 栀子仁一分 苦参半两，锉 人参一分，去芦头 葳蕤一分 知母一分 麦门冬一两，去心，焙 栝楼根半两 甘草一分，炙微赤，锉 地骨皮一分 赤茯苓一分 生干地黄一分 铁粉半分，研入

上件药，捣罗为末，炼蜜和捣三二百杵，丸如梧桐子大。不计时候，以粥饮下三十丸。

铁粉丸方：治消渴，不问年月深浅，困笃者，宜服此。

铁粉二两，细研 鸡膍胵一两，微炙 栝楼根三分 土瓜根一两 苦参三分，锉 黄连三分 麦门冬一两，去心，焙 牡蛎三分，烧为粉 桑螵蛸三分，微炒 金箔五十片，细研 银箔五十片，细研

上件药，捣罗为末，入研了药，更研令匀，炼蜜和捣三五百杵，丸如梧桐子大。每服不计时候，以清粥饮下三十丸。

栝楼根丸方：治消渴，心神虚烦燥闷。

栝楼根一两 麦门冬一两，去心，焙 甘草三分，炙微赤，锉 黄连三分，去须 赤石脂半两 泽泻半两 石膏一两

上件药，捣罗为末，炼蜜和捣三二百杵，丸如梧桐子大。不计时候，以清粥饮下三十丸。

黄连方：治消渴久不止，心神烦壅，眠卧不安，宜服。

黄连一两，去须 皂荚树鹅一两，微炙 苦参二两，锉 栝楼根二两 赤茯苓二两 知母二两 白石英一两，细研 金箔五十片，细研 银箔五十片，细研

上件药，捣罗为末，入石英、金银箔相和，研令匀，以炼蜜和捣三五百杵，丸如梧桐子大。每服不计时候，煮小麦汤下三十丸，竹叶汤下亦得。

栝楼丸：治消渴，四肢烦热，口干心燥，宜服。

栝楼根二两 麦门冬二两，去心，焙 苦参三分，锉 人参三分，去芦头 知母三分

上件药，捣罗为末，用牛胆汁和丸如小豆大。不计时候，以清粥饮下二十丸。

又方：水蛇一条，活者，剥皮，炙黄，捣末 蜗牛不限多少，水浸五日，取涎，入腻粉一分，煎令稠 麝香一分，细研

上件药，用粟米饭和丸，如绿豆大。每服，不计时候，以生姜汤下十丸。

此方：治消渴烦热闷乱，宜服。

苦参三两，锉 黄连一两，去须 麝香一钱，细研

上件药，捣罗为末，入麝香研令匀，炼蜜和丸如梧桐子大。每服不计时候，以清粥饮下二十丸。

此方：治消渴久不瘥，吃食少，心神烦乱，宜服。

黄连一斤，去须 生地黄五斤，烂研，布绞取汁

上捣黄连碎，入地黄汁内浸一宿，曝干，又浸又曝，令地黄汁尽为度，曝干，捣罗为

末，炼蜜和捣三五百杵，丸如梧桐子大。不计时候，以清粥饮下二十丸。

治消渴，饮水绝多，身体黄瘦方：栝楼根 黄连去须 铁粉细研，已上各等分

上件药，捣罗为末，入铁粉研令匀，炼蜜和丸如梧桐子大。不计时候，煎茅根汤下二十丸。

又方：黄连半两，去须 黄丹半两，炒令紫色 豆豉半两，炒干

上件药，捣罗为末，入黄丹研令匀，用软饭和丸，如梧桐子大。每于食后，以温水下十五丸。

又方：密陀僧三分，细研 黄连三分，去须

上件药，捣细罗为散，都研令细。每遇渴时，抄一字于舌上，以水下之。

又方：瓦窑突上黑煤，结干似铁屎者，半斤，捣取末，更以生姜四两同捣，绢袋盛，以水五升浸，取汁。不计时候，冷饮半合。

治消渴，小便不利方：宜多烧竹沥，食后时饮一合。

又方：黄柏半斤，细锉，以水一斗，煮三二十沸，去滓。恣意饮之便愈。

又方：故屋上古瓦两口，净洗，捶碎，以水煮取浓汁，食后，温频服一小盏。

又方：黄连三两，去须

上捣罗为末，炼蜜和丸如梧桐子大。每于食后，以温水下二十丸。

又方：桑根白皮三两，锉

上以水三大盏，煎至二盏，去滓，温温频服一小盏。

此方：治消渴热，或心神烦乱，宜服。

冬瓜一枚，近一头切断，去子，以黄连二两，去须，杵为末，纳瓜中，合定，用绳缚，蒸半日取出，候冷热得所。取瓜中水，不计时候饮一小盏。其冬瓜皮肉晒干，兼理骨蒸劳及黄酒多年者，为散。每于食后，以温水调下二钱，甚效。

又方：生栝楼根五两，烂研，用水三大盏，浸一宿，绞取汁，每于食后，服一小盏。《肘后方》栝楼根薄切，炙干五两，水五升，煮取四升，渴即随意饮之。

又方：秋麻子半升，以水三大盏，煎至二盏，去滓，时服一小盏。

又方：罂粟一合，细研，以温水一大盏，调令匀，分三服，食前服之。

又方：地骨皮一两，末

上以半天河水一中盏，井华水一大盏，同煎至一大盏，去滓。食后，分温二服。

又方：黄肥栝楼一颗，以酒一中盏，洗取瓤，去皮子，煎成膏，入白矾末一两，和丸如梧桐子大。每服不计时候，以粥饮下十丸。

又方：黑铅锉为末，用水银同结如泥。取大豆许大，常含咽津。

又方：黄丹不限多少

上每服，以新汲水调下一钱，兼每日作荞麦仁粥，空腹食一大盏。

又方：蚕蛹一两

上以无灰酒一中盏，水一大盏，同煮取一中盏，澄清，去蚕蛹，服之。

又方：黄瓜根三两 黄连三两，去须

上件药，捣罗为末，炼蜜和丸如梧桐子大。每于食后，以温水下二十丸。

（二）治消中诸方

夫消中病者，由渴少而饮食多是也。此由脾脏积热，故使消谷也。亦有服五石之药，热

结于肾内，石性归肾，肾得石则实，实则生热，热则消水，故小便少也。又有脏腑虚冷，小便利多，津液枯竭，则不得润养五脏，而生诸疾。皆由劳伤过度，爱欲恣情，致使脾肾气虚，石势孤盛，则作消中，故渴少食多而小便赤黄也。

茅苊散方：治消中烦热，吃食旋消，四肢羸弱。

茅苊一两 人参一两，去芦头 茯神一两 葛根一两，锉 石膏二两 黄芩一两 栝楼根一两 知母一两 甘草一两，炙微赤，锉

上件药，捣粗罗为散。每服四钱，以水一中盏，入大豆一百粒，煎至六分，去滓，不计时候温服。

地骨皮散方：治消中，虚羸，烦热口干，眠卧不安。

地骨皮二两 栝楼根一两 石膏一两 黄连一两，去须 甘草一两，炙微赤，锉

上件药，捣粗罗为散。每服四钱，以水一中盏，煎至六分，去滓，不计时候温服。

黄芪散方：治消中烦闷，热渴不止。

黄芪一两，锉 麦门冬一两，去心 芦根一两，锉 栝楼根一两 紫苏茎叶一两 生干地黄半两，锉 桑根白皮半两，锉 泽泻半两 甘草一分，炙微赤，锉

上件药，捣筛为散。每服四钱，以水一中盏，入生姜半分，竹叶二七片，煎至六分，去滓，不计时候温服。

牡蛎散方：治消中，心神烦热，肌肉干瘦，小便赤黄，脚膝无力，吃食不成肌肤。

牡蛎三分，烧为粉 朱砂半两，细研 龙齿三分 芦荟三分 黄连一两，去须 铁粉一两，细研 泽泻半两 甘草半两，炙微赤，锉 黄丹一分 栝楼根一两 鸡胨腔三分，炙令黄色 桑螵蛸半两，微炒 胡粉一分 赤石脂二两

上件药，捣细罗为散，入研了药令匀。每服不计时候，煎大麦仁汤调下一钱。

铅霜散方：治消中久不瘥，令人干瘦少力，心神烦乱，眠卧不安。

铅霜三分，细研 金箔一百片，细研 银箔一百片，细研 麦门冬一两半，去心，焙 黄连半两，去须 子芩半两 犀角屑半两 人参半两，去芦头 鸡胨腔一两半，微炙 知母半两 土瓜根半两 苦参半两，锉

上件药，捣细罗为散，入前三味，同研令匀。每服不计时候，以清粥饮调下一钱。

黄芪丸方：治消中渴不止，小便赤黄，脚膝少力，纵食不生肌肤。

黄芪一两，锉 牡蛎二两，烧为粉 栝篓根半两 甘草半两，炙微赤，锉 麦门冬一两半，去心，焙 地骨皮半两 白石脂半两 泽泻半两 知母半两 黄连半两，去须 薯蓣半两 熟干地黄半两

上件药，捣罗为末，炼蜜和捣三二百杵，丸如梧桐子大。每服不计时候，以清粥饮下二十丸。

铅霜丸方：治消中，渴饮水不多，心中烦乱，四肢燥热，卧不安席，宜服。

铅霜三分，细研 栝楼根一两半 甘草半两，炙微赤，锉 石膏三分，细研 知母三分 子芩三分 铁粉半两，细研 黄连半两，去须 朱砂半两，细研

上件药，捣罗为末，入研了药令匀，炼蜜和捣三二百杵，丸如梧桐子大。每于食后，以清粥饮下二十丸。

茯神丸方：治消中烦热，小便数。

茯神一两 地骨皮半两 黄芪半两，锉 知母半两 牡蛎一两，烧为粉 栝楼根三分 黄连三

分，去须 麦门冬二两，去心，焙熟 干地黄一两

上件药，捣罗为末，炼蜜和捣三二百杵，丸如梧桐子大。不计时候，以清粥饮下三十丸。

泽泻丸方：治消中渴不止，小便数，烦热，四肢无力。

泽泻一两 麦门冬二两，去心，焙 车前子半两 黄连三分，去须 牡蛎一两，烧为粉 桑螵蛸半两，微炒 鸡膍胵一两，微炒 金箔五十片，研入

上件药，捣罗为末，入研了药令匀，炼蜜和捣三二百杵，丸如梧桐子大。不计时候，以蚕蛹汤下三十丸。

神效方：治消中，渴不止，心神烦热，皮肤干燥，宜服此。

浮萍草三两，干者 土瓜根一两半

上件药，捣细罗为散。每服不计时候，以牛乳汁调下二钱。

（三）治消肾诸方

夫消肾者，是肾脏虚惫，膀胱冷损，脾胃气衰，客邪热毒转炽，纵然食物，不作肌肤，腿胫消细，骨节酸疼，小便滑数，故曰消肾也。凡人处生，放恣者众，盛壮之时，不自慎惜，极意房中，稍至年长，肾气虚竭，百病滋生。又年少惧不能房，多服石散，而取极情，遂至过度，真气既尽，石气孤立，唯有虚耗，唇口干焦，精液自泄，或小便白浊，大便干实，或渴而且利，或渴而不利，或不渴而利，所食之物，皆作小便，肾气消损，故名消肾也。

熟干地黄散方：治消肾，小便滑数，口干心烦，皮肤干燥，腿膝消细，渐至无力。

熟干地黄一两 鸡膍胵一两，微炙 黄芪一两，锉 白茯苓一两 麦门冬三分，去心 龙骨一两半 桑螵蛸三分，微炒 牡蛎粉一两 人参一两，去芦头 牛膝一两，去苗 枸杞子三分

上件药，捣筛为散。每服三钱，以水一中盏，煎至六分，去滓，不计时候温服。

肾沥汤方：治消肾，肾气虚损，发渴，小便数，腰膝痛。

鸡膍胵一两，微炙 远志一两，去心 人参一两，去芦头 黄芪一两，锉 桑螵蛸一两，微炒 泽泻一两 熟干地黄一两 桂心一两 当归一两 龙骨一两 甘草半两，炙微赤，锉 麦门冬二两，去心 五味子半两 磁石三两，捣碎，水淘去赤汁 白茯苓一两 芎藭二两 玄参半两

上件药，捣筛为散。每服，用羊肾一对，切去脂膜，先以水一大盏半，煮肾至一盏，去水上浮脂及肾，次入药五钱，生姜半分，煎至五分，去滓。空心温服，晚食前再服。

白茯苓丸方：治消肾，因消中之后，胃热入肾，消烁肾脂，令肾枯燥，遂致此疾，即两腿渐细，腰脚无力。

白茯苓一两 覆盆子一两 黄连一两，去须 人参一两，去芦头 栝楼根一两 熟干地黄一两 鸡膍胵五十枚，微炙 萆薢一两，锉 玄参一两 石斛三分，去根，锉 蛇床子三两

上件药，捣罗为末，炼蜜和捣三五百杵，丸如梧桐子大。每于食前，煎磁石汤下三十丸。

肉苁蓉丸方：治消肾，小便滑数，四肢羸瘦，脚膝乏力。

肉苁蓉一两，酒浸一宿，刮去皱皮，炙干 熟干地黄一两半 麦门冬二两，去心，焙 泽泻半两 五味子半两 桂心半两 巴戟半两 地骨皮三分 当归半两 磁石一两，烧醋淬七遍，捣碎研如粉 黄芪一两，锉 人参一两，去芦头 鸡膍胵一两，微炙 赤石脂半两 韭子半两，微炒 白龙骨半两 甘草半两，炙微赤，锉 禹余粮三分，烧醋淬三遍，研如粉 牡丹半两 桑螵蛸一两

半，微炒

上件药，捣罗为末，入研了药令匀，炼蜜和捣三五百杵，丸如梧桐子大。每于食前，以清粥饮下三十丸。

黄芪丸方：治消肾，心神虚烦，小便无度，四肢羸瘦，不思饮食，唇口干燥，脚膝乏力。

黄芪三分，锉 熟干地黄一两 麦门冬二两，去心，焙 鸡膍胵一两，微炙 山茱萸三分 人参三分，去芦头 五味子三分 肉苁蓉一两，酒浸一宿，刮去皱皮，炙干 地骨皮半两 白茯苓半两 玄参半两 牛膝一两，去苗 补骨脂一两，微炒 鹿茸一两，去毛，涂酥炙令黄 上件药，捣罗为末，炼蜜和捣三五百杵，丸如梧桐子大。每于食前，以粥饮下三十丸。

干地黄丸方：治消肾烦渴，小便数多，味如饴糖，脚弱阴萎，唇干眼涩，身体乏力。

熟干地黄二两 五味子半两 黄芪三分，锉 枸杞子三分 肉苁蓉三分，酒浸一宿，刮去皱皮，炙干 麦门冬一两半，去心，焙 薯蓣三分 泽泻半两 远志半两，去心 菟丝子一两，酒浸一宿，曝干，别捣为末 牛膝半两，去苗 玄参半两 桑螵蛸半两，微炒 白石英一两，细研，水飞过 山茱萸半两 桂心半两 人参半两，去芦头 附子半两，炮裂，去皮脐 牡丹三分 甘草三分，炙微赤，锉 白茯苓三分

上件药，捣罗为末，入石英研令匀，炼蜜和捣五七百杵，丸如梧桐子大。每于食前，以温酒下三十丸，粥饮下亦得。

鹿茸丸方：治消肾，气虚羸瘦，四肢无力，小便色白，滑数不禁，不思饮食，心神虚烦。

鹿茸二两，去毛，涂酥炙微黄 人参三分，去芦头 泽泻三分 赤石脂三分 石斛三分，去根，锉 熟干地黄二两 麦门冬一两半，去心，焙 白茯苓三分 萆薢三分，锉 白芍药三分 甘草一分，炙微赤，锉 黄芪三分，锉 桑螵蛸半两，微炒 子芩半两 龙骨三分 桂心半两 牡蛎一两，烧为粉

上件药，捣罗为末，炼蜜和捣五七百杵，丸如梧桐子大。每日空心及晚食前，以清粥饮下二十丸。

此方：治消肾，肾虚，小便滑数，腿膝消细，无力渐瘦，宜服。

黄芪三分，锉 五味子半两 泽泻三分 生干地黄一两 菟丝子一两，酒浸三日，曝干，别捣为末 龙骨三分 肉苁蓉三分，酒浸一宿，刮去皱皮，炙令干 牡丹半两 桑螵蛸半两，微炒 壳半两，麸炒微黄，去瓤

上件药，捣罗为末，炼蜜和捣三二百杵，丸如梧桐子大。每于食前，以温酒下三十丸。

栝楼根丸方：治消肾，小便数。

栝楼根一两 甘草半两，炙微赤，锉 黄连一两，去须 泽泻一两 赤石脂半两 熟干地黄一两 石膏半两，细研 黄芪三分，锉 黄丹三分 桑螵蛸二七枚，微炒 子芩一两 龙骨三分 牡蛎一两，烧为粉 菟丝子一两，酒浸三日，曝干，别杵为末

上件药，捣罗为末，入研了药令匀，炼蜜和捣五七百杵，丸如梧桐子大。每服不计时候，以清粥饮下三十丸。

牡蛎丸方：治消肾，小便滑数，虚极羸瘦。

牡蛎一两，烧为粉 鹿茸二两，去毛，涂酥炙令微黄 黄芪一两半，锉 土瓜根一两 人参一两，去芦头 桂心半两 白茯苓一两半 熟干地黄一两 地骨一两 甘草半两，炙微赤，锉

上件药，捣罗为末，炼蜜和捣三二百杵，丸如梧桐子大。每日空心及晚食前，以清粥饮下三十丸。

枸杞子丸方：治消肾，久渴不瘥，困乏，小便滑数，心神虚烦。

枸杞子一两 白茯苓一两 黄芪一两，锉 鸡膍胵一两半，微炙 栝楼根三分 泽泻半两 牡丹半两 山茱萸半两 麦门冬一两半，去心，焙 牡蛎一两，烧为粉 桑螵蛸三分，微炒 车前子三分

上件药，捣罗为末，炼蜜和捣三二百杵，丸如梧桐子大。每于食前，以粥饮下三十丸。

薯蓣丸方：治消肾，小便滑数，四肢少力，羸瘦困乏，全不思食。

薯蓣一两 鸡膍胵一两，微炙 牡丹半两 黄芪半两，锉 栝楼根半两 白龙骨半两 白茯苓半两 山茱萸半两 麦门冬二两，去心，焙 熟干地黄一两 桂心半两 泽泻半两 附子半两，炮裂，去皮脐 枸杞子半两

上件药，捣罗为末，炼蜜和捣三五百杵，丸如梧桐子大。每于食前，以清粥饮下三十丸。

治消肾，下元虚损，发渴不止方：牛膝一斤，去苗 生地黄汁五升　上件药，将牛膝夜间入地黄汁中，浸至晓，即将出曝干，逐日如此，候汁尽为度，如天阴，即焙干，捣罗为末，炼蜜和捣三五百杵，丸如梧桐子大。每日空心，以粥饮下三十丸，晚食前再服。

（四）治消肾小便白浊诸方

夫消肾，小便白浊如脂者，此由劳伤于肾，肾气虚冷故也。肾主水，而开窍在阴，阴为小便之道，胕冷肾损，故小便白而如脂，或如麸片也。

黄芪散方：治消肾，心神烦闷，小便白浊。

黄芪一两，锉 麦门冬一两，去心 茯神一两 龙骨一两 栝楼根一两 熟干地黄一两 泽泻一两 白石脂一两 桑螵蛸一两，微炒 甘草三分，炙微赤，锉

上件药，捣筛为散。每服四钱，以水一中盏，入生姜半分，枣三枚，煎至六分，去滓，每于食前温服。

菟丝子散方：治消肾，小便多白浊，或不禁。

菟丝子一两，酒浸三日，曝干，别捣为末 蒲黄一两半，微炒 磁石半两，烧醋淬七遍，细研，水飞过 黄连一两，去须 肉苁蓉一两，酒浸一宿，刮去皱皮，炙干 五味子一两 鸡膍胵中黄皮一两半，微炙

上件药，捣细罗为散，入研了药令匀。每于食前，以清粥饮调下二钱。

铁粉丸方：治消肾，心肺热极，羸瘦乏力，口干心烦，小便如脂。

铁粉一两，细研 生干地黄三两 鸡膍胵二两，微炙 牡蛎二两，烧为粉 黄连一两，去须

上件药，捣罗为末，入研了药令匀，炼蜜和捣三二百杵，丸如梧桐子大。不计时候，以粥饮下三十丸。

鹿茸丸方：治消肾，小便滑数白浊，将欲沉困，宜服。

鹿茸一两半，去毛，涂酥炙微黄 黄芩三分 人参三分，去芦头 土瓜根三分 肉苁蓉一两半，酒浸一宿，刮去皱皮，炙干 鸡膍胵十枚，微炙 菟丝子三两，酒浸三日，曝干，别捣为末

上件药，捣罗为末，炼蜜和捣三五百杵，丸如梧桐子大。每于食前，以清粥饮下三十丸。

桑螵蛸丸方：治消肾，小便白浊，久不瘥。

桑螵蛸一两，微炒菟丝子半两，汤浸三日，曝干，别捣为末 熟干地黄二两 山茱萸三分 黄连一两，去须

上件药，捣罗为末，炼蜜和捣三二百杵，丸如梧桐子大。每于食前，煎大麦饮下三十丸。

黄芪丸方：治消肾，小便白浊，四肢羸瘦，渐至困乏，宜服。

黄芪一两，锉 白茯苓三分 黄连一两，去须 土瓜根三分 熟干地黄一两 麦门冬二两，去心，焙 玄参三两 地骨皮三分 牡蛎一两，烧为粉 龙骨三分 栝楼半两，锉 人参三分，去芦头 桑螵蛸三分，微炒 五味子三分 鹿茸一两，去毛，涂酥炙微黄

上件药，捣罗为末，炼蜜和捣五七百杵，丸如梧桐子大。每于食前，以清粥饮下三十丸。

黄连丸方：治消肾，小便滑数白浊，心神烦躁。

黄连一两，去须 栝楼根一两 白龙骨一两 苦参一两，锉 牡蛎一两，烧为粉 山茱萸一两 葳蕤一两 土瓜根一两

上件药，捣罗为末，炼蜜和捣三二百杵，丸如梧桐子大。每服不计时候，煎大麦汤下三十丸。

又方：天雄半两，炮裂，去皮脐 白石脂三分 露蜂窠半两，微炒

上件药，粗捣，都以水二大盏半，入枣五枚，煎至一盏半，去滓。食前分温三服。

此方：治消肾，小便滑数白浊，令人羸瘦，宜服。

黄芪半两，锉 鸡膍胵一两，微炙 五味子半两

上件药，粗捣，都以水三大盏，煎至一盏半，去滓。食前分温三服。

治消肾，小便滑数，白浊不止方：鹿角屑二两，炒令黄

上件药，捣细罗为散。每于食前，以粥饮调下二钱。

（五）治消渴烦躁诸方

夫消渴烦躁者，由肾气虚弱，心脏极热所致也。肾主于水，心主于火，肾水枯竭，则不能制于火，火炎上行，而干于心，心气壅滞，则生于热也。此皆由下焦久虚，因虚生热，积热不散，伏留于上焦之间，故令渴而烦躁也。

黄芪散方：治消渴发热，心神烦躁，饮水不足。

黄芪一两，锉 人参半两，去芦头 麦门冬一两，去心 桑根白皮一两，锉 知母三分 栝楼根三分 黄连一两，去须 石膏二两 葛根半两，锉 赤茯苓半两 地骨皮半两 川升麻半两 甘草半两，炙微赤，锉

上件药，捣筛为散。每服四钱，以水一中盏，入生姜半分，淡竹叶二七片，煎至六分，去滓，不计时候温服。

芦根散方：治消渴烦躁，体热不能食。

芦根一两，锉 赤茯苓一两 麦门冬一两，去心 人参半两，去芦头 黄芩三分 桑根白皮三分，锉 甘草半两，炙微赤，锉

上件药，捣筛为散。每服四钱，以水一中盏，入生姜半分，淡竹叶二七片，煎至六分，去滓，不计时候温服。

此方：治消渴，体热烦躁，宜服。

地骨皮一两 栝楼根一两 芦根一两，锉 人参半两，去芦头 麦门冬一两半，去心 赤茯苓三分 生干地黄一两 黄芩三分

上件药，捣筛为散。每服四钱，以水一中盏，入生姜半分，小麦一百粒，淡竹叶二七片，煎至六分，去滓，不计时候温服。

黄连散方：治消渴烦躁，饮水不止。

黄连一两，去须 栝楼根一两半 麦门冬一两，去心 知母三分 人参半两，去芦头 地骨皮三分 黄芩三分 川升麻三分

上件药，捣筛为散。每服四钱，以水一中盏，入生姜半分，淡竹叶二七片，煎至六分，去滓，不计时候温服。

此方：治消渴烦躁，饮水不止，或成骨蒸之状，宜服。

大冬瓜一枚，割开头，去子 黄连一斤，去须 甘草三两，炙微赤，锉 童子小便一升 地黄汁五合 蜜五合

上件药，捣甘草、黄连，罗为末，都入冬瓜内，即以头却盖之，又以黄土泥封裹，可厚一寸，候干，即以糠火烧之一日，待冷，去泥，置于露下一宿，取瓜烂研，生布绞取汁。每于食后，以清粥饮调下一合。

麦门冬散方：治消渴，心躁烦热，不得睡卧。

麦门冬二两，去心 川升麻一两 黄连一两，去须 柴胡一两，去苗 赤茯苓二两 黄芩一两 生干地黄一两 人参半两，去芦头 栝楼根一两 甘草半两，炙微赤，锉

上件药，捣筛为散。每服四钱，以水一中盏，入生姜半分，淡竹叶六七片，煎至六分，去滓，不计时候温服。

治消渴烦躁，不得眠卧方：麦门冬半两，去心 土瓜根一两 小麦一合 黄芩半两

上件药，都细锉和匀。每服半两，以水一大盏，入竹叶二七片，生姜半分，煎至五分，去滓，不计时候温服。

治消渴，除烦躁方：秦艽二两，去苗甘草三分，炙微赤，锉

上件药，捣筛为散。每服四钱，以水一中盏，入生姜半分，煎至六分，去滓，不计时候温服。

知母散方：治消渴，心热烦躁，口干颊赤。

知母一两 麦门冬一两，去心 黄芩三分 川升麻三分 犀角屑三分 葛根三分，锉 甘草三分，炙微赤，锉 马牙硝一两半

上件药，捣粗罗为散。每服四钱，以水一中盏，入生姜半分，淡竹叶二七片，煎至六分，去滓，不计时候温服。

此方：治消渴，烦躁，羸瘦乏力，不思饮食，宜服。

麦门冬一两半，去心，焙 栝楼根一两 黄芩三分 牡蛎一两，烧为粉 黄连一两，去须 金箔五十片，细研 银箔五十片，细研

上件药，捣细罗为散，入研了药令匀。每服不计时候，煎淡竹叶汤调下一钱。

栝楼丸方：治消渴烦躁，小便不利。

栝楼根二两 麦门冬二两，去心，焙 知母一两 人参三分，去芦头 黄芩半两 苦参半两，锉 土瓜根半两 赤茯苓一两

上件药，捣罗为末，炼蜜和捣三二百杵，丸如梧桐子大。每服不计时候，以温粥饮下三

十丸。

此方：治消渴，烦躁狂乱，皮肤干燥，宜服。

生葛根切去皮，木臼内捣取汁一大盏，入蜜二大匙，搅令匀。不计时候，分为三服。

治消渴烦躁，饮水无度方：上用七家井索，近灌口结处，烧为灰，细研。不计时候，以新汲水调服二钱，不过三五服效。

治消渴，心神烦躁，小便不利方：葵大束，令净洗，炸过，煮米饮，浇作齑，候葵黄色，取汁，渴即饮之，以瘥为度。

（六）治消渴口舌干燥诸方

夫消渴之病，常饮水而小便少也。若因虚而生热者，则津液少，故渴也。是以心气通于舌，脾气通于口，热气在内，乘于心脾，津液枯竭，故令口舌干燥也。

麦门冬散方：治消渴，口舌焦干，心神烦热。

麦门冬一两，去心 地骨皮三分 栝楼根三分 人参半两，去芦头 芦根一两，锉 黄芪三分，锉 甘草半两，炙微赤，锉 黄芩三分 茅根一两，锉 石膏三两

上件药，捣筛为散。每服五钱，以水一大盏，入生姜半分，竹茹半分，小麦半合，煎至五分，去滓，不计时候温服。

人参散方：治消渴，口舌干燥，烦热。

人参三分，去芦 头地骨皮一两 赤茯苓三分 麦门冬二两，去心甘草三分，炙微赤，锉 芦根二两，锉 葛根三分，锉 黄芪三分，锉 川升麻一两 黄芩半两

上件药，捣筛为散。每服四钱，以水一中盏，入生姜半分，淡竹叶二十片，煎至六分，去滓，不计时候温服。

地骨皮散方：治消渴，口舌干燥，精神恍惚，烦躁不安。

地骨皮一两 茯神三分 栝楼根一两 黄连一两，去须 石膏二两 甘草半两，炙微赤，锉 麦门冬一两，去心 黄芩一两 远志三分，去心

上件药，捣筛为散。每服四钱，以水一中盏，煎至六分，去滓，每于食前温服。

此方：治消渴，止虚烦，除口舌干燥，宜服。

麦门冬一两，去心 人参半两，去芦头 黄芪三分，锉 赤茯苓三分 甘草半两，炙微赤，锉 葛根半两，锉 枇杷叶三分，拭去毛，炙微黄

上件药，捣筛为散。每服四钱，以水一中盏，入生姜半分，淡竹叶二七片，煎至六分，去滓，不计时候温服。

黄连散方：治消渴，口舌干燥，烦热，不能饮食，宜服。

黄连二两，去须 葛根二两，锉 麦门冬一两，去心 枇杷叶一两，拭去毛，炙微黄

上件药，捣筛为散。每服四钱，以水一中盏，入生姜半分，淡竹叶二七片，煎至六分，去滓，不计时候温服。

麦门冬丸方：治消渴，口舌干燥，烦热狂乱。

麦门冬三两，去心，焙 栝楼根三分 知母三分 黄芩三分 甘草半两，炙微赤，锉 黄连一两，去须 铁粉一两半，细研

上件药，捣罗为末，入铁粉，研令匀，炼蜜和捣三二百杵，丸如梧桐子大。每于食后，以清粥饮下二十丸。

犀角丸方：治消渴，口舌干燥，烦热，心神如狂。

犀角屑三分 铅霜半两，细研 麦门冬二两，去心，焙 铁粉一两，细研 甘草半两，炙微赤，锉 郁金半两 地骨皮半两 栝楼根三分 子芩半两 茯神半两 玄参半两 胡黄连三分

上件药，捣罗为末，入研了药令匀，炼蜜和捣三五百杵，丸如梧桐子大。每于食后，煎竹叶汤下二十丸。

治消渴，口舌干燥，骨节烦热方：地骨皮一两 小麦半两 生麦门冬一两，去心

上件药，细锉和匀。每服半两，以水一大盏，煎至五分，去滓，每于食后温服。

天竺黄散方：治消渴，心神烦躁，口干舌涩。

天竺黄一两，细研 黄连半两，去须 栀子仁半两 川大黄半两，锉碎，微炒 马牙硝半两，细研 甘草一分，炙微赤，锉

上件药，捣细罗为散，入研了药令匀。每于食后，煎竹叶水调下二钱。

此方：治消渴，口舌干燥，烦热，宜服。

羊髓二合 甘草一两，炙微赤，锉 白蜜二合

上件药，先以水一大盏，煮甘草至七分，去滓，后下髓蜜，更煎五七沸。每于食后，温服一合。

治消渴，口舌干燥，骨节烦热方：生芭蕉根捣绞取汁，时饮一二合。

（七）治消渴饮水过度诸方

夫消渴，饮水过度者，由肾虚心热，三焦不和，上热下冷故也。凡人好食热酒炙肉，或服乳石壅滞之药，热毒在内，不得宣通，关膈闭塞，血脉不行，热气蒸于脏腑，津液枯竭，则令心肺烦热，咽喉干燥，故令渴不止，而饮水过度也。

羚羊角散方：治消渴，饮水过多不止，心神恍惚，卧不安稳。

羚羊角屑三分 知母三分 黄芪三分，锉 栝楼根三分 麦门冬三分，去心 茯神三分 地骨皮三分 人参三分，去芦头 防风三分，去芦头 甘草半两，炙微赤，锉 石膏一两半 酸枣仁三分，微炒 黄芩半两　上件药，捣筛为散。每服五钱，以水一大盏，入生姜半分，淡竹叶二七片，小麦半合，煎至五分，去滓，每于食后温服。

黄丹散方：治消渴，饮水过多，烦热不解。

黄丹一两 胡粉一两 栝楼根一两 甘草半两，炙微赤，锉 泽泻三分 石膏一两半 麦门冬半两，去心，焙 白石脂三分

上件药，捣细罗为散。每服不计时候，以清粥饮调下一钱。

黄芪散方：治消渴，饮水过多，烦渴不止。

黄芪一两，锉 栝楼根一两 麦门冬二两，去心，焙 赤茯苓半两 甘草半两，炙微赤，锉

上件药，捣细罗为散。每于食后，煎竹叶水调下二钱。

栝楼根丸方：治消渴，饮水过多，不知足限。

栝楼根三分　黄丹半两 葛根半两 黄连一两，去须

上件药，捣罗为末，入黄丹研令匀，炼蜜和丸，如梧桐子大。每服，以温水下十丸，遇渴吃水，即便服之。

又方：黄丹一分 栝楼根半两 槟榔一分，末 绿豆粉一两

上件药，都研令匀，用白面三两相和，作馎饦（馎饦：汤饼——编者注），用生姜葱薤白豉汁煮熟，和汁温食之。

又方：密陀僧半两，细研蜡面茶半两黄连半两，去须　滑石半两栝楼根半两

上件药，捣细罗为散。每服不计时候，以清粥饮调下一钱。

又方：铅一斤 水银二两，先熔铅旋投入水银，候铅面上有花晕上，便以铁匙掠取于乳钵内研之 皂荚一挺，不蛀者，涂酥炙令黄，去皮子，入麝香一钱，同碾为末 上件药，每服，炒皂荚散一钱，以水一中盏，煎至六分，去滓，令温，每于食后，调下铅黄散半钱。

又方：黄连半两，去须 栝楼根半两 密陀僧半两，细研 人参半两，去芦头

上件药，捣细罗为散，入密陀僧研令匀。每于食后，以温浆水调下一钱。

又方：栝楼一两 黄连二两，去须 甘草一两，炙微赤，锉

上件药，捣筛为散。每服三钱，以水一中盏，煎至六分，去滓，每于食后温服。

又方：地骨皮一两 甘草三分，炙微赤，锉 桑根 白皮三两，锉

上件药，捣筛为散。每服四钱，以水一中盏，入生姜半分，煎至六分，去滓，每于食后温服。

又方：栝楼根半两 汉防己半两 黄连半两，去须 黄丹半两

上件药，捣细罗为散，入黄丹研令匀。每于食后，以温水调下一钱。

麦门冬散方：治消渴，日夜饮水过多不足，口干燥，小便数。

麦门冬一两，去心 栝楼根一两 知母一两 黄芪一两，锉 甘草半两，炙微赤，锉 牡蛎一两半，烧为粉

上件药，捣筛为散。每服四钱，以水一中盏，入生姜半分，煎至六分，去滓，不计时候温服。

土瓜根丸方：治消渴，饮水过度，烦热不解，心神恍惚，眠卧不安。

土瓜根三分 栝楼根一两 麦门冬一两，去心 知母三分 苦参一两，锉 石膏一两，细研 鸡膍胵七枚，微炙 子芩三分 铁粉一两，细研 川大黄一两，锉碎，微炒 龙齿三分 大麻仁一两，研如膏 金箔五十片，细研 银箔五十片，细研 泽泻三分

上件药，捣罗为末，入研了药令匀，炼蜜和捣三五百杵，丸如梧桐子大。每于食后，煎竹叶小麦汤下三十丸。

铁粉丸方：治消渴，饮水过度，渴尚不止，口舌干燥，心神烦乱，坐卧不安，镇心止渴。

铁粉一两，细研 黄连二两，去须 苦参一两，锉 麦门冬二两，去心，焙 土瓜根一两 牡蛎粉一两 金箔五十片，细研 银箔五十片，细研 栝楼根二两

上件药，捣罗为末，入研了药，都研令匀，炼蜜和捣三五百杵，丸如梧桐子大。不计时候，以清粥饮下三十丸。

治消渴，饮水过多，小便不利：葵根茎叶五两，切

上件药，以水三大盏，入生姜一分，豉一合，煮取二盏，去滓。食后，分温三服。

治消渴，饮水过多不瘥方：凌霄花一两，捣碎，以水一大盏半，煎至一盏，去滓，分温三服。

又方：人参一两，去芦头，捣细罗为散

上用鸡子清调下一钱，日四五服。

治消渴，饮水过甚，并小儿渴疾方：黄狗胆一枚 獖猪胆一枚

上件狗胆，并入猪胆内，阴干，候堪丸即丸，如梧桐子大。每服，以麝香汤下二丸，小儿半丸。

（八）治消渴饮水腹胀诸方

夫消渴，饮水腹胀者，由水气流行在于脾胃，脾得湿气，不能消谷，复遇经络否涩，气血行，则水不得宣通，停聚流溢于膀胱之间，故令胀满也。

人参散方：治消渴，饮水过多，心腹胀满，不能下食。

人参一两，去芦头　桑根白皮半两，锉　陈橘皮一两，汤浸，去白瓤，焙　半夏半两，汤浸七遍，去滑　黄芪三分，锉　木香半两　赤芍药半两　草豆蔻半两，去皮　桂心半两　槟榔半两　枇杷叶半两，拭去毛，炙微黄

上件药，捣筛为散。每服三钱，以水一中盏，入生姜半分，煎至六分，去滓，不计时候，温服。

陈橘皮散方：治消渴，饮水过多，心腹胀满，或胁肋间痛，腰腿沉重。

陈橘皮一两，汤浸，去白瓤，焙　诃黎勒皮半两　赤茯苓半两　桂心半两　大腹皮半两，锉　荜茇半两　枳壳半两，麸炒微黄，去瓤　赤芍药半两　甘草一分，炙微赤，锉

上件药，捣筛为散。每服四钱，以水一中盏，入生姜半分，煎至六分，去滓，每于食前温服。

桂心散方：治消渴，饮水伤冷太过，致脾气虚，腹胁胀满，不思饮食。

桂心半两　人参半两，去芦头　白茯苓半两　诃黎勒皮半两　大腹皮半两，锉　甘草半两，炙微赤，锉　枳壳半两，麸炒微黄，去瓤　厚朴一两，去粗皮，涂生姜汁，炙令香熟　白术半两　前胡半两，去芦头

上件药，捣筛为散。每服四钱，以水一中盏，入生姜半分，枣二枚，煎至六分，去滓，每于食前温服。

此方：治消渴，饮水太过，胃气不和，腹胀，不思饮食，宜服。

赤茯苓半两　人参半两，去芦头　赤芍药半两　白术三分　前胡三分，去芦头　枳壳半两，麸炒微黄，去瓤　槟榔三分　厚朴三分，去粗皮，涂生姜汁，炙令香熟　桂心三分　甘草半两，炙微赤，锉

上件药，捣筛为散。每服四钱，以水一中盏，入生姜半分，枣三枚，煎至六分，去滓，每于食前温服。

半夏散方：治消渴，饮水腹胀，烦热呕吐，不思食。

半夏半两，汤洗七遍，去滑　赤茯苓一两　人参一两，去芦头＋白术三分　木香半两　甘草半两，炙微赤，锉　陈橘皮一两，汤浸，去白瓤，焙

上件药，捣粗罗为散。每服三钱，以水一中盏，入生姜半分，竹茹一分，枣二枚，煎至六分，去滓，不计时候温服。

槟榔散方：治消渴，饮水不止，小便复涩，心腹连膀胱胀闷，胸膈烦热。

槟榔一两　桑根白皮一两，锉　赤茯苓一两　紫苏茎叶一两　木通一两，锉　麦门冬一两，去心

上件药，捣筛为散。每服四钱，以水一中盏，入生姜半分，葱白七寸，煎至六分，去滓，不计时候温服。

大黄丸方：治消渴腹胀，利大小肠。

川大黄三两，锉碎，微炒　栝楼根一两　荜茇三分　枳壳一两，麸炒微黄，去瓤　槟榔一两　桂心三分

上件药，捣罗为末，炼蜜和丸如梧桐子大。不计时候，以温水下三十丸。

（九）治热渴诸方

夫五脏六腑，皆有津液也。若五脏因虚而生热者，热气在内，则津液竭少，故为渴也。夫渴者，数饮水，其入必头目眩，背寒而呕，皆因利虚故也。诊其心脉滑甚，为喜渴也。

赤茯苓散方：治脾胃中热，引饮水浆，渴即不止。

赤茯苓一两 栝楼根一两 黄芩一两 麦门冬一两，去心 生干地黄一两 知母一两

上件药，捣筛为散。每服五钱，以水一大盏，入生姜半分，小麦半合，淡竹叶二七片，煎至五分，去滓，不计时候温服。

天竺黄散方：治热渴。

天竺黄一两，细研 黄连一两，去须 茯神一两 甘草一两，炙微赤，锉 川芒硝一两 犀角屑一两 栝楼根一两 川升麻一两

上件药，捣细罗为散，入研了药令匀。每于食后，煎淡竹叶汤调下一钱。

黄芪散方：治脾胃中热，烦渴不止。

黄芪一两，锉 茯神一两 地骨皮一两 栝楼根一两 麦门冬一两，去心 黄芩一两 生干地黄一两 甘草半两，炙微赤，锉

上件药，捣筛为散。每服四钱，以水一中盏，入生姜半分，淡竹叶二七片，煎至六分，去滓，不计时候温服。

此方：治心脾热，渴不止，小便难，宜服。

赤茯苓一两 芦根一两，锉 黄芩一两 知母一两 栝楼根一两 瞿麦穗一两 麦门冬一两，去心 甘草一两，炙微赤，锉 木通一两，锉

上件药，捣筛为散。每服四钱，以水一中盏，入生姜半分，煎至六分，去滓，不计时候温服。

知母散方：治心脾实热，烦渴不止。

知母一两 芦根一两半，锉 栝楼根一两 麦门冬一两，去心 黄芩三分 川大黄一两，锉碎，微炒 甘草半两，炙微赤，锉

上件药，捣筛为散。每服四钱，以水一中盏，煎至六分，去滓，不计时候温服。

此方：治脾胃中热，烦渴，身渐消瘦，宜服。

黄连一两，去须 川升麻一两 麦门冬一两，去心 黄芩一两 栝蒌根一两 知母一两 茯神半两 栀子仁一两 甘草一两，炙微赤，锉 石膏二两

上件药，捣筛为散。每服四钱，以水一中盏，煎至六分，去滓，不计时候温服。

猪肚黄连丸方：治脾胃热，渴不止，羸瘦困乏。

猪肚一枚，洗令净 黄连三两，去须，别捣为末 栝楼根一两 白粱米一合，淘净 柴胡一两，去苗 茯神一两 知母一两 麦门冬二两，去心，焙

上件药，捣罗为末，先将黄连末及米入肚内缝合，蒸令烂熟，砂盆内研如膏，入药末，和令熟，丸如梧桐子大。不计时候，以清粥饮下三十丸。

此方：治心脾壅热，烦渴口干，宜服。

知母一两 栝楼根一两 麦门冬一两，去心，焙 黄连一两，去须 茯神一两

上件药，捣罗为末，炼蜜和捣三二百杵，丸如梧桐子大。不计时候，以粥饮下三十丸。

又方：豉一合 黄连一两，去须

上件药，捣罗为散。每服半两，以水一大盏，煎至五分，去滓，每于食后温服。

又方：黄连半两，去须　麦门冬一两，去心

上件药，捣罗为散。每服半两，以水一大盏，煎至五分，去滓，每于食后温服。

此方：治心肺热渴，面赤口干，宜服。

马牙硝半斤　川芒硝四两　寒水石四两　石膏三两

上件药，以水五升，浸三日，用银器中煎至水尽，后入寒水石，及石膏，候凝硬，阴干，别入龙脑半两，朱砂一两，同研为末。不计时候，以蜜水调下一钱。兼治喉痹肿痛，甚妙。

治热极，渴不止方：麦门冬一两，去心　石膏二两　芦根一两，锉

上件药，捣筛为散。每服半两，以水一大盏，煎至五分，去滓，不计时候温服。

此方：治热渴不止，心神烦躁，宜服。

黄连五两，去须，捣为末　地黄汁二升　蜜五合

上件药，于银器内，以慢火煎成膏，收于瓷器中。每于食后，煎竹叶麦门冬汤，调弹子大服之。

又方：黄连去须　栝楼根各等分

上件药，捣罗为末，以麦门冬去心，煮熟烂研，和丸如梧桐子大。每于食后，煎小麦汤下三十丸。

又方：上取水中萍，洗，曝干为末，以牛乳汁和丸如梧桐子大。每服不计时候，以粥饮下三十丸。

（十）治暴渴诸方

夫暴渴者，由心热也。心主于便汗，便汗出多，则肾中虚燥，故令渴也。凡夏月渴而汗出多，则小便少，冬月不汗，故小便多，此皆是平人之候，名曰暴渴也。

麦门冬散方：治暴渴，烦热不退，少得睡眠。

麦门冬一两，去心　白茅根二两，锉　栝楼根一两　黄芩三分　甘草半两，炙微赤，锉　芦根一两半，锉　人参二分，去芦头　地骨皮一两　石膏二两

上件药，捣筛为散。每服五钱，以水一大盏，入生姜半分，小麦半合，淡竹叶二七片，煎至五分，去滓，每于食后温服。

芦根散方：治暴渴，饮水多，或干呕。

芦根一两半，锉　人参半两，去芦头　百合三分　麦门冬一两，去心　桑根白皮三分，锉　黄芪三分，锉　赤茯苓三分　黄芩三分　葛根三分，锉　甘草三分，炙微赤，锉

上件药，捣筛为散。每服四钱，以水一中盏，入生姜半分，淡竹叶二十片，煎至六分，去滓，不计时候温服。

栝楼根散方：治暴渴，心神烦闷，体热食少。

栝楼根一两　芦根一两，锉　麦门冬一两，去心　知母一两　人参一两，去芦头　地骨皮一两　黄芩一两　甘草一两，炙微赤，锉

上件药，捣筛为散。每服五钱，以水一大盏，入生姜半分，小麦半合，竹叶二七片，煎至五分，去滓，不计时候温服。

柴胡散方：治暴渴，心神烦闷，口舌干焦。

柴胡二两，去苗　乌梅肉二两，微炒　甘草一两，炙微赤，锉　麦门冬一两半，去心

上件药，捣筛为散。每服四钱，以水一中盏，煎至七分，去滓，不计时候温服。

又方：乌梅肉七枚，微炒 生姜一分，捶碎 白砂糖三分

上件药，以水二大盏，煎至一盏二分，去滓，分温三服，食后服之。

又方：枇杷叶一两，拭去毛，炙微黄 芦根二两，锉 甘草三分，炙微赤，锉 黄连一两，去须

上件药，捣筛为散。每服四钱，以水一中盏，煎至六分，去滓，每于食后温服。

酥蜜煎方：治暴渴，除烦热。

酥五合 白蜜五两 川芒硝二两

上件药，于银器中，以慢火熬成膏，收瓷器中。不计时候，服半匙咽津。

赤茯苓散方：治胸膈气壅滞，暴渴不止。

赤茯苓一两 诃黎勒皮三分 龙脑一钱，细研 人参三分，去芦头

上件药，捣细罗为散，入龙脑研令匀。不计时候，以粥饮调下一钱。

又方：上取萝卜二枚大者，捣烂取汁，入蜜二合，生姜半两取汁，酥一两，调令匀，渴即旋少饮之。

（十一）治渴利成痈疽诸方

夫渴利者，为随饮即小便也。由少时服乳石，乳石热盛，房室过度，致令肾气虚耗，下焦生热，热则肾燥，则渴也。今肾气已虚，又不得制于水液，故随饮即小便也。以其病变，但发痈疽。以其内热，故小便利；小便利，则津液竭；津液竭，则经络涩；经络涩，则荣卫不行；荣卫不行，则热气留滞，故成痈疽也。

玄参散方：治渴利烦热，发痈疽，发背，焮肿疼痛。

玄参一两 犀角屑一两 川芒硝一两 川大黄二两，锉碎，微炒 黄芪一两，锉 沉香一两 木香一两 羚羊角屑二两 甘草三分，生，锉

上件药，捣细罗为散。每服不计时候，以温水调下二钱。

蓝叶散方：治渴利，口干烦热，背生痈疽，赤焮疼痛。

蓝叶一两 川升麻一两 麦门冬一两，去心 赤芍药一两 玄参一两 黄芪一两，锉 甘草一两，生，锉 川大黄二两，锉碎，微炒 犀角屑一两 沉香一分 葛根一两，锉

上件药，捣筛为散。每服四钱，以水一中盏，煎至六分，去滓，不计时候温服。

射干散方：治渴利热盛，背生痈疽，烦热，肢节疼痛。

射干一两 川升麻一两 犀角屑一两 蓝叶一两 黄芩一两 栝楼根三两 沉香一两 地榆一两，锉 川大黄二两，锉碎，微炒 川朴硝二两

上件药，捣粗罗为散。每服五钱，以水一大盏，煎至五分，去滓，不计时候温服。

白茅根饮子方：治因服硫黄及诸丹石，热发，关节毒气，不得宣通，心肺燥热，渴利不止，及发痈疽发背。

白茅根一握，锉 桑根白皮二两，锉 麦门冬二两，去心 赤茯苓一两 露蜂房一两，炙黄 红雪二两

上件药，细锉。每服半两，以水一大盏，入淡竹叶三七片，煎至五分，去滓，不计时候温服。

此方：治渴利烦热，背生痈疽，赤焮疼痛，心烦不得眠卧，宜服。

水银一两，入黄丹，点少水，研令星尽 栝楼根一两 黄芩一两半，锉 知母一两半 密陀僧

一两，细研 牡蛎一两，烧为粉 黄丹半两 黄连一两，去须

上件药，捣细罗为散，入研了药令匀。每服，温水调下一钱。

又方：铅霜一分 腻粉一分 柳絮矾一分 川朴硝一分

上件药，细研为散。每服，以冷水调下半钱，日夜可四五服。

（十二）治渴利后发疮诸方

夫渴利之病，随饮即小便也。谓服石药之人，房室过度，肾气虚耗故也。下焦既虚，虚则生热，热则肾燥，肾燥则渴，渴则饮水，肾气既虚，又不能制水，故小便利也。其渴利虽瘥，热尤未尽，发于皮肤，皮肤先有风湿，湿热相搏，所以生疮也。

升麻散方：治渴利后，皮肤生疮，肢节疼痛。

川升麻一两 玄参一两 知母一两 赤茯苓一两 赤芍药三分 漏芦一两 枳壳一两，麸炒微黄，去瓤 拔葜一两 黄连一两半，去须 甘草一两，炙微赤，锉

上件药，捣细罗为散。不计时候，以温浆水调下二钱，以瘥为度。

栝楼根散方：治渴利后，心烦体热，皮肤生疮，瘙痒。

栝楼根二两 赤茯苓二两 玄参一两 枳壳一两，麸炒微黄，去瓤 苦参三分，锉 甘草三分，炙微赤，锉

上件药，捣细罗为散。不计时候，以温浆水调下一钱。

玄参散方：治渴利后，头面身上遍生热毒疮。

玄参一两 栀子仁三分 黄芩一两 白蔹半两 川升麻一两 连翘一两 犀角屑半两 葳蕤一两 木香半两

上件药，捣粗罗为散。每服四钱，以水一中盏，煎至六分，去滓，温服，日三四服。

黄芪散方：治渴利后，皮肤生热毒疮，疼痛，寒热，日干心烦。

黄芪一两，锉 甘草一两，炙微赤，锉 川升麻一两 黄芩一两 前胡一两，去芦头 栝楼根一两 知母一两 麦门冬一两，去心 赤芍药一两 生干地黄二两

上件药，捣筛为散。每服四钱，以水一中盏，入竹叶二七片，小麦一百粒，煎至六分，去滓，温服，日三四服。

秦艽丸方：治渴利后，肺脏风毒，外攻皮肤，生疮瘙痒，心烦。

秦艽一两，去苗 乌蛇三两，酒浸，去皮骨，炙微黄 牛蒡子三分，微炒 防风半两，去芦头 枳壳一两，麸炒微黄，去瓤 栀子仁三分 犀角屑三分 赤茯苓一两 苦参一两，锉

上件药，捣罗为末，炼蜜和捣三二百杵，丸如梧桐子大。每于食后，煎竹叶汤下三十丸。

皂荚煎丸方：治渴利后，热毒未解，心神烦热，皮肤瘙痒成疮。

皂荚十挺，不蛀者，捶碎，用水三升浸一宿，援令浓，滤去滓，以慢火熬成膏 天门冬一两半，去心，焙 枳壳一两，麸炒微黄，去瓤 乌蛇三两，酒浸，去皮骨，炙令微黄 白蒺藜一两，微炒，去瓤 防风一两，去芦头 杏仁一两，汤浸，去皮尖双仁，麸炒微黄 川大黄一两，锉碎，微炒 苦参一两，锉 川升麻一两

上件药，捣罗为末，入皂荚膏和捣三二百杵，丸如梧桐子大。每于食后，入温浆水下三十丸。

（十三）治消渴后成水病诸方

夫五脏六腑皆有津液，若腑脏因虚，而生热气，则津液竭，故渴也。夫渴数饮水，其人

必眩，背寒而呕者，因利虚故也。诊其脉滑甚，为喜渴，其病变成痈疽，或为水病也。

紫苏散方：治消渴后，遍身浮肿，心膈不利。

紫苏茎叶一两 桑根白皮一两，锉 赤茯苓一两 羚羊角屑三分 槟榔三分 木香半两 桂心半两 独活半两 枳壳半两，麸炒微黄，去瓤 郁李仁二两，汤浸，去皮，微炒

上件药，捣粗罗为散。每服四钱，以水一中盏，入生姜半分，煎至六分，去滓，不计时候温服。

赤茯苓散方：治消渴后，头面脚膝浮肿，胃虚不能下食，心胸不利，或时吐逆。

赤茯苓一两 紫苏子一两 白术一两 前胡一两，去芦头 人参一两，去芦头 陈橘皮三分，汤浸，去白瓤，焙 桂心三分 木香三分 槟榔三分 甘草半两，炙微赤，锉

上件药，捣筛为散。每服三钱，以水一中盏，入生姜半分，枣三枚，煎至六分，去滓，不计时候温服。

升麻散方：治消渴后成水病，面目身体浮肿。

川升麻一两 栝楼根一两半 赤茯苓一两 麦门冬二两，去心，焙 桑根白皮二两，锉 青橘皮三分，汤浸，去白瓤，焙

上件药，捣细罗为散。每服，以温水调下一钱，日三四服。

人参散方：治消渴后，四肢虚肿，小便不利。

人参三分，去芦头 猪苓三分，去黑皮 木通一两，锉 黄连一两，去须 麦门冬二两，去心，焙 栝楼根二两

上件药，捣细罗为散。每服，以温水调下一钱，日三四服。

汉防己丸方：治消渴已，觉津液耗竭，身体浮气如水病者。

汉防己三分 猪苓三分，去黑皮 栝篓根一两 赤茯苓一两 桑根白皮一两半，锉 白术半两 杏仁一两，汤浸，去皮尖双仁，麸炒微黄 郁李仁一两半，汤浸，去皮，微炒 甜葶苈一两，隔纸炒令紫色

上件药，捣罗为末，炼蜜和捣三二百杵，丸如梧桐子大。每于食前，以温水下三十丸。

治消渴后，成水病浮肿方：甜葶苈一两，隔纸炒令紫色 杏仁一两，汤浸，去皮尖双仁，麸炒微黄 栝楼子一两 汉防己一两

上件药，捣罗为末，炼蜜和捣一二百杵，丸如梧桐子大。每服，煎赤茯苓汤下三十丸，日三四服。

治消渴后，变成水气，令作小便出方：萝卜子三两，炒令黄 紫苏子二两，微炒

上件药，捣细罗为散。每服，煎桑根白皮汤，调下二钱，日三四服。

（十四）治大渴后虚乏诸方

夫渴病者，皆由腑脏不和，经络虚竭所为故也。病虽新瘥，血气未复，仍虚乏也。

肉苁蓉散方：治大渴后，下元虚乏，日渐羸瘦，四肢无力，不思饮食。

肉苁蓉一两，酒浸一宿，刮去皱皮，炙令干 熟干地黄一两 白茯苓三分 白芍药半两 桂心半两 牛膝三分，去苗 麦门冬一两，去心 白石英一两，细研 附子三分，炮裂，去皮脐 黄芪一两，锉 牡蛎一两，烧为粉 磁石一两，捣碎，水洗去赤汁 五味子三分 人参三分，去芦头 续断三分 草薢半两，锉 地骨皮半两

上件药，捣粗罗为散。每服用羯猪（羯猪：去势的猪——编者注）肾一对，切去脂膜，先以水一大盏半，煎至一盏，去滓，入药五钱，生姜一分，薤白三茎，煎至五分，去滓，每

于食前温服。

石斛散方：治大渴后，虚乏脚弱，小便数。

石斛一两，去根，锉 肉苁蓉一两，酒浸一宿，刮去皱皮，炙于 麦门冬二两，去心，焙 白蒺藜半两，微炒，去刺 甘草半两，炙微赤，锉 干姜三分，炮裂，锉 桂心半两 熟干地黄二两 续断一两 黄芪三分，锉

上件药，捣筛为散。每服四钱，以水一中盏，煎至六分，去滓，每于食前温服。

黄芪丸方：治大渴后，上焦烦热不退，下元虚乏，羸瘦无力，小便白浊，饮食渐少。

黄芪一两，锉 肉苁蓉一两，酒浸一宿，刮去皱皮，炙令干 鹿茸一两，去毛，涂酥炙微黄 熟干地黄三两 人参三分，去芦头 枸杞子三分 白茯苓三分 甘草半两，炙微赤，锉 地骨皮半两 泽泻三分 附子三分，炮裂，去皮脐 巴戟三分 禹余粮三分，烧赤醋淬三遍，细研 桂心三分 牡丹三分 五味子三分 龙骨三分 磁石一两半，烧赤，醋淬七遍，细研 赤石脂三分 麦门冬二两，去心，焙 牡蛎三分，烧为粉

上件药，捣罗为末，入研了药令匀，炼蜜和捣五七百杵，丸如梧桐子大。晦于食前，以清粥饮下三十丸。

磁石散方：治大渴后，虚乏羸瘦，小便白浊，口舌干燥，不思饮食。

磁石二两半，捣碎，水淘去赤汁 熟干地黄二两 麦门冬一两，去心 桑螵蛸三分，微炒 黄芪三分，锉 人参三分，去芦头 桂心三分 白茯苓三分 五味子三分 甘草一分，炙微赤，锉 龙骨三分 草薢半两，锉

上件药，捣粗罗为散。每服，用猿猪肾一对，切去脂膜，以水二大盏，煎至一盏，去滓，入药五钱，生姜半分，煎至五分，去滓，空心温服，晚食前再服。

鹿茸丸方：治大渴后虚乏，小便滑数，腿胫无力，日渐羸瘦。

鹿茸二两，去毛，涂醋炙令黄 肉苁蓉一两，酒浸一宿，刮去皱皮，炙干 附子一两，爆裂，去皮脐 黄芪一两半，锉 石斛一两半，去根，锉 五味子一两 菟丝子一两半，酒浸三日，曝干，别捣为末 白龙骨一两 桑螵蛸一两，微炒 白蒺藜一两，微炒，去刺

上件药，捣罗为末，炼蜜和捣二三百杵，丸如梧桐子大。每日空心及晚食前，以清粥饮下三十丸。

八、《琐碎录·消渴》 宋·温革

治消渴，菟丝子不拘多少，用酒浸，晒于日中，三两日一次换酒，用时洗去酒，浓煎汤饮。

又方：用黄连四两，洗净去须，捶碎，烂研冬瓜，不拘多少，拌匀盒之，夏一宿，秋冬三宿，取出晒干为末，再用冬瓜汁煮面糊丸，如梧桐子大。每服三十丸，浮萍煎汤吞下。

又方：一味莼菜生食之，用盐醋亦可，渴定则止。向有一卒，在途中一饮凡数斗，遇道人于邸中，道中有市莼菜者，道人曰：汝以是啖之。未及半盏许，已减三分之二，其卒尽啖，诘朝则差，固尝试之累验。

止渴方：远行带白梅则无渴患。

治渴疾，北五味子煎浓汤饮之。

又方：用桑葚子五斤，取汁，入白沙蜜四两，银石铫内熬成膏子，以汤点任意服，试之甚验。

又北五味子烂研作饼含化，生津止渴。

九、《神巧万全方》宋·刘元宾

治消渴不止方：虢丹 麦门冬去心 牡蛎 知母各一两 黄连 干栝楼根 苦参各二大两 金一百箔 银二百箔 生栝楼根二大两，杵如泥，入药中

上捣罗为散，用生栝楼根汁和丸。每日食后服四十丸，以饮下，日再服，夜又进一服，当日渴止；十日已来渐觉减，即一日两服，服三十五丸；一月外，每日一服，服三十丸。夏月即用蜜为丸。

服药之次腹中忽冷痛，即取厚朴二小两炙，橘皮三分，生姜二小两。以水二大升，煎取半升，去滓。分温两服，服讫良久，即以饭压之。如腹中不痛，即不吃。此方前后相传数人，无不神验。元和中权侍郎遇此疾，至于舌上皱裂，杜司徒与孕丹令依方服，顿愈。令狐章勒石三方，此篇居首，频试皆效。

黄连丸：治消肾，小便多白浊，或不禁。

黄连去须菟丝子酒浸三日，晒干，别研末 五味子 肉苁蓉酒浸一宿，刮去皱皮，炙 龙骨 山茱萸各一两 磁石半两，烧赤醋淬七遍，研，水飞过 鸡膍胵中黄皮一两半，微炙

上件捣罗为末，入研了药和匀，炼蜜丸如梧桐子大。每服二十丸，食前，以粥饮咽下。

（李金博）

第三节 历代医家论消渴病饮食治疗

一、《肘后方》晋·葛洪

消渴方：煮竹根汁，若煮粱米汁饮之，并取汁，又须鸡子吞之，饮豉汁，各随多少。

独胜散：《简要济众》治消渴。

出子了萝卜三枚，净洗薄切，日干为末。每服二钱，煎猪肉汁，澄清调下，食后并夜卧，日三服。

经验方：治一切渴。

大牡蛎不计多少，于腊日端午黄泥裹，烧通赤，放冷，取出为末。用活鲫鱼煎，调下一钱匕。小儿服半钱匕，只两服差。

主消渴饮水，日夜不止，口干，小便数方：田中螺五升

上以水一升，浸经宿，渴即饮之，每日一度易水换生螺为妙。

又消渴传效，取乌豆置牛胆中阴干，百日吞之。

治消渴饮水不知足方：兔头骨一具

上以水煮，取汁饮之。

治伤中消渴，口干，小便数方：野鸡一只治如食

以水五大盏，煮取三大盏。渴即取汁饮之，肉亦任性食之。

治卒消渴小便多方：猪脂末中水者，如鸡子一枚，炙，承取肥汁，尽服之。不过三剂，差。

又方：羊肺一具，作羹，内少肉和盐豉，如食法。任意进之，不过三具，差。

上二方主小便卒太数，复非淋，一日数十过，令人瘦。

又方：取乌豆，置牛胆中，阴干百日。吞之，即差。

又方：豉一升，内于盐中绵裹之，以白矾好者半斤，置绵上，令蒸三斗米许时，即下白矾，得消入豉中，出曝干，捣末，服方才匕。

又方：熬胡麻令变色，研淘取汁。饮半合，日三四服。不过五升，即差。

又方：秋麻子一升，以水三升，煮三四沸。取汁饮之，无限。不过五升，即差。

又方：青粱米汁饮之，差，止。

治消渴热，或心神烦乱方：麻子一升，水三升，煮三四沸，取汁为饮之无限，不过九升麻子愈。

濡咽煎：渴，喉口燥涩。

甘草三两，炙　羊髓一升无，用酥亦可　白蜜一升

内蜜等煎如薄糜，含咽。

二、《小品方》晋·陈延之

治消渴方：取活螺三斗，以江水一石养之，倾取冷汁，饱/之。经曰：放去更取新者渍之。

三、《古今录验方》隋唐·甄权

羊肚汤（辑校者谢氏注：原方无汤头名，为便于检索，据方义补）：疗胃虚消渴。羊肚烂煮，空腹食之。《本草纲目》卷五十

四、《海上仙方》唐·孙思邈

消渴有药疗，黄蒌瓜取根；无时煎汤吃，其验效如神。

五、《千金方》唐·孙思邈

治大渴秘方：青粱米：味甘，微寒，无毒。主胃瘅，热中；除消渴，止泻利，利小便；益气力，补中，轻身长年。以青粱米煮取汁饮之，水三升和煮之，渴即渐次服之，极治热燥并除。

大麦：味咸，微寒，滑，无毒，宜心。主消渴，久食令人多力，健行。作蘖，温，消食和中；熬末令赤黑，捣作秒，止泻利；和清醋浆服之，日三夜一服。

陈粟米：味苦，微温，无毒。主胃中热，消渴，利小便。

丹黍米：味苦，寒，无毒。主咳逆上气，霍乱，止泻利，除热，去烦渴。

青小豆：味甘咸，温、平，涩，无毒。主寒热，热中，消渴。

治尿数而多者方：羊肺一具作羹，内少羊肉和盐豉如食法，任意服，不过三具。

六、《食医心鉴》唐·咎殷

治消渴口苦舌干，骨节烦热方：枸杞根一升　桑白皮切，一升　生麦门冬一升，去心　小麦一升

上以水一斗，煮取五升，去滓，渴即饮之。《备预百要方》同

主消渴，饮水无度，小便多，口干渴方：雉一只，细切和盐豉作羹食。

治消渴伤中，小便无度方：黄雌鸡一只，治如吃法

上煮令极烂，漉去鸡，停冷，取汁饮之。

治伤中消渴，口干，小便数方：野鸡一只，治如食

上煮令极熟，漉鸡出，渴即饮其汁。

治消渴，日夜饮数斗水，小便数，瘦弱方：猪肚一枚，净洗

上以水煮令极熟，著少豉汁和煮，渴即饮汁，饥即食肚。

治消渴饮水不知足方：兔骨一具

上以水煮，取汁饮之。

治消渴口干方：鹿头一枚，治如食

上蒸令极熟，酱醋食之。

牛乳方：治补虚羸，止渴。

取牛乳不拣冷暖，任性饮之。《备预百要方》同

治消渴发动无时，饮水无限方：萝卜捣取汁一升，顿服之，立定。《肘后方》同

治消渴口干方：苁蒋草根半斤 葱白一握，切 冬瓜一斤，切

上于豉汁中煮作羹食之。

又单方：煮豉停冷，渴即饮之。

又方：大小麦米煮粥饮食之。《备预百要方》同

又方：青小豆煮，和粥饮食之。

治虚冷小便数方：鸡肠一具，治如食

上切，作臛，和酒饮之。

七、《太平圣惠方》 宋·王怀隐

治消渴，饮水不止方：黄丹三分 栝楼根一两，末 葱白一握，切 白面五两 薤白一握，切

上件黄丹等末，以水和面，溲作馎饦样，即先煮葱、薤白令烂熟，即内馎饦煮之，令熟，即并汁食之。《神巧万全方》同

杏酪粥方：治三消，心热气逆，不下食，宜吃。

煎成浓杏酪一升 黄牛乳一升 大麦仁三合，折令细滑

上件药，依常法煮粥食之，入白飏沙糖和之，更大美也。

栝楼粉方：治消渴。

栝楼根多取，削去皮，二月、三月、八月、九月造佳

上于新瓦中磨讫，以水淘，生绢袋摆，如造米粉法，曝干，热渴时，冷水调下一钱服之，大效。

羊肺羹方：治三消，小便数，宜吃。

羊肺一具，治如食法 精羊肉五两，切 粳米半合 葱白五茎，切生姜少许盐醋等

上相和，依常法作羹，饱食之。《神巧万全方》同

栝楼羹方：治消渴口干，心神烦躁，宜吃。

栝楼根半斤 冬瓜半斤

上切作小片子，以豉汁中，煮作羹食之。

又方：上单煎豉汁停冷，渴即饮之，亦佳。

神效煮兔方：治消渴。

兔一枚 新桑根白皮半斤，细锉

上剥兔去皮及肠胃，与桑根白皮同煮，烂熟为度，尽力食肉，并饮其汁，即效。

又方：兔骨一具，炙微黄，捣碎 大麦苗二斤，切

上以水一斗，煮取汁五升。每服一小盏，日三四服。

治消渴饮水，日夜不止，口干，小便数方：田中螺五升

上以水一斗，浸经宿，每取一大盏，入米一合，煮作粥食之，如渴即饮其水，甚效。《肘后方》水一升，《卫生易简方》一斗，浸经宿，饮之，每日易。

又方：田中活螺三升，洗去土

上以糯米二升，煮为稀粥，可及二斗已来，候冷，即将田螺置于冷粥盆内，以物盖养之，待螺食尽粥，却吐出沫，收之，任性饮之。

治消渴发动，饮水无限，口干渴方：生萝卜，烂捣绞汁二升，任性渴即饮之。

又方：豆豉三合，以水二大盏，煎取浓汁，顿服。

治消渴发动无时，饮水无限方：生萝卜五枚

上捣拣取汁一大盏，搅粥作饮，频吃甚效。《神巧万全方》同

治消渴方：活蜗牛四十九枚，以水一大盏，于瓷器中浸一宿，以器盖之，其蜗牛自缘其器上，取水顿服之，重者不过三服。

又方：桑葚熟之时，尽意多食之，唯多益佳，渴即便瘥。

又方：冬瓜瓤一两，曝干捣碎，以水一中盏，煎至六分，去滓，温服。

又方：黍米泔一大盏，温服之。

又方：顿服乌麻油一二合，神验。

黄雌鸡粥方：治消渴口干，小便无度。

黄雌鸡一只，治如吃法

上以烂煮，取肉随意食之，其汁和豉汁粥，食之亦妙。

治隔上烦热多渴，通利九窍方：滑石二两，捣碎，以水三大盏，煎去二盏，去滓，下糯米两合，煮粥，温服食之，效。

治伤中消渴，口干，小便数方：野鸡一只，治如食

上以水五大盏，煮取三大盏，渴即取汁饮之，肉亦任性食之。《肘后方》同

牛乳方：治消渴口干，小便数。

上取牛乳微温饮之，生饮令人利，熟饮令人渴，故曰微温，与马乳功同。

八、《圣济总录》 宋徽宗赵佶敕编

治消渴方：冬瓜一枚，削去皮

上一味，埋在湿地中一月，将出，破开，取清汁饮之，逾二三料遂愈。

甘露散：治渴疾，饮水不止。

干猪胞十枚，剪破，出却气去，却系著处，用干盆子一只，烧胞烟尽，取出，研令极细。每服一钱匕，温酒调下，不拘时候。

姜鱼丸方：治消渴，饮水不止。

干生姜末一两

上一味，用鲫鱼胆汁和丸，如梧桐子大。每服七丸，米饮下，不拘时候。

九、《寿亲养老新书》 宋·陈直

野鸡臛方：治老人烦渴，脏腑干枯，渴不止。

野鸡一只，如常法 葱白一握 粳米二合，细研

上切，作相和羹，作臛。下五味椒酱，空心食之。常作服，佳妙。

芦根饮子：治老人消渴，消中，饮食不足，五脏干枯。

芦根切，一升，水一斗，煎取七升半 青粱米五合

上以煎煮饮，空心食之。渐进为度，益效。忌咸食、炙肉、熟面等。

牛乳方：治老人消渴烦闷，常热，身体枯燥，黄瘦。

牛乳一升，真者微熬

上空心分为二服，极补益五脏，令人强健光悦。

青豆汤方：治老人消渴热中，饮水无度，常若不足。

青豆二升，净淘

上煮，令烂熟，空心食之，渴即饮汁，或作粥食之，任性，益佳。

十、《仁斋直指方》 宋·杨士瀛

牛乳方：治渴疾，生牛乳细呷。

十一、《普济方》 明·朱棣等

兔骨饮：治消渴，消瘦，小便不禁。

兔骨炙碎1具 大麦苗960克，切煎取汁，每服30毫升。

粟米泔方：治霍乱，热渴。

粟米泔每服200毫升。

田螺方：治消渴。

活田螺450克 糯米300克 煮稀粥，待冷，田螺置于冷粥内，候粥尽，田螺吐之沫服。

田螺汁：治口渴，失精。

田螺汁 饮服适量。

牛肚方：治渴。

牛肚醋煮。

牡蛎煅散：治一切渴。

牡蛎1个 黄泥裹，煅红，为末。每服3克，鲫鱼汤下。

菝葜消渴汤：治渴。

菝葜15克 乌梅2克水煎服。

治渴备急方：治渴。

大豆苗嫩醋炙，为散。每服6克，人参汤下。

治消渴方：治消渴。

冬瓜 1 个 埋入湿地一月余,破开取汁饮之,或烧绞取汁。

甜瓜食法:治热,烦渴。

甜瓜适量去皮吃。

止渴方:治渴。

食酪适量。

梨汁:治热,烦渴。

梨汁频服。

治渴方:治渴。

糯米 360 克研取白汁,饮服适量。

牡蛎方:治酒后烦热,口渴及丹毒。

牡蛎肉 入姜醋中生食之。

麦饭:治烦热,少睡,多渴。

小麦水淘作饭食。

羊肺豆叶方:治口渴,小便频数。

羊肺 1 具小豆叶适量同煮食之。

雌鸡方:治消渴伤中,小便数。

雌鸡 1 只煮熟,吃肉喝汤。

兔肉汤:治消渴不止。

兔 1 只,去皮爪及五脏煮烂,取汁 500 毫升,渴即饮之。

白鸽水苏煎:治消渴,饮水不止。

白鸽 1 只切入水苏少许,水煎服。

荔枝方:治消渴。

荔枝食之。

竹笋食法:治消渴,身无力者。

竹笋适量或蒸,或煮,或炒食。

韭苗方:治消渴引饮无度。

韭苗 480 克或炒或作美食,不入盐,每日服 9 至 15 克。

糯米糜:治消渴。

糯米作糜食适量。

驴骨汤:治多年消渴。

驴骨 240 克煮汁,每服 200 毫升。

牛乳饮方:治消渴,心脾中热,下焦虚冷,小便多,渐致消瘦,黄牛乳每服 30 毫升。

羊乳脂羹:治消渴。

羊脂羊乳各等分合作羹食。

濮瓜饮:治消渴。

濮瓜 60 克食后服。

猪肚豉汤:治消渴,饮水无度,小便数,消瘦。

猪肚 1 枚煮烂,去猪肚,入淡豆豉少许,水煎,渴时饮。

猕猴桃羹:治烦热消渴。

猕猴桃 60 克 瓤和蜜煎作羹食，每服适量。

芭蕉油：治渴。

芭蕉油每服少许。

乳梨方：治消渴。

乳梨每日食。

焐猪汤：治消渴。

焐猪汤 每服 50 毫升。

香水梨蜜：治消渴。

香水梨适量 蜜熬瓶盛，水调常服。

冬瓜瓤汤：治消渴。

冬瓜瓤 30 克，晒干 捣碎，水煎服。

白鹅汤：治消渴。

白鹅 煮汁饮之。

石榴子方：治渴。

石榴子 适量食之。

乌梅蜜：治渴。

乌梅水浸 入蜂蜜少许和服。

井泉水：治消渴。

好井水或新矿泉水 饮适量。

茭白方：治渴。

茭白适量煮食。

芭蕉子熟方：治渴。

芭蕉子 蒸熟，晒干，取仁食之。

椰汁：治消渴。

椰子汁 饮之。

庵罗果方：治渴疾。

食庵罗果适量，亦可取其叶作汤服。

甘露蜜：治胸膈诸热，口渴。

甘露蜜 适量食。

蛤蜊方：治消渴。

蛤蜊 煮食之。

回回豆方：治消渴。

回回豆 煮食之。

盐麸子方：治渴。

盐麸子 适量食。

甘蔗方：治烦渴。

甘蔗 去皮食之。

鹿头胶方：治消渴。

鹿头 1 个作胶食之。

薏仁汁饮：治消渴。

薏苡仁适量　煮汁饮。

海月酱方：治消渴。

海月1个　拌生姜酱食。

粳米止渴饮：治口渴。

粳米　煮汁饮。

蚬肉饮：治消渴。

蚬肉适量　浸取汁服。

绿豆汤：治消渴。

绿豆研汁　煮饮，服之。

秋露水饮：治消渴。

秋露水　饮服。

马乳饮：治口渴，发热。

马乳　适量饮。

风延莓饮：治三消。

风延莓　适量煮服。

菘菜齑：治消渴。

菘菜　作齑菹食之。

萝卜煎：治初得消渴，口干渴，饮水无度。

萝卜　捣，取汁200毫升，渴时服。

粟米饭：治消渴口干。

粟米　做饭食。

田螺消渴饮：治消渴饮水，日夜不止，口干，小便数。

田螺750克　水浸，渴时适量饮之。

莲藕散：治口干渴，心烦闷。

莲藕　生研，服之适量。

小麦饭：治消渴。

小麦饭　或煮粥食。

面饮：治热渴，心闷。

面30克　温水搅和，服之。

陈粟米饭：治胃中热消渴，小便不利。

陈粟米　做饭吃。

乌梅汤：治暴渴，心神烦闷，口舌干燥。

乌梅炒，14克　生姜8克　砂糖23克　水煎服。

甘露散：治渴疾，饮水不止。

干猪膀胱10个　烧灰，为细末。每服3克，酒下。

沃焦散：治消渴，饮水无度。

泥鳅鱼去头、尾，烧灰　荷叶各等分为散。每服6克。

重胆丸：治消渴，饮水过度，及小儿渴疾。

狗胆 猪胆各 1 枚　纳狗胆于猪胆内阴干为丸。每服 0.4 克，小儿 0.1 克，麝香汤下。

盐豉羹：治消渴，饮水无度，小便多，口干渴。

雉 1 只　入盐、淡豆豉，作羹食。

兔头汤：治消渴，烦渴引饮。

兔头 1 具　水煮，取汁适量饮之。

小豆汁方：治渴利。

小豆不拘多少煮熟，捣烂绞汁，每服 30 毫升。

黑脂麻煎：治渴利。

黑脂麻熬，取汁，每服 5 毫升。

猪脂汁：治卒小便频数，消瘦。

猪脂膏炙取汁服。

羊肺羹：治突然小便频数，消瘦。

羊肺 1 具　作羹食。

十二、《古今图书集成医部全录》 清·陈梦雷等

消渴饮水：王瓜去皮，每食后嚼二三两，五七度瘥。《圣惠方》

消渴心烦：用小麦作饭及粥食。《心镜》

胃热消渴：以陈粟米炊饭，干食之良。《心镜》

消渴饮水：薏苡仁煮粥饮，并煮粥食之。

消渴饮水：荨豆煮汁，并作粥食。《本草》云：或研取汁服，并佳。《普济方》

消渴引饮：韭苗日用三五两，或炒或作羹，勿入盐酱，吃至十斤即住，极效。过清明勿吃。《秦宪副方》

消渴饮水：用出了子萝卜三枚，净洗切片，日干为末，每服二钱，煎猪肉汤澄清调下，日三服，渐增至三钱。生者捣汁亦可，或以汁煮粥食之。《图经本草》

消渴饮水：干生姜末一两，以鲫鱼胆汁和丸梧子大，每服七丸，米饮下。《圣惠方》

积热消渴：冬瓜去皮，每食后吃三二两，五七度良。《食疗》

消渴不止：冬瓜一枚，削皮埋湿地中，一月取出破开，取清水日饮之，或烧熟绞汁饮之。《本草》云：作羹作齑常食佳。《圣济总录》

消渴烦乱：冬瓜瓤干者一两，水煎饮。《圣惠方》

消渴饮水：用香水梨，或鹅梨，或江南雪梨，皆可取汁，以蜜汤熬成膏，瓶收。无时，以热水或冷水调服，愈乃止。《普济方》

除烦止渴：生葡萄捣滤取汁，以瓦器熬稠，入熟蜜少许，同收，点汤，甚良。

消渴饮水，日夜不止，小便数者：用田螺五升，水一斗，浸一夜，渴即饮之。每日一换水及螺，或煮食饮汁亦可。《心镜》

又方：用糯米二升，煮稀粥一斗，冷定，入田中活螺三升在内，待食粥尽，吐沫出，乃收饮之，立效。《圣惠方》

消渴无度：干猪胞十个，剪破去蒂，烧存性为末，每温酒服一钱。《圣济总录》，下同

消渴饮水，小便数：以黄母鸡煮汁冷饮，并作羹食肉。《心镜》

消渴羸瘦：用兔一只，去皮爪五脏，以水一斗半，煎稠，去滓，澄冷。渴即饮之，极重

者不过二兔。《海上方》

除烦止渴：生葡萄捣滤取汁，以瓦器熬稠，入熟蜜少许，同收点汤饮，甚良。《居家必用》

发热口干，小便赤涩：取甘蔗去皮，嚼汁咽之，饮浆亦可。《外台秘要》

消渴引饮不止：用蜗牛十四枚，形圆而大者，以水三合，密器浸一宿，取水饮之，不过一剂愈。《海上方》

乳石发渴：水浸鸡子，取清生服，甚良。《总录》

胃虚消渴：羊肚烂煮，空腹服之。《古今录验》

消渴饮水：用鲫鱼一枚，去肠留鳞，以茶叶填满，纸包煨熟食之，不过数枚即愈。《心统》

灰焦散：消渴饮水。

泥鳅鱼十头，阴干，去头尾烧灰，干荷叶等分为末，每服二钱，新汲水调下，日三。《普济方》

消渴饮水，小便数：用野鸡一只，五味煮取三升已来汁饮之，肉亦可食，甚效。《心镜》

桑枝茶：疗口干，如茶常服为佳。《本草》，下同

止渴生津：黑桑葚捣滤去滓，入石器中，入蜜熬膏。每取二三匙，沸汤点服如神。

酒渴：牡蛎肉和姜酢生食之，俗名石花。

消渴：蚌蛤煮食，或和姜酢生食并佳。

时气烦渴：生藕取汁一盏，入蜜一合，分三服，止渴最好。《纲目》

红柿止渴，取啖之。《本草》，下同

粟米泔酸者，止消渴甚良，常取饮之。泔久留则酸。

热中消渴：青粱米煮汁饮；或煮粥，或作饭，常食佳。

又方：糯稻秆灰淋汁饮之，甚妙。

又方：莼作羹作齑，常食佳。

又方：菘菜常食最佳，或取汁饮亦可。

三消渴疾：退雄鸡汤，澄清饮之，神效；白者尤佳。《医鉴》

消渴：白鹅煮熟，取汁饮之，肉亦可食。《本草》

热渴心闷：温水一盏，调面一两，饮之。《圣济总录》

消渴饮水：糯米三合　水五升　蜜一合研汁分服，或煮汁服。《杨氏产乳》

渴利不止：羊肺一具，入少羊肉和盐豉作羹食，不过三具愈。《普济方》

老人消渴：鹿头一个，去毛煮烂，和五味，空心食，以汁咽之。《鄙事》

老人烦渴：寒食大麦一升，水七升，煎五升，入赤饧二合，渴即饮之。《奉亲书》

消渴饮水：乌豆置牛胆中阴干百日，吞尽即瘥。《肘后方》

止渴急方：大豆苗嫩者三五十茎，涂酥炙黄为末，每服二钱，人参汤下。《圣济总录》

渴利水：羊肉一脚　瓠子六枚　姜汁半合　白面二两　同盐葱炒食。《正要》

十三、《必用全书》年代作者不详

枸杞饮方：治老人烦渴，口干，骨节烦热。

枸杞根白皮一升　小麦一升，净淘　粳米三合，研

上以水一斗，煮二味，取七升汁，下米作饮。渴即渐服之，极愈。《必用之书》《寿亲养老新书》同

大麦汤方：治老人烦渴不止，饮水不定，转渴，舌卷，干焦。

寒食残大麦二升　赤饧二合

上以水七升，煎取五升，去滓。下饧调之。渴即服，愈。《必用之书》《寿亲养老新书》同

黄雌鸡羹方：治老人烦渴，小便黄色，无力。

黄雌鸡一只，如常法粳米二合，淘折葱白一握

上切鸡和煮作羹。下五味，少着盐，空心食之，渐进，常效。《必用之书》《寿亲养老新书》同

猪肚方：治老人消渴热中，饮水不止，小便无度，烦热。

猪肚一具，肥者，净洗之　豉五合，绵裹　葱白一握

上煮令烂熟，下五味调和，空心，切，渐食之，渴即饮汁，亦治劳热。《必用之书》《寿亲养老新书》同

兔头饮方：治老人烦渴，饮水不足，日渐羸瘦困弱，最效。

兔头一枚，净洗

上以豉心五合，水七升，煮取五升汁。渴即渐饮。《必用之书》同

青豆汤方：治老人消渴热中，饮水无度，常若不足。

青豆二斤，净淘

上煮，令烂熟，空心食之，渴即饮汁，或作粥食之，任性，益佳。《必用之书》同。

冬瓜羹方：治老人消渴烦热，心神狂乱，躁闷不安。

冬瓜半斤，去皮豉心二合，绵裹葱白半握

上以和煮作羹，下五味调和，空心食之，常作粥尤佳。《必用之书》《寿亲养老新书》同

鹿头方：治老人消渴，诸药不瘥，黄瘦力弱。

鹿头一枚，炮去毛《必用之书》《寿亲养老新书》净洗之

上煮令烂熟，空心，日以五味食之；并服汁极妙。

（李金博）

第十四章

骨伤科疾病的中医治疗

第一节 锁骨骨折

锁骨骨折是临床常见创伤性骨折，占全身骨折的 2.6% ~ 6%，占肩部骨折的 44% ~ 66%；男性患者数量约为女性患者的两倍。较常见于年轻人，受伤原因常为运动伤、交通伤等中等能量或高能量创伤；老年患者常因跌倒等低能量创伤引起。

锁骨外侧 1/3 上下扁平，横断面为椭圆形，其前上缘有斜方肌，前下面有三角肌和喙肱韧带附着，骨折后受肌肉的牵拉，远侧端向前下移位，近侧端向后上移位。内 1/3 较粗，为三棱形，其上面有胸锁乳突肌，前下面有胸大肌部分纤维和肋锁韧带附着，此处骨折少，骨折后多无明显移位。中 1/3 处较细，无韧带、肌肉附着，在中外 1/3 交接部位，仅在后面有锁骨下肌附着易于骨折，此处完全骨折多有典型移位。

锁骨骨折属中医学的"缺盆骨折"、"锁子骨折"、"井栏骨折断"等范畴。

一、病因病机

(一) 中医

中医认为锁骨骨折多因击打，或由于骑马乘车等原因跌倒致肩部外侧着地，锁骨受直接或间接暴力而发生。《医宗金鉴·正骨心法要旨·锁子骨》说："锁子骨，经名拄骨，横卧于肩前缺盆之外，其两端外接肩解。"又说："击打损伤，或骑马乘车，因取物偏坠于地，断伤此骨。"间接与直接暴力均可引起锁骨骨折，但间接暴力较多。如跌倒时，手掌、肘部或肩部着地，传导暴力冲击锁骨发生骨折，多为横断形或短斜形骨折。直接暴力亦可从前方或上方作用于锁骨，发生横断形或粉碎性骨折。骨折严重移位时，锁骨后方的臂丛神经和锁骨下动、静脉可能合并损伤。

(二) 西医

锁骨呈"S"形，胸骨端与胸骨柄相连、肩峰端与肩胛骨肩峰相连，横架于胸廓前上方，保护臂丛神经及锁骨下血管，支撑肩胛骨，保证上肢的灵活运动。锁骨胸骨端粗大、肩峰端扁平，锁骨骨折多发生于中 1/3 处。

锁骨骨折常见的受伤机制有：摔倒时肩部着地受暴力撞击（占 87%）、直接暴力打击（占 7%）及受伤时患肢伸展支撑躯体，外力经肩锁关节传至锁骨而发生（占 6%）。

了解锁骨相关联韧带和肌肉的解剖结构有助于理解锁骨骨折的移位机制。锁骨肩峰端通过肩锁关节囊、肩锁韧带及喙锁韧带与肩胛骨相连，肩锁韧带主要限制其前后移位、喙锁韧带主要限制其向上移位。锁骨胸骨端通过胸锁关节与胸骨柄相连，胸锁韧带及肋锁韧带增强其稳定性。锁骨前下表面有三角肌前部肌束及胸大肌附着，锁骨上表面外侧有斜方肌附着、内侧有胸锁乳突肌附着。锁骨骨折时，近端骨块由于胸锁乳突肌的牵拉向后上移位，而远端骨块由于上肢重力作用向前下移位。

二、临床表现

（一）症状

有明确外伤史，以间接暴力多见。骨折部位肿胀、瘀血、疼痛、患肩及上臂拒绝活动。

（二）体征

锁骨骨折部位肿胀、瘀血，外观可有凹陷畸形，可触及骨擦感，锁骨有叩痛。幼儿可根据外伤史：检查时，头倾向患侧，下颏部转向健侧，从肘下托起或提拉上肢出现哭闹或痛苦面容，提示可能有骨折。

琴键征阳性：如果锁骨骨折合并肩锁关节脱位，锁骨远端上移，按压锁骨远端时可产生弹性活动感。

（三）常见并发症

1. 神经血管损伤　移位的骨折端可能会损伤锁骨下动静脉及臂丛神经，另外，由于肩胛带不稳定也会造成臂丛神经牵拉伤。锁骨骨折如果引起胸廓出口综合征则会出现血管症状。

2. 肩锁关节脱位　锁骨骨折如合并喙锁韧带损伤，往往会出现肩锁关节脱位，造成肩部不稳定；锁骨骨折合并肩胛颈骨折致"浮肩损伤"。

3. 合并其他脏器损伤　高能量损伤的锁骨骨折可以合并肺挫伤和气胸。存在这些合并损伤时要注意及时采取合理的治疗方案。

三、实验室和其他辅助检查

（一）X线检查

1. 常规双肩关节正位片X线检查　可明确诊断，双侧对比能确定是否存在骨折或脱位，并确定骨折及脱位的类型及移位情况。

2. 如果锁骨骨折合并有肩锁关节损伤，建议加拍双侧肩锁关节Zanca位片（图14-1）　投照方法为球管射线向上成角10°~15°前后位，通过对比，可发现患侧肩锁外端与肩峰间距离较健侧增大；有半脱位和全脱位之分（锁骨外侧端与肩端完全分离）。

3. 合并有肩锁关节损伤时，加拍肩关节腋位X线片有助于诊断前后移位的锁骨骨折或肩锁关节脱位。

（二）CT检查

对于可疑骨折脱位又因外伤体位受限等原因X线不能确诊的，可行CT检查以明确诊断；另外对锁骨远端骨折合并有肩锁脱位或肩胛骨骨折，锁骨的胸骨端骨折等情况的患者可行螺旋CT重建以明确损伤类型，指导制订进一步的治疗方案。

（三） MR 检查

MR 检查可明确锁骨相关的韧带、肌肉损伤情况，以及了解合并神经血管损伤的情况。还可评估骨折及脱位的情况、软组织的损伤程度、肩锁关节退行性改变（关节软骨盘及锁骨远端的退行性改变）的程度。

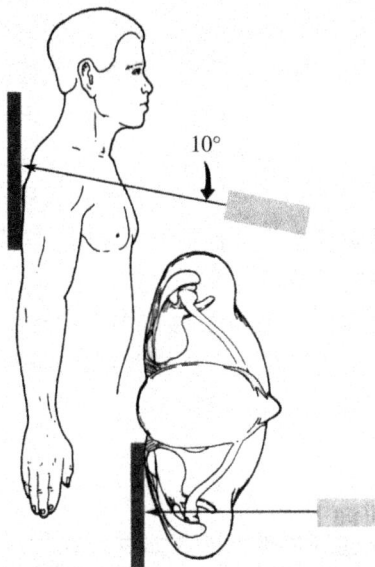

图 14－1　Zanca 位片 AC 肩锁关节

Zanca 位片是在上肢负重与不负重情况下，投射角度与肩锁关节呈 10°～15°夹角，有助于发现肩锁关节部位小的骨折或者脱位

四、诊断要点

（一） 诊断依据

1. 症状　有明确外伤史，以间接暴力多见。骨折部位肿胀、瘀血、疼痛、患肩及上臂拒绝活动。

2. 体征　锁骨骨折部位肿胀、瘀血，外观可有凹陷畸形，有异常活动，可触及骨擦感，锁骨有叩痛。幼儿可根据外伤史：检查时，头倾向患侧，下颌部转向健侧，从前臂或肘部托起或提拉上肢出现哭闹或痛苦面容，提示可能有骨折。患者往往用健侧手托患侧肘部以减少伤肢重量牵拉引起骨折移位的疼痛。诊断骨折的同时，应详细检查患侧血液循环、肌肉活动及皮肤感觉，以排除锁骨下神经、血管的损伤。

3. 检查　X 线片可显示骨折及脱位的类型及移位情况，对疑有喙锁韧带损伤者，可加拍 Zanca 位片、对称持重时的 X 线片等判定，必要时还可行 CT 或 MR 进一步确定诊断和分型。

（二） 诊断分型

根据受伤机制和骨折特点，可将锁骨骨折分为中 1/3 骨折，外 1/3 骨折，内 1/3 骨折。

1. 中 1/3 骨折　为锁骨骨折中最多见的一种，多为间接暴力所致。骨折常为横断形或小斜形，老人多为粉碎性。骨折移位较大，内侧端向后上方移位，外侧端向前下方移位，并向内侧端重叠移位。儿童多为青枝骨折，向前上方成角。粉碎性骨折由于骨折端的相对移位，常使粉碎的骨折片旋转、倒立，桥架于两骨折端之间，复位不当，极易刺破胸膜、血管及神经，造成复合伤，给治疗带来极大的困难。中 1/3 骨折约占锁骨骨折的 80%。

2. 外 1/3 骨折　多由肩部着地或直接暴力损伤所致。骨折常为斜形、横断形，粉碎性较少。若骨折发生于肩锁韧带和喙锁韧带之间，骨折外侧端受肩臂的重力作用，则与内侧端相对分离移位。若骨折发生在喙锁韧带的内侧，骨折内侧端由于胸锁乳突肌的牵拉，可向上移位，而外侧端受肩锁韧带和喙锁韧带的约束，则多无明显改变。若为粉碎性骨折，骨折的移位则无一定规律。外 1/3 骨折约占锁骨骨折的 12%~15%。此型骨折分 3 型，对治疗有一定的指导作用，Allman 分类法：Ⅰ型为微小移位骨折，此类骨折发生于椎状韧带与斜方韧带之间或喙锁韧带与肩锁韧带之间，韧带完整；Ⅱ型为移位骨折，由于喙锁韧带受损，近端锁骨向上移位，远端锁骨无明显移位；Ⅲ型为累及肩锁关节面的骨折，此类骨折少见、通常无明显移位，但很可能与肩锁关节炎有关。

3. 内 1/3 骨折　临床上很少见。其骨折移位多与中外 1/3 骨折相同，但外侧端由于受三角肌和胸大肌的影响，常有旋转发生。在正位 X 线片上呈钩形弯曲，两断端不对称。

五、鉴别诊断

（一）锁骨骨折合并肩锁关节脱位

肩锁关节脱位常合并锁骨远端骨折。因此如发现锁骨远端骨折应注意排除肩锁关节脱位，双侧肩锁关节对比，应力位 X 线片，必要时肩部 CT 检查。

（二）肩部软组织挫伤

无明显移位的锁骨骨折临床上常漏诊，易误诊为肩部软组织挫伤，如果肩部外伤，上举困难，锁骨部有明显压痛时，应注意行 X 线片检查排除。

（三）肩袖损伤

两者均可有肩部外伤，肩上举困难。但肩袖损伤外力较轻或无明显外伤史，压痛点在冈上肌及周围，疼痛弧试验（＋）。而锁骨骨折压痛点在锁骨部或肩锁关节部。

（四）胸锁关节脱位

胸锁关节前脱位或后脱位与锁骨近端骨折症状相似。二者须鉴别，除常规 X 线片检查外，还须行 CT 检查。

六、辨证治疗

锁骨骨折按骨伤科三期辨证治疗，伤后 2 周以内属损伤早期，血脉受伤，恶血留滞，壅塞于经道，瘀血不去则新血不生。伤后 2~6 周属中期，局部肿胀基本消退，疼痛逐渐消失，"瘀肿虽消未尽，筋骨虽连而坚"。伤后 7 周以上属晚期，多出现正气虚损。

1. 血瘀气滞（骨折早期）
证候特点：局部肿胀，疼痛，活动受限，舌质黯，或有瘀斑，舌苔薄白或薄黄，脉弦。
治法：活血化瘀、消肿止痛。
推荐方剂：舒筋活血汤加减。
基本处方：羌活 9g，防风 6g，荆芥 6g，独活 9g，当归 9g，续断 9g，青皮 6g，牛膝 9g，五加皮 9g，杜仲 9g，红花 9g，枳壳 6g。

2. 瘀血凝滞（骨折中期）

证候特点：局部疼痛剧烈，痛有定处，活动明显受限，痛处拒按，舌质黯紫，或有瘀斑，舌苔薄白或薄黄，脉沉涩或脉弦。

治法：舒筋活血、强壮筋骨。

推荐方剂：壮筋养血汤加减。

基本处方：白芍 9g，当归 9g，川芎 6g，川断 12g，红花 5g，生地 12g，牛膝 9g，牡丹皮 9g，杜仲 6g。

3. 肝肾不足，气血虚弱（骨折晚期）

证候特点：中年以上患者，并发肩关节周围炎，疼痛缠绵日久，反复发作，包括肝肾阴虚及肝肾阳虚证。

治法：补肝肾、舒筋活络。

推荐方剂：补肾壮筋汤加减。

基本处方：熟地黄 12g，当归 12g，牛膝 10g，山茱萸 12g，茯苓 12g，续断 12g，杜仲 9g，白芍 9g，青皮 6g，五加皮 9g。

七、其他治疗

1. 中成药　中成药物的选用需以骨伤科三期辨证治疗为原则，适当选择即可。兹列举几种临床较常用的中成药物：

（1）七厘胶囊：功能：化瘀消肿，止痛止血。适应证：用于跌仆损伤，血瘀疼痛，外伤出血。用法：口服。用量：一次 2~3 粒，一日 1~3 次。疗程：2 周。

（2）独一味胶囊：功能：活血止痛，化瘀止血。适应证：用于多种外科手术后的刀口疼痛、出血，外伤骨折，筋骨扭伤。风湿痹痛以及崩漏、痛经、牙龈肿痛、出血等。用法：口服。用量：一次 3 粒，一日 3 次。疗程：7 天。

（3）六味地黄丸：功能：滋阴补肾。适应证：用于肾阴亏损，头晕耳鸣，腰膝酸软，骨蒸潮热，盗汗遗精。用法：口服。用量：大蜜丸一次 1 丸，一日 2 次。疗程：2 周。

2. 外敷药　各类活血化瘀、消肿止痛、接骨续筋药膏等外敷中药均可酌情使用，以促进损伤组织修复，但是应注意避免局部皮肤过敏反应。骨折后期还可辨证使用熏洗类药物。

3. 推拿按摩　可在损伤后 3 天开始行手法治疗。手法以舒畅肩关节周围组织血运为主，不可动摇固定部位。

4. 物理治疗　蜡疗、激光、红外线照射、电磁疗法等，可根据患者情况每日予以单项或者多项选择性治疗。

八、预防与调护

（一）预防

健康指导，如疾病的预防、饮食、营养、功能训练等知识的指导；观察患肢血运感觉及指活动，注意皮肤护理，防止血管神经受压、皮肤压疮等并发症的发生；适当止痛减少患者痛苦。

（二）调护

1. 生活调护　使患者保持舒适的体位，观察患肢血运感觉及指活动，注意皮肤护理，防止并发症的发生。睡眠时需平卧免枕，肩胛间垫高，以保持双肩后仰，有利于维持骨折复位。固定期间如发现神经或血管受压症状或固定绷带等松动，应及时调整绷带松紧度。帮助患者获得必要的护理工具，早期患者活动时应注意协助，以免发生骨折的再移位。进行用药指导，包括药物名称、剂量、用药方法、煎药方法、时间、可能的副作用、药物不良反应观察、预防及处理方法；交代患者随访、出院后治疗、复查的安排。

2. 饮食调养　宜食易消化、清淡且富有营养之品，忌食辛辣之物。

3. 精神调理　消除患者对治疗的顾虑，耐心讲明各种治疗方法的效果及预后，让患者树立信心，配合治疗；治疗过程中，注意疼痛及伤后心理的调理与护理。

（郭丰存）

第二节　肩部扭挫伤

肩部筋肉受到外力的打击或扭掼导致肩部组织遭受损伤者为肩部扭挫伤。局部可以出现瘀肿，青紫，广泛压痛，关节功能活动受限，但无明确的肌腱断裂和骨折。本病可发生于任何年龄，损伤的部位多见于肩部的上方或外上方，以闭合伤为常见。

一、临床表现与诊断

（1）过度扭转，重物直接打击肩部等外伤史。

（2）肩部疼痛、肿胀、压痛，局部可以出现瘀肿、青紫，关节活动受限，其受限多为暂时性。

（3）扭伤的压痛点多在肌腱、韧带的起止点，而外伤则多在损伤局部，痛区呈片块状，如肩部肿痛范围较大者，要查出肿痛的中心点，根据压痛最敏感的部位及深浅，判定受伤的准确位置。

（4）肩部 X 线摄片多无异常，应注意除外肱骨外科颈嵌入性骨折、肱骨大结节撕脱性骨折、肩关节脱位及肩锁关节脱位。

二、鉴别诊断

1. 肌腱炎、肩峰下滑囊炎、肱二头肌长头腱鞘炎　肩部扭挫伤有明确的外伤史，发病急且多数症状在一周内明显减轻，而冈上肌腱炎、肩峰下滑囊炎、肱二头肌长头腱鞘炎多为慢性劳损或外伤史轻微。

2. 肩节脱位　以青壮年人多发，肩部外伤史明显，肩部出现方肩畸形，弹性固定等特有体征。

3. 肱骨外科颈骨折　肩部肿胀严重，外科颈部位环周性压痛，纵轴叩击痛，摄肩部 X 线片不难鉴别。

三、中医治疗

（一）辨证治疗

1. 气滞血瘀型

证候：见于损伤初期，气滞血瘀，不通则痛，以肩部肿痛为明显，痛处固定，活动受限，舌质暗或有瘀斑、苔白或薄黄、脉弦或细涩。

治法：治宜行气活血、散瘀止痛。

主方：方用桃红四物汤、复元活血汤、舒筋活络汤加减。

2. 风寒湿邪型

证候：见于损伤后期，常兼风寒湿邪侵袭，多为风寒痹阻，经脉不畅之证，以肩部酸胀痛为主。肩部沉重、活动不利、恶寒畏风，舌淡苔白、脉弦紧。

治法：治宜祛风散寒、舒筋通络。

主方：方用麻桂温经汤、三痹汤加减或舒筋丸加减。

（二）中成药

1. 损伤初期　三七伤药片，每次 3 片，每日 2~3 次；回生第一丹，每次 1.0g，每日 2~3 次。

2. 损伤后期　小活络丹，每次 1 丸，每日 2~3 次。

3. 外用药物　局部可外贴麝香壮骨膏、伤湿止痛膏和复方祖师麻膏等。

（三）中医外治

1. 固定制动　用三角巾将患肢悬吊固定于屈肘 90°位休息 3~5 天。

2. 中药热敷　用布或纱布做成布袋，内装骨科腾洗药，熏洗或热熨患处。热熨时，在患处涂一层醋或酒，外盖一层疏松透气的织物（如毛巾），再把加热的药袋置于其上，每次 40 分钟左右，一天 2 次。

3. 推拿手法

（1）舒筋法：在颈项和肩背部用点压、揉搓和搓法等手法治疗，以缓急解痉、行气活血、通络止痛。

（2）旋肩法：患者取坐位，医者立于患者身后，右手虎口托于其右腕上，医者屈肘、内收带动患者屈肘，由下向胸前上举，再旋外、外展后伸放下、重复数遍，幅度由小变大，患者肘关节的活动随医者肘关节的屈伸而屈伸。

4. 针灸　取阿是穴、天宗、曲池等穴，提插、捻转至肩臂感酸痛胀麻，留针 30 分钟，10 次一疗程。

（四）简易疗法和偏方

1. 拔罐疗法　目前常用罐的种类有竹筒火罐、陶瓷火罐、玻璃火罐及抽气罐等。常用的拔罐方法有火罐法（投火法、闪火法、滴酒法、贴棉法、架火法）、水罐法、抽气法等。

拔罐疗法对肩部扭挫伤有辅助治疗作用，取一两个小号罐于肩部最痛处，上下间隔 2cm 处各拔火罐 1 个，每次 5~10 分钟，隔日一次，5 次为一疗程。

2. 刮痧疗法　是用刮痧板或边缘光滑的汤匙、硬币或铜钱等，蘸刮痧油在经络循行患肩痛处部位表面反复刮动，以能忍受为度，刮出片状或不规则斑点状紫红色痧点，需刮至痧点出透，刮痧介质可选红花油。有较好的止痛作用。刮痧要顺一个方向刮，不要来回刮，力量要均匀合适，不要忽轻忽重。一般每处可刮 20 下，直至皮肤表面出现部分紫红色散在的出血点为出痧，有疏经通络、活血行气止痛，消肿散结的效用。使邪随痧出，对急性期患者疗效独特。

刮痧注意事项：

（1）刮痧治疗时应注意室内保暖，尤其是在冬季应避寒冷与风口。夏季刮痧时，应回避风扇直接吹刮试部位。

（2）刮痧出痧后 30 分钟以内忌洗凉水澡。

（3）前一次刮痧部位的痧斑未退之前，不宜在原处进行再次刮试出痧。再次刮痧时间需间隔 3~6 天，以皮肤上痧退为标准。

（4）刮痧出痧后最好饮一杯温开水或淡糖盐水，并休息 15~20 分钟。

3. 民间偏方处方

（1）豆腐切片贴之，稍干即易。主治外伤青肿。

（2）松树枝加糯米饭捣烂成饼，外敷伤处；另取嫩梢取外皮，焙干研粉，每次 15g，黄酒冲服。主治跌打损伤。

（3）将生姜适量捣烂，加入食盐少许，外敷患处。主治各种关节扭伤。

（4）细香葱头 120g，生姜 30g，捣烂外敷痛处，主治各种关节扭伤。

（5）熏洗法：艾叶、花椒各 50g，装入纱布药袋内。水煎，煮沸 3~5 分钟，倒入盆内，将患肩悬置于盆上方，以热气熏蒸患处周围数分钟，边熏边待温度适宜时将患处浸于药液中揉擦洗浴，每次 30 分钟左右。药液变凉时可重新加热。每日 1~2 次。每剂药可用 2~3 日。

四、西医治疗

1. 西药治疗　对于疼痛肿胀严重者，常选用非甾体消炎镇痛类药。如芬必得，每次 300mg，每日 2 次；扶他林，每次 25mg，每日 3 次；另可选使肌肉松弛的复方氯唑沙宗片（鲁南贝特）口服，每次 2 片，每日 3 次。

2. 局部封闭　一般以泼尼松龙 25mg 加 2% 利多卡因 2~5ml，由压痛最甚处注入局部病变组织内，5~7 天一次，3 次为一疗程。

3. 物理疗法　受伤后 1~2 天，在患处用红外线、超声波和中低频治疗仪等物理仪器治疗。

五、预防与调护

（1）由于肩部急性筋伤易于迁延成慢性筋伤，因此在治疗过程自始至终要注意动静结合，早期制动时间不宜过长，要早期练功，争取及早恢复功能，尽量预防转变为慢性筋伤。

（2）肩部扭挫伤的初期，出现瘀肿时忌热敷，可用冷水、冰块、冰袋或冰冻手巾贴敷，以减轻疼痛和抑制患部出血。根据伤情，待伤后一两天再做热敷等理疗治疗。

（3）功能锻炼以肩部主动活动为主，被动活动为辅。可作肩关节的外展、内收、前屈、后伸、旋外、旋内和环转 360° 活动，可反复进行，每次 3~5 分钟。

六、营养配餐

损伤早期，饮食上以清淡为主，如蔬菜、蛋类、豆制品、水果、鱼汤、瘦肉等，忌食酸辣、油腻的食物，尤其不可过早地施以肥腻滋补之品，如骨头汤、肥鸡、炖鱼等，否则淤血积滞，难以消散，会拖延病程，恢复迟缓，影响日后关节功能的恢复。

损伤中后期，淤肿大部分吸收。此期饮食宜由清淡转为适当的高营养补充。可在初期的食谱上增加田七煲鸡、动物肝脏之类，以补给更多的钙、蛋白质及维生素 A、维生素 D。饮食上可逐渐解除禁忌，食谱可添加老母鸡汤、猪骨汤、羊骨汤、鹿筋汤、炖鱼等；能饮酒者可选用中药泡酒饮用等。

1. 荔枝核粥

组成：荔枝核 50g，粳米 100g。

用法：将荔枝核 50g 捣碎洗净，置锅中，加清水 100ml，急火煮开 10 分钟，滤渣取汁；将粳米 100g 与荔枝核汁共入锅中，加清水 500ml，急火煮开 5 分钟，改文火煮 30 分钟，成粥，趁热服用。可行气止痛散结，主治软组织损伤初期，局部肿胀明显或有结块者。

2. 桃仁冬瓜米粥

组成：桃仁 10g，冬瓜 20g，粳米 100g。

用法：桃仁捣烂如泥，用水研汁去渣，与冬瓜、粳米一同置锅中，加清水 200ml，急火煮开 3 分钟，改文火煮 30 分钟，成粥，趁热食用。

3. 桃仁牛血羹

组成：桃仁 12g，鲜牛血（已凝固）200g，精盐少许。

用法：将桃仁去皮、尖，研成细末。将桃仁末、牛血同放入锅中，加清水 500ml，急火煮开，文火煲成汤，放入精盐调味，即可食用。功效活血通络止痛，适用于软组织损伤中期。

4. 黄酒鸡血饮

组成：活鸡热血 15ml，热黄酒 25ml。

用法：活杀鸡时取鸡热血 15ml，即刻注入热黄酒内，趁热服用。功效行气通络散结。适用于软组织损伤后期瘀肿趋于硬结者。

5. 牛肉荔枝羹

组成：牛肉 50g，荔枝（鲜）50g。

用法：牛肉煮熟后切成块，鲜荔枝去核，共置锅中，加清水 200ml，急火煮开 2 分钟，文火煲成羹，分次食用。功效：益气健脾，理气止痛。

6. 月季花饮

组成：月季花 5g，红糖 15g。

用法：将月季花洗净，置锅中，加清水 200ml，急火煮沸 5 分钟，滤渣取汁，加红糖，分次饮服。功效活血消肿止痛。适用于软组织损伤初期，肿胀疼痛明显者。

七、结语

肩部急性筋伤一般 1 周左右症状明显减轻，2~3 周可以完全恢复。若早期没有得到正确、积极地治疗，易于迁延成慢性筋伤，因此在治疗时注重早期的正确处理和后期的功能锻炼，即动静结合，以利于患者肩关节功能的完全康复。

（郭丰存）

第三节　急性腰部扭挫伤

急性腰部扭伤是指腰部肌肉、筋膜、韧带、椎间关节、关节突关节、腰骶关节承受超负荷运动或活动不当、过猛等原因引起的急性损伤，俗称"闪腰"、"岔气"。多发于青壮年男性，多见于重体力劳动者、运动员，或偶尔参加体力劳动的人员。腰部挫伤则是腰部受到外力的直接打击。

腰部范围广、关节多，腰部肌肉、筋膜、韧带、关节的急性损伤可单独发生，亦可合并损伤，不同组织或不同部位损伤其临床表现各不相同，故腰部急性损伤病情较为复杂，需仔细检查，明确组织和部位，早期进行合理正规系统的治疗，避免后遗症的发生。

急性腰部扭挫伤属中医学的"腰痛"范畴。

一、临床表现与诊断

（1）患者腰部有明显的扭伤或受暴力打击史。

（2）骤然发病，患者常感到受伤时腰部有响声或有软组织撕裂感。

（3）腰部疼痛伤后即感一侧或双侧腰部呈持续性疼痛，疼痛多见于腰骶部，有时有单侧或双侧臀部及大腿后部有反射性疼痛。为减轻腰部疼痛，常双手扶持固定腰部，步履艰难，站立时腰部僵直。

（4）腰肌紧张：单侧或双侧骶棘肌和臀大肌紧张、痉挛，俯卧时松弛，按压时又出现紧张。因肌肉不对称的痉挛可引起脊柱生理前屈减小或消失，出现侧凸。

（5）腰部压痛：肌肉和筋膜的损伤，压痛点多在椎旁的骶棘肌、横突、髂后上棘处；棘间韧带的损伤，压痛点多在中线棘突间的深压痛，浅压痛多为棘上韧带的损伤；椎间小关节损伤，压痛点在棘突旁伸出；骶髂关节、腰骶关节的损伤，其压痛点在骶髂关节、腰骶关节处。

（6）腰部活动受限：腰部因疼痛剧烈，呈僵直被迫体位，活动受限。

（7）特殊检查：棘上或棘间韧带损伤、腰椎小关节损伤、腰骶关节损伤，可见屈膝屈髋试验阳性；骶髂关节损伤，可见"4"字试验或床边试验阳性；因腰部受伤组织受到牵拉，可见直腿抬高试验阳性，但加强试验为阴性。

（8）X线摄片检查：表现为生理曲度消失或侧凸。

二、鉴别诊断

腰椎间盘突出症：为腰痛和根性坐骨神经痛症状，直腿抬高试验和加强试验阳性，腰椎CT可显示椎间盘突出。

三、中医治疗

（一）辨证分型

1.气滞血瘀型

证候：闪挫及强力负重后，腰部疼痛剧烈，腰肌痉挛，腰部不能挺直，俯仰屈伸困难，舌暗红或有瘀点、苔薄、脉弦紧。

治法：行气活血、化瘀止痛。

主方：活血止痛汤加减。

2. 湿热内蕴型

证候：劳作时姿势不当或扭闪腰部后板滞疼痛，有灼热感，可伴腹部肿瘤，大便秘结，尿黄赤，舌苔黄腻、脉濡数。

治法：活血逐瘀、清利导滞。

主方：大成汤加减。若湿热壅盛者，加黄柏、苍术以清利湿热；若痛甚者，加麻黄、地龙、桃仁以活血通络止痛。

（二）中成药

活血止痛胶囊：每次3粒，每日3次，适用于气血瘀滞者。

独一味胶囊：每次3粒，每日3次，适用于湿热者。

（三）中医外治

1. 中药外用　可用麝香壮骨膏、伤湿止痛膏、狗皮膏、奇正消痛贴等在疼痛剧烈处敷贴。还可用活血化瘀、芳香祛湿、行气止痛之骨科腾洗药，用布袋缝装，蒸热敷于患处。

2. 针灸疗法　可用体针及耳针。体针多取阿是穴、闪腰穴、中泉穴，强刺激不留针，针刺后可加拔火罐，以散瘀止痛，通经活络。

3. 推拿疗法

（1）㨰法：患者俯卧位于床上，在腰背部疼痛的肌肉上施以㨰法，可持续3分钟，使痉挛的肌肉放松。

（2）拍法：在腰背部用单掌或双掌拍打。

（3）摇晃提端法：患者坐凳上。助手用双手按住腹股沟部。医者用两臂抱住患者躯干，再拔伸下环转摇晃腰部，再向后上方提端，并向斜后方倾斜，使腰部向健侧做扭转动作。嘱患者将两下肢伸直。医者一手按住背部，使患者尽量迅速弯腰，用另一手手掌由上而下沿脊柱两旁推散。再用一臂抱住躯干，使腰部伸直，并用力向上提端，另一手掌按在腰部痛处，用力推按。

（4）直立摇晃法：适用于腰部前屈后伸活动受限者。患者两足分开与肩等宽、直腿站立，腰微前屈，双手伸直扶墙。医者用一手扶患者腹部，另一手按在腰部疼痛处，将腰部环转摇晃，扶腹之手后推使腰前屈，按腰之手随即可向前用力推按使腰过伸，再揉捻痛处。

（四）简易疗法和偏方

1. 以头"写字"的运动疗法　以自己的头部摆动模仿笔，向空中做写字状，使点头的动作让颈部、头部的肌肉得到上下、左右、前后各方位的活动，消除局部的气血瘀滞、通经活络，防止肌肉粘连。可写"米"字，也可写自己的姓氏，感到头颈部发热时为止。

2. 热敷疗法　待到炎症疼痛减轻时，再考虑热敷。可采用热水袋、电热手炉、热毛巾及红外线灯泡照射均可起到止痛作用。必须注意防止烫伤。

3. 拔罐疗法　取颈部压痛最显处。用力揉按片刻，常规消毒后，以三棱针快速点刺3～5下，或用皮肤针中等度叩打，叩打面积，大小相当于罐口。然后，选用适当口径之罐具吸拔。配穴可取1～2个，针刺得气后，留针，再于针上拔罐。吸拔时间均为10～15分钟。起罐后，可在阿是穴用艾灸。隔日一次，5次为一疗程。

4. 民间偏方处方

（1）取醋 300～500g 及姜汁 100g，加热至沸腾后，将毛巾浸入其中，浸泡一会儿，感觉不十分烫手时，将毛巾拧成半干敷在颈部肌肉疼痛处，保持 20～30 分钟。专了保持热敷的温度，可用两块毛巾轮换进行。一般治疗 1～2 次，疼痛即可缓解。

（2）取食醋 100g，加热至不烫手为宜，然后用纱布蘸热醋在颈背痛处热敷，可用两块纱布轮换进行，痛处保持湿热感，同时活动颈部，每次 20 分钟，每日 2～3 次，两日内可治愈。

（3）韭菜汁加热擦颈肩部痛点，日擦七八次，2～3 天可治好。

（4）细香葱头 120g，生姜 30g。捣烂外敷痛处，主治各种关节扭伤。

（5）熏洗法：艾叶、花椒各 50g，装入纱布药袋内。水煎，煮沸 3～5 分钟，倒入盆内，将患肩悬置于盆上方，以热气熏蒸患处周围数分钟，边熏边待温度适宜时将患处浸于药液中揉擦洗浴，每次 30 分钟左右。药液变凉时可重新加热。每日 1～2 次，每剂药可用 2～3 日。

四、西医治疗

1. 西医治疗　常用口服药有：扶他林，每次 25mg，每日 3 次；英太青，每次 50mg，每日 2 次；芬必得，每次 300mg，每日 2 次；鲁南贝特，每次 2 片，每日 3 次。

2. 物理疗法　理疗不宜过早，以免增加损伤组织渗出，一般 1 周后可行中药离子导入、石蜡、红外线或超短波治疗。

3. 封闭疗法　一般以泼尼松龙 25mg 加 2% 利多卡因 2～5ml，由腰部疼痛最甚处注入局部病变组织内，5～7 天一次，3 次为一疗程。

4. 手术治疗　对于保守治疗无效的棘上、棘间韧带断裂，疼痛严重者，可行手术修补，对腰膏筋膜破裂并肌疝者，应探查缝合；合并附件骨折者，宜行相应手术。

五、预防与调护

急性腰扭挫伤强调以预防为主，绝大多数患者可通过预防以免其发生。主要有以下几点。

（1）劳动前或运动前做好充分的准备活动，对于各项劳动或活动应量力而行，不可勉强，以免发生意外。

（2）掌握正确的搬持重物姿势。

（3）对于腰部肌力弱者或劳动活动强度大时，使用防护腰带保护好腰部，增加腰部承受负荷能力。

六、营养配餐

损伤早期，饮食上以清淡为主，如蔬菜、蛋类、豆制品、水果、鱼汤、瘦肉等，忌食酸辣、油腻的食物，尤其不可过早地施以肥腻滋补之品，如骨头汤、肥鸡、炖鱼等，否则淤血积滞，难以消散，影响日后功能的恢复。

损伤中后期，淤肿大部分吸收。此期饮食宜由清淡转为适当的高营养补充。可在初期的食谱上增加田七煲鸡、动物肝脏之类，以补给更多的钙、蛋白质及维生素 A、维生素 D。饮食上可逐渐解除禁忌，食谱可添加老母鸡汤、猪骨汤、羊骨汤、鹿筋汤、炖鱼等；能饮酒者可选用中药泡酒饮用等。

1. 葛根炖金鸡

葛根 50g 加水 700ml 煎至 500ml，滤过取汁。小公鸡 1 只宰杀后去毛、内脏，切块，放锅内用适量油稍炒。兑入葛根药汁、姜丝黄酒，文火焖烂，调入味精、细盐。佐餐食。

功可活血解肌，补血壮筋。主治跌打损伤，颈项痛。

2. 桃仁冬瓜米粥

组成：桃仁 10g，冬瓜 20g，粳米 100g。

用法：桃仁捣烂如泥，用水研汁去渣，与冬瓜、粳米一同置锅中，加清水 200ml，急火煮开 3 分钟，改文火煮 30 分钟，成粥，趁热食用。

3. 桃仁牛血羹

组成：桃仁 12g，鲜牛血（已凝固）200g，精盐少许。

用法：将桃仁去皮、尖，研成细末。将桃仁末、牛血同放入锅中，加清水 500ml，急火煮开，文火煲成汤，放入精盐调味，即可食用。功效活血通络止痛，适用于软组织损伤中期。

4. 黄酒鸡血饮

组成：活鸡热血 15ml，热黄酒 25ml。

用法：活杀鸡时取鸡热血 15ml，即刻注入热黄酒内，趁热服用。功效行气通络散结。适用于软组织损伤后期瘀肿趋于硬结者。

5. 月季花饮

组成：月季花 5g，红糖 15g。

用法：将月季花洗净，置锅中，加清水 200ml，急火煮沸 5 分钟，滤渣取汁，加红糖，分次饮服。

功效：活血消肿止痛。适用于软组织损伤初期，肿胀疼痛明显者。

七、结语

伤后 2~3 周，伤处逐渐愈合，应开始腰背肌功能锻炼，可同时行腹肌锻炼，以恢复肌力，增加腰椎稳定性，应循序渐进，早期不宜过多，从静止状态下肌肉主动收缩开始，无明显不适后，再增加活动量。

（郭丰存）

第四节　骨关节炎

骨关节炎（Osterthritis，OA）又称增生性关节炎、肥大性关节炎、退行性关节炎或骨关节病，是一种关节软骨的非炎症性退行性变，并在关节边缘有骨赘形成。临床以关节疼痛、活动受限和关节畸形为主要表现。骨关节炎根据其病因可分为原发性骨关节炎和继发性骨关节炎。好发于负重大、活动多的关节，如膝、手、髋、脊柱等。

骨关节炎是最常见的风湿性疾病之一。流行病学调查显示，女性发病率高于男性，尤其是绝经后妇女更多见。年龄越高，发病率越高，60 岁以上的人口中，50% 的人群在 X 线上有骨关节炎表现，其中 35%~50% 有临床表现，该病的致残率可高达 3%。病因及发病机制至今未明，一般认为与遗传、年龄、肥胖、职业、体力劳动、外伤及雌激素水平下降等因素有关。目前认为，骨关节炎是多因素相互作用的结果，即是由于各种原因引起关节软骨纤维化、劈裂、溃疡、脱失而致的全关节疾病，包括软骨退变、软骨下骨硬化或囊性变、关节缘骨赘形成、滑膜增生、关节囊挛缩、肌肉萎缩无力等。

本病在中医学称之"骨痹"，《素问·长刺节论》有"病在骨，骨重不可举，寒气至，骨髓酸痛，名曰骨痹"之论，认为是一种寒湿病。嗣后《圣济总录》明确指出："肾脂不长，则髓涸而气不行，骨乃痹而其证内寒也"，说明肾虚内寒为其主要病因。《张氏医通》曰："骨痹者，即寒痹、痛痹也，其症痛苦攻心，四肢挛急，关节浮肿"。较详细地描述了本病的症状。《类证治裁》则强调了以补肾为主的治疗方法。

一、病因病机

本病的形成，乃正虚邪实之变。正虚是肾元亏虚、肝血不足、脾气虚弱等，致骨失所养，筋骨不坚，不能束骨而利机关。邪实是外力所伤、瘀血内阻或外邪侵袭，经脉痹阻。邪实、正虚往往交杂兼并为患，难以截然分开。

（一）年老肝肾不足

肾主骨生髓，髓居骨中。肾精足，则骨髓充满、骨骼强健。肝藏血主筋，肝血足则筋脉强劲，束骨而利关节。《中藏经》指出"骨痹者，乃嗜欲不节，伤于肾也，肾气内消……则精气日衰……邪气妄入"。人过半百，肝肾精血渐亏；气血不足，肾虚不能主骨，肝虚无以养筋，致使筋骨失养，是本病发生的基础。此外，脾虚运化失司，则痰湿内生，湿痰瘀阻经络，经脉不通，亦可导致关节病变，多见于肥胖少动之人。

（二）长期慢性劳损

一时性超强度的外力包括扭伤、挫伤、撞击、跌伤等；长时间承受非超强度的外力则为劳损，通常由于姿势不正确，特定状态的持续紧张等。当这些外力作用关节以后，可以引起受力最集中的局部发生气血逆乱，严重的导致筋损骨伤，血流不循常道而逸于脉外，形成瘀血凝滞，经脉痹阻，必然引起关节结构的损伤，失去滋养，久而久之，则出现退行性病变。

（三）外感风寒湿邪

外感风寒邪气，久居潮湿之地，冒雨涉水，经肌表经络客于脊柱、关节，导致局部气血运行阻滞，均可以引起颈项酸强、肢体酸麻、腰臀胀痛等。加之年老体弱，气血不足，卫外不固，腠理不密，邪气更易乘虚内侵、闭阻经络，气不能贯通，血不能畅行，乃生成邪瘀痹阻之证。

综上所述，年老肝肾亏虚，筋骨失养；长期劳损，血瘀气滞；风寒湿邪，痹阻经络；脾虚失运，痰湿阻络诸种因素杂至是本病发生的根本，其病机特点属本虚标实，以肝肾亏虚、气血不足为本，以瘀、痰、风寒湿邪为标。

二、临床表现

本病多表现为慢性迁延性发病，起病缓慢，无明显周身症状，只有少数病例表现为急性炎症过程。其特点为逐渐发生的关节疼痛、肿胀、晨僵、关节积液及骨性肥大，可伴有活动时的骨擦音、功能障碍或畸形。

1. 症状

（1）关节疼痛：是本病最常见的临床表现，负重关节及双手最易受累。一般早期为轻度或中度间断性隐痛，休息时好转，活动后加重，随病情进展可出现持续性疼痛，甚至睡眠中痛醒，或导致活动受限。

（2）关节僵硬：①晨僵：患者可出现晨起时关节僵硬及黏着感，活动后可缓解。本病的晨僵时间较短，一般数分钟至十几分钟，很少超过半小时。②坐位一段时间后，站起时困难，且不能立即行走，需活动几下关节后才能较方便行走，尤其见于老年人下肢关节病变。若继续进行较多的关节活动，则疼痛加重。

（3）其他症状：随着病情的进展，可出现关节挛缩、不稳定，休息痛，负重时加重，并可发生功能障碍。在整个病程中，多数患者存在局部畏寒凉、喜温热，遇阴雨天或气候变化时病情加重。

2. 体征

（1）压痛：受累关节局部可有压痛，在伴有关节肿胀时尤为明显。

（2）关节肿胀：早期为关节周围的局限性肿胀，随病情进展可有关节弥漫性肿胀、滑囊增厚或伴关节积液。后期可在关节周围触及骨赘。

（3）关节摩擦音：主要见于膝关节的骨关节炎。由于软骨破坏、关节表面粗糙，出现关节活动时骨摩擦音（感）、捻发感或咔嗒声，或伴有关节局部疼痛。

（4）滑膜炎：局部发热、渗出、滑膜增厚，还可伴有关节压痛、肌无力、肌萎缩等。

（5）关节畸形和半脱位：疾病后期，由于软骨丧失、软骨下骨板塌陷、骨囊变和骨增生，可出现受累关节畸形和半脱位。

（6）活动受限：出现伴有疼痛或不伴有疼痛的关节活动减少。

3. 不同部位的骨关节炎

（1）手：指间关节炎多为原发性，远端指间关节肥大，在末端指骨底部出现结节，质硬似瘤体，称为赫伯登（Heberden）结节，出现于近端指间关节的称为布夏尔（Bouchard）结节。结节一般不疼痛，但可有活动不便和轻度麻木刺痛，并可引起远端指间关节屈曲及偏斜畸形，部分发展较快的患者可有急性红肿疼痛表现。第一腕掌关节受累后，其基底部的骨质增生可出现方形手畸形。

（2）膝：是最常累及的关节之一，多见于肥胖女性，疼痛表现为休息痛，可有关节积液，活动时关节有喀喇音，病情进展时膝关节活动受限，可引起废用性肌萎缩，甚至发生膝外翻或内翻畸形。

（3）脊柱：颈椎受累比较常见，可有椎体、椎间盘以及后突关节的增生和骨赘。钩椎关节边缘的骨赘可使颈神经根穿离椎间孔时受挤压，而出现反复发作的颈局部疼痛，且可有手指麻木及活动欠灵等。椎体后缘的骨赘可突向椎管而挤压脊髓，引起下肢继而上肢麻木无力，甚而有四肢瘫痪。颈椎受累压迫椎—基底动脉，引起脑供血不足的症状，胸椎退行性变较少发生。而在腰椎，主要症状为腰痛伴坐骨神经痛，体检局部有压痛，直腿抬高试验阳性，可有感觉、肌力和腱反射的改变。

（4）髋：髋关节的原发性骨关节炎在我国较为少见，多继发于股骨头及股骨颈骨折后缺血性坏死，或先天性髋脱位，类风湿关节炎等疾病。临床主要以髋部疼痛为主要表现，如疼痛呈持续性，可出现走路跛行，病情严重时，髋关节屈曲内收，代偿性腰椎前凸，检查髋关节局部压痛，活动受限，"4"字试验阳性。

（5）足：跖趾关节常有受累，除了出现局部的疼痛、压痛和骨性肥大外，还可出现蹈外翻等畸形。

（6）其他：原发性全身性骨关节炎常发生于绝经期妇女，有多个关节累及，一般均有急性疼痛阶段，急性症状缓解后，关节功能不受损。弥漫性特发性骨质增生症多见于老年男性，骨赘大量增生，患者有轻度疼痛和关节强硬感，尚能够保持较好的活动。

三、实验室检查

大多数患者的实验室检查一般无异常。部分伴有滑膜炎者可出现 C 反应蛋白和血沉轻度升高。滑膜液检查为透明、淡黄色、黏稠度正常或略降低，黏蛋白凝块试验阴性，白细胞计数在（0.2~2.0）×10^9/L，镜检无细菌或结晶，可见软骨碎片和纤维，从碎片的数目可粗略估计软骨退化程度。

X 线检查早期可无异常表现，后期主要有关节面不规则，非对称性关节间隙狭窄；软骨下骨质硬化和囊性改变；关节边缘唇样变及骨赘形成；关节内游离体；关节变形及半脱位等。

四、诊断标准

X 线检查是骨关节病重要的诊断依据，但并非特异性。对于老年关节痛患者，如无其他检查异常，则多为骨关节炎。目前，国内多采用美国风湿病学会的诊断分类标准。

1. 手骨关节炎的分类标准（临床标准 1990）

（1）近 1 个月大多数时间有手关节疼痛、发酸、发僵；

（2）10 个指间关节中，骨性膨大关节≥2 个；

（3）掌指关节肿胀≤2 个；

（4）远端指间关节骨性膨大关节 >2 个；

（5）10 个指间关节中，畸形关节 >1 个。

满足（1）+（2）+（3）+（4）条或（1）+（2）+（3）+（5）条可诊断为手骨关节炎。

注：10 个指间关节为双侧第二、三远端及近端指间关节，双侧第一腕掌关节。

2. 膝骨关节炎的分类标准（1986）

（1）临床标准

1）近 1 个月大多数时间有膝关节疼痛；

2）有骨摩擦音；

3）晨僵≤30 分钟；

4）年龄≥38 岁；

5）有骨性膨大。

满足 1）+2）+3）+4）条，或 1）+2）+5）条或 1）+4）+5）条，可诊断为膝骨关节炎。

（2）临床 + 放射学标准

1）近 1 个月大多数时间有膝痛；

2）X 线片示骨赘形成；

3）关节液检查符合骨关节炎；

4）年龄≥40 岁；

5）晨僵≤30 分钟；

6）有骨摩擦音。

满足 1) +2) 条或 1) +3) +5) +6) 条，或 1) +4) +5) +6) 条，可诊断为膝骨关节炎。

3. 髋骨关节炎的分类标准（临床＋放射学标准，1991）

（1）近 1 个月大多数时间髋痛；

（2）血沉≤20mm/h；

（3）X 线片示骨赘形成；

（4）X 线片示髋关节间隙狭窄。

满足 （1） + （2） + （3） 条或 （1） + （2） + （4） 条，或 （1） + （3） + （4） 条者，可诊断为髋骨关节炎。

五、辨证论治

辨证首当明虚实之主次：属劳损为主者，以虚证突出，尤以肝肾亏虚为本；属外伤等引起者，以瘀滞为主要表现，到后期病证复杂，虚实共见，缠绵难愈。其次，尚须辨清病位，即在颈、在腰、在上肢或在下肢之所在。

（一）肾虚髓亏证

症状：腰腿酸软，关节疼痛无力，活动不灵活，不能久立远行，遇劳则腰脊、颈项或四肢关节疼痛更剧。舌淡红，苔薄白，脉细。

治法：补肾益精。

方药：六味地黄丸加味。

熟地黄 30g，山茱萸 12g，山药 15g，茯苓 10g，泽泻 10g，牡丹皮 10g，白芍 15g，木瓜 10g，鸡血藤 30g。

加减：颈项疼痛加葛根 20g，羌活 15g；肢体麻木加鸡血藤、黄芪、桑枝各 30g；跟骨疼痛加牛膝 20g；上肢疼痛加海风藤、伸筋草各 30g；腰痛甚者加杜仲、川续断各 15g，狗脊、巴戟天各 12g。

中成药：金乌骨通胶囊，每次 3 粒，每日 3 次，口服；益肾蠲痹丸，每次 6～10g，每日 2 次，口服。

肾虚为本病的最基本病机，补肾则为最基本大法，临床上常根据偏阴虚、偏阳虚及患病部位的不同而随证加减。

（二）肝血不足，肾阳亏虚证

症状：关节僵硬冷痛，屈伸不利，甚则关节变形，腰膝酸软，下肢无力，足跟疼痛，形寒肢冷，口淡不渴，尿频便溏，男子阳痿，女子经期延后。舌淡胖嫩，苔白滑，脉沉弦无力。

治法：调补肝肾，养血和营。

方药：壮骨蠲痹汤。

熟地黄15g，肉苁蓉10g，骨碎补15g，淫羊藿15g，当归10g，白芍20g，生黄芪15g，甘草6g，牛膝10g，三七粉6g（冲服）。

加减：湿重去熟地加薏苡仁30g；有热者加黄柏6g；有寒者加鹿角胶（烊化）10g。

中成药：金匮肾气丸，每次8g，每日2次，口服；健骨丸，每次6~10g，每日2次，口服。

肝主筋，肾主骨，肝肾同源。肾虚髓亏，肝血亦不足，故须肝肾同治，强筋壮骨，才能相得益彰。

（三）寒凝瘀阻证

症状：骨节冷痛，疼痛剧烈，得寒加重，得热则减，夜间痛甚，伴关节冷感或麻木，功能活动受限，全身畏冷，四肢不温。舌淡黯，苔白，脉沉迟弦。

治法：散寒活血，祛瘀散结。

方药：阳和汤加味。

熟地黄15g，白芥子10g，麻黄9g，肉桂3g（冲服），炮姜炭6g，鹿角胶9g（烊化），制附子9g，鸡血藤15g，蜈蚣2条，细辛3g，穿山甲10g，威灵仙15g，制乳没各10g，甘草5g。

加减：痛在上肢者加姜黄10g，青风藤、透骨草各15g；痛在腰背者加地龙、胡芦巴各10g，补骨脂15g；痛在下肢者加汉防己、独活、木瓜各15g。

中成药：寒湿痹冲剂，每次10g，每日3次，口服；小活络丸（丹）：每次6~10g或1~2丸，每日2次，口服。

肝肾亏虚之体，寒邪最易侵入，阴寒凝滞，瘀阻经脉而发痹痛。故调补肝肾以治本，祛风散寒、化瘀通络以治标。

（四）气血两虚证

症状：关节酸痛无力，时轻时重，活动后更为明显，肢体麻木，面色少华，心悸气短，自汗乏力，食少便溏。舌淡苔白或薄少，脉细弱无力。

治法：补益气血。

方药：八珍汤加味。

党参30g，黄芪15g，茯苓15g，白术10g，熟地黄20g，白芍10g，当归10g，川芎10g，甘草5g，川续断15g，杜仲15g，怀牛膝15g，五加皮15g，独活15g，细辛5g。

加减：头颈部疼痛加葛根15g，羌活10g；上肢加桑枝15g，桂枝5g，姜黄10g；指端关节疼痛加豨莶草、透骨草各15g；腰痛加狗脊6g。

中成药：十补丸，每次6~10g，每日2次，口服；独活寄生口服液，每次10ml，每日2~3次，口服。

本证气血两虚，非十全大补汤不能胜任。老龄阶段，虽为气血两虚证，肾气也不足，也可再加淫羊藿、巴戟天等共奏益气养血，通经活络，补肾壮阳之功。

（五）肾虚血瘀证

症状：腰脊或颈项四肢关节疼痛如锥刺，痛有定处而拒按，俯仰转侧不利，形寒肢冷，小便清长，病情反复不愈。舌质紫黯，或有瘀斑，脉弦涩。

治法：补肾活血化瘀。

方药：青娥丸合活络效灵丹。

杜仲15g，补骨脂10g，肉苁蓉15g，熟地黄15g，当归10g，川芎10g，丹参30g，乳香5g，没药5g，鸡血藤30g。

加减：痛在腰腿者，加乌梢蛇、独活各15g；痛在腰以上者，去牛膝加姜黄10g；血瘀明显者，加三七片、血竭、苏木各10g。

中成药：壮骨伸筋胶囊，每次6粒，每日3次，口服；抗骨质增生丸，每次6～10g，每日2次，口服。

本证病机关键是肾虚血瘀，治当以益肾祛瘀为大法。临床可随证加菟丝子、枸杞子、鹿衔草补肝肾、强筋骨、祛风湿；三棱、莪术、田七片破血散瘀、行气止痛；佐少量怀牛膝引药下行，直达病所。

（六）其他治疗

1. 单方验方

（1）白芍木瓜汤：白芍30～60g，鸡血藤、威灵仙各15g，木瓜、甘草各12g，水煎服。

（2）四神煎加味方（山东中医学院附属医院）：黄芪、金银花各30g，猫眼草10g，威灵仙、川牛膝各20g，远志、羌活各15g，水煎服，每日1剂，半个月为1个疗程。适用于骨痹之湿热蕴结之轻证者。

（3）金雀根汤（上海民间单方）：金雀根、虎杖根、桑树根各30g，大枣10枚，适用于风寒湿痹痛。

2. 外治法　外治以活血止痛，散寒除湿，温经通络为主要治疗原则，通过药物的局部热力和药力等作用，改善关节的微循环，降低骨内压，恢复关节功能活动。

（1）药浴疗法：炒艾、生川乌、木瓜、防风、五加皮、地龙、当归、羌活、伸筋草各30g，用纱布包裹后入水煎煮，沸腾5分钟左右，趁热熏蒸洗浴患处，并轻轻按揉。每日1～2次，每次约1小时，每剂连用5～7天。2个月为1个疗程。或艾叶9g，透骨草30g，花椒6g，水煎，利用其热气熏洗患处，每日1～2次。或进行矿泉浴。

（2）膏药外贴：狗皮王药膏、麝香止痛膏、追风膏等贴患处。

（3）乳剂或擦剂：双柏散乳剂、辣椒膏、骨质宁擦剂、麝香风湿油等，外擦患处。

3. 针灸

（1）体针：肘部：曲池、手三里、天井、合谷；腕部：外关、阳池、阳溪、合谷；指掌部：中渚、合谷；髋部：环跳、秩边、髀关；膝部：血海、伏兔、阳陵泉、梁丘、双膝眼；踝部：中封、昆仑、解溪、三阴交；脊柱：风池、风门、大椎、肾俞或华佗夹脊穴。根据疼痛部位选穴，采用平补平泻法，留针15～20分钟，每日或隔日1次，15次为1个疗程。若寒湿明显者，用温针法留针10分钟，加艾条灸，每日或隔日1次，15次为1个疗程。

（2）电针：主穴：内外膝眼、血海、梁丘、鹤顶；配穴：足三里、委中、阳陵泉、阿是穴。用平补平泻法，留针后接电针仪，脉冲频率为每分钟30次，每次治疗20分钟，15次为1个疗程，每疗程间休息2个星期，可进行下一个疗程。

4. 食疗

（1）猪蹄子方（山东中医学院附属医院）：猪蹄子2只，松罗茶、川椒各24g，金银花20g，生姜10g，陈皮10g。加水煮至猪蹄子烂熟为止，吃蹄子，并服汤药，隔日1剂。适用于骨痹肝肾亏虚者。

（2）三七丹参粥：三七 10～15g，丹参 15～20g，鸡血藤 30g 洗净，加入适量清水煎煮取浓汁，再把粳米 300g 加水煮粥，待粥将成时加入药汁，共煮片刻即成。每次随意食用，每日 1 剂。适用于瘀血内阻，经脉不利的关节疼痛。

（3）防风粥：取防风 10～15g，葱白两根洗净，加适量清水，小火煎药汁备用；再取粳米 60g 煮粥，待粥将熟时加入药汁熬成稀粥即成。每日 1 剂，作早餐用。适用于膝关节炎，证属风湿痹阻者。

（4）冬瓜薏仁汤：冬瓜 500g 连皮切片，与薏苡仁 50g 加适量水共煮，小火煮至冬瓜烂熟为度，食时酌加食盐调味。每日 1 剂，随意食之。适用于膝关节炎，属湿热内蕴而湿邪偏盛者。

六、西医治疗

目的在于缓解症状，改善关节功能，延缓病情进展，减少关节畸形，提高生活质量。应在患者出现症状，而关节软骨尚未发生明显病变，关节间隙尚未狭窄及骨赘尚未达到显而易见的程度即开始综合性治疗。

（一）一般治疗

1. 健康教育　使患者了解本病的治疗原则、锻炼方法，以及药物的用法和不良反应等。患者自我关注、照顾和管理。

2. 物理治疗　物理疗法包括电疗、磁疗、醋疗、蜡疗、水疗、光疗等，这些方法既可改善局部的血液循环，促进滑膜炎症的吸收、消散，缓解肌肉的痉挛，降低骨内高压，又可加快关节软骨的新陈代谢。

3. 减轻关节负荷，保护关节功能　包括移动范围训练，肌肉加强训练和行走的辅助设备等。受累关节应避免过度负荷，膝或髋关节受累患者应避免长久站立、跪位和蹲位。如果身体肥胖，需要减肥。肌肉的协调运动和肌力的增强可减轻关节的疼痛症状。

（二）药物治疗

（1）对于控制轻、中度的疼痛和症状，应该给予一般镇痛剂，如对乙酰氨基酚。

（2）对于中、重度的疼痛和关节肿胀，应考虑应用非甾体抗炎药或特异性 COX－2 抑制剂。非甾体抗炎药应从小剂量开始，因病情逐渐加大。并酌用胃黏膜保护剂。

（3）对那些有中、重度疼痛，同时患有特异性 COX－2 抑制剂和非甾体抗炎药禁忌证的患者，可以应用麻醉止痛药，如曲马多等。

（4）改善病情药物及软骨保护剂此类药物具有降低基质金属蛋白酶、胶原酶等活性的作用，既可抗炎、止痛，又可保护关节软骨，有延缓骨关节发展的作用。主要的药物包括硫酸氨基葡萄糖、葡糖胺聚糖、S－腺苷蛋氨酸、多西环素及双醋瑞因等。

（5）局部治疗外用 NSAIDs 或关节腔内注射药物。糖皮质激素可作关节腔局部注射，不宜全身用药。指征：关节大量积液抽液后。两次间隔应在 2 个月以上，同一关节用药每年不超过 4 次。

关节腔内注射透明质酸钠：关节腔注射黏弹性补充剂。2～4ml 关节腔内注射，每 1～2 周 1 次，共 3～5 次。注射前应抽吸关节液，负重关节注射后前 2 天宜控制活动，减少负重，以免药物渗出、肿胀。

（三）外科手术治疗

对于经内科保守治疗未能控制症状，有关节软骨明显破坏，关节狭窄强直、半脱位、脱位，有手术适应证者，可以考虑外科手术治疗。根据病情选择关节镜手术或人工关节置换术。

七、转归与预后

骨关节炎起病隐袭，发展严重者可致关节功能障碍，甚则关节畸形，严重影响患者的生活质量。目前本病尚无特异性疗法，因此还不能根治，但经对症治疗，疼痛症状大多能控制及缓解，一般预后是比较好的，较少出现关节强直及严重关节畸形，即使关节畸形，仍可进行功能范围内的活动。

（郭丰存）

第五节　痛风

早在《内经》《金匮要略》中形象描述了痛风的特点，如"走痛于四肢关节如虎啮之状""夜则痛甚""多为赤肿灼热""足跗肿甚""稍有触动其痛非常"。金元时期《丹溪心法》提出了痛风的病名，但不同于现代所指的痛风病，直到清代才明确痛风病的病名与具体症状，汪昂曰："症见四肢上或身上一处肿痛，或移动他处，色红不圆块，参差肿起，按之滚热，便是痛风。"谢映庐在《得心集医案》中所述的"稍一触动，其痛非常，适俯转侧不敢稍移，日夜翌坐者……痛楚彻骨，手不可摸"，进一步说明了痛风的特点。痛风属痹证范畴，但以痛痹、热痹居多。

一、病因病机

痛风发生的主要原因在于先天肝肾功能失调，脾之健运功能缺陷，导致痰浊内生，日久从热而化，形成湿热痰浊内蕴，肾司二便功能失调，则痰浊湿热、排泄缓慢、量少，以致湿热痰浊内聚，若逢此人嗜食肥美醇厚之品，则内外合邪，湿热痰浊流注关节、肌肉、骨骼，气血运行受阻形成痹痛历节。

1. 嗜食醇美，痰浊内生　饮食不节，嗜食膏粱醇美之品，伤及脾胃，脾失健运，胃失和降，饮食不化，精微反酿痰浊，痰浊阻滞经络，气血凝滞不运，发为痛风。正如《张氏医通》所云："肥人肢节痛，多是风湿痰饮流注……壮年人性躁，兼嗜厚味，患痛风挛缩，此挟痰与气证。"指出壮年、肥胖之人，贪嗜厚味易引发气滞痰阻的痛风病。

2. 脏腑积热，湿毒流注　素体阳盛，脏腑积热，湿热内伏，热郁成毒，湿聚成肿，湿热毒之壅于血脉，循于经络，攻于骨节，发为痛风。《外名秘要》中的"热毒气从脏腑中出，攻于手足，则赤热肿痛也，人五脏六腑井荥输，皆出于手足指，故此毒从内而出，攻于手足也"，说明了湿热熏蒸脏腑，发为痛风的病因病机。

3. 邪郁病久，痰瘀痹阻　患病日久，脾虚湿聚为痰或热灼津液为痰，痰浊阻滞，瘀血内生。痰瘀相搏，凝聚骨节，致痛风渐重。正如清代林佩琴在《类证治裁·痹证》中说："久而不痊，必有湿痰败血，瘀滞经络。"此类型多为慢性病日久，其代谢物排泄障碍引起的继发性痛风。

4. 脏腑受损，阴阳失调 痛风反复发作，必致脏腑受损，阴阳失调，表现为两种类型。

（1）湿热久羁，肝肾阴虚：痛风日久，湿热伤阴，或房劳过度，肝肾精亏，阴虚火旺，熏灼津液，脉络瘀滞，湿热伤筋灼骨，形成该证。正如《金匮要略·中风历节病脉证并治》所说的"味酸则伤筋，筋伤则缓，名曰泄；咸则伤骨，骨伤则痿，名曰枯。枯泄相搏，名曰断泄。荣气不适，卫不独行，荣卫俱微，三焦无所御，四属断绝，身体羸瘦，独足肿大。黄汗出，胫冷。假令发热，便为历节也"，不但指出痛风与饮食有关，还指出本病迁延日久，伤及肝肾，导致痛风性肾病等表现。

（2）浊毒留恋，脾肾阳虚：痛风反复发作，浊毒流注脏腑，浊毒困脾，脾阳更伤，脾虚及肾，肾阳亦虚，湿浊瘀毒攻及脾肾，则脾肾衰败，发为关格、水肿、黄汗等证。正如《金匮要略·水气病》所云："黄汗之病，两胫自冷；假令发热，此属历节。……若身重，汗出已辄轻者，久久必身瞤，瞤则胸中痛，又从腰以上必汗出，下无汗，腰髋弛痛，如有物在皮中状，剧者不能食，身疼痛，烦躁，小便不利，此为黄汗。"指出痛风晚期，脏腑功能衰竭的表现。

二、辩证要点

痛风性关节炎多由于素体阳盛，脾胃郁热，复因饮食不节，嗜食肥美醇甘，伤及脾胃，脾失健运，聚湿生痰，久蕴不解，酿湿化浊，蕴结成毒，湿热瘀毒流注关节，则关节肿胀疼痛，附筋着骨则生痛风结节，日久则流注脏腑，加重脾运失司，升降失常，穷则及肾，脾肾阳虚，浊毒内蕴，发为石淋、关格。本病以脾肾失调、脏腑蕴热为本，以湿热、痰瘀、浊毒为标。而"毒"是本病关键的病理因素。毒由体内湿热痰瘀之邪蓄积蕴化所成。若邪未化毒，则表现为痛风性关节炎稳定期，邪已化毒则关节剧痛，肿胀，皮色红，甚则发亮，触之灼热。毒侵脏腑则导致脏腑功能失调，积重难治。现代医学认为本病是由于高尿酸血症导致尿酸盐沉积所致，这种体内蓄积过度产生的对机体有毒害作用的物质，中医称为"毒"，又据其发作期特征多属热毒，侵犯脏腑多属浊毒而有分期论治的特点。值得注意的是痛风性关节炎与外感风寒湿热等六淫外邪无直接关系，不同于一般的痹证，病因病机有独特之处，所谓"痛风非风，责之湿热瘀毒"。

三、治疗原则

1. 解毒、化毒是关键 解毒即苦寒直折，清热解毒，运用于痛风性关节炎发作期，关节红肿热痛，兼全身热毒之象明显者，重用山慈菇、白花蛇舌草、金银花、蒲公英等；若热象不著，湿毒偏重者，表现为关节肿痛色暗，触之不热，则重用土茯苓、萆薢、防己、黄柏化湿解毒；若夜间痛重，局部瘀肿者，以瘀毒为主，加大黄、赤芍、牡丹皮、虎杖、鸡血藤等化瘀通络解毒；若痰毒为主，关节畸形、结节者，用白芥子、皂角刺、夏枯草、牡蛎等化痰散结。

化毒即祛除未化之毒，常用健脾化湿的茯苓、白术，清热化湿的薏苡仁、苍术、黄柏等。

2. 排毒是当务之急 排毒指通利前后二阴，使毒从二便尽快排出，以达到洁净脏腑之效。常用萆薢、猪苓、泽泻、金钱草、车前草、滑石以通利小便；大黄以下大便，使毒有出路。现代药理学研究证实，山慈菇含有秋水仙碱成分，能有效缓解痛风发作。土茯苓、萆薢能增加尿酸排泄，降低血尿酸。此外，大黄、车前子、地龙、土鳖虫等也有促进尿酸排泄、降低血尿酸的作用；山慈菇、滑石还具有碱化尿液的作用。

3. 调整脏腑功能应贯穿始终　调整脏腑功能包括患者与医生两方面的责任。

（1）患者的自我调整：在风湿病治疗中，痛风是将患者自我治疗列入基本治疗的唯一疾病，可见其重要性。饮食控制是治疗效果的基本保证，特别是在痛风性关节炎急性发作期，患者应严格遵守饮食禁忌，使病情尽早控制。

（2）调理脾胃、脾肾功能：痛风的脏腑功能失调在早期表现为脾胃功能失调，脾失健运，湿浊内生，故应以健脾和胃、化湿泄浊、解毒通络为主要治疗原则。晚期则脾病及肾，湿浊下注伤肾，形成脾肾俱损，则应据阴虚湿热及阳虚湿浊的不同采用滋阴通络、清热化湿及滋补脾肾、利湿化浊之法治疗。

四、辨证论治

1. 急性发作期

（1）湿热毒蕴型

1）症状：足趾关节皮肤色红、肿胀，局部灼热，行走艰难，疼痛剧烈如虎之啮，昼轻夜重，伴全身发热，烧灼汗出，溲赤便秘。舌质红，苔黄腻，脉滑数。

2）证候分析：素体湿热偏盛，复因饮食不节，嗜酒恣饮，过食肥美，以致湿热内生，湿热之邪流注肢体关节，痹阻经络，故关节疼痛肿胀；因有毒邪作祟，故关节红肿热痛剧烈，疼痛如虎之啮；夜则血行迟缓，热壅血瘀，故昼轻夜重；热毒炽盛，充斥全身上下故发热；热毒熏蒸，津液外泄故烧灼汗出。舌红苔黄、脉滑数为湿热毒炽盛之征象。

3）治法：清热解毒，利湿通络止痛。

4）方药：山慈菇汤（自拟方）。

山慈菇30g，金银花30g，蒲公英15g，紫花地丁15g，赤芍15g，牡丹皮10g，虎杖10g，土茯苓15g，萆薢15g，秦皮15g，甘草6g。

5）方解：山慈菇、金银花、蒲公英、紫花地丁均有清热解毒、消肿止痛之功；丹皮、赤芍清热凉血，活血散瘀，通络止痛，凉血而不留瘀，活血而不动血；土茯苓清利湿热，通利关节；虎杖清热解毒，活血祛瘀，另有泻下通便之功，给邪以出路；萆薢利湿浊，祛风湿；秦皮清热燥湿；诸药合用，共奏清热解毒，利湿通络止痛之效。现代中药药理实验证明，山慈菇含有秋水仙碱，有降低血尿酸作用，土茯苓有降低血尿酸，促进尿酸排泄的作用，经现代药理研究发现土茯苓具有保护肾脏的作用，用于本方中既能清热利湿又可以预防痛风对肾脏的进一步损害。

6）加减：发热甚者，加生石膏30g、知母10g，以清热；关节疼痛难忍者，加炙乳香10g、炙没药10g、元胡15g，以活血止痛；关节肿胀严重者，加防己10g、络石藤20g、海桐皮10g，以通络消肿；若身热不扬或汗出热不解，口渴不欲饮，大便黏滞不爽，舌苔黄腻，脉滑数者，为湿热较重，以四妙丸（《成方便读》）加味尤佳，方用：苍术、黄柏、薏苡仁、牛膝、忍冬藤、木瓜等。

（2）浊毒痹阻型

1）症状：足趾或关节肿胀为主，疼痛难耐，皮肤暗红，触之灼热不明显，关节重着，脘闷纳呆，大便黏滞不爽，口不渴。舌质暗红，苔白腻，脉滑。

2）证候分析：湿浊留于体内，流注关节，故关节肿胀为主；湿性重着，故关节重着；毒邪攻于关节，故疼痛难耐；湿浊阻滞气机，气机运行不畅，胃失和降，故脘闷纳呆；湿阻脾胃，脾失健运，湿停胃肠，气机不利，故大便黏滞不爽；热象不显未伤津，故口不渴。舌质暗红，苔白腻，脉滑为湿浊瘀血阻滞之象。

3）治法：利湿化浊，解毒通络。

4）方药：萆薢丸加减（《太平圣惠方》）。

萆薢30g，牛膝20g，丹参30g，白术15g，枳壳10g，土茯苓20g，泽泻10g，薏苡仁30g，秦艽15g。

5）方解：方用萆薢利湿浊，祛风湿；牛膝祛风湿，且可引药下行；薏苡仁、白术健脾利湿；土茯苓清利湿热，通利关节；秦艽祛风湿，止痹痛，清湿热，除风湿而舒筋，搜风而祛湿；泽泻甘淡寒以利水渗湿，使邪从小便而出；丹参凉血活血，通络止痛；枳壳行气以助丹参活血止痛。诸药合用共奏利湿化浊，解毒通络之效。

6）加减：若关节冷痛者，加附子10g，以温阳散寒；若风寒偏盛，关节走窜疼痛者，加防风10g，羌活10g，独活10g，以祛风通络；关节疼痛严重者，加蚕砂10g，川芎10g，以祛风湿，通络止痛；瘀血严重者，加桃仁10g，红花10g，王不留行10g，皂角刺10g，以活血化瘀。

2. 慢性关节炎期

（1）湿热留恋型

1）症状：关节疼痛重着，筋脉拘急，四肢关节漫肿，足不能履地，行走困难，溲黄口苦，纳呆烦闷。舌质红，苔黄厚腻，脉滑数。

2）证候分析：本病多由风湿痹阻型迁延不愈转化而来，素有痰湿，外邪引动，日久痰湿化热，湿热相搏，留恋不去而成。湿盛则肿，关节肿胀明显，且水湿易于停留下焦，蕴化为热，则口苦溲黄，本证最为缠绵，病程易于反复。

3）治法：清热利湿，化浊通络。

4）方药：萆薢分清饮（《医学心悟》）。

萆薢30g，黄柏10g，石菖蒲15g，土茯苓15g，白术10g，莲子心10g，丹参30g，车前子10g。

5）方解：方中用萆薢以利湿去浊，祛风除湿；石菖蒲辛香，合车前子以利水湿，使湿邪从小便而去，二药助萆薢利湿去浊之力；土茯苓"健脾胃，强筋骨，去水湿，利关节"（《本草纲目》）；脾失健运，加白术以补气健脾，燥湿利水；莲子心、黄柏，性寒，清热泻火，合萆薢、土茯苓清利湿热；丹参活血化瘀，通络止痛；诸药合用共奏清热利湿、化浊通络之效。

6）加减：痛剧者，加炙没药3~5g，以活血止痛；肿甚，加大腹皮10g，槟榔10g，泽泻10g，穿山龙15g，以利水消肿；痰多，加制南星10g，法半夏15g，炒白芥子10g，竹沥10g，以化痰；热像明显，加苦参10g，滑石10g，以清热；脾胃失和者，可予参苓白术散加减。

（2）痰瘀痹阻证

1）症状：关节疼痛反复发作，日久不愈，时轻时重，关节肿痛固定不移，强直畸形，屈伸不利，皮下结节，或皮色紫黯。舌淡胖，苔白腻，脉弦或沉涩。

2）证候分析：平素过食膏粱厚味，痰瘀互结，凝滞关节日久，气血津液运行不畅，经脉痹阻，痰瘀交结而致关节肿大畸变，形成结节，经常出现在病程较长的痛风患者。

3）治法：活血化瘀，化痰通络。

4）方药：上中下痛风方（《医学入门》）。

南星10g，桃仁10g，红花10g，川芎10g，威灵仙10g，土茯苓20g，萆薢10g，苍术12g，防己10g，神曲10g。

5）方解：南星入肝经，能燥湿，祛风痰，通络脉；桃仁、红花活血祛瘀，通络止痛；川芎为"血中气药"，既能活血，又能行气，"旁通络脉"以祛风活血止痛；苍术、防己、威灵仙、萆薢合用祛风除湿，止痛；防己下行，除湿热；威灵仙上下行除上下之风湿，通络止痛；土茯苓解毒除湿，通利关节；神曲消食和胃，健脾化痰，消中焦陈积之气。本方寒热并用，共奏清热燥湿、化痰祛风之效。

6）加减：皮下结节，可选加白芥子10g，以消痰散结；关节疼痛较甚，可选加三棱10g，莪术10g，土鳖虫10g，以活血止痛；关节久痛不已，可加僵蚕10g，乌蛇10g，炮山甲10g，以通络止痛；久病体虚，酌加党参10g，黄芪10g，之类补益元气。

3. 晚期　晚期指痛风反复发作，迁延不愈，致脏腑受损，阴阳失调，此期已为难治之证。

（1）肝肾阴虚

1）症状：关节肿大变形，关节周围硬石累累，关节疼痛，活动受限，屈伸不利。腰膝酸软，潮热盗汗，心烦失眠，小便频数，时有尿急、尿痛。舌红苔少，脉细数。

2）证候分析：痛风治疗未能坚持，或久治不愈，湿热之邪化火灼阴，或房劳过度，伤及肝肾之阴，肝主筋，肾主骨，肝血不足则筋失所养，关节活动受限，屈伸不利；肾精亏损则骨髓空虚，骨枯不荣，则关节变形；湿浊毒邪沉于关节则关节周围硬石累累；腰为肾之府，膝为筋之聚，肝肾亏虚，则腰膝失于荣养，故腰膝酸软；肾阳不足，阳不敛阴，故潮热盗汗；肾阴不能上济心火，心火独亢，扰动神明，故心烦失眠；若阴虚内热，湿热下注，则尿频、尿急、尿痛。舌红苔少，脉细数也为肝肾阴虚、阴虚火旺之象。

3）治法：滋补肝肾，清利湿热。

4）方药：知柏地黄丸加减（《景岳全书》）。

知母10g，黄柏10g，生地黄15g，山萸肉10g，山药10g，泽泻10g，萆薢15g，牡丹皮10g，土茯苓15g。

5）方解：方中黄柏、知母清热利湿，滋阴降火；生地黄清热凉血；山药补脾固精，山萸肉养肝涩精；牡丹皮清泄肝火，并制山萸肉之温，土茯苓解毒除湿，通利关节；泽泻、萆薢利水祛湿，寓泻于补，补中有泻，相辅相成。诸药合用以滋补肝肾，清利湿热。

6）加减：尿血者，加小蓟15g，白茅根10g，以清热利尿，凉血止血；尿中夹有砂石者，加石韦10g，海金沙10g，金钱草30g，以利尿通淋；尿频、尿急者，加滑石10g，车前子10g，以利水通淋；腰腹绞痛者，加元胡15g，白芍15g，以缓急止痛。

（2）脾肾阳虚

1）症状：关节冷痛，畏寒肢冷，面色㿠白，气短乏力，纳呆呕恶，腹胀便溏，面浮肢肿，尿少或尿浊。舌淡胖，苔薄白，脉沉细无力。

2）证候分析：痛风日久，脾气虚弱，日久伤阳，或湿浊郁久，损伤阳气，或石淋久治不愈，耗伤肾气，导致肾阳虚衰，终至脾肾阳虚。阳虚肢体关节失于温煦，则肢体冷痛，畏寒肢冷；脾为后天之本，又主四肢，脾气不足，四肢失于荣养，气短乏力；脾失健运，胃失和降，故纳呆，呕恶，腹胀；脾肾阳虚，水湿不运，泛溢肌肤，故面浮肢肿；肾阳虚，气化不利，故尿少；湿浊下注则尿浊。舌脉亦为脾肾阳虚之象。

3）治法：健脾温肾，利湿化浊。

4）方药：萆薢分清饮（《丹溪心法》）。

萆薢 15g，益智仁 15g，石菖蒲 10g，乌药 10g，土茯苓 10g，甘草 6g，附子 10，白术 15g。

5）方解：方中以萆薢为君分清泄浊、祛风除湿、舒经通络；以菖蒲为臣，化浊除湿，并祛膀胱虚寒，助萆薢分清化浊之力；佐以益智仁、乌药温肾阳，暖膀胱；土茯苓能除湿通利关节；白术补肾健脾，燥湿利水；附子中温脾阳，下补肾阳，与诸药配合共奏健脾温肾、利湿化浊之效。

6）加减：畏寒肢冷甚者，加肉桂 5g，巴戟天 15g，以温经散寒；气短乏力明显者，加黄芪 10g，党参 15g，以补气；水肿明显者，加泽泻 10g，茯苓皮 15g，以利水消肿；尿少者，加肾气丸温阳利水；心悸者，加桂枝 10g，茯神 10g，以温通心阳，止悸动；关节疼痛者，加秦艽 15g，细辛 3g，以祛风湿，止痹痛；腰酸体倦者，加杜仲 10g，川断 10g，补肝肾，强筋骨。

五、预防与调摄

痛风如经及时治疗，并注意调养，可使发作减少，以至完全治愈。反复频繁的发作，不仅重伤气血，而且可导致关节肿胀、畸形，活动受限，影响正常的工作生活。

1. 预防

（1）节饮食：避免大量进食虾、蟹、动物内脏等高嘌呤食物，宜食清淡易消化之品。蔬菜、水果可适当多吃，严格戒酒，多喝碱性饮料，并多饮水，促进尿酸排泄，保持大小便通畅。

（2）防外邪：避免居处潮湿，劳作汗出以后，要及时更换内衣，夏季切忌贪凉，冬季注意保暖。

（3）勤锻炼：患者可选择适合于自己年龄和爱好的体育项目进行体育锻炼，以增强气血流通，使筋骨坚强有力，但不可过度，以防加重病情。

（4）避免诱因：避免过度劳累、精神紧张、关节损伤等诱因。

2. 调摄护理

（1）发病期间应卧床休息，但卧床时间不宜过长，待疼痛缓解后，可下地活动。

（2）饮食应选择清淡、易于消化者，若经检查血尿酸浓度高于正常值者，应限制高嘌呤动、植物饮食摄入量，可适当补充新鲜蔬菜及水果。

六、医家经验

1. 朱良春　朱良春认为本病似风非风，责诸浊毒瘀滞，在治疗上恪守泄浊化瘀大法，重用土茯苓、萆薢。

痛风乃浊毒滞留血中，不得泄利，日久滞甚，或与外邪相合，瘀结为害，且此浊毒生于内，而非受于外。临床上常用土茯苓、萆薢、生薏仁、泽兰、泽泻、全当归、桃仁、红花等药为基础方，降泄浊毒，活血化瘀。方中常参入祛风通络之品，如豨莶草、威灵仙、老鹳草、鸡血藤、乌梢蛇、广地龙等。重用土茯苓、萆薢是朱良春治疗本病的独特之处。土茯苓一般每日用30～120g，萆薢用15～45g。

2. 曲竹秋　曲竹秋认为本病急性关节炎期以湿、热之邪为主，湿热之邪相互搏结，流注关节，壅滞经络，不通则痛。热邪与人体气血相搏则见关节肿胀、疼痛，局部皮肤发红、发热等。湿为阴邪，易袭阴位，故患者发病部位多在下肢关节，且尤以足趾关节多见；湿邪重浊、黏滞，得之则难以速去，故病程缠绵难愈。证属热痹，治疗以清热利湿、凉血活血、通络止痛为原则。以四妙散合五味消毒饮加减，基本方为：苍术、黄柏、薏苡仁、牛膝、金银藤、连翘、蒲公英、紫花地丁、野菊花、山慈菇、泽泻、车前子、丹皮、赤芍、秦艽、土茯苓、鸡血藤。

慢性关节炎期以湿、热、瘀为主，疾病迁延不愈，气血运行不畅则生瘀，且久患者络，湿聚为痰，瘀久化热，湿、热、瘀三者相互搏结，留滞筋骨关节，致关节肿胀，变形。湿热瘀伏于体内，若遇外邪、起居不慎、饮食不节引动，随即发病。辩证属久痹，以活血通络为主，清热利湿为辅，此期患者，方以桃红四物汤合四妙散加减，基本方为：桃仁、红花、当归、川芎、丹皮、赤芍、鸡血藤、黄柏、苍术、薏苡仁、牛膝、土茯苓、白花蛇舌草等。

3. 姜良铎　姜良铎认为本病病机关键是浊毒瘀滞，故治疗上当以排泄浊毒，打通人体的排毒管道为法。采用萆薢、蚕砂、猪苓、茯苓为主药清化湿热、浊毒，辅以虎杖清热解毒，乳香、没药活血化瘀止痛，路路通开闭通络。同时，在排泄浊毒的基础上，针对个体特点辅以利湿、清热、化瘀、消痰、清肝、养阴、益气诸法。本病初期以浊毒湿邪蕴阻关节，局部红肿热痛，关节不可屈伸多见，治法以泻浊排毒为主，以萆薢、蚕砂、猪苓、茯苓为君药，随证加减。日久关节症状反复发作，正气耗伤，并可有气短，乏力，腰脊酸软，口干不欲饮，腹胀纳呆，大便溏薄不化，肢体肿胀困重，舌淡暗，苔少，脉细的脾肾虚水湿内停之象，治疗当加以扶正之品，如杜仲、巴戟天、黄芪、石斛等。

4. 周乃玉　周乃玉认为"瘀浊凝滞"为痛风病因病机之关键，因此，治疗痛风强调"泄浊化瘀"，同时要审证权变、标本同治。周乃玉强调分期用药，在急性期，湿、浊、瘀、热在血脉，辩证为湿热浊毒，瘀滞血脉，闭阻关节，治以清热解毒，泄浊化瘀，通利关节，方用五味消毒饮合大黄䗪虫丸加减；在慢性期，湿、浊、瘀、热在经络及骨节，辩证为痰湿浊毒，滞于经脉，附于骨节，治以利湿解毒，泄浊化瘀，通痹散结，方用仙方活命饮合二妙丸加减；在缓解稳定期，治法为健脾利湿，解毒消肿，活血化瘀，方用薏苡仁汤合桃红四物汤加减。

5. 张琪　张琪认为本病病机为湿热痰瘀，交阻为患，其中湿热是起病的重要始动因素，湿热、痰浊、瘀血，三者之间往往形成恶性循环。在治疗上，提出以淡渗利湿、苦寒清热、活血通络三法组合成方，相互协同，切合病机。淡渗利湿之品首选土茯苓，认为其淡渗利湿解毒，为治疗湿痹要药，但是本品的用量必须强调，一般用量为 30 ~ 50g，量小则效果不明显。张琪还善用萆薢，认为其除了分清化浊以外，还能除湿利关节治疗湿痹，《本草正义》谓其"能流通脉络而利筋骨"。一般以黄柏、苍术为药对，即取法二妙散之意，二者配伍，一温一寒，清流洁源，标本兼顾，使湿热得除，症状缓解。此外，他还善用苦参、防己，取法李东垣当归拈痛汤，其中苦参清热燥湿利尿，防己苦寒，《本草求真》谓其"泻三焦湿热以及风水要药"。张琪认为此药具有祛风、清热、利湿三重功效，为治疗痛风的良药。

6. 汪履秋　汪履秋认为阴寒凝滞为痛风本象，故治痛风主以温散走窜，寓以守敛，方剂主以五积散化裁，散寒化湿，通浊痹，且重用麻黄 10 ~ 15g。

7. 刘友章　刘友章认为本病属本虚标实，湿、热、痰、瘀为病机关键，而寒湿者较少。临床强调分期治疗，并把握"湿"这一关键环节。急性发作期治以清热利湿解毒，方用四妙散加减；间歇期治本：治以祛风除湿，健脾和胃，方用四君子汤加减。

8. 唐汉钧　唐汉钧认为痛风发病的根本原因是脾气不健，肝肾亏虚，故对痛风的治疗非常重视从脾肾论治。急性期以清热利湿、通络止痛为主，以萆薢渗湿汤、四妙散、犀角地黄汤加减；慢性期以健运脾胃、调补肝肾为主。

9. 张永杰　张永杰认为本病病变脏腑在脾肾两脏，其本为脾肾泌别清浊功能失调，其标为湿热痰瘀之邪阻滞，应审清标本轻重缓急，分期辩证论治。急性发作期，治以化瘀泄浊，清热解毒，通络止痛。土茯苓、威灵仙、萆薢为必用之药，且用量在 30 ~ 60g；间歇期当以调节脾肾升清降浊功能以治其本，佐以化瘀泄浊渗利治其标。

10. 吕兰凯　吕兰凯认为痛风的治疗大法是化痰泄浊通络、补肾健脾强肝。高尿酸血症期治以补益肝肾、化痰泄浊、活血化瘀。急性痛风性关节炎治以清热通腑、凉血解毒、通络止痛。慢性痛风性关节炎治以健脾补肾、化痰散结、祛瘀通络。

七、经典论述

《丹溪心法》："痛风者，四肢百节走痛，方书谓之白虎历节风证是也。大率有疾、风热风湿，血虚。因于风者，小续命汤；因于湿者，苍术、白术之类，佐以竹沥；因于痰者，二陈汤加酒炒黄芩、羌活、苍术；因于血虚者，当归、川芎之类，佐以红花、桃仁。大法之方，苍术、川芎、白芷、南星、当归、酒黄芩，在上者加羌活、威灵仙、桂枝，在下者，加牛膝、防己、木通、黄柏；若血虚宜多用川芎、当归，佐以桃仁、红花、桂枝、威灵仙。凡治痛风，取薄荷味淡者，独此能横行手臂，领南星、苍术等药至痛处。""又有痛风而痛有常处，其痛处赤肿灼热，或浑身壮热，此欲成风毒，宜败毒散。"

《格致余论》："痛风者，大率因血受热已沸腾，其后或涉冷水，或立湿地……热血得寒，污浊凝涩，所以作痛。"

《证治要诀》："筋骨疼者，俗呼为痛风，或痛风而游走无定，俗呼为走注风。并宜乌药顺气散，合煎复元通气散。咽地仙丹或青龙丸，未效，用大防风汤，或五积散调乳香末。"

《景岳全书》："风痹一证，即今人所谓痛风也。"

《赤水玄珠》："行痹者，行而不定也，今称为走注疼痛及历节风之类是也。痛痹者，疼痛苦楚，世称为痛风及白虎飞尸之类是也。"

《医门法律》："痛风一名白虎历节风，实即痛痹也。"

《医学正传》："夫古之所谓痛痹者，即今之痛风也。诸方书之谓之白虎历节风，以其走痛于四肢骨节，如虎咬之状，而以其名命之耳。"

《外台秘要》："热毒气从脏腑中出，攻于手足，则赤热肿痛也，人五脏六腑并荣输，皆出于手足指，故此毒从内而出，攻于手足也。""彼痛风者，大率因血受热，已自沸腾，其后涉于冷水，或立湿地，或扇风取凉，或卧坐当风，寒凉外搏，热血得寒，污浊凝涩，所以作痛。夜则痛甚，行于阴也。治法以辛热之剂，流散寒湿，发腠理，其血得行，与气相和，其痛自安。然亦有数种，治法稍异。""白虎病者，大都是风寒暑湿之毒，因虚所致，将摄失理，受此风邪，经脉结滞，血气不行，蓄于骨节之间，或在四肢，肉色不变，其疾昼静而夜发，发则彻髓，痛如虎之咬，故名白虎之病也。""病源肾主腰脚，肾经虚损，风冷乘之，故腰痛也。又邪克于足少阴之络，令人腰痛引少腹，不可仰息。"

《金匮要略·中风历节病脉证并治》："味酸则伤筋，筋伤则缓，名曰泄；咸则伤骨，骨伤则痿，名曰枯。枯泄相搏，名曰断泄。营气不通，卫不独行，营卫俱微，三焦无所御，四属断绝，身体羸瘦，独足肿大，黄汗出，胫冷。假令发热，便为历节也。""盛人脉涩小，短气自汗出，历节痛不可屈伸，此皆饮酒汗出当风所致。"

《万病回春》："一切痛风，肢节痛者，痛属火，肿属湿，不可食肉。"

《医学心悟》："复有患痹日久，腿足枯细，膝头肿大，名曰鹤膝风。此三阴本亏，寒邪袭于经络，遂成斯症，宜服虎骨潜丸，外贴普救万全膏，则渐次可愈，失此不治，则成痼疾，而为废人也。"

《医林绳墨》："顽痹……如湿痰者，或走注有核，肿起有形，但色白而已，治宜清湿降痰，用二陈汤加苍术、枳实、黄连、厚朴之类。"

《张氏医通》："壮年人性躁，兼嗜厚味，患痛风挛缩，此挟痰与气证。"

《类证治裁·痹证》："久而不痊，必有湿痰败血，瘀滞经络。"

《三因极一病证方论》："夫历节，疼痛不可屈伸，身体魁瘰，其肿如脱，其痛如掣，流注骨节，短气自汗，头眩，温温欲吐者，皆以风湿寒相搏而成。其痛如掣者，为寒多。肿满如脱者，为湿多历节黄汗出者，为风多。顾《病源所载》，饮酒当风，汗出入水，遂成斯疾。原其所因，虽涉风湿寒，又有饮酒之说，自属不内外因。亦有不能饮酒而患此者，要当推求所因。分其先后轻重为治，久而治，令人骨节蹉跌，变为癫病，不可不知。"

《万病回春》："痛风者，遍身骨节走注疼痛也，谓之白虎历节风，都是血气、风湿、痰火，皆令作痛。或劳力，寒水相搏；或酒色醉卧，当风取凉；或卧卑湿之地；或雨、汗湿衣蒸体而成。痛风在上者，多属风；在下者，多属湿。治用活血疏风，消痰去湿，羌活汤加减。凡治痛风，用苍术、羌活、酒芩三味散风行湿之妙药耳。"

（郭丰存）

第六节　类风湿关节炎

类风湿关节炎属中医"痹证"的范畴，是由正气不足，复感风、寒、湿、热等病邪引起，以肢体关节肌肉酸痛、麻木、重着、屈伸不利或关节灼热、肿大等为主症的一类病症。古籍中还称之为"历节病""痛风""顽痹"等。

一、病因病机

中医对类风湿关节炎病因的认识最早见于《素问·痹论》，指出："风、寒、湿三气杂至，合而为痹，其风气胜者为行痹，寒气胜者为痛痹，湿气胜者为著痹也。"外邪为痹证发病的主要外因。正气不足是痹证发病的内在因素，如《灵枢·百病始生》中曰："风雨寒热，不得虚，邪不能独伤人。"

1. 外感邪气，经络痹阻　或因饮酒当风，或汗出入水，或坐卧湿地，或行立寒水，或病后体虚，或饥饿劳役，风邪乘之，或冲寒冒雨，露卧当风，寒邪袭之，或身处湿处，湿气袭人等，均可使风寒湿热之邪乘虚入侵，气血痹阻而发病。风为阳邪，善行数变，游行全身，遂致游走性关节痛。寒为阴邪，其性凝滞收引，使营卫气血阻滞不行，经络拘急，筋骨不利，疼痛难忍。湿为阴邪，其性黏滞重着，留滞经络关节，阻遏气血，涩滞难愈。正如《素问·痹论》云："所谓痹者，各以其时复感于风寒湿之气也。"热邪致病，每因感于阳热之邪，或素体阳盛，又感风寒湿之邪，郁而化热，湿热搏结，阻滞经络关节，不通则痛，正如清代尤怡《金匮翼·热痹》曰："热痹者，闭热于内也……脏腑经络先有蓄热，而复遇风寒湿气客之，热为寒郁，气不得通，久之寒亦化热，则痹痹熻热而闷也。"

2. 痰瘀痹阻，骨节侵蚀　风寒湿热之邪内犯人体，气血经脉运行不畅，而成瘀血，加之痹证日久，五脏气机紊乱，升降无序，则气血逆乱，亦成瘀血。痰浊与瘀血，相互影响，相互作用，相互加重，而成恶性循环，使痰瘀互结。痰瘀流注关节日久，形成顽痰败血，聚而成毒，腐蚀关节，造成关节肿大变形，顽固难愈。正如《医级·杂病》云："痹非三气，患在痰瘀。"

3. 正气不足，筋骨失养　禀赋不足，肝肾素虚或房劳过度，肾精耗竭；或饮食不节，起居失调，脾气受损，化源不足，气血亏虚，均可导致"气主煦之""血主濡之"的功能不足，经脉关节失于气血濡养，导致不荣则痛。正如《伤寒论》曰："寸口脉微而涩，微者卫气不行，涩者荣气不逮。营卫不相将，三焦无所仰，身体痹不仁。"此外，正气不足更易使外邪乘虚而入，导致邪盛正虚的难治型痹证。正如《诸病源候论·风痹候》曰："痹者……由人体虚，腠理开，故受风邪也，病在阳曰风，在阴曰痹。"

禀赋不足，素体气虚，或饮食不节，起居失调，引起气血不足，肌肤失养，腠理空虚，卫外不固，外邪易于入侵，阻塞气血经络，留注于经络、关节、肌肉，而致本病。也可以因房劳过度内伤肾气，精气日衰，则邪易妄入，又因过逸之人，缺少锻炼，正气渐虚，筋骨脆弱，久致肝肾虚损，气虚血亏，后天失于濡养，稍有外感，邪易乘虚而入，与血相搏，经络不畅，痰瘀内生，流注关节而成痹证。

总之，正虚是致痹的内在原因，邪侵是致痹的重要条件，不通是发病的病理关键，不荣是本病的必然结果。在疾病发展过程中，邪随虚转，证分寒热。病位在关节、筋脉、肌肉，迁延不愈，内舍五脏六腑，其中又以肝、脾、肾受损为主。

二、鉴别诊断

痹证与痿证相鉴别：痹证是由风、寒、湿、热等病邪引起，以肢体关节肌肉疼痛或屈伸不利等为主症的一类病证。痿证是指肢体筋脉弛缓、软弱废用的病证。两者都有肢体关节活动不利等症状。它们的鉴别要点主要是痛与不痛，痹证是以肢体关节肌肉疼痛为主，痿证则是肢体筋脉废萎不用，无疼痛症状。其次痹证是由疼痛而导致的肢体关节屈伸不利，痿证是由于肌肉萎缩而导致的肢体活动无力。痹证后期也可有肌肉萎缩，是因疼痛而致活动不利，长期不用而成痿，痿证是病起之初即有肌肉萎软无力的症状。

三、辨证要点

本病的辨证要点，一是辨明病邪的性质，二是辨明病性的虚实。临床上疼痛游走不定者为行痹，属风邪偏胜；疼痛剧烈，痛有定处，遇寒加重者为痛痹，属寒邪偏胜；肢体关节酸楚、重着、疼痛者为着痹，属湿邪偏胜；关节红、肿、热、痛甚者为热痹，属热邪偏胜；关节肿胀明显，或肿胀反复发作，或有皮下结节者为痰；痹证迁延不愈，关节肿胀、僵硬变形，肌肤紫暗或有瘀斑者属瘀。一般来说，痹证属风、寒、湿、热之邪者为实证；痹证日久，耗气伤血，筋骨失养，致肝肾不足者属虚。病至后期可出现痰瘀互结或肝肾亏虚，甚则阴损及阳等虚实夹杂之证。

四、治疗原则

痹证以风、寒、湿、热、痰、瘀、虚为基本病机，治疗时应以祛邪通络为基本大法，分别采取祛风、散寒、除湿、清热、化痰、逐瘀、补虚等方法。治疗过程中还要注重养血活血，正所谓"治风先治血，血行风自灭"；散寒兼以温阳，除湿加以健脾；痹证后期还要重视扶正，补肝肾、益气血。

五、辨证论治

1. 风湿痹阻证

（1）症状：关节肌肉疼痛、重着，痛处游走不定，恶风，发热，或头痛，或汗出，肌肤麻木不仁。舌质淡红，苔薄白或薄腻，脉浮缓或濡缓。

（2）证候分析：由于禀赋不足，素体虚弱，或汗出当风，或冒雨涉水，风湿之邪侵袭肌表，闭阻经络关节而发本病。风性善行而数变，湿邪重着而黏滞，故风湿邪气致病，关节肌肉疼痛重着，痛处游走不定；风胜则卫气不固，营卫失和，则恶风，汗出，头痛；风湿相搏，气血失和则肌肤麻木不仁。舌淡红，苔薄白，脉浮缓为风邪之征；苔薄腻，脉濡缓为湿胜之象。

（3）治法：祛风除湿，通络止痛。

（4）方药：羌活胜湿汤加减（《内外伤辨惑论》）。羌活10g，独活10g，防风12g，姜黄10g，威灵仙15g，鸡血藤30g，当归10g，川芎10g，木瓜15g，甘草6g，秦艽20g。

（5）方解：方中以羌活、独活、防风祛风除湿通络；秦艽祛风湿，止痹痛；姜黄、威灵仙、鸡血藤通经络；辅以当归、川芎活血化瘀；木瓜舒筋止痛，并以甘草调和诸药。

（6）加减：若发热明显者，加生石膏30g、知母10g、青蒿30g；大便溏薄者，加炒苡米30g、白术15g；关节疼痛明显者，加乳香6g、没药10g。

（7）中成药：祖师麻片，每次3片，每日3次。

盘龙七片，每次4片，每日3次。

2. 寒湿阻络证

（1）症状：关节冷痛而肿，遇寒痛增，得热痛减，关节屈伸不利，口淡不渴，恶风寒，阴雨天加重，肢体沉重。舌质暗淡，苔白，脉弦紧。

（2）证候分析：由于素体阳虚，卫阳不固，寒湿邪气入侵，阻滞经络，凝滞关节而发病。寒为阴邪，其性凝滞，主收引，受寒则血气凝而留滞，经脉不通，故关节疼痛，遇寒痛增，遇热则减；湿性重着黏滞，流注关节经络，故肢体沉重，屈伸不利。舌暗淡，苔白，脉弦紧等为寒湿之象。

（3）治法：温经散寒，除湿通络。

（4）方药：乌头汤加减（《金匮要略》）。

炙川乌10g，附子10g，细辛3g，秦艽20g，白芍15g，防风12g，当归15g，甘草6g，羌活10g，黄芪15g，姜黄10g，杜仲10g，忍冬藤30g。

（5）方解：川乌、附子、细辛温阳散寒，以解表里之寒凝；羌活、防风祛风散寒，胜湿止痛；秦艽、姜黄、忍冬藤通络止痛；杜仲补肝肾，强筋骨；黄芪益气健脾，升阳固表；当归、白芍活血养血，敛阴止痛，甘草缓痛解毒。

（6）加减：恶寒无汗者，加麻黄6g、桂枝10g；关节肿胀明显者，加汉防己15g、海桐皮20g；疼痛夜甚，屈伸不利者，加丹参30g、海风藤30g、伸筋草15g。

（7）中成药：风湿骨痛胶囊，每次4粒，每日2次。

3. 湿热瘀阻证

（1）症状：关节红肿热痛，发热，晨僵，口渴或渴不欲饮，汗出，小便黄，大便干。舌质红，苔黄厚、腻，脉滑数或弦滑。

（2）证候分析：多因素体阳盛，内有郁热，或外感湿热之邪，或感受风寒湿邪，郁久化热，湿热搏结，壅滞经络关节，不通则痛，发为本病。热为阳邪，阳盛则热，熏蒸津液，故见关节肿痛而热，发热，汗出，小便黄，大便干；湿为阴邪，重着黏滞，湿胜则肿；湿热交阻于内，故口渴而不欲饮。舌质红，苔黄厚腻，脉滑数或弦滑均为湿热之象。

（3）治法：清热祛湿、活血通络。

（4）方药：宣痹汤合玉女煎加减（《温病条辨》、《景岳全书》）。

防己10g，蚕砂10g，薏苡仁20g，赤小豆10g，连翘15g，滑石15g，秦艽20g，地龙15g，鸡血藤30g，石膏30g，知母10g，生地10g，牛膝15g，麦冬20g。

（5）方解：方中用防己以清热利湿，通络止痛；蚕砂、薏苡仁、赤小豆利水渗湿；连翘、滑石以清热除湿；石膏、知母、生地、麦冬清热养阴；秦艽、地龙、鸡血藤、牛膝祛风湿通经络。诸药合用，有清热利湿、通络止痛之功。

（6）加减：热象明显者，加羚羊角15g、丹皮15g、赤芍20g；口渴者，加石斛20g、芦根30g；大便秘结者，加生大黄10g、虎杖20g。

（7）中成药：新癀片，每次3片，每日3次。

4. 痰瘀痹阻证

（1）症状：关节肿胀刺痛，或疼痛夜甚，关节屈伸不利，皮下硬结，关节局部肤色晦暗，肌肤干燥无光泽，或肌肤甲错。舌质紫暗，有瘀点或瘀斑，苔腻，脉沉细涩。

（2）证候分析：外邪侵犯或脏腑功能失调，致水湿内停，聚而成痰；血流不畅，凝滞成瘀。痰瘀互结，留滞经络、关节而发病。痰瘀为有形之邪，滞于关节经络，则关节肿胀刺痛，夜间痛甚。流注皮肤，则见肤色晦暗，皮下硬结。阻滞经络，气血运行不畅，皮肤失养，则肌肤干燥，或肌肤甲错。舌质紫暗，有瘀点或瘀斑苔腻，脉沉细涩为痰瘀之象。

（3）治法：涤痰祛瘀，搜剔经络。

（4）方药：涤痰蠲痹汤加减（《实用中医风湿病学》）。

皂角刺 12g，白芥子 15g，胆南星 10g，半夏 10g，茯苓 10g，当归 15g，川芎 10g，穿山甲 8g，地龙 20g，鸡血藤 30g，白花蛇舌草 30g，三棱 10g，莪术 10g。

（5）方解：方中皂角刺活血逐瘀，白芥子涤痰散结并为君药；胆南星、半夏、茯苓、白花蛇舌草化痰散结，燥湿解毒；川芎、当归、穿山甲、地龙、鸡血藤、三棱、莪术活血逐瘀，通络止痛。诸药合用共奏化痰散结、活血祛瘀之功。

（6）加减：皮下结节者，加夏枯草 15g、牡蛎 20g、大贝 10g；肌肤甲错者，加土鳖虫 10g、丹参 30g、没药 10g。

（7）中成药：独一味胶囊，每次 3 粒，每日 3 次。

5. 气虚血瘀证

（1）症状：关节疼痛，倦怠乏力，汗出，畏风，关节局部有硬节、瘀斑，或关节畸形，屈伸不利。舌质黯淡，有瘀斑或瘀点，苔少，脉沉涩或沉细无力。

（2）证候分析：疾病迁延日久或年迈体弱，正气不足，气虚不能运血，血停为瘀而发病。倦怠乏力，汗出，畏风为气虚之象；气虚血瘀，瘀阻经络，不通则痛，故关节疼痛；瘀血停滞关节局部，痹阻筋骨，则关节出现硬结、瘀斑，甚则关节畸形，屈伸不利。舌质黯淡，有瘀斑或瘀点，苔少，脉沉涩或沉细无力则为气虚血瘀之象。

（3）治法：益气养血，活血通络。

（4）方药：圣愈汤加减（《兰室秘藏》）。

黄芪 15g，当归 10g，桂枝 10g，白芍 15g，生地 20g，川芎 10g，桃仁 10g，红花 10g，牛膝 15g，羌活 10g，防风 10g。

（5）方解：方中用黄芪补气固表；当归活血，与黄芪合而为当归补血汤，具有良好的气血双补的作用；桂枝通阳活络，配芍药以调和营卫；改熟地为生地与川芎、桃仁、红花合用，加强活血作用；牛膝、羌活、防风祛风湿通经络，共凑益气养血、活血通络之功。

（6）加减：倦怠乏力明显者，加太子参 15g、白术 20g；腰痛耳鸣者，加山萸肉 20g、枸杞子 15g；纳呆食少者，加焦三仙 30g、甘松 15g。

（7）中成药：痹祺胶囊，每次 4 粒，每日 3 次。

6. 肝肾亏虚证

（1）症状：关节疼痛或酸痛，屈伸不利，晨僵，关节畸形，腰膝酸软，头晕目眩，五心烦热，咽干，潮热。舌质红，苔少，脉沉细涩。

（2）证候分析：或因素体肝肾不足，或因痹久伤阴，在痹病发病之初和痹病后期皆可见肝肾阴虚之象。肾主骨，肝主筋，肝肾之阴不足，筋骨失养，而见关节肿胀畸形，屈伸不利；虚火内旺，而见关节灼热疼痛；肝肾阴虚，可见腰膝酸软；肝体阴而用阳，肝阴不足，肝阳上亢可见头晕目眩；入夜阳入于阴，蒸腾阴液，可见盗汗；虚火扰心而失眠。舌红，少苔，脉细数为肝肾阴虚之象。

（3）治法：补益肝肾，通络止痛。

（4）方药：独活寄生汤加减（《备急千金要方》）。

独活 10g，防风 10g，秦艽 15g，寄生 20g，杜仲 15g，牛膝 10g，当归 12g，川芎 10g，白芍 20g，生地 10g，党参 15g，茯苓 10g，桂枝 6g，甘草 6g。

（5）方解：独活、秦艽、防风、细辛，祛风除湿，散寒止痛；杜仲、牛膝、寄生补肝肾，强筋骨，祛风湿；当归、熟地、白芍、川芎养血和血；人参、茯苓、甘草补气健脾；桂枝温通血脉。诸药合用共奏祛风湿、止痹痛、补肝肾、益气血之功。

（6）加减：五心烦热者，加鳖甲15g、青蒿20g、知母12g；关节疼痛者，加乌蛇20g、青风藤30g、没药10g。

（7）中成药：金天格胶囊，每次4粒，每日3次。益肾蠲痹丸，每次8g，每日3次。

六、调摄护理

1. 生活起居　患者应该避免潮湿与受寒，随气温变化增减衣物，预防感冒。炎热季节，切不可长时间置于空调环境中，还要避免汗出当风。在疾病活动期，适当卧床休息。

2. 饮食调摄　该病患者常有营养不良，饮食应保证足够的热量、蛋白质及维生素，补充钙质。避免过食生冷，伤及脾胃。若患者有发热、皮疹、咽喉肿痛等，忌食肥甘厚味、辛辣刺激之品。

3. 精神调护　该病属慢性疾病，迁延难愈，易反复发作。因此要帮助患者减轻精神负担，正确对待疾病，保持乐观的情绪，既不要意志消沉，也不要焦虑急躁。

4. 姿态护理（体位护理）　姿势动态异常往往会影响患者今后的活动功能及生活与工作。姿态护理的目的是纠正患者不良的姿态、体位，有利于恢复健康。

患者由于肢体麻木、疼痛、屈伸不利、僵硬等情况，常常采取种种不正确的姿态和体位，以图减轻疼痛。因此在护理时，患者的坐、立、站、行走、睡眠等姿态均须注意，及时纠正。如在睡眠时为减轻疼痛，在膝下垫枕头，日久则关节屈曲畸形；如手关节由于疼痛、晨僵等原因，在无明显肿胀的情况下不注意功能锻炼，关节活动受限，最终丧失功能。

5. 功能锻炼　患者应该进行功能锻炼，从而避免关节强直、功能障碍及肌肉萎缩，并能增强体质，提高机体抵抗力。锻炼形式多种多样，如做操、慢跑、打拳、气功等，也可借助器械进行锻炼。初期从小运动量开始，循序渐进，并持之以恒。

七、医家经验

1. 焦树德　焦树德将痹证常规分为风痹、寒痹、湿痹、热痹、尪痹五大临床类型，认为风寒湿三气杂至合而为痹，自拟"治痹汤"为基本方治疗三种痹证，方药组成：制附片、桂枝、羌活、独活、寻骨风、海桐皮、千年健、威灵仙、当归、白术、甘草、粉防己。但要谨守病机，随证加减，风邪胜可加重祛风之品，湿邪胜可加重利湿燥湿之品。

尪痹除有关节疼痛、肿胀、沉重及游走性疼痛等风寒湿痹共有的症状外，还具有病程较长，疼痛多表现为昼轻夜重，痛发骨内的特点，古人称之为"其痛彻骨，如虎之啮"。他将尪痹分为以下五种类型：肾虚寒盛证、肾虚标热轻证、肾虚标热重证、肾虚督寒证、湿热伤肾证。

尪痹的治疗大法以补肾祛寒为主，辅以化湿散风，养肝荣筋，祛瘀通络。

根据治病法则的要求，拟定以下五方，随症加减治疗。

（1）补肾祛寒治尪汤：川续断12~20g，补骨脂9~12g，熟地黄12~24g，淫羊藿9~12g，制附片6~12g（15g以上时，需先煎20min），骨碎补10~20g，桂枝9~15g，赤白芍各9~12g，知母9~12g，独活10~12g，防风10g，麻黄3~6g，苍术6~10g，威灵仙12~

15g，伸筋草 30g，牛膝 9～15g，松节 15g，炙山甲 6～9g，地鳖虫 6～10g，炙虎骨 9～12g（另煎兑入）。

（2）加减补肾治尪汤：生地 15～20g，川续断 15～19g，骨碎补 15g，桑寄生 30g，补骨脂 6g，桂枝 6～9g，白芍 15g，知母 12g（酒炒），黄柏 12g，威灵仙 12～15g，炙山甲 9g，羌独活各 9g，红花 9g，制附片 3～5g，忍冬藤 30g，络石藤 20～30g，地鳖虫 9g，伸筋草 30g，生薏米 30g。

（3）补肾清热治尪汤：生地 15～20g，川续断 15g，地骨皮 10g，骨碎补 15g，桑枝 30g，赤芍 12g，秦艽 20～30g，知母 12g，炒黄柏 12g，威灵仙 15g，羌独活各 6～9g，制乳没各 6g，地鳖虫 9g，白僵蚕 9g，蚕砂 10g，红花 10g，忍冬藤 30g，透骨草 20g，络石藤 30g。

（4）补肾强督治尪汤：熟地 15～20g，制附片 10～20g，金狗脊 20～40g，鹿角胶 9g，骨碎补 15～20g，羌活 12g，独活 10g，川断 15～18g，杜仲 15g，桂枝 15g，赤白芍各 12g，知母 15g，地鳖虫 6～9g，白僵蚕 9～12g，防风 12g，麻黄 3～6g，炙山甲 9g，怀牛膝 12～15g，伸筋草 20～30g。

（5）补肾清化治尪汤：骨碎补 15～20g，川断 10～20g，怀牛膝 9～12g，黄柏 9～12g，苍术 12g，地龙 9g，秦艽 12～18g，青蒿 10～15g，豨莶草 30g，络石藤 30g，青风藤 15～25g，防己 10g，威灵仙 10～15g，银柴胡 10g，茯苓 15～30g，羌独活各 9g，炙山甲 6～9g，生薏米 30g。

2. 朱良春

（1）朱良春的虫类药经验：朱良春认为，痹证日久，绝非一般祛风、除湿、散寒、通络等草木之品所能奏效，必须借血肉有情之虫类药，如土鳖虫、僵蚕、露蜂房、乌梢蛇、全蝎、蜈蚣同用，起协同加强之功，这是朱良春治疗顽痹的一大特点。虫类药不仅具有搜剔之性，而且均含有动物异体蛋白，对机体的补益调整有其特殊作用，特别是蛇类药，具祛风镇静之功，能缓解因痹证病变引起的拘挛、抽搐、麻木等症。

（2）朱良春的临床经验

1）朱良春治疗顽痹首重益肾壮督，而益肾壮督首重温阳，常谓"阳衰一分，则病进一分，阳复一分，则邪却一分"。朱良春在温阳为主时常用的药对是桂枝、附子；川乌、桂枝；附子、北细辛；附子、苍术；附子、薏苡仁。桂枝配附子乃取《伤寒论》"桂枝附子汤"之意，有温经、散寒、祛风、除湿之功，桂枝散表寒以通阳化湿，附子温经络以逐寒祛湿。乌头配桂枝，取《金匮要略》"乌头桂枝汤"之意，桂枝温里温外，其力虽弱，得乌头则力大，乌头得桂枝，不但温里之功强，且除寒、开痹、散表之功宏。附子配细辛，一为温肾助阳，一为温经散寒，且解表宣通力大，乃有扶阳之中促助解表，解表之中顾护阳气之妙。湿盛则阳衰，水盛则火衰，故祛湿温阳并举，乃用附子、苍术为对，附子、薏苡仁配对。朱良春治湿痹常用大剂量薏苡仁配对，温阳利湿以除痹。朱良春指出，"益肾壮督"包含两个含义，一是补益肝肾精血，二是温化肾督阳气，阴充阳旺，自可驱邪外出，也可御敌不致再侵。

2）朱良春治痹注重分期论治，初宜峻猛，中则宽猛相济，末宜宽缓取胜。分型论治以益肾壮督贯穿始终，尤其注重治风先理血，每在益肾壮督的同时配合养血祛风，宣痹定痛。药对常用黄芪、当归；丹参、鸡血藤；生白芍、甘草；穿山龙、徐长卿；寻骨风、骨碎补。偏风加独活、海风藤。偏寒加制草乌、川乌，乃因二乌虽皆温散定痛之药，但川乌力缓而效持久，草乌效速而不耐久，两者并用则速效而久。偏湿者选加羌活、独活为对或乌梢蛇、蚕砂为对或威灵仙、生白术为对，意在风能胜湿，亦即祛风健脾除湿。

3）朱良春治热痹（关节红肿热痛，伴见发热），除曾用生石膏、知母以及木瓜、防己为对外，尤喜用寒水石、知母配对，指出寒水石、生石膏两药清热泻火，除烦止渴之功相似，然寒水石其味咸，入肾走血，不但解肌肤之热，又可清络中之热，肌肤血络内外皆清，较石膏功效更胜一筹。更有新意的是拟用葎草、虎杖为对，忍冬藤、蒲公英为对，对热痹治疗中宣通痹着，速降血沉、抗"O"奏效殊捷。朱良春治热痹还喜热药反佐，其自拟"乌桂知母汤"即以制川乌、川桂枝为对，反佐知母、寒水石，长期实践证明颇能提高疗效，久用无弊。僵蚕、地龙为对，取一升一降，升降协和，舒展经络，以助通络止痛之功。治热痹常规用药收效不著时加羚羊角粉（0.6g/日）或代用水牛角，甚至用"西黄丸"，均为"药对"使用经验的积累和升华。顽痹偏瘀者（即久痛，缠绵不愈，功能障碍）常用桃仁、红花为对，南星、半夏为对，全蝎、蜈蚣为对，或蟅虫、蛴螬为对，白芥子、南星为对，以化瘀通络，祛瘀定痛，搜剔经隧骨骱中之痰瘀胶结，南星专走经络，善止骨痛，对各种关节久痛均有佳效。

3. 陈湘君

（1）治病求本，益气温阳以持重：陈湘君本着治病求本的原则，抓主要矛盾，创立以益气温阳为主，辅以养血通络、补益肝肾等扶正之法治疗类风湿关节炎，临床上每多持重守法，常重用黄芪、白术、薏苡仁、制川乌、制草乌、肉苁蓉、巴戟天、制黄精、鹿角片、杜仲、川断肉、补骨脂、骨碎补等药物。

（2）标本兼顾，祛邪化瘀以应机陈湘君认为类风湿关节炎早期多为寒湿，晚期多为痰瘀，此外极少数病例可表现有寒湿郁久化热或湿热为患的症状，如关节红肿热痛。陈湘君认为，这是整个病理过程中的暂时现象，可在益气温阳为主的治法中补以散寒除湿、豁痰化瘀、清热利湿药物以祛除病邪，待病邪祛除后仍以益气温阳为主治疗。充分体现了陈湘君临床上治疗本病持重守方，但守而不死，应机变化，变而不滥。早期寒凝者习用制川乌、制草乌、川桂枝、细辛；湿阻明显者习用防己、生薏苡仁、猪苓、茯苓；晚期痰浊者习用制胆星、僵蚕、白芥子、露蜂房；血瘀明显者习用莪术、生磨虫、桃仁、红花；湿热明显者习用山慈菇、西河柳、生地、忍冬藤；病在上肢者习用羌活、桂枝、桑枝、鸡血藤；病在下肢者习用独活、牛膝、宣木瓜、桑寄生。

（3）相得益彰，内外合治以增效类风湿关节炎以周围关节病变为主，特别是以手足关节多见，适于薰洗等外治法。用薰洗法治疗，可减少内服药物的用量，甚至不用内服药物，顾护胃气，保得一分胃气，便增加一分生机。

4. 张鸣鹤 张鸣鹤根据小儿的生理病理特点，参考现代医学将本病分为三型证治，取得满意疗效。

（1）邪痹少阳，枢机不利：此型多见于幼年类风湿关节炎全身型，张鸣鹤抓住弛张高热、热前寒战、兼关节病变的特点，辩证为湿热痹阻少阳，枢机不利。认为小儿肌肤娇嫩，腠理不固，易感湿热毒邪；纯阳之体，感受风寒湿邪，易从阳化热。故用柴胡、黄芩和解少阳；双花、板蓝根清热解毒；薏苡仁、海风藤、土茯苓利湿通络。

（2）热毒炽盛，邪痹关节：此型多见于幼年类风湿关节炎多关节起病型。张鸣鹤抓住关节红肿热痛、淋巴结肿大，舌红苔黄腻的特点，认为本病是湿热日久不去，郁而化毒，或热毒直接浸淫四肢经络关节所致。用双花、玄参、板蓝根、丹皮清热解毒凉血；黄柏、牛膝、薏苡仁清热利湿；羌活、独活、海风藤祛风通络。

（3）余毒未尽，气虚血瘀：此型多见于幼年类风湿关节炎的后期患者。本型患儿全身状况差，关节症状轻，热势不甚，病程较长。张鸣鹤认为湿热稽留，必耗气伤正；邪气不去，日久入络，致气血凝滞。用双花、土茯苓清解余毒；黄芪、牛膝、鹿含草扶正；威灵仙、远志、独活、猫爪草通利关节；苏木、红花活血通络。

（4）体会：张鸣鹤认为治疗幼年类风湿关节炎，辨用药应注意：①重用清热解毒药，常用药：双花、蒲公英、虎杖、板蓝根、连翘、地丁、红藤、山豆根等。②药量宜重。痹证是病邪留滞经络关节，量大力宏方能直达病所，祛除病邪。否则，日久化痰成瘀恐成顽痹。③疗程宜长。疗程不能以肿痛消失为准，为防止余毒未尽，症状完全消失，仍需服药 1 个月左右，隔日 1 剂，或 3 日 1 剂，或配成丸剂口服。④减激素要慢。对使用激素者，须缓慢递减，不可早停，以防反跳，增加治疗难度。

5. 娄多峰

（1）寒湿阻络，湿热阻络，寒热错杂，肝肾亏损兼痰瘀互结是类风湿关节炎的四大常见证候类型。上述辨证，娄多峰在临证中也有使用，然而，他认为临床最常见的还是虚热型。他曾提出痹病的病因病机为"虚、邪、瘀"的观点。虚即正气虚，包括气血精液等物质不足及人体调节功能低下，涉及的脏腑主要是肝、脾、肾三脏。邪即外邪，具体指风、寒、湿、热之邪。瘀即瘀血、痰浊。虚热型类风湿关节炎，以"热""虚"为主，瘀血较轻。这里的"热"指热邪，"虚"指气血（阴）虚为主兼脾胃、肝肾虚。娄多峰认为，虚热型类风湿关节炎之所以顽固难愈，是因为本病热邪较明显，又因"虚"而使机体无力鼓邪外出，则热难却。治疗此症，应在大量清热之品直折热势的同时，用芪、参、苓、杞之味以扶正。当热邪约衰其半之时，机体就可因正气恢复、抗病能力增强而鼓余邪外出，热邪自消。而且此时由于机体"正气存内"，不易再复感外邪，防止病情复发，巩固疗效。

（2）关于扶正，娄多峰早就提出滋补肝肾、益气健脾、育阴养血是治疗类风湿关节炎正虚的基本法则，虚热型类风湿关节炎尽管是以气血虚为主，但决不能只补气血，要以补气血为主，兼补肝肾、脾胃。

（3）娄多峰在处方选药中特别强调"扶正勿碍祛邪，祛邪勿伤正气"。

6. 岳美中　岳美中认为，宋代朱丹溪所制上中下通用痛风丸是治疗类风湿关节炎的良方。根据《丹溪心法》的记载，本方的组成、用量和制法为：南星（姜制）、苍术（酒制）、黄柏（酒炒）各 60g，神曲（炒）、川芎各 30g，白芷、防己、桃仁各 15g，桂枝、威灵仙（酒拌）、羌活各 9g，红花（酒洗）4.5g，龙胆草 1.5g。上为末，曲糊丸梧子大，每服丸，空腹米汤送服。岳美中通过临床验证，此方若无黄柏、苍术、川芎三药，疗效会显著降低，使用时应予注意。岳美中常用三痹汤兼治三种痹证，根据风、寒、湿偏胜情况，灵活加减。

7. 胡荫奇

（1）胡荫奇在临床上运用清热解毒、活血通络法治疗类风湿关节炎取得了良好疗效。根据活动性类风湿关节炎起病原因及常见证候，总结出其主要病因病机为素体阳盛或阴虚有热，风寒湿侵入机体，留滞经络，郁久化热为毒，或直接感受热毒之邪，热毒交炽，导致气血壅滞不通，痹阻脉络而出现关节红肿热痛、屈伸不利等症。胡荫奇指出，在热毒瘀血痹阻时，最主要的表现为手足关节肿胀疼痛，触之发热及舌脉变化。临床上有的活动性类风湿关节炎患者在热毒瘀血之象中还表现关节怕冷等症，此为阳气内郁所致。此时不要误认为是寒证。只要热毒得祛，气血流通，则关节怕冷之症可除。

（2）胡荫奇在临床上清热解毒药常选用金银花、蒲公英、土茯苓、土贝母、连翘、白花蛇舌草、黄柏、紫花地丁、苦参、漏芦、栀子、天花粉、忍冬藤等。活血化瘀药常选用赤芍、川芎、鸡血藤、当归、蜈蚣、全蝎、三七、炮穿山甲、莪术、土鳖虫、乌梢蛇、蜂房、姜黄、乳香、没药、苏木等药。胡荫奇认为，临床用药要在符合中医辩证论治原则的前提下，选用一些经现代药理研究证实对风湿病具有针对性的药物，能提高疗效。如现代药理证实白花蛇舌草、黄柏、金银花、蒲公英、土茯苓等对细菌、病毒等有明显的抑制作用，还能刺激网状内皮系统增生，促进白细胞和网状内皮细胞吞噬抗原的能力。白花蛇舌草、黄柏、金银花、蒲公英具有抑制细胞产生抗体的作用，土茯苓可选择性地抑制细胞免疫反应。

8. 金实　金实对类风湿关节炎的治疗具有独到之处，总结出先表后里、先清后温、先攻后补的治疗原则，根据临床表现，金实认为湿邪在发病中起重要作用，治疗类风湿关节炎应重视祛湿法的应用。常用治湿九法，临证贵在变通。

（1）祛风除湿法：表实无汗用麻黄加术汤加味；表虚有汗用桂枝汤合防己黄芪汤加减。

（2）散寒祛湿法：方用乌头汤加味。

（3）清热化湿法：方用白虎加桂枝汤加味或宣痹汤加减。

（4）利水化湿法：方用五苓散合防己黄芪汤加减。

（5）化痰除湿法：常用陈皮、半夏、白芥子、制天南星、僵蚕、地龙、山慈菇、浙贝母等。

（6）化瘀除湿法：常用当归、川芎、桃仁、泽兰、益母草等。

（7）温阳化湿：常用阳和汤合真武汤加减。

（8）健脾化湿：常用六君子汤加味。

（9）化湿生津法：常用天花粉、瞿麦、茯苓、山药、附子、滑石、沙参、麦冬、紫苑等。

9. 赵绍琴　赵绍琴认为本病之初关节尚未肿大，可按一般痹证辨治。若关节肿大疼痛一旦形成，则应从痰论治。此等痰饮生于经络之中，留于骨节之内，徒以健脾燥湿化痰亦不能速去。当治以涤痰通络之法，选用性滑利善走窜之品，组成开窍通关之猛剂，以涤除骨节间之留痰浊饮。方用五子涤痰汤（自拟），即三子养亲汤加冬瓜子、皂角子而成。赵绍琴根据多年临床经验把本病分为以下三期。

（1）早期：病在早期，表现为四肢关节游走性疼痛，关节并无肿胀，或略显微肿，或其痛忽作忽止，倏忽往来者，皆是痰饮流注、欲作窠穴之象，治宜祛风胜湿通络剂中加入三子养亲汤，以祛除经络中流痰。

（2）中期：若其病已成，四肢关节肿胀明显，疼痛较剧，触之痛甚。此为痰饮留蓄于骨节间，已成窠穴之势。舌苔白腻水滑，脉象沉细滑或濡滑皆是痰饮深伏之象。此时痰饮聚于骨节，聚成窠穴，难于速去，三子养亲汤已力所不及，可用五子涤痰汤加味。若证见关节肿胀迅速增加，疼痛剧烈，手不可近，是痰饮之势猖獗，非峻剂无以遏其势，宜用五子涤痰汤合控涎丹，装胶囊吞服 0.3g，服后泻下水样便，即收肿消痛止之效。

（3）晚期：其证属阳气衰微，寒痰凝滞者宜五子涤痰汤合三淡汤，即淡干姜、淡附片、淡吴萸各6g，重者用10g，以温阳逐饮。若症见关节肿大变形，周围肌肉萎缩，屈伸不利，运动受限，此属痰瘀互结，治疗较为棘手。治宜涤痰化瘀并举，五子涤痰汤合补阳还五汤加减。

10. 谢海洲

（1）祛邪尤重除湿，治痹勿忘外感：谢海洲认为湿邪不仅在痹证的发生发展转归中起重要作用，而且也是痹证所以迁延不愈的原因之一。他对此注重调节水液的代谢，气机的畅通；采用宣肺、理脾、温肾之法，而把理脾放在首位，健脾则湿无内生之源。根据病位不同，湿在上当发汗，在下则利小便，使邪有去路。在病性上，谢海洲认为湿邪为病常兼寒邪，治疗当偏于温化。此外病情的反复发作与迁延还与外感有关，不少痹证患者还有咽部红肿之症，治疗时可加入射干、玄参、山豆根、板蓝根之类。

（2）散寒每兼温阳，清热酌增养阴：谢海洲认为，阳虚则寒，而寒邪袭人又每致阳虚。因此可以说寒痹的发生与阳气（卫阳、肾阳）的盛衰有着内在的联系，其根本在于肾阳不足。治宜温阳，方用乌头汤或麻黄附子细辛汤加减。此外类风湿关节炎初期或急性期也可表现为热痹之证，治宜宣痹清热，方用白虎加桂枝汤、白虎加苍术汤。但必须看到，热盛则津伤，且久痹热症临床上常兼有阴虚之表现。在清热的同时常加养阴之品如生地、白芍、玄参、白薇等。

（3）寒热错杂宜通，气血亏虚从补：谢海洲认为痹证迁延较长，寒热之间相互转化而成错杂之证。因此他认为，寒热痹当寒温并调，寓通于中，方用桂枝芍药知母汤加减。谢海洲还发现产后妇女在痹证的发病中占有一定比例，因妇女产后气血多亏，易遭风寒湿邪侵袭。这种痹证往往虚实夹杂，治疗当攻补兼施，扶正祛邪，方用玉屏风散加养血药或八珍汤加祛风胜湿之品。

11. 莫成荣

（1）莫成荣认为，类风湿关节炎以肝肾亏虚为本，基本病机为素体本虚，气血不足，肝肾亏损，风、寒、湿邪痹阻脉络，流注关节。

（2）莫成荣将本病大致分为活动期和缓解期，活动期又有寒湿痹阻、湿热痹阻两种证型，缓解期还分痰瘀痹阻、肝肾亏损两种证型。①寒湿痹阻型：方用自拟关节炎2号方加减，药用：威灵仙、桑枝、土茯苓、路路通、露蜂房、红花、赤芍、羌活、桂枝、甘草；②湿热痹阻型：方用自拟关节炎1号方加减，药用：忍冬藤、金银花、连翘、蒲公英、牛膝、黄柏、苍术、土茯苓、防己、红花、桑枝、赤芍、甘草；③痰瘀痹阻型：方用身痛逐瘀汤加减；④肝肾亏虚型：方用独活寄生汤加减。

（3）莫成荣认为长时间服用止痛药物应顾护脾胃；同时他认为在应用汗法时，不主张大温大热的药物发汗，应用通畅经络，调畅气机的方法，使气机宣发。

12. 冯兴华　冯兴华认为类风湿关节炎的病因不外二因。内因主要有禀赋不足，或正气损伤，外因主要有风、湿、热等邪侵袭机体。

冯兴华把本病分为四型：①湿热痹阻型，他认为类风湿关节炎本型占大多数，热重于湿者用白虎加术汤加减；湿重于热者用四妙散加减；②寒湿痹阻型，常用乌头汤、当归四逆汤、附子白术汤及桂枝芍药知母汤等方，如久用炙附片还应配伍生地，以防其燥热之性；③瘀血痹阻型，常用身痛逐瘀汤加减；④肝肾亏虚型，常用独活寄生汤，偏于肾阳虚者加附子、巴戟天、淫羊藿；偏于肾阴虚者加枸杞子、肉苁蓉、山萸肉、黄精；病久气血亏耗者加黄芪、白术、防风等。

八、经典论述

《素问·痹论》："风、寒、湿三气杂至，合而为痹也。其风气胜者为行痹，寒气胜者为痛痹，湿气胜者为著痹也。""其有五者何也？以冬遇此者为骨痹，以春遇此者为筋痹，以夏遇此者为脉痹，以至阴遇此者为肌痹，以秋遇此者为皮痹。""痹在于骨则重，在于脉则血凝而不流，在于筋则屈不伸，在于肉则不仁，在于皮则寒，故具此五者则不痛也。凡痹之类，逢寒则虫，逢热则纵。"

《伤寒论·辨太阳病脉证并治下第七》："伤寒八九日，风湿相抟，身体疼烦，不能自转侧，不呕、不渴、脉浮虚而涩者，桂枝附子汤主之。"

《金匮要略·中风历节病脉证并治第五》："诸肢节疼痛，身体魁羸，脚肿如脱，头眩短气，温温欲吐，桂枝芍药知母汤主之。"

《金匮要略·痉湿暍病脉证治第二》："太阳病，关节疼痛而烦，脉沉而细者，此名湿痹。湿痹之候，小便不利，大便反快，但当利其小便。""风湿相搏，一身尽痛，法当汗出而解，值天阴雨不止，医云此可发汗。汗之病不愈者，何也？盖发其汗，汗大出者，但风气去，湿气在，是故不愈也。若治风湿者，发其汗，但微微似欲出汗者，风湿俱去也。"

《丹溪心法·痛风》："四肢百节走痛是也，他方谓之白虎历节风证。大率有痰、风热、风湿、血虚。因于风者，小续命汤；因于湿者，苍术、白术之类，佐以竹沥；因于痰者，二陈汤加酒炒黄芩、羌活、苍术；因于血虚者，用归芎之类，佐以红花、桃仁。"

《医宗必读·痹》："治外者，散邪为亟，治脏者，养正为先。治行痹者，散风为主，御寒利湿仍不可废，大抵参以补血之剂，盖治风先治血，血行风自灭也。治痛痹者，散寒为主，疏风燥湿仍不可缺，大抵参以补火之剂，非大辛大温，不能释其凝寒之害也。治着痹者，利湿为主，祛风解寒，亦不可缺，大抵参以补脾补气之剂，盖土强可以胜湿，而气足自无顽麻也。"

《类证治裁·痹证》："诸痹……良由营卫先虚，腠理不密，风寒湿乘虚内袭。正气为邪所阻，不能宣行，因而留滞，气血凝涩，久而成痹。"

《张氏医通·臂痛》："臂痛者有六道经络，各加引经药乃验……臂臑之前廉痛者属阳明，升麻、白芷、干葛为引药；后廉属太阳，藁本、羌活；外廉属少阳，柴胡、连翘；内廉属厥阴，柴胡、当归；内前廉属太阴，升麻、白芷、葱白；内后廉属少阴，细辛、当归。"

《张氏医通·腿痛》："腿痛亦属六经，前廉为阳明，白芷、升麻，干葛为引药；后廉太阳，羌活、防风；外廉少阳，柴胡、羌活；内廉厥阴，青皮、吴茱萸；内前廉太阴，苍术、白芍；内后廉少阴，独活、泽泻。"

《医门法律》："凡治痹症，不明其理，以风门诸通套药施之者，医之罪也。痹症非不有风，然风人在阴分，与寒湿互结，扰乱其血脉，致身中之阳，不通于阴，故致痹也。""鹤膝风者，即风、寒、湿之痹于膝者也。如膝骨日大，上下肌肉枯细者，且未可治其膝，先养血气，俾肌肉渐荣，后治其膝可也……故治鹤膝风而亟攻其痹，必并其足痿而不用矣。"

《金匮翼·热痹》："热痹者，闭热于内也……脏腑经络先有蓄热，而复遇风寒湿气客之，热为寒郁，气不得通，久之寒亦化热，则痛痹煽热而闷也。"

（郭丰存）

第十五章

针灸临床治疗

第一节 骨科病证

一、颈椎病落枕

颈部经络气血不畅，气血瘀滞而导致的疼痛，主要原因有两类：因年老体弱，气血渐衰，正气不足，腠理空虚，卫外不固，则外邪乘虚而入，稽留颈项，经络受阻，气血不畅而致疼痛；或因风寒侵袭、或睡眠姿势不当，阻滞经脉，局部气血失于调和，运行失利而致疼痛。

（一）针方组成（一）

颈肩阿是穴。

（二）针方临证

颈椎病：自觉颈部不适，颈部、肩部肌肉酸痛或麻木，颈部有沉重压迫感，常伴有头痛、眩晕、耳鸣，严重时半身肢体麻木或行履不稳等症。

落枕：突然发病，多在早晨起床后，颈项部一侧肌肉紧张、强硬，头部转动不利，动则头痛加剧，尤以向患侧扭转疼痛更为明显，甚则牵引肩背部疼痛，头向患侧偏斜，呈强迫体位。

（三）随证加减

外感风寒加听宫、风池。姿势不当加绝骨、风池。年老体弱加太溪、绝骨。寒盛或阳虚患者，火针治疗。瘀血甚者、疼痛甚者，三棱针刺络拔罐治疗。

（四）临床操作

以中粗火针，速刺法，点刺颈项、颈肩肌肉僵硬疼痛处，深度2～3分，局部不同位置点刺3～6针。或用三棱针点刺肩部阿是穴2～3穴，挤其出血2～3滴，加火罐于出血点上，留罐15分钟。听宫张口取穴，毫针进针0.5～0.8寸。绝骨进针0.5～1寸，可先补后泻。太溪用补法，进针0.5寸。

（五）针方明理

听宫为手太阳小肠经穴，又为手足少阳与手太阳经交会穴，太阳主开，凡外邪侵袭，经络阻滞均可先从太阳经治疗。风池为祛风特效穴，又是治疗颈椎病的局部要穴。绝骨为髓会，可强筋利骨，通调经络气血，远端取穴，疗效极佳。太溪为肾经原穴，可益肾壮骨。温通法之火针，可温通经络，祛寒通络，温阳止痛。强通法可活血化瘀而止痛。

按语：火针针刺颈部、肩部时，注意针刺深度，宜浅勿深。

二、漏肩风

漏肩风又称五十肩，以单侧或双侧肩关节酸重疼痛、运动受限为主症。本病多因营卫虚弱，筋骨衰颓，复因局部感受风寒湿邪，或劳累闪挫，或习惯偏侧而卧，筋脉受到长期压迫，遂致气血阻滞而成肩痛。肩痛日久，由于局部气血运行不畅，郁而生湿热，以致患处发生轻度肿胀，甚则关节僵直，肘臂不能举动。治宜疏风散寒祛湿，活血化瘀止痛。

（一）针方组成

肩贞、肩髃、肩前、条口透承山、听宫。

（二）针方临证

本病初起轻度肩痛，逐渐加重，夜间痛甚，进而肩部活动受限，以上臂外展、上举、内旋运动受限明显，重者不能系裤带、穿衣、摸背、梳头，影响日常生活。早期以疼痛为主，晚期多兼功能障碍，病情顽固。

风胜者：肩痛可牵涉项背手指。寒胜者：肩痛较据，深按乃得，得热则舒。湿胜者：肩痛固定不移，局部肿胀拒按。

（三）随证加减

病程日久加膏肓。风寒甚，痛剧者加火针疗法。病久、瘀血阻滞、活动受限放血疗法。

（四）临床操作

早期用泻法，晚期用补法。针患侧条口，进针 2 寸，以承山穴有胀感为度，边提插捻转，边嘱患者活动患肩，不留针。膏肓穴沿肩胛骨后缘下方，向肩部斜刺，深度不超过 1 寸。听宫张口取穴，进针 1 寸，留针 30 分钟。用中粗火针点刺肩部穴位和阿是穴，不留针。用三棱针点刺肩部穴位及周围有瘀血现象的小血管，出血后即拔罐，留罐 15 分钟，每周 2～3 次。

（五）针方明理

足阳明经多气多血，条口为足阳明胃经穴，深刺条口可鼓舞脾胃中焦之气，通达四肢，濡润关节，驱除外邪，疏通经络而止肩痛。膏肓可治诸虚百损，扶助正气，又可疏通局部气血，驱除外邪，有攻补兼施之效，对顽固型患者有较好的效果。听宫为手太阳小肠经穴，有祛风散寒、通经活络之功。肩局部火针点刺，借火针热力，鼓舞阳气、温煦肌肤、驱散寒邪、调和经脉而疼痛自止。肩部穴位刺络放血后起到活血化瘀，行血散风，促进经络气血运行的目的。

按语：三通法治疗漏肩风效果良好。轻型患者针治 1 次，症状即可减轻；重型患者治疗时间较长。本病应加强功能锻炼，介绍几种方法如下：

（1）患者背靠墙而立，屈肘 90° 握拳，拳心向上，上臂逐渐外展，尽可能使手接近或碰到墙壁。

（2）患者手指通过头后摸耳朵。

（3）面墙而立，用两手手指做爬墙运动，在每次爬行的最高点做记号，可以知道各次操练的成绩就能加强操练信心。

（4）患侧反手从背后摸取对侧的肩胛骨。

（5）患侧肢体顺时针方向画圈数次，再做逆时针方向画圈。每次练操 5～10 分钟，每天练操 2～3 次。练操是有些疼痛，但必须坚持。

三、肘劳

肘劳是以肘部疼痛、肘关节活动障碍为主症的疾病，属于中医学伤筋、痹证的范畴，类似于肘关节扭挫伤、肱骨内上髁炎、肱骨外上髁炎（网球肘）。多因劳累汗出、营卫不固、寒湿侵袭肘部经络，使气血阻滞不畅；长期从事旋前、伸腕等剧烈活动，使筋脉损伤、瘀血内停等导致肘部经气不通，不通则痛。

（一）针方组成

冲阳，局部火针。

（二）针方临证

初起时偶感劳累后肘外侧疼痛。日久则加重，影响正常生活，不能做提水瓶、拧毛巾等简单动作，疼痛可向上臂和前臂放射。局部压痛明显。

（三）随证加减

肘部痛甚加天井。

臂肘麻木不仁加外关。

（四）临床操作

本穴因近足动脉，故《针灸大成》将其列为禁针穴，《医宗金鉴》亦有出血不止则死的说法，因此，针刺本穴是宜避开动脉，针 0.5 寸；毫针泻法刺天井，进针 1 寸；毫针泻法刺外关，进针 1 寸。火针点刺肘部痛点 2～3 次，速刺不留针。

（五）针方明理

冲阳为足阳明胃经原穴，阳明经多气多血，故具有健脾和胃，调理气血之功。天井为手少阳三焦经之合穴，能疏通手少阳三焦经经气，又能通调局部气血，治疗肘臂疼痛、麻木不仁等病症。外关为手少阳三焦经络穴，八脉交会穴之一，通阳维脉，能通调手少阳、手厥阴经经气，治疗肘臂屈伸不利；尤其是与火针针刺局部阿是穴结合运用，更能加强针刺效应，既能通经散寒，又能疏通局部气血，起到治疗肘部疼痛的最佳效果。

按语：肘劳类似于肘关节扭挫伤、肱骨内上髁炎、肱骨外上髁炎（网球肘）。

肘关节扭挫伤：直接或间接地暴力作用于肘关节发生的软组织损伤，可引起关节滑膜、韧带等软组织的撕裂伤或扭挫伤，局部肿胀、充血，严重的可引起关节内损伤。表现为肘关节疼痛，损伤部位压痛、肿胀和功能障碍。

肱骨内上髁炎：多见于运动员如羽毛球运动员和钳工等。凡在工作中屈腕、屈指、前臂内旋的工种或运动项目，持续的牵拉肱骨内上髁，久之形成慢性软组织损伤；或直接暴力使肘关节外翻，导致内侧副韧带牵拉肱骨内上髁而引起损伤，都容易产生肱骨内上髁炎。

肱骨外上髁炎又名网球肘，它与网球运动员前臂外旋状态下伸腕、伸肘动作有关。因为伸腕肌、肱桡肌、外侧副韧带等长期反复高强度的牵拉外上髁及邻近组织，形成慢性刺激，导致无菌性炎症，累及韧带、肌腱、骨膜、神经、血管、滑囊等，产生广泛的炎症。

四、腰痛

因坐卧冷湿之地等因素致寒湿滞留经脉，气血运行受阻而致腰痛；或素体阳虚，或久病体虚等因素伤及肾阳，使肾阳不足，腰部失煦而致腰痛；或外伤致经脉气血受阻，引起气滞血瘀，络脉不和而致腰痛。

（一）针方组成

肾俞、命门、委中。

（二）针方临证

寒湿腰痛：腰部冷痛，牵引腿足，转侧不利，阴雨发作加重，得温则痛减，舌苔白腻，脉沉。

肾虚腰痛：腰部隐隐作痛，疲软无力，反复发作，遇劳则甚。肾阳虚兼身倦腰冷，脉沉；肾阴虚兼虚烦溲黄，舌红，脉细数。

瘀滞腰痛：腰痛如刺，痛有定处而拒按，俯仰转侧不利，舌质黯紫或有瘀斑，脉弦涩。

（三）随证加减

寒湿腰痛：肾俞、命门加火针点刺。肾虚腰痛：肾俞、命门加灸盒灸法。瘀滞腰痛：腰部阿是穴刺络放血拔罐。

（四）临床操作

肾俞毫针直刺1寸、命门毫针直刺0.5~0.8寸，针后用中粗火针点刺肾俞、命门和阿是穴，或两穴加灸盒灸20分钟，或三棱针阿是穴刺络放血拔罐；委中直刺1~1.5寸。

（五）针方明理

腰痛可由风、寒、湿邪侵入经络，流注于腰；或外伤损伤腰脊，使之气滞、痰结、血瘀或内伤虚损，日久不愈，累及于腰，但"腰者肾之府，转摇不能，肾将惫矣"（《素问·脉要精微论》），因此提出治腰先治肾的治疗原则，由命门、肾俞、委中三穴结合三通针法组成了适用于治疗各种病因引起的腰痛针方。

命门意指生命之门，为督脉腧穴，能通调督脉经气，总督一身之阳，其两旁为肾俞，而肾气又为一身之本，故名之。在《脉经》中称之为"此五脏六腑之本，十二经之根，呼吸之门，三焦之原，一名守邪之神也"。正如陈士铎在《石室秘录》中说："心得命门而神明有主，始可应物，肝得命门而谋虑，胆得命门而决断，胃得命门而能受纳，脾得命门而能转输，肺得命门而治节，大肠得命门而传导，小肠得命门而布化，肾得命门而作强，三焦得命门而能决渎，膀胱得命门而收藏，无不借命门之火以温养之。"从而看出命门的重要作用。肾俞为治腰痛的要穴之一，为足太阳膀胱经穴，膀胱经引于背腰部，下夹脊，抵腰中，足太阳膀胱与足少阴肾相表里，两穴位于腰部，又能通调局部经气，故此两穴可温补肾阳、通经散寒。委中是足太阳膀胱经之合穴，为四总穴之一，腰背委中求，故三穴结合三通法共奏温阳散寒祛湿，活血祛瘀止痛的功效。

按语：西医认为引起腰痛的疾患很多，如骨科疾患、妇科疾患、泌尿科疾患、循环系统疾患等都可以引起腰痛。引起腰痛最常见的骨科疾患是椎间盘脱出、椎管狭窄、腰肌劳损、髂腰肌综合征、增生性脊柱炎等。

五、坐骨神经痛

本病是由于感受风寒湿邪，经络痹阻，气血运行不畅；或因跌仆闪挫，以致经络受损，气血阻滞不通而痛。

（一）针方组成

伏兔。

（二）针方临证

主要表现为放射性腰腿痛，疼痛常由一侧腰部、臀部向大腿后侧或外侧、腘窝、小腿外侧及足背外侧放散。疼痛性质多样，程度有轻有重，常因咳嗽、弯腰用力加重。晚期可有腿部肌肉轻度萎缩及感觉异常。

（三）随证加减

小腿外侧疼痛，足背外侧疼痛：加昆仑。

（四）临床操作

治疗时，患者体位很重要，一定是屈膝跪取，毫针直刺2.5寸，提插泻法，酸胀针感强烈，可放射至膝部，根据患者耐受情况，留针15~20分钟。

（五）针方明理

跪取伏兔治疗坐骨神经疼病症，可获立竿见影之效。伏兔为足阳明经穴，足阳明经筋起于足部的次趾和无名趾，结于足跗上面，斜向外侧上行，分布于外辅骨，上结于膝外侧，直上结于髀枢，上循肋胁连属于脊柱；其直行部分循经结于膝，分支络于外辅骨，合于足少阳；从膝部直上部分循伏兔向上结于髀部，会聚于阴器。又足少阳经筋，起于足无名趾上，上结于外踝，上循胫外侧结于膝外侧；其分支起于外辅骨，上走髀，前面的结于伏兔上部，后面的结于尻骶。可见足阳明经筋经伏兔与足少阳经筋相连，《针灸大成》云伏兔为脉络所会也。坐骨神经痛多数为足少阳胆经病变，疼痛多沿胆经循行放散，足阳明经多气多血，取之可行气活血，一穴伏兔，兼通二经筋，泻之可行气活血、通筋止痛。

按语： 坐骨神经痛有原发性、继发性，反射性三种类型。原发性坐骨神经痛是坐骨神经本身发生的病变，多与感染有关，受冷常为诱发因素。继发性坐骨神经痛是因神经通路的邻近组织病变所引起，如腰椎间盘突出症、脊椎关节炎、椎管内肿瘤等。反射性坐骨神经痛是由于背部的某些组织遭受外伤或炎症的刺激冲动，传入中枢，反射地引起疼痛。不同类型的坐骨神经痛疗程和预后有所不同，明确诊断，有助于针对性地治疗。

六、膝痛

膝关节疼痛多由素体肾阳不足，感受寒邪所致。

（一）针方组成

鹤顶、犊鼻、内膝眼、足三里、阳陵泉。

（二）针方临证

膝部冷痛、肿胀、麻木，活动不利，甚则痿躄不行，或伴腰腿冷痛，舌淡胖，苔薄白，脉沉缓。

（三）随证加减

寒邪重者，内膝眼、犊鼻可加火针。膝部肿痛者，加风市、膝关。寒邪入里化热者，加曲池。

（四）临床操作

毫针直刺鹤顶，进针1寸用泻法；犊鼻、内膝眼用毫针在膝关节内外凹处斜刺1寸，平补平泻；毫针泻法斜刺阳陵泉1.5寸，毫针平补平泻直刺足三里，进针1.5寸。

（五）针方明理

在本方中选取鹤顶、犊鼻、内膝眼之意义在于三穴围绕着膝关节，鹤顶、内膝眼均是经外奇穴，犊鼻为足阳明胃经穴，鹤顶位于髌骨上缘正中凹处，内膝眼在胫骨上端之内侧，即髌韧带的内缘，犊鼻在胫骨上端之外侧，即髌韧带的外缘，三穴合用主治膝关节局部病症，具有祛风散寒、祛湿止痛的作用。阳陵泉位于膝关节下方，足少阳胆经穴，筋之会穴，为筋气聚会之处。《难经·四十五难》云："筋会阳陵泉。"故阳陵泉是治疗筋病的要穴，特别是膝关节病症，临床较为常用，具有舒筋和壮筋的作用。足三里位于膝下三寸，足阳明胃经穴，阳明经为多气多血之经，阳明有主宗筋，故取足阳明胃经合穴足三里以温阳益气、通经活络。本方五穴合用，以局部取穴和循经取穴相结合，以经穴和经外奇穴相互运用之法，共奏扶正气、祛外邪、止疼痛之功效。

按语：常见的可以引起膝关节疼痛的损伤有几种情况：

（1）脂肪垫劳损：患者会觉得膝关节疼痛，完全伸直时疼痛加重，但关节活动并不受到限制。劳累后症状明显。

（2）半月板损伤：半月板损伤会有明显的膝部撕裂感，随即关节疼痛，活动受限，走路跛行。关节表现出肿胀和滑落感，并且在关节活动时有弹响。

（3）膝关节创伤性滑膜炎：疼痛最明显的特点是当膝关节主动极度伸直时，特别是有一定阻力地做伸膝运动时，髌骨下部疼痛会加剧，被动极度屈曲时疼痛也明显加重。

（4）膝关节骨性关节炎：这种病症多见于中老年，女性居多，超重负荷是致病的主要原因。膝关节会肿胀而疼痛，有时活动关节会有摩擦音。膝部可能出现内翻畸形并伴有内侧疼痛。

（5）膝关节韧带损伤：临床上内侧副韧带损伤占绝大多数。患者会有明确的外伤史，膝关节内侧疼痛、压痛，膝内侧有肿胀，几天后会出现瘀斑。膝关节活动会受到限制。

七、足跟痛

足跟痛多因长期站立，行走过多，奔跑、跳跃、挫伤筋骨；或因风寒湿热之邪外侵，留于经络，与血气相搏，经气痹阻而痛作；或体质素虚或摄生失调而致肾气亏虚，肾主骨，肾虚则阴精无以充养筋骨而发足跟痛。

（一）针方组成

太溪、昆仑、阿是穴。

（二）针方临证

实证：足跟疼痛剧烈，行走触地则加重，部分患者局部有肿胀感，舌苔白，脉弦紧。

虚证：足跟隐隐作痛，缠绵不愈，遇劳则重，局部皮肤色泽无明显改变，常伴有腰膝酸软、耳鸣等症状，舌淡少苔，脉弦细。

（三）随证加减

实证加承山；虚证加水泉。

（四）临床操作

实证以中粗火针或三棱针点刺放血，虚证以细火针点刺。毫针直刺足部穴位，进针 0.5寸，太溪、水泉用补法，余穴用泻法。

（五）针方明理

方用足少阴肾经原穴太溪穴，能强肾壮骨，实证用之可温肾阳散风寒通经络，虚证用之可补肾阴柔筋脉止疼痛；昆仑为足太阳膀胱经穴，疏通太阳经经气，实证泻法可舒筋活络、通络散滞，虚证补法可壮筋补虚，两穴正位于内外踝与跟腱之间的凹中，充分发挥其近治作用。本方必不可少的针法即温通法，实证粗针以散泻，虚证细针以扶正。临床实践证明针灸治疗足跟痛有很好的效果，因针刺可以松懈足跟部软组织粘连，消除炎症与水肿，减轻局部组织的压力，解除跖筋膜的挛缩，促进局部血液循环，从而达到治病止痛的目的。

按语：西医认为足跟痛好发于运动员和老年人，主要是由于足跟的骨质、关节、跟腱、滑囊、筋膜等处病变引起的疾病。常见的为足跟骨刺、跟腱炎、筋膜炎、跟垫痛等，往往发生在久立或久行者，可由长期或慢性轻伤引起。个别患者侧位 X 线片显示跟骨有骨刺，大部分足跟骨刺会有足跟痛症状，但不是有足跟痛就会有足跟骨刺。

常见的为跖筋膜炎，久行，表现为跖筋膜纤维断裂及修复过程，在跟骨下方偏内侧的筋膜附丽处骨质增生及压痛，跖筋膜炎不一定有骨刺。

八、急性扭伤

急性扭伤多由剧烈的运动，或负重不当、跌仆、牵拉等原因，引起气血壅滞、经脉闭阻而造成关节及筋脉损伤。

（一）针方组成

曲池、足三里、对侧相应阿是穴。

（二）针方临证

局部关节肿胀疼痛，关节活动受限。轻者局部微肿，按之疼痛，重者红肿明显，疼痛剧烈，关节屈伸不利。

（三）随证加减

疼痛剧烈：加血海。

（四）临床操作

找对侧相应的部位，毫针进针后用泻法，边捻转边嘱患者活动患关节，进针深度因关节不同而有别。毫针直刺曲池、足三里，进针 1.5 寸用泻法。

（五）针方明理

本方体现了两层深刻含义：左右交叉取穴和针刺运动法。首先左右交叉取穴方法源自

《黄帝内经》，《素问·阴阳应象大论》明确指出："故善用针者，从阴引阳，从阳引阴，以右治左，以左治右。"具体提出了缪刺和巨刺论。缪刺即病在络脉，病在右而表现于左，必须左痛刺右；病在左而表现于右，必须右痛刺左。巨刺即病在经脉，左侧邪盛致右侧发病，必须右症针左；右侧邪盛致左侧发病，必须左症针右。正如《针灸大成》云："缪刺与巨刺各异，巨刺者，刺经脉也，痛在左而右脉病者，则巨刺之，此左痛刺右，右痛刺左，中其经也。缪刺者，刺络脉也，身形有痛，九候无病，则缪刺之，此右痛刺左，左痛刺右，中其络也。此刺法相同，但一中经，一中络之异耳。"其次针刺运动法即毫针进针后用泻法，边捻转边嘱患者活动患关节。此种方法可以改善患处的气血运行，减轻因外伤引起的瘀血疼痛。方选曲池和足三里，均为阳明经穴，多气多血之经，一上一下，调节全身气血，共同起到舒筋活络、消肿定痛、扶助正气、活血散瘀的功效。

按语：西医认为扭伤是突然的剧烈的转动使肩、肘、腕、髋、膝、踝关节超出其正常的生理活动范围而产生的外伤。筋膜、韧带、肌肉遭受过度扭转或牵拉，产生软组织损伤或撕裂，继发性出血、肿胀、疼痛和关节功能障碍。

（于德强）

第二节　五官科病证

一、暴盲症

外观无明显异常，一眼或双眼视力骤然或猝然失明的内障眼病，称为暴盲。多因肝肾不足，精血亏损，或深思劳倦，脾气不升可致目失濡养；情志不遂，肝气郁结，郁而化火，气血瘀滞，阻塞脉络；阴虚生内热，虚火上扰目窍，均可致失明。

（一）针方组成

睛明、太阳、风池、光明。

（二）针方临证

一眼或双眼视力骤然下降，或视力随病情反复而逐渐下降，可出现视直为曲，视大变小，多伴有眼胀、头痛等症。

（三）随证加减

肝肾不足加肝俞、太溪；脾失健运加足三里、内关；肝气郁结加太冲；阴虚内热加照海。

（四）临床操作

针刺睛明穴时，选用细针，固定眼球，沿眼眶缓慢刺入1寸，严格掌握进针的角度与深度，留针20分钟，出针后用干棉球压迫针孔1~2分钟以防局部皮下出血。太阳、风池斜刺0.5~0.8寸，风池使针感达眼区，光明直刺1~1.5寸。

（五）针方明理

本方中近取睛明、太阳通络明目；风池、光明属足少阳胆经，不仅泻肝利胆，还可疏导眼部经气。穴位之间的合用可起到相辅相成的作用，如睛明、太阳、风池可清热泻火，凉血解毒；光明、风池、太冲可疏肝解郁，行气活血；风池、光明、足三里、内关、太冲可平肝熄风，化痰通络；照海、太溪滋阴潜阳，养肝明目。全方共奏清热凉血，疏肝解郁，平肝熄风，活血化瘀，化痰除湿，益气养血，明目开窍之功。

按语：西医眼科认为暴盲是多种眼底疾病的一个症状，如急性神经炎、视网膜中央动脉阻塞、急性期后极部多发性鳞状色素上皮病变、视网膜脱离及眼底出血等，临床要注意鉴别诊断。

二、天行赤眼

天行赤眼指以目赤、眼睑肿痛为主症的急性眼科疾患，常见于急性结膜炎、流行性角结膜炎等。多因风热时邪，上攻于目窍而发病；或肝胆之热循经上扰，经脉闭阻，气滞血壅而致发病。

（一）针方组成

耳尖、攒竹、风池、合谷。

（二）针方临证

一眼或双眼突然痒涩，灼热疼痛，畏光流泪，或眵多黄稠，或仅有少许眼眵，胞睑红肿疼痛，白睛红赤肿胀，或有点状、片状出血。外感风热兼有头痛发热恶风，舌淡苔薄黄，脉浮数。

肝胆火盛伴有口苦烦热，便秘溲赤，舌红苔黄，脉弦滑。

（三）随证加减

外感风热加曲池、少商；肝胆火盛加太冲、侠溪。

（四）临床操作

攒竹、耳尖、少商三棱针点刺放血，余穴毫针泻法。风池向鼻尖斜刺 0.5 ~ 0.8 寸，使针感向眼睛扩散为主。合谷、太冲直刺 0.5 ~ 1 寸，侠溪浅刺 0.5 寸，曲池直刺 1.5 寸。

（五）针方明理

目赤方中耳尖穴三棱针放血专治天行赤眼，单眼患病以针患侧耳尖为主，双侧发病，则取双侧耳尖放血，具有清热解毒、疏风散邪、凉血化瘀、消肿止痛之功。风池、合谷泻少阳、阳明之热邪，具有疏风散邪、通络凉血散瘀之功；攒竹以泻太阳、少阳邪热，具有凉血散瘀、泻火解毒、消肿止痛之功。全方共奏疏风散邪、清热凉血、泻火解毒、消肿止痛之效，有主治天行赤眼之功。

按语：论传染性，则有《证治准绳》曰："一家之内，一里之中，往往老幼相传者是也……为天时流行热邪相感染。"

论发病时间，则有《眼科统秘》曰："时维夏令，红障满轮，暑气熏灼，最易染人。"

论病因病机，则有《银海精微》曰："天行赤眼者，谓天地流行毒气，能传染于人，一人害眼，传于一家。"

三、目偏视

目珠偏斜，向前正视，黑睛或左或右，或上或下，失其常态的眼病，称为目偏视。多由于先天不足，小儿发育不良；或长时间一个方向斜视造成；也有因头面部外伤所致。

（一）针方组成

听宫、臂臑。

（二）针方临证

目珠偏斜，或一眼或双眼，或偏左或偏右，或偏上或偏下，位置不定，程度不一，或视一为二，倾头视瞻，头昏不适，步履不稳，或视物不清。

（三）随证加减

肝肾亏虚加肝俞、肾俞；中风后遗症、气虚血瘀者加太阳、血海、膈俞。

（四）临床操作

张口取听宫穴，进针 1 寸，平补平泻；毫针刺臂臑，进针 1.5 寸，留针 30 分钟。

（五）针方明理

治疗本病以通调经气，荣养目窍，调节眼肌为法则，应用远端取穴，方由手阳明大肠经臂臑穴和手太阳小肠经听宫为主。眼为人体之清窍，五脏六腑之精气皆上荣之，十二经脉中，有七条经脉行于眼之周围，其他经脉亦通过交接和经别等关系与目相通，故目之能视乃得十二经经气荣养而成。在诸多经脉穴位中，笔者通过大量临床实践认为："太阳为目上网，阳明为目下网"，手太阳小肠经之听宫穴位居耳前，与手足少阳经交会，不仅通调太阳经气，又可枢转少阳，通经行气。臂臑为手阳明大肠经穴，手阳明经与足阳明交接，经气相通，阳明经多气多血，循行达于目下，故阳明经为荣养目窍的重要经脉，臂臑穴位居上臂，为临床治疗目疾的经验要穴。

按语：西医眼科斜视分共同性斜视和麻痹性斜视。共同性斜视是眼位偏斜但无眼球运动障碍，因眼外肌功能存在，但其拮抗肌之间力量不平衡所致。麻痹性斜视为支配肌肉的神经或肌肉发生功能障碍，一条或数条眼外肌麻痹，不能转向该肌作用方向。

四、上睑下垂

上睑垂下，不能升举，胞睑遮盖部分或全部瞳神，影响视瞻的眼病，称为上睑下垂。可单眼患病，亦可双眼罹患。多因先天禀赋之精气不足；或风邪侵入，筋脉失和，弛缓不用，升举无力；或脾气下陷，眼肌不得其养而痿废无力；或外伤损及经络血脉所致。

（一）针方组成

阳白、鱼腰、头临泣、合谷、足三里。

（二）针方临证

上睑下垂，睑裂变窄，遮盖部分或全部瞳神，影响视瞻，严重者仰头而视或有视力下降，或兼见全身病症。

（三）随证加减

肝肾不足，先天遗传者加太溪、命门；正气不足，风邪入侵者加风池、外关；脾气亏虚，清阳下陷者加百会、中脘；外伤经脉，气血不畅者加膻中、膈俞。

（四）临床操作

头面部穴位进针后，卧针向下沿皮刺，合谷刺 0.5 寸，足三里直刺 1～1.5 寸。

（五）针方明理

本病终因睑肌功能障碍所致，所以在取穴上强调远近相合，法则上强调后天脾胃作用，用后天补先天，补气血、升清阳、抉正气、通经络。近取阳白、鱼腰、头临泣以通调局部气血，且头临泣为足太阳、足少阳之交会穴，二者分别起于目内眦，至目锐眦，可治疗眼肌疾病。阳明经多气多血，取手阳明原穴之合谷，足阳明之合穴足三里调补后天。与辨证加穴配合，共奏滋补肝肾，益气固表，祛风通络，补中益气，升阳举陷，活血通络之功，主治上睑下垂。

按语：本病是由于上睑提肌功能不全或丧失所致，病因有：①先天性，有遗传性，双侧同患；②因动眼神经麻痹所致，多为单眼；③交感神经性上睑下垂；④重症肌无力症；⑤外伤损害动眼神经等。

五、耳鸣耳聋

在针灸临床上以神经性耳鸣、耳聋为多见。耳鸣是听觉功能紊乱产生的一种症状；耳聋是指听觉功能丧失，轻者为重听，重者为耳聋，有时可同时发生。多因暴怒、惊恐而致肝胆之火上逆，少阳经气闭阻，或外感风邪，壅遏清窍均可致实证之耳鸣、耳聋；因肾虚气弱，精气不能上达于耳则可致虚证之耳鸣、耳聋。

（一）针方组成

听宫、中渚、翳风。

（二）针方临证

实证：耳鸣为耳中暴鸣，鸣声不止，耳聋多为突然发生，伴有口苦胁痛，烦躁易怒，舌红苔腻，脉弦数。

虚证：耳鸣时作时止，劳累则加剧，耳聋发病缓慢，渐次加重，伴有头晕腰酸，遗精带下，舌淡，脉细弱。

（三）随证加减

实证加合谷、太冲；虚证加太溪、筑宾。

（四）临床操作

实证泻之，虚证补之。听宫张口取穴，进针 1～1.5 寸深，翳风进针 1 寸，中渚直刺0.5～1 寸，留针 30 分钟。

（五）针方明理

方中听宫为手太阳之止穴，手太阳经入耳中，翳风、中渚为手少阳经穴，手少阳经从耳后入耳中，三穴疏通耳部气血，止鸣复聪，共为主穴。取四关穴以清火泄热，开窍启闭；太溪为肾经原穴，筑宾属肾经穴，与阴维脉交会，善于滋阴补肾，肾精充足，则其窍得养。

按语：患者应注意休息，保证足够睡眠，情绪紧张焦虑者要使思想放松。积极治疗耳部原发疾病，有全身疾病者要同时进行治疗，如高血压患者要降低血压。还要注意饮食营养。

六、颌痛

颌痛指颞颌关节功能障碍的病症。本病多因身体虚弱，外感风邪，以致局部经络阻滞，气血不通，颞下颌关节失于濡养而发病，或局部受暴力打击，或张口太大，如打哈欠等造成关节扭伤所致。

（一）针方组成

下关、颊车、合谷。

（二）针方临证

颞下颌关节区疼痛，咀嚼肌酸痛，关节强直、弹响，下颌运动异常，张口受限，咀嚼无力，进食困难。

（三）随证加减

外感风邪，经筋挛急者加列缺；厥气上逆，经筋紊乱者加支沟、阳陵泉；肾气不足，筋骨失濡者加肾俞、太溪；痛甚者加局部火针。

（四）临床操作

毫针直刺下关，进针1.5寸，针感酸麻胀感；颊车毫针直刺1.5寸；毫针直刺合谷，进针1寸，平补平泻手法。

（五）针方明理

颞下颌关节位于耳前，是多条经脉循行所过之处。足阳明胃经"却循颐后下廉出大迎，循颊车，上耳前，过客主人"。足少阳胆经"其支者，从耳后入耳中，出走耳前"。手少阳三焦经"其支者，从耳后入耳中，出走耳前……"手太阳小肠经"其支者，从缺盆，循颈上颊，至目锐眦，却入耳中……"从上述看，有4条经脉循行均经颞下颌关节所居之耳前部位，故方中用下关、颊车为局部及邻近穴位，远端穴为合谷。本病的发生与阳明、少阳经气阻滞关系最为密切，阳明多气多血，主润宗筋，故方由阳明经穴为主组成，以疏散风邪，通经活络，调和气血而止痛。

按语：西医认为本病的病因尚不完全清楚，一般与神经衰弱、精神紧张、咀嚼功能紊乱、下颌关节解剖异常、创伤及颈椎病变有关。

七、鼻渊

鼻渊指鼻窦黏膜部发生的炎症。常分实证或虚证两类，实证有外感风热、少阳郁热、脾经湿热，虚证有肺气不足或脾气虚弱。

（一）针方组成

迎香、上星、合谷、印堂、列缺。

（二）针方临证

外感风热：涕黄量多，鼻塞，嗅觉减退，伴发热恶寒、头痛胸闷，舌红苔黄，脉浮数。

少阳郁热：涕黄浊黏稠，鼻内肿胀，头痛及患部疼痛剧烈，伴发热、口苦咽干、烦躁，舌红苔黄，脉弦数。

脾经湿热：涕黄浊量多，鼻塞重而持久，嗅觉丧失，伴有头痛头晕，脘胁胀满，舌红苔黄腻，脉濡。

肺气不足：涕白黏，鼻塞，嗅觉减退，鼻内淡红肿胀，头晕头胀，形寒肢冷，气短乏力，舌淡苔白，脉缓。

脾气虚弱：涕白黏或黄稠，量多鼻塞，肢困乏倦，食少便溏，舌淡苔白，脉缓弱。

（三）随证加减

外感风热加大椎；少阳郁热加外关、阳陵泉；脾经湿热加曲池、中脘；虚证加气海。

（四）临床操作

虚证用补法，实证迎香、印堂均用捻转之泻法，针尖向上刺入迎香，针尖向下刺入印堂，进针 0.5~1 寸。上星斜刺 1 寸，合谷直刺 1 寸，足三里直刺 1.5 寸，留针 30 分钟。

雷火灸：灸上星穴至素髎穴。距离皮肤 2 厘米上下来回灸 10 次后，用手按一下，共灸 60 次，上下 1 个来回为 1 次；灸印堂穴至左、右侧迎香穴。距离皮肤 2 厘米，印堂至左、右印香来回各灸 60 次，上下来回为 1 次，每灸 10 次用手掌平按一下；灸前额部。距离皮肤 3 厘米用横向左右来回灸整个前额部，共计 60 次。

灸印堂穴、睛明穴、双侧迎香穴、上星穴。用雀啄法（距离皮肤 1 厘米），每穴 28 次，每灸 7 次后用手按揉一下（12 岁以下的患者每穴灸 21 次，仍每灸 7 次用手指按揉一下）；

灸耳部。距离耳部前后面 2 厘米，灸至皮肤发红，深部组织发热为度，每灸 10 次后用手压一下，每面用旋转法灸 40 圈后，距离耳心 2 厘米用雀啄法灸（用左手拉耳轮中部处向外拉，使耳道口暴露开大），28 次，每灸 7 次后用手压一下。

灸双鼻孔。用雀啄法距离鼻孔 2 厘米。让患者头部后仰，用左手指下压上唇，灸 28 次，每灸 7 次停顿 5 秒后再灸。同时患者做深呼吸嗅雷火灸的热力和药味。

灸合谷穴。用雀啄法距离双手合谷穴 1 厘米各灸 21 次，每灸 7 次用手指压一下。

（五）针方明理

鼻为肺窍，体内蕴热，肺失宣降，经气不畅，以致鼻窍不利而出项鼻塞流涕症状。鼻窍位居面部中央，手阳明大肠经"上夹鼻孔"，足阳明胃经"下循鼻外……"督脉沿前额下行鼻柱。由此可见，鼻窍除与肺关系密切外，在经脉循行方面，与手足阳明经、督脉关系密切。本方中取局部穴位大肠经的迎香和督脉循行线上的经外奇穴印堂穴，可调局部经气，通利鼻窍。远端穴位以手阳明经之合谷清阳明热，肺经列缺宣降肺气。同时根据辨证加用穴位，共起到清热宣肺、调和营卫、通利鼻窍的作用。

按语：如鼻塞不通，兼有大便秘结，当在宣降肺气的同时，针刺天枢以通腑气，腑气畅通，大便如常，可有助于肺气的宣发与升降，有助于通利鼻窍。

八、口疮

口疮，即口腔溃疡，其特征是口腔黏膜上出现黄白色如豆大的溃疡点，具有周期性复发的规律。多因外感风热之邪，或过食肥甘厚味，心脾积热，或思虑过度，心脾两虚，或肾精亏损，虚热内生，虚火上炎，均可致本病发生。

（一）针方组成

劳宫、照海。

（二）针方临证

溃疡生于唇、舌，或颊内等黏膜处，为黄豆或豌豆大小的黄白色溃疡斑点，数目不等，有剧烈烧灼痛，尤以进食时明显，有复发倾向。

实证：发热口渴，便结溲赤，舌红苔黄，脉细数。

虚证：五心烦热，失眠盗汗，舌红苔少，脉细数。

（三）随证加减

实证加内庭；虚证加太溪。

（四）临床操作

毫针直刺穴位，进针 0.5～1 寸，实证行九六泻法，虚证行九六补法。留针 30 分钟。

（五）针方明理

引起本病的关键一是虚实之火耗伤阴液，二是虚实之火上炎于口，使得口内经络壅滞，经气不畅，造成局部失养而发糜烂溃疡。在治疗方面，本方特点是取穴少，由劳宫、照海组成。

劳宫为手厥阴心包络之荥穴，在五行属火，从脏腑生理看，心包络为心之外围，可代心受邪，故劳宫为清心热、泻心火之要穴。照海为足少阴肾经穴，又为八脉交会穴，通于阴跷，可滋补肾水，以达壮水之主以制阳光的效果。另从经脉循行看，肾经夹舌本而行，照海又可通经活络、荣养舌窍。

同时根据辨证虚实的不同，适当加用他穴，如内庭穴常用于胃火熏蒸之实证。在手法上，强调施用九六捻转补泻方法，大指向前捻转九次为补，向后捻转六次为泻；反之大指向后捻转九次为泻，向前捻转六次为补。在具体操作时，还要依据患者身体状况及穴位等不同，分别采用强刺激、中刺激或弱刺激。

按语：患者应注意口腔卫生，少食辛辣等刺激性食品，戒烟戒酒，保证充足的睡眠。

九、牙痛

牙痛为口腔疾患中的常见症状，遇冷、热、酸、甜等刺激均可致牙痛发作或加剧。本病多因饮食不节，嗜食辛辣肥甘，以致肠胃蕴热；或风邪外袭经络，郁于阳明而化火，火热之邪循经上扰而发为牙痛；或肾阴不足，阴虚生内热，虚火上炎而致。

（一）针方组成

合谷、上关、颊车。

（二）针方临证

风火牙痛：牙痛阵发，遇风发作，得冷痛减，牙龈红肿。或伴有恶寒发热，口渴，舌红苔薄白，脉浮数。

胃火牙痛：牙痛剧烈，牙龈红肿较甚，或有溢脓。伴有口臭口渴，便秘溲赤，舌红苔黄，脉滑数。

虚火牙痛：牙痛隐隐，时作时止，牙龈无明显红肿，牙齿松动，牙痛日轻夜重，舌红苔少，脉细数。

（三）随证加减

风火型加外关；胃火型加内庭；虚火型加太溪；牙龈红肿较剧者施以三棱针点刺放血。

（四）临床操作

太溪用补法，余穴施以泻法。颊车向前斜刺 0.5～1 寸，内庭直刺 0.5～0.8 寸，余穴直刺 0.5～1 寸。阿是穴以三棱针点刺放血。

（五）针方明理

牙痛方由此三穴组成是根据经络的循行，手足阳明经分别入于上下齿中，故取手阳明经原穴合谷，其脉入上齿中，下关、颊车为局部取穴，其所属足阳明胃经入下齿中。本方具有疏通经气、利齿止痛之功。外关可疏风散热；内庭清胃泻火；太溪滋阴清热；红肿剧烈者，放血使血随热散，肿痛得消。

按语：针刺治疗牙痛效果显著，止痛快，效力强。对因龋齿感染、坏死性牙髓炎、智齿等所致的牙痛，应同时进行病因治疗。

十、 咽喉肿痛

咽喉肿痛是口咽和喉咽部病变的一个主要症状，常分为虚实病证，如外感风热之邪，熏灼肺系，或嗜食辛辣肥甘，胃火内蕴，循经上壅，而致实证；或素体阴亏，或阴液耗伤，阴津不能上润咽喉，且阴虚生内热，虚火上灼于咽喉而致虚证。

（一）针方组成

大椎、列缺、少商。

（二）针方临证

实热型：初起咽喉轻度红肿疼痛，逐渐红肿显著，疼痛剧烈。伴有发热、口渴，咳黄痰，便结溲赤，舌红苔黄，脉洪数。

虚火型：咽喉稍肿，色黯红，疼痛较轻，或吞咽时痛作，入夜疼痛加重，口干舌燥，舌红少苔，脉细数。

（三）随证加减

实热型加三棱针点刺商阳，乳蛾局部；虚热型加太溪、照海。

（四）临床操作

实证泻之，虚证补法。毫针斜刺大椎，进针 1 寸，斜刺列缺，进针 0.3 寸，三棱针点刺少商出血。

（五）针方明理

治疗时注意对本病的辨证，需要局部与整体的结合。局部症状与全身症状常成正比，局部红肿轻微，全身症状就轻，表明邪热轻浅；反之乳蛾红肿明显，甚至化脓起腐，全身症状就重，可以出现高热不退，甚至惊厥等症。

治疗上以清泻肺胃，利咽通络为法则。取穴以远端及局部相结合。咽为肺之关，肺与大肠相表里，故咽痛以毫针刺大椎、合谷清火邪热，以三棱针点刺少商、商阳放血泻热，以大锋针点刺红肿之乳蛾出血，使其恶血出尽，壅滞之经络通畅，以利咽喉而止痛退热，针到肿消。虚热型咽痛，肾经入肺中，循咽喉，故肾阴不足，虚热之邪上蒸咽喉，常可引起本病反复发作，取照海、太溪益肾阴，取列缺调肺气，肺属金，肾水充足，可滋阴降火，利咽通络。

按语：本病包括西医的扁桃体炎。急性发作者，常见高热、咽喉肿痛。慢性扁桃体炎临床症状不太明显，患者中有的扁桃体增生、肥大，有的扁桃体不大。扁桃体炎如反复发生，可引起肾炎、风湿病、长期低热等不良后果，值得重视。

十一、失音

声音不扬，甚至嘶哑不能出声，称为喑。中医称之为"喉喑"。本病多因外感寒邪，阻遏肺窍，或外受风热，灼津为痰，痰热交阻，肺失升降，或郁怒伤肝，气机郁结，肺气不宣，均可致肺之关口咽喉开阖不利，音不能出；或肺有燥热，日久伤阴，或肾阴不足，咽喉、声道失于滋润，而致失音。

（一）针方组成

液门、听宫、水突。

（二）针方临证

声音嘶哑，其声不扬，重者不能出声。急者猝然发病，缓者逐渐形成，如外感表证兼有发热、恶寒、喉痛等；病久者多兼有咽喉干痒不适，胸闷等症。

（三）随证加减

实证加列缺，虚证加照海。

（四）临床操作

实证用泻法，虚证用补法。水突刺入 0.5 寸深，使针感向上传导至咽喉，液门向上斜刺2 寸，听宫直刺 1.5 寸。

（五）针方明理

《景岳全书》云：声由气而发，肺病气夺。此气为声音之户也。肾藏精，精化气，阴虚则无气，此肾为声音之根也。故失音一病与肺肾关系密切。本方治疗法则为宣降肺气，滋阴降火，通经调气，生津润喉。方中液门为手少阳三焦经荥穴，此处为三焦经脉气所发之处，状如小水，以毫针向上斜刺液门2 寸，可调三焦之气滞，肾为下焦，此穴也可调肾，而起到育阴生津润喉之效。听宫是手太阳小肠经穴，与手足少阳经交会，深刺此穴 2 寸深，可调喉部经气。水突是足阳明胃经穴，位居颈部，邻近于喉，是治疗咽喉病的局部穴位，刺此穴宜5 分许，有调喉部经气的作用。失音病分虚实，实证多责之于肺，取肺经络穴列缺，泻肺热调经气，生津润喉以治喑哑。虚证多责之于肾，照海可补肾育阴，生津润喉。此方用之临床，效果良好。

按语：对于失音患者，应及早查明病因，对时间较长，针刺效果不明显者，必须进行喉部检查，以排除喉癌。本病患者应减少发声，避免大声呼叫，忌食烟酒辛辣刺激食品。

（李永富）

第十六章

心系疾病护理

第一节　心悸

一、定义、病因

心悸包括惊悸和怔忡，是指患者自觉心中悸动、惊惕不安，甚则不能自主的一种病证。心悸的发生多与体质虚弱、劳欲过度、情志所伤、感受外邪及饮食不节等因素有关。神经官能症、心律失常、甲状腺功能亢进等可参考本病护理。

二、常见辨证分型、主要临床表现及治疗原则

1. 心虚胆怯　心悸不宁，善惊易恐，坐卧不安，不寐多梦而易惊醒，恶闻声响。舌多正常苔薄白，脉数或细弦。治以镇惊定志，养心安神。
2. 心血不足　心悸气短，头晕目眩，失眠健忘，面色少华，倦怠乏力，纳呆食少。舌淡红苔薄白，脉细弱。治以补心养心，益气安神。
3. 阴虚火旺　心悸易惊，心烦失眠，五心烦热，口干，盗汗，思虑劳心则症状加重，伴耳鸣腰酸，急躁易怒。舌红少津，苔少或无，脉细数。治以滋阴清火，养心安神。
4. 心阳不足　病情较重，心悸不安，胸闷气短，面色苍白，形寒肢冷。舌淡苔白，脉虚弱或沉细无力。治以温补心阳，安神定悸。
5. 水气凌心　心悸眩晕，胸闷痞满，渴不欲饮，小便短少，或下肢浮肿，形寒肢冷，伴恶心，欲吐。舌淡胖苔白滑，脉弦滑或沉细而滑。治以温化水饮，宁心定悸。
6. 心血瘀阻　心悸不安，胸闷不舒，心痛时作，痛如针刺，唇甲青紫。舌质紫黯或有瘀斑，脉涩或结代。治以活血化瘀，理气通络。

三、病情观察要点

1. 心悸不安　观察脉率、脉律、心率、心律、舌象、诱发因素、发作持续时间。
（1）观察心率变化，测量各种心律失常的脉搏时，每次测量时间应不少于1min。
（2）舌为心之苗，注意观察舌象，心血不足者表现舌质淡红；阴虚火旺，虚火上炎者表现舌质红；心阳不足者表现舌质淡。
（3）诱发因素：心悸与情志刺激，饮食过饱，精神紧张，劳倦失眠，外邪入侵，大便

努责等因素密切相关。

（4）发作持续时间：因惊恐而发，时发时止，伴有痰热内扰，胆气虚者较轻；心悸频发，病程已久，脏气虚损，痰瘀阻滞心脉者较重。

2. 伴随症状

（1）伴呼吸困难的患者观察呼吸、咳嗽咳痰情况的变化。

（2）伴水肿的患者观察尿量和血压，记录 24h 出入量。

3. 心悸患者发生下列病情变化时及时通知医师并配合抢救

（1）心悸、胸闷喘促不能卧、唇干肢肿、咳吐粉红色泡沫痰；

（2）心悸伴汗出肢冷、精神倦怠及意识不清；

（3）心悸不安、胸痛时作、唇甲青紫。

4. 使用强心、利尿、扩血管等药物，注意观察药物不良反应

（1）服用洋地黄制剂时，应测量心率（脉搏）是否 ≤60 次/min，有无恶心、呕吐、头痛、黄绿视等症状。

（2）服用利尿药，应注意观察尿量，有无电解质紊乱等。

（3）服用扩血管药物注意观察血压、心率等的变化。

四、症状护理要点

1. 心悸不安

（1）心悸不安时可给予耳穴埋籽，主穴：心、小肠、支点。血虚配：脾、胃、内分泌；下肢浮肿配：膀胱、肾；瘀血阻络配：交感、肾上腺。

（2）心悸发作时无脉结代的患者，可以采用憋气法、引吐法、压迫眼球法缓解心悸。

（3）对心虚胆怯的患者，应避免重物坠地的巨响、高频尖利声响或大声喧哗的刺激。

（4）水气凌心者协助采取舒适体位：如坐位、半坐位、垂足卧位等；泛恶者可口嚼生姜片，按压内关；腹胀纳呆者，艾灸中脘、足三里，或热敷胃脘部。

（5）心血不足、心阳不足、心虚胆怯、水气凌心者，病室宜温暖，向阳；心阳不足、畏寒肢冷的患者，注意保暖防寒。

（6）保持大便通畅，大便时勿努责，可按摩腹部，或按揉关元、大肠俞、气海、足三里等穴位，或每日晨起饮温开水，必要时使用导泻剂。

（7）便秘患者给予耳穴埋籽，主穴：大肠、直肠下端、皮质下、便秘点；配穴：肺、结肠、脾。

2. 伴随症状

（1）心悸伴呼吸困难者遵医嘱给予氧气吸入，如患者咳吐粉红色泡沫痰，可用酒精过滤湿化吸氧。

（2）水肿、卧床患者加强皮肤护理，定时用紫草油按摩受压部位；限制饮水量和钠盐的摄入，遵医嘱记 24h 出入量、测体重。

3. 向患者解释相关药物的作用及副作用　观察药物应用的不良反应，发现问题及时采取对症治疗和护理。

五、饮食护理要点

饮食有节，进食营养丰富易消化的食物，保持大便通畅，忌过饱过饥，戒烟酒浓茶，宜低盐低脂饮食。

1. 心虚胆怯　宜食黄花菜、百合、桂圆、大枣、小麦、莲子等。食疗方：茯苓饼、山药粥。

2. 心血不足　宜食牛肉、桑葚、山药、枸杞子、龙眼肉、阿胶枣等补心益气之品，也可食白参汤。食疗方：桂圆莲子粥、酸枣仁粥。

3. 阴虚火旺　宜食莲子、银耳、桑葚、百合等滋阴降火之品，也可饮百合莲子麦冬汤。食疗方：生地黄粥、天门冬粥。

4. 心阳不足　宜食甘温助阳益气之品，如海参、羊肉、鸡肉、胡桃，烹饪时可适当加用葱、姜、蒜等调料，也可食桂枝桂圆汤。食疗方：党参粥等。

5. 水气凌心　宜食甘温利水之品，如葫芦、冬瓜、西瓜、丝瓜等，烹饪时适当添加大蒜、生姜、花椒等；也可选用玉米须煎汤代茶饮。食疗方：赤小豆粥、薏苡仁粥、赤小豆鲤鱼汤。

6. 心血瘀阻　宜食鸭肉、山楂、藕、栗子等活血理气之品，也可食丹参饮（丹参、砂仁、红糖）。食疗方：毛冬青煲猪蹄。

六、中药使用护理要点

1. 口服中药　口服中药时，应与西药间隔30min左右。

（1）中药汤剂：心血不足、心阳不足、瘀血阻络、水气凌心证者汤药宜温热服；心虚胆怯证者宜睡前或发作时服药；阴虚火旺证者汤药宜温服。

（2）稳心颗粒：因其成分含三七，孕妇及月经期女性慎用。

（3）黄杨宁片：可吞服或饭后服；初期出现的轻度四肢麻木感，头晕，可在短期内自行消失，无须停药。

（4）天王补心丹、朱砂安神丸：服药期间忌食鱼腥、辛辣油腻刺激性食品；因含朱砂不宜过量久服；不宜与碘溴化物合用；孕妇忌服。

2. 中药注射剂　中药注射剂应单独使用，与西药注射剂合用时须前后用生理盐水做间隔液。

（1）丹参酮ⅡA磺酸钠注射液：忌与盐酸氨溴索、西咪替丁、法莫替丁、盐酸甲氯芬酯、硫酸镁、盐酸克霉素、甲磺酸帕珠沙星、甲磺酸培氟沙星等喹诺酮类抗生素和硫酸依替米星、硫酸妥布霉素等氨基糖苷类抗生素配伍；禁与含镁、铁、钙、铜、锌等重金属的药物配伍使用。

（2）苦碟子注射液：与氯化钾、复方氯化钠注射液、20%甘露醇、硫酸依替米星、阿莫西林钠克拉维酸钾、盐酸普罗帕酮存在配伍禁忌。

3. 外用中药　观察局部皮肤有无不良反应。

心悸发作时可贴敷膻中穴，每次12~24h。

七、情志护理要点

（1）保持心情舒畅，劳逸适度。忌过度思虑，避免愤怒、抑郁等不良情绪。

（2）心虚胆怯证者，避免在患者面前议论与其病情有关的问题，防止情绪激动。

（3）对进入监护室或带有监测仪的患者应将相关情况详细地告诉患者，使其尽快适应环境，稳定情绪，配合治疗。

八、健康宣教

1. 用药　严格遵医嘱服药；不可随意停药、换药，应用某些药物（强心、利尿、扩血管、抗心律失常等药物）后产生不良反应时及时就医。

2. 饮食　因过饱、刺激性食物、烟酒等均可诱发心悸，故应避免。

3. 运动　病情允许的患者可参加体育锻炼，如太极拳、太极剑等，也可配合气功练习，增强体质。

4. 生活起居　注意防寒保暖，预防感冒的发生。避免和控制诱发因素，如劳累、情绪激动、便秘等不良刺激。

5. 情志　保持情绪稳定，避免不良情绪刺激，避免情绪激动。

6. 自救　随身携带急救药及自救卡。

7. 定期复诊　遵医嘱定期复诊，如心悸不安，喘促持续不能缓解，水肿加重等时，应立即就诊。

（纪萌健）

第二节　胸痹

一、定义、病因

胸痹是指以胸部闷痛，甚则胸痛彻背，喘息不得卧为主症的一种病证，轻者仅感胸闷如窒，呼吸欠畅，重者则有胸痛，严重者心痛彻背，背痛彻心。胸痹的发生多与寒邪内侵、饮食失调、情志失节、劳倦内伤、年迈体虚等因素有关。冠状动脉粥样硬化性心脏病、心包炎、心肌病等可参考本病护理。

二、常见辨证分型、主要临床表现及治疗原则

1. 心血瘀阻　心胸疼痛，如刺如绞，痛有定处，入夜为甚，甚则心痛彻背，或痛引肩背，伴胸闷，日久不愈。舌质紫黯，有瘀斑，苔薄，脉弦细。治以活血化瘀，通脉止痛。

2. 气滞心胸　心胸满闷，隐痛阵发，痛有定处，时欲太息，遇情志不遂时容易诱发或加重，或兼有脘腹胀闷，得嗳气或矢气则舒。舌红苔薄或薄腻，脉弦细。治以疏肝理气，活血通络。

3. 痰浊闭阻　胸闷重而心痛微，痰多气短，形体肥胖，遇阴雨天易发作或加重，伴倦怠乏力，纳呆便溏，咳吐痰涎。舌胖有齿痕，苔浊腻或白滑，脉滑。治以通阳泄浊，豁痰宣痹。

4. 寒凝心脉　心痛彻背，喘不得卧，伴形寒，甚则手足不温，冷汗自出，胸闷气短，面色苍白。舌黯苔白，脉沉紧或沉细。治以祛寒活血，宣痹通阳。

5. 气阴两虚　心胸隐痛，时作时休，心悸气短，伴倦怠乏力，声息低微，面色㿠白，易汗出。舌质淡红，舌胖有齿痕，苔薄白，脉虚细缓或结代。治以益气养阴，活血通脉。

6. 心肾阴虚　心痛憋闷，心悸盗汗，虚烦不寐，腰酸膝软，头晕耳鸣，口干便秘。舌红少津，苔薄或剥，脉细数或促代。治以滋阴清火，养心和络。

7. 心肾阳虚　心悸而痛，胸闷气短，自汗，面色㿠白，神倦怯寒，四肢欠温或肿胀。舌淡胖边有齿痕，苔白或腻，脉沉细迟。治以温补阳气，振奋心阳。

三、病情观察要点

1. 胸痛　疼痛的部位、性质、程度及诱发因素。

（1）局限于胸膺部位，多为气滞或血瘀；放射至肩背部、咽喉、脘腹，甚至臂臑、手指者为虚损已显，邪阻已著；胸痛彻背，背痛彻心者，多为寒凝心脉或阳气暴脱。

（2）胸部闷重而痛，多属气滞、痰阻；刺痛固定不移，痛有定处，多为血脉瘀阻；隐痛时作时止，多为气阴两虚。

（3）疼痛持续时间短暂，瞬即逝者病情多轻，持续不止者病情多重；疼痛发作频繁者病情重，偶尔发作者病情轻。

（4）诱发因素：胸痛是否与饱餐，用力排便，劳倦失眠，外邪入侵，情志刺激等因素相关。

2. 心率、心律　每次测量时间应不少于1min。

3. 血压、神志、面色、汗液、舌脉、大便、尿量、心电图等情况的变化。

4. 使用强心、利尿、扩血管等药物　注意观察药物不良反应。

（1）服用洋地黄制剂时，应测量心率（脉搏）是否≤60次/min，有无恶心、呕吐、头痛、黄绿视等症状。

（2）服用利尿药：应注意观察尿量、有无电解质紊乱等。

（3）服用扩血管药物：注意观察血压、心率等的变化。

5. 四肢厥冷，脉微欲绝，冷汗如油等心阳暴脱之象　应及时通知医生，配合抢救。

四、症状护理要点

1. 胸闷、胸痛

（1）胸痛发作时应停止活动，卧床休息，伴胸闷、气促者取半卧位。

（2）胸痛发作时遵医嘱给药，如不缓解应及时报告医生。

（3）疼痛伴胸闷、气促的患者可遵医嘱给予氧气吸入，如患者咳吐粉红色泡沫痰，可用酒精湿化吸氧。

（4）心痛发作时可指压穴位止痛，常用穴：内关、心俞、膻中、合谷。

（5）胸痛时可耳穴埋籽，主穴：心、皮质下、神门，配穴：交感、肾上腺、小肠、肾、脾。也可行耳郭按摩：全耳按摩，重点按揉耳夹腔。

（6）协助卧床患者做好生活护理和基础护理。

2. 对寒凝心脉、心肾阴虚、心肾阳虚者可采用灸法改善症状　取穴：心俞、肾俞、内关、气海、厥阴俞等。

3. 患者便秘时应及时给予通便治疗。

（1）耳穴埋籽，主穴：大肠、直肠下端、皮质下、便秘点；配穴：肺、结肠、脾。

（2）养成每日按时排便的习惯，必要时练习床上大小便。

（3）每日晨起和睡前顺时针按摩腹部，每次5min。

（4）每日晨起饮蜂蜜水或温开水1杯。

（5）遵医嘱用药，外用甘油灌肠剂、开塞露，或肥皂水灌肠。

4. 控制饮水量　心功能不全者，遵医嘱记录24h出入量，并控制饮水量。

5. 温度适宜　心肾阴虚者病室温度宜略低，就寝前热水泡足，以利睡眠；心肾阳虚者病室温度可偏高。

五、饮食护理要点

饮食宜清淡、易消化，多食蔬菜、水果，宜低盐、低脂、低胆固醇，定时定量，勿过饱过饥，忌食肥甘油腻，辛辣之品，戒烟酒、浓茶。

1. 心血瘀阻　饮食宜温热，宜食木耳、山楂等食品，忌生冷、厚味，应少食多餐，切忌饱餐，也可饮芪参茶。食疗方：田七炖鸡（田七、土鸡、红枣）。

2. 气滞心胸　宜食柑橘、金橘、萝卜等理气化滞之品，也可饮芦荟汁。食疗方：陈皮粥。

3. 痰浊闭阻　宜食柑橘、萝卜、山楂、竹笋、洋葱等，忌食肥甘油腻生痰助湿之品，宜食化痰之品，如雪羹汤（海蜇、荸荠代茶饮）。食疗方：半夏山药粥、竹笋粥等。

4. 寒凝心脉　宜食生姜、大葱、核桃、山药等温热之品。可饮少量米酒，忌食生冷瓜果。食疗方：薤白粥、二姜葱白粥（干姜、高良姜、葱白、大米）。

5. 气阴两虚　宜食莲子、龙眼肉、瘦肉、牛乳、蛋类、鱼肉、山药、海参、黄芪等，可每日用西洋参煎水代茶饮，或太子参、麦冬、五味子煎水代茶饮。食疗方：红枣龙眼粥、百合莲子羹等。

6. 心肾阴虚　宜食木耳、芹菜、香菇、枸杞子、银耳、乌骨鸡、鸽肉等滋阴之品。食疗方：麦冬粥（麦冬、生地黄、薏苡仁、生姜、粳米）、首乌黑豆汤、银耳山楂羹。

7. 心肾阳虚　宜食羊肉、狗肉、荔枝、龙眼肉等温补心阳之品，忌生冷食物。食疗方：猪心炖莲子、人参苁蓉粥（人参、肉苁蓉、葱白、粳米）。

六、中药使用护理要点

1. 口服中药　口服中药时，应与西药间隔30min左右。

（1）中药汤剂：心血瘀阻、气滞心胸者宜温热服；痰浊闭阻、寒凝心脉、气阴两虚者应热服。

（2）速效救心丸：舌下含服。因可扩张眼内血管而引起眼压增高，故青光眼患者慎用。

（3）冠心苏合丸（胶囊）：不宜长期服用，孕妇忌服。不宜与胃蛋白酶、淀粉酶、多酶片等酶制剂服用。

（4）益心舒胶囊：服药期间忌辛辣、油腻之物。

（5）活血中成药：如通心络胶囊、活血通脉胶囊，不宜联合使用多种或大剂量抗凝、活血类药物，以免造成出血。

（6）服药期间合理饮食，不宜服用对药物疗效有影响的食物，如服用人参时忌食茶叶、萝卜；阿司匹林不宜与鹿茸、甘草等同时服用。

2. 中药注射剂 中药注射剂应单独使用，与西药注射剂合用时须前后用生理盐水做间隔液。

（1）复方丹参注射液：与氯化钾、氯化钙、葡萄糖酸钙、碳酸氢钠、硫酸庆大霉素、硫酸阿米卡星、西咪替丁、盐酸美西律、利血平、重酒石酸间羟胺、多巴酚丁胺、氨茶碱、洛贝林、氨甲环酸、氨基己酸、右旋糖酐－40、喹诺酮类（环丙沙星、左氧氟沙星、氟罗沙星、甲磺酸加替沙星等）、阿昔洛韦等存在配伍禁忌。

（2）舒血宁：本品为纯中药制剂，对银杏过敏者不建议使用此药。对乙醇过敏者慎用。不宜与盐酸普萘洛尔、盐酸肾上腺素、阿昔洛韦同用。

（3）生脉注射液：不宜与维生素 C、氯霉素、磺胺嘧啶钠、复方磺胺甲 χ 唑、枸橼酸舒芬太尼、多巴胺等配伍。

3. 外用中药 观察局部皮肤有无不良反应。

（1）宽胸气雾剂：将瓶倒置，每次喷 2~3 下；气雾剂使用后用清水漱口。

（2）冠心膏：于膻中、心俞各贴 1 片，12~24h 更换；注意观察局部皮肤反应。

七、情志护理要点

（1）保持乎和、乐观的心态，减少不良情绪刺激，不看恐怖惊险的电影、小说、电视。

（2）善于调节情绪，有效转移不快，通过音乐、书法、绘画等方式调节情绪。

（3）气滞血瘀证的患者多因情志不遂而诱发，故情志护理更为重要。尤其对年老患者应注意态度和蔼，耐心解释，解除忧虑和恐惧心理。同时做好家属思想工作，共同为患者创造一个温馨和谐、宁静舒畅的环境，以使患者情绪稳定，利于气血条达。

八、健康宣教

1. 用药 严格遵医嘱用药，随身携带速效救心丸、复方丹参滴丸及硝酸甘油、消心痛等药物，以备胸痹发作时服用。

2. 饮食 饮食有节，肥胖者控制体重，减少动物脂肪和胆固醇丰富的食物的摄入量，戒烟、限酒，不饮浓茶、咖啡。

3. 运动 适当运动，可选择步行、太极拳、养生气功等，运动以不感疲劳、心悸、气短为度。

4. 生活起居 起居有常，保持充足的睡眠，忌通宵不眠、劳倦过度；保持大便通畅；居处宜安静、通风，温度适宜，过冷过热均可诱发胸痹；控制高血压、高血脂及糖尿病。

5. 情志 保持心情平静舒畅，避免情绪激动，建立良好的家庭和社会关系，学会将工作、生活中的烦恼向朋友、亲人倾诉，从而得到安慰和支持。

6. 定期复诊 遵医嘱定期复诊，若胸痛发作频繁，休息及口含药物无效时，应立即就诊。

（纪萌健）

第三节　眩晕

一、定义、病因

眩是指眼花或眼前发黑，晕是指头晕或感觉自身或外界景物旋转，二者常同时并见，故统称为"眩晕"。眩晕的发生多与情志、饮食、体虚年高、跌仆外伤等因素有关。内耳性眩晕、颈椎病、高血压病、脑动脉硬化等可参考本病护理。

二、常见辨证分型、主要临床表现及治疗原则

1. 肝阳上亢　眩晕耳鸣，头痛且胀，每因烦劳或恼怒而加重，面色潮红，性情急躁易怒，胁痛，口苦。舌红苔黄，脉数。治以平肝潜阳。

2. 肾精不足　神疲健忘，腰膝酸软，遗精耳鸣，失眠多梦。偏于肾阳虚者四肢不温，阳痿，阴冷，舌淡苔白，脉沉细；偏于肾阴虚者，五心烦热。舌红少苔，脉弦细。治以补益肝肾。

3. 气血亏虚　头晕眼花，病程长而反复发作，面色苍白，唇甲不华，头发干枯不荣，心悸少寐。舌淡苔白，脉细弱。治以益气养血。

4. 痰浊中阻　眩晕耳鸣，头昏如裹，甚至视物旋转欲倒，胸脘痞闷，呕恶痰涎，身重懒动。舌淡胖苔白腻，脉濡滑。治以燥湿化痰。

三、病情观察要点

1. 眩晕　眩晕的发作时间、程度、诱发因素、伴随症状等。
（1）实证眩晕：多眩晕重，视物旋转，自身亦转，伴有呕恶痰涎，体质偏于壮实者。
（2）虚证眩晕：多头目昏晕但无旋转感，体质偏于虚弱者。
（3）眩晕发作终止后，观察患者有无步态不稳，行动不便等症状。
2. 头痛　观察发作的时间、性质、部位、程度与体位的关系以及头痛时伴随的症状。
（1）血管性头痛：多搏动性或跳动性头痛，平卧时加重，直立时稍轻。
（2）椎－基底动脉供血不足：多表现头痛伴眩晕。
（3）颅内压增高：多表现头痛伴恶心、呕吐。
3. 全身症状　观察血压、睡眠、舌苔脉象、二便等情况的变化。
4. 做好应急抢救准备　如有突发血压急剧升高、剧烈头痛、恶心、呕吐、视力减退、惊厥或昏迷等，立即通知医生并做好抢救准备。

四、症状护理要点

1. 眩晕
（1）眩晕发作时应立即平卧，头部稍抬高，座椅和床单位应固定，减少搬动，床档保护。体位改变时动作宜缓慢。
（2）眩晕伴血压增高的患者，应定时监测血压、观察用药后反应，做好记录。
（3）眩晕伴呕吐时，可指压合谷、内关等穴。

（4）实证眩晕：肝阳上亢者可予耳穴埋籽，取肝、胆、目1、目2、高血压点等穴，也可耳尖放血5~6滴；痰浊中阻者行耳穴埋籽，取脾、胃、肺、耳尖等穴。

（5）虚证眩晕：肾精不足者可予耳穴埋籽，取交感、神门、降压点、肾等穴；气血亏虚者耳穴埋籽，取脾、胃、内分泌、皮质下、心、额等穴。

（6）颈椎病眩晕的患者，睡眠时应选择低枕，避免深低头动作。

（7）重症眩晕患者应卧床休息，呕吐时宜取半坐卧位，意识不清的患者可将其头偏向一侧，防止呕吐引起窒息。

（8）遵医嘱给予氧气吸入。

2. 头痛

（1）耳穴埋籽：主穴：枕、神门、额；配穴：心、肝、肾、皮质下。

（2）颅内压增高性头痛，限制水分摄入；颅内压降低性头痛，鼓励患者多饮水。

五、饮食护理要点

宜低盐、低脂清淡，易消化饮食，饮食有节，不宜过饱，忌辛辣刺激、肥甘厚味，肥胖患者应适当控制饮食。

1. **肝阳上亢** 宜食海带、紫菜、萝卜、苋菜、芥菜、芹菜等；也可用野菊花、山楂、枸杞子、益母草、桑枝等代茶饮。食疗方：菊花粥、芹菜凉拌海带。

2. **肾精不足** 偏阴虚者宜食甲鱼、淡菜、黑木耳、银耳等滋养补品；食疗方：黑芝麻捣碎煮粥，或桑葚、枸杞煮粥食用；偏阳虚者宜食胡萝卜、胡桃、芋头、扁豆、山药、无花果、白术、芒果、榴莲、羊肉、鹿肉、狗肉等温补之品；食疗方：核桃仁炒韭菜、参茸鸡肉汤（高丽参、鹿茸、鸡肉）。

3. **气血亏虚** 宜食山药、莲子、大枣、胡桃等益气补血之品，忌食生冷。食疗方：莲子红枣粥、黄芪粥、茯苓粥。

4. **痰浊中阻** 宜食薏苡仁、茯苓、赤小豆、山楂、黄瓜、西红柿等燥湿化痰之品，饮食有节，少食肥甘厚味及刺激性食物，可用陈皮泡水代茶饮。食疗方：薏苡仁冬瓜粥。

六、中药使用护理要点

1. **口服中药** 口服中药时，应与西药间隔30min左右。

（1）中药汤剂：肝阳上亢者宜稍凉服；痰浊中阻者宜热服；气血亏虚与精不足者宜饭前温服。

（2）脑立清胶囊（丸）：不宜与四环素类抗生素、异烟肼、多巴胺及含有鞣质的中成药合用，以免发生络合或整合反应降低药效；不宜与洋地黄类西药合用，以免增强洋地黄的作用和毒性。

（3）牛黄降压片（丸）：因其清降力强，虚寒证者不宜使用，腹泻者忌用。

（4）杞菊地黄丸（口服液、胶囊、浓缩丸、片）：糖尿病患者不宜服用，服药期间忌酸冷食物。

（5）夏枯草膏（口服液）：脾胃虚热者慎用，服药期间忌食辛辣、油腻及刺激性食物，感冒期间暂停服用。

（6）眩晕伴呕吐者中药可凉服，或姜汁滴舌后服用，亦可采用少量多次的服药方法。

2. 中药注射剂 中药注射剂应单独使用，与西药注射剂合用时须前后用生理盐水做间隔液。

（1）川芎嗪注射液：输注过程中与碱性西药注射液配伍析出沉淀。忌与氨苄西林钠、青霉素钠、葡萄糖酸钙、乳酸钠、碳酸氢钠、维生素 B_6、头孢哌酮钠、盐酸普萘洛尔、氨茶碱、右旋糖酐–40、双黄连、穿琥宁、诺氟沙星葡萄糖、丹参、复方丹参等配伍。

（2）天麻素注射液：冻干粉仅可肌内注射，严禁用于静脉。不宜与中枢兴奋药和抗组胺药同用。

（3）静脉使用扩血管药物时，注意监测用药后血压。

3. 外用中药 观察局部皮肤有无不良反应。

（1）药枕：芳香气味中草药的药枕之上放置一层薄棉枕或多放几层枕巾；夏季经常晾晒药枕，以免发霉；每 3 个月或半年更换 1 次。

（2）贴敷药：每晚贴敷双足涌泉穴，每日更换 1 次。

七、情志护理要点

（1）肝阳上亢、情绪易激动的患者，应讲明激动对情绪的不良影响，使之能自我调控。也可选择音乐疗法：听一些舒缓悠扬的轻音乐。

（2）眩晕较重，易心烦、焦虑的患者，介绍有关疾病知识及治疗成功的经验，使其增强信心。

（3）病室环境宜安静，减少探视，避免不良情绪刺激。

八、健康宣教

1. 用药 遵医嘱服药，不可随意增减药量或停药。

2. 饮食 饮食宜低盐低脂、清淡易消化，肥胖者及高血压患者注意控制体重。

3. 运动 避免过劳，适量进行体育运动，如慢步走、打太极拳、练气功等；运动时间不宜选择清晨 6~9 时，不宜从事高空作业，并应避免游泳、乘船以及各种旋转幅度大的动作。

4. 生活起居 戒烟、限酒；保持大便通畅，养成定时排便的习惯；避免头部剧烈运动，行动宜缓慢，不可突然改变体位；定期监测血压。

5. 情志 指导患者选择听音乐、散步、聊天等方式舒缓情志。

6. 眩晕自救 眩晕发作时可闭目就地坐下或立刻卧床休息，避免跌伤，并随身携带自救卡。

7. 定期复诊 遵医嘱定时复诊，若出现剧烈头痛、恶心、呕吐、血压升高时及时就医。

（纪萌健）

第四节　真心痛

一、定义、病因

真心痛是胸痹进一步发展的严重病症，其特点为剧烈而持久的胸骨后疼痛，伴心悸、水肿、肢冷、喘促、汗出、面色苍白等症状，甚至危及生命。真心痛多与年老体衰、七情内伤、气滞血瘀、过食肥甘或劳倦伤脾、痰浊化生、寒邪侵袭、血脉凝滞等因素有关。急性冠脉综合征可参照此病护理。

二、常见辨证分型、主要临床表现及治疗原则

1. 寒凝心脉　胸痛彻背，胸闷气短，心悸不宁，神疲乏力，形寒肢冷。舌淡黯，苔白腻，脉沉无力，迟缓或结代。治以温补心阳，宣痹通阳。

2. 气虚血瘀　心胸刺痛，胸部闷窒，动则加重，伴气短乏力，汗出心悸。舌体胖大，边有齿痕，舌黯淡或有瘀点、瘀斑，苔薄白，脉弦细无力。治以益气活血，通脉止痛。

3. 正虚阳脱　心胸绞痛，胸中憋闷或有窒息感，喘促不宁，心慌，面色苍白，大汗淋漓，烦躁不安或表情淡漠，重则神识昏迷，四肢厥冷，口开目合，手撒尿遗，脉疾数无力或脉微欲绝。治以回阳救逆，益气固脱。

三、病情观察要点

（1）疼痛的部位、性质、程度、持续时间。

（2）伴随症状，有无牙痛、咽喉紧缩感、胃痛、呼吸困难等症状。

（3）心电监护，密切观察心电图、呼吸、血压的变化，必要时行血流动力学监测。

（4）尽早发现病情变化，通知医师进行处理。

1）心律失常：观察心电图有无频发室性期前收缩，成对出现或短暂室性心动过速。

2）休克：疼痛缓解而收缩压≤10.7kPa，患者表现面色苍白、皮肤湿冷、脉细速、大汗、烦躁不安、尿量减少，甚至晕厥。

3）心力衰竭：患者表现呼吸困难、咳嗽、烦躁、发绀等，重者出现肺水肿。

四、症状护理要点

1. 疼痛发作　可行穴位按压，取穴内关、合谷、心俞等穴；也可耳穴埋籽，取心、肾上腺、皮质下等穴。

2. 发病后1~3天绝对卧床休息，以减少心肌耗氧。限制探视，避免干扰，保持患者情绪稳定。保证睡眠。

3. 用药后　严密观察病情变化、生命体征，及时通知医生，根据医嘱调整给药速度、剂量。

4. 持续吸氧　以增加心肌氧的供应，控制梗死面积扩大，减轻胸痛、呼吸困难和发绀的程度，减少并发症。

5. 危重患者安置在监护室内，严密观察生命体征、心电图等参数的变化，做好护理记录。

6. 保持大便通畅　多食水果、蔬菜等富含纤维素的食物，也可采取顺时针环形按摩腹部的方法，刺激肠蠕动，利于大便排出。

7. 便秘时给予耳穴埋籽　主穴：大肠、直肠下端、皮质下、便秘点；配穴：肺、结肠、腹、脾。

8. 避免发生压疮　对于卧床患者可用紫草油按摩骶尾部及骨隆突出部，以免发生压疮。

五、饮食护理要点

饮食宜少食多餐，进低盐、低脂、低热量、高纤维、清淡易消化的饮食，忌暴饮暴食、肥甘厚味、辛辣等刺激性食物，戒烟酒，浓咖啡或浓茶。

1. 控制摄入总量　减轻心脏负担，尤其发病初期，应给予少量清淡流质或半流质饮食；限制钠盐的摄入量，每天不超过6g。

2. 寒凝心脉　宜食生姜、大葱、核桃、山药等温补心阳之品，可饮少量米酒，忌食生冷瓜果。食疗方：薤白粥。

3. 气虚血瘀　宜食山楂、木耳、山药、海参、黄芪等益气活血之品，也可饮桃仁参茶（桃仁、明党参、茶叶）。食疗方：归参鳝鱼汤、黄芪川芎兔肉汤。

4. 正虚阳脱　宜食龙眼肉、田鸡、鸡肉，可用调味品生姜、大葱、大蒜等；食物宜热服，忌寒凉性食品。食疗方：虫草炖鸡、桂圆莲子粥。

六、中药使用护理要点

1. 口服中药　口服中药时，应与西药间隔30min左右。

（1）中药汤剂宜温热服，正虚阳脱证者遵医嘱频频喂服独参汤或鼻饲。

（2）滴丸剂开瓶后易风化、潮解，夏季常温保存1个月有效，；药品性状发生改变时不宜使用。

（3）速效救心丸：可扩张眼内血管而引起眼压增高，故青光眼患者慎用。

（4）麝香保心丸：孕妇禁用。不宜与维生素C、烟酸谷氨酸胃酶合剂、降糖药、可待因、吗啡、哌替啶等同服。

（5）冠心苏合滴丸：消化道溃疡活动期，大出血的患者或月经过多者应慎用。

2. 中药注射剂　中药注射剂应单独使用，与西药注射剂合用时须前后用生理盐水做间隔液。

（1）严格控制输液速度：一般控制在20～40滴/min，控制输液量。

（2）参麦注射液：新生儿、婴幼儿禁用；溶媒宜用50%葡萄糖或5%～10%葡萄糖注射液；不能与抗生素类药物混合应用；忌与维生素C、枸橼酸舒芬太尼配伍。

（3）参附注射液：忌与辅酶A、维生素K_1、氨茶碱、维生素C、碳酸氢钠、氯霉素、硫酸阿托品、甲磺酸酚妥拉明、盐酸普萘洛尔、洋地黄毒苷、枸橼酸舒芬太尼配伍；不宜与中药半夏、瓜蒌、贝母、白蔹、白及及藜芦等同时使用。

3. 外用中药　观察局部皮肤有无不良反应。

（1）宽胸气雾剂：将瓶倒置，每次喷2～3下；使用后用清水漱口。

（2）冠心膏：于膻中、心俞各贴1片，12～24h更换；注意观察局部皮肤反应。

七、健康宣教

1. 用药　严格遵医嘱服药，服用抗凝药及活血的中药，应按时监测凝血时间。

2. 饮食　宜清淡易消化，低盐低脂；注意钠、钾的平衡，适当增加镁的摄入。

3. 运动　进行轻松的体育锻炼，如散步、气功、太极拳，避免剧烈运动。

4. 生活起居　保持室内温湿度适宜；生活起居有规律，注意劳逸结合，保证充足睡眠；

避免各种诱发因素，如紧张、劳累、饱食情绪激动、便秘、感染等；戒烟酒。

5. 情志　避免过于激动或喜怒忧思过度，保持心情平静愉快、积极乐观。

6. 自救　随身携带保健盒及急救卡。

7. 定期复诊　遵医嘱定期复诊，如心前区闷胀不适、钝痛时有向左肩、颈部放射，伴有恶心、呕吐、气促、出冷汗，应立即就诊。

8. 积极防治高血压、糖尿病、高血脂等病症。

（纪萌健）

第十七章

肺系疾病护理

第一节　感冒

一、定义、病因

感冒是指感受风邪，出现鼻塞、流涕、喷嚏、头痛、恶寒、发热、全身不适等症状的一种病证，多由于六淫之邪、时行病毒侵袭人体所致。上呼吸道感染、流行性感冒等可参考本病护理。

二、常见辨证分型、主要临床表现及治疗原则

1. 风寒感冒　倦怠乏力、恶寒发热、无汗、头痛身疼、喷嚏、鼻塞流清涕、咳嗽痰稀白。舌苔薄白，脉浮紧。治以辛温解表。

2. 风热感冒　恶风发热、头胀痛、鼻塞流黄涕、咽痛咽肿、声音嘶哑、咳嗽痰黄。舌红，苔薄黄，脉浮数。治以辛凉解表。

3. 暑湿感冒　见于夏秋季节，周身酸困乏力、身热、无汗或少汗、头晕胀重、鼻塞流涕、胸闷泛恶。舌红，苔黄腻，脉濡数。治以清暑祛湿解表。

4. 气虚感冒　恶寒发热、自汗、头痛鼻塞、咳嗽痰白、倦怠乏力。舌淡苔白，脉浮无力。治以益气解表。

5. 阴虚感冒　发热、微恶风寒、无汗或微汗、头痛咽痛、干咳少痰、手足心热、心烦。舌红，少苔或无苔，脉细数。治以滋阴解表。

三、病情观察要点

1. 外感症状　发热恶寒、鼻塞流涕、喷嚏、周身不适等。
（1）风寒感冒：恶寒重、发热轻，头痛身疼、鼻塞流清涕。
（2）风热感冒：发热重、恶寒轻，口渴，鼻塞流涕黄稠，咽痛或红肿。
（3）咽部肿痛与否常为风寒、风热的鉴别要点。
2. 汗出
（1）发热、汗出、恶风者属表虚证。
（2）发热、无汗、恶寒、身痛者属表实证。

3. 咳嗽、咳痰 咳嗽的程度、时间与规律；痰液的颜色、性质、量，是否易咳出。

4. 胃肠道反应 有无纳呆、恶心呕吐、腹泻。

5. 用药后反应 若服药后出现大汗淋漓、体温骤降、面色苍白、出冷汗为虚脱，立即通知医生。

四、症状护理要点

1. 病室环境 风寒、气虚者室温可偏高；风热阴虚者室温宜偏凉爽；暑湿感冒者室内避免潮湿。

2. 咳嗽咽痒 应远离厨房、公路、工地等烟尘较多的场所，病室内禁止吸烟。

3. 耳穴埋籽 主穴：肺、气管、肾上腺等；配穴：内鼻、耳尖、咽喉等。

4. 穴位按摩和灸法 主穴：大椎、曲池、足三里等；配穴：风寒型加外关、风池；风热型加印堂、合谷、少商。

5. 刮痧疗法 主穴：风池、合谷、百会、曲池、列缺。配穴：鼻塞不通者配迎香；咽痛配尺泽；热甚配十宣；头痛甚配百会、太阳（双）、印堂。

6. 拔罐法 取穴：肺俞、心俞、膈俞、天突、膻中、神阙，每穴留罐 5～10min，每日1次。

五、饮食护理要点

饮食以清淡稀软易于消化为主，多饮水，少食多餐。忌辛辣、油腻厚味、荤腥食物。

1. 风寒感冒 宜食发汗解表之品，如葱、姜、蒜等调味的食物，或予生姜红糖水热饮。食疗方：姜葱粥、紫苏粥。

2. 风热感冒 宜食清淡凉润助清热之品，如秋梨、枇杷、藕、甘蔗等，可用鲜芦根煎水代茶饮等。食疗方：黄豆香菜汤、银翘粥（金银花、连翘、芦根水煎去渣取汁与粳米同煮）等。

3. 暑湿感冒 宜食清热解表、祛暑利湿之品，如冬瓜、萝卜、鲜藿香或佩兰代茶饮等。食疗方：荷叶粥、绿豆粥等。

4. 气虚感冒 宜食红枣、牛奶等温补、易消化之品。食疗方：山药粥、黄芪粥。

5. 阴虚感冒 宜食甲鱼、银耳、海参等滋阴之品。食疗方：百合粥、银耳粥等。

六、中药使用护理要点

1. 口服中药 口服中药时，应与西药间隔30min左右。

（1）中药汤剂：汤药不宜久煎、风寒感冒宜热服，服药后盖被安卧；风热感冒、暑湿感冒宜凉服。

（2）感冒清热冲剂：不宜在服药期间同时服用滋补性中药。

（3）清热解毒口服液：风寒感冒者不适用。

（4）感冒软胶囊：服药期间如出现胸闷、心悸等严重症状，立即停药。

（5）蓝芩口服液：不宜在服药期间同时服用温补性中药；脾虚大便溏者慎用。

（6）藿香正气水（软胶囊）：过敏体质者慎用，服药期间忌烟、酒及辛辣生冷食物。

2. 中药注射剂 中药注射剂应单独使用，与西药注射剂合用时须前后用生理盐水做间隔液。

（1）双黄连注射液：首次静脉滴注过程中的前 30min 应缓慢，不宜与氨基糖苷类（庆大霉素、卡那霉素、链霉素、硫酸妥布霉素、硫酸奈替米星、硫酸依替米星）、大环内酯类（红霉素、吉他霉素）、诺氟沙星葡萄糖、氯化钙、维生素 C、氨茶碱、穿琥宁、刺五加、丹参、川芎嗪等配伍。过敏体质者慎用。

（2）柴胡注射剂：只用肌内注射方式给药，严禁静脉滴注或混合其他药物一起肌内注射；月经期、体虚者慎用，无发热者不宜使用。

3. 外用中药　观察局部皮肤有无不良反应。

（1）贴敷药：取穴：大椎、神阙等。风热感冒加涌泉（双）；风寒感冒加合谷（双），早、晚各 1 次。

（2）药浴法：药浴的水位宜在胸部以下，药浴温度 38～40℃，药浴时间 10min 为宜。饥饿或过饱时不宜全身药浴；心脑血管疾病患者不建议药浴；60 岁以上患者药浴时须有家属陪伴。药浴时注意观察患者生命体征的变化，出现任何不适，立即停止浸浴并报告医师。泡洗中、后要适量饮水。

（3）药枕：一般选用透气性良好的棉布或纱布做成枕芯，药物不可潮湿，否则失效。每日使用 6h 以上，连续使用 2～3 周。

七、健康宣教

1. 用药　服药期间不宜同时服用滋补性中药；服用发汗药后，注意观察出汗量，防止大汗虚脱，避免汗出当风。

2. 饮食　多饮温开水，饮食有节，忌烟酒及生冷、辛辣、油腻的食物。

3. 运动　感冒期间宜避免过劳，痊愈后加强锻炼以增强体质。

4. 生活起居　慎起居，避风寒，天暑地热之时，切忌坐卧湿地；坚持每日凉水洗脸，冷敷鼻部，增强耐寒能力；流行季节，避免去人口密集的公共场所，防止交叉感染，外出戴好口罩。

5. 情志　保持心情舒畅，多与人聊天，选择性听音乐：头痛者可听贝多芬的《A 大调抒情小乐曲》；消除疲劳者可听《矫健的步伐》、《水上音乐》；增进食欲可听《餐桌音乐》等。

6. 定期复诊　遵医嘱定时复诊，若出现服解热药后体温骤降、面色苍白、出冷汗或服药后无汗、体温继续升高、咳嗽、胸痛、咯血，或热盛动风抽搐时及时就医。

（丛立新）

第二节　咳嗽

一、定义、病因

咳嗽是指肺失宣降，肺气上逆，发出咳声，或咳吐痰液的一种肺系病证。有声无痰称为咳，有痰无声称为嗽，有痰有声称为咳嗽。咳嗽的病因有外感、内伤两大类。外感咳嗽为六淫外邪犯肺，内伤咳嗽为脏腑功能失调，内邪于肺，而致肺失宣降、肺气上逆发为咳嗽。上呼吸道感染，急、慢性支气管炎，肺炎，支气管扩张等可参照本病护理。

二、常见辨证分型、主要临床表现及治疗原则

1. 外感咳嗽

（1）风寒袭肺：咳嗽声重，痰清稀色白，气急咽痒，鼻塞流清涕，恶寒，发热，无汗，全身酸软。舌苔薄白，脉浮紧。治以疏风散寒，宣肺止咳。

（2）风热犯肺：咳嗽频剧，咳痰不爽，痰黄黏稠，鼻塞流黄涕，头痛身热，恶风汗出。舌苔薄黄，脉浮数。治以疏风清热，宣肺止咳。

（3）风燥伤肺：干咳无痰，或痰少黏稠，或痰中带有血丝，咳引胸痛，恶风发热，鼻干咽燥。舌红少津，苔薄黄，脉细数。治以疏风清肺，润燥止咳。

2. 内伤咳嗽

（1）痰湿蕴肺：咳嗽痰多，尤以晨起咳甚，咳声重浊，痰白而黏，胸闷气憋，痰出则咳缓、憋闷减轻，纳差、腹胀。舌苔白腻，脉濡滑。治以燥湿化痰，理气止咳。

（2）痰热郁肺：咳嗽，痰多质稠色黄，咳吐不爽，甚或痰中带血，胸闷，口干，口苦，咽痛。舌苔黄腻，脉滑数。治以清热肃肺，化痰止咳。

（3）肝火犯肺：气逆作咳阵作，咳时面赤，咳引胸痛，可随情绪波动增减，咽干口苦，常感痰滞咽喉，量少质黏或如絮条。舌苔薄黄少津，脉弦数。治以清肺泻肝，化痰止咳。

（4）肺阴亏耗：干咳，咳声短促，痰少黏白，或痰中夹血，或午后潮热，盗汗，日渐消瘦，口干咽燥。舌红少苔，脉细数。治以养阴清热，润肺止咳。

三、病情观察要点

1. 咳嗽的性质

（1）干咳或刺激性咳嗽：急性或慢性咽喉炎、喉癌、急性支气管炎初期、胸膜病变等。

（2）咳嗽伴咳痰：慢性支气管炎、支气管扩张等。

2. 咳嗽的时间与规律

（1）突发性咳嗽：吸入刺激性气体、淋巴结或肿瘤压迫气管或支气管分叉。

（2）发作性咳嗽：支气管内膜结核。

（3）慢性咳嗽：咳嗽变异型哮喘、嗜酸性粒细胞支气管炎。

（4）夜间咳嗽：左心衰竭和肺结核患者。

3. 咳嗽的声音

（1）声音嘶哑：声带炎症或肿瘤压迫喉返神经。

（2）金属音：纵隔肿瘤、主动脉瘤或癌肿直接压迫气管所致。

（3）声音低微或无力：严重肺气肿、声带麻痹或极度衰弱者。

4. 痰的颜色、性质、量，是否易咳出

（1）黏液性痰：急性支气管炎、支气管哮喘等。

（2）浆液性痰：肺水肿。

（3）脓性痰：化脓性细菌性下呼吸道感染。

5. 伴随症状　是否伴有发热、胸痛、呼吸困难、咯血。

6. 年老久病　痰不易咳出，出现体温骤降、汗出、尿少、头晕、心悸、嗜睡、四肢不

温等脱证表现时，立即报告医师，配合处理。

四、症状护理要点

1. **剧烈咳嗽** 协助患者取坐位或半坐位，告知患者有效咳嗽及咳痰的方法及注意事项。

2. **频繁咳嗽引起胸痛** 可以手按住胸部痛处，减轻胸廓活动度，减轻胸痛。

3. **痰液黏稠难咳** 可遵医嘱给予药物雾化吸入，雾化后用空心掌自下向上轻叩患者背部协助排痰。

4. **咳痰多、呼吸有浊气** 加强口腔护理，保持口腔清洁。

5. **耳穴埋籽** 主穴：肺、气管、平喘等；配穴：交感、神门、大肠等。

6. **拔罐治疗** 主穴：大椎、膻中等。痰多者加丰隆；咽痒咳嗽甚者加天突穴温和灸10～15min；食欲不振者加足三里。

7. **穴位按揉** 重按风门、肺俞、中府、膻中等穴位3～5min。外感风热加按风池、大椎、合谷等；燥热咳嗽者加按脾俞、肾俞等；痰多者加按脾俞、胃俞、天突、足三里、丰隆等。

8. **艾灸法** 取穴：大椎、肺俞、风门穴。风寒咳嗽加天突、合谷穴；痰湿咳嗽加天突、至阳；脾虚者加脾俞；喘甚者加定喘；每日灸1次，每次灸20min。

五、饮食护理要点

饮食以清淡为主，多饮水。忌辛辣、油腻厚味、荤腥、刺激性食物。

1. **外感咳嗽**

（1）风寒袭肺：宜食葱白、生姜、蒜等辛温、清淡、宣肺止咳之品。食疗方：姜汁冲白蜜。

（2）风热犯肺：宜食梨、枇杷、萝卜、海蜇、荸荠等清凉润肺之品，如咳嗽不止，用金银花、枇杷叶泡水代茶饮。食疗方：丝瓜汤、冰糖炖川贝母。

（3）风燥伤肺：宜食梨、荸荠等清凉润肺之品，也可用川贝母、桑叶、冰糖研末开水冲服；如干咳无痰或痰中带血，可用白蜜炖梨。食疗方：冰糖梨粥、玉竹粥、藕粥。

2. **内伤咳嗽**

（1）痰湿蕴肺：宜食山药、赤小豆等健脾化痰之品。食疗方：苡米粥、橘红粥。

（2）痰热郁肺：宜食梨、白萝卜、柚子、马蹄、冬瓜、丝瓜、苦瓜、川贝母等清热化痰之品。食疗方：枇杷粥。

（3）肝火犯肺：宜食菊花茶、梨、柑橘、萝卜、海蜇、芹菜等清凉疏利之品。食疗方：麦冬芍药粥。

（4）肺阴亏耗：宜食桑葚、黑芝麻、甲鱼、海蛤、银耳、罗汉果、蜂蜜等滋补肺阴、富有营养之品。如干咳无痰或痰中带血，可用梨炖白蜜。食疗方：沙参山药粥、糯米阿胶粥等。

六、中药使用护理要点

1. **口服中药** 口服中药时，应与西药间隔30min左右。

（1）中药汤剂：风寒袭肺宜热服，服药后加盖衣被；风热犯肺宜轻煎温服；风燥伤肺宜轻煎，少量频服；痰湿蕴肺宜饭后服用；痰热郁肺宜饭后稍凉服用；肺阴亏虚宜饭前稍凉服用。

（2）急支糖浆：不宜在服药期间同时服用滋补性中药，服药期间忌烟、酒及辛辣、生冷、油腻食物。

（3）复方鲜竹沥液：风寒咳嗽者不适用；服药期间，若发热（体温超过 38.5℃），或出现喘促气急、咳嗽加重、痰量明显增多者及时就医。

（4）复方甘草片：不宜长时间服用，胃炎及胃溃疡患者慎用。

2. 中药注射剂　中药注射剂应单独使用，与西药注射剂合用时须前后用生理盐水做间隔液。

痰热清注射液：静脉滴注时浓度不宜过高，10～20ml 注射液用 250～500ml 溶媒稀释为宜；滴速不宜过快，以 40～60 滴/min 为宜。忌与维生素 C、甘草酸二钠、丹参、加替沙星、甲磺酸帕珠沙星、阿米卡星、奈替米星、乳酸环丙沙星、依替米星、泮托拉唑、葡萄糖依诺沙星、头孢吡肟、盐酸莫西沙星、阿奇霉素、西咪替丁、吉他霉素、果糖二磷酸钠、头孢匹胺等配伍。

3. 外用中药　观察局部皮肤有无不良反应。

（1）中药贴敷：选用冬病夏治消喘膏。取穴：肺俞（双侧）、心俞（双侧）、膈俞（双侧），于夏季初伏、中伏、末伏每隔 10 日贴 1 次，每次 4～6h，连贴 3～5 年。使用时应告知患者敷贴处皮肤可能出现灼热、发痒的情况，观察用药后反应。有明显热证、合并支气管扩张、咯血的患者不宜贴敷。

（2）药枕：一般选用透气性良好的棉布或纱布做成枕芯，药物不可潮湿，否则失效，每日侧卧枕之，使用 6h 以上。

七、健康宣教

1. 用药　祛痰、止咳药饭后服，服药后勿立即进食水。

2. 饮食　饮食宜清淡，易消化、富有营养的食物，鼓励多饮水，忌辛辣刺激、过咸、过甜、油腻食物。

3. 运动　缓解期鼓励患者坚持锻炼，如散步、慢跑、打太极拳等，以增强体质，改善卫外功能。

4. 生活起居　保持空气新鲜，戒烟，消除烟尘及有害气体的污染，慎起居，避风寒，防止外感时邪。

5. 情志　指导患者选择聊天、听音乐、散步等方法自我调理。特别是久病体虚的患者要帮助其树立治疗信心。

6. 定期复诊　遵医嘱复诊，对于持续时间长于 2 周的咳嗽，干咳无痰、痰中带血的患者，宜尽早就诊，明确诊断。

（丛立新）

第三节　哮病

一、定义、病因

哮证是以发作性喉中哮鸣有声，呼吸困难，甚则喘息不得平卧为主要表现的顽固发作性肺系疾病。哮病的病因系脏气虚弱，宿痰伏肺，复因外邪侵袭、饮食不当、情志失调、劳累过度等因素诱发。支气管哮喘和喘息型支气管炎以及其他原因引起的哮喘，均可参考本病护理。

二、常见辨证分型、主要临床表现及治疗原则

1. 寒哮　呼吸急促，喉中哮鸣有声，胸膈满闷如塞，咳不甚，痰少、咳吐不爽，口不渴或口渴喜热饮，面色晦滞带青，形寒畏冷。舌淡苔白滑，脉浮紧或弦紧。治以温肺散寒、化痰平喘。

2. 热哮　气粗息涌，喉中痰鸣如吼，胸高胁胀，咳呛阵作，咳痰色白或黄，黏稠厚浊，咳吐不利，烦闷不安，面赤汗出，口苦，口渴喜饮。舌红苔黄腻，脉滑数或弦滑。治以清热肃肺、化痰定喘。

3. 肺虚　气短声低，咳痰清稀色白；喉中常有轻度哮鸣音，每因气候变化而诱发，面色㿠白。舌淡苔薄白，脉细弱或虚大。治以补肺固卫。

4. 脾虚　气短不足以息，少气懒言，每因饮食不当而引发。舌淡苔薄腻或白滑，脉细弱。治以健脾化痰。

5. 肾虚　平素气息短促，动则为甚，腰酸腿软，脑转耳鸣，不耐劳累，下肢欠温，小便清长。舌淡，脉沉细。治以补肾纳气。

三、病情观察要点

1. 哮症发作前症状　如打喷嚏、流鼻涕、干咳，鼻咽、咽部发痒等黏膜过敏表现。

2. 哮症发作的诱发因素　如受寒、过热、饮食不当、疲劳过度、烟酒和异味刺激等。

3. 呼吸道症状　观察患者呼吸频率、节律、深浅及呼气与吸气时间比，观察患者痰的色、质、量，咳痰时的伴随症状，咳痰的难易程度，呼吸道是否通畅。

4. 伴随症状　观察病情变化，哮病发作及持续时间，患者的神志、面色、汗出、体温、脉搏、血压等情况，口唇及四肢末梢的发绀程度。

5. 并发症　有无电解质酸碱平衡失调、呼吸衰竭、自发性气胸等。

6. 危重症的观察

（1）发作持续24h以上，出现呼吸困难、发绀、大汗、面色苍白提示病情危重。

（2）患者出现头痛、呕吐、意识障碍时：应观察是否有二氧化碳潴留，配合医生实施治疗、抢救。

四、症状护理要点

1. 病室环境

（1）病室应避免各种过敏源：如烟雾、油漆、花草等异味刺激性气体。

（2）寒哮患者病室温度宜偏暖，避风寒。

（3）热哮患者病室应凉爽通风，防止闷热，但应避免对流风。

2. 避免诱发因素　哮病患者应避免寒冷、饮食不节、疲劳、烟酒等诱发因素。

3. 及时处理发作前症状　当哮病患者出现打喷嚏、流鼻涕、干咳、咽痒等发作前症状时，立即通知医生，及时用药，减轻或预防哮病的发生。

4. 体位

（1）哮病发作时给予端坐位或半坐卧位，也可让患者伏于一小桌上，以减轻疲劳。

（2）出现烦躁时予床档保护，防止跌伤。

5. 有效排痰　哮鸣咳痰多，痰黏难咳者　用叩背、雾化吸入等法，助痰排出。

6. 注意休息　喘息哮鸣，心中悸动者应限制活动，防止喘脱。

7. 吸氧　遵医嘱给予用氧治疗。

8. 艾灸法　哮病发作时可艾灸肺俞、膈俞 20min，寒哮发作时艾灸天突、膻中、气海等穴。

9. 中药吸入剂　寒哮发作时，用洋金花叶放在纸卷中点火燃烧，作吸入剂用。

10. 拔火罐治疗　热哮取肺俞（双）、大椎、双风门、伏兔、丰隆等穴。

11. 穴位按揉　足三里、合谷、后溪、昆仑等穴，或指压舒喘穴。

12. 哮病持续发作者　且伴有意识障碍、呼吸困难、大汗、肢冷等症，应立即通知医生，配合抢救。

五、饮食护理要点

饮食宜清淡，富营养，少食多餐，不宜过饱。忌生冷、辛辣、鱼腥发物、烟酒等食物。

1. 寒哮　宜进食温热宣通之品，以葱、姜、胡椒等辛温调味，以助散寒宣肺，忌生冷、海腥、油腻等食物。食疗方：麻黄干姜粥（麻黄、干姜、甘草、粳米煮粥服用）。

2. 热哮　宜食清淡、易消化的半流饮食，多饮果汁，如梨汁。食疗方：加味贝母梨膏（川贝母、杏仁、前胡、生石膏、甘草、橘红、雪梨熬成糊状服用）。

3. 肺虚　宜食动物肺、蜂蜜、银耳、百合、黄芪膏等补肺气之品。食疗方：黄芪炖乳鸽，黄芪炖燕窝等。

4. 脾虚　宜食如莲子、山药、糯米、南瓜、芡实等清淡，易消化、补脾之品，注意少食多餐。食疗方：参芪粥、山药半夏粥。

5. 肾虚　宜食木耳、核桃、胡桃、杏仁等补肾纳气之品。食疗方：白果核桃粥、五味子蛋（五味子煮汁腌鸡蛋）。

六、中药使用护理要点

1. 口服中药　口服中药时，应与西药间隔 30min 左右。

（1）哮病发作时暂勿服药，一般在间歇时服用：如有定时发作者，可在发作前 1～2h 内服药，有利于控制发作或减轻症状。

（2）寒哮汤药宜热服；热哮汤药宜温服。

（3）固肾定喘丸：过敏体质者慎用。

（4）哮病因痰而起，故哮病合并咳嗽者慎用止咳药，以免痰液瘀积，加重病情。

2. 中药注射剂　中药注射剂应单独使用，与西药注射剂合用时须前后用生理盐水做间隔液。

止喘灵注射液：孕妇及高血压病、心脏病、前列腺肥大、尿潴留患者慎用；出现多尿时应立即通知医生，并观察是否发生血容量降低，电解质紊乱。不宜与氨茶碱配伍。

3. 外用中药　观察局部皮肤有无不良反应。

中药敷贴：使用时应告知患者敷贴处皮肤可能出现灼热、发痒的情况，观察用药后反应。有明显热证、合并支气管扩张、咯血的患者不宜贴敷。

七、情志护理要点

1. 病室环境　宜安静，减少探视，避免不良情绪刺激。

2. 哮病发作来势凶猛，患者多表现为惊恐万分，因此发作期首先应稳定患者的情绪，使其积极配合治疗。

3. 慢性反复发作的哮病迁延不愈，患者易悲观、焦虑，护士应关心安慰患者，让患者了解哮病是可以控制和缓解的，稳定患者情绪，以利康复。

4. 与哮病患者共同分析、寻找过敏源和诱发因素并设法避免，树立战胜疾病的信心。

八、健康宣教

1. 用药　掌握常用吸入制剂的用法、用量，急性发作时能正确地使用，以快速缓解支气管痉挛。

2. 饮食　宜清淡，忌油腻；宜温和，忌过冷、过热；宜少食多餐，不宜过饱；忌过甜、过咸；不吃冷饮及人工配制的含气饮料；避免吃刺激性食物和产气食物。

3. 运动　加强体质训练，根据个人情况，选择太极拳、内养功、八段锦、慢跑、呼吸操等方法长期锻炼，避免剧烈运动。

4. 生活起居　注意气候变化，做好防寒保暖，防止外邪诱发；避免接触刺激性气体及灰尘；忌吸烟、饮酒。随身携带吸入制剂。

5. 情志　保持情绪稳定，勿急躁、焦虑；避免情绪刺激诱发哮喘。

6. 定期复查　遵医嘱定期复诊。

7. 预防　做好哮喘日记，记录发病的症状、发作规律、先兆症状、用药情况及用药后反应；积极寻找过敏源，预防哮病复发。

（丛立新）

第四节　喘证

一、定义、病因

喘证是因久患肺系疾病或受他脏病变影响，致肺气上逆，肃降无权，以气短喘促，呼吸困难，甚则张口抬肩，不能平卧，唇甲青紫为特征的病证。多因外感六淫侵袭肺系，或饮食不当、情志失调、劳欲久病所致。肺炎、喘息性支气管炎、肺气肿、肺源性心脏病、心源性哮喘、矽肺及癥病等发生呼吸困难时，可参照本病护理。

二、常见辨证分型、主要临床表现及治疗原则

1. 风寒闭肺　喘咳气急，胸部胀闷，痰多稀薄色白，伴有头痛，恶寒，或伴发热，口不渴无汗。舌苔薄白，脉浮紧。治以宣肺散寒。

2. 表寒里热　喘逆上气，胸胀或痛，鼻煽，咳而不爽、痰吐黏稠，伴有形寒，身热，烦闷，身痛，有汗或无汗，口渴。舌红苔薄白或黄，脉浮数。治以宣肺泻热。

3. 痰热遏肺　喘咳气涌，胸部胀痛，痰多黏稠色黄，或痰中带血，或目睛胀突，胸中烦热，面红，身热有汗、尿赤。舌红苔黄或黄腻，脉滑数。治以清泄痰热。

4. 痰浊阻肺　喘而胸满闷室，甚则胸盈仰息，咳嗽痰多黏腻色白，咳吐不利，兼有呕恶，纳呆，口黏不渴。苔厚腻，脉滑。治以化痰降逆。

5. 肺气虚喘　促气短，气怯声低，喉有鼾声，咳声低弱，痰吐稀薄，自汗畏风。舌淡苔薄，脉细弱。治以补肺益气。

三、病情观察要点

1. 呼吸形态

（1）是否有呼吸急促，张口抬肩，胸部满闷，不能平卧等。

（2）喘证发作的时间、程度等特点。

2. 咳嗽、咳痰

（1）咳嗽的时间、频次、诱发因素

（2）咳痰的色、量、性质及咳吐的难易度。

3. 喘证发作时的伴随症状

（1）发热、汗出的情况。

（2）水肿患者观察尿量和皮肤等情况。

4. 密切观察患者生命体征及喘息，咳嗽，面色，神志。如出现呼吸困难、神志不清、四肢厥冷、面青唇紫时应立即报告医生，配合处理。

四、症状护理要点

1. 喘憋、气促

（1）空气清新，避免刺激性气味或粉尘，定时开窗通风。

（2）急性发作时绝对卧床休息，取半坐位，鼓励适当活动下肢，防止动脉血栓形成；缓解期注意休息，体位以患者舒适为宜；出现神志恍惚或躁动不安时，加床档保护，防止跌伤。

（3）遵医嘱吸氧。

（4）拔火罐：主穴取定喘、风门、肺俞，配穴取中脘、肾俞，走罐2～3遍。

（5）穴位按揉：重按肺俞、脾俞、膏肓俞。实证加按风池、风府、迎香、足三里；虚证加按中脘、风池、风府。

（6）刮痧疗法：主穴取大椎、定喘、肺俞、天突，配穴取太渊、天突、内关。先刮主穴，再刮配穴，由轻到重，出现痧痕为度。

2. 咳嗽、咳痰

（1）遵医嘱予清肺化痰的中药雾化吸入，稀释痰液，协助患者漱口、叩背。

（2）如喉中痰鸣，咳痰不畅，应翻身拍背，以助咳痰，必要时给予吸痰。

3. 伴随症状的护理

（1）喘证高热的患者，慎用冰袋和酒精擦浴进行物理降温，以防邪气郁闭不得宣达，喘作更甚。

（2）因外感诱发的喘证，要注意观察使用解表药后的汗出情况，如出汗较多，应勤换衣被。

（3）长期卧床水肿的患者，准确记录出入量，注意保持皮肤清洁干燥，做好受压部位的皮肤护理。

五、饮食护理要点

饮食宜高热量、高蛋白、多维生素、易消化饮食，少食多餐为宜，忌辛辣、油腻、刺激、生冷和产气的食物，禁吸烟、饮烈性酒，水肿者限制钠盐摄入。

1. 风寒闭肺　宜食海带、大豆、莲子、萝卜等清肺散寒之品。食疗方：杏仁粥。

2. 表寒里热　宜食梨肉、罗汉果、莲子、薏苡仁、银耳等祛火化痰之品。食疗方：百合糯米粥。

3. 痰热遏肺　宜食梨肉、大豆、银耳等清肺热，和气平喘之品。食疗方：银耳莲子粥。

4. 痰浊阻肺　宜食蔬菜、栗子、木耳、大枣等生津化痰之品。食疗方：薏苡仁粥。

5. 肺气虚　宜食梨肉、杏肉、百合、大枣、花生等清淡甘润，益肺健脾之品。食疗方：山药茯苓粥。

六、中药使用护理要点

1. 口服中药　口服中药时，应与西药间隔 30min 左右。

（1）服用麻黄汤或定喘汤时，不宜同时服用滋补性中药。

（2）小青龙颗粒（合剂、胶囊）：高血压、心脏病患者慎服。

（3）苦甘颗粒：高血压、心脏病患者慎服。

（4）痰饮丸：可导致便秘，应注意观察患者的大便情况。

2. 中药注射剂　中药注射剂应单独使用，与西药注射剂合用时须前后用生理盐水做间隔液。

（1）清开灵注射液：注射液稀释后必须在 4h 以内使用。忌与硫酸庆大霉素、青霉素 G 钾、肾上腺素、重酒石酸间羟胺、乳糖酸红霉素、多巴胺、洛贝林、肝素钠、硫酸美芬丁胺、葡萄糖酸钙、维生素 B_6、维生素 C、硫酸妥布霉素、硫酸庆大霉素、西咪替丁、精氨酸、氨茶碱等药物配伍使用。

（2）双黄连注射液：首次静脉滴注过程中的前 30min 应缓慢，不宜与氨基糖苷类（庆大霉素、卡那霉素、链霉素、硫酸妥布霉素、硫酸奈替米星、硫酸依替米星）、大环内酯类（红霉素、吉他霉素）、诺氟沙星葡萄糖、氯化钙、维生素 C、氨茶碱、穿琥宁、刺五加、丹参、川芎嗪等配伍，以免产生浑浊或沉淀，过敏体质者慎用。

（3）痰热清注射液：静脉滴注时浓度不宜过高，10～20ml 注射液用 250～500ml 溶媒稀释为宜；滴速不宜过快，以 40～60 滴/min 为宜。忌与维生素 C、甘草酸二钠、丹参、加替沙星、甲磺酸帕珠沙星、阿米卡星、奈替米星、乳酸环丙沙星、依替米星、泮托拉唑、葡萄糖依诺沙星、头孢吡肟、盐酸莫西沙星、阿奇霉素、西咪替丁、吉他霉素、果糖二磷酸钠、头孢匹胺等配伍。

3. 外用中药　观察局部皮肤有无不良反应。

中药敷贴：使用时应告知患者敷贴处皮肤可能出现灼热、发痒的情况，观察用药后反应。有明显热证、合并支气管扩张、咯血的患者不宜贴敷。

七、健康宣教

1. 用药　遵医嘱按时服药，不可随意增减药量或停药，正确掌握吸入制剂的方法。

2. 饮食　合理膳食，增加营养，增加机体抵抗力，少量多餐，忌烟、酒。

3. 运动　可进行散步、打太极拳等有氧运动，增强体质。

4. 生活起居　戒烟，避免接触刺激性气体及灰尘；注意四时气候变化，随时增减衣被，以防外邪从皮毛口鼻侵入；注意休息，防止过劳。

5. 情志　保持良好情绪，防止七情内伤。

6. 氧疗　如患者有严重慢性缺氧状况，应坚持长期氧疗，提高生活质量。　7. 定期复诊　遵医嘱按时服药，定时来医院复查，出现喘憋、气短、乏力等症状及时就诊。

（丛立新）

第五节　肺痨

一、定义、病因

肺痨是具有传染性的慢性虚弱疾病，以咳嗽、咯血、潮热、盗汗及身体逐渐消瘦为主要临床特征。本病致病因素分为内因与外因，外因系指痨虫传染，内因系指正气虚弱，两者往往互为因果。肺结核可参照本病护理。

二、常见辨证分型、主要临床表现及治疗原则

1. 肺阴亏虚　干咳少痰或痰中带血，胸痛、潮热、颧红，或有轻微盗汗，口干舌燥。舌红苔薄黄、少津，脉细或兼数。治以滋阴润肺，清热杀虫。

2. 阴虚火旺　呛咳气急，痰少质黏或量多，难咳，时时咯血，色鲜红，午后潮热，五心烦热，骨蒸，颧红，口渴，心烦，失眠盗汗，急躁易怒，胸胁掣痛。舌红干、苔薄黄或剥，脉细数。治以补益肺肾，滋阴降火。

3. 气阴耗伤　咳嗽无力，气短声低，或咯血（色淡红），午后潮热，畏风怕冷，自汗，纳少便溏，面色㿠白，颧红。舌质嫩红，边有齿痕，苔薄，脉细弱数。治以养阴润肺、益气健脾。

4. 阴阳两虚　痰中或见夹血、血色黯淡，咳逆喘息少气，形体羸弱，劳热骨蒸，面浮肢肿，潮热，形寒，自汗。舌光质红少津，脉细数或兼数。治以温补脾肾，滋养精血。

三、病情观察要点

（1）发热：发热的时间和热势，观察患者发热规律。患者发热时是否伴有颧红、盗汗、骨蒸发热、手足心热等。

（2）咳嗽发作的性质及程度。

（3）咳痰的量、色、性状。

（4）是否伴有咯血，咯血的量、颜色、性质、出血的速度及意识状态、生命体征。

（5）胸痛患者：应观察疼痛的时间、性质，如出现呼吸困难，要立即报告医生。

（6）患者体重的变化。

四、症状护理要点

1. 病室环境安静、整洁、阳光充足、空气新鲜，室内禁止吸烟。防止灰尘及烟味刺激导致咳嗽加重。对于有结核病灶的患者，严格执行呼吸道隔离，病床之间不得少于1.6m，病室定时消毒。

2. 发热　定时测量体温，做好发热护理。

3. 痰多不能自行咳出的患者　可协助翻身拍背，或遵医嘱予清肺化痰中药雾化吸入。

4. 干咳较重时，嘱患者切忌用力，遵医嘱给予止咳药　若呛咳气急、咽痒、口中有血腥味，为咯血先兆，应嘱患者患侧卧位，头偏向一侧，防止窒息。

5. 咯血的护理

（1）患者可选用半卧位或头侧平卧位，大咯血时应绝对卧床休息。

（2）不要大声讲话；剧烈咳嗽，咯血量多者禁食；咯血停止后或少量咯血时，可行半流食。

（3）准确记录出血量，观察患者咯血时的面色、神志、汗出、肢温及生命体征的变化，出现血脱先兆及时通知医生，准备抢救物品及止血药。

6. 缓解疼痛　胸痛时指导患者勿用力咳嗽，取舒适体位缓解疼痛。

7. 注意饮食　每周测量体重1次，为肺痨患者提供高热量、高蛋白、富含维生素的饮食。

8. 肺痨　盗汗者可用五倍子、飞辰砂敷脐，贴敷过程中注意局部皮肤的观察。

9. 气功疗法　做正卧位内养功，通过平卧、放松、入静、意守、调息等，可调整脏腑、平衡阴阳，改善症状，提高机体免疫力。

五、饮食护理要点

饮食宜清淡易消化，高热量、高蛋白、富含维生素，忌食生冷及肥甘厚腻的食物，宜少食多餐，进食时细嚼慢咽。

1. 肺阴亏虚　宜食百合、鸭梨、银耳、藕汁等滋阴润肺之品。食疗方：贝母冰糖炖豆腐。

2. 阴虚火旺　宜食甲鱼、鸡蛋、冬瓜、萝卜等滋阴降火之品。食疗方：冰糖银耳羹。

3. 气阴两虚　宜食鱼、牛奶、红枣、莲子、黑芝麻等补益气血之品。食疗方：百合猪肺汤（猪肺、百合、党参煮汤）。

4. 阴阳两虚　宜食百合、银耳、人参、甲鱼等滋阴补阳之品。食疗方：虫草大枣汤（人参、冬虫夏草、大枣、冰糖煮水服用）。

六、中药使用护理要点

强调早期、联合、适量、规律、全程化学治疗的重要性，使患者树立战胜疾病的信心，积极配合治疗。当出现巩膜黄染、肝区疼痛、胃肠不适、眩晕、耳鸣等不良反应时及时与医生联系，勿自行停药。

1. 口服中药　口服中药时，应与西药间隔 30min 左右。

（1）滋阴降火、润肺补肾的中药汤剂，可早晚空腹服用。

（2）滋阴益气类药物不宜喝茶及吃萝卜等降气食物。

（3）人参固本丸：宜饭前服用，不宜同时服用五灵脂、皂角制剂，以免影响药效。高血压病患者慎用。

2. 外用中药　观察局部皮肤有无不良反应。

（1）可佩戴安息香，保养元气，增强正气。

（2）用雄黄酒擦迎香穴，以达辟秽之功。

（3）用净灵脂、白芥子、生甘草研末加醋，与蒜捣匀，贴敷于颈椎至腰椎夹脊穴旁开1寸半处，1～2h，皮肤灼热取之。

七、情志护理要点

（1）病室环境：宜安静，减少探视，避免不良情绪刺激。

（2）肺痨患者病情迁延，长期养病并需隔离修养，生活单调乏味，因此应鼓励患者可以通过散步、打太极拳、画画、练书法、听音乐等方式丰富生活，缓解不良情绪。

（3）劝患者禁恼怒，息妄想，树立战胜疾病的信心。

八、健康宣教

1. 用药　坚持服用抗结核药，严格遵医嘱服药，保证治疗的全程、联合、规律，严禁擅自停药、加药或减药，以防复发。服药期间注意不良反应，定期检查肝肾功能。

2. 饮食　宜清淡，养阴清热之品，加强营养，多饮水，忌食辛辣刺激之品。

3. 运动　注意锻炼身体，可进行散步、打太极拳等有氧运动，增强体质。

4. 生活起居　痰培养阳性时，有一定传染性，适当戴口罩隔离；痰培养阴性后，传染性较小。每日增加开窗通风时间。注意气候的变化，防止复感外邪，加重病情。注意休息，防止过劳。养成不随地吐痰的习惯，患者使用的痰具等用具均应消毒。戒烟，远房事。

5. 情志　保持良好心态，避免恼怒、悲伤、恐惧。

6. 定期复诊　遵医嘱定期复查，如出现咳嗽、乏力、消瘦、发热等症状应及时就医。

（丛立新）

第十八章

脑系疾病护理

第一节　中风

一、定义、病因

中风是以卒然昏仆，不省人事，半身不遂，口眼㖞斜，语言不利为主的一种病证。多是在内伤积损的基础上，复因劳逸过度、情志不遂、饮食不节或外邪侵袭所致。急性脑血管病，局限性脑梗死、原发性脑出血、蛛网膜下隙出血可参照本病护理。中风的证治分类包括：中经络，中脏腑，中风恢复期。

二、中风中经络常见辨证分型、主要临床表现及治疗原则

中风中经络主要表现为突然发生口眼㖞斜，语言不利，舌强语謇，甚则半身不遂。

1. 风痰入络　肌肤不仁，手足麻木，口角流涎，手足拘挛，关节酸痛等症。舌苔薄白，脉浮数。治以祛风化痰通络。

2. 风阳上扰　平素头晕头痛，耳鸣目眩，或手足重滞。舌红苔黄，脉弦。治以平肝潜阳，活血通络。

3. 阴虚风动　平素头晕耳鸣，腰酸，言语不利，手指瞤动。舌红，苔腻，脉弦细数。治以滋阴潜阳，息风通络。

三、中风中脏腑的常见辨证分型、主要临床表现及治疗原则

1. 闭证

（1）痰热腑实：素有头痛眩晕，心烦易怒，突然发病，半身不遂，口舌㖞斜，舌强语謇涩或不语，神识欠清或昏糊，肢体强急，痰多而黏，伴腹胀，便秘，舌黯红，或有瘀点、瘀斑，苔黄腻，脉弦滑或弦涩。治以通腑泄热，息风化痰。

（2）痰火瘀闭：突然昏仆，不省人事，口噤不开，两手握固，大小便闭，肢体强痉拘急，面赤身热，气粗口臭，躁扰不宁，苔黄腻，脉弦滑而数。治以息风清火，豁痰开窍。

（3）痰浊瘀闭：突然昏仆，不省人事，半身不遂，肢体松解，面白唇黯，静卧不烦，四肢不温，痰涎壅盛。苔白腻，脉沉滑缓。治以化痰息风，宣郁开窍。

2. 脱证　突然昏仆，不省人事，目合口张，鼻鼾息微，手撒肢冷，汗多，大小便自遗，

肢体软弱，舌萎。脉细弱或脉微欲绝。治以回阳救阴，益气固脱。

四、 中风恢复期的常见辨证分型、主要临床表现及治疗原则

1. 风痰瘀阻　口眼㖞斜，舌强语謇或失语，半身不遂，肢体麻木。舌黯紫，苔滑腻，脉弦滑。治以搜风化痰，行瘀通络。

2. 气虚络瘀　肢体偏枯不用，肢软无力，面色萎黄，舌淡紫或有瘀斑，苔薄白，脉细涩或细弱。治以益气养血，化瘀通络。

3. 肝肾亏虚　半身不遂，患肢僵硬，拘挛变形，舌强不语，或偏瘫，肢体肌肉萎缩，舌红脉细，或舌淡红，脉沉细。治以滋养肝肾。

五、 病情观察要点

1. 神志、瞳孔的观察

（1）若起病即见神志障碍，则病位深，病情重。

（2）如患者渐至神昏，瞳孔变化，为正气渐衰，邪气日盛，病情加重。

（3）如神志逐渐转清．则中脏腑向中经络转化，病势为顺，预后好。

（4）若瞳孔大小不等，不对称，对光反射、压眶反射迟钝或消失，均为病势逆转，预后差。

2. 生命体征　观察患者的血压、心率、呼吸、血氧饱和度等生命体征的变化，如出现双侧瞳孔不等大、血压急剧上升，心率减慢，呼吸加深等，多为脑疝的早期症状。

3. 观察肢体功能障碍的变化　半身不遂加重，病势转逆；半身不遂不再加重或好转，则病势为顺，预后好。

4. 呼吸道分泌物　丘脑下部和上脑干受损者，早期呼吸道分泌物较多，应注意观察，防止误吸。

5. 吞咽功能障碍　观察中风患者饮水、进食是否有呛咳，防止发生误吸。　6. 皮肤大小便失禁、半身不遂的中风患者，应注意观察皮肤情况，防止压疮的发生。

7. 二便的观察

（1）中风患者长时间卧床，气血功能障碍，易引起大便秘结，应及时采取改善措施，防止排便努责，加重病情。

（2）观察患者是否发生尿潴留及尿失禁，及时通知医生。

8. 观察中风患者语言功能障碍的变化，关注患者的需求。

六、 症状护理要点

1. 病室环境

（1）阳闭患者的病室需要安静、凉爽、光线偏暗、温度不宜过高。

（2）脱证患者的病室应温暖、安静、光线柔和、必要时控制探视。

2. 密切观察生命体征的变化　注意神志、瞳孔及其他生命体征的变化，定期测量血压，判断患者意识障碍的程度，病情变化时通知医生，及时对症处理。

3. 保持呼吸道通畅，及时清除口腔内分泌物　呼吸道分泌物较多时，可将患者头部偏向一侧，以利痰液、呕吐物排出。

4. 注意休息，适当活动　急性期患者宜卧床或床上被动活动，保持肢体功能位置，防止患侧肢体受压、畸形、垂足等情况发生。

5. 饮食注意事项　吞咽功能障碍的患者，进食不宜过快，防止呛咳；伴意识障碍者，可选用鼻饲法进食流质、半流质饮食。

6. 清洁护理

（1）口腔护理：神昏者，每日2次口腔护理，用生理盐水或中药液清洗口腔；张口呼吸者可用湿纱布盖于口鼻部，以保持口鼻腔湿润；口唇干裂者，应涂抹护唇油。

（2）眼睑不能闭合者，覆盖生理盐水湿纱布。

7. 皮肤的护理

（1）保持皮肤清洁干燥、床单位清洁平整，及时更换衣被。

（2）肢体功能障碍不能自行翻身的患者，应定时翻身，协助取舒适体位。

（3）受压部位、骨隆突处软垫减压或给予增强型透明贴保护。

8. 二便护理

（1）便秘：可给予腹部按摩，可按揉关元、大肠俞、脾俞、气海、足三里等穴区；也可行耳穴埋籽，主穴：直肠下段、大肠，配穴：肺、便秘点；或每日清晨饮蜂蜜水。便秘严重者可用番泻叶泡水代茶饮。

（2）便失禁：注意皮肤护理清洁，便后擦洗会阴及肛周皮肤。发生淹红的患者可用紫草油外涂，保护皮肤。

（3）尿潴留：可按摩中极、关元、气海穴等，虚者加艾灸，必要时行留置导尿。

9. 在与伴有语言功能障碍的中风患者交流时，可通过手势、图片、文字等辅助方法进行沟通，并对其早期进行语言训练。

七、饮食护理要点

饮食以清淡，少油腻、低糖、低胆固醇，易消化的新鲜米面、蔬菜水果为主；忌肥甘、辛辣等刺激之品，禁烟酒；少食多餐，进食不宜过快、防止误吸。

1. 中经络　饮食宜清淡，宜食香菇、木耳、冬瓜、梨、桃、山楂等活血化瘀之品，忌食动风之品，如公鸡肉、猪头肉。食疗方：百合玉竹粳米粥。

2. 中脏腑　昏迷和吞咽困难者，可给予鼻饲饮食，如混合奶、米汤、果汁、豆浆、菜汤、藕粉等。食疗方：南瓜粥、茯苓粥。

3. 中风恢复期　宜食蛋类、肝类、海参、山楂、木耳、萝卜、玉米、百合、花生、大枣等补养气血、滋补肝肾之品。食疗方：黄芪桂枝粥（用黄芪、桂枝、白芍、生姜与大米、大枣共煮），山药葛粉羹（用山药、葛根粉、小米煮粥服用）。

八、中药使用护理要点

中药汤剂宜温服，服中药后避免受风寒，汗出后用干毛巾擦干。吞咽困难者可将丸药、片剂研碎后加水服用，神志不清者可选择鼻饲给药法。

1. 口服中药　口服中药时，应与西药间隔30min左右。

（1）华佗再造丸：本品药性偏温，对属肝肾阴虚，火热壅盛者慎用；服药期间如感燥热，可减量或用淡盐水送服。

（2）牛黄清心丸：不宜与四环素类抗生素、异烟肼、多巴胺等西药合用，因与之易发生络合和螯合反应；不宜与洋地黄类药物联用，因钙离子为应激性离子，增强心肌收缩力，从而增强洋地黄的作用和毒性。

（3）脑心通胶囊：胃病患者宜饭后服；有溃疡出血史者慎用。

（4）消栓通络片（胶囊）：服用期间忌生冷、辛辣、动物油脂食物。

2. 中药注射剂　中药注射剂应单独使用，与西药注射剂合用时须前后用生理盐水做间隔液。

（1）灯盏细辛注射液：不宜与5%葡萄糖、10%葡萄糖、5%果糖、10%果糖、黄芪、盐酸普萘洛尔、川芎嗪、氨茶碱、依诺沙星、盐酸莫西沙星、乳酸左氧氟沙星等配伍。

（2）血塞通注射液：易发生过敏反应，过敏体质者慎用。不宜与黄芪，异丙肾上腺素配伍；与其他酸性较强的药物配伍易发生浑浊、沉淀，应谨慎选择稀释溶液。

九、情志护理要点

（1）中风患者多心火暴盛，急躁易怒，可采用释放、宣泄法，使患者心中的焦躁、痛苦释放出来，待患者平静后再用说理、开导法说明情绪剧烈波动对病情的影响，让患者学会"制怒"，可采取听音乐、练气功等方式舒缓情绪。

（2）对于情绪低落或悲观失望的患者，要给予鼓励和帮助，安排多样化生活，如看电视、听广播、做保健操。

十、健康宣教

1. 用药　遵医嘱服药，不随意增减药量或停药。

2. 饮食　以低盐、低脂肪、低胆固醇食物为宜，多吃新鲜水果、蔬菜，忌甜腻、辛辣刺激等助火生痰之品；肥胖者控制体重。

3. 运动　选择适宜的锻炼方法，遗留肢体活动障碍者，坚持功能锻炼，锻炼时应有人陪伴，注意安全。

4. 生活起居　起居有常，避寒邪，保持大便通畅，避免过劳，节制房事，定期监测血压。

5. 情志　保持心气平和，多与人交流，可通过听音乐、练书法陶冶情操。

6. 定期复诊　积极治疗原发病，遵医嘱定期复诊，如出现头痛、眩晕、呕吐、血压升高、喉中痰鸣、咳吐不易、肌肉异常跳动、肢体麻木加重等症，应及时就医。

（丛立新）

第二节　痫病

一、定义、病因

痫病是一种反复发作性神志异常的病证，也称"癫痫"，俗称"羊角风"。多由于七情失调，先天因素，脑部外伤，饮食不节，劳累过度，或患他病之后，造成脏腑失调，痰浊阻滞，气机逆乱，风阳内动所致，尤以痰邪作祟最为重要。原发性和继发性癫痫可参照本病护理。

二、常见辨证分型、主要临床表现及治疗原则

1. 风痰闭阻　发病前有眩晕，头晕，胸闷，乏力，痰多等，发作呈多样性，或突然跌倒，神志不清，或伴尖叫与二便失禁，双目发呆，茫然所失，谈话中断，持物落地，或精神恍惚而无抽搐，舌红苔白腻，脉多弦滑有力。治以涤痰息风，开窍定痫。

2. 痰火扰神　发作时昏仆抽搐，吐涎，或有吼叫，平时急躁易怒，心烦失眠，咳痰不爽，口苦咽干，便秘溲黄，病发后，症情加重，彻夜难眠，目赤，舌红苔黄腻，脉弦滑而数。治以清热泻火，化痰开窍。

3. 瘀阻脑络　平素头晕头痛，痛有定处，常伴单侧肢体抽搐，或一侧面部抽动，颜面口唇青紫，舌黯红或有瘀斑，舌苔薄白，脉弦或涩。治以活血化瘀，息风通络。

4. 心脾两虚　反复发痫，神疲乏力，心悸气短，失眠多梦，面色苍白，体瘦纳呆，大便溏薄，舌淡苔白腻，脉沉细而弱。治以补益气血，健脾宁心。

5. 心肾亏虚　痫病频发，神思恍惚，心悸，健忘失眠，头晕目眩，两目干涩，面色晦黯，耳轮焦枯不泽，腰膝酸软，大便干燥，舌淡红，脉沉细而数。治以补益心肾，潜阳安神。

三、病情观察要点

（1）观察发作前的先兆症状如头晕、胸闷，精神恍惚等。
（2）观察抽搐部位、时间、次数、抽搐形式、持续时间。
（3）观察发作时神志、面色、瞳孔、哭声、呼吸、痰液性状。
（4）观察记忆力、判断力、语言能力。
（5）观察自理能力，有无损伤，大小便失禁。
（6）发现有痴呆、失神等发作先兆，应报告医师并配合处理。

四、症状护理要点

（1）病室环境应安静，光线柔和，温度适中。注意休息，保证充足睡眠。
（2）剪短指（趾）甲，取下义齿、发夹，防止自伤或伤人。
（3）痫病发作时防止坠床、碰伤，加用床档，专人守护，勿用力按压患者身体，防止脱臼或骨折。
（4）大小便失禁者用温水清洗局部，保持肛门、会阴清洁、干燥，及时更换污衣裤、床单。
（5）痫症持续状态应立即报告医生，配合抢救。给予氧气吸入，及时清除口腔分泌物，保持呼吸道通畅。让患者平卧，头偏向一侧，解开衣领，将压舌板缠上多层纱布塞入上下白齿之间，以防患者自己将舌头咬伤。牙关紧闭者可用开口器将其缓缓撑开，切勿强行用力撬开。

6. 穴位按摩
（1）痫病发作时取人中、内关、膻中、合谷、百会等穴，拇指指端以重手法按压人中穴，继以轻手法按揉内关、膻中、合谷，并用两手指指端对称地同时按压在耳垂根下缘的苏

醒穴。

（2）风痰闭阻发作苏醒时以拇指按揉或一指推肝俞穴 3min，以得气为主。

（3）痰火内盛者：取穴：丰隆、三阴交、太冲按揉，以热达双涌泉为度。

7. 耳穴埋籽 主穴：心、肝、肾、脾、神门、脑点；配穴：皮质下、脑干、胃、枕，每次选 3~4 穴。

8. 刮痧法 取长强、鸠尾、阳陵泉、心俞、丰隆、太冲等穴，根据患者体质、病情选用补泻手法。

五、饮食护理要点

发作时，暂禁食，平素饮食宜清淡，富营养、易消化，忌食辛辣、烧烤类、肥甘之品，烈酒、浓茶、咖啡应绝对禁止，羊肉、狗肉、公鸡及其他鱼腥发物均不宜多食。

1. 风痰或痰火致痫 宜食清热化痰之品，如苏子茶、莱菔子散、萝卜、姜汁、橘杏丝瓜饮等。食疗方：苏子粥。

2. 瘀阻脑络 宜食活血化瘀之品，如陈皮、山楂、当归、蘑菇、木耳、海带等，烹饪时可适当增加醋的用量。食疗方：冬菇云耳丝瓜豆腐汤。

3. 心脾两虚 宜食补心益脾之品，如红枣、桂圆、茯苓、山药等。食疗方：柏子仁粥。

4. 心肾亏虚 宜食补益心肾之品，如人参、胡桃、花生、冬菇、紫菜等。食疗方：桂花江米藕、羊肝汤。

5. 其他

（1）曾经强直痉挛发作的患者一次饮水不要过量，癫痫患者应适当控制饮水，包括果汁、西瓜，以免诱发。

（2）癫痫患者经常会缺乏镁，影响骨骼的成骨，并导致肌肉颤抖、精神紧张。含镁多的食物有小米、荞麦面、黄豆、蚕豆、豌豆、桃子、龙眼肉、核桃、花生等。

（3）缺乏维生素 B_6 和维生素 D 促使癫痫发作。维生素 B_6 存在于肉、豆类、全谷类中；维生素 D 多存在于鱼油、动物制品，尤其是乳酪、牛奶，也可在医生的指导下服用维生素补充剂。

六、中药使用护理要点

1. 口服中药 口服中药时，应与西药间隔 30min 左右。

（1）发作时禁止喂服中药，防止误吸。

（2）礞石滚痰丸：苦寒之剂，使用一般不超过半个月；年老实热证、孕妇应慎用。

2. 中药注射剂 中药注射剂应单独使用，与西药注射剂合用时须前后用生理盐水做间隔液。

（1）脉络宁注射液：与氨基乙酸、氨甲苯酸、氨甲环酸、维生素 K_1、维生素 K_3、抑肽酶等存在配伍禁忌。用药前后监测肝功能。

（2）苦碟子注射液：与氯化钾、复方氯化钠注射液、20% 甘露醇、硫酸依替米星、阿莫西林钠克拉维酸钾、盐酸普罗帕酮存在配伍禁忌。

3. 外用中药 观察局部皮肤有无不良反应。

通关开窍可取通关散少许，吹入鼻内，取喷嚏而开窍。脱证者禁用，孕妇慎用。

七、健康宣教

1. 用药　严格遵医嘱用药，强调正规用药的必要性和重要性，不得随意停药和减量。

2. 饮食　饮食规律，每餐按时进食，避免饥饿或暴饮暴食。

3. 运动　病情稳定者可适当参加体育锻炼，长期坚持练太极拳、太极剑、气功（放松功）等，益于身体健康，正气恢复。

4. 生活起居　应保证睡眠时间；不宜从事高空作业，在发作未完全控制前，不宜单独外出、玩耍、游泳、登高、骑车等；了解发作先兆及发作时的简单处理，外出时，随身携带注明患者姓名、诊断、家庭住址、联系人电话的卡片，以便就医与联系。

5. 情志　避免情志不遂，宜怡情悦志；保持精神愉快，勿忧郁、暴怒。

6. 预防　避免受凉、淋雨、过冷过热的水淋浴；尽量避免诱发因素，如闪光、音乐、惊吓等，减少声光刺激，不去卡拉 OK 厅等嘈杂场所。

7. 定期复诊　遵医嘱定期复查，定期监测肝肾功能。痫病频繁发作时当及时就医。

（丛立新）

第三节　癫病

一、定义、病因

癫病是以精神抑郁，表情淡漠，沉默痴呆，语无伦次，静而多喜为特征。多由禀赋不足、七情内伤、饮食失节等因素导致脏腑功能失调，气滞痰结血瘀，蒙塞心神，神明失用而成。精神分裂症的精神抑郁型、躁狂抑郁症的抑郁型可参照本病护理。

二、常见辨证分型、主要临床表现及治疗原则

1. 肝郁气滞　情绪不宁，沉默不语，善怒易哭，时时太息，胸胁胀闷。舌淡，薄白，脉弦。治以疏肝解郁，行气导滞。

2. 痰气郁结　表情淡漠，沉默痴呆，时时太息，言语无序，或喃喃自语，多疑多虑，喜怒无常，秽洁不分，不思饮食，舌红苔腻而白，脉弦滑。治以理气解郁，化痰醒神。

3. 心脾两虚　心思恍惚，梦魂颠倒，心悸易惊，善悲欲哭，肢体困乏，饮食锐减。舌淡苔腻，脉沉细无力。治以健脾养心。

4. 气阴两虚　久治不愈，神志恍惚，多言善惊，心烦易怒，躁扰不寐，面红形瘦，口干舌燥。舌红少苔或无苔，脉沉细而数。治以益气养阴。

三、病情观察要点

1. 观察患者有无精神异常的先兆症状，发作的诱发因素、程度及特点。

2. 饮食　观察患者食欲、进食量。

3. 体重　观察体重有无下降情况。

4. 睡眠　是否入睡困难、早醒、睡眠过度及晨醒时有心境恶劣倾向。

5. 思维、活动　观察其思维是否活跃，记忆力有否明显下降，情绪是否低落，有无乏

力懒言，是否对各种事情提不起兴趣。

6. 注意患者神志、呼吸、体温、血压、心率的变化。

7. 观察抗癫病药物的疗效及毒性作用 长期服用此类药物，可引起运动障碍、药物性性功能障碍、药物性闭经、药物性肝损害、药物性白细胞减少、药物性皮炎、药物性震颤等，发生此类情况应及时报告医生。

四、症状护理要点

1. 病室安全保护措施 门窗不要安装玻璃，室内用具简单，对躁狂神志不清，妄想逃走、有自杀念头或打人毁物者限制自由，加强巡视，以免发生意外。

2. 生活护理

（1）癫病患者生活自理能力差，护士应协助患者理发、剪指甲、洗脸、刷牙、洗澡、更换衣被等。

（2）夜间加强巡视，防止坠床或不盖衣被着凉。

3. 不寐

（1）患者晚间不饮浓茶、咖啡，少看内容刺激的电视、报纸、书刊。

（2）睡前温水泡足 20min，并按摩涌泉（双）、三阴交等穴。

（3）耳穴埋籽，主穴：心、肾、神门、交感；配穴：脑干、皮质下。

4. 纳差

（1）宜进食新鲜清淡少油腻饮食，多食凉拌菜，少食甜食。

（2）饮食多样化，做一些患者平素喜欢吃的食物，尽量做到色、香、味俱佳。

（3）可适当食用山楂、山杏等开胃食品。

5. 便秘

（1）患者宜多食富含纤维素的食物，多饮水。

（2）鼓励患者多运动，示范给患者腹部按摩的方法。

（3）耳穴埋籽，主穴：便秘点、交感、大肠、直肠下段穴。肝气郁结证可配穴肝、胆或交感、内分泌；痰气郁结证可配穴脾、肺或神门；心脾两虚证可配穴心、脾或神门、内分泌；气阴两虚证可配穴肺、脾或交感、内分泌。

（4）必要时遵医嘱予患者通便药物，如番泻叶等。

6. 按摩法

（1）急性发作期患者可用拇指、示指大力点按金钟、通海等穴。

（2）恢复期按摩百会、足三里、神门、血海、三阴交等，以得气为度。

7. 加强患者生命体征的观察 每周定期测量体重，详细记录，躁狂日久者，要防止全身衰竭。

五、饮食护理要点

宜清淡易消化，无骨、刺、硬核，营养丰富的食物，忌食辛辣刺激、肥甘厚味，忌浓茶、咖啡，禁吸烟、饮酒。

1. 肝郁气滞 宜食行气解郁之品，如萝卜、玫瑰花、莲藕、山楂等。食疗方：柴郁莲子粥（柴胡、郁金、莲子、粳米）。

2. 痰气郁结　宜食化痰解郁之品，如柑橘、枇杷、海带、柚子、金橘等。大便秘结者可多食新鲜水果、蔬菜。食疗方：竹笋萝卜汤。

3. 心脾两虚　宜食健脾养心之品，如龙眼肉、山药、酸枣、薏苡仁、大枣等。食疗方：党参琥珀炖猪心、黄芪粥、红枣黑木耳汤。

4. 气阴两虚　宜食益气养阴之品，如山药、栗子、蜂蜜、牛奶、莲藕、荸荠、百合、银耳、甲鱼等。食疗方：黄芪天冬炖乌鸡。

5. 其他

（1）对于躁动、抢食或拒食患者应寻找原因，根据其特点进行诱导可喂食或鼻饲，以保持营养。

（2）轻症患者或恢复期患者，提倡集体进餐。

（3）餐具要清洁卫生，容易持握、进食方便，应坚固耐用，不易破损。注意餐前后清点数目，发现短缺要及时查找，以免发生意外。

六、中药使用护理要点

1. 口服中药　口服中药时，应与西药间隔30min左右。

（1）中药汤剂宜温服，打破常规服用方法，合作时可一次服下，鼓励患者自己服下。

（2）补脑丸：宜在餐前或进食时服用；不宜与感冒类药同时服用；孕妇、糖尿病患者或正在接受其他药物治疗的患者应在医师指导下服用。

2. 中药注射剂　中药注射剂应单独使用，与西药注射剂合用时须前后用生理盐水做间隔液。

生脉注射液：不宜与氯化钾、复方氯化钠注射液、20%甘露醇、硫酸依替米星、阿莫西林钠克拉维酸钾、盐酸普罗帕酮等配伍。

3. 外用中药　观察局部皮肤有无不良反应。

中药贴敷：使用时取适量药粉用水调成糊状，贴敷于脐。

七、情志护理要点

（1）创造安全舒适的病室环境。病室安静整洁，护士举止大方，给患者以安全感和亲切感。严禁在患者面前讲刺激性语言，严禁态度粗暴；不要将过喜或过悲的事情告诉患者。

（2）经常接近患者，与其谈心，了解患者心态，给予其帮助鼓励，尽量满足患者的合理要求。

（3）对认知错觉者如怀疑食物中有人放毒时，可让患者共同进餐，或要求与别人调换食物者，则应设法恰当地满足其要求，以解除其疑虑，取得其信任。

（4）对有自杀自伤轻生念头患者，要做好安全防范工作，多加巡视，必要时日夜专人守护。耐心做好安慰解释工作，使其改变不良心境，树立乐观情绪；也可用转移注意法，引导其思维，从而转变其精神状态。

（5）迫害妄想者常恐惧不安，甚至有出逃的可能。要密切观察患者的行为表现，仔细研究其原因，耐心说服解释，必要时有人陪伴，以减轻其惊恐心绪。

（6）保持乐观、平静的心情，可采用喜胜忧的方法进行心理疏导。

八、健康宣教

1. 用药 长期服药者按时服药及复查，不宜自行停药或减量。家属应看护患者服药，服药后要观察片刻，以免患者用探吐法拒服药物。

2. 饮食 宜选择清热、祛痰、疏肝、安神作用的食品，一般予普食即可。重视食物的花样品种，尽量注意色、香、味。

3. 运动 鼓励患者适当地参加体力和脑力活动，坚持治疗服药，配合气功及体育疗法，发作未完全控制前，不宜单独外出、游泳、登高、开车等。

4. 生活起居 注意休息，保证充足睡眠。外出时，随身带有注明姓名、诊断、住址及联系方式的联系卡。培养兴趣爱好，如练习书画、听音乐等，转移患者的注意力，消除、淡化不良情绪。

5. 情志 了解家庭及社会环境对患者疾病的影响，有针对性地做好相关人员的工作，取得配合，对患者要关心爱护，对患者的各种病态不可讥笑，不要议论。尽量减少诱发因素。

6. 定期复诊 遵医嘱定时复诊，如出现病情加重时应及时就医。

（丛立新）

第四节 不寐

一、定义、病因

不寐是指外邪扰动，或正虚失养．导致神不守舍，临床以经常性不能获得正常睡眠为特征的一种病证。多由于饮食不节，情志失常，劳倦、思虑过度及病后、年迈体虚所致。西医学的神经官能症、更年期综合征、贫血、脑动脉硬化等以不寐为主要临床表现时，可参照本病护理。

二、常见辨证分型、主要临床表现及治疗原则

1. 心胆气虚 虚烦不寐，触事易惊，终日惕惕，胆怯心悸，伴气短自汗，倦怠乏力。舌淡，脉弦细。治以益气镇惊，安神定志。

2. 心脾两虚 不易入睡，多梦易醒，心悸健忘，神疲食少，伴头晕目眩，四肢倦怠，腹胀便溏，面色少华。舌淡苔薄，脉细无力。治以补益心脾，养血安神。

3. 心肾不交 心烦不寐，入睡困难，心悸多梦，伴头晕耳鸣，腰膝酸软，潮热盗汗，五心烦热，咽干少津，男子遗精，女子月经不调。舌红少苔，脉细数。治以滋阴降火，交通心肾。

4. 肝火扰心 不寐多梦，甚则彻夜不眠，急躁易怒，伴头晕头胀，目赤耳鸣，口干而苦，不思饮食，便秘溲赤。舌红苔黄，脉弦而数。治以疏肝泻火，镇心安神。

5. 痰热扰心 心烦不寐，胸闷脘痞，泛恶暖气，伴口苦，头重，目眩。舌偏红，苔黄腻，脉滑数。治以清化痰热，和中安神。

三、病情观察要点

（1）睡眠总时数、睡眠习惯。

（2）了解睡前是否因饮用刺激性饮料，如浓茶、咖啡、可乐等。

（3）观察体温、脉搏、呼吸、血压。

（4）注意饮食、情志、二便情况。

（5）观察有无引起不寐的诱发因素，如夜尿频、咳嗽、疼痛等。

四、症状护理要点

1. 病室环境　避免噪声，光线柔和，患者入睡时用深色窗帘遮挡。

2. 关注患者心理活动　消除忧虑、焦急紧张等不良情绪。

3. 穴位按摩　睡前劳宫对涌泉搓揉各 100 下。

（1）心烦不寐伴头重，头晕目眩，目赤耳鸣的患者，可做头部按摩，如太阳、印堂、风池、百会等穴。睡前按压每个穴位 30～50 次。

（2）心脾两虚的患者，睡前按摩背部夹脊穴。

（3）肝火扰心者取涌泉穴。

（4）痰热扰心与心脾两虚者取合谷、足三里。

（5）心肾不交者取肾俞、涌泉穴。

4. 不寐伴潮热盗汗，五心烦热的患者，衣被不宜过暖，汗后及时更换湿衣被。

5. 胆怯心悸，伴气短，倦怠乏力的患者，可给予半坐卧位，吸氧。

6. 耳穴埋籽　主穴：神门、交感、心、脑点等；配穴：肾、脾。

7. 适当使用诱导睡眠的方法　如睡前散步、睡前做放松气功、热水泡脚、静听单调的声音、默念数字、聆听音乐或催眠曲等。

8. 中药泡洗　睡前温水泡洗双足。

9. 拔火罐　取心俞、膈俞、肾俞及胸至骶段脊柱两侧膀胱经循行线。如失眠严重、多汗加涌泉、劳宫穴；头痛、头晕甚者，加太阳穴。

10. 音乐对本病有显著的疗效　选择平稳、抒情、优美的音乐，如贝多芬的《月光奏鸣曲》、圣·桑的《天鹅》、中国古曲《关山月》、蒙古民歌《牧歌》，或选用《催眠曲》。

11. 去除可能会引起不寐的因素　如夜尿频、咳嗽、疼痛等。

五、饮食护理要点

宜进清淡易消化的饮食，晚餐不宜过饱，临睡前不宜进食，饮浓茶、咖啡等兴奋性饮料，忌食辛辣、油腻之品。

1. 心胆气虚　宜食龙眼肉、莲子、大枣等益气补血之品，食疗方：当归羊肉汤、黄芪粥；惊惕不安者宜食酸枣仁、温牛奶等镇静安神之品，食疗方：牡蛎汤。

2. 心肾不交　宜食桑葚蜜、甲鱼等养心益肾之品。食疗方：百合粥、莲子银耳羹。

3. 心脾两虚　宜食红枣、龙眼肉、茯苓、山药等补心健脾之品。食疗方：百合粥、柏子仁粥等。

4. 肝火扰心　宜食柑橘、金橘等理气化滞解郁之品。食疗方：芹菜萝卜汤。

5. 痰热扰心　宜食山楂、萝卜、杏子等消食导滞化痰之品，可予焦三仙煎水每日代茶饮。食疗方：枇杷羹。

六、中药使用护理要点

1. 口服中药　口服中药时，应与西药间隔 30min 左右。

（1）中药汤剂实证宜偏凉服，虚证宜热服，观察服药后效果及反应。

（2）安神定志类药物宜在睡前 30min 至 1h 服用。

（3）枣仁安神液（胶囊）：孕妇慎用，消化不良所致的睡眠差者忌用。

（4）五味子糖浆（颗粒、胶囊）：过敏体质者禁用；五味子性酸，胃酸过多者慎用；糖浆剂，糖尿病患者忌用。

（5）天王补心丸：因朱砂有毒，不宜大量服用或少量久服。

2. 中药注射剂　中药注射剂应单独使用，与西药注射剂合用时须前后用生理盐水做间隔液。

刺五加注射液：以 40～50 滴/min 为宜，不宜与维生素 C、双嘧达莫、维拉帕米配伍。

3. 外用药　观察局部皮肤有无不良反应。

药枕：一般选用透气性良好的棉布或纱布做成枕套，药物不可潮湿，否则失效，每日枕之，镇静安神。

七、情志护理要点

1. 创造一个安静、舒适的病室环境　护士态度和蔼、举止大方，使患者产生安全感和舒适感。严禁在患者面前讲刺激性言语，避免不良情绪刺激。

2. 指导患者自我调节的方法，避开不愉快的事情及环境　将思维集中到轻松、愉快的事情上；向信任的朋友发牢骚，坦然诉说心声，发泄不满。

3. 指导患者养成定时就寝的习惯　避免白天黑夜的生物钟颠倒而影响睡眠，睡前避免情绪激动或剧烈活动。

八、健康宣教

1. 用药　遵医嘱服药，不随意增减药量或停药。

2. 饮食　养成良好的饮食习惯，勿暴饮暴食，痰热扰心者寝前不吃零食。

3. 运动　每日适当锻炼身体，增强体质。肝火扰心者就寝前到庭院散步，顺畅气机，有利安眠。

4. 生活起居　按时作息，尽量保持规律生活。心肾不交者勿过劳，节房事。养成良好的睡眠习惯，如按时就寝，睡前不看惊险刺激的小说、影视剧等。

5. 情志　指导患者自我调节，避开不愉快的事情及环境，切忌焦虑于"不寐"事上。睡前可用诱导法，听音乐、催眠曲等方法舒缓情志。

6. 定期复诊　遵医嘱定期复查，当患者出现入睡困难、多梦、睡眠时间缩短等症状加重时，及时就医。

（丛立新）

第十九章

脾胃疾病护理

第一节　消渴

一、定义、病因

消渴是以多饮、多食、多尿和消瘦为特征的疾病。多由于先天禀赋不足、素体阴虚，复因饮食失节、情志不遂、劳欲过度所致。糖尿病、尿崩症等可参照本病护理。

二、常见辨证分型、主要临床表现及治疗原则

1. 津伤燥热　烦渴引饮，口干舌燥，尿频量多，消谷善饥，身体渐瘦。大便秘结，四肢乏力，皮肤干燥。舌红而干，苔薄黄或苔少，脉滑数或弦细或细数。治以清热生津。

2. 阴精亏虚　尿频量多，浊如脂膏，日干欲饮，形体消瘦。五心烦热，骨蒸潮热，头晕耳鸣，腰膝酸软，乏力，遗精，失眠，盗汗，皮肤干燥瘙痒。舌红，舌体瘦而干，苔少或薄白，脉细或细数。治以滋补肝肾，益精养血。

3. 气阴两虚　口渴欲饮，能食善饥，尿频量多，神疲乏力。面色不华，或口干而不欲饮，或头晕多梦，手足心热，或纳差腹胀，大便溏薄或腰酸膝软，肢体麻木或自汗盗汗。舌红苔白，脉沉细。治以益气养阴。

4. 阴阳两虚　多饮多尿，尿液混如脂膏，甚则饮一溲一，畏寒，四肢欠温，面色黧黑，耳轮干枯，乏力自汗，或五更泄泻，或水肿尿少，或阳痿早泄。舌质淡，苔白而干，脉沉细无力。治以滋阴温阳益肾。

5. 瘀血阻滞　口干尿多，形体消瘦，面色晦黯，肢体麻木或刺痛，入夜尤甚，或肌肤甲错，唇紫不华。舌黯或有瘀斑或舌下青筋紫黯怒张，苔薄白或少苔。脉弦或沉涩或结代。治以活血化瘀。

三、病情观察要点

1. 口渴多饮　观察患者口渴程度、饮水量。
2. 多食善饥　观察患者进食量、进食时间。
3. 超重或体重减轻　观察患者饮食习惯与体重的关系，观察患者体重变化。
4. 多尿　观察患者尿量、尿的颜色及尿的气味。

5. 低血糖　患者出现面色苍白、心慌头晕、恶心、四肢无力、汗出淋漓、神志烦躁或淡漠等症状可能为低血糖症状。

6. 糖尿病酮症酸中毒　密切观察患者的生命体征、神志、血糖、尿糖、尿酮体、舌苔、脉象的变化，如患者出现恶心呕吐、脱水、神志改变、呼吸呈烂苹果味等征象时，立即通知医师，做好抢救准备。

7. 注意观察并发症的相关症状　如胸痹、心悸、水肿、中风、视瞻昏渺、脱疽等并发症常出现在消渴的中晚期，应当注意观察。

8. 观察用药后反应及不良反应　特别是观察有无低血糖反应。经常注射胰岛素的部位，观察有无皮下硬结等。

四、症状护理要点

1. 口渴多饮，多食善饥
（1）遵医嘱记录 24h 出入量。
（2）观察体重变化，每周测 1 次，并做好记录。
（3）指导患者遵医嘱合理饮食、合理运动。
（4）保持口腔清洁，选用软毛牙刷，刷牙时动作要轻柔。饭前饭后用生理盐水或银花甘草液漱口。
（5）口渴者可用中药煎水代茶饮：燥热伤肺者用鲜芦根、天花粉；胃燥津伤者可用山药、麦冬；肾阴亏虚者可用枸杞子、地黄，以生津止渴。
（6）口渴患者可配合耳穴埋籽，主穴：胰、胆、内分泌、缘中，配穴：肺、肝、脾、胃、神门、肾上腺。

2. 尿频量多
（1）正确记录患者尿量、颜色、气味的变化。
（2）控制睡前饮水量。

3. 视物模糊
（1）指导患者注意保养目力，减少读书看报及看电视的时间，多闭目养神。
（2）遵医嘱用珍珠明目等滴眼液。
（3）指导患者若突然发生眼红、眼胀、眼痛，怀疑眼压增高时，立即报告医生及时处理。
（4）为患者加床档，指导患者宜穿防滑鞋，下床活动时有人陪伴。

4. 皮肤护理
（1）注意个人卫生，保持口腔、皮肤、足的卫生，勤刷牙、勤洗澡、勤更衣，饭前便后洗手，保持臀部及会阴部皮肤清洁，勤换内裤。
（2）有皮肤瘙痒、疖肿、痈疽或破溃者，嘱患者切勿搔抓，不可自行处理各种伤口以免引起皮肤感染。
（3）合并末梢神经病变者，应避免使用热水袋、电热毯、暖宝等保温，以免引起烫伤。
（4）长期卧床患者定时翻身，保持床铺清洁干燥，预防压疮发生。
（5）肢体麻木刺痛时，可遵医嘱给予穴位按摩或中药泡洗。
（6）注射胰岛素的患者，应有规律更换注射的部位。

5. 足部护理

（1）每日检查足部皮肤，每晚睡前泡脚，水温小于40℃。

（2）保持趾缝的清洁干燥，涂搽润肤霜，按摩足及下肢。

（3）选择纯棉、浅色、松软、袜口宽松的袜子，每日更换。

（4）宜选用厚底、圆头、宽松、舒适的鞋。避免穿拖鞋、凉鞋，禁止赤足走路。

（5）应避免使用热水袋、电热毯、暖宝等。

（6）沿趾甲缘平平地修剪趾甲，搓圆两边角。及时治疗甲沟炎、鸡眼、胼胝、脚癣等，避免继发感染。

6. 低血糖的预防及救护

（1）遵医嘱按时测血糖，如有异常，及时报告医生。

（2）如患者出现面色苍白、四肢无力、汗出淋漓、脉数、头晕、神志烦躁或淡漠等，应立即监测血糖，必要时送检血、尿标本；如确诊为低血糖者，应按低血糖处理，立即给予口服糖类食物、糖水、果汁，如巧克力、饼干等，必要时遵医嘱予50%葡萄糖静脉注射。

7. 酮症酸中毒　如出现神昏、呼吸深快、血压下降、肢冷脉微欲绝等症状，可按昏迷常规护理，并做好准备，配合医生抢救。

8. 宣教　向患者做好教育、饮食、运动、药物、自我监测五方面的宣教。

五、饮食护理要点

遵医嘱进食，控制总热量。均衡营养，合理控制糖类（碳水化合物）、脂肪、蛋白质的比例，主食以粗粮为宜。用餐要定时定量。

1. 津伤燥热　宜食苦瓜、菠菜、番茄、萝卜、西瓜翠衣等清热养阴生津之品。蚌肉熟食能滋阴养血，清热解毒。食疗方：地黄粥（干地黄、小米）。

2. 阴精亏虚　宜食黑豆、海参等补肾益精之品，可用枸杞子、鲜生地黄煎水代茶饮。食疗方：山药粥。

3. 气阴两虚　宜食莲子、燕窝、山药、人参等益气养阴之品。食疗方：淮山洋参排骨汤。

4. 阴阳两虚　宜食黑豆、猪肾等补益气血之品，或可炖菜时加入用枸杞子、当归、桂皮、黄精等。食疗方：韭菜粥、桂心粥，或猪腰与杜仲、胡桃肉炖食等。

5. 瘀血阻滞　宜食鱼、海参、莲藕、蘑菇、木耳、海带等活血化瘀之品，烹饪时可适当增加醋的用量。食疗方：冬菇云耳丝瓜豆腐汤。

六、中药使用护理要点

1. 口服中药　口服中药时，应与西药间隔30min左右。

（1）中药汤剂：中药汤剂宜偏凉服用。

（2）消渴丸：因其含有格列本脲，故在服用时严禁加服降血糖类西药，以防引起严重低血糖反应。

（3）金芪降糖片：宜饭前30min服用。

（4）渴乐宁胶囊（颗粒）：长期服用时应定期检查尿常规和肾功能。

2. 中药注射剂　中药注射剂应单独使用，与西药注射剂合用时须前后用生理盐水做间隔液。

（1）丹参注射液：不宜与维生素 C、维生素 B_6、氯化钾、碳酸氢钠、硫酸阿米卡星、喹诺酮类（环丙沙星、左氧氟沙星、氟罗沙星、甲磺酸加替沙星等）、卡那霉素、洛贝林、肌苷、甲氧氯普胺、川芎嗪、胸腺素、利血平、痰热清、双黄连、氨苄西林、头孢拉啶、氯霉素、甲硝唑、异丙肾上腺素、普鲁卡因、硫酸镁、呋塞米、氨茶碱、胸腺肽、黄芪等配伍。

（2）舒血宁：本品为纯中药制剂，对银杏过敏者不建议使用此药。对乙醇过敏者慎用。不宜与盐酸普萘洛尔、盐酸肾上腺素、阿昔洛韦同用。

3. 外用中药　观察局部皮肤有无不良反应。

中药泡洗：中药泡洗温度 <40℃，每次 15～30min，药液不可过烫，每日 1～2 次，泡洗过程中注意观察患者泡洗部位皮肤情况，如有过敏反应、破溃等，应及时停药，并报告医生；冬季注意保暖；泡洗后注意涂抹护肤油；所用物品需清洁消毒，泡洗袋专人专用，避免交叉感染。泡洗后适量饮水。

七、情志护理要点

1. 体贴安慰患者　向患者讲解疾病演变过程及并发症，告知患者控制饮食、监测血糖、适度运动及保持情志舒畅的作用和重要性。

2. 指导患者保持情绪稳定　避免焦虑、郁闷、急躁，积极配合治疗。

3. 耐心倾听患者倾诉　告知患者正确宣泄情绪的方法，如听音乐、读书、看报、参加适度的活动等。

4. 可组织病友会，促进病友间互相交流，互相鼓励，了解疾病发生、发展的过程及预后情况，增强患者与慢性疾病作斗争的信心。

八、健康宣教

1. 用药　严格遵医嘱定时服用，不可随意增减。注射胰岛素的患者，应严格掌握注射时间、剂量及部位，并注意无菌操作。

2. 饮食　遵医嘱进食，控制总热量，少量多餐；多进高纤维饮食，饮食清淡，低脂少油，少糖少盐，适量饮酒，戒烟。外出时应携带必要的食物。

3. 运动　遵医嘱选择运动方式，如散步、打太极拳、练气功、骑自行车等，运动时携带食物。时间应在饭后 1h 左右开始，持续 30min，以运动后脉搏在（170－年龄）次/min 左右，不感疲劳为宜。忌空腹运动。

4. 生活起居　规律生活，注意劳逸结合，节制房事，适当参加文娱活动。掌握自我监测血糖的方法，随身携带保健卡和食物。

5. 情志　保持乐观情绪，避免忧虑和恐惧，积极配合治疗，增强与慢性疾病作斗争的信心。

6. 定期复诊　遵医嘱定期复查，若出现多食善饥、体重下降、恶心呕吐、脱水、神志改变、呼吸呈烂苹果味等征象时，应及时就医。

（丛立新）

第二节 胃痛

一、定义、病因

凡由于脾胃受损，气血不调所引起胃脘部疼痛，称之为胃痛，又称胃脘痛。胃痛的发生常由寒邪客胃、饮食伤胃、肝气犯胃和脾胃虚弱所致。急慢性胃炎、胃与十二指肠溃疡等可参照本病护理。

二、常见辨证分型、主要临床表现及治疗原则

1. 胃气壅滞　胃脘胀痛，食后加重，嗳气，纳呆，嗳腐。舌淡苔白厚腻，脉滑。治以理气和胃止痛。

2. 肝胃气滞　胃脘胀痛，连及两胁，攻撑走窜，每因情志不遂而加重，喜太息，不思饮食。苔薄白，脉滑。治以疏肝和胃，理气止痛。

3. 肝胃郁热　胃脘灼痛，痛势急迫，烦躁易怒，嘈杂泛酸，口干口苦，渴喜凉饮。舌红苔黄，脉滑数。治以清肝泄热，和胃止痛。

4. 胃阴不足　胃脘隐痛，或隐隐灼痛。嘈杂似饥，饥不欲食，口干不思饮，咽干唇燥，大便干结。舌质嫩红少苔，脉细数。治以滋阴益胃，和中止痛。

5. 脾胃虚寒　胃脘隐痛，遇寒或饥时痛剧，得温熨或进食则缓，喜暖喜按。面色不华，神疲肢怠，四末不温，食少便溏。舌淡苔薄白，脉沉细无力。治以温中健脾。

三、病情观察要点

1. 疼痛　观察疼痛诱发与缓解因素、疼痛性质、发作时间等。

（1）疼痛诱发与缓解因素：遇寒则痛，饥饿时发作，喜温喜按者多为虚寒，或寒邪客胃；饭后疼痛，遇热加重，恶热拒按者多为实热证。情志不畅，肝火内盛者多为实证，或本虚标实。

（2）疼痛性质：钝痛主要为感受寒邪，或饮食不节；胀痛多为肝气郁结，肝气犯胃，肝胃不和；灼痛多为湿热中阻，脾郁胃热；剧痛难忍，一般方法难以缓解，应考虑外科急腹症。

2. 伴随症状

（1）伴随反复呕吐不消化食物，吐后疼痛缓解，多为饮食失调。

（2）伴随大便溏泄，口淡纳呆，多为脾虚。

（3）伴随烦躁易怒，口干口苦，多为肝气郁滞，肝胆湿热。

（4）伴随呕吐咖啡样物、解黑便甚至血便者，多为消化道出血，应加强护理。

（5）如疼痛突然加剧，同时伴有面色苍白、冷汗时出，烦躁不安、血压下降，要立即通知医生给予紧急处理。

四、症状护理要点

1. 食滞胃痛　可禁食 6 ~ 12h，缓解后渐给全流食或半流食。必要时用探吐法催吐。

2. 脾胃虚寒性胃痛　可热敷胃脘部，或艾灸中脘、神阙、足三里等穴，以温中止痛。也可行耳穴埋籽：主穴取胃、脾、肝、三焦、腹，配以神门、膈、贲门等穴。

3. 气滞胃痛者　可指压按摩，取穴：中脘，内关，足三里等穴，或用热水袋进行热敷。

4. 大便溏泄，次数增加　应加强肛周皮肤护理，每次便后用温水清洗，并予紫草油外涂肛周。

5. 伴有呕吐者，吐后予淡盐水或黄花漱口液漱口　神志不清伴呕吐时，立即采取抢救措施：患者去枕平卧，头偏向一侧，及时清除排出物，保持气道通畅。

五、饮食护理要点

饮食应遵照"定时、定量、定性"的原则，应清淡易消化，避免暴饮暴食、饥饱失常、寒热不调。忌食烟酒、辛辣油炸甜滑、大甘大酸、霉烂变质、生冷坚硬之品。

1. 胃气壅滞　宜食行气化滞消食之品，如萝卜、山楂、燕麦等，可饮大麦茶，焦三仙煎水代茶饮。食疗方：小米粥、山楂粥等。

2. 肝胃气滞　宜食行气解郁之品，如萝卜、柑橘等。悲伤郁怒时暂不进食。食疗方：玫瑰薏仁粥。

3. 肝胃郁热　宜食清肝泄热之品，如菊花晶、绿豆汤、荷叶粥等。注意食后不可即怒，怒后不可即食。食疗方：包菜汁（鲜包心菜、白糖）、豆胆粉（新鲜猪苦胆、黄豆）。

4. 胃阴亏虚　宜食益胃生津之品，如西瓜、梨、甘蔗、莲藕等。多饮水或果汁，可用石斛，麦冬煎汤代茶饮。胃酸缺乏，可饭后吃山楂、话梅、乌梅汤等酸甘助阴。大便干结者，可食蜂蜜、白木耳以养胃润肠通便。食疗方：四汁蜂蜜饮（芜青叶、胡萝卜、芹菜、苹果、蜂蜜）。

5. 脾胃虚寒　宜食温中健脾之品，如牛奶、鸡蛋、黄鱼、鳗鱼、龙眼、大枣（去皮）等。食疗方：吴茱萸粥（吴茱萸、粳米适量、生姜、葱白少许）。

六、中药使用护理要点

口服中药时，应与西药间隔30min左右。

（1）脾胃虚寒者中药宜热服；肝胃郁热者中药宜凉服；开胃健脾和制酸的中药宜饭前服；消食导泻和有刺激的中药宜餐后服用或同时进食少许；呕吐的患者可少量分次服用，或服用前用生姜涂舌面以减少呕吐。

（2）六味安消胶囊：注意排便情况。

（3）附子理中丸：药后如有血压增高、头痛、心悸等症状，应立即停药。

七、情志护理要点

1. 忧思恼怒、恐惧紧张等不良情志是诱发和加重本病的重要原因　病程较长，反复发作者，容易产生悲观、焦躁的情绪，因此注意观察患者，指导患者避免精神刺激或情绪激动，保持稳定情绪，树立战胜疾病的信心。常用的控制和调节情绪的方法有以情制情法、移情法、升华超脱法、暗示法、开导法、节制法、疏泄法等。

2. 建立良好的护患关系　并争取家属亲友的密切配合。

3. 加强护理宣教、创造优美舒适的休养环境　合理安排患者的生活。

八、健康宣教

1. 用药　严格遵医嘱服药。服药期间，注意饮食宜清淡，忌生冷、辛辣及油腻食物，并保持心情舒畅。慎用对胃肠有刺激的药物，如阿司匹林、红霉素、皮质激素等，以免诱发胃脘痛及出血。

2. 饮食　宜定时定量、少食多餐、以软烂为宜，胃酸多者，不宜食酸性食品。切勿饥饱不一，冷热不均，暴饮暴食。忌烟、酒、浓茶、咖啡等刺激性食物。

3. 运动　加强锻炼，可参加适量的健身运动。

4. 生活起居　起居有节，保证充足睡眠，根据气候变化，适量增减衣被。注意胃脘部保暖，防止受凉而诱发胃脘痛。可采用指压止痛的方法，减轻身体痛苦和精神压力。

5. 情志　保持心情舒畅，克制情绪波动。

6. 定期复诊　遵医嘱定期复查，如出现疼痛、呕吐、反酸等症状时，及时就医。

（纪萌健）

第三节　泄泻

一、定义、病因

泄泻是指排便增多、粪质稀薄或完谷不化，甚至泻出如水而言。古时以大便溏薄而势缓者为泄，大便清稀如水而直下者为泻，现在统称为泄泻。多由脾胃运化功能失职，湿邪内盛所致。急慢性肠炎、肠结核、肠功能紊乱等可参照本病护理。

二、常见辨证分型、主要临床表现及治疗原则

1. 寒湿泄泻　泄下清稀，甚如水样，腹痛肠鸣，脘闷食少，或兼有恶寒发热，鼻塞头痛，肢体酸痛。苔薄白或白腻，脉濡缓。治以芳香化湿，疏表散寒。

2. 湿热泄泻　腹痛即泻，泻下急迫，势如水注，或泻而不爽，粪色黄褐而臭，肛门灼热，烦热口渴。舌红苔黄腻，脉濡数或滑数。治以清热利湿。

3. 食滞肠胃　腹痛肠鸣，泻后痛减，泻下粪便，臭如败卵，夹有不消化之物，脘腹胀满，嗳腐酸臭。苔垢浊或厚腻，脉滑大。治以消食导滞。

4. 脾胃虚弱　大便时溏时泄，反复发作。稍有饮食不慎，大便次数即增多，夹见水谷不化，饮食减少，脘腹胀闷不舒。舌淡苔白，脉细弱。治以健脾益胃。

5. 肾阳虚衰　每于黎明之前脐腹作痛，继则肠鸣即泻，完谷不化，泻后则安，形寒肢冷，腹部喜暖，腰膝酸软。舌淡胖苔白，脉沉弱。治以温肾健脾，固涩止泻。

三、病情观察要点

1. 腹泻伴腹痛　观察大便的次数、量、颜色、性状、排便时间、气味及疼痛的性质。

2. 生命体征　观察体温、脉搏、舌象、口渴、饮水、尿量和皮肤弹性的变化。

3. 局部皮肤　观察肛周皮肤有无瘙痒、淹红或破溃等情况。

4. 伴随症状 出现下列症状应及时通知医生给予处理

（1）眼窝凹陷，口干舌燥，皮肤干枯无弹性，腹胀无力。

（2）呼吸深长，烦躁不安，精神恍惚，四肢厥冷，尿少或无，脉促微弱。

四、症状护理要点

1. 腹泻

（1）急性泄泻，腹泻次数较多或伴发热时应卧床休息。

（2）肾虚泄泻，可遵医嘱给予艾灸。取穴：中脘、神阙、足三里、天枢穴，神阙穴用隔姜灸 10~15 壮，其余穴灸 10~15min。也可用小茴香或食盐炒热布包敷肚脐。

（3）寒湿泄泻，可腹部热敷，艾灸神阙、关元、足三里等穴，以止痛消胀缓泻。

（4）耳穴埋籽，主穴：肺、脾、皮质下。配穴：大肠、肾、小肠、胃、三焦等。

2. 疼痛

（1）寒湿困脾，腹中冷痛者可予腹部热敷，并可做腹部顺时针方向按摩。

（2）肠道湿热，肛门灼热疼痛者，可遵医嘱中药熏洗。擦干后可涂抹黄连膏。

（3）一般虚证腹痛不重，常有慢性持续性腹中隐隐不舒，可鼓励患者下床活动，适当锻炼，以通调脏腑，增强体质。

3. 肛周护理

（1）每次便后软纸擦肛门，温水清洗，外敷松花粉，防止发生肛周湿疹。

（2）慢性腹泻者，教会患者做提肛运动。如见脱肛，可用软纸或纱布轻轻托上。

（3）肛门因便次多而糜烂、出血时，应予清洗后外涂紫草油或护臀膏。

五、饮食护理要点

饮食以清淡、易消化、少渣及营养丰富的流质或半流质为宜。忌食油腻、生冷、辛辣等刺激性饮食。

1. 寒湿泄泻 宜食炒米粉、姜、红糖等温热利湿之品。食疗方：茯苓粥、桂心粥。

2. 湿热泄泻 宜食西瓜、苹果、茶等防暑祛湿之品。食疗方：马齿苋粥。

3. 食滞肠胃 可饮酸梅汤、萝卜汤、麦芽汤等消食化滞之品。泄泻较重者，应控制饮食或暂禁食。食疗方：山楂萝卜粥。

4. 脾胃虚弱 可食豆制品、鲫鱼、黄鱼、鸡、鸡蛋等健脾益气、补益气血之品。定时定量，少食多餐。食疗方：黄芪粥，或以山药、扁豆、大枣、薏苡仁等做羹食用。

5. 肾阳虚衰 宜食山药、胡桃、狗肉及动物肾脏等补中益气，温补肾阳之品。食疗方：芡实粥（芡实、干姜、粳米），莲子核桃羹（莲子、核桃仁、白糖）。

六、中药使用护理要点

1. 口服中药 口服中药时，应与西药间隔 30min 左右。

（1）中药汤剂：寒湿泄泻者宜饭前热服；湿热泄泻者宜饭前凉服；食滞肠胃者宜饭后服；脾胃虚弱、肾阳虚衰者宜空腹热服。

（2）中成药：服药期间，禁食辛辣、生冷、煎炸、油腻之品。

1）启脾丸、参苓白术散：不宜与感冒药一同服用，不宜喝茶和吃萝卜，以免影响药效。

2）附子理中丸：孕妇慎用。

3）保和丸：不宜与磺胺类药物等抗生素、碳酸氢钠、氨茶碱、复方氢氧化铝同服。

4）黄连素：不宜与活性炭同服。

5）六合定中丸：不宜与麦迪霉素合用，否则会降低疗效。

6）清热解毒药：不宜与乳酶生同服。

2. 外用中药　观察局部皮肤有无不良反应。

（1）熏洗药液：熏蒸温度 50 ~ 70℃，每次 10min，药液不可过烫；洗浴温度 40℃以下，药液洗 10min，1 ~ 2 次/d，熏洗过程中如有过敏反应、破溃等，应及时停药，并报告医生。

（2）外用膏剂：注意观察局部皮肤，如出现红、肿、热、痒、脱屑等过敏现象，应通知医生给予对症处理。

七、健康宣教

1. 用药　遵医嘱服药。

2. 饮食　忌食油腻、油炸、生冷、辛辣、甜腻之品及含碳酸等的产气饮料。烹调方法以蒸、煮、炖为宜。

3. 运动　适当进行体育锻炼，增强体质。

4. 生活起居　起居有节，顺应四时气候变化，防止外感风寒暑湿之邪。脾胃虚寒者，注意腹部保暖。

5. 情志　调摄精神，保持情绪安定，力戒嗔怒。

6. 定期复诊　遵医嘱定期复查，如出现大便次数增多，不成形或呈稀水样时，应及时就医。

（黄　波）

第四节　痢疾

一、定义、病因

痢疾是以腹痛，里急后重，大便次数增多，痢下赤白脓血为主症的病证。是夏秋季常见的肠道传染病。病因有外感时疫邪毒和内伤饮食两方面。细菌性痢疾、阿米巴痢疾，以及溃疡性结肠炎、放射性结肠炎、细菌性食物中毒等出现类似本节所述症状者，可参照本病护理。

二、常见辨证分型、主要临床表现及治疗原则

1. 湿热痢　腹痛，里急后重，下痢赤白脓血，赤多白少或纯下赤冻，肛门灼热，小便短赤，或发热恶寒，头痛身楚，口渴发热。舌红苔黄腻，脉滑数。治以清热解毒，调气行血。

2. 疫毒痢　起病急骤，壮热，恶呕便频，痢下鲜紫脓血，腹痛剧烈，口渴，头痛，后重感特著，甚者神昏惊厥。舌红绛苔黄燥，脉滑数或微欲绝。治以清热凉血解毒。

3. 寒湿痢 腹痛拘急，痢下赤白黏冻，白多赤少，里急后重，脘闷，口淡，饮食乏味，头身困重。舌淡苔白腻，脉濡缓。治以温中燥湿，调气和血。

4. 阴虚痢 下痢赤白，日久不愈，或下鲜血，脐下灼痛，虚坐努责，食少，心烦，口干口渴。舌红绛少津少苔，脉细数。治以养阴清肠化湿。

5. 虚寒痢 下痢稀薄，带有白冻，甚则滑脱不禁，腹部隐痛，排便不爽，喜按喜温，久痢不愈，食少神疲，四肢不温。舌淡苔白滑，脉沉细而弱。治以温补脾肾，收涩固脱。

6. 休息痢 下痢时发时止，常因饮食不当、受凉、劳累而发，发时便频，夹有赤白黏冻，腹胀食少，倦怠嗜卧。舌淡苔腻，脉濡软虚数。治以温中清肠，调气化滞。

三、病情观察要点

1. 腹痛、里急后重 观察发作的时间、性质、部位、程度、与体位的关系、缓解的方法及伴随症状。

（1）新病年少，形体壮实，腹痛拒按，里急后重便后减轻者多为实证；久病年长，形体虚弱，腹痛绵绵，痛而喜按，里急后重便后不减或虚坐努责者为虚证。

（2）湿热痢腹痛阵作；疫毒痢腹痛剧烈；寒湿痢腹部胀痛；阴虚痢为脐腹灼痛，或虚坐努责；虚寒痢常为腹部隐痛，腹痛绵绵。

2. 肛门灼痛 与湿热下注、肛周炎症、分泌物刺激有关。

3. 大便次数及性状改变 注意观察大便与腹痛的关系，大便的次数、性质、量、气味、颜色、有无脓血黏冻。

（1）痢下白冻或白多赤少者，多为湿重于热，邪在气分，其病清浅；若纯白冻清稀者，为寒湿伤于气分；白而滑脱者属虚寒。

（2）痢下赤冻，或赤多白少，多为热重于湿，热伤血分，其病较深；若痢下纯鲜血者，为热毒炽盛，迫血妄行。

（3）痢下赤白相杂，多为湿热夹滞。

（4）痢下色黄而深，其气臭秽者为热；色黄而浅，不甚臭秽者为寒。

（5）痢下紫黑色、黯褐色者为血瘀；痢下色紫黯而便质清稀为阳虚。

（6）痢下焦黛，浓厚臭秽者为火。

（7）痢下五色相杂为湿热疫毒。

4. 发热 观察发热程度及伴随症状

（1）湿热痢若兼有表证则恶寒发热，头痛身楚，热盛灼津则口渴。

（2）疫毒痢热因毒发，故壮热。热盛伤津则口渴，热扰心神则烦躁，热扰于上则头痛。热入营分，高热神昏谵语者，为热毒内闭。

四、症状护理要点

1. 腹痛、里急后重

（1）腹痛时，可指压内关或合谷等穴位。

（2）疫毒痢者，腹痛剧烈，痢下次多，应暂禁食，遵医嘱静脉补液或按揉天枢、气海、关元、大肠俞等穴。

（3）寒湿痢者，腹部冷痛，注意保暖，给予热敷，或用白芥子、生姜各 10g 共捣烂成膏敷脐部。

（4）虚寒痢者，腹痛绵绵，注意四肢保暖，可给予艾灸天枢、神阙等穴，或食用生姜、生蒜，以温中散寒。

（5）患者里急后重时，嘱患者排便不宜过度用力或久蹲，以免脱肛。

2. 肛门灼痛

（1）保持肛周皮肤清洁，便后用软纸擦肛门并且用温水清洗，如肛门周围有糜烂溃破，可遵医嘱外涂油膏治疗。

（2）肛门灼热、水肿时，可遵医嘱予中药熏洗。

（3）有脱肛者，清洁后用消毒纱布涂上红油膏或黄连软膏轻轻还纳。

3. 发热

（1）正确记录体温、脉搏、呼吸、汗出情况。

（2）保持皮肤清洁，汗出后用毛巾擦拭，并及时更换湿衣被，保持床铺清洁干燥。

（3）协助高热患者做好口腔护理，饭前饭后用银花甘草液、洗必泰、生理盐水等漱口，口唇干裂可涂保湿唇膏或油剂。

（4）保证足够液体量，鼓励患者多饮温开水、淡糖盐水，可用麦冬、清竹叶、灯心草等泡水代茶饮或遵医嘱静脉补液。

（5）高热无汗时，可遵医嘱行物理降温或给予中西药退热，或给予背部刮痧以辅助治疗。观察退热情况，防止抽搐、神昏等险证。

五、饮食护理要点

饮食以清淡、细软、少渣、易消化的流质或半流质为主，鼓励患者多饮温开水或淡盐水，每日总液量为 3 000ml 左右。不宜饮用牛奶，忌食生冷、辛辣、油腻、硬固、煎炸之品，忌豆类、薯类等产气食品。

1. 湿热痢　宜食清热解毒之品，如铁苋菜、地锦草、马齿苋、西瓜、苹果等。食疗方：蒜泥马齿苋、薏米粥、陈茗粥（陈茶叶、大米）。

2. 疫毒痢　宜食清热凉血解毒之品，如鲜芦根煎汤代茶饮，痢下次多，应暂禁食。食疗方：鲫鱼汤。

3. 寒湿痢　宜食温中燥湿，调气和血之品，如粳米、鲈鱼、大枣等。食疗方：薏米莲子粥、大蒜炖肚条、肉桂粥。

4. 阴虚痢　宜食养阴清肠化湿之品，如黑木耳、茯苓、枸杞子、桑葚、龙眼肉、薏苡仁、莲子及大枣等。食疗方：绿茶蜜饮、绿豆汤、石榴皮煮粥（石榴皮、粳米）。

5. 虚寒痢　宜食温补脾肾，收涩固脱之品，如山药、莲子、胡桃肉、白扁豆、薏苡仁、生姜、生蒜等。食疗方：姜汤、桃花粥、豆蔻粥（肉豆蔻、生姜、粳米）。

6. 休息痢　宜食温中清肠，调气化滞之品，如粳米、南瓜、香菇、黄花菜等。食疗方：参枣米饭、山药饼。

六、中药使用护理要点

1. 口服中药　口服中药时，应与西药间隔 30min 左右。

（1）中药汤剂：宜饭前服用。若有恶心，服用前可以在舌上滴少许生姜汁。

（2）香连浓缩丸（片）：不宜与阿托品、咖啡因等同用，否则会增加生物碱的毒性；忌油腻、生冷之品，禁烟、酒。

（3）葛根芩连微丸（胶囊）：泄泻腹部凉痛者忌服。

（4）芩连片：泄泻腹部凉痛者忌服。不宜与乳酶生、丽珠肠乐同服。

2. 中药注射剂　中药注射剂应单独使用，与西药注射剂合用时须前后用生理盐水做间隔液。

穿心莲注射剂：不宜与氟罗沙星、左氧氟沙星、乳酸环丙沙星、妥布霉素、红霉素、阿米卡星、维生素 B_6 等同用。

3. 外用中药　观察局部皮肤有无不良反应。

（1）保留灌肠：给药前排空二便，取右侧卧位，臀部抬高 10cm，液面距肛门不超过 30cm，肛管插入 15cm 左右，药液温度 39～41℃，量 50～100ml，徐徐灌入，灌完后取平卧位，再取左侧卧位，保留 60min 以上，保留至次晨疗效更佳。

（2）中药贴敷：神阙穴，1 次/d，每次贴敷 3～4h。注意观察局部皮肤有无发红、瘙痒，或水疱等症状，并及时通知医师。告知患者切忌搔抓，以防止感染。

七、健康宣教

1. 用药　慢性患者应坚持治疗，在医师指导下合理用药。

2. 饮食　不宜过食生冷，不吃变质食物。在痢疾流行季节，可以适量食用生蒜瓣，或用马齿苋、绿豆煎汤饮用以预防感染。

3. 运动　宜卧床静养，不可过度活动。指导久病体虚的患者循序渐进地锻炼身体，增强抗病能力和促进康复。

4. 生活起居　注意个人卫生，养成饭前、便后洗手习惯，预防疾病发生和传播。加强水、饮食卫生管理，避免外出用餐，防止病从口入。久病初愈，正气虚弱，注意生活起居有节，劳逸结合。

5. 情志　开展多种形式的文娱活动，以丰富生活内容，怡情悦志。

6. 定期复诊　遵医嘱定期复诊，若出现大便次数及性状的改变、腹痛、里急后重等症状时，应及时就医。

（黄　波）

第五节　呕吐

一、定义、病因

凡由于胃失和降，气逆于上，迫使胃中之物从口中吐出的一种病证，称为呕吐。多由于外感六淫，内伤饮食，情志不调，禀赋不足等影响于胃，使胃失和降，胃气上逆所致。急性胃炎、胃黏膜脱垂症、神经性呕吐、幽门痉挛、不完全性幽门梗阻、胆囊炎、胰腺炎等出现呕吐时，可参照本病护理。

二、常见辨证分型、主要临床表现及治疗原则

1. 外邪犯胃　突然呕吐，胸脘满闷，发热恶寒，头身疼痛，舌苔白腻，脉濡缓。治以

疏邪解表，化浊和中。

2. 饮食停滞　呕吐酸腐，脘腹胀满，暖气厌食，大便或溏或结，舌苔厚腻，脉滑实。治以消食化滞，和胃降逆。

3. 痰饮内停　呕吐清水痰涎，脘闷不食，头眩心悸，舌苔白腻，脉滑。治以温中化饮，和胃降逆。

4. 肝气犯胃　呕吐吞酸，暖气频作，胸胁胀痛，舌红苔薄腻，脉弦。治以疏肝理气，和胃降逆。

5. 脾胃虚寒　呕吐反复迁延不愈，劳累或饮食不慎即发，伴神疲倦怠，胃脘隐痛，喜暖喜按，舌淡或胖苔薄白，脉弱。治以温中散寒，和胃降逆。

6. 胃阴不足　时时干呕恶心，呕吐少量食物黏液，饥不欲食，咽干口燥，大便干结，舌红少津，脉细数。治以滋阴养胃，降逆止呕。

三、病情观察要点

1. 呕吐　观察呕吐的虚实，呕吐物的性状与气味，呕吐时间等。

（1）呕吐的虚实：发病急骤，病程较短，呕吐量多，呕吐物酸腐臭秽，多为实证；起病缓慢，病程较长，呕而无力，呕吐量不多，呕吐物酸臭不甚，伴精神萎靡，倦怠乏力多为虚证。

（2）呕吐物的性状：酸腐难闻，多为食积内腐；黄水味苦，多为胆热犯胃；酸水绿水，多为肝气犯胃；痰浊涎沫，多为痰饮中阻；泛吐清水，多为胃中虚寒。

（3）呕吐的时间：大怒、紧张或忧郁后呕吐，多为肝气犯胃；暴饮暴食后发病，多为食滞内停；突然发生的呕吐伴有外感表证者，多为外邪犯胃；晨起呕吐在育龄女性，多为早孕；服药后呕吐，则要考虑药物反应。

2. 伴随症状　如出现下述症状，及时报告医生，配合抢救。

（1）呕吐剧烈，量多，伴见皮肤干燥，眼眶下陷，舌质光红。

（2）呕吐频繁，不断加重或呕吐物腥臭，伴腹胀痛、拒按、无大便及矢气。

（3）呕吐物中带有咖啡样物质或鲜血。

（4）呕吐频作，头昏头痛，烦躁不安，嗜睡、呼吸深大。

（5）呕吐呈喷射状，伴剧烈头痛、项强、神志不清。

四、症状护理要点

1. 呕吐

（1）虚寒性呕吐：胃脘部要保暖，热敷或可遵医嘱隔姜灸中脘，或按摩胃脘部。

（2）寒邪犯胃呕吐时，可用鲜生姜煎汤加红糖适量热服。

（3）食滞欲吐者，可先饮温盐水，然后用压舌板探吐。

（4）呕吐后用温热水漱口，保持口腔清洁。

（5）呕吐频繁者可耳穴埋籽：取脾、胃、交感等穴；亦可指压内关、合谷、足三里等穴。

（6）穴位贴敷：取穴足三里、中脘、涌泉、内关、神阙等穴位。

（7）昏迷呕吐者，应予侧卧位，防止呕吐物进入呼吸道而引起窒息。

2. 胸胁胀痛　稳定患者情绪，可推拿按揉肝俞、脾俞、阳陵泉等穴。

3. 不思饮食　可自上而下按揉胃脘部，点按上脘、中脘、天枢、气海等穴。

4. 咽干口燥　可用麦冬、玉竹或西洋参代茶饮。

5. 恶寒发热　做好发热护理，根据医嘱采取退热之法，注意观察生命体征的变化。

五、饮食护理要点

饮食应清淡开胃易消化，禁食辛辣、煎炸、肥甘、生冷、油腻的食物。宜少食多餐。

1. 肝气犯胃　宜食陈皮、萝卜、山药、柑橘等理气降气之品，禁食柿子、南瓜、马铃薯等产气的食物。食疗方：香橙汤（香橙、姜、炙甘草）。

2. 饮食停滞　宜食山楂、米醋等消食化滞，和胃降逆之品。食疗方：山楂麦芽饮，炒莱菔子粥，山楂粥等。

3. 阴虚呕吐　宜食木耳、鸡蛋、鲜藕、乳制品等益胃生津之品。食疗方：雪梨汁、荸荠汁、藕汁、西洋参泡水、银耳粥等。

4. 脾胃虚寒　宜食鸡蛋、牛奶、姜、熟藕、山药、红糖等温中健脾之品。食疗方：姜丝红糖水，紫菜鸡蛋汤。

5. 痰饮内停　宜食温化痰饮，和胃降逆之品，如姜、薏苡仁、山药、红豆等。食疗方：山药红豆粥。

六、中药使用护理要点

1. 口服中药　口服中药时，应与西药间隔30min左右。

（1）中药汤剂：①取坐位服药，少量频服，每次20～40ml，忌大口多量服药。②外邪犯胃、脾胃虚寒者宜饭后热服；饮食停滞、痰饮内停者宜饭后温服；肝气犯胃者宜饭前稍凉服。

（2）舒肝丸（片、颗粒）：不应与西药甲氧氯普安合用。

（3）沉香化气丸：不宜与麦迪霉素合用。

（4）藿香正气散，保和丸，山楂丸：应在饭后服用。

2. 外用中药　观察局部皮肤有无不良反应。

遵医嘱选穴，穴位贴敷时注意按时更换。

七、情志护理要点

（1）护士应多与患者交谈，了解患者的心理状态，建立友好平等的护患关系。关怀、同情患者，减轻其紧张、烦躁及怕他人嫌弃的心理压力。

（2）教会患者进行自我舒缓情绪的方法，如音乐疗法、宣泄法、转移法等。

（3）鼓励患者多参与娱乐活动，如下棋、读报、看电视、听广播等。

（4）对精神性呕吐患者应消除一切不良因素刺激，必要时可用暗示方法解除患者不良的心理因素。

八、健康宣教

1. 用药　遵医嘱服药，中药汤剂应少量频服。

2. 饮食　饮食应清淡开胃易消化，禁食辛辣、煎炸、肥甘、生冷、油腻的食物。注意饮食卫生，规律进食，少食多餐，逐渐增加食量，不暴饮暴食。

3. 运动　加强身体锻炼，提高身体素质。每日饭前、饭后可用手掌顺时针方向按摩胃脘部 10min；

4. 生活起居　养成良好的生活习惯，注意冷暖，特别注意胃部保暖，以减少或避免六淫之邪或秽浊之邪的侵袭。平日可于饭前饭后按摩内关、足三里等穴，每次 5~10min。

5. 情志　调摄精神，保持心情舒畅，避免精神刺激，防止因情志因素引起的呕吐。

6. 定期复查　遵医嘱定时复诊，若出现呕吐频繁，或伴腹胀、腹痛无排便，或呕吐带血时需及时就医。

（黄　波）

第六节　便秘

一、定义、病因

便秘是指粪便在肠内滞留过久，秘结不通，排便周期延长，或周期不长，但粪质干结，排出艰难，或粪质不硬，虽有便意，但便而不畅的病证。多由于饮食不节、情志失调、外邪犯胃、禀赋不足所致。各种疾病引起的便秘均可参照本病护理。

二、常见辨证分型、主要临床表现及治疗原则

便秘的证治分为实秘和虚秘两类，实秘辨证分为肠胃积热，气机郁滞 2 型。虚秘的辨证分为脾气虚弱、脾肾阳虚、阴虚肠燥 3 型。

1. 肠胃积热　大便干结，腹胀满，按之痛，口干口臭。舌红苔黄燥，脉滑实。治以清热润肠通便。

2. 气机郁滞　大便干结，欲便不出，或便而不爽，少腹作胀。苔白，脉弦细。治以理气导滞，降逆通便。

3. 脾虚气弱　便干如栗，临厕无力努挣，挣则汗出气短，面色无华。舌淡苔白，脉弱。治以补脾益气，润肠通便。

4. 脾肾阳虚　大便秘结，面色㿠白，时眩晕心悸，小便清长，畏寒肢冷。舌淡体胖大，苔白，脉沉迟。治以温补脾肾，润肠通便。

5. 阴虚肠燥　大便干结，努挣难下，口干少津，纳呆。舌红少苔，脉细数。治以滋阴生津，养血润燥。

三、病情观察要点

1. 排便情况

（1）排便间隔时间，大便性状，大便量，有无排便困难等情况。

（2）伴随症状：有无腹痛、腹胀、头晕、心悸、汗出，有无便后出血，腹部有无硬块，年老体弱伴有其他疾病的患者，要防止出现疝气、虚脱，甚至诱发中风、胸痹心痛等。

2. 便秘的诱发因素

（1）饮食中缺乏纤维素或饮水量不足。

（2）食欲下降或进食量少。

（3）长期卧床，腹部手术及妊娠。

（4）生活环境改变，精神紧张，滥用药物等。

（5）各种原因引起便秘的肠道疾病，如肠梗阻、肿瘤、痔疮等。

四、症状护理要点

1. 大便秘结

（1）实秘者，可推按中脘、天枢、大横、大肠俞等穴位；胃肠实热者可按揉足三里穴；气机郁滞者可按揉中府、云门、肝俞等穴。多日秘结不通，可遵医嘱给予缓泻剂，如番泻叶沸水浸泡代茶饮，或用开塞露等通便，必要时遵医嘱给予药物灌肠。

（2）虚秘者，注意防寒保暖，可予热敷、热熨下腹部及腰骶部。或遵医嘱艾灸，取穴：大肠俞、天枢、支沟等。

（3）培养定时排便的习惯，即使无便意，也应坚持每日晨间或早餐后蹲厕。

（4）指导患者顺结肠方向按摩下腹部，每日 1~3 次，每次 10~20min。根据病情增加运动量。

（5）采取最佳的排便姿势，气血虚弱或年老虚羸的患者，排便最好在床上或采用坐式为宜，勿临厕久蹲，用力努挣，防止虚脱。

（6）耳穴埋籽，主穴：脾、胃、大肠、直肠下段、便秘点；配穴：内分泌、交感、肺、肾等。

2. 皮肤护理　便后用软纸擦拭，温水清洗；肛肠疾病引起的便秘，便后可遵医嘱中药熏洗。

五、饮食护理要点

饮食宜清淡易消化，多食富含纤维的粗粮及绿色新鲜蔬菜、水果。禁食辛辣刺激，肥甘厚味，生冷煎炸之品，忌饮酒无度。可每日晨起用温开水冲服蜂蜜 1 杯。

1. 肠胃积热　宜食白菜、油菜、梨、藕、甘蔗、山楂、香蕉等清热通便之品。食疗方：白萝卜蜂蜜汁。

2. 气机郁滞　宜食柑橘、萝卜、佛手、荔枝等调气之品，可饮蜂蜜柚子茶、玫瑰花茶。食疗方：香槟粥（木香、槟榔、粳米、冰糖）。

3. 脾气虚弱　宜食山药、白薯、白扁豆粥等健脾益气之品。食疗方：黄芪苏麻粥（黄芪、苏子、火麻仁、粳米）。

4. 阴虚肠燥　宜食黑芝麻、阿胶、核桃仁等滋阴润燥之品，可研粉以蜂蜜水调服。食疗方：枸杞子粥、山药粥。

5. 脾肾阳虚　宜食牛肉、羊肉、狗肉、洋葱、韭菜等温性之品，忌生冷瓜果，烹调时加葱、姜等调味。食疗方：杏仁当归炖猪肺。

六、中药使用护理要点

1. 口服中药　口服中药时，应与西药间隔 30min 左右。

（1）中药汤剂

1）脾虚气弱，阴虚肠燥、脾肾阳虚者，汤药可温服，于清晨或睡前服用效果佳。

2）肠道实热者，汤药宜偏凉服用，清晨空腹服用效果更佳。

（2）中成药

1）麻仁润肠丸：含鞣质，不宜与抗生素、生物碱、洋地黄类、亚铁盐、维生素 B_1 等同用，孕妇忌服，月经期慎用。

2）牛黄解毒片（丸、胶囊、软胶囊）：性质寒凉，不宜与强心苷类、磺胺类、氨基糖苷类、四环素类等多种药物合用。

3）三黄片（胶囊）：不宜与治疗贫血的铁剂、含金属离子的制剂、维生素 B_1、多酶片等合用，孕妇忌服。

2. 外用中药　观察局部皮肤有无不良反应。

敷脐：外用中药装入布袋置于神阙穴，盖布后热熨，1~2 次/d，每次 30min。

七、健康宣教

1. 用药　遵医嘱服药，切忌滥用泻药。

2. 饮食　清淡易消化，多食富含纤维的粗粮，及绿色新鲜蔬菜、水果。多饮水，不饮浓茶。禁食辛辣刺激，肥甘厚味，生冷煎炸之品，禁忌饮酒无度。

3. 运动　适当运动，避免少动、久坐、久卧。可根据具体情况选用太极拳、五禽戏、气功、八段锦、慢跑、快走等方法。其中腰腹部的锻炼对便秘患者更适合。

4. 生活起居　每日按揉腹部，养成良好的排便习惯，定时如厕，即使无便意，也应定时蹲厕，但勿久蹲，不应超过 3min；勿如厕时看书报；排便时勿过度屏气。

5. 情志　调畅情志，戒忧思恼怒，保持情绪舒畅，克服排便困难的心理压力。

6. 定期复诊　遵医嘱定时复查，若出现腹胀、腹痛，或大便带血、肛门有物脱出时及时就医。

（黄　波）

第二十章

血液系统疾病护理

第一节　贫血

一、概述

贫血是指外周血单位容积内血红蛋白量、红细胞数及血细胞比容低于正常范围的下限，以皮肤、眼结膜、口唇、指甲苍白以及全身虚弱为主要特征的一种常见的临床症状。我国血液学家认为在我国海平面地区，成年男性 Hb < 120g/L，成年女性 Hb < 110g/L，孕妇 Hb < 100g/L 就有贫血。由于贫血的种类很多，本篇论述以缺铁性贫血和巨幼细胞贫血为主。

缺铁性贫血是由于各种原因如铁的摄入不足、吸收障碍、需要增加或丢失过多，导致机体贮存铁缺乏，血红蛋白合成减少所发生的贫血。缺铁早期并不发生贫血，贫血发生于铁缺乏较严重时，其特点是骨髓、肝、脾及其他组织器官内贮存铁的缺乏，血清铁、血清铁蛋白与血清铁饱和度降低，总铁结合力增高，骨髓铁染色减少或消失。在典型病例中，循环血液中红细胞呈小细胞低色素表现。缺铁性贫血是世界各地最常见的营养性贫血，好发于儿童、孕妇及育龄妇女。

营养性巨幼细胞贫血是由于叶酸、维生素 B_{12} 的摄入不足，肠道吸收障碍，需求量增加或其他原因引起造血细胞细胞核 DNA 合成障碍，细胞分裂受阻而致的大细胞性贫血。其特点是骨髓及外周血中出现形态与功能异常的巨型细胞，临床上常伴消化道与神经系统障碍。

上述两种贫血同时存在时，则为"双形性"贫血。

依据缺铁性贫血与营养性巨幼细胞贫血的临床表现，当归属于中医学的"虚劳"、"血虚"、"萎黄"、"黄胖病"等范畴。

二、病因病理

（一）饮食失宜

饮食失宜，或食物摄入不足，营养缺乏；或妇女妊娠及婴幼儿需要增多，摄入匮乏；或饮食单一，过于偏食，均可致水谷精微不足，气血生化乏源而发生血虚贫血。

（二）脾胃虚弱

饮食无度，暴饮暴食，或劳倦思虑过度，或肝胆之疾横犯脾胃，或素体脾胃不足，使脾胃受纳运化功能不足，气血生化之源匮乏，渐致气血虚损，而成血虚贫血。

（三）肾精不足

肾为先天之本，藏精生髓，而精血同源，肾精不足，则生血功能不旺。由于父母体弱，或胎中失养，而先天禀赋不足，或早婚多育，房劳过度，或烦劳太过，或久疾伤肾，均可使肾气虚衰，肾精不足，精不化血，导致血虚贫血。

（四）失血过多

各种出血病症，量多或持久者皆可致血虚。由于感受外邪，损伤血络；或饮酒过多，嗜食辛辣厚味，滋生湿热，熏伤血络，或劳倦过度，伤及心脾肾之气阴，气失统帅之力，或久病、热病之后，伤阴血，生内热，阴虚内热灼络血溢；或久病入络，血脉瘀阻，血不归经。以上诸多病因，均可使血不循经，溢于脉外而为出血，反复失血，均可导致血虚贫血。

（五）虫积于内

由于居处不洁，接触含有钩虫蚴的泥土，钩虫蚴从皮肤侵入，伏于肠中发育成虫。一则损伤脾胃，扰乱胃肠气机，运化失司；二则虫居肠中，吸食水谷精微，耗伤人体气血；三则虫伏于内，伤及脉络，导致失血，形成血虚贫血。

三、诊断

贫血症状之轻重，与血容量下降的程度，病情进展速度，及血液、循环、呼吸等系统的代偿和耐受力有关。病变轻时症状可不明显，较重时出现面色苍白、头晕耳鸣、倦怠乏力、心慌气短等表现。心尖区可闻及收缩期杂音，心率增快，后期可出现心界扩大、心力衰竭等。

（一）巨幼细胞贫血

1. 维生素 B_{12} 缺乏的巨幼细胞贫血的诊断标准

（1）贫血症状：消化道症状及舌痛，舌红，舌乳头消失、表面光滑；可有神经系统症状，如脊髓后侧束变性，表现为下肢对称性深部感觉及振动感消失，严重的可有平衡失调及步行障碍，呈痉挛性共济失调。亦可同时出现周围神经病变及精神忧郁。儿童可表现神经障碍和智力低下。

（2）大细胞性贫血，平均红细胞体积 >100fl，红细胞呈大卵圆形。

（3）白细胞和血小板常减少，中性粒细胞核分叶过多。

（4）骨髓呈典型的巨幼红细胞 >10%，粒细胞和巨核细胞亦有巨幼变。

（5）血清维生素 B_{12} <74pmol/L。

2. 叶酸缺乏性巨幼细胞贫血诊断标准

（1）贫血症状：消化道症状，如食欲不振、恶心、腹泻及腹胀等；舌红、乳头萎缩、表面光滑。

（2）大细胞性贫血，平均红细胞体积 >100fl，红细胞呈大卵圆形。

（3）白细胞和血小板常减少，中性粒细胞核分叶过多。

（4）骨髓呈典型的巨幼红细胞 >10%，粒细胞和巨核细胞亦有巨幼变。

（5）血清叶酸 <3ng/ml；红细胞叶酸 <100ng/ml。

（二）缺铁性贫血诊断标准

（1）男性血红蛋白 <120g/L，女性血红蛋白 <110g/L，孕妇血红蛋白 <100g/L；平均

红细胞体积为80fl，平均血红蛋白量为27pg，平均红细胞血红蛋白浓度<0.31%；红细胞形态可有明显低色素表现。

（2）有明显的缺铁病因和临床表现。

（3）血清铁<8.95μmol/L（50μg/dl），总铁结合力>64.44μmol/L（360μg/dl）。

（4）运铁蛋白饱和度<0.15。

（5）骨髓象示幼红细胞增生活跃，铁染色显示外铁消失，铁幼粒红细胞<15%。

（6）红细胞游离原卟啉（FEP）大于0.9μmol/L（50μg/dl）或血液锌原卟啉>0.96μmol/L，或红细胞游离原卟啉/血红蛋白>4.5μg/g。

（7）血清铁蛋白<14μg/L。

（8）铁剂治疗有效。符合第1条和2、3条中任何2条以上者，可诊断为缺铁性贫血。

四、鉴别诊断

（一）缺铁性贫血应与以下疾病鉴别

1. 慢性感染性贫血 缺铁性贫血血清铁下降更为明显，而慢性感染性贫血血浆铁运转加速，血清总铁结合力减低，骨髓铁染色外铁增多而内铁减少，单用铁剂治疗效果不明显，据此可资鉴别。

2. 铁粒幼细胞贫血 较为少见，多见于中、老年人，个别与遗传因素有关，外周血可同时发现正色素与低色素性红细胞，以前者较多，骨髓铁染色示细胞外铁增加，铁粒幼红细胞亦增多，环形铁粒幼红细胞≥15%，血清铁增高而总铁结合力降低可资鉴别。

（二）巨幼细胞贫血应与下列疾病鉴别

1. 骨髓增生异常综合征 骨髓增生异常综合征骨髓象检查有造血细胞的病态造血，叶酸或维生素B_{12}治疗常无效，不难鉴别。

2. 红白血病 红白血病由于幼红细胞在合成DNA过程中，失去或缺乏某种酶，引起红细胞系的类巨幼样变，伴粒细胞与单系原始细胞的增多，用叶酸或维生素B_{12}治疗无效。

3. 药物性巨幼细胞贫血 有应用抗癫痫及抗代谢药物史，抗代谢药物引起的巨幼细胞贫血用叶酸或维生素B_{12}治疗无效。

五、并发症

（一）心力衰竭

严重的贫血可使心肌缺氧而发生心力衰竭，而维生素B_{12}缺乏，影响ATP酶激活，加重心肌的代谢障碍，可促使心力衰竭的发生。

（二）精神异常

严重的巨幼细胞贫血不仅可发生周围神经病变，也可引起精神异常，此与维生素B_{12}缺乏引起的脑神经组织异常有关。

六、辨证施治

（一）脾胃虚弱

主症：面色萎黄，倦怠乏力，少气懒言，食少纳差，腹胀便溏。舌质淡，苔薄白，脉濡弱。

治法：健脾益气以生血。

处方：加味四君子汤。

党参15~20g，茯苓10~15g，白术9~12g，黄芪15~30g，白扁豆10~15g，陈皮10g，木香9g，炙甘草6g。

本证在临床上较常见，属于轻证，脾虚气弱为主。方中以党参、黄芪、白术、甘草益气健脾为主，脾胃健则气血生，陈皮、扁豆、木香、茯苓健脾化湿，行气除胀，共奏健脾益气生血之功效。若气虚及阳，脾阳不足，腹痛即泻，手足欠温者，加肉桂6g、炮姜6~9g温中散寒；兼见恶心呕吐者，加半夏9g、代赭石20~30g以和胃降逆；兼见浮肿者，加泽泻10~15g、大腹皮10g以利水除湿消胀。

（二）气血亏虚

主症：面色苍白，口唇指甲淡白，头晕眼花，身倦乏力，肌肤干涩，纳呆食少，心悸怔忡，少寐多梦。舌质淡胖，苔薄白，脉细弱。

治法：益气补血，养心安神。

处方：人参养荣汤加减。

党参15~20g，黄芪20~30g，茯苓9~12g，陈皮9g，白术9~12g，白芍12g，远志9g，当归12~15g，熟地12~15g，五味子6~9g。

此为在脾虚气弱基础上，出现的血虚证候，方中不仅以党参、黄芪、茯苓、白术健脾益气，而且以熟地、白芍、当归补血养血，远志宁心安神，陈皮理气，使补而壅满。此方益气养血两全。如血虚及阴，肝肾不足者，加枸杞子、山萸肉、麦冬等，以滋阴生血；月经过多，或便血不止者，可加入艾叶炭、阿胶等以养血止血。

（三）脾肾不足

主症：面色㿠白或苍白无华，倦怠乏力，懒言嗜睡，畏寒肢冷，腹胀便溏，腰膝酸软，头晕耳鸣，心悸气短，健忘失眠，或五更泄泻。舌质淡，边有齿痕，苔白而滑，脉沉细无力。

治法：健脾温阳益肾。

处方：四君子汤合右归丸加减。

党参15~20g，白术10~12g，茯苓10g，山药10~15g，山萸肉10g，枸杞子15g，菟丝子10~15g，杜仲9~12g，肉桂6g，附子3~6g，当归9~12g，鹿角胶6~9g（烊化）。

此为脾胃虚弱，久病及肾，脾肾同病而精血化生乏权所致的贫血，是方既以党参、茯苓、白术等健脾益气，又以山萸肉、枸杞子滋阴益肾，菟丝子、杜仲、附子、鹿角胶等温肾壮阳，填精益髓，有脾肾同治，生化精血之功效。若脾肾阳虚，水湿停聚，而周身浮肿，加大腹皮、泽泻以利水消肿，适当减少上方滋阴药；腹泻明显，加炒山药、补骨脂以温肾涩肠。

（四）虫积致虚

主症：面色萎黄或虚浮，食后腹胀，善食易饥，呕恶便溏，倦怠乏力，头晕耳鸣，心悸气短，或嗜食生米、木炭等异物。舌质淡，苔薄，脉濡弱。

治法：健脾燥湿，消积杀虫。

处方：黄病绛矾丸合化虫丸加减。

陈皮 10g，厚朴 6～10g，苍术 10g，大枣 3～5 枚，绛矾 0.5g（另冲），槟榔 9～12g，鹤虱 15～20g，苦楝根皮 15～20g。

此乃虫积于内，耗损阴血，脾胃虚损，湿困气滞而致的贫血。治宜祛虫扶正兼顾。以陈皮、苍术、厚朴、大枣等运脾燥湿，槟榔、绛矾、苦楝根皮、鹤虱等消积杀虫。

本方用药以杀虫消积为主，故乌梅、使君子等亦可配用，若便秘者加枳实、生大黄。

燥湿杀虫之后，以气虚血少表现为主，上方减去化虫丸，重用益气养血之党参、黄芪、当归、熟地等以善其后。

七、西医治疗

（一）缺铁性贫血的治疗

1. 病因治疗　尽快明确病因，针对原发病治疗，如医治痔疮、驱除钩虫等。在需铁量增加时，给予含铁量较高的食物如动物肝、蛋类、豆类与绿色蔬菜、水果等。

2. 铁剂治疗

（1）口服铁剂：来源充足、便宜、方便，常首选。最常用的是硫酸亚铁，每次 0.3～0.6g，每日 3 次，8～12 周为一疗程，于饭后服用，可同时服维生素 C，或予 3% 胃蛋白酶合剂 10ml，每日 3 次。服药期间不宜饮茶，若对硫酸亚铁不能耐受，可改服葡萄糖酸亚铁、琥珀酸亚铁等。

一般服药 5～11 天，网织红细胞及血红蛋白开始上升，需 2 个月血色素恢复正常，此时多数患者体内并无多余的铁可供贮存，故必须持续口服 4～6 个月，乃至 1 年，以防复发。

（2）注射铁剂：适用于：①口服铁剂无效或难以耐受，或铁剂吸收障碍者；②不易控制的慢性出血，失铁量超过肠道所能吸收的铁量。

应用较多者为右旋糖酐铁，为氢氧化铁与右旋糖酐的复合体，50mg/ml，肌注后在单核巨噬细胞系统内转变为铁蛋白，然后进入骨髓，供造血用。注射铁剂的总量，可按下列方法计算。

以 150g/L 为正常血红蛋白浓度，同时组织贮存铁达 1 000mg，所需之铁量计算如下：

$$［150 - 患者 Hb（g/L）］×体重（kg）×0.22 + 1 000 = 所需铁的总量（mg）。$$

首次给药，可用 0.5ml（含铁 25mg），如无不良反应，以后每 2～3 日以 2ml 臀部深位肌内注射，直至总量全部注射完毕。也可静推，每次 2ml，不加稀释，缓慢静推，3～5 分钟注射完毕。

铁剂注射后，约 5% 的患者可有全身反应如头痛、发热、面部潮红、关节痛、恶心、低血压、荨麻疹等，大多轻而暂时，但偶尔有发生过敏性反应而致死者。由于静注的潜在危险较大，故采用静注必须慎重。肌注后可有局部疼痛、局部淋巴结肿大和皮肤感染。严重肝肾功能减退者忌用。

3. 输血治疗　严重贫血者可给予输血或浓缩红细胞。

（二）巨幼细胞贫血的治疗

1. 病因治疗　寻找病因，针对原发病治疗，对孕妇、婴儿等需增加维生素者，应多吃新鲜蔬菜与动物蛋白质。必要时补充维生素 B_{12} 与叶酸。

2. 补充叶酸 对叶酸缺乏者给叶酸 5~10mg，每日 3 次；对胃肠吸收不良者，可用亚叶酸钙，每日 3~6mg，肌注，直至血象恢复。治疗 2~3 天，症状好转，5~8 天网织红细胞达最高峰，而后下降恢复正常，白细胞与血小板多在 7 天左右恢复正常，分叶过多者在 2 周内消失，骨髓内用药后 24 小时就有显著变化，3~4 天正常。

3. 维生素 B_{12} 缺乏的治疗 一般用维生素 B_{12} 100μg，肌注，每日 1 次，连用 14 天，以后每周 2 次，剂量同前，连用 4 周或直至血红蛋白及红细胞正常为止。素食者，每日口服维生素 B_{12} 500μg；或每 6 个月肌注 1 次，1 000μg 亦可。全胃切除或回肠切除者，术后给予维生素 B_{12} 100μg，肌注，每月 1 次；或 1 000 μg，肌注，3 个月 1 次，有较好的预防和治疗作用。有神经系统症状者，6 个月以内积极治疗，可以恢复，若 6 个月以上方开始治疗，则较难恢复。一般主张大剂量维生素 B_{12} 治疗，1 000μg 肌注，隔日 1 次。2 周后，改为 1 000μg，肌注，每周 1 次，共 4 周。若有脊髓亚急性联合变性者，每月再给药 1 次，共 3 个月。单纯用叶酸治疗是禁忌的，会加重神经系统症状。

若不能明确是缺乏维生素 B_{12} 还是叶酸者，一般主张叶酸与维生素 B_{12} 合用，有人认为合用比单用佳。经上述治疗后贫血表现改善不明显时，要注意有否合并缺铁，要及时补充铁剂。肾上腺皮质激素可改善胃肠功能，促进维生素 B_{12} 的吸收。维生素 C 可保护叶酸不被氧化，同时口服可提高疗效。某些病例可有低锌血症，补充锌剂可提高疗效。此外维生素 B_1、维生素 B_6 也可作为辅助治疗。

八、饮食调护

贫血的发生往往与饮食失调有关，合理地调配富含铁、叶酸、维生素 B_{12} 且易于消化吸收的食物，有利于疾病的恢复。动物肝脏、肾脏、血类、瘦肉类、豆类等均富含铁质；新鲜蔬菜、瓜果及动物性食品、各种乳制品均含有丰富的叶酸；维生素 B_{12} 则主要含于动物性食物内。

以下食疗方可供选用。

（1）蚕豆煮牛肉：每次用蚕豆 150g，牛肉 150g（切片），加水同煮，食盐少许调味佐膳。有健脾益气、利水消肿的功效，用于营养性贫血伴水肿者。

（2）煅皂矾 1 份，炒黄豆 2 份。共研细粉，枣酒泛为丸，每服 6g，每日 3 次。此方治疗缺铁性贫血。

（3）黑矾、炒黑豆、炒黑芝麻、大枣肉、馒头各 120g。将馒头上方开口，去心，包入黑矾，火烤，使其熔化为度，另将炒黑豆、黑芝麻研粉放入，用大枣肉拌匀诸药，压成饼状，晒干研粉，分为 80 包，每服 1 包，每日 2 次，服药期间忌饮茶水。

（4）生公鸡血 30g，大麦粉 60g，皂矾 30g，红糖 60g。先将大麦粉、皂矾及红糖共研成粉，然后加入公鸡血和而为丸，如绿豆大小，每晚服 6~9g。治疗缺铁性贫血。

（5）益精煎：甜苁蓉 10g，菟丝子 10g，枸杞子 10g，潼蒺藜 10g，怀牛膝 6g，肉桂 4g，木瓜 4g，焦白术 8g，怀山药 8g。此方益精填髓，益气养血，主治巨幼细胞贫血。

（纪萌健）

第二节 特发性血小板减少性紫癜

一、概述

特发性血小板减少性紫癜（ITP），是一组免疫介导的血小板过度破坏所致的出血性疾病，以广泛皮肤黏膜及内脏出血、血小板减少、骨髓巨核细胞发育成熟障碍、血小板生存时间缩短及血小板膜糖蛋白特异性自身抗体出现等为特征，是最常见的血小板减少性紫癜。根据临床表现，本病可分急性型和慢性型，儿童以急性型多见，成人以慢性型多见。

因本病主要表现是不同部位的出血，故属于中医学中"血证"、"发斑"、"葡萄疫"、"肌衄"等范畴。目前，国家中医药管理局重点专科协作组将其归属为"紫癜病"。

二、病因病理

主要病因为外邪、饮食、情志、劳欲久病。如《外科正宗·葡萄疫》说："感受四时不正之气，郁于皮肤不散，结成大小青紫斑点，色若葡萄。"一般外感多为燥热之邪。《易经》曰："燥万物者，莫熯乎火"，外感之燥热或与胃中积热，同气相应，阳明积热日重，或因郁怒伤肝，肝胆火旺，火热之毒益甚，郁而不发，皆可留于经脉，伤及血络，溢于肌肤而发肌衄。盖血犹地之水也，性本静，火扰则血动，火愈盛而血愈动，故血以火而妄行，所谓"火不郁不成斑"。初病多热毒炽盛，为实证，日久迁延不愈，多转为虚证。或因饮食不节，伤及脾胃，以致脾胃虚衰，失其统摄之职，血溢脉外而出血，或劳倦过度伤及正气，或久病之后脏腑受损，气血阴阳亏虚而发病。若肾阴不足则虚火内动，迫血妄行而出血。若阳气耗伤，气虚不摄，血不循经亦可出血。或气虚血瘀，或气滞血瘀，或出血留瘀，血脉瘀阻，血行不畅，血不循经而出血。血热妄行，气虚不摄，瘀血阻络乃其主要病机。血热又有虚实之分，而瘀血多非单纯之。轻者紫斑现于肌肤，重者并发内脏及大脑出血。

三、诊断

（一）急性型

常见于儿童，发病前 1~2 周常有上呼吸道等病毒感染史，部分发生在预防接种之后，冬春季发病最多。起病急骤，少数表现为暴发起病。可有畏寒、发热，继之出现广泛的皮肤黏膜的紫癜，甚至大片瘀斑或血肿。皮肤瘀点以下肢为多，分布均匀。黏膜出血多见鼻、牙龈、口腔血疱，血小板计数低于 $20 \times 10^9/L$ 时，可出现内脏出血，如呕血、黑粪、咯血、尿血、阴道出血等，颅内出血少见，但可威胁生命。脾脏多不肿大，病程多自限，平均病程 4~6 周，少数可迁延为慢性。

（二）慢性型

主要见于成年人，以女性居多，女性发病率为男性的 3~4 倍。起病一般较隐袭，症状较轻，起病缓慢，病程一般在半年以上。易反复发生皮肤黏膜的出血和女性月经量多，出血程度与血小板计数相关，血小板计数 $>50 \times 10^9/L$ 损伤后较正常人出血明显，一般无自发性出血。血小板计数在 $20 \times 10^9/L \sim 50 \times 10^9/L$ 之间，轻度外伤即可出血，少数有自发性出血，$<20\times10^9/L$ 常有自发性出血，$<10\times10^9/L$ 有严重出血的危险。脾脏可有轻度肿大。部分患者经治疗后缓解数月至数年，但不易痊愈，极少数终身不愈。

（三）实验室检查

1. 血象　急性型血小板计数多低于 $20\times10^9/L$，慢性型血小板计数在 $30\times10^9/L\sim80\times10^9/L$ 之间，如有严重失血者，可呈小细胞低色素性贫血，白细胞大多正常，慢性型可见巨大畸形血小板与血小板碎片。

2. 骨髓象　急性型骨髓巨核细胞正常或增多，急性型以原巨核及幼巨核增多为主；慢性型巨核细胞数显著增多，伴成熟障碍，以颗粒巨核细胞为主，产血小板巨核细胞少见。

3. 血小板相关抗体　血小板相关抗体 PAIgG、PAIgM、PAIgA 和相关补体 PAC_3 均增高，但以 PAIgG 增高发生率最高。

4. 其他　出血时间延长、血块回缩功能不佳、凝血酶原消耗不良，凝血酶原时间、活化部分凝血活酶时间均正常。血小板寿命缩短。

诊断标准如下。

（1）多次实验室检查血小板计数减少。

（2）脾脏不肿大或仅轻度肿大。

（3）骨髓检查巨核细胞数增多或正常，有成熟障碍。

（4）以下 5 项中应具有其中 1 项：①肾上腺皮质激素治疗有效；②脾切除治疗有效；③血小板相关抗体阳性；④PAC_3 阳性；⑤血小板寿命缩短。

（5）排除继发性血小板减少症。

四、鉴别诊断

（一）再生障碍性贫血

有出血倾向，血小板计数减少，但同时还有白细胞、血红蛋白减少，网织红细胞的减少，骨髓至少一部位增生减低或重度减低，巨核细胞极少或阙如。

（二）急性白血病

血小板减少，但通过外周血与骨髓象的幼稚细胞可以鉴别。

（三）Evans 综合征

Evans 综合征是特发性血小板减少性紫癜与自身免疫性溶血性贫血共存，有出血和血管外溶血的表现，Coombs 试验阳性，脾脏明显肿大。

（四）系统性红斑狼疮

系统性红斑狼疮也可见血小板的减少和骨髓巨核细胞成熟障碍，但还表现为颧部红斑，光敏感，口腔溃疡，关节炎，肾、心脏、神经系统的损害，实验室检查可见抗核抗体阳性。

（五）血栓性血小板减少性紫癜

血栓性血小板减少性紫癜有血小板减少所见的出血症状，骨髓中巨核细胞可见成熟障碍，但其还存在微血管性溶血性贫血如黄疸、神经和精神的异常、肾脏损害和发热等。实验室检查可见血红蛋白浓度降低，网织红细胞升高，可见破碎红细胞和畸形红细胞，白细胞可增高。尿蛋白阳性，尿含铁血黄素阳性。

五、并发症

(一) 失血性贫血

急性 ITP 大出血后，或慢性 ITP 有反复鼻衄，或女性患者阴道出血过多等，可引起失血性贫血。

(二) 消化道出血

由于急性 ITP 或慢性 ITP 急性发作时，血小板极度减少，$< 10 \times 10^9/L$ 时可引起消化道出血。有的患者原有慢性消化性溃疡，加之长期口服泼尼松也可引起出血。

(三) 颅内出血

急性 ITP 早期严重广泛性全身出血的同时可并发脑出血，是导致 ITP 死亡的主要原因之一。

(四) 感染

见于慢性 ITP，反复发作，或长期应用激素后，使机体免疫功能低下，常可导致真菌感染。

六、辨证施治

(一) 血热妄行

主症：出血较为严重，量多而鲜红，皮下紫癜，或瘀斑成片，鼻衄频繁，齿龈渗血，口腔黏膜及舌面血疱，或伴有起病急骤，发热，口干，咽痛，小便黄赤，大便干结。舌质红，苔薄黄，脉浮数或滑数。

治法：清热解毒，凉血止血。

处方：犀角地黄汤加减。

水牛角 30g（先煎）或羚羊角粉 1g（冲服），生地 20g，丹皮 10g，赤芍 10g，银花 15g，连翘 10g，板蓝根 20g，生军 6g，紫草 15g，三七粉 2g（冲服）。

本证多见于急性或慢性因外感邪热引动实火，临床以火盛动血，灼伤脉络，导致各种出血。

方中用水牛角或羚羊角粉清营凉血，泄热解毒，生地凉血泄营，又能滋热邪所伤之阴，且能止血；赤芍、丹皮清热凉血又可活血散瘀；银花、连翘、板蓝根清热解毒透邪外出；大黄清热泻火引热下行；紫草、三七粉令血止而不留瘀。加减：鼻衄，加黄芩、牛膝、代赭石清肺热，引血下行；齿衄，加生石膏、黄连、知母清胃热；便血，加槐角、地榆；尿血，加大小蓟、藕节清热利尿止血。

(二) 阴虚火旺

主症：紫癜散在，时隐时现，色紫红，五心烦热，夜寐盗汗，头晕目眩，腰膝酸软，齿、鼻衄血或妇女月经量过多。舌淡干少津或舌红少苔，脉细数。

治法：滋阴清热，凉血止血。

处方：知柏地黄汤合茜根散加减。

知母 12g，黄柏 10g，生地 25g，丹皮 12g，女贞子 20g，旱莲草 10g，麦冬 15g，天门冬

15g，仙鹤草 15g，茜草 10g，侧柏叶 10g。

方中用知母、黄柏清热降火；生地、丹皮滋阴凉血止血；麦冬、天冬滋阴降火；女贞子、旱莲草滋补肝肾；茜草有交心肾水火，补血化瘀止血之功；仙鹤草、侧柏叶凉血止血；诸药合用起到滋阴清热，凉血止血的作用。加减：本证亦可用大补阴丸加减以滋阴降火，凉血止血；出血严重，加白茅根、藕节、土大黄以加强止血之功；阴虚阳亢，加煅龙牡、龟甲滋阴潜阳；潮热明显，加地骨皮、青蒿、白薇清虚热。

（三）气不摄血

主症：病久不愈，反复发生肌衄，血色淡红；神疲乏力，气短，自汗，面色无华或萎黄，食欲不振。舌质淡胖有齿痕，苔薄，脉沉细或濡弱。

治法：健脾益气，摄血止血。

处方：归脾汤加减。

党参 15g，黄芪 20g，白术 10g，龙眼肉 10g，木香 6g，茯苓 10g，阿胶 10g，仙鹤草 30g，山药 10g，血余炭 10g，炙甘草 10g。

本证常见于慢性患者，治疗所需周期长，起效较缓，也可兼见他证。方中用党参、黄芪补气健脾摄血；龙眼肉养血和营；茯苓、白术、山药健脾助运；阿胶养血止血；仙鹤草补虚收敛止血；血余炭烧炭止血；炙甘草健脾和胃，调和诸药；诸药合用有益气健脾，摄血止血之功。若见心悸明显，加远志、五味子；月经淋漓不尽，加川断炭、棕榈炭等。

（四）肝胆火旺

主症：皮肤紫癜，或伴寒热往来，口苦咽干，胸胁满闷，急躁易怒，齿鼻衄血，尿黄。舌边尖红，苔黄，脉弦数或滑数。

治法：疏肝清热，凉血止血。

处方：自拟柴胡木贼汤加减（廊坊市中医院）。

柴胡 10g，黄芩 12g，木贼 10g，青蒿 15g，茜草 15g，仙鹤草 20g，马鞭草 15g，白茅根 30g，龙胆草 10g，甘草 6g。

方中用柴胡疏肝清热，和解少阳；黄芩、龙胆草清肝泻火；木贼、青蒿入肝胆经，与柴胡合用起到疏风清热之效；茜草、仙鹤草止血；马鞭草清热解毒，活血散瘀；白茅根利水清热，凉血止血，令热邪出于下焦；诸药合用起到疏肝清热，凉血止血的功效。若出现肝火犯胃，心烦喜呕，可加半夏和胃降逆。

以上各型均可兼有瘀血内阻，紫斑难以消退，脾大，舌质青紫，可加丹参、鸡血藤、当归、赤芍、蒲黄炭等。

七、西医治疗

（一）一般治疗

ITP 急性期有严重出血者应卧床休息，防止出血加重。一般止血药物的止血效果多不理想。鼻衄可用局部填塞法；有消化道出血或颅内出血先兆者可输注血小板悬液；慢性女性患者月经过多时，可在月经来潮前 10～14 天肌内注射丙酸睾酮，每日 1 次，每次 100mg，至月经来潮后停用，可取得较好疗效。

（二）肾上腺皮质激素

为急性 ITP 的首选药，近期疗效较好，一般用药后 1 周出血减轻，2 周血小板开始上升。

1. 治疗机制 ①能阻遏被抗体包被的血小板阻留在脾内，并阻止这种血小板黏附于巨噬细胞而被吞噬；②抑制单核巨噬细胞的 Fe 及 C_3 受体以及它们的趋化功能；③激素可使 PAIgG 很快下降；④抑制迟发型超敏反应，加强毛细血管的致密性。

2. 用法与用量 泼尼松 0.5~1mg/（kg·d），分次口服或早晨一次顿服，连用 2 周。血小板计数上升达 100×10^9/L 后开始减量，每周减 5mg，减至 10mg，如血小板仍正常可维持 1 个月左右停用。如用药 2 周血小板较用药前无明显上升则减量以至停用，更换其他药物。也可用氢化可的松或地塞米松静脉滴注。

激素有效的标准是临床无出血症状，血小板计数 $>50 \times 10^9$/L~100×10^9/L。

3. 不良反应 长期用药后，因皮质激素的抗同化代谢作用，影响了血管支架组织，易致继发性血管缺陷性出血。故用药超过 3 个月应酌情加用同化类激素如苯丙酸诺龙。

（三）免疫抑制剂

1. 适应证 ①激素和脾切除治疗无效或反复发作者；②不适于脾切除者；③对皮质激素有禁忌或因不良反应不适合长期应用者。

2. 常用药物 ①长春生物碱（VCR）1~2mg/d 或长春碱 5~10mg/d，每周 1 次，共 4~6 次。②环磷酰胺（CTX）100~200mg 分 3 次口服或 0.3~0.6g/m² 静滴，每周 1 次，共 4~6 次。③硫唑嘌呤（AZP）每日 1~3mg/kg，口服，4~6 周，甚至数月才见效。

（四）脾切除

1. 适应证 ①5 岁以上的慢性 ITP 反复发作，病程在 6 个月以上，经采用各种内科方法，病情不能控制。②激素治疗无效或激素依赖者。③激素治疗有禁忌证。④急性 ITP 用药物治疗无效，而出血严重危及生命时，可施行紧急脾切除术。

2. 禁忌证 ①首次发病的早期病例，尤其是儿童。②5 岁以下儿童，脾切除后易发生感染。③妊娠患 ITP。④患有心脏病等严重疾病，不能耐受手术。

（五）其他治疗

（1）大量血浆置换术，可去除抗血小板抗体和免疫复合物。

（2）大剂量丙种球蛋白静脉滴注，0.4g/（kg·d），连用 5 天。

（3）达那唑 400~600mg/d，分 2~3 次口服，连用 2 个月，无效停药。

（4）环孢素 4~12mg/（kg·d）口服。或口服氨肽素、大剂量维生素 C。

八、饮食调护

该病急性期，出血严重者，要进清淡易消化食物，有消化道出血者禁食。平素可用冰硼散、锡类散各 1 支放入 500ml 凉白开水中，每日饭前饭后漱口，以保持口腔清洁并可防止感染。慢性患者饮食亦宜清淡为主，多食新鲜蔬菜及含高胶原蛋白类食物，禁食辛辣刺激之味。并需调情志，慎起居，避免剧烈运动及磕碰、创伤。

（纪萌健）

第三节　再生障碍性贫血

一、概述

再生障碍性贫血（简称"再障"）是由多种原因引起的造血组织减少，造成功能衰竭，以全血细胞减少和贫血、出血、感染为主要临床特征的一组综合征。根据临床表现、血象、骨髓象及预后，国内将其分为急性型和慢性型。国外标准分为重型、极重型和非重型。急性再障也称为重型再障Ⅰ型，慢性再障进展成的急性型称为重型再障Ⅱ型。慢性再障起病缓慢，贫血、出血及造血组织的破坏程度相对较轻，属于中医学"虚劳"、"血虚"、"虚损"的范畴。急性再障发病急，进展快，贫血呈进行性加剧，常伴有严重的感染和内脏出血，造血组织短期内广泛破坏，造血功能极度衰竭，治疗难度大；属于"急劳髓枯"、"温热"、"血证"的范围。目前国家中医药管理局重点专科协作组将其定为"髓劳病"，急性再障为"急髓劳"，慢性再障为"慢髓劳"。本病男性稍多于女性，青少年发病率较高。

二、病因病理

本病多因先天不足，劳倦内伤，情志失调，饮食不节，感受邪毒，引起脏腑亏虚．肾精匮乏，生髓无力；或药毒、疫毒直中骨髓，髓海失充，生血之源障碍而成。肾主骨，生髓，藏精，化血，因先天不足，久病劳伤，房事过度，损伤肾脏，精不化血，血液虚少，阴阳失衡发为髓劳；心主血脉，脾主生血，肝主藏血，或因忧郁思虑，损伤心脾，或因情志不遂，肝郁脾虚，均可致气血阴阳虚衰而发为髓劳；或由于热毒、疫毒、药毒等原因直中骨髓，导致骨髓受损，脏腑虚衰，气血阴阳亏虚发为髓劳。在诸多病因之中，先天不足、药毒、疫毒为主要病因。本病之根在肾，病位在骨髓。而肾虚火衰，温养他脏失职，累及心、肝、脾，其主血、藏血、统血功能亦相受损。

三、诊断

有证据说明再障的发生与造血干细胞数量减少、造血微环境的缺陷和免疫机制异常有关。临床分为急性型（重型再障）和慢性型（非重型再障）。主要的临床表现为贫血、出血和感染。

再障国内诊断标准：①全血细胞减少，网织红细胞减少，淋巴细胞相对增多；②骨髓至少1个部位增生减低或重度减低（如增生活跃，须有巨核细胞明显减少及淋巴细胞相对增多），骨髓小粒非造血细胞增多（有条件者行骨髓活检，显示造血组织减少，脂肪组织增加）。③能除外引起全血细胞减少的其他疾病，如阵发性睡眠性血红蛋白尿、骨髓增生异常综合征、自身抗体介导的全血细胞减少、急性造血功能停滞、骨髓纤维化、急性白血病、恶性组织细胞病等。

根据上述标准诊断为再障后，再进一步分为急性或慢性型。

（一）急性型

发病急，病程短，进展快，发病后病情迅速恶化，早期症状主要为血小板减少和粒细胞严重缺乏而引起的出血和感染。

1. 临床表现

（1）贫血：面色苍白，头晕、乏力、心悸，病初贫血不著，以后随病程进展而呈进行性加剧，短期内虽经大量输血亦难以改善。

（2）发热：绝大多数患者起病即有发热，常在38℃以上，一般都有明确的起病时间，每次发热可持续数天，一般抗生素难以控制。极个别病例从入院至死亡均处于高热状态。主要原因是感染，其中以口腔、上呼吸道及肺部感染最多见，其他尚有皮肤脓肿、肠道黏膜感染、尿路感染、肛周炎、蜂窝织炎、淋巴结炎等。因中性粒细胞绝对值低于$0.5 \times 10^9/L$，感染以革兰阴性杆菌、铜绿假单胞菌和金黄色葡萄球菌为主，感染严重，高热常难以控制，多合并有败血症。

（3）出血：几乎均有出血倾向，且随病情进展，出血程度不断加重。体表出血表现为皮下出血点或大片瘀斑，口腔黏膜血肿，齿衄，眼结膜出血，鼻腔以鼻中隔出血多见，常需深部加压填塞方能控制。舌上之血疱溃破可形成难以愈合的溃疡，另可发生扁桃体及悬雍垂血肿，可妨碍进食与呼吸。若肌内注射部位突起血肿或渗血不止，提示出血倾向严重。视力障碍多因眼底出血所致，每为颅内出血之先兆。

出血与感染常互为因果，呈恶性循环，促使病情恶化。

2. 实验室检查

（1）周围血象：除血红蛋白下降较快外，须具备下列诸项中之2项：①网织红细胞多少于1%，绝对值$<15 \times 10^9/L$。②白细胞明显减少，中性粒细胞绝对值$<0.5 \times 10^9/L$。③血小板计数在$20 \times 10^9/L$以下。

（2）骨髓象：多部位增生减低，3系造血细胞明显减少，非造血细胞增多；淋巴细胞百分率增多；骨髓小粒中非造血细胞及脂肪细胞增多。

（二）慢性型

起病大多缓慢，病程漫长，部分可达10年以上，少数患者后期发展为重型再障（重再Ⅱ型）。

1. 临床表现

（1）贫血：为主要表现，患者皮肤苍白，呈虚弱状态，经多次输血皮肤可呈灰黑色。

（2）感染：感染较轻，以上呼吸道感染多见，约1/3患者可出现中度发热，每次发热很少持续在1周以上，经抗感染、输血输液后感染易于控制。

（3）出血：出血倾向较轻，以表浅出血为主，多为皮下出血、齿龈渗血、鼻衄、月经量多等，眼底出血可导致视力障碍。

（4）其他：因反复输血，可并发血色病、肝大，后期可出现贫血性心脏病。

2. 实验室检查

（1）周围血象：血红蛋白下降速度较慢，网织红细胞、白细胞、中性粒细胞及血小板值常较急性再障为高。

（2）骨髓象：①3系或2系减少，至少1个部位增生不良，巨核细胞明显减少。②骨髓小粒中非造血细胞及脂肪细胞增加。③病程中如病情恶化，临床表现、血象及骨髓象与急性再障相同，称重再Ⅱ型。

四、鉴别诊断

应与可引起全血细胞减少的其他血液病以及慢性感染、营养缺乏引起的贫血进行鉴别。

（一）骨髓增生异常综合征（MDS）

MDS虽也可呈全血细胞减少、网织红细胞减少，但骨髓增生活跃，至少有1系及以上的细胞呈病态造血，染色体检查核型异常者占20%~60%，骨髓活检可见幼稚前体细胞异常定位。

（二）阵发性睡眠性血红蛋白尿

阵发性睡眠性血红蛋白尿出血和感染较少见，网织红细胞增高，骨髓幼稚细胞增生，尿中含铁黄素、糖水试验、Ham试验及蛇毒因子溶血试验阳性反应，中性粒细胞或淋巴细胞CD_{59}和CD_{55}阳性。

（三）低增生性白血病

低增生性白血病多见于老年人，肝、脾、淋巴结一般不肿大，外周血可呈全血细胞减少，未见或偶见少量原始细胞。骨髓灶性增生减低，但原始细胞百分比达到白血病的诊断标准。

（四）骨髓纤维化

骨髓纤维化亦可出现全血细胞减少，但外周血可见幼稚粒细胞和幼稚红细胞，可见泪滴状红细胞，骨髓穿刺干抽，骨髓活检可见骨髓纤维组织增生，脾明显肿大可见巨脾，亦可与再障鉴别。

（五）急性造血功能停滞

急性造血功能停滞可呈全血细胞减少、网织红细胞减少，肝脾淋巴结不肿大，骨髓象酷似急性再障。但急性造血功能停滞有明确的病因，病因去除后可自行缓解，经过一般性治疗，血象和骨髓象可完全恢复正常。

（六）恶性组织细胞病

恶性组织细胞病外周血象可见全血细胞、网织红细胞减少，但常见高热，进行性衰竭，肝、脾和淋巴结的肿大，骨髓可见异形和多核巨组织细胞。

（七）巨幼细胞贫血

巨幼细胞贫血也可见全血细胞减少，但网织红细胞正常，贫血呈大细胞性贫血，骨髓红系增生，以中晚幼红细胞为主，细胞体积明显增大，叶酸或维生素B_{12}低于正常。

（八）脾功能亢进

脾功能亢进外周血象类似于再障，但脾大、增生性骨髓象和有引起脾大的原发病因可与再障鉴别。

（九）系统性红斑狼疮

系统性红斑狼疮可呈全血细胞减少，但临床表现为颧部红斑，光敏感口腔溃疡，关节炎，肾、心脏、神经系统的损害，实验室检查可见抗核抗体的阳性。

（十）骨髓增生异常综合征

全血细胞减少与再障类似，而前者周围血象可出现幼粒、幼红细胞，单核细胞增多，骨髓象可以明确。

五、并发症

本病晚期主要并发症有颅内出血、心力衰竭、肺水肿以及各种严重感染，常因此而死亡。

六、辨证施治

（一）肾阳虚型（慢髓劳）

主症：面色苍白，心悸气短，头晕乏力，形寒肢冷，腰膝酸软，食少便溏，面目虚浮，小便清长或频数，虚汗自出，齿鼻衄血，肌衄发斑，妇女月经过多。舌质淡胖，边有齿痕，苔白滑，脉沉弱或沉细无力。

治法：温补肾阳，填精益髓。

处方：加味参芪仙补汤合右归丸加减。

人参 6～10g，黄芪 15～30g，补骨脂 10～25g，仙灵脾 10～15g，肉苁蓉 10～25g，全当归 10～15g，鹿角胶 10～15g，淡附片 10～15g，肉桂 6～10g，枸杞子 10～25g，山药 10～15g。

肾阳虚之再障，用人参、黄芪补元气，配肉桂、附子温肾阳，使阳生而阴长，使肾阳化生精血。当归养血，鹿角胶为血肉有情之品，配枸杞子、肉苁蓉、补骨脂、仙灵脾养血补肾而壮阳。山药益气健脾。这类温补肾阳、填精益髓之中药确有促进造血干细胞增殖分裂的作用。

（二）肾阴虚型（慢髓劳）

主症：面色苍白，心悸气短，头晕乏力，五心烦热，虚烦失眠，潮热盗汗，腰膝酸软，齿鼻衄血，咽干耳鸣，皮下紫癜。舌边尖红，苔薄少津或少苔，脉细数。

治法：滋阴补肾，填精益髓。

处方：加味参芪仙补汤合大补阴丸加减。

太子参 15～30g，生黄芪 15～30g，仙鹤草 10～20g，补骨脂 10～15g，知母 5～10g，黄柏 5～10g，败龟甲 15～30g，生地黄 15～20g，嫩青蒿 10～15g，女贞子 15～20g，旱莲草 15～20g。

本证肾阴亏虚，而虚火上炎损络，故用大补阴丸为主，方中知母、黄柏泻肾火，败龟甲、生地黄滋肾阴，加嫩青蒿清虚火，女贞子、旱莲草养肝肾之阴，补骨脂平补肾阳以生少火，仙鹤草和络止衄。太子参、生黄芪平补而不温，配补骨脂使阳生阴长。

（三）肾阴阳俱虚型（慢髓劳）

主症：面色苍白，心悸气短，身倦乏力，腰膝酸懒，遗精滑泄，时而五心烦热，时而畏寒肢冷，时而自汗，时而盗汗；或患者既无阳虚临床症状，又无阴虚之表现。舌淡，苔白，脉沉细无力或沉细数。

治法：滋阴济阳，填精益髓。

处方：加味参芪仙补汤合三才封髓丹加减。

太子参 10~25g，生黄芪 15~30g，补骨脂 10~15g，仙灵脾 10g，天门冬 10~25g，生熟地各 10~25g，黄柏 10g，砂仁 6g，黄精 10~25g，鹿角胶 5~10g，女贞子 25g，旱莲草 10~15g。

阴阳互根，阳生阴长。这一型是患者病情进入相对稳定阶段，通过参芪仙补济阳促使阳生，促进造血功能的恢复，再给予滋阴泻火，填精益髓的天冬、二地、黄精、鹿角胶、女贞子、旱莲草补肾而滋阴，"阴为阳之基"，促使病情向好的方面转化，肾阴阳两者之间动态的相对平衡必须调整好，才会有好的治疗效果。

（四）急劳髓枯温热型（急髓劳）

主症：起病急骤，病程短，面色苍白，低热常见，或高热不退，头晕目眩，心悸气短，全身泛发紫癜，齿鼻衄血，尿血、便血，妇女月经过多或淋漓不断，口内血腥味，汗出热不退，甚则神昏谵语。舌红绛，苔色黄白而腻，脉洪大数疾。

治法：滋阴补肾，凉血解毒。

处方：凉血解毒汤。

羚羊角粉 0.5~1g（冲服），丹皮 10~12g，生地黄 10~24g，麦冬 20~25g，女贞子 15~25g，茜草 10~15g，板蓝根 10~15g，黄芩 10~12g，贯众 10~12g，地肤子 10~25g，生龙牡各 25g，三七 1~3g（冲服），琥珀 0.5~1.0g（冲服）。

本证为本虚标热，方用羚羊角粉、丹皮、生地、麦冬、女贞子滋阴补肾；凉血止血；贯众、黄芩、板蓝根、地肤子清热散风解毒；茜草、三七、琥珀止血；以收标本兼顾之功。

七、西医治疗

（一）一般治疗

患者要有长期坚持治疗和战胜疾病的信心，配合精心护理，防止接触有害物质。凡有可能引起骨髓抑制的药物应避免使用。

（1）纠正贫血：通常认为血红蛋白低于 60g/L 且患者对贫血耐受较差时，可输血。一般输浓缩红细胞，应防止输血过多。

（2）控制出血：用促凝血药（止血药），如酚磺乙胺、氨基己酸（泌尿生殖系统出血患者禁用）。女性子宫出血可肌注丙酸睾酮。输浓缩血小板，对血小板减少引起的严重出血有效。凡迅速发展的紫癜、严重口腔或视网膜出血、消化道出血、血尿或血小板低于 10×10^9/L 时，应注意合并颅内出血的风险，可输血小板。当任意供者的血小板输注无效时，改输 HLA 配型相配的血小板。凝血因子不足（如肝炎）时，应予纠正。

（3）控制感染：感染性发热，应及时取可疑感染部位的分泌物或尿、大便、血液等行细菌培养和药敏试验，并经验性用广谱抗生素治疗；待细菌培养和药敏试验有结果后，再换用敏感窄谱的抗生素。长期广谱抗生素治疗可诱发真菌感染和肠道菌群失调，真菌感染可用两性霉素 B、氟康唑等抗真菌药物。

（4）护肝治疗：AA 常合并肝功能损害，应酌情选用护肝药物。

（二）刺激骨髓造血功能的药物

雄激素及促蛋白合成的同化激素

（1）司坦唑醇：2～4mg，每日3次，口服。

（2）睾丸素酯类：如丙酸睾酮、十一酸睾酮。丙酸睾酮50～100mg/d，肌内注射；十一酸睾酮40～80mg，每日3次，口服；十一酸睾酮注射液250mg，肌内注射，2周1次。

（3）中间活性代谢产物：如达那唑0.2g，每日3次。

（三）免疫抑制治疗

1. 抗淋巴/胸腺细胞球蛋白（ALG/ATG）　主要用于重型再障。马ALG 10～15mg/（kg·d）连用5天，兔ATG 3～5mg/（kg·d）连用5天；用药前需行过敏试验；用药过程中用糖皮质激素防治过敏反应；静脉滴注ATG不宜过快，每日剂量应维持输注12～18小时；可与环孢素（CsA）组成强化免疫抑制方案。

2. 环孢素　适用于全部再障。口服3～6mg/（kg·d），疗程6个月以上，需定期检测环孢素A血药浓度，以保持环孢素A血药浓度在200～400μg/L，药物不良反应有肝肾功能损害、牙龈增生及消化道反应。

（四）造血细胞因子和联合治疗

再障是造血干细胞疾病引起的贫血，内源性血浆EPO水平均在500U/L以上，采用重组人EPO治疗再障必须大剂量才可能有效，一般剂量不会取得任何效果。重组人集落刺激因子包括G-CSF、GM-CSF或IL-3治疗再障对提高中性粒细胞、减少感染可能有一定效果，但对改善贫血和血小板减少效果不佳，除非大剂量应用。但造血细胞因子价格昂贵，因此目前仅限于重型再障免疫抑制剂治疗时的辅助用药，如应用ALG/ATG治疗重型再障，常因出现严重粒细胞缺乏而并发感染，导致早期死亡。若此时合并应用rhG-CSF可改善早期粒缺，降低病死率。联合治疗可提高对重型再障治疗效果，包括ALG/ATG和CSA联合治疗，CSA和雄激素联合治疗等，欧洲血液和骨髓移植组采用ALG、CSA、甲泼尼龙和rhG-CSF联合治疗，对重型再障有效率已提高到82%。

（五）骨髓移植

异基因骨髓移植是重型再障治愈的最佳方法，移植后长期存活率可达60%～80%，但移植需尽早进行，因初诊者常输红细胞和血小板，导致移植排斥的发生率升高，同时要做好骨髓移植前的组织配型及预处理，并要防治GVHD（移植物抗宿主病）的发生。

八、饮食调护

再障患者全血细胞减少，易发生出血及感染。故应慎起居，调情志，避免劳累。具体为饮食上要以含蛋白质丰富的清淡而易于消化的食物为主，少食或不食含脂肪过多的食物，每餐勿过饱，有阴虚内热者，可食鳖甲肉汤，阳虚者可食羊肉或鹿肉类肉食。也可煮食胎盘。食物须洁净，符合卫生要求。尤其是急性再障患者初治阶段要绝对熟食，保持无菌饮食。饭前饭后漱口，保持大便通畅，每天以温开水洗肛门，床单、内衣均须勤换，避免交叉感染。保持心情舒畅，紧密与医务人员配合，坚定战胜疾病的信心。

（纪萌健）

第二十一章

骨科常见疾病护理

第一节 断肢（指）再植

一、显微外科概述

（一）显微外科发展史

显微外科是利用光学放大设备和显微器材，对细小组织进行精细手术的一种特殊的外科技术，现已广泛应用于手术学科的各个领域，如骨科、整形外科、神经外科、妇科、泌尿外科以及五官科等，成为多学科交叉的一种边缘学科。

早在 1921 年，瑞士耳科医师 Nylen 首次使用手术显微镜为耳疾患者进行内耳手术。1950 年手术显微镜被应用于角膜手术中，使显微外科手术由单纯的扩大视野发展成了显微外科缝合技术。

虽然显微镜早在 1921 年就被用于辅助手术，可是显微手术被广泛地运用，却只是近三十多年的事情而已。因为在 19 世纪 60 年代以前，显微手术大多只用于使手术部位能够更仔细地被观察，也就是说这一类的手术即使没有显微镜的帮忙在肉眼下大致也能完成。例如耳鼻喉科的手术以及眼角膜的手术等。然而，60 年代以后，由于器械的进步以及显微手术实验室相继成立，显微手术开始突飞猛进，一些过去在肉眼底下，原本不可能吻合的小血管（直径 2mm 以下）现在不但成为可能而且还可保持血流通畅地流过吻合的部位。

1960 年美国的 Jaconbson 及 Suarez 利用手术显微镜对口径 1.6～3.2mm 的小血管进行缝合，从此显微外科技术开始应用于组织修复和器官移植领域。

1966 年，我国的杨东岳应用显微外科技术进行世界首例以第二足趾再造拇指，使显微外科应用于重建外科。尤其是 1972 年以后，吻合血管的游离皮瓣、肌肉、骨膜和神经移植相继成功，使吻合血管的组织移植迅速发展。随着对显微外科解剖学的深入研究，显微外科技术的临床应用范围日趋扩大。我国学者对显微外科学理论的深入研究和对手术方法的不断创新，为显微外科的发展做出了杰出贡献，使我国的显微外科水平居于世界领先地位。

（二）显微外科手术的类别

显微外科手术的发展使其应用范围日趋广泛，主要应用于以下几个方面。

1. 神经系统的显微外科手术　神经组织很脆弱，易损伤，手术要求较高。用显微外科技术进行各种神经手术，疗效明显提高。国内外不少单位，已将显微外科技术列为神经外科的常规，已取得突破性进展。如巨大颅内动脉瘤手术、垂体瘤切除手术、听神经瘤手术等采用显微外科技术后其疗效都有明显提高。加上各种先进诊断技术的配合，如 CT、磁共振检查手段以手术器械的改革和创新，更推动了显微神经外科的发展。

在周围神经外科方面采用显微外科技术后，可以开展更精细的手术，如从神经外膜缝合法改进为束间缝合术，尽管后者还不能完全代替前者，且各有优缺点，但只要病例选择恰当，方法正确，可以取得更好效果。此外，还有周围神经瘤摘除术、神经束内外松解术、神经植入术，都适宜用显微外科技术进行，可最大限度保留正常神经束组织下切除病变及瘢痕组织，使功能恢复得更完善。

近年来吻合血管的神经移植术，对治疗较困难的神经外伤病例有很多优点，对神经缺损很长、软组织床瘢痕严重者尤为优越。常用的供区是带桡动脉的桡浅神经，带静脉蒂（动脉化）的腓肠神经。也有采用带尺侧副动脉的尺神经移植治疗臂丛根性撕脱伤，有较好的应用前景。

2. 血管显微外科手术

（1）吻合小血管的显微外科手术：这是以吻合直径小于 3mm 的小血管为主，来达到治疗目的的外科手术。体内不少器官和组织都有独立的动、静脉系统供应血循环，所以这些器官和组织可以带着供应其血循环的血管，移植到身体另一部分，来代替受区的功能。这类手术包括断指再植术、吻合血管的足趾移植手指再造术、吻合血管的皮瓣和肌皮瓣移植术、吻合血管的肌移植术、吻合血管的骨移植术、吻合血管的神经移植术、吻合血管的空肠和结肠移植术、颅内颅外血管吻合等手术。

（2）吻合血管神经的肌移植：吻合血管神经的肌移植还可以在一定程度上向受区提供动力。如前臂广泛肌外伤，前臂缺血性挛缩，无良好肌残留者，可考虑进行背阔肌移植，恢复手部的部分功能。背阔肌还可以成几组肌束进行移植，修复面肌瘫痪，也能收到一定效果。

（3）吻合血管的骨移植：吻合血管的骨移植将传统的骨移植后爬行替代生长过程转变为直接愈合的过程，大大缩短了疗程，尤其对大块骨缺损的修复提供了新的治疗手段。先天性胫骨假关节、外伤性或炎症性骨缺损及骨肿瘤局部切除术后的骨缺损，都可用吻合血管的骨移植进行修复，疗效较好。常用的供区为带腓动、静脉的腓骨移植和带旋髂深或浅动、静脉的髂骨移植。

近年还有带血管的骨皮瓣移植，为同时有皮肤缺损或瘢痕严重的骨缺损病例提供更有效的治疗手段。带血管的骨移植是活骨移植，具有较强的生长能力，但移植后若血管发栓塞，其后果会比常规骨移植的效果差，因为带血管骨移植是将带有不少附在骨膜外的肌袖一同移植的，一旦血管栓塞，这些软组织将发生坏死，会影响移植骨的愈合。此外，还有用带血管的骨膜移植，亦可起促使骨不连或骨缺损愈合的作用。

（4）吻合血管的第二趾移植再造拇指：已成为拇指再造的首选手术。国外仍有用趾后不影响足的行走功能。近年有用带血管的趾的骨及关节，另植中厚皮片于其上，这样既不损失趾，又可重建拇指。也有不少报道做 2、3 趾移植再造双指，甚至 5 趾移植再造 5 指，恢复一定手的功能。还有拇指缺损在外伤时，争论重建拇指时，也可利用 2 趾移植，再造拇指。

近年由于技术水平不断提高，有复合组织移植和组合组织移植之分。复合组织移植表示移植同一个血管蒂供应的几种不同组织，如骨皮瓣、皮瓣包含肌腱移植等在内。组合组织移植表示移植两块不同血管蒂的组织、互相连于一个血管蒂，如将两足的共5趾组合移植到同一手上的5指成形术。

3. 吻合血管的小器官移植手术

（1）吻合血管的小器官的自体移植手术：用吻合血管法将隐睾迁移到阴囊的手术，对一些血管蒂比较短的高位隐睾尤为适用。亦有在患子宫恶性肿瘤的年轻妇女，于接受放射治疗前，将双侧卵巢带着血管蒂，移位到腹后壁稍高的位置，从而避免了放射线照射时对卵巢的损害，保存卵巢的内分泌功能。

（2）吻合血管的小器官的异体移植手术：对双侧睾丸外伤性缺如者，可行异体睾丸移植，还有报告取得生育的效果。吻合血管的胎儿甲状腺和甲状旁腺异体移植，对因甲状腺大部革除术后引起的甲状旁腺功能不全的抽搐患者，有显著的近期疗效。吻合血管的异体卵巢移植对治疗因肿瘤或其他原因切除双侧卵巢的年轻妇女所出现的严重的性腺内分泌障碍具有疗效。还有吻合血管的肾上移植治疗肾上腺皮质功能减退症。所有这些手术，都有成功的病例报道。

（三）显微外科手术的器械和设备

1. 手术显微镜或放大镜　种类很多，不同的专科，如眼科、耳鼻喉科、脑外科对手术显微镜有不同的要求。

（1）手术放大镜：手术放大镜体积小，佩戴在头上，使用方便，价格便宜。放大倍数一般为2~6倍，适用于直径在1~2mm以上的血管和神经的手术。目前，临床上使用的手术放大镜有镜片式和望远镜式，以望远镜式放大镜最常用。

手术放大镜的缺点：自身有一定重量，且靠移动术者的头部来调节焦距，长时间使用后，术者头部易疲劳；放大倍率小，视野较小，不适用于直径1mm以下血管神经的吻合。

（2）手术显微镜：手术显微镜是显微外科必不可少的设备，它可保证医师对细小组织进行手术修复。

手术显微镜由光学系统、照明系统、支架及各种附加设备组成，放大倍率为6~25倍。放大后的影像特点是呈正立体像，能产生空间位置感，便于进行手术操作，因此，必须有两个目镜从不同角度观察物体。按照同时参加手术人数的多少，手术显微镜分为单人双目式和双人双目式等，单人双目显微镜是手术显微镜中最基本的型式。

2. 显微手术器械　显微手术器械是指适合于医师在显微镜下对组织进行细致的解剖、分离和清创修复的特殊精细工具。具有小型、轻便、灵活，无磁性、不反光等特点。常用的显微手术器械如下。

（1）显微组织镊：是显微外科手术中最常用的工具，作用为夹持、提起、分离组织，支撑开塌陷的血管壁，协助进针、接针与打结。镊子尖端有直型和45°弯型，镊子柄有扁平形与圆柱形。

（2）显微剪刀：显微剪刀有直型与弯型两种，均采用弹簧启闭装置。用于分离组织、游离血管、剪线和切割神经。

（3）显微持针器（钳）：显微持针器为圆柄、弹簧式持针钳，头部有弯直之别。持针器均主要用途是夹针、拔针与打结。持针器应夹在针的中、后1/3交界处。

（4）显微血管钳：有直型与弯型两种，其作用主要为分离组织、钳夹、结扎小血管等。

（5）显微血管夹：用于夹住小血管，阻断血流，并能固定血管，便于观察血管断端并进行吻合。理想的血管夹应既能阻断血流，不发生血管夹脱落，又不损伤血管内膜。

（6）冲洗针头：为钝性针头，这些针头有不同口径，针头末端平滑，伸入血管内不致损伤血管内膜。针头有直、弯型两种。其作用为术中用肝素溶液冲洗吻合口或扩张血管。

3. 显微缝合针线　显微外科的缝合针线为缝线一端连针的无损伤缝针。不同规格的显微镜缝合针线，适用于缝合不同口径的血管。

4. 显微外科技术的训练　显微外科技术具有高度精细、高度准确及高度无创操作的特点。手术者从肉眼手术到显微手术，必须在普通外科手术的基础上经过系统的专业训练。包括熟悉手术显微镜、放大镜和显微手术器械的使用，镜下的眼手配合以及手术者与助手间的配合。

5. 手术显微镜和器械的保养

（1）手术显微镜的保养：每次用完后，将各个节臂收拢，旋紧制动手轮，刹紧底座上的刹车，罩上专用清洁布套，放于清洁干燥的储藏室内。及时擦掉手术显微镜上的血迹和分泌物。透镜表面宜先用橡皮球将灰尘吹去，然后用脱脂棉浸以5%乙醚或95%无水酒精轻轻擦，完全清除透镜上的灰尘和水渍。

（2）显微外科器械的保养：显微外科器械比较精细，必须精心养护才能延长其使用寿命。所有器械在使用和保养过程中，均应放置于专门的器械盒中，以免器械的尖刃部位受损。常用1∶1 000的苯扎溴铵溶液浸泡30min或高压蒸汽灭菌。使用后及时清除血迹，擦干后用金属保护液涂抹一层，放置好备用。

二、断指再植手术患者的护理

（一）概述

断肢（指）再植是对完全离断或不完全离断的肢（指）体，采用显微外科技术对其进行清创、血管吻合、骨骼固定以及修复肌腱和神经，将肢（指）体重新缝合到原位，使其完全存活并恢复大部分功能。如果外伤造成肢体离断，没有任何组织相连或有少量组织相连，但在清创时必须切除的，称为完全性断肢（指）。肢体骨折或脱位伴3/4软组织离断，主要血管断裂，如果不修复血管远端肢体将发生坏死的，称为不完全性断肢（指）。完全性或不完全离断的肢（指）体，其离断肢体发生多处离断（完全性或不完全性），此离断最严重，手术难度最大。

（二）病因和发病机制

1. 整齐的断肢（指）损伤　是由于铡刀、切纸刀、电锯、剪板机和铣床等所造成的离断。肢体的创缘整齐或比较整齐，创面周围没有严重的组织捻挫和缺损。

2. 不整齐的断肢（指）损伤　多由于搅拌机、和面机、冲压机、压砖机、交通事故等所造成。多为绞断、撕脱、辗轧或压砸性损伤。组织的损伤范围广泛，断肢再植的成活率低，再植后肢体的功能恢复也多不理想。

（三）现场急救处理

断肢（指）的现场的急救包括止血、包扎创面、保藏断肢（指）和迅速转运四个方面。

1. 止血和包扎创面　断肢（指）的近侧端用无菌敷料加压包扎止血，尽量不用止血带。

对于有大血管出血的，可用止血带止血，但要定时放松，以免止血带压迫过久导致肢体坏死。一般每小时放松一次，放松时间通常为 5 ~ 10min。但一定要记录开始止血的时间，定时放松。放松时，用手指压住近心端的动脉主干或伤口加压包扎，以减少出血。

2. 保藏断肢（指）　断肢（指）再植能否成活，与离断的远端肢体的保护方法关系很大。若现场急救时断肢（指）仍在机器中，切忌强行拉出或将机器倒转，以防肢体再次受到伤害，应立即停机，拆开机器，小心取出断肢（指）。

对于尚有部分组织连接的断肢（指），包扎止血后用夹板固定，以避免转运时进一步损伤组织。

完全离断的断肢（指），原则上暂不做无菌处理，禁忌冲洗，涂药或用溶液浸泡，应用干燥冷藏的方法保存。如用无菌敷料或清洁布类将断肢（指）包好后放入塑料袋内，再将其放入加盖的容器中，四周加放冰块低温保存。要避免断肢（指）与冰块直接接触而冻伤，同时要避免融化的冰水浸泡断肢（指），造成组织细胞肿胀，影响肢体再植的效果。

3. 迅速转运　迅速将患者和断肢（指）送往医疗单位，力争在 6h 内进行再植。若患者发生严重休克，转运前应首先处理休克，转运途中应密切观察生命体征的变化，对昏迷患者要保持呼吸道的通畅，以免发生生命危险。

（四）医院紧急处理

患者送入急诊室后，医护人员应迅速了解受伤经过，根据病史和对患者的检查结果，做出准确的估计。有合并颅脑、胸、腹等其他部位的损伤或休克时，必须先处理全身情况，然后行再植手术。休克多属于失血性，因此，需要大量输血，以补充其血容量。

若患者无严重休克或危及生命的并发症，应立即将伤肢和离断的肢（指）体一起摄 X 线片，并立即送往手术室准备手术。医护人员应立即检查断肢（指），用无菌纱布包好，放入 4℃ 冰箱内，但不能放入冷冻层内，以免冻坏肢（指）体。若为多指离断，应分别包好，做好标记后放入冰箱保存，按手术进程逐个取出，以缩短热缺血时间。

（五）护理评估

1. 健康史

（1）了解患者的年龄、工种，工作史和外伤史。

（2）询问现场急救处理情况和断肢保存方法。

（3）评估患者是否为孕妇。

（4）评估患者有无其他疾病史，如糖尿病、心脏病等。

2. 身体评估

（1）了解离断肢体的局部情况如伤口是否整齐，组织缺损情况。

（2）注意有无休克、昏迷等情况。

（3）判断患者的情况可否承受长时间的断肢再植手术。

（4）评估患者是否符合断指再植的适应证

1）全身情况允许，血小板计数及出、凝血时间正常的青壮年患者。

2）一手多指离断，有再植条件者应力求全部再植。但应首先再植主要功能的手指。

3）末节断指，只要在显微镜下能找到适合于吻合的动脉、静脉且软组织无明显的挫伤，应予再植。特别是拇、示、中指的末节离断。

4）对于单指离断，拇指应努力再植。而环、小指可根据患者年龄、职业及意愿决定再植与否。

5）小儿断指只要条件允许应尽量再植。

3. 辅助检查　急查血常规、血型并配血。同时做伤口的涂片以观察是否有革兰阳性粗大杆菌的存在。

4. 心理社会评估

（1）心理状态：断肢（指）再植患者多由于意外伤害所致，加上担心手术失败和术后形象问题，所以精神比较紧张。了解患者及家属对创伤的承受能力，患者及家属对创伤可能导致的伤残的接受程度，患者及家属的恐惧和焦虑的程度。

（2）社会支持情况：患者以及家属对这次创伤以及将要进行的断肢（指）再植手术的认知程度和接受能力；家庭经济情况，患者的社会支持系统是否完善等。

（六）护理诊断及医护合作性问题

1. 焦虑/恐惧　与急性创伤打击，担心疾病预后、术后并发症、不适应住院环境等因素有关。

2. 部分自理缺陷　与患者手部功能障碍，绝对卧床有关。

3. 潜在并发症

（1）低血容量性休克、中毒性休克、肾衰竭。

（2）再植肢体血液循环障碍。

（3）抗凝血治疗的副作用。

4. 疼痛　与手术刺激以及神经的损伤有关。

5. 知识缺乏　缺乏术前准备以及术后注意事项、功能锻炼方面的知识。

（七）计划与实施

1. 术前护理

（1）手术准备：脱去或剪去创伤部位的衣服，局部清洗。留置导尿管，急查血常规、血型并配血，同时做伤口的涂片以观察是否有革兰阳性粗大杆菌的存在。通知手术室，麻醉师做好准备。

（2）心理护理

1）断肢（指）再植患者多由于意外伤害所致，加上担心手术失败和术后形象问题，所以精神比较紧张。因此，医护人员应耐心细致地做好患者的思想工作，用恰当的语言对患者进行安慰、疏导。详细讲解术前术后的注意事项及可能出现的问题和应对措施，使患者心情放松，坦然面对。如果患者带着恐惧、痛苦、焦虑心理接受手术治疗，将会严重影响治疗效果。

2）对于突发性的意外创伤，不论伤情轻重，个体差异多大，伤员本人都需要不同程度的心理支持，对伤情的焦虑、痛苦和对生存的期盼，从伤员的眼神、表情、呻吟和可能的交谈中都可以反映出来，与患者直接或间接真挚的交流，都会减轻患者心理上的痛苦。

医护人员在治病的同时，要关心患者的思想情绪，经常与患者谈心，多做思想工作，调动患者战胜疾病的信心。

如遇到小儿断指再植的患者，对家长的安慰以及心理护理就显得尤为重要。孕妇断肢再植的患者担心自己的受伤以及术后的用药会影响胎儿的健康。我们要针对不同的人群的心理特点给予针对性的护理。

（3）补液：开通两条或以上静脉补液通道，遵医嘱及时、足量的输血、输液，预防休克的发生，并持续至术后。

（4）病室的环境：寒冷对血管刺激较大，可引起血管痉挛，所以室温保持 23 ~ 25℃，湿度 50% ~ 70% 为宜，通风良好。限制探视人员，室内严禁吸烟，给患者提供整洁与舒适的环境。

2. 术后护理　术后的细心护理和观察，也是再植成功与否的重要环节之一，虽然经手术将血液循环接通，但仍可由于肢体肿胀、血液循环受阻、血管栓塞、感染等而导致失败。因此，手术后的护理和观察以及及时处理是非常重要的。

（1）心理护理

1）患者受伤后往往因考虑到断肢（指）的功能可能不会完全恢复而影响自己今后的工作、学习、生活等方面，思想负担很重。医护人员在治病的同时，要关心患者的思想情绪，经常与患者谈心，多做思想工作，调动患者战胜疾病的信心。还要根据特殊人群的特点有的放矢地进行心理护理，以达到事半功倍的效果。特别是对小儿断肢（指）的患者，一定要安抚小儿的情绪，使用各种方法最大限度的减低患儿对医疗的恐惧，增加患儿的断肢再植的成活率。

2）精神紧张、哭闹骚动可直接影响患指成活，心理护理要贯穿全程首先做好家属的心理护理。其次，针对患儿的心理特点，要态度和蔼，动作轻柔，多抽时间陪伴患儿，使其尽快适应病房环境，有针对性地做好解释工作，将断指术后的患儿带到病房现身说法，用玩具图片与患儿交流，取其信任，使其配合。

（2）卧位的护理

1）术后患者需绝对卧床休息 10d，患肢放置在自制的垫枕上抬高 30°，如动脉供血良好，静脉回流不畅，肢体较肿胀，可适当抬高患肢，有助于静脉回流；如动脉供血稍差，可将患肢略低于心脏水平以利动脉血的灌流。在卧床期间，加强皮肤的护理，防止压疮的发生。在患者卧床期间，一切生活都不能自理，护理人员要及时发现患者的需求，使得患者卧床期间的生活需要得到最大的满足。

2）对于老人手指再植术后的护理：除按常规的卧位护理要求外，还要在再植肢体相对制动的情况下按时给患者变换体位，翻身拍背，促使分泌物得到很好的引流，以预防坠积性肺炎的发生。

3）对于小儿手指再植术后的护理：体位的要求患儿年小易动，配合治疗不理想，嘱家属细心看护患儿，不可乱抓、乱动患指。对幼儿可采用飞机型石膏制动，患肢抬高至心脏水平，以促进静脉回流和消除肿胀。大幅度变换体位也是造成血管危象的原因之一，要求回病房后绝对卧床休息，避免侧卧或坐起，耐心做好护理宣教，保持床铺整洁、松软、舒适，减少患儿翻动。

4）对于孕妇手指再植术后的护理：由于妊娠患者的新陈代谢旺盛，孕妇的汗腺、皮脂腺分泌增多，阴道分泌物也增加，常导致全身不适。在不影响再植指血循环的前提下，应做好皮肤护理，根据病情定时给予擦身、更单、更衣等，保持孕妇全身皮肤清洁。

（3）全身情况的观察

1）预防低血容量性休克：由于手术时间较长，出血和渗血较多，血容量不足等原因易引起低血容量性休克；早期患者表现为烦躁不安或表情淡漠，皮肤黏膜苍白、湿冷，尿量减少，脉压减小，脉搏细数。因此，对术后患者应每15min测量生命体征；留置导尿，观察每小时尿量和尿比重；观察神智和皮肤黏膜色泽的改变，以便及早发现休克迹象，从而采取积极有效的措施，如输血、输液等，维持收缩压在13.3kPa以上，以防止血管吻合段栓塞而导致手术失败。

2）预防中毒性休克的发生：如果肢体创伤严重、高平面离断、缺血时间长或严重感染等可使大量毒素吸收，导致中毒性休克，患者常出现中枢神经系统症状，如神志不清，抽搐、口吐白沫、牙关紧闭等。因此要严密观察患者神志的改变和神经系统体征，及时发现中毒性休克发生的迹象。若发生中毒性休克而危及患者生命时，应做断肢断指解离手术。

3）监测肾功能：肾衰竭是断肢术后极其严重的并发症，可导致患者死亡。肾衰竭的主要原因是肾缺血和中毒，患者早期表现为少尿和无尿，尿比重降低，应严密观察患者神志、有无水肿、心律失常、恶心、呕吐、皮肤痒等尿毒症症状。严密观察尿量，测定尿比重，详细记录液体出入量。

（4）局部烤灯照射治疗。局部用60～100W烤灯照射，距离33～50cm，24h持续照射，夏季室温高于30℃时停止照射，但在患指血液循环较差的情况下，则不宜使用烤灯，以免增加局部组织的代谢。加强夜间的巡视，以防夜间患者睡眠时导致烤灯距离的改变。局部照射一般持续7～10d左右即可停止。

（5）局部情况观察与护理

1）皮肤温度：能反应局部血液循环的情况。再植肢体的皮肤温度应保持在33～35℃，与健侧相比温差在2℃以内，手术结束时皮温一般较低，通常应在3h内恢复。每次测量皮温时要注意在同一部位，可用圆珠笔标出，以便定位观察。测定的先后次序及测量时间要恒定；测量的压力要恒定。

2）皮肤色泽：正常再植肢（指）体的皮肤色泽应红润，或与健康的皮肤色泽一致。注意排除光线明暗，皮肤色素的影响，要在自然光线下观察比较可靠。

3）再植术后严密观察肢（指）体的颜色、指腹弹性、毛细血管充盈时间和肿胀情况，每0.5～1.0h观察1次，血管痉挛与栓塞多发生在术后48～96h，48h内多为栓塞，48h后多为痉挛。

4）夜间和凌晨是血管危象的高发时段，发生在0：00～5：00am，其主要原因：①夜间患者进入深睡眠状态，基础代谢率低，血流慢。②凌晨室温下降易导致动脉痉挛。③夜间迷走神经张力增高，使小血管处于收缩状态。④机体疲劳，夜间熟睡后，体位不易控制，易压迫肢体造成血液回流缓慢或使血管受牵拉出现反射性痉挛。因此，要加强夜间巡视，及时纠正不正确体位，检查烤灯情况，有效杜绝夜间血管危象发生。

5）血管危象：①若出现指体由红润变为苍白或由红润变为浅灰色，或为花斑状，皮温下降3～4℃，毛细血管充盈时间延长至3～4s，指腹张力逐渐降低，系动脉危象。如出现动脉危象，应用解痉、止痛药物，观察30min仍无改善者，应立即行手术探察。②若指体由红润变为暗红，继而变为暗紫，皮温逐渐下降1～2℃，毛细血管回充盈时间<1s。指腹张力逐渐增高，严重时出现水疱，系静脉危象。如出现静脉危象应立即更换伤口周围敷料，清除

伤口积血，拆除 1～2 针切口缝合线，缓解静脉压力。如静脉危象无明显缓解，可行拔甲或远端侧方小切口放血处理。

6）患肢（指）的肿胀程度：再植肢体均有轻微肿胀，但皮纹存在。皮肤肿胀明显时，皮纹消失；极度肿胀时，皮肤表面可出现水疱；当静脉回流受阻或栓塞时，组织肿胀更为明显。但若血管痉挛或吻合口栓塞时，组织表现为干瘪。

（6）指端侧切口放血及拔甲渗血的护理：由于末节组织少，低血流量供给即可成活。用刀片在吻合指动脉对侧指端侧方行纵向切口，长约 6mm，深约 2mm，瘀血不断渗出后可见指端张力减低，皮肤颜色转红，此时即可停止放血，并用肝素盐水（100ml 生理盐水加 1 支肝素）棉球堵住小切口，出血即可停止或仅有少量渗血，再次放血时只需将肝素棉球取掉，小切口即自行渗血，每 0.5～1.0h 更换 1 次，甲床渗血也同样用上述肝素盐水棉球敷在甲床上，每 0.5～1.0h 更换 1 次，5～7d 后侧支循环已建立，指端色泽逐渐转为正常即可停止上述处理。

（7）用药的观察：及时准确执行医嘱，正确使用抗感染、抗痉挛、抗凝药物，如罂粟碱、低分子右旋糖酐。用药过程中要注意不良反应，若发现不明原因鼻出血或腹痛剧烈应立即停药，报告医师及时处理。

1）抗生素的使用：断肢再植术后局部若发生感染，可以使吻合的血管栓塞，吻合口破裂或发生败血症等。因此手术时除彻底清创，严格遵守无菌操作外，应及时给予广谱抗生素预防感染。护理人员应观察抗生素的使用效果以及不良反应，监测患者的体温，体温术后三天在 38.5℃ 以下属于正常情况，若患者的体温持续很高，就要警惕术后感染的存在。如出现感染及时引流，以减少感染病灶对组织的破坏。

2）低分子右旋糖酐的使用：对于断肢再植术后的患者，应用低分子右旋糖酐（平均分子量为 41 000，简称低右）静脉滴注来改善微循环和扩充血容量。低右通过提高血浆胶体渗透压降低血液黏滞性，从而改善微循环，提高再植成功率。

3）罂粟碱和肝素的使用：遵医嘱使用罂粟碱 30mg 或 60mg 每 6h 1 次肌内注射防止血管痉挛。因为肝素全身应用后易引起局部和全身其他部位出血，又能延长伤口愈合时间，因此，在一般情况下不主张使用。使用时，一般均用静脉点滴法，将肝素 12 500U 加入 5% 葡萄糖注射液 1 000ml 内以每分钟 8～15 滴的速度将凝血时间延长到正常人的两倍左右。然后维持在此标准，持续给药 3～5d 后停药。使用肝素后 10 余分钟即可起抗凝作用。在头一两天内不出现出血倾向，持续使用 3d 后，可发生出血现象。如使用过量，可给等量鱼精蛋白以中和肝素，使体内肝素迅速失效。使用肝素要注意点滴的滴数，一般每分钟不可超过 15 滴，或遵医嘱。还要随时询问患者有无不适。

（8）疼痛的护理

1）术后要及时缓解患者的疼痛，有条件的患者可以使用止痛泵进行止痛。及时倾听患者的主诉，遵医嘱使用各种止痛药物止痛，2d 后疼痛逐渐减轻，可用分散注意力的方法或配合口服止痛药物缓解疼痛。

2）小儿断指再植术后疼痛的护理：患指切口痛至少持续 1 周以上，疼痛除影响情绪以外，还常常影响活动，进而影响呼吸和循环，不但影响局部伤口，也影响全身，甚至影响排便。为了减轻疼痛，术后给予患儿人工冬眠，让父母或患儿最喜欢的亲人陪伴，放置患儿喜欢的玩具，分散注意力，从视觉听觉方面了解其引起疼痛的因素。在治疗护理过程中，减少刺激，少搬动，使患儿处于安静状态，并注意患儿母亲的心理护理，反复对患儿及其家属进行术后健康宣教。加强患儿及家属的依从性是护理成功的关键。

（9）注意控制输液速度及输液时限

1）输液速度对血管危象的影响：有研究显示，在断指再植术后1周内，控制输液速度，有助于减少血管危象的发生和提高再植成活率。其原因为输液速度过快可增加血管壁侧压，刺激患者引起疼痛不适，而疼痛可使机体释放5－羟色胺（疼痛介质），有强烈缩血管作用，进而导致血管腔闭塞或血栓形成。因此，在静脉输液过程中，将输液速度控制在30gtt/min以下，全程匀速输入；同时用热毛巾湿敷穿刺点以上皮肤，可舒张血管，增加患者的舒适感，减轻对血管壁的刺激，减少对患者的疼痛刺激，进而减少血管危象的发生。

2）输液时限与血管危象的关系：24h维持补液，不仅增加护理人员工作量，而且也给患者的生活带来不便，身体舒适度也受到一定影响，但手外科的患者大多属青壮年，手指的重建与功能的恢复对其日后的生活、工作都极为重要，故应坚持持续补液。术后1周内24h维持补液，可在高危时期持续稀释血管内血液的黏稠度，从而减少血管危象的发生。

3）手外伤患者绝大多数都是青壮年，心肺功能好，既往在输液过程中对输液速度的控制及输液时限的把握往往重视不够，但有研究显示，控制输液速度及输液时限可提高断指再植成活率。因此，护理人员应加强宣教，将24h维持输液的目的、控制输液速度的意义及注意事项告诉患者；同时，协助患者每2h对输液肢体进行轻柔按摩，减轻肢体的麻木等不适，以取得患者的合作，使其积极配合治疗，从而提高断指再植成活率。

（10）断肢再植的功能恢复：再植的手术，可使多数再植的肢体恢复一定或相当理想的功能。可是也有个别病例，虽然离断的肢体再植成活，但结果并不理想，致使再植的肢体留着无用，去之又觉得可惜，形成一个赘生物。断肢再植的目的是为了恢复伤肢的功能，使广大的患者尽快走上工作岗位。所以在接活断肢的基础上，一定要使伤肢恢复最大的功能。在再植术后3周左右，再植肢体血液供应情况已基本平稳，软组织也已愈合，在不妨碍骨折愈合的原则下，可以有计划地开始理疗，帮助肢体恢复功能。

术后患肢的功能锻炼要遵循循序渐进、主动的原则，按计划进行，不可操之过急。

1）术后3周内为软组织愈合期，康复护理重点为预防和控制感染。可行超短波、红外线理疗，以改善血液循环，减轻肿胀，促进伤口一期愈合。

2）未制动的关节可做轻微的伸屈活动，自术后4～6周开始，为无负荷功能恢复期。康复护理重点为预防关节僵直、肌肉和肌腱粘连及肌肉萎缩；此期骨折端愈合尚不牢固，应以主动活动为主，练习患肢的屈伸、握拳等动作；被动活动时动作要轻柔，并对截断部位妥善保护。

3）术后6～8周，骨折已愈合，康复重点是促进神经功能的恢复，软化瘢痕、减少粘连，加强肢体运动和感觉训练。

4）小儿正处于生长发育期，组织的修复与再生能力强。积极的康复练习可使患指获得满意的功能康复。术后3周即可进行被动伸屈活动。拔除克氏针后在理疗配合下进行锻炼，每日3～5次，每次10～20min，并逐渐加大活动量。由于小儿不能主动配合，故不宜进行常规的指体功能训练方法。小儿好动，喜欢玩耍，可指导小儿做适当游戏或工艺。如用筷子夹豌豆比赛、用指尖拾竹签、用手指捏黏土、捏泥人、绘画，写字等。这样小儿乐于接受，在游戏玩耍中达到锻炼手部动作的协调性和再植指的触觉灵敏度。在患指感觉没完全恢复时，应嘱家属注意防止患指冻伤、烫伤及其他意外的发生。

（八）健康教育

（1）教育患者提高自我保护意识，不能饮用含有咖啡因的液体，例如咖啡、茶水、可乐等，以免引起血管收缩。

（2）不能直接或间接吸烟，因为烟中的尼古丁会降低血液中的含氧量，危及再植肢体的血液供应。

（3）告知患者及家属保持情绪稳定，防止患者激动、愤怒、忧虑，以免导致血管痉挛。

（4）给予高蛋白、高营养、易消化的食物，多食水果和蔬菜，保持大小便通畅，不憋尿。

（5）教会患者预防便秘的方法，必要时使用开塞露。

（6）防止冷空气直接吹到患者身上，以防血管痉挛的发生。

（九）预期结果与评价

（1）患者自述焦虑心理减轻。

（2）患者卧床期间生活需要得到满足。

（3）患者治疗期间未发生低血容量性休克、中毒性休克、肾衰竭。

（4）患者的再植肢体成活。

（5）用药期间未发生抗凝药物的副作用。

（6）患者住院期间疼痛得到缓解。

（7）患者能说出术后功能锻炼的方法，并坚持锻炼；患者能复述术后以及出院以后的注意事项。

（黄　波）

第二节　颈椎病

一、概述

颈椎病是由于颈椎间盘退变，颈椎骨质增生或颈椎正常生理曲线改变后刺激或压迫颈神经根、颈部脊髓、椎动脉、交感神经而引起的一组临床综合征。颈椎病多发生于中老年人，颈 5～6 发病者约占 70%，其次为颈 6～7，颈 4～5 及颈 7～胸 1。

二、病因和发病机制

颈椎病发病主要与以下因素有关：

（一）颈椎间盘退行性变

是颈椎病的发生和发展中最基本的原因。随着年龄的增长，颈部椎间盘中髓核的含水量减少，纤维环纤维增粗、玻璃样变性，甚至出现断裂、失去弹性，从而使椎间盘厚度减少，从而使椎间隙狭窄。

（二）慢性劳损

所谓慢性劳损是指超过正常生理活动范围的最大限度的活动，此种劳损是造成颈椎关节退变的主要因素之一。

1. 工作姿势不当　大量资料表明，处于坐位，尤其是长期从事低头工作者，如秘书、打字员、刺绣女工、会计、外科医师、电子元件及钟表修理工等，虽然工作量不大，但颈椎病发病率很高。其原因是长期低头造成颈后肌肉韧带组织的劳损，而且在屈颈状态下，椎间盘内压大大高于正常体位。

2. 枕头与睡眠姿势的影响　枕头的高度不当或垫的部位不妥，会导致颈椎内、外平衡的失调。不良的睡眠姿势，由于持续时间长会造成椎旁肌肉、韧带及关节的失调而波及椎管内组织，加速退变进程。

3. 不适当的体育锻炼　正常的体育锻炼有助于健康，但超过颈部耐受量的活动或运动，可加重颈椎负荷。尤其在缺乏正确指导下进行运动，一旦造成外伤，后果更加严重。

4. 反复落枕　由于风寒、劳累、枕头及睡眠姿势不当等造成反复落枕者发生颈椎病的机会较多。有人把反复落枕看作是颈椎病的先兆。

（三）头颈部外伤

在脊椎退变、失稳的基础上，头颈部的外伤更易诱发颈椎病的发生和复发。有资料表明，颈椎病患者中约有半数与外伤有直接关系。

1. 交通意外　除造成骨折脱位外，突然刹车可导致颈椎损伤。

2. 运动性损伤　常见于运动员在竞技前未做好充分的准备活动时。

3. 工作与生活中的意外　如突然使颈部过度前屈、后伸或侧弯等。

4. 其他意外　如不得法的推拿按摩、牵引等。

（四）风寒因素

中医认为"寒主凝滞"、"寒主收引"，即风寒侵犯颈部肌肉，不但使得局部肌肉痉挛，血流凝滞，而且可以导致颈椎内外平衡失调，加重颈椎的失稳状态，特别是在单侧颈肌痉挛时，颈椎两侧肌肉、韧带张力不等，后关节受压不均，更易促进病变发作。

（五）咽喉部炎症

咽部及颈部的急、慢性感染，容易诱发颈椎病症状或使原有病情加重。这是由于该处的炎症改变可直接刺激邻近肌肉、韧带，或通过丰富的淋巴系统使炎症在局部扩散，以致造成该处肌张力低下，韧带松弛和椎节内外平衡失调，破坏了椎体间的稳定性。

（六）发育性椎管狭窄

许多临床资料表明，颈椎管内径与颈椎病发生有直接关系。椎管狭小者，当受外伤甚至轻伤时也易发病。

（七）精神因素

临床实践中发现情绪不好往往使颈椎病加重，而颈椎病加重或发作时，患者的情绪往往更不好，很容易激动和发脾气，从而使颈椎病的症状更为严重。

三、病理

颈椎病的主要病理改变：

（一）椎间盘变性

产生颈椎病的最初病理变化是颈椎间盘变性，主要表现为：①髓核的含水量减少，纤维网和黏液样基质逐渐为纤维组织和软骨细胞所代替，最后成为一个纤维软骨性实体而导致椎间盘变窄。②纤维环的纤维肿胀、变粗，继而发生玻璃样变性，甚至破裂。由于纤维环变性以后弹性减少，受肌肉上下牵拉，头颅重力等因素的影响而向周围膨出致使椎间隙变窄。③终板变性，逐渐变薄，甚至为髓核所侵蚀而发生缺损，从而导致纤维环失去附着点而变弱。

（二）椎体骨刺形成

由于椎间盘变性，可使纤维环、髓核突向韧带下方而引起韧带连同骨膜与椎骨间分离，形成韧带—椎间盘间隙，多同时伴有局部微血管撕裂与出血形成间隙血肿，随着血肿机化和钙盐沉积，最后形成突向椎管或椎体前缘的骨刺。

（三）关节突及其他附件的改变

椎间盘变性，可导致其耐压力和牵拉力减低，因而出现椎间隙变窄，关节突关节（小关节）错位或重叠，椎间孔上下径、前后径变窄，相邻椎体间稳定性减少等改变。

四、护理评估

（一）健康史

护士应询问患者的职业和工作体位。询问患者何时出现第一不适症状，是突然开始还是渐进发展，当时有无受到外伤、外力的重击或其他意外事件一起发生。让患者描述症状的程度及性质，如疼痛是尖锐痛还是钝痛，是否有放射性疼痛，哪些因素会使症状加重，使用过哪些方法来缓解症状，是否使用药物，休息或活动后是否会缓解症状等。

（二）临床表现

颈椎病的临床表现依病变部位、受压组织以及压迫轻重的不同而有所不同。其症状有的可以自行减轻或缓解，亦可反复发作。个别病例症状顽固，严重影响患者的生活及工作，根据临床表现颈椎病分为颈型、神经根型、脊髓型、椎动脉型、交感神经型。

1. 颈型　是指局部型颈椎病，患者可表现头、颈、肩、臂部的疼痛，并且有相应压痛点，但在 X 线片上并没有椎间隙狭窄等退行性改变；这种类型颈椎病属早期病变，它是头颈部长期处于单一姿势造成颈部肌肉、韧带和关节劳损所致；患者常感颈部易疲劳，不能长久看书和写字。晨起常感颈部发僵、发紧、活动不灵活，活动时有响声感。

2. 神经根型　此型是颈椎退变、增生，刺激或压迫了颈神经根所致，是颈椎病中最常见的一种，约占颈椎病的50%～60%。此型的主要表现为头、颈、肩、臂和手部阵发性或持续性隐痛或剧痛，手指和患者的前臂可出现触电样或针刺样麻感，且当颈部活动或腹压增加时，症状加重。同时上肢感到发沉、无力、握力减退、持物坠落等现象。颈部有不同程度的僵硬、肌肉紧张、活动受限。此外，受累神经支配区皮肤可有感觉障碍、腱反射改变、肌力减弱甚至肌肉萎缩等表现。

体格检查如下。

（1）臂丛神经牵拉试验阳性：患者低头，检查者一手扶患者头颈部，另一手握住患者腕部，两手做相反方向推拉。此时因患者臂丛神经被牵拉，刺激已经受压神经根而出现放射性疼痛或麻木。

（2）偏头压颈试验：患者端坐，头稍偏向患侧，检查者双手在患者头上加压使椎间孔变小。如患者出现患侧肢体放射性痛或麻木即为阳性体征。

3. 脊髓型 此型是突出物压迫脊髓所致，占颈椎病的 10%～15%，是比较严重的一种颈椎病。主要表现为单侧或双侧肢体麻木、酸胀、烧灼感、疼痛、无力、发僵等，严重者可出现不同程度的不全痉挛性瘫痪，如活动不便、走路不稳、卧床不起、大小便异常甚至呼吸困难。多始发生于下肢，然后发展至上肢。体格检查时可发现患者四肢肌张力增高，肌力减弱，腱反射亢进，浅反射消失，病理反射如 Hoffmann、Babinski 征等阳性。

4. 椎动脉型 这是突出物压迫了椎动脉所致，占颈椎病的 10%～15%。由于椎动脉供应脑部不同部位血供，因此一旦受压出现症状十分复杂。常见的有眩晕、恶心、呕吐、头痛、耳鸣、耳聋等。症状于头后仰、低头看书或突然转头及反复左右转头时出现或加重，而当头部转离该方位时症状消失或明显好转。猝倒是此型特有的症状，往往在患者转动颈部时突然感到肢体无力而摔倒，摔倒时神志多半清醒，多能自己起来。患者还可伴有眼部症状，如眼前出现暗点、视力减退、复视甚至失明等，这主要是大脑视觉中枢缺血而引起的。

5. 交感神经型 发病率不高，只占颈椎病总数的 3% 左右。这是颈脊神经根、小关节囊上的交感神经纤维受到刺激所致。交感神经受到刺激，引起它所支配的内脏、腺体、血管的功能障碍。患者的主要症状有头昏、游走性头痛、视物模糊、听力改变、吞咽改变、心悸、胸闷、心律失常及肢体凉、皮肤温度低或手足发热、多汗等。

颈椎病除上述五种类型外，尚可同时有两种或多种类型的症状同时出现，有人将此称为"复合型"。

（三）辅助检查

1. X 线检查 颈椎侧位片可见颈椎曲度改变，如失去正常的生理性前突，甚至有时可出现反常弯曲。另外，在侧位片上还可见颈椎椎间隙变窄及椎体前后缘有骨质增生，斜位片上可见椎间孔前后径变小。

2. 磁共振（MRI） 不但可提供良好的轴位面相，而且可以矢状面纵切颈椎，清楚地看到脊髓、椎间盘以及黄韧带等的形态。

3. 脊髓造影 如果患者出现脊髓受压的症状，应当做脊髓造影。即用含碘的造影剂注射到蛛网膜下腔，以了解脊髓有无受压以及受压的节段。

4. 电子计算机断层扫描（CT） CT 为诊断颈椎病提供了良好的依据，可以清楚地看到椎体轴面上的结构和椎间盘突出的情况。

5. 肌电图检查 可以判定有无神经根损害及损害神经根的具体节段。

（四）心理社会评估

护士应评估患者的年龄，职业，既往史，婚姻状况，社会支持系统和常用的应对方式，以及由于颈椎病相关的一些症状给患者带来的种种不良情绪。由于颈椎病是个慢性病且具有一定的危险性，患者会非常焦虑，担心病情会逐渐加重甚至会发生瘫痪。一些晚期病例或者手术失败的患者容易悲观厌世，失去对生活的信心。另外颈椎病是一个慢性病，病情时发时止，时轻时重，单凭 1～2 次治疗不能完全治愈，因此很多患者出现烦躁情绪，总希望能得到"灵丹妙药"，能即刻治好。

五、护理诊断及医护合作性问题

1. 疼痛 与椎间盘突出刺激邻近组织的神经纤维有关。

2. 焦虑　与疾病的反复且具有一定的危险性有关。

3. 知识缺乏　缺乏颈椎病的医疗护理知识。

4. 有受伤的危险　与椎动脉供血不足有关。

5. 有周围神经血管功能障碍的危险　与手术有关。

6. 躯体移动障碍　与强制性约束不能活动有关。

六、计划与实施

颈椎病的治疗包括非手术和手术疗法，以非手术疗法为主。治疗目标是患者能够：①主诉疼痛减轻至无痛。②主诉焦虑减轻。③手术后无并发症的发生。④恢复日常生活及工作。

（一）非手术患者的护理

非手术治疗方法主要有卧床休息、佩戴颈托、颌枕带牵引、理疗、日常自我保健等。

1. 减轻焦虑　护士应该告诉患者虽然颈椎病有一定的危险性，但它不直接威胁人的生命，所以不必忧心忡忡，更不要相信什么"灵丹妙药"。要到医院去接受正规的治疗，只要治疗得当，大部分患者在非手术治疗下，其临床症状可完全消失。

2. 卧床休息　各型颈椎病的急性发作期或者初次发作的患者，都要注意适当休息，病情严重者应卧床休息2～3周。卧床休息的目的是减轻头部重量对颈部椎间盘的压力，使颈部肌肉放松，减少颈部活动，减轻组织充血水肿等。各型颈椎病的间歇期和慢性期，除症状较重的脊髓型患者外，应根据患者的具体情况，安排适当的工作。

3. 佩戴颈托或围领　颈托可以起到制动和保护颈椎、减少神经的磨损、有利于组织水肿的消退和巩固疗效防止复发的作用。它可适用于各型颈椎病患者。应注意的是长期应用颈托可引起颈背部肌肉萎缩、关节僵硬，因此佩戴时间不宜过长，且在应用期间应经常进行医疗体育锻炼，或配合其他治疗，如牵引、理疗等，在症状逐渐减轻后，要及时去除。一般来说如病情较轻，可于白天外出时带上为宜，尤其是乘车时，休息时则可去除。

4. 颌枕带牵引　适用于脊髓型以外的各型颈椎病。牵引的目的是：①限制颈部活动，有利于组织充血、水肿的消退。②解除颈部肌肉的痉挛，从而减少对椎间盘的压力。③增大椎间隙和椎间孔，从而缓和神经根所受到的刺激和压迫。坐、卧位均可进行牵引。

坐位牵引时，患者坐在椅子上，颈部轻度前屈15°。距头高约1m处有一横杠，其上附有两个滑车，两滑车之间约为0.5m。用布制枕颌牵引带固定在患者的下颌及枕部，向上垂直牵引，以体重作为反牵引力，滑轮另一端挂上重砣。牵引重量2～6kg。牵引时间以颈、背部肌能耐受为限，每日数次，每次1h。如无不适者，可行持续牵引，每日6～8h，2周为一疗程。

卧位牵引时患者仰卧于床上，头部抬高，用四头带与身体纵轴呈30°角方向牵引，重量为3kg，每牵引2h休息1h，可1日多次，1个月为一疗程。

牵引时注意防止耳郭和颞侧皮肤受压，开始牵引时患者可能会有不适反应，可坚持牵引1～2d，如果症状仍无改善或加重，应终止牵引。

5. 理疗　理疗在治疗颈椎病患者中也是一种常用的方法，它的作用机制主要是消除神经根及周围软组织的炎性水肿，改善脊髓、神经根及颈部的血液供应和营养状况，缓解颈部肌肉痉挛等。常用的方法有离子导入疗法、高频电疗法、石蜡疗法等。此外还可以用热毛巾、热水袋等进行湿热敷。应注意的是有的患者由于大量理疗后，神经根及周围组织更加充血，使得症状反而加重，遇到这种情况时应及时调整治疗方案。

6. 推拿按摩 对脊髓型以外的早期颈椎病有减轻肌肉痉挛，改善局部血液循环的作用。但手法需轻柔，不宜次数过多，否则反而会增加损伤。

7. 用药护理 目前尚无颈椎病的特效药物，所用非甾体抗炎药、肌松弛剂及镇静剂均需对症治疗。颈椎病是慢性疾病，如长期使用上述药物，会产生一定副作用，因此在症状剧烈、严重影响生活时才短期、交替使用。

（二）手术治疗患者的护理

诊断明确的颈椎病经非手术治疗无效，或反复发作者，或脊髓型颈椎病诊断明确后适于手术治疗。根据手术途径不同，可分为三种：颈椎前路手术、颈椎前外侧路手术、颈椎后路手术。

1. 术前护理 由于颈椎病手术难度较大，再加上颈部解剖关系特殊，因此术前护士应协助医师做好充分的准备工作。向患者及家属做好思想工作，讲明手术的必要性、手术方式及术中术后可能发生的问题，打消患者对手术的恐惧心理，增强患者战胜手术的信心。

2. 术后护理 颈椎病手术的成功与否，除手术本身外，术后护理至关重要，特别是术后 24h 内。

（1）体位护理：术后返回病房时应保护颈部，术后三人同时将患者移至床上动作协调，一人固定头部，保持头、颈、胸在同一水平面，切忌扭转、过屈或过伸，勿使颈部旋转。患者取仰卧位，头颈部两旁放置沙袋以固定头颈部，这样不仅可以减少出血还可防止所植骨块或人工关节的滑出。术后 6h 可进行轴性翻身，翻身时保持头、颈及躯干呈一直线，防止颈部旋转。颈椎内固定手术，只要固定妥当，术后第 2 天拔除引流管后，在颈托固定下可采取半坐位并逐渐下床活动。

（2）密切观察生命体征：每半小时到 1 小时测量血压 1 次，病情稳定后可改为每 4h 1 次，同时在患者麻醉完全清醒后，监测四肢感觉及运动情况，与术前比较，观察有无神经损伤。

（3）为了防止脊髓及周围组织水肿，可静脉点滴 10% 葡萄糖 500ml，加地塞米松 5～10mg。

（4）鼓励患者咳嗽和深呼吸以预防肺部感染，必要时遵医嘱给予雾化吸入。

（5）严密观察有无并发症发生，及早发现通知医师。术后常见的并发症有①呼吸困难、窒息：手术牵拉气管，可能造成气管水肿及喉头水肿，呼吸道分泌物增加；术后切口出血压迫；植骨块松动、脱落压迫气管，以上原因皆可造成气管受压，引起呼吸困难窒息，甚至死亡。呼吸困难是前路手术后最危急的并发症，一般多发生在术后 1～2d，尤其在 24h 内。因此床旁备好气管切开包，术后严密观察患者的呼吸频率、节律和深度以及监测血氧饱和度，如果患者出现呼吸困难，颈部增粗者要立即采取措施，拆除缝线放出积血或作气管切开。②神经损伤：上颈椎部位容易发生喉上神经的损伤，表现为患者术后在饮水及吃流质时，发生呛咳；下颈椎部位的手术容易发生喉返神经的损伤，主要表现为患者术后出现发音嘶哑等发音障碍。护士应告诉患者这种现象是暂时的，大约术后 1～3 个月后便可恢复。

（三）健康教育

出院前护士应明确患者和家属的需求，给患者相关指导，主要为患者日常生活中应注意的事项。

（1）长期伏案工作或学习时，应保证良好的坐姿。一般应采取自然端坐位，上身挺直，头部略微前倾，眼和桌面保持33cm左右的距离。调整工作台高度和倾斜度，如工作台或桌子过高或过低都会使颈部仰伸或屈曲，这两种位置均不有利于颈椎的内外平衡。原则上，应使头、颈、胸部保持正常生理曲线为准。

（2）定期改变头颈部体位，在工作中定时改变姿势，每当头颈部向某一方向转动过久之后，应向另一相反方向转动，并可进行颈部前屈、后伸、侧屈及伸展锻炼，这样既有利于颈部保健，也利于消除疲劳。

（3）选择符合颈椎生理屈度要求的、质地柔软、透气性好的枕头。首先对枕头的外形要以中间低两端高的元宝形为佳。因为这种形状可利用中间的凹陷部来维持颈椎的生理屈度，也可对头颈部起到制动与固定作用。其次枕头的长度以超过自己肩宽10～15cm为宜，高度以压缩后和自己的拳高相等或略低为宜。切忌"高枕无忧"，高枕可使颈椎过于前屈，颈部软组织过度紧张、疲劳，极易发生落枕。久而久之还会造成颈部的骨骼出现形态上的改变，如生理弯曲变直，反张等。

（4）自我牵引疗法：这是一种十分简单且非常有效的疗法，尤其是在出差、执行公务、参加会议中，如果感到颈部酸痛或肩背部及上肢有放射性痛时，可立即采用：具体做法如下：双手十指交叉合拢，并将其置于枕颈部，将头后仰，双手逐渐用力向头顶方向持续牵引5～10s，如此连续3～4次，即可起到缓解椎间隙内压力的作用。

（5）积极治疗咽喉部炎症，咽喉部的炎症可诱发颈椎病的发生或加重。因此，对于咽喉部各种急慢性炎症，如咽炎、扁桃体炎及其他骨与软组织炎均应采取积极态度进行治疗，防止其发展与蔓延。

七、预期结果与评价

经过治疗和护理患者达到：主诉疼痛减轻至无痛；主诉焦虑减轻；手术后无并发症的发生；恢复日常生活及工作。

（黄　波）

第三节　腰椎间盘突出症

一、概述

腰椎间盘突出症又称腰椎间盘纤维环破裂症或腰椎间盘髓核突出症，是指腰部椎间盘变性，纤维环破裂，髓核组织突出压迫和刺激相应水平的神经根、马尾神经所表现的一种综合征。腰椎间盘突出症是骨科的常见病和多发病，也是引起腰腿痛最常见的原因，患者痛苦大，有马尾神经损害者可伴有大小便功能障碍，严重者可致截瘫，对患者的生活、工作和劳动均可造成严重影响。

腰椎间盘突出症好发于20～50岁的青壮年，因为这个年龄段的活动强度较大，而老年人则发病较少。男性多于女性，男女比约为10：1。由于腰骶部活动度大，承受的压力最大，因此腰4～5及腰5～骶1，椎间盘发病率最高。据文献报道，国外以腰5～骶1，椎间盘突出症为最多，国内则以腰4～5椎间盘突出为最多。从种族上看，印第安人、爱斯基摩人及非洲黑种人发病率要比其他民族的发病率低。

二、病因和发病机制

一般认为导致椎间盘突出的最主要原因是椎间盘的退行性改变。椎间盘由纤维环、髓核和透明软骨板构成。①纤维环：由纤维软组织组成，纤维排列成同心的环层。腰椎纤维环前厚后薄，前方有宽阔坚韧的前纵韧带加强，而后纵韧带较薄弱。②髓核：为胶样物质，含水量可达80%，随着年龄的增加含水量逐渐减少。③透明软骨板：与椎体高度的增长有关，它有防止髓核突入椎体松质骨的作用。

正常的椎间盘富有弹性和韧性，具有强大的抗压能力，但是20岁以后椎间盘逐渐发生退行性变化。髓核中硫酸软骨素和含水量逐渐减少，膨胀力和弹性均减退，容易压缩。纤维环由于长期反复承受挤压、屈曲和扭转等负荷，因此很容易在纤维环的后部产生裂隙甚至断裂。在此基础上，一次较重的外伤，或反复多次的轻度外伤，甚至一些日常活动均可促使退变的纤维环进一步破裂。变性的髓核组织便可从破裂处膨出或脱出，压迫和刺激相应水平的坐骨神经根，从而引起一系列的症状和体征。

诱发腰椎间盘突出的因素有：①过度负荷：长期从事重体力劳动和举重运动的人可因过度负荷造成椎间盘的早期退变。另外长期从事弯腰工作的人如建筑工人、煤矿工人、纺织工人等，由于需要经常弯腰提取重物，腰部负荷过度，因此亦容易诱发腰椎间盘突出。②急性损伤：外伤如腰背扭伤，并不能引起腰椎间盘突出，只是引起腰椎间盘突出的诱因。③妊娠：妊娠期间整个韧带系统处于松弛状态，后纵韧带在原先退变的基础上可致椎间盘膨出。有调查显示，多次妊娠的妇女腰椎间盘突出发病率高。④吸烟：椎间盘的营养依靠椎间盘周围血管提供，长期吸烟可使椎间盘营养不良，促进椎间盘的退变。⑤受寒与受湿：寒冷和潮湿可引起小血管收缩及肌肉痉挛，使椎间盘的压力增加，从而导致髓核的破裂。

三、病理

腰椎间盘突出症的病理变化过程，大致分为三个阶段。

（一）突出前期

此期髓核因退变和损伤可变成碎块状物，或呈瘢痕样结缔组织。变性的纤维环可因反复损伤而变薄变软或产生裂隙。此期患者可有腰部不适或疼痛，但无放射性下肢痛。

（二）椎间盘突出

外伤或正常的活动使椎间盘的压力增加，髓核从纤维环薄弱处或破裂处突出，突出物刺激或压迫神经根即发生放射性下肢痛，或压迫马尾神经而出现尿、便排出障碍。髓核突出的病理形态，可有三种类型：

1. 膨隆型　纤维环部分破裂，表层完整，退变的髓核经薄弱处突出，突出物多呈半球状隆起，表面光滑完整。因后纵韧带和部分纤维环完整，突出物常可自行还纳，或经非手术疗法而还纳，临床表现呈间歇性发作。

2. 突出型　纤维环已完全破裂，退变和破碎的髓核由纤维环的裂口突出，突出物多不规则，多呈菜花状或碎片状，常需手术治疗。

3. 脱垂游离型　纤维环完全破裂，髓核经纤维环破口脱出，游离于后纵韧带之下，进入椎管内，造成广泛的神经根和马尾神经的损害，非手术治疗往往无效。

（三）突出晚期

腰椎间盘突出后，椎间盘本身和其他邻近结构可发生各种继发性病理改变：①椎间盘突出物纤维化：突出物可发生纤维化呈瘢痕样硬块，并和神经根、硬膜及周围组织紧密粘连。②椎间盘整个变性：椎间隙变窄，椎体上下面骨质硬化，边缘骨质增生，形成骨赘。③神经根损害：由于椎间盘突出物的刺激压迫，受累神经根在早期发生急性创伤性炎症反应，神经根充血、水肿、变粗和极度敏感，任何轻微刺激均可产生剧烈疼痛。后期神经根可发生粘连、变性和萎缩。④黄韧带肥厚：腰椎间盘突出症时，腰椎生理前凸往往消失或呈后凸畸形，使黄韧带经常处于紧张状态，张力和应力增加。侧方的增厚黄韧带，可造成侧隐窝狭窄，压迫神经根。⑤椎间关节退变与增生：因椎间盘突出及退变，椎间隙变窄，椎间关节代偿性负荷增加，可逐渐发生骨性关节炎。关节边缘骨质增生，可导致侧隐窝或椎间孔变窄，从而加重对神经根的压迫。

四、护理评估

（一）健康史

评估患者的年龄、身高及体重。询问患者的职业及工作体位，是否长期从事重体力劳动或从事经常弯腰的工作。评估患者有无腰部急性或慢性损伤。评估患者有无其他疾病史，如糖尿病等。

（二）身体评估

1. 腰部疼痛　是本病重要的症状，多数患者先有腰痛，过一段时间后才出现腿痛。疼痛范围较广泛，但主要在下腰部及腰骶部，以持续性的钝痛最为常见。疼痛程度差别很大，轻者可坚持工作，但不能从事重体力劳动，重者疼痛难忍，卧床不起，翻身困难。平卧时疼痛减轻，久站后疼痛加剧。疼痛的主要原因是椎间盘突出后刺激了邻近组织的神经纤维。

2. 坐骨神经痛　典型坐骨神经痛是从下腰部向臀部、大腿后方、小腿外侧至足跟部或足背，呈放射性刺痛。患者为了减轻疼痛被迫采取腰部前屈、屈髋位，以松弛坐骨神经的紧张。当弯腰、咳嗽、打喷嚏、用力大小便，甚至大笑或大声说话时，可使疼痛加重。

3. 马尾神经受压　向正后方突出的髓核或脱垂、游离椎间盘组织可压迫马尾神经，出现大小便障碍，鞍区感觉异常。

4. 体征

（1）腰部压痛及放射性痛：压痛点常在病变棘突旁1cm，其特点在于不但有压痛还会向下肢放射。

（2）一侧或两侧腰肌痉挛，同时脊柱腰段生理性前凸减小或消失，严重者可有后凸畸形，此外约有65%的患者有脊柱侧弯畸形。由于腰肌痉挛，脊柱前屈、后伸活动均可受限。

（3）直腿抬高试验和加强试验：患者取仰卧位，检查者站在患者右侧身旁，一手握患者踝下方，另一手置于股前方保持膝关节伸直，然后将下肢徐徐抬高到一定角度，如患者直腿抬高在60°以内即可出现坐骨神经痛，称为直腿抬高试验阳性。其阳性率约90%。在直腿抬高试验阳性时，缓慢降低患肢高度，待放射痛消失，这时再被动背屈患肢踝关节以牵拉坐骨神经，如又出现放射痛称为加强试验阳性。

（4）神经系统表现

1）感觉异常：80%患者有感觉异常。腰，神经根受累者，小腿前外侧及足内侧的痛、触觉减退；骶 1 神经根受累者，外踝附近及足外侧痛、触觉减退。

2）肌力下降：约 70% ~75% 患者肌力下降。腰 5 神经根受累者，踝及趾背伸力下降；骶 1 神经根受累者，趾及足跖屈力减弱。

3）反射异常：约71%患者出现反射异常：踝反射减弱或消失表示骶，神经根受累；如马尾神经受压，则为肛门括约肌张力下降及肛门反射减弱或消失。

（三）辅助检查

1. 影像学检查 腰椎 X 线平片正位片可见脊柱侧弯畸形，椎间隙左右宽度不一致；侧位片可见腰椎生理前凸减小或消失，严重者甚至后凸，椎间隙表现为前窄后宽。另外可见椎体前、后上下缘骨质增生，呈唇样突出。CT 可清楚地显示椎间盘突出的部位、大小、形态和神经根、硬脊膜囊受压移位的情况。并可同时显示椎板及黄韧带肥厚、小关节增生肥大、椎管及侧隐窝狭窄等情况。

2. 腰椎穿刺及脑脊液检查 多数腰椎间盘突出症患者脑脊液无异常变化，少数严重的中央型突出患者蛛网膜下腔可有部分梗阻而出现脑脊液蛋白含量轻度增高。

3. 肌电图检查 在肌电图检查中，通过测定神经根所支配肌肉出现失神经波来判定受损的神经根的范围和程度，进而推断腰椎间盘突出及其部位。

（四）心理社会评估

应注意评估患者对疾病的反应、采取的态度及应对能力。对于病程反复的慢性患者来说，由于疼痛会给日常生活带来不便，有时患者会因此产生自责及自卑等心理。

五、护理诊断和医护合作性问题

1. 躯体移动障碍 与肌肉痉挛、牵引或手术有关。
2. 疼痛 与髓核突出、水肿、神经根受压及肌肉痉挛有关。
3. 有皮肤完整性受损的危险 与术后躯体活动受限或牵引治疗有关。
4. 有失用综合征的危险 与活动障碍有关。
5. 便秘 与长时间卧床、马尾神经受压有关。
6. 潜在的并发症：尿潴留 与马尾神经受压有关。
7. 潜在的并发症：脑脊液漏出 与手术损伤有关。
8. 知识缺乏 缺乏有关疾病的医疗护理知识。
9. 焦虑 与患病住院有关。

六、计划与实施

腰椎间盘突出症的治疗主要分为非手术治疗和手术治疗两种。多数患者能以非手术治疗使症状缓解。腰椎间盘突出症的总体治疗目标是患者能够主诉疼痛减轻至无痛，主诉焦虑减轻，没有手术并发症出现，能进行日常基本生活及活动。

（一）非手术治疗与护理

非手术治疗的指征是初次发病、病程较短或病程虽较长，但症状较轻，或年龄较大者，且 X 线片无椎管狭窄者。

1. 绝对卧床休息　当症状初次发作时，立即卧床休息。卧床休息是最好的非手术治疗方法，通过卧床可使肌肉、韧带、关节囊松弛，关节间隙增大，使局部的充血、水肿获得改善，进而减轻对神经根的压迫和刺激。护士应告诉患者即便是大小便也应在床上完成。卧床3 周后可戴腰围起床活动，3 个月内不可做弯腰持物动作。

2. 佩戴腰围　佩戴腰围的主要的目的就是制动，也就是限制腰椎的屈曲活动，以达到损伤的腰椎间盘可以局部充分休息，为患者机体恢复创造良好的条件。使用腰围时护士应指导患者注意以下几点。

（1）腰围的规格应与患者自身的腰长度及周径相适应，腰围的上缘需达肋下缘，腰围下缘至臀裂。腰围后侧不宜过分前凸，一般以平坦或略向前凸为宜。

（2）腰围佩戴的时间要根据病情适当掌握，在腰部症状过重时，如无不适感觉应经常佩戴，不要随意取下。病情较轻的患者，可在外出时，尤其是要较久站立或较长时间坐立时佩戴。应注意过长时间的使用腰围，可以使肌肉及关节活动大幅度降低，从而继发肌肉失用性萎缩以及腰椎各关节不同程度的强直，因此佩戴腰围的时间最长不应超过 3 个月。

（3）佩戴腰围后仍要注意避免腰部过度活动，一般以完成正常的日常活动及工作的活动为适度。

3. 药物治疗　可使用非甾体类抗炎药，此类药物主要作用为解热、镇痛、抗炎作用。常用的代表性药物有阿司匹林、布洛芬、保泰松等。非甾体类抗炎药的不良反应主要为胃肠不适，少数可引起溃疡；其他较少见的有头痛、头晕、肝、肾损伤，血细胞减少，水肿，高血压，过敏反应等。护士应指导患者在用药过程中注意监测药物不良反应。

4. 其他治疗

（1）推拿疗法：推拿疗法是利用牵、抖、斜扳等手法起到疏通经络、调和气血、解除肌肉痉挛和关节粘连。但应注意手法要轻柔，避免加重损伤。对神经损害严重者，如广泛感觉减退、肌肉瘫痪，尤其是有大小便排泄功能障碍者，不宜做推拿。对伴有椎管狭窄者，推拿效果差，有时推拿反而使症状加剧，故不宜采用推拿疗法。

（2）封闭治疗：硬脊膜外注射类固醇药物可抑制椎间盘破裂口和神经根所发生的炎症反应，具体方法是在椎间盘突出的间隙进针，向患侧徐徐注入醋酸泼尼松加 2% 普鲁卡因。

（3）髓核化学溶解疗法：此法是将木瓜凝乳蛋白酶等注入髓核，使髓核的主要成分软骨黏多糖蛋白解聚，释放硫酸软骨素，从而溶解髓核，解除对神经根的压迫。

（二）手术治疗及护理

已经确诊的腰椎间盘突出症患者，经严格非手术治疗无效，或马尾神经受压者可考虑手术治疗。常用的手术方式有髓核摘除术、半椎板或全椎板减压椎间盘摘除术。

1. 术前护理

（1）心理护理：腰椎间盘突出症患者由于病程较长，反复发作，需手术治疗者往往症状较重，要求手术尽快解除痛苦，但对手术后的效果及术后需长时间卧床，生活不能完全自理而顾虑重重。因此，术前护士应对患者寄予同情，以真诚同情之心对待患者，对患者的疑问要给予及时解答，向患者解释手术的重要性、手术后的效果等。鼓励患者消除顾虑，增强战胜疾病的信心，以取得患者对医护人员的充分信任，积极配合医护人员渡过手术关。

（2）了解病情：评估患者的临床症状，如疼痛性质、范围、感觉丧失区域及肢体麻木程度等，并做详细的记录，以便于术后作比较。

（3）训练患者翻身和正确地上下床，为术后下地活动增强信心。下床法：患者俯卧在床的一侧，保持腰椎平直放松，屈双肘前臂与肩同宽，双腿先后着地，肘及前臂稍用力撑床抬起上身，双手撑床站立。上床法：患者站在床一侧，双腿屈膝，两手扶床，上身俯卧床上，双腿先后上床。

（4）指导患者床上平卧位大小便，避免术后排便、排尿困难。

2. 术后护理

（1）卧床休息：术后先采取硬板床平卧位 6h，然后每隔 2~3h 协助患者翻身。翻身时护士应采取轴线翻身的原则，即一手扶住患者的肩胛部，另一手扶住患者的臀部，协助患者慢慢转动成侧卧位。

（2）引流管护理：护士应注意观察引流液的颜色、性质及量，定期处理引流物，保持管道通畅。术后第 2 天，如果引流量小于 50ml，则可拔除引流管。如引流物颜色变清亮，引流量突然增多应及时通知医师。

（3）观察生命体征及神经功能：患者返回病房后，应每 1~2h 测量体温、脉搏、呼吸、血压各一次，24h 平稳后改为每 6h 测量一次。观察伤口敷料有无渗血以及渗血的范围。术后 24h 内严密观察患者双下肢及会阴部神经功能的恢复情况，并与术前进行对比，如出现神经受压症状并进行性加重者，应立即报告医师。

（4）术后并发症的观察：①椎间隙感染：椎间隙感染是手术的严重并发症，护士应严密注意观察。若患者于术后 1~3d 突然出现腰部剧烈疼痛或下肢疼痛，活动加剧，不敢翻身并有低热、白细胞增多等，应考虑到术后椎间隙感染，立即报告医师。②神经根水肿、粘连：如术后出现原麻木区和疼痛不消失或较前加重，应想到神经根水肿、粘连的可能。③尿潴留：大多数患者术后发生尿潴留与不习惯卧位排尿、麻醉时药物对骶神经阻滞或术中对马尾神经的牵拉有关。护士应先诱导患者排尿，如让患者听水声，用热水袋敷下腹部或轻按摩下腹部等，若经上述各种方法仍不能排尿而膀胱明显充盈，应采用导尿术。

（5）功能锻炼：术后功能锻炼是腰椎间盘突出症患者巩固疗效极为重要的措施，具体的锻炼方法及原则如下。

1）待麻醉作用消失后，协助患者直腿抬高，每次抬高 30°~70°。术后第 2 天引流管拔除后应鼓励患者主动直腿抬高，协助患者屈膝屈髋等被动活动。下肢的屈伸移动可牵拉神经根，并使神经根有 1cm 范围的移动，因此可防止神经根的粘连。

2）卧床期间坚持每日活动四肢，以防失用性肌萎缩、肌力减退等，活动踝关节、膝关节以免影响日后下地行走。嘱患者做扩胸、深呼吸，以增加肺活量，促进换气功能，预防肺部并发症。教会患者自行按摩腹部，以增加腹肌的张力，减少腹胀、尿潴留及便秘的发生。

3）术后第 7 天开始锻炼腰背部肌肉，其目的在于增强腰背肌肌力，使肌肉韧带的弹性恢复，保持腰椎生理前凸，以增强脊柱的稳定性。具体锻炼的方法为五点支撑法：仰卧位先屈肘伸肩，而后屈膝伸髋，同时收缩背伸肌，以双脚双肘及头部为支点，使腰离开床面，每日坚持锻炼数十次。1~2 周后改为三点支撑法，即双肘屈曲贴胸，以双脚及头枕为三支点，使整个身体离开床面，坚持每日数十次，最少坚持 4~6 周。

（三）健康指导

出院前护士应叮嘱患者术后需要定期复查，如发现腰背部疼痛、下肢疼痛、麻木、感觉异常等及时与医师联系。另外，护士应明确患者和家属的需求，给予患者相关指导，主要为活动指导及日常生活中应注意的事项。

1. 活动指导　患者出院后的一切活动要严格遵照医师及护士的要求。术后第一个星期，患者可做短距离散步，可以坐车，但不可驾车。应避免举重物，不可爬楼梯，可自行淋浴，但不可参加运动。术后第 2 个星期，患者可坐、站、散步等，但如感觉疲倦，需稍作休息，这一时期患者仍不可参加运动。术后第 3～8 个星期，患者能从事一些轻松的工作，但应避免弯腰、举重物、腰部旋转等。术后第 12 个星期，可逐渐恢复以往的工作量，但仍需注意避免由高处搬重物。术后半年到一年，仍避免腰部的过度劳累，以防手术后肌肉未痊愈前，再受到损伤而造成疾病复发或脊椎的伤害。

2. 日常生活中应注意的事项

（1）采取正确的站立体位：膝关节微屈，缩紧腹部肌肉以缩拢臀部，尽量使下背部平直。需长时间站立时，可两腿交替活动以减少髋部及脊椎的负重。

（2）坐姿与坐具的选择：坐位时应尽量保持上身的平直，最好使用有靠背的椅子，这样使腰背部有所依靠，以减轻其负担。坐具应以高矮合适并有适当后倾角的靠背为佳，椅子的靠背以后倾 100° 左右，高为 20～25cm 为宜。椅子的高度以能使患者膝部屈曲 90°～100°，两足能平放地面为宜。

（3）床的选择：睡床应保证患者在仰卧位时能保持腰椎生理前凸，侧卧位时不使脊柱侧弯为宜。硬板床最好，绷紧的床次之。软钢丝床由于在患者仰卧位时可使脊柱呈弧形，易使腰部肌肉、韧带、骨关节等疲劳，因而不宜使用。

（4）弯腰搬物体：弯腰搬物时，较为适宜的姿势是先将身体尽可能靠近物体，屈曲膝关节和髋关节，充分下蹲后，将物体拾起，然后挺直胸、腰部将物体搬运起来。错误的搬运姿势是：直腿站立，在不屈曲膝关节和髋关节的情况下弯腰搬取物体。

（5）加强劳动保护及防护：如若在寒冷潮湿的环境中工作后，应坚持洗热水澡以去寒除湿，消除疲劳。另外，勿穿拖鞋及高跟鞋，以使身体重心平衡。

（6）指导患者继续加强背肌锻炼：主要目的是加强患者腰背部肌肉的力量。

七、预期结果与评价

经过治疗和护理患者达到：主诉疼痛或不适减轻；主诉焦虑减轻；没有手术并发症出现；能进行日常基本生活及活动。

（黄　波）

第四节　关节脱位

一、概述

关节面失去正常的对合关系称为关节脱位（articular dislocation），俗称脱臼。部分失去正常对合关系称为半脱位（part of articular dislocation）。关节脱位多发生于青壮年、儿童，老人较少发生。

（一）病因与分类

1. 按发生的原因分类

（1）创伤性脱位：外来暴力作用于正常关节引起的脱位。

（2）先天性脱位：外界因素或内在原因影响胚胎期发育而导致关节先天发育不良，出生后即出现脱位，而且逐渐加重，如髋关节脱位，是由于髋臼或股骨头先天发育不良引起。

（3）病理性脱位：关节结构发生病变，骨端遭受病变破坏，而引起脱位。如关节结核、类风湿性关节炎等所引起的脱位。

（4）习惯性脱位：创伤性关节脱位后造成关节囊、韧带松弛或在骨附着处被撕脱，使关节存在不稳定因素，轻微外力可导致再脱位，反复发生，称为习惯性脱位。多见于肩关节脱位。

2. 按脱位后时间分类

（1）新鲜脱位。

（2）陈旧性脱位。

3. 按脱位后皮肤是否破损分类

（1）闭合性脱位。

（2）开放性脱位。

关节脱位中以肩关节脱位最为多见，其次为踝、肘、髋关节等。

（二）临床表现

1. 一般症状　关节疼痛、肿胀、瘀血斑、局部压痛及关节功能障碍。

2. 特有体征

（1）畸形：脱位的关节处有明显的畸形，如关节变粗大、患肢变短或变长等。

（2）弹性固定：脱位关节周围肌痉挛，关节囊与韧带牵拉，使患肢固定在异常位置，被动运动时感到有弹性阻力。

（3）关节盂空虚：脱位后可在体表摸到关节所在的部位有空虚感。

（三）辅助检查

X线：可确定脱位的方向、程度、有无合并骨折等。

（四）处理原则

依据病史、临床表现、X线可确诊。治疗原则：

1. 复位　包括手法复位和切开复位，以手法复位为主。切开复位指征：有关节内骨折，经手法复位失败者；有软组织嵌入，手法难以复位者；陈旧性脱位手法复位失败者。

2. 固定　复位后将关节固定于稳定位置2~3周，使损伤的关节囊、韧带、肌等软组织得以恢复。

3. 功能锻炼　在固定期间要经常进行关节周围肌的伸缩活动和患肢其他关节的主动活动。固定解除后，逐步进行患侧关节的主动功能锻炼，并辅以理疗、中药熏洗等，促进关节功能早日恢复。

二、肩关节脱位

（一）病因和病理

肩关节脱位（dislocation of the shoulde）多由间接暴力引起，当身体侧位倒地时，手掌着地，肩关节外展、外旋，使肩关节前方关节囊破裂，肱骨头滑出肩胛盂而出现脱位。也可以发生于患者向后跌倒时，肱骨后方撞击于硬物上肱骨头受到肩峰的阻挡，成为杠杆的支点，迫使肱骨头向前下方脱出。

由于肩关节前下方组织薄弱，所以前脱位最多见。

（二）临床表现

三角肌塌陷，肩部失去正常轮廓成方肩畸形，关节盂空虚。关节盂外可触及肱骨头。搭肩试验（Dugas 征）阳性：表现为患侧手掌搭于健侧肩部时，肘部不能紧贴胸壁。正常时肘部可贴近胸壁。

（三）处理原则

1. 复位　以手法复位为主，常用的复位方式有两种：①Hippocrates 法，或称手牵足蹬法；②Kocher 法，或称牵引回旋复位法。

2. 固定　单纯肩关节脱位复位后用三角巾悬吊上肢，肘关节屈曲 90°，固定于胸前 3 周。

3. 功能锻炼　固定后，疼痛、肿胀减轻，可指导患者健侧缓慢推动患肢外展与内收活动，活动的范围以不引起患肩疼痛为限。固定期间应活动腕部和手指，解除固定后主动锻炼肩关节的活动，应逐渐加大受伤关节的活动范围，促使关节功能的恢复。

三、肘关节脱位

（一）病因和病理

大多由间接暴力引起，患者跌倒时，上臂伸直手掌着地，暴力传递至尺、桡骨上端，尺骨鹰嘴突产生杠杆作用，使其半月切迹移向后上方，肱骨髁则向前脱出，而形成肘关节后脱位。如肘关节从后方受到直接暴力，可产生尺骨鹰嘴骨折和肘关节前脱位，这种脱位较少见。多见于青壮年，其中以后脱位为多见。

（二）临床表现

肘部变粗，上肢变短，鹰嘴后突显著。肘关节弹性固定于半伸直位，大约 45°。肘后三角失去正常关系。

（三）处理原则

1. 复位　大多数采用手法复位，对于手法复位失败的可采用切开复位。

2. 固定　复位后用长臂石膏托固定肘关节于屈曲 90°位，再用三角巾悬吊胸前 2～3 周。

3. 功能锻炼　固定期间可作伸指握拳等练习，同时在外固定保护下做肩、腕关节的活动。外固定去除后，锻炼肘关节的屈伸活动及肘关节周围肌力。应注意以主动锻炼为主，被动活动时动作要轻柔，以不引起剧烈疼痛为度，切忌粗暴，以免引起骨化性肌炎而加重肘关节僵硬。

四、髋关节脱位

（一）病因和病理

强大暴力可导致髋关节脱位（dislocation of the hip）。据脱位后股骨头的位置分为后脱位、前脱位和中心脱位，其中后脱位最为常见。下面以后脱位为例。

髋关节后脱位多由间接暴力引起，当髋关节屈曲、或屈曲内收时，暴力从膝部向髋部冲击，使股骨头穿出后关节囊。或弯腰工作时，重物砸于腰骶部，也可使股骨头向后冲破关节囊而形成脱位。

（二）临床表现

患髋关节疼痛，被动活动时疼痛加剧。患侧下肢呈屈曲，内收、内旋和短缩畸形，臀后隆起，大粗隆位于 Nelaton 线上方，上移明显。

（三）处理原则

1. 复位　手法复位有提拉法（Allis 法）和问号法（Bigelo 周法）。
2. 固定　髋关节脱位患者复位后用皮牵引将患肢固定于外展中立位 3～4 周，或穿丁字鞋固定 3～4 周，在此期间不能作盘腿、并腿等动作，以防髋关节再次脱位。3 个月内患肢不能负重，以免缺血的股骨头受压变形，影响正常的行走功能。
3. 功能锻炼　复位固定后行双上肢及患肢踝关节的活动。3d 后进行抬臀练习。去除牵引后指导患者用双拐练习步行。

五、护理

（一）护理评估

1. 健康史　了解患者的受伤经过，有无关节和骨端的肿瘤及炎症等病变，有无反复脱位的病史等。
2. 身体状况　进行体格检查，全面了解患者临床表现，有无脱位后局部体征及全身并发症。并通过 X 线了解脱位的类型及有无并发症。
3. 心理—社会状况　评估患者对疾病的心理反应，有无焦虑、害怕等；评估患者的生活模式、社会角色等是否受到疾病的影响；了解患者对疾病治疗的态度。

（二）护理诊断及医护合作性问题

1. 疼痛　与关节脱位有关。
2. 焦虑　与疼痛有关。
3. 皮肤完整性受损　与使用石膏、夹板有关。
4. 有废用综合征的可能　与患肢制动有关。
5. 知识缺乏　缺乏本病的治疗与康复知识。

（三）护理目标

（1）患者疼痛缓解。
（2）焦虑减轻。
（3）皮肤完整，无损伤。
（4）肢体功能恢复良好。
（5）能正确认识疾病，掌握与疾病相关的治疗和康复治疗。

（四）护理措施

1. 疼痛护理　查明原因，给予及时处理。必要时可遵医嘱给予止痛剂。执行护理操作时动作要轻柔，避免引起不必要的痛苦。脱位后24h内局部冷敷，之后局部热敷，减轻肌痉挛引起的疼痛。

2. 协助医师尽早复位　做好复位前的身体及心理准备，向患者说明复位的目的和方法，以取得患者的合作；复位前给予适当的麻醉，以减轻疼痛，同时使肌松弛，利于复位。

3. 保持有效的固定　复位后将患肢固定于功能位置2～3周，陈旧性脱位手法复位后，固定时间应适当延长。向患者及家属说明复位后固定的目的、方法、重要性及注意事项，防止发生习惯性脱位。固定期间应观察患肢的血液循环，定期检查患肢的感觉和运动，以了解神经、血管损伤的程度和恢复情况。固定时间太长易发生关节僵硬，太短则关节囊达不到修复，容易形成习惯性脱位。

4. 并发症护理

(1) 关节脱位伴骨折的患者在治疗和护理时要注意骨折的治疗和愈合。

(2) 关节脱位伴神经的牵拉或压迫损伤者，应定期检查患肢的感觉和运动功能，了解神经修复的程度。

(3) 在治疗、护理的过程中，应注意改善关节部位及周围组织的血液供应，可采用超声波、电疗、热疗及功能锻炼等措施，防止关节面缺血坏死、创伤性关节炎等潜在并发症的发生。

(4) 髋关节后脱位后有发生股骨头坏死的可能性，因此患肢不能过早地负重，3个月内要定期作X线，经X线证实股骨头血液循环良好后方可弃拐步行。

5. 指导功能锻炼　向患者及家属说明功能锻炼的重要性和必要性，科学地指导患者功能锻炼，使患者能自觉地按计划进行功能锻炼，防止锻炼不当或过早锻炼引起习惯性脱位。固定期间，应进行关节周围肌的舒缩运动和除患肢外其他未固定关节的主动活动。解除固定后，逐渐加大关节的活动范围，同时配合热敷、理疗、中药烫洗这样有利于增加血液循环，消除肿胀，防止关节僵直和失用性萎缩。

6. 心理护理

(1) 对患者表示理解和同情，给予安慰和鼓励，耐心做好解释工作，以减轻紧张心理，同时耐心引导患者了解关节脱臼的相关知识，增加患者对疾病的认识，以便积极配合治疗。

(2) 合理安排患者周围环境，将日常生活用物放置于患者能自行取用之处，以利于减少由于活动受限带来的心理问题。

(3) 鼓励患者尽可能像从前一样参与家庭及其他社会活动。

六、健康教育

(1) 向患者及家属宣教有关疾病治疗和康复的知识，尤其是注意保持有效固定和坚持功能锻炼，预防习惯性关节脱位发生。

(2) 教会患者有关外固定护理及功能锻炼的方法。

(3) 让患者了解可能发生的并发症及其预防措施。

(4) 教育患者平时如何注意安全，以减少或避免事故发生。

（黄　波）

参考文献

［1］王国强，王永炎，陈可冀，等．中医治未病丛书肺胃病的中医养护．北京：北京科学技术出版社，2009.

［2］王行宽，陈大舜．中医基础理论学．北京：中国中医药出版社，2011.

［3］谢阳谷，曹洪欣．北京地区中医常见病证诊疗常规．北京：中国中医药出版社，2007.

［4］王敏，冯运华．中医标准护理计划．北京：科学技术文献出版社，2010.

［5］苗三明，朱飞鹏．中成药不良反应与安全应用．北京：人民卫生出版社，2008.

［6］田德禄．中医内科学．北京：人民卫生出版社，2006.

［7］王和权．非药物治疗内科病学．北京：中医古籍出版社，2008.

［8］毕桂兰．临床中医护理细节．北京：人民卫生出版社，2008.

［9］中华中医药学会．中医护理常规技术操作规范．北京：中国中医药出版社，2006.

［10］尤黎明，等．内科护理学．北京：人民卫生出版社，2013.

［11］钟洪．中医常见病症诊治精粹．北京：人民军医出版社，2009.

［12］曾聪彦，梅全喜．中药注射剂不良反应与应对．北京：人民卫生出版社，2010.

［13］宗希乙，沈建平．423种常见静脉注射剂临床配伍应用检索表．北京：人民军医出版社，2011.

［14］陈健安，桂鸣．冠心病中医治疗．江苏：科学技术出版社，2005.

［15］周仲瑛．中医内科学．北京：中国中医药出版社，2013.

［16］王永炎，晁恩祥．今日中医内科．北京：人民卫生出版社，2010

［17］彭清华．中医眼科学．北京：中国中医药出版社，2012.

［18］李志英．中医眼科疾病图谱．北京：人民卫生出版社，2010.

［19］李元聪．中西医结合口腔科学．北京：中国中医药出版社，2012.

［20］陈谦明．口腔黏膜病学．北京：人民卫生出版社，2012.

［21］熊大经，刘蓬．中医耳鼻咽喉科学．北京：中国中医药出版社，2012.

［22］樊明文．牙体牙髓病学．北京：人民卫生出版社，2011.

［23］王永钦．中医耳鼻喉口腔科学．北京：人民卫生出版社，2011.

［24］韩成仁．中医证病名大辞典．北京：中国古籍出版社，2010.

［25］中华中医药学会．糖尿病周围神经病变中医防治指南．中国中医药现代远程教育，2011，9（22）：119-121.